国家食品安全风险评估中心组织编写

常见化学性食物中毒物质实用检测技术

吴永宁 邵 兵 陈达炜 张 磊 赵云峰 主编

科学出版社

北 京

内 容 简 介

化学性食物中毒是食源性疾病的重要关注内容。预防和控制化学性食物中毒是我国面临的重要公共卫生问题。国家食品安全风险评估中心根据我国化学性食物中毒致病因子检测的需要，组织长期从事食物中毒检测的技术人员编写了本书。本书介绍了化学性食物中毒样品的前处理方法、检测技术进展及杀鼠剂、农药、镇静药物、植物性毒素、海洋生物毒素、重金属、蘑菇毒素等食物中毒样品的检测技术，包括中毒的食物样品以及血液、尿液等生物样品的检测。

本书介绍的检测技术实用性强，适合于基层疾病预防控制机构、医疗卫生机构的有关人员在实际工作中参考。食物中毒病因的快速、准确、可靠检测，有助于食物中毒病因的判定，可为食物中毒的精准临床救治提供有力支持。

图书在版编目（CIP）数据

常见化学性食物中毒物质实用检测技术／吴永宁等主编．—北京：科学出版社，2021.3

ISBN 978-7-03-067739-6

Ⅰ．①常…　Ⅱ．①吴…　Ⅲ．①化学性中毒-预防-(卫生)
Ⅳ．①R155.3

中国版本图书馆 CIP 数据核字（2021）第 002833 号

责任编辑：罗　静　刘　晶／责任校对：郑金红
责任印制：吴兆东／封面设计：无极书装

科学出版社 出版
北京东黄城根北街 16 号
邮政编码：100717
http://www.sciencep.com

北京虎彩文化传播有限公司 印刷
科学出版社发行　各地新华书店经销

*

2021 年 3 月第　一　版　开本：787 × 1092 1/16
2021 年 3 月第一次印刷　印张：33 1/4
字数：790 000

定价：298.00 元

（如有印装质量问题，我社负责调换）

编委会名单

主　编　吴永宁　邵　兵　陈达炜　张　磊　赵云峰

编　委

吴永宁　　国家食品安全风险评估中心
赵云峰　　国家食品安全风险评估中心
陈达炜　　国家食品安全风险评估中心
周　爽　　国家食品安全风险评估中心
张　烁　　国家食品安全风险评估中心
邱楠楠　　国家食品安全风险评估中心
苗宏健　　国家食品安全风险评估中心
鲍　彦　　国家食品安全风险评估中心
马　兰　　国家食品安全风险评估中心
裴紫薇　　国家食品安全风险评估中心
韦　昱　　国家食品安全风险评估中心
丁　颢　　国家食品安全风险评估中心
张　磊　　国家食品安全风险评估中心
王雨昕　　国家食品安全风险评估中心
何　仟　　中国疾病预防控制中心职业卫生与中毒控制所
王　瑞　　首都医科大学附属北京儿童医院北京市儿科研究所
邵　兵　　北京市疾病预防控制中心
郭巧珍　　北京市疾病预防控制中心
任一平　　浙江省疾病预防控制中心
蔡增轩　　浙江省疾病预防控制中心
徐小民　　浙江省疾病预防控制中心
许娇娇　　浙江省疾病预防控制中心
吴平谷　　浙江省疾病预防控制中心
胡争艳　　浙江省疾病预防控制中心
张秀尧　　浙江省温州市疾病预防控制中心
张晓艺　　浙江省温州市疾病预防控制中心
蔡欣欣　　浙江省温州市疾病预防控制中心

刘华良　　江苏省疾病预防控制中心
陈　蓓　　江苏省疾病预防控制中心
荣维广　　江苏省疾病预防控制中心
朱　峰　　江苏省疾病预防控制中心
吉文亮　　江苏省疾病预防控制中心
汪国权　　上海市疾病预防控制中心
冯　超　　上海市疾病预防控制中心
王润华　　上海市疾病预防控制中心
程贺立　　上海市疾病预防控制中心
徐　骞　　上海市疾病预防控制中心
傅武胜　　福建省疾病预防控制中心
林　锋　　福建省疾病预防控制中心
方勤美　　福建省农科院生物技术所
陈镜泽　　福建省疾病预防控制中心
王　芳　　福建省疾病预防控制中心
林　佶　　云南省疾病预防控制中心
谢继安　　安徽省疾病预防控制中心
王晓玮　　安徽省疾病预防控制中心
刘柏林　　安徽省疾病预防控制中心
赵紫微　　安徽省疾病预防控制中心
闻　胜　　湖北省疾病预防控制中心
刘小方　　湖北省疾病预防控制中心
曹文成　　湖北省疾病预防控制中心
张晓甜　　湖北省疾病预防控制中心
龙朝阳　　广东省疾病预防控制中心
黄伟雄　　广东省疾病预防控制中心
胡曙光　　广东省疾病预防控制中心
苏祖俭　　广东省疾病预防控制中心
姜　杰　　深圳市疾病预防控制中心
王　超　　深圳市疾病预防控制中心
刘桂华　　深圳市疾病预防控制中心
张慧敏　　深圳市疾病预防控制中心

序　言

食物是人类赖以生存和发展的物质基础，虽然我国的食品安全保障水平逐年提升，但食用含毒有害物质的食品或者误食有毒有害物质而导致的食物中毒仍然是我国面临的严重公共卫生问题。

食物中毒按照毒物性质可分为生物性和化学性食物中毒，其中化学性食物中毒由于发病急、致死率高、致病因素复杂，往往造成较大的社会影响和经济损失。化学性食物中毒包含动物毒素、植物毒素和化学物质引起的食物中毒。由于化学物质和毒素种类繁多，中毒原因不明，临床无法做到精准治疗，因此，快速查明中毒的病因极为关键，这将有助于临床精准救治，降低致死率，提高救治效果，使食物中毒及早得以控制。

可靠的实验室检测结果是查明中毒致病因素，明确中毒食品的重要措施。通过实验室检测结果，可以进一步分析中毒原因，为中毒或污染控制提供有力支持。为进一步提高我国化学性食物中毒致病因素的检测能力，及时可靠地处置食物中毒事件，国家食品安全风险评估中心组织长期从事食物中毒检测的技术人员，编写了《常见化学性食物中毒物质实用检测技术》。该书介绍了化学性食物中毒样品的前处理方法及杀鼠剂、农药、镇静剂、植物性毒素、海洋生物毒素、重金属、蘑菇毒素等食物中毒样品的检测方法。该书介绍的检测方法实用性较强，适合于基层疾病预防控制机构、医疗卫生机构的有关人员在实际工作中参考。

参与本书编写的人员来自疾病预防控制机构，他们长期从事实验室检测工作，具有丰富的食物中毒样品检测经验，同时总结和集成了质谱等现代分析技术在食品和食物中毒检测中的应用实践，形成的常见化学物质中毒检测操作程序具有良好的实用性。该书的出版将有助于发展精准的化学性食物中毒致病因子的检测技术，为食物中毒的应急处置提供可靠的技术支持。

中国工程院院士

2020 年 8 月 31 日

前　言

食物中毒（food poisoning）是指食用了被生物性、化学性有毒有害物质污染的食品或者食用了含有毒有害物质的食品，出现的急性、亚急性食源性疾病。食物中毒是严重危害人民身体健康与生命安全的突发性公共卫生事件，影响社会和谐稳定，备受社会关注，舆论燃点低、社会影响大、对政府应急管理能力要求高。即使在经济发达国家，食物中毒也时有发生。同时，随着社会经济的发展和食品供应的全球化，食品供应链日益复杂化，新的供应模式、加工方式的出现增加了食物中毒发生的频率。

食物中毒包括生物性食物中毒和化学性食物中毒，其中化学性食物中毒由于发病急、致死率高、预后差、致病因子复杂、溯源困难，是各国公共卫生和医疗机构面临的重大挑战。快速准确地锁定中毒因子对于挽救患者的生命、降低社会和家庭负担、维护社会稳定具有重要意义。为进一步提高我国化学性食物中毒致病因素的检测能力，及时可靠地处置食物中毒事件，国家食品安全风险评估中心组织长期从事食物中毒检测的技术人员，编写了本书。本书介绍了化学性食物中毒样品的前处理方法、中毒物质检测技术进展及杀鼠剂、农药、镇静剂、植物性毒素、海洋生物毒素、重金属、蘑菇毒素等食物中毒样品的检测方法。本书介绍的检测方法实用性强，适合于基层疾病预防控制机构和医疗卫生机构的有关人员在实际工作中参考。从事食物中毒的流行病学调查、实验室检测、中毒救治、应急管理等相关技术人员也可以从本书中了解相关知识和技术。

本书共分 13 章，第一章概述性介绍化学性食物中毒及调查方法；第二章介绍了当前化学性食物中毒检测技术进展，如液相色谱法及质谱联用、气相色谱法及质谱联用、光谱法检测技术等进展；第三章介绍了化学性食物中毒样品前处理技术；第四章至第十三章针对不同类型食物中毒的化学物质，详细阐述中毒检测技术和典型检测实例，涵盖了杀鼠剂、农药、镇静药物、蘑菇毒素、真菌毒素、海洋生物毒素、植物性毒素、重金属、细菌毒素、亚硝酸盐及其他化学性物质等。在各类化合物检测技术介绍中，对该化合物的理化性质、典型中毒特征和表现、中毒事件的处置措施、相关检测技术及实用的检测实例，以及中毒样品检测的注意事项和关键点进行阐述，旨在为读者提供可借鉴的方法和手段，为基层开展突发的食物中毒检测提供思路和手段，为中毒原因的判定提供技术支持。

本书的编者具有多年从事食物中毒检测技术工作的经验，理论基础扎实。编者在着重介绍相关中毒检测技术方法的同时，还简要介绍了各类化学性毒素的理化性质、毒理等，并就主要中毒表现及处置措施进行汇总，最后还介绍了相关检测实例。其中，每章后附有相关参考文献，可供读者更好地理解和掌握相关中毒检测方法的背景、操作要点和最新研究进展。本书的编写得到了科技部国家重点研发计划食品安全关键技术研发重点专项“食品中化学危害因子非定向筛查技术研究”（2018YFC1602400）项目和“基于特征标志物/结构的食品源化学危害因子筛查确证与溯源关键技术”（2018YFC1602603）课题的支持，感谢编写人员的辛勤付出。

由于编者水平有限，再加上时间仓促，不妥与遗漏之处在所难免，恳请同行和广大读者予以指正。

吴永宁

国家食品安全风险评估中心 技术总师

2020 年 8 月 15 日

目　　录

第一章　化学性食物中毒及调查方法概述

第一节　食物中毒概述

究竟什么是毒物？Paracelsus（1493—1541）的名言“All things are poison and nothing without poison. Solely the dose determines that a thing is not a poison.”[1]指出：所有物质都是毒物，没有物质不具有毒性，只有剂量决定一种物质不是毒物。任何一种物质在一定条件下都有可能对机体造成有害作用。毒性是物质内在、固有的特性，是由其结构决定的。毒效应也称为毒性作用或毒作用，是指生物体受到毒物作用后产生的有害生物学效应。毒性和毒效应的概念是有区别的，毒性是毒物固有的性质，是不能被改变的，而毒效应是毒物在特定条件下引起机体有害作用的表现，改变条件就能改变毒效应。中毒是生物体受到毒物作用导致的功能性或器质性改变后出现的疾病状态。

世界卫生组织对食源性疾病的定义为“通过摄入食物进入人体的各种致病因子引起的，通常具有感染或中毒性质的一类疾病”。我国《食品安全法》中对食源性疾病的定义为“食物中致病因素进入人体引起的感染性、中毒性疾病，包括食物中毒”。食物中毒是食源性疾病中最常见的疾病，指摄入含有生物性、化学性有毒有害物质的食品，或把有毒有害物质当作食品摄入后出现的非传染性、急性或亚急性疾病。食物中毒不包括食源性肠道传染病，也不包括因一次大量或长期少量多次摄入某些有毒有害物质引起的以慢性损害为主要特征的疾病。按照发病原因，食物中毒可以分为微生物（细菌、真菌）及其毒素食物中毒、有毒植物中毒、有毒动物中毒、有毒大型真菌（毒蘑菇）中毒和化学性食物中毒[2]。

食物中毒发病潜伏期短，来势急剧，多呈暴发性，短时间内可有多数人发病。发病与食物有关，患者有同一食物暴露史，流行波及范围与污染食物供应范围一致，停止污染食物供应后流行即告终止。同源暴露的患者都有类似的症状、体征和临床过程，多出现不同程度的胃肠道症状，以恶心、呕吐、腹痛和腹泻为主。人与人之间无直接传染，发病曲线呈突然上升又很快下降趋势，没有传染病发病曲线所出现的余波。

毒物可以通过食物原材料的种植、生长、加工、储存、运输、烹饪等从农场至餐桌的各个环节污染食物，从而导致食物中毒。食物中毒流行病学特点与致病因子类型和性质、食物种类与流通渠道、生产生活方式等因素密切相关。食物中毒发病具有明显的季节聚集性，多发生在夏、秋季节，主要在 6～10 月，与食物中毒种类有关，微生物性食物中毒、毒蘑菇、有毒植物导致的食物中毒主要发生在夏、秋季节，化学性食物中毒全年均可发生，不同月份发生的事件数总体上无明显变化。食物中毒发病存在显著的地区差异，主要与食物种类和饮食习惯密切相关，如毒蘑菇中毒主要发生在云南、贵州、四川、广西和湖南等省份，麻痹性贝类毒素中毒、河豚中毒、副溶血弧菌食物中毒主要发生在我国东南沿海地区，肉毒中毒主要发生在新疆、青海等省份。微生物性食物中毒事件数和中毒人数居于所有类型食物中毒首位，其次是有毒动植物、毒蘑菇和化学物。近年来，毒蘑菇中毒事件发生频繁，其导致的死亡病例数占食物中毒事件死亡病例总数的50%左右，是食物中毒事件导致死亡的首要原因。微生物污染、储存和烹调方式不当是微生物性食物中毒的原因；误采误食、加工不当是毒蘑菇、有毒动植物中毒的主要原因；有毒有害物质污染、食品添加剂滥用及投毒等是化学性食物中毒的主要原因。

食物中毒临床表现和过程取决于摄入的毒物种类和剂量。大多数食物中毒都会出现不同程度的胃肠道症状，但不是所有的食物中毒都会出现胃肠道症状，更不能认为食物中毒仅出现胃肠道症状，其中部分种类食物中毒还可导致严重的肝、肾等实质器官损害，严重时甚至可导致死亡。细菌性食物中毒以恶心、呕吐、腹痛和腹泻等胃肠道症状为主，不同种类细菌所致中毒潜伏期不同，且胃肠道症状严重程度和持续时间也存在很大差异，部分细菌毒素可导致严重的实质器官损害，如椰毒假单胞菌酵米面亚种产生的米酵菌酸可损害肝脏。毒蘑菇中毒多出现不同程度的胃肠道症状，部分毒蘑菇还可导致肝、肾等实质器官损害，以及横纹肌溶解和神经系统症状。同一起食物中毒事件中，不同剂量暴露者的临床特征也存在较大差异，接触量少者可仅有轻微的中毒症状，而大剂量接触者可出现严重的临床表现，甚至死亡。

食物中毒调查起于监测报告，终于预防控制，根本目的是查明食物中毒发病原因，明确食物中毒的致病因子和致病途径，是食物中毒控制的核心环节，也是保证食品安全的重要手段。食物中毒调查需要利用流行病学、食品卫生学、食品毒理学、临床毒理学、毒物检测鉴定等多学科的理论、方法和技术，根据所有可获得证据，基于合理推断得出准确结论，从而为食物中毒的控制及确保食品安全提供支撑。

第二节　我国常见食物中毒致病因子

引起食物中毒的毒物种类繁多，可通过食物从生产到餐桌的任意一个或多个环节进入食物，从而导致食物中毒。根据来源和性质，食物中毒致病因子可分为 5 类：微生物（细菌、真菌）及其毒素、有毒植物、毒蘑菇、有毒动物、化学性毒物。

一、微生物及其毒素

细菌、真菌等微生物及其毒素引起的食物中毒是最常发生的中毒类型[3]。近年来，全国食源性疾病监测和突发公共卫生事件报告管理信息系统报告结果显示，微生物及其毒素所致的食物中毒事件数和发病人数位居所有类型的食物中毒事件首位[3-8]，虽然微生物及其毒素食物中毒事件发生率高，但是其病死率较低。微生物性食物中毒发生具有明显的季节性，存在明显的夏、秋季节高峰，主要发生在 5～10 月，流行高峰多在 7～9 月，与夏季气温高、微生物容易繁殖密切相关。微生物性食物中毒发生的主要场所是家庭和食堂等集体餐饮提供单位，微生物污染食物是主要原因。副溶血弧菌、沙门氏菌、蜡样芽孢杆菌、大肠杆菌和金黄色葡萄球菌是最常见的致病菌[3-8]，其中以副溶血弧菌最为常见。此外，包括产气荚膜梭菌[9]在内的其他微生物污染食物也可导致食物中毒。微生物及其毒物导致的食物中毒具有明显的地区差异，主要发生在我国东南部沿海地区，如浙江省发生的食物中毒类型主要为细菌性食物中毒，主要的致病菌为副溶血弧菌[10]。

微生物及其毒素导致食物中毒与饮食结构、食物种类、加工方式、储存方法及卫生习惯密切相关。动物性食品是引起微生物性食物中毒的主要食品，如水产品、海产品及其制品、肉及肉制品易导致副溶血弧菌食物中毒。植物性食品如米饭、米粉则容易引起金黄色葡萄球菌和蜡样芽孢杆菌中毒。微生物性食物中毒临床表现以急性胃肠炎为主，主要表现为恶心、呕吐、腹痛、腹泻，较少导致器质性器官损伤和死亡。临床表现的严重程度和病程与具体微生物种类相关，如常见的沙门氏菌、金黄色葡萄球菌食物中毒病程短、预后好，而肉毒梭菌、椰毒假单胞菌所致的食物中毒则病程长、病情严重、病死率较高。

部分微生物可污染特定种类食物，并且在其中繁殖生长，一定条件下产生毒素，这些毒素可造成实质性靶器官损伤，甚至死亡，是微生物性食物中毒导致死亡的主要原因。霉变甘蔗中的节菱孢霉产生 3-硝基丙酸[11]，是一种强烈的神经毒素，主要损害中枢神经系统。中毒后除最初一过性的急性消化道紊乱症状外，还可导致急性中毒性脑病，出现抽搐与昏迷症状，可死于呼吸衰竭，重症患者还可伴有迟发性肌张力不全等后遗症[12]。甘蔗中毒主要发生在春夏之交[11]，由于甘蔗长时间保存不当严重霉变导致中毒，发病主要见于北方地区，但是在南方的甘蔗中节菱孢霉及其毒素 3-硝基丙酸均有检出[13]。黄曲霉毒素主要污染花生、玉米等食物，产生的黄曲霉毒素可导致肝功能损伤。肉毒梭菌是一种厌氧梭菌，导致的食物中毒以中枢神经系统损害为主，严重时可导致死亡，肉毒毒素是青海省食物中毒的主要致病因子[14]。椰毒假单胞菌酵米面亚种可污染银耳、玉米面、米粉，产生米酵菌酸毒素，严重破坏肝细胞，从而导致急性肝功能衰竭，甚至死亡。我国食源性疾病监测结果表明，尽管椰毒假单胞菌酵米面亚种和肉毒杆菌发生的食物中毒事件较少，但却是微生物性食物中毒中导致死亡的主要原因[8]，2015 年我国食源性疾病监测结果显示米酵菌酸和肉毒毒素导致食物中毒的病死率分别为 100%和 18.2%[8]。1992～2017 年食源性疾病监测数据显示米酵菌酸中毒事件 26 起，发病 390 人，死亡 81 人，病死率为 20.8%[8]；肉毒毒素中毒事件 50 起，发病 307 人，死亡 30 人，病死率为 9.8%[8]。

二、有毒植物

世界各地分布的有毒植物大约有数千种，我国有毒植物约有 1300 种，分布于 140 科，其中以毛茛科、杜鹃花科、大戟科、茄科、天南星科、豆科的有毒植物种数最多。不同有毒植物毒性差异很大，剧毒植物仅一两颗种子或一两片叶片就能致人死亡，有些则需要较大量进入体内才能引起中毒。即使是同一种植物，可能是全株有毒，也可能仅某个或数个部位有毒；可能在全部发育阶段有毒，也可能只在某些发育阶段有毒；可能仅在新鲜状态下有毒，经过某种加工处理后则失去毒性。植物的毒性取决于所含各种毒性成分的毒性大小、含量及其相互作用等多种因素[15]。有毒植物中毒事件的发生具有典型地域性和时间分布，导致中毒的植物大都集中于分布区域广、有药用价值或所含毒素经加工后可食用的植物类群。有毒植物中毒发生的主要原因是加工方式不当、误采误食野菜和野果，也存在使用有毒植物投毒和自杀的情况。

2003～2014 年全国突发公共卫生事件管理信息系统报告有毒植物中毒事件 597 起，中毒 11 778 人，死亡 188 人。引起有毒植物中毒事件的毒物种类前 5 位依次为四季豆、乌头、油桐、钩吻和发芽马铃薯，其次为蓖麻籽、木薯、马桑果、未煮熟豆浆、麻风果、鸡血藤、曼陀罗等，有 28 起事件毒物不详，21 起事件毒物为毒蜂蜜，但具体植物名称不详。有毒植物中毒造成死亡前 3 位的依次是乌头、毒蜂蜜和钩吻[16]。四季豆是豆科中菜豆属、豇豆属、刀豆属、扁豆属等一类植物的总称，栽培的品种繁多，大都含有豆科植物中广泛存在的皂苷和红细胞凝集素，多因加工不当，四季豆中皂苷和红细胞凝集素破坏不彻底而导致中毒。四季豆食物中毒事件数和中毒人数占有毒植物中毒的很大比例[14,17]，中毒以急性胃肠炎表现为主，预后良好。豆科中的其他有毒植物，如鸡血藤、相思豆和崖豆藤，中毒可导致神经系统等实质器官损害，严重时甚至死亡。乌头是毛茛科乌头属植物，含有乌头碱、中乌头碱、次乌头碱、滇乌头碱等剧毒的二萜生物碱，中毒表现以神经系统、心血管系统和消化系统为主，多因顽固性难治性心律失常死亡，是有毒植物中毒导致死亡的主要毒物种类。乌头经过炮制后，剧毒的生物碱水解、毒性降低，可作为中药使用，在云南等省份有炖煮乌头进补的习惯，加工不当、生物碱分解不彻底导致中毒是乌头中毒发生的主要原因，此外，新疆和贵州等地还发生过将乌头苗当作野菜食用导致中毒的事件。钩吻是马钱科钩吻属植物，俗称断肠草，全株均含有钩吻碱，中毒主要发生在广东、广西等地，多是因将钩吻误当作可食用植物煲汤或者凉茶原料导致中毒，临床表现以神经系统为主。蜂蜜中毒主要是食用有毒蜜源植物产生的蜂蜜所致，常见的有毒蜜源植物有雷公藤、昆明山海棠等。马桑果[17]、蓖麻籽[18]、油桐果[19, 20]、苦瓠子[10, 18, 21, 22]和不明种类野菜[17]导致的中毒也时有发生。

三、毒蘑菇

蘑菇是指呈肉质至近肉质的一类大型真菌。毒蘑菇指含有毒素，能够导致人中毒甚至死亡的蘑菇。全世界目前已知的蘑菇种类大约有 14 000 种，我国已知种类估计在 4000 种以上[23]，其中毒蘑菇有 435 种[24]，随着研究的进展数量还在不断增加[25]。根据中毒的临床特征，可将蘑菇中毒分为急性肝损害型、急性肾损害性、神经精神型、急性胃肠炎型、溶血型、横纹肌溶解型和过敏性皮炎型，但不管临床分型如何，毒蘑菇中毒大都伴有不同程度的消化道症状。急性肝损害型和横纹肌溶解型是我国毒蘑菇中毒死亡的主要临床分型，急性肝损害型主要由鹅膏菌属、环柄菇属和盔孢伞属中含有鹅膏肽类毒素的蘑菇所致，横纹肌溶解型则主要由亚稀褶红菇引起。从临床分型的角度来看，同一临床分型可由不同种类的蘑菇和毒素导致，而从毒物的角度来看，一种毒蘑菇常含有多种毒素，蘑菇中毒的临床表现是毒蘑菇中所有毒性成分累及器官或系统的综合表现，因而，在蘑菇中毒调查中需要对蘑菇物种和毒素进行鉴定。

全国各地均有蘑菇中毒发生，主要原因是误采误食。2004～2014 年全国突发公共卫生事件管理信息系统报告蘑菇中毒事件 576 起，中毒 3701 人，死亡 786 人，病死率 21.24%。

蘑菇中毒事件的发生与毒蘑菇的分布和生长密切相关，具有明显的季节性和地区分布，主要发生在夏、秋季节及我国南方诸省份，多发生在农村地区，发生场所以家庭为主。蘑菇中毒发生前 5 位的省份为云南、贵州、四川、广西和湖南[26]。毒蘑菇已经成为我国食物中毒事件死亡的重要致病和致死因子[26]，是云南、湖北[19]、贵州[27]等省份食物中毒主要致病因子，是河北、浙江等省份[9, 28]食物中毒的主要致死因子。

毒蘑菇识别主要采用传统形态分类学和分子生物学鉴定、毒素检测、毒性鉴定、临床毒理学等多学科的方法和技术手段进行。物种鉴定采用形态分类学结合分子生物学手段开展，需要从蘑菇大体和微观形态以及特定 DNA 片段进行识别，形态学鉴定主要由从事分类学研究的专家开展。毒蘑菇所含有的毒素种类复杂，国内外除对鹅膏毒肽类毒素研究较多以外，对于其他毒蘑菇的毒性成分、机制和毒效应等开展的研究很少，同时缺乏毒素对照品也限制了毒素检测工作的开展，这两方面因素给毒蘑菇中毒的物种识别和毒素检测鉴定带来了很大困难。2010～2014 年全国突发公共卫生事件管理信息系统报告的蘑菇中毒事件，未能进行蘑菇物种鉴定和毒素检测的占同期蘑菇中毒事件数的 92.59%[26]。随着近年来对蘑菇中毒危害的关注，针对越来越多的蘑菇中毒事件开展了毒蘑菇的物种鉴定和毒素检测[25]工作，不仅为毒蘑菇中毒事件处置提供了技术支持，也为进一步认识毒蘑菇中毒和预防控制毒蘑菇中毒事件打下了基础。

毒蘑菇中毒已经成为我国重要的突发公共卫生事件。相对于毒蘑菇中毒控制的实际需求，目前在毒蘑菇的检测鉴定、毒素检测、致病机制等基础研究方面的差距很大。未来，还需要从物种鉴定、毒素分离、检测方法、致病机制和防治技术等多个角度加强研究，以更好地为毒蘑菇中毒控制提供科学依据和技术支撑。

四、有毒动物

有毒动物遍布于除鸟类外的各类动物中，种类繁多，数量庞大，但是，常见的导致食物中毒的有毒动物类群相对局限，主要集中于有毒鱼类、毒蜂和毒贝类[16]。2004～2013 年全国突发公共卫生事件管理信息系统报告有毒动物中毒事件 78 起，789 人中毒，65 人死亡。其中，毒鱼类导致的中毒事件 37 起，主要毒鱼种类为河豚和高组胺鱼类；毒蜂类引起的中毒事件 9 起，主要为蜂蛹引起；毒贝类导致的中毒事件 6 起，为织纹螺和其他贝类所致。这三类导致的食物中毒事件占同期报告有毒动物中毒事件的 83.87%，其他的还有猪甲状腺、蟾蜍和蚕蛹。有毒动物食物中毒导致死亡的前 3 位依次为河豚、蜂蛹和蟾蜍，合计占有毒动物中毒事件总死亡病例数的 92.31%[16]。

五、化学性毒物

化学物是导致食物中毒发生和死亡的重要致病因子种类之一，常见的有农药、鼠药、重金属和食品添加剂等，主要通过食品生产、加工、运送和储存等各环节污染食品导致中毒。化学性食物中毒发生的主要原因有兽药农药残留、食品添加剂违法/过量添加、投毒等。根据国家食源性疾病暴发监测系统监测数据，2011 年 51.1%的食物中毒死亡是由化学性致病因子所致[4]；2012～2015 年的监测结果表明化学物所致的死亡是食物中毒导致死亡的主要原因之一，排在毒蘑菇之后[5-8]；化学性食物中毒的主要致病因子是亚硝酸盐[4-8, 29, 30]、高毒的农药和鼠药[4-8, 28, 30]。

亚硝酸盐是肉类食物中允许使用、蔬菜中广泛存在的一种添加剂，大剂量摄入后可导致血红蛋白中的二价铁离子氧化生成高铁血红蛋白，从而导致血红蛋白不能携带氧而中毒。亚硝酸盐是化学性食物中毒中最主要的致病和致死因子，所致的中毒事件无明显的季节分布。2005～2014 年全国突发公共卫生事件管理信息系统报告亚硝酸盐食物中毒事件 219 起，中毒病例 3888 例，死亡病例 132 例，导致的死亡病例数占同期食物中毒死亡病例数的 7.15%[29]。误食误用是亚硝酸盐中毒最主要的原因，其次是蔬菜等食物存储不当、投毒、违法过量添加[29]。

农药是指农业上用于防治病虫害及调节植物生长的化学药剂，包括杀虫剂、除草剂、杀菌剂和植物生长调节剂等多种种类，根据化学结构可以分为有机磷类、氨基甲酸酯类、拟除虫菊酯类、有机氯、酰胺类、杂环类等，在植物的生长过程中广泛使用。鼠药根据作用机制分为致痉挛杀鼠剂和抗凝血杀鼠剂两类。致痉挛杀鼠剂主要有毒鼠强，以及氟乙酰胺、氟乙酸、甘氟等有机氟类杀鼠剂，因其呈剧毒，危害严重，近年来已经被农业主管部门禁止生产使用，但是其导致的食物中毒事件时有发生。抗凝血杀鼠剂根据化学结构可以分为香豆素类和茚满二酮类，通过消耗体内凝血因子使凝血功能异常而导致中毒，维生素 K_1 是其特效解毒剂。2010～2017 年国家食源性疾病暴发监测系统共报告农药食物中毒事件 218 起，发病 1468 人，死亡 47 人，分别占化学性食物中毒事件的 21.2%、17.0%和 26.7%[8]；主要毒物种类为：马拉硫磷、特丁磷、毒死蜱、甲拌磷等有机磷农药，涕灭威、克百威等氨基甲酸酯类农药，溴敌隆、溴鼠灵等抗凝血杀鼠剂，毒鼠强、氟乙酰胺等致痉挛杀鼠剂[8, 19, 20]。发生在家庭中的农药食物中毒主要原因是储存的农药污染米面、蔬菜及投毒；种养场所食物中毒主要是蔬菜和水果中的农药残留[8]。此外，重金属如铅、砷[31]等金属元素，盐酸克伦特罗、镇静催眠药物等化学物也可导致食物中毒事件发生。某些非法添加的化学物，如三聚氰胺也可导致食物中毒。甲醇[19,27]也是食物中毒常见的致病因子。兽药残留[32]、其他化学物污染（*N*-亚硝基化合物）[32]、脱氧乙酸[20]过量添加均可导致中毒。

第三节　食物中毒调查方法

食物中毒调查包含现场流行病学调查和食品卫生学调查两个方面。现场流行病学调查通过建立毒物-暴露-毒效应（中毒）之间的流行病学关联，即在描述毒物暴露和中毒效应在人群、时间、地区（地点）“三间”分布的基础上，形成并验证流行病学病因假设，并结合毒物实验室检测结果和中毒患者临床表现及特征做出病因判定。食物中毒流行病学调查的目的在于通过调查，明确食物中毒发生的性质和原因，以便采取有针对性的控制措施，预防类似食物中毒事件再次发生。与常规的疾病因果关系研究不同，食物中毒流行病学调查的情景和现场是限定的，不能人为选择调查人群、危险因素和健康效应，并且由于食物中毒现场实际条件限制和中毒处置等多种因素的干扰，食物中毒现场流行病学调查往往难以按照严格的流行病方法学设计、设施。同时，食物中毒现场流行病学调查需要在很短的时间完成，以明确食物中毒的具体原因，为救治患者及采取干预措施提供科学依据，这需要在食物中毒流行病学调查过程中充分利用相关学科的专业知识及所能获得的全部信息，有的放矢，提出有针对性的假设并尽快得出结论。食物中毒现场流行病学调查是明确中毒原因的一个核心环节，调查质量的好坏很大程度上决定了能否明确事件病因或能否得到控制。食物中毒的流行病学调查主要采用观察法，分为描述流行病学方法和分析流行病学方法。描述流行病学方法主要是横断面调查，描述危害因素和中毒的“三间”分布及发生过程，通过比较产生假设；分析流行病学方法主要是病例-对照研究和队列研究（回顾性队列研究和双向队列研究），主要用于验证假设。食品卫生学调查则侧重于食物生产的各个环节，查明导致食物中毒的环节及致病因子溯源。本节主要针对食物中毒的特点，简要阐述食物中毒调查中常用的流行病学和食品卫生学调查方法，具体操作可参考相关指南和专著。

一、流行病学调查

（一）食物中毒暴发（事件）/病例识别与诊断核实

现场流行病学调查起始于接收到食物中毒事件的线索和信息，来源有食源性疾病监测、突发公共卫生事件报告及媒体监测等渠道，首先要对食物中毒病例或暴发（事件）进行识别和核实。诊断核实主要对疾病信息的真实性进行核实，以排除虚假信息，避免医务人员误诊和实验室检测差错。诊断核实可以通过检查病例、询问查阅病史及核实实验室检查结果进行，应包括相应信息的收集，尤其是疾病的临床特征，从而为进一步开展流行病学调查提供线索。诊断核实可以通过原信息报告渠道进一步核实，或从多个不同渠道收集信息并进行比较，或派遣医生和公共卫生人员赴现场进行快速核查。

暴发是指短时间内某病的发病率显著高于基线，或者突然出现大量的、具有相同或类似临床表现的病例，在时间、地点和人群中具有关联性。将监测或者报告的病例数量与既往的资料进行比较后，比较容易观察到实际病例的数量是否超过既往水平，同时，应分析引起报告数量增多的原因，如诊断方法和标准是否发生了变化、报告制度是否改变，以及监测系统是否进行了调整等。

只有在一定条件下，毒物经食物进入人体，并且达到一定剂量才有可能导致中毒。食物中毒暴发识别主要从临床特征和毒物暴露史两个方面进行。一种情况是已经确定暴露于某种已知或未知、一种或多种毒物的食物，如饮用农药污染的水源、食用桐油加工制作的食物等，这种情况下，暴露毒物的性质、暴露的范围、人群等相对明确，需要识别的是可能接触的具体毒物种类是什么、人群可能接触的量有多少、接触的人群是否出现类似的症状和体征等。另一种情况是出现了具有某种临床特征，但是尚未明确可能的接触史，这种情况下，主要依据临床表现和临床疾病发生进展的特征进行鉴别，并且要和其他可能导致类似临床特征的疾病进行鉴别诊断。应当注意的是，在疾病的表现无法用其他已知疾病解释时，应该考虑中毒的可能性，如不明原因的凝血功能异常、皮下出血需要考虑抗凝血杀鼠剂中毒的可能，不明原因的进行性肺纤维化应考虑是否有百草枯中毒的可能。

（二）建立病例定义

与疾病临床诊断标准不同，现场流行病学调查中制定的病例定义主要是建立发现病例的统一标准，使发现的病例符合食物中毒调查的要求，并具有可比性。食物中毒调查开始时，往往疾病已经出现或者正在进展过程中，可见食物中毒调查是“由果及因”，由“已知”推断“未知”的调查过程。食物中毒病例定义一般可以分为疑似病例、可能病例（临床诊断病例）和确诊病例（实验室确证病例），现场调查中的中毒病例定义应包括中毒患者的患病（暴露）时间、人群、地区等三间分布信息，症状、体征及影像学和生化检测等临床特征信息，外暴露及生物样本的毒物（特异性代谢产物）检测信息。在食物中毒调查的不同阶段，中毒病例的定义不是一成不变的，应根据已知的信息和所处调查的阶段进行调整。在调查起始阶段应尽可能采用敏感性高的病例定义，以尽可能多地发现病例。随着调查进展获取信息的增多，可使用具有一定特异性的病例定义，如临床诊断病例和实验室确证病例，以便采用病例对照研究和队列研究分析病因。最终建立的病例定义应能正确将暴露者区分为中毒病例或非中毒病例，否则可能会导致暴露-中毒的因果关联判断出现错误。

疑似病例：疑似病例是中毒病例的临床症状和体征与所考虑的毒物中毒临床表现以及可能的暴露史一致，但是实验室证据缺失，支持性不足或者实验室证据不完整。

可能病例：可能病例是中毒病例的症状和体征与所考虑的毒物中毒临床表现一致，有相关实验室或流行病学调查证据说明在中毒的潜伏期具有该毒物接触史，但是在患者的样本中没有检测到毒物或其代谢产物，或者没有搜集到中毒病例的样本。

确诊病例：确诊病例是中毒病例的症状和体征与所考虑的毒物中毒临床表现一致，有足够的流行病学或现场调查证据证实病例在潜伏期有该毒物的接触史，在中毒病例有代表性的样本中检测到该毒物或者毒物特异性的代谢产物。

此外，食物中毒调查中还可以根据中毒患者临床表现特征、实验室检测及预后对病例进行严重程度分级，多分为重度、中毒、轻度中毒三级，通过疾病的严重程度与暴露评估（剂量）联合分析，以确定是否存在剂量-反应（效应）关系，从而进一步分析暴露-效应之间的关联。

（三）现场流行病学调查

可以采用现场调查、电话调查和问卷调查等方式，对食物中毒患者的暴露情况、中毒发生、就诊过程及人口学信息等进行调查收集。

1. 个人信息和人口学信息

中毒患者的个人信息包括姓名、住址和电话等联系方式，以便于调查者可以与患者进一步联系，补充调查遗漏的信息，核实错误的或者有矛盾的信息，并且可以及时向患者通知检测及调查的结果。人口学信息包括性别、年龄、民族、职业等，在描述流行病学分析中使用人口学信息分类描述疾病的分布。

2. 临床表现及就诊记录

通过对医生和患者的访谈，详细调查患者：临床诊断情况，发病时间、症状和体征严重程度，损害的主要靶器官，生化检测、影像学检测及病理检查结果，采取的救治措施是否有效，中毒患者的转归及预后等信息。临床信息可以判断中毒患者是否符合本次调查的病例定义，根据临床表现的严重程度进行疾病分级，描述中毒的疾病谱，根据中毒患者临床特征性表现判断是哪类或者哪种毒物所致，为中毒样本现场调查和毒物检测指明方向。

3. 中毒现场调查及样本采集

根据中毒发生的场所和场景、已知的临床信息，采用现场调查和中毒患者（或者共同暴露未发病的人以及了解暴露情况的人）对中毒现场的暴露方式（暴露途径、暴露频率、暴露种类和暴露量）进行调查和评估。如发生在家庭中的食物中毒，应详细调查所食用食物种类、食物原料、加工方式、食用量并进行评估。优先采集食用后剩余的食物，其次样本采集的范围还应适度扩大到食材、调味料、血液和尿液等生物样本。食物中毒检测样本采集原则详见本章第四节。

（四）描述性流行病学分析

当收集完成中毒患者病例发病和暴露信息后，首先要进行描述性流行病学分析，一般多从中毒病例的时间、人群和地区分布特征上进行描述，不同毒物在特定的暴露方式下，中毒患者的“三间”分布特征不同。通过描述性流行病学分析，不仅可以得到食物中毒事件发生的过程及概况，还能够建立病因假设。

1. 时间分布

食物中毒起病急，往往呈聚集性发生，流行病学调查中的时间分布常通过流行曲线进行描述和分析。首先确定每个病例发病的时间，然后以时间为 x 轴、发病数为 y 轴画出直方图，x 轴时间单位根据中毒发生时间和速度可以是天或小时，对于某些发病急骤的中毒事件还可以是分钟。x 轴最合适的时间单位应根据中毒病例的潜伏期、疾病分布时间长度等决定，当 x 轴上的时间单位为潜伏期的 1/8～1/3 时，可以较清楚地表达暴露模式。当既不了解具体是哪种毒物中毒，也不知道潜伏期时，可以采用不同时间单位作为 x 轴，同时绘制几条流行曲线，从中选择最能描述病例数据的那条进行分析。此外，与疾病可能相关的暴露、干预和治疗等事件也可在流行曲线上标注。

流行曲线的形状由所接触的毒物性质和暴露方式（单次暴露或多次暴露、暴露途径、暴露量和暴露时间），以及高危人群的特征，某种毒物中毒的最短、平均和最长潜伏期决定。在一个单次共同暴露时，所有的病例都发生在一个潜伏期内，食物中毒的流行曲线多属此种情况。对于持续多次重复暴露，在体内蓄积达到一定量后才会导致中毒发生，其流行曲线也大都与单次急性暴露中毒的流行曲线相似。对于单次暴露源间歇性暴露所致的急性中毒，可呈现不规则的锯齿状流行曲线，从曲线中可以反映暴露的间歇期和持续期，以及暴露的人群数量。

对于已知潜伏期和暴露方式的食物中毒，可根据流行曲线识别可能的暴露时期。首先，找出该食物中毒的平均潜伏期和最短潜伏期；然后，从流行曲线上确定暴发的峰值或中位数所处的时间，向前倒推一个平均潜伏期；从暴发的首发病例开始，向前倒推一个最短潜伏期。理论状况下，这两个日期之间距离会比较接近，代表可能的暴露时期，但这种计算方法比较粗糙，应在计算的暴露时间上扩大 20%～50%。

2. 人群分布

将中毒的发生率、罹患率、死亡率按人群特征（年龄、性别、民族和职业等）进行流行病学人群分析，比较不同人群特征率的差异，有助于提出与中毒危险因素相关的人群特征，比较不同暴露危险因素中的疾病发生差异，可提出中毒病因的假设。不同人群的生理和行为特征可对毒物的暴露方式、毒物效应动力学、毒物代谢动力学带来差异，如儿童对铅中毒敏感，老人更容易发生镉中毒，不同生理状态的人经口接触相同剂量的氯丙嗪，其血药浓度可相差 10 倍。

3. 地区分布

分析中毒病例在地区或者空间上的分布，可以确定中毒发生范围，并可提示是否有共同的暴露，有利于进一步建立和完善中毒病因的假设。随着经济和物流的发展，在省、市甚至国家、洲际发生同一来源有毒物质中毒的可能性大大增加，当同种物质，尤其是罕见的中毒在不同的地区聚集发生时，应考虑为同一来源物质或者食品导致的可能性。

4. 中毒患者临床特征

分别计算中毒病例的出现症状和体征出现的构成比，可以得出中毒病例的中毒临床特征谱。在中毒临床特征描述中，应根据中毒症状和体征出现的时间、性质、严重程度、靶器官损伤特征、生化检测和临床检测结果综合描述，从中毒临床综合征的角度进行分析。单纯根据某个具体的症状或体征得出的结论往往具有误导性，甚至是完全错误的。

在食物中毒事件中，首发病例和重症病例一般是毒物接触剂量大或者对毒物敏感人群，其典型的发病过程和血液、尿液等生物样本对于形成病因假设和验证病因假设具有更高的参考价值。

（五）建立病因假设

根据调查所获得的数据和信息，在描述性流行病学分析结果的基础上建立病因假设。食物中毒调查的成功与否很大程度上取决于假设产生质量的高低。食物中毒调查中的核心假设是毒物-暴露-毒效应的关联，即导致的临床症状可能是由什么毒物引起的？暴露的具体途径和方式是什么？在此暴露情况下的暴露剂量导致的中毒患者临床表现和症状是否与预期一致？中毒病例假设可根据中毒患者的发病时间、典型症状和体征，以及对中毒和暴露的描述流行病学分析结果建立。提出和验证假设贯穿食物中毒调查的整个过程。病因假设不是一成不变的，要根据所获得的证据情况和调查阶段进行调整，最终建立并经过验证的中毒发生过程和模型应能够解释全部或所有中毒病例的发展过程。

（六）分析流行病学研究

食物中毒调查中的分析流行病学研究主要是应用病例-对照研究和队列研究（主要为回顾性队列研究）对病因假设与事件的联系强度进行测量并验证。

1. 病例-对照研究

病例-对照研究是食物中毒流行病学调查中最常用的分析流行病学方法。病例-对照研究的方法学基础是以当前已经确定患有某一特定疾病的一组患者作为病例组，以不患有该病但具有可比性的一组个体作为对照组，比较病例组和对照组各因素暴露比例的差异，如果病例组的暴露比例高于对照组，说明该因素的暴露可能会增加疾病的风险，反之，病例组的暴露比例低于对照组，则说明该因素的暴露可能会降低疾病发生的风险。病例-对照研究通常根据选择的对照是否有限制分为非匹配病例-对照研究和匹配病例-对照研究两种基本研究类型。病例对照研究的关联强度指标是比值比（odds ratio，OR），即病例与对照组两组暴露比值之比。比值（odds）是某事物发生的可能性与不发生的可能性之比。OR>1 说明暴露因素是疾病的危险因素，OR<1 说明暴露是疾病的保护因素，OR=1 则说明暴露和疾病无关联。在进行结果推断过程中，还需要计算 OR 置信区间来判断暴露和效应之间关联有无统计学意义。病例-对照研究是一种由“果”及“因”的回顾性观察性研究，不能观察由“因”及“果”的过程，因果关系的论证强度不及队列研究。此外，病例-对照研究比较容易产生偏倚，常见的偏倚包括选择偏倚、信息偏倚和混杂偏倚，在食物中毒病例对照分析的设计、实施和数据分析过程中要加以识别和控制。

2. 队列研究

队列研究的基本原理是在一个特定人群中选择所需的研究对象，根据目前或过去某个时期是否暴露于某个待研究因素（危险因素或保护因素），或其不同暴露水平而将待研究对象分成不同组，如暴露组和非暴露组、高剂量暴露组和低剂量暴露组等，随访观察一段时间，观察预期结局的发生情况，比较各组结局的发生率，从而评价和检验研究因素与结局的关系。如果暴露组某结局的发生率明显高于或低于对照组，则可推断暴露与结局之间可能存在因果关系，暴露是影响该结局发生的决定因素。根据研究对象进入队列及终止观察时间的不同，队列研究可以分为前瞻性队列研究、历史性队列研究和双向性队列研究。由于食物中毒调查启动时，中毒已经发生或正处于发生过程中，食物中毒调查队列研究大多数只能采用回顾性队列研究或双向性队列研究。队列研究关联效应的主要测量指标是相对危险度（relative risk，RR），即暴露组和对照组之间的危险度比，RR 表明暴露组出现结局的危险是对照组的多少倍。RR 值越大于或者越小于 1，表明暴露的效应越大，暴露与结局的关联强度越大。在实际研究过程中，需要结合考虑抽样误差的存在，计算 RR 的 95%置信区间来判断结果有无统计学意义。队列研究是一种由“因”及“果”的观察性研究，检验暴露与结局的因果联系能力较强。队列研究设计、实施和资料分析等各个环节都可能产生偏倚，在队列研究的各个阶段都需要采取措施减少偏倚的产生。

（七）假设验证

建立假设后，就需要采用分析流行病学研究进行验证。如果通过验证，建立的假设不成立，则必须重新考虑或修订、不断完善假设，进行另外的研究；有的食物中毒需要反复多次才能得到最终的病因，甚至最终也未能得出明确的结论。假设验证要基于所有的证据，并且符合病因推断的时间顺序、关联强度、剂量-反应关系、结果的一致性、实验证据、生物学合理性、生物学的一致性、特异性和相似性等标准。

二、食品卫生学调查

当现场流行病学调查形成病因假设后，应立即对可疑食品的种植、养殖、生产、加工、储存、运输、烹饪、销售各环节开展卫生学调查，以验证现场流行病学调查结果及致病因子溯源，为查明事故原因、采取预防控制措施提供依据。

食品卫生学调查主要关注食物及食物加工过程、有毒有害物质的来源及污染模式，在食物制作、生产现场开展调查。食品卫生学调查主要通过访谈食物加工人员和管理人员，查阅食品生产相关记录，现场勘察食物原料来源、生产加工和储存设施，以及从业人员健康情况，采集环境、食物（包括原配料、水以及半成品）样品进行检测，通过绘制食品流程图，结合食品生产过程关键控制点（HACCP）分析，判断并验证有毒有害物质的来源和污染模式。

第四节　食物中毒检测样品采集原则

食物中毒检测是指从食物、饮用水，以及中毒患者的血液、尿液、组织等生物样本中对毒物原型或其代谢产物的种类和含量进行检测鉴定，以确定是否暴露于某种物质及暴露剂量，为判定是否为此物质所致中毒提供参考依据。食物中毒检测结果对明确中毒病因和制订中毒患者诊治方案至关重要，结合现场流行病学调查，常能发挥“一锤定音”的关键作用。与常规食品检测目的不同，食物中毒检测分析的目标化合物是食物中有毒有害化学物质、生物样本中有毒化学物质及其代谢产物的种类和含量，从而为毒物暴露和疾病状态建立关联。食物中毒检测样品采集的类型、采样量和检测方法也是根据具体食物中毒情境下应急处置、中毒病因调查和患者救治的需求确定。从检测的角度，对常规食物检测样品采集、运输和保存过程中的影响因素在食物中毒检测样品采集过程中也都同样予以考虑，不同的是，血液、尿液和组织等生物样品及呕吐物、洗胃液等可以确定内暴露剂量的样品在食物中毒检测中更具有参考意义。在食物中毒事件样品采样前，应与现场人员、临床医生和实验室检测技术人员进行有效沟通交流，以便采集到有效的样品。鉴于食物中毒检测样品采集大都是在现场流行病学调查及食品卫生学调查过程中完成，本节内容仅针对食物中毒检测及结果解释的特点，对食物中毒样品采集的一般原则及需要注意的事项进行探讨，具体样品采集和检测详见本书其他章节。

一、采集样品的代表性和范围

食物中毒事件的样品应首选吃剩余的食物和水，以及与食物加工过程相关的原材料和调味料等，以保证采集到的食物样品能够与中毒的食物一致，并且含有致病因子。如不是剩余的食物，则需要采取措施确认所采集的样品与食物中毒的食物一致或相关，例如，采集的毒蘑菇、有毒植物及有毒动物样品，应请相关人员现场辨认是否一致。中毒患者的血液、尿液等生物样品采集应首选具有典型的或者特异性临床特征、重症患者的生物样品，以提高致病因子的检出率。样品采集的范围应根据食物中毒发生的聚集程度、严重程度及波及人群大小确定，在食物中毒调查的初始阶段原因尚不明确时，难以确定需要检测哪种具体成分，样品采集需要尽可能涵盖所有可能的暴露范围，否则在食物中毒病因假设形成需要实验室检测验证时，可能已经无法得到食物中毒发生时实际暴露的样品。在采集已经发病患者的血液、尿液等生物样品的同时，还应采集那些具有相同食物暴露史但是没有发病人群的样品作为对照。当毒物在食物中的分布可能不均匀时，应尽可能采集可能含有毒物的食物部分，同时从不同位点采集多份样品。

二、样品的类型

可能暴露的食物、饮用水，以及血液、尿液、呕吐物、洗胃液、粪便及生物组织都可能成为食物中毒检测的样品，在条件允许的情况下应尽可能采集多种类型的样品。与食物和饮用水相比，血液、胃内容物和尿液样品检测结果对诊断中毒具有更高的参考价值。在多种类型样品中同时检测到毒物及其代谢产物将会为建立毒物暴露-中毒关联提供更直接的证据。待测目标物也是确定采集样品类型的重要因素，如疑似铅中毒的需要采集血液样品，镉中毒的需要采集尿液样品。同时，食物中毒采集的样品类型还需要考虑毒物的吸收、分布、代谢和排泄等毒物代谢动力学参数，如鹅膏肽类毒素在血液中很快消除，暴露 24h 后的血液样品中就难以检测到毒素，但在尿液样品中仍然有相对较高的含量，尿液样品比血液样品更适用于鹅膏肽类毒素的检测。

三、样品采集的时间

鉴于食物中毒检测结果对于食物中毒调查处置的重要性，间隔时间过长容易因现场人为破坏而无法采集到正确的样品，食物中毒调查中暴露的食物和饮用水的样品应在调查的第一时间进行收集采样，妥善保管备检。化学物质进入人体内会立即进入吸收、分布、代谢和排泄过程。生物样品，尤其是血液样品中毒物及其代谢产物的水平直接体现了内暴露水平，食物中毒大都起病急、发生快，这也意味着体内毒物水平变化很快。在食物中毒发生后，应立即采集中毒患者和疑似中毒患者血液、尿液等生物样品备检，否则对于某些吸收、排泄很快的毒物，如鹅膏毒肽、米酵菌酸、氟乙酰胺和氟乙酸等，如在第一时间没有采集到合适的生物样品，则在后续的检测过程中就难以检出。在实际的中毒检测工作中，食物和饮用水样品采集在实际暴露发生之后，暴露样品的采集回溯时间需要根据中毒的发生特征、潜伏期和流行病学特征等确定。样品采集回溯时间应该涵盖暴露可能发生的时间，否则，有可能采集不到具有代表性的食物和饮用水样品。

四、样品的储存和转运

样品从采集到检测，往往需要经过一定的运输、保存过程，如保管条件不恰当，样品和待测化合物就有可能发生变化从而影响检测结果。在此过程中，需要尽可能保证采集的样品基质和待测化合物不发生变化，尽可能与中毒现场暴露时的状态一致。样品的稳定性受待测目标化合物的性质、样品基质和环境条件的影响，例如，乌头碱等生物碱在干燥的乌头植物中相对稳定，而在尿液等碱性条件下很快即可分解，有机磷农药在血液中各种酶作用下发生分解，导致检测结果不能反映实际中毒时的暴露剂量，给暴露-疾病关联的解释带来不确定性和困难。

五、样品储存容器的选择

样品采集和保存容器应与采集样品和待分析化合物相对应，并对检测结果不造成影响。应根据采集样品的形态、体积、保存方法及待测目标成分，选择恰当的样品采集和保存容器。不恰当的容器能对检测结果造成较大的影响，例如，疑似百草枯中毒的样品应使用塑料容器盛装，否则玻璃可能会吸附百草枯而导致低浓度样品中检不出；检测重金属的样品要使用无本底或本底低的玻璃容器盛装；需要长期冷冻保存的样品最好不要使用玻璃材质的容器，否则可能冻裂（表 1-1）。

表 1-1　食物中毒检测样品采集原则和包装、运输及保存

样品类型	采集原则	包装、运输及保存
食物、饮用水	① 在中毒调查起始时应立即着手准备好样品采集事宜（即使无明确的待测毒物时，也应尽快进行样品采集，否则现场遭到破坏或者样品发生变化，在有待测目标时已无法获得具有代表性的样品） ② 首选经临床特征、流行病调查确认为中毒暴露或者可疑的食物、水，包括食物加工过程中的原材料及调味料等可能通过食物加工过程污染的食物 ③ 可疑有毒动植物、毒蘑菇应尽可能采集到食用后残余的部分，同时应尽可能采集到形态完整的样品以便于在进行毒素检测前进行形态学鉴定；如无中毒现场暴露样品，样品需要另行采集时，则需要尽可能确认采集到的样品与患者食用的样品为同一种 ④ 如在调查起始或者调查进行过程中，尚无明确的指向，应适当扩大样品的采集范围，中毒现场所有可能暴露的样品都应在考虑的范围内	① 所采集的样品用清洁的玻璃器皿、聚乙烯或者聚四氟乙烯等容器包装，并且应确认在保存和运输过程中包装不会破损 ② 样品运输可以采用冷链低温保存，同时，应避免样品直接与冰接触 ③ 有毒动植物、毒蘑菇样品多含有大量水分，样品运输过程中应注意避免发霉，短时间可冷藏运输 ④ 样品长时间储存应冷冻保存 ⑤ 在样品的采集和运输过程中同时带 2～3 个空白样品
血液	① 疑似中毒患者应立即采集患者的血液样品，成人一般 10～15ml，儿童 5ml 左右 ② 血液样品的采集应按照临床采血操作规范进行 ③ 所采集的血样应尽可能不添加防腐剂 ④ 全血样品一般用肝素或者 EDTA 作为抗凝剂 ⑤ 血浆为 EDTA 或者肝素抗凝后离心的淡黄色液体 ⑥ 血清样品不添加抗凝剂，血液细胞凝结后剩余的淡黄色液体 ⑦ 除需要全血样品外，可离心取血浆，或者取血清以避免血液中活性酶对待测组分的作用	① 全血样品在采集和保存过程中应轻拿轻放，并且不能冷冻保存（在运输过程中冷藏），以避免溶血给检测带来的影响 ② 血清和血浆样品可适量分装后冷冻保存，以减少冻融对样品的影响 ③ 血液样品一般用玻璃容器盛装，但是玻璃可能会吸附或者钝化某些待测组分，如百草枯 ④ 在样品的采集和运输过程中同时带 2～3 个空白样品
尿液	① 尿液样品采集过程无创，但是容易受到污染。采集样品至少为 100ml，用干净的玻璃或者聚乙烯、聚四氟乙烯盛装 ② 尿液一般采集中段尿，对于无尿或者不能自行排尿的患者可以采取导尿或者抽取膀胱尿 ③ 尿液样品可采集多次，以避免采集的样品缺乏代表性	① 尿液采集后应添加适当的防腐剂以避免变质 ② 尿液样品在运输过程中应冷藏保存，如较长时间不能检测，应分装后冷冻保存 ③ 在样品的采集和运输过程中同时带 2～3 个空白样品
胃内容物、呕吐物、洗胃液等	① 应采集最初抽出的洗胃液 ② 采集最初呕吐出的胃内容物 ③ 尸检材料的胃内容物应注意胃底样品的采集（比重大、溶解度低的物质容易沉淀在胃底）	① 样品采集量 100g（100ml）以上，对呕吐出的胃内容物应尽可能采集完整 ② 样品用干净的玻璃或聚乙烯和聚四氟乙烯容器冷冻保存 ③ 在样品的采集和运输过程中同时带 2～3 个空白样品

第五节　食物中毒调查结果及解释

食物中毒调查结果需要在现场流行病学及食品卫生学调查、准确致病因子检测结果以及中毒患者临床特征的基础上，经过合理分析后才能得出。然而，实际操作中，通过食物中毒调查获得并确认从污染源到疾病发生的所有因素在大多数情况下是难以实现的，因此只能尽量调查完整[33]。在调查结果得出和解释过程中需要对所有获得信息的完整性及准确性进行评估验证，根据对假设的支持程度和角度得出客观的调查结论。一般而言，食物中毒调查结论应包括事件性质（是否是食物中毒）、致病因子、暴露环节等方面内容，调查结果的得出和解释需要考虑以下几个方面的内容。

一、现场流行病学调查结果及解释

食物中毒流行病学调查的核心功能是建立食物暴露与中毒之间的关联，建立假设并验证假设。现场流行病学调查和分析的结果主要包括中毒病例和暴露因素的时间、地区和人群“三间”分布，以及暴露和病例的关联强度。现场流行病学调查结果及解释与调查的设计、调查方式和过程、数据分析方法密切相关。在调查的过程中，病例定义及假设是否合理是能否得出准确结论的关键因素，如果病例定义不恰当或者完全基于不合理的假设开展流行病学调查，并且在调查过程中没有及时采取有效措施进行补救，那么就有可能得出不准确甚至是完全错误的调查结果，在得出流行病学调查结果时应予以仔细分析。此外，由于客观条件影响，食物中毒现场流行病学调查的设计和实施往往受到很多限制，得出的关联有可能是由于随机误差、选择偏倚、信息偏倚、混杂因素所致，在进行现场流行病学结果的解释时应予以客观评估[34]。

二、食品卫生学调查结果及解释

发现可疑食品线索后应尽早开展食品卫生学调查，以验证现场流行病学调查病因假设，并采集可疑的食物样品。根据食品卫生学调查结果重建并评价可疑餐次或可疑食品的食品流程图，找出在食品制备环节可能发生的污染事件和毒物来源，必要时要追溯到原料生产的源头。食品卫生学调查结果应有合理的解释，并与现场流行病学调查、致病因素毒物检测及中毒患者的临床特征在逻辑上一致；当不一致时，要仔细分析原因并进行验证。

三、致病因子实验室检测结果及解释

致病因子实验室检测是测定暴露毒物种类和含量的重要方法，也是确定中毒病因的重要依据。检测目标为毒物原型或其代谢产物，其结果分为定性、半定量和定量几类，取决于所选择的检测方法、样品采集和前处理方法，以及质量控制过程。定性检测的准确性是致病因子检测鉴定的关键，其结果为样品中含有或者不含某种毒物或其代谢产物，定量分析结果为样品中毒物或其代谢产物在样品中的含量。致病因子检测结果与实验室的条件和技术能力有关，还与样品采集、运输、保存，前处理方法和所采用的具体检测方法、是否有严格的质量控制有关，在进行结果解释时还需要结合食物中毒原因进行综合判断。

当从某样品中检测出某种或者某几种毒物阳性时，需要考虑：

（1）在可疑食品与患者生物标本中检测到相同的毒物，且与中毒患者的临床特征符合，为该毒物是食物中毒致病因子的可靠证据；

（2）随着高分辨质谱及非靶向筛查技术的发展，在同一样品中同时可以检测鉴定出大量的化合物，需要结合所检测出的化学物毒性、致病机制及含量（半定量）、中毒患者的临床过程及流行病学调查结果判断具体哪种或者哪几种化合物是食物中毒的致病因子；

（3）排除样品采集和检测过程中污染的可能。

当样品的检测结果为阴性时，存在假阴性结果可能，需要排除：

（1）采集的样品不满足检测要求、没有采集到含有致病因子的样品、样品量过少等；

（2）样品在保存、储存和运输过程中分解；

（3）所采用的或现有的技术、设备和方法不能检出；

（4）存在目前尚未被认知的毒物。

在食物中毒致病因子确定或中毒患者诊治过程中，往往会由不同的实验室对不同的样品做多次检测鉴定，在同一食物中毒事件中，这些检测结果的逻辑性是一致的，共同指向导致该起食物中毒的致病因子。但是，实际情况中会出现检测结果不完全一致甚至存在冲突的情况，出现这种情况的原因有很多，主要有以下几类：

（1）不同的样品类型、采样时间、采样部位、样品储存及运输条件导致不同的检测结果；

（2）不同方法和检测设备的灵敏度、特异性不同，每种方法都有其适用的检测场景，同时也存在一定的局限性，会导致某种方法或某台设备上能够检出的结果在另一种方法或设备中检不出；

（3）不同实验室环境条件对仪器设备的稳定性有影响，可导致检测的误差增大；

（4）质量控制不符合要求或者错误操作等人为因素导致检测结果错误。

对于不一致或有冲突的实验室检测结果，首先要对样品从采集到检测及报告过程的各环节进行复核，分析可能产生的原因，研判检测结果的可靠性，选择运行规范、质量控制严格的实验室，采用灵敏度和特异度高的检测设备及方法进行重新检测。

四、中毒患者临床特征及解释

中毒患者的临床特征是现场流行病学调查及毒物检测的重要线索，也是验证假设和病因的重要依据，取决于所接触毒物种类和剂量，与血液及靶器官毒物或代谢产物的动态变化密切相关。在对中毒患者病史、症状、体征、临床及影像学检测结果、累及的靶器官和系统，解毒药的使用、治疗效果及转归等发病发展过程系统分析的基础上，提出可能的毒物种类或病因线索，结合毒物实验室检测结果及现场流行病学调查结果进行验证。此外，首发病例、典型症状病例和重症病例的临床特征对病因线索具有重要的提示意义。

五、食物中毒调查结果的因果推论

“因”必须在时间上发生在“果”之前且引起“果”的发生，“果”必须随“因”的变化而变化。因此，因果关系必须同时满足三个基本条件：时间顺序、关联关系和因变性[35]。食物中毒的因-果关系推论，即毒物暴露-中毒的关系，应尽可能基于现场流行病学调查、食品卫生学调查、致病因子实验室检测结果和中毒患者临床特征等所有有关证据做出，同时流行病学病因推断准则也适用，应当考虑以下因素[36]：

（1）关联的时间顺序：可疑食品进食在前，发病在后；

（2）关联的特异性：病例均进食过可疑食品，未进食者均未发病；

（3）关联的强度：OR 值或 RR 值越大，可疑食品与事故的因果关联性越大；

（4）剂量-反应（效应）关系：进食可疑食品的数量越多，发病的危险性越高；或者进食可疑食品的数量越多，疾病的严重程度越高；

（5）关联的一致性：病例临床表现与检出的致病因子所致疾病的临床表现一致，或病例生物标本与可疑食品或相关的环境样品中检出的致病因子相同；

（6）终止效应：停止食用可疑食品或采取针对性的控制措施后，经过疾病的一个最长潜伏期后没有新发病例。

存在关联（剂量-反应或剂量-效应关系）以及关联的时间特征是判断因果关系的必要条件和特异条件，这两个条件是确立因果关系特有的条件，如果不存在，就可以否定因果关系的存在。在实际推断过程中，相当多的食物中毒调查无法完全满足上述几条规则，应根据客观条件得出有针对性的食物中毒因果推断结论。

参 考 文 献

[1] Klaassen C D. Toxicology: the basic science of poisons[M]. New York A: McGraw-Hill Education, 2019: 1511-1540.

[2] 孙长颢. 营养与食品卫生学[M]. 北京: 人民卫生出版社, 2017: 436-437.

[3] 王霄晔, 任婧寰, 王哲, 等. 2017 年全国食物中毒事件流行特征分析[J]. 疾病监测, 2018, 33(5): 359-364.

[4] 李薇薇, 朱江辉, 甄世祺, 等. 2011 年中国大陆食源性疾病暴发监测资料分析[J]. 中国食品卫生杂志, 2018, 30(3): 283-288.

[5] 李薇薇, 朱江辉, 兰真, 等. 2012 年中国大陆食源性疾病暴发监测资料分析[J]. 中国食品卫生杂志, 2018, 30(3): 288-293.

[6] 李薇薇, 王三桃, 梁进军, 等. 2013 年中国大陆食源性疾病暴发监测资料分析[J]. 中国食品卫生杂志, 2018, 30(3): 293-298.

[7] 付萍, 刘志涛, 梁骏华, 等. 2014 年中国大陆食源性疾病暴发事件监测资料分析[J]. 中国食品卫生杂志, 2018, 30(6): 628-634.

[8] 付萍, 王连森, 陈江, 等. 2015 年中国大陆食源性疾病暴发事件监测资料分析[J]. 中国食品卫生杂志, 2019, 31(1): 64-70.

[9] 吴阳博, 王超, 牛彦麟, 等. 2016 年北京市食源性疾病暴发事件流行病学特征分析[J]. 中国预防医学杂志, 2018, 19(8): 561-563.

[10] 陈莉莉, 章荣华, 孙亮, 等. 2010—2015 年浙江省食源性疾病暴发事件监测数据分析[J]. 卫生研究, 2018, 47(4): 666-669.

[11] 刘兴玠. 变质甘蔗中毒流行病学的调查及节菱孢生态学的研究[J]. 中国食品卫生杂志, 1992, 4(1):

54-57.
[12] 何凤生, 付以同. 3-硝基丙酸的神经毒理[J]. 中国药理学与毒理学杂志, 1997, 11(2): 34.
[13] 付云, 邵国健, 张鹏. 湖州地区市售甘蔗中 3-硝基丙酸污染调查[J]. 中国卫生检验杂志, 2017, 27(11): 1616-1617.
[14] 郭学斌. 青海省 2005—2011 年食物中毒事件流行特征分析[J]. 医学动物防制, 2012, 28(5): 497-499.
[15] 孙承业, 谢立璟. 有毒生物[M]. 北京: 人民卫生出版社, 2013: 31.
[16] 周静, 袁媛, 孙承业, 等. 2004—2013 年全国有毒动植物中毒事件分析[J]. 疾病监测, 2015, 30(5): 403-407.
[17] 张睿, 梁效成. 2012-2016 年甘肃省食源性疾病暴发事件分析[J]. 疾病预防控制通报, 2018, 33(3): 27-30.
[18] 李广智, 刘峰, 温馨, 等. 陕西省 2004—2013 年食物中毒事件流行特征分析[J]. 中华疾病控制杂志, 2015, 19(4): 418-420.
[19] 卫婷婷, 姚永祥, 梅良英. 2005—2015 年湖北省突发中毒事件特征分析[J]. 公共卫生与预防医学, 2016, 27(6): 52-55.
[20] 李勇强, 聂绍发, 黎燕宁, 等. 2010—2014 年广西食物中毒流行特征及变化趋势分析[J]. 实用预防医学, 2016, 23(7): 801-804.
[21] 梁骏华, 曹艳娥, 黄琼, 等. 2004—2012 年广东省植物性食物中毒流行特征分析[J]. 华南预防医学, 2015, 41(5): 466-468.
[22] 刘峰, 邱琳, 朱妮, 等. 2005—2014 年陕西省突发公共卫生事件流行特征分析[J]. 现代预防医学, 2016, 43(12): 2117-2120.
[23] 陈作红, 杨祝良, 图力古尔, 等. 毒蘑菇识别与中毒防治[M]. 北京: 科学出版社, 2016: 1-9.
[24] 图力古尔, 包海鹰, 李玉. 中国毒蘑菇名录[J]. 菌物学报, 2014, (3): 517-548.
[25] Li H, Zhang H, Zhang Y, et al. Mushroom poisoning outbreaks—China, 2019[J]. China CDC Weekly, 2020, 2(2): 19-24.
[26] 周静, 袁媛, 郎楠, 等. 中国大陆地区蘑菇中毒事件及危害分析[J]. 中华急诊医学异志, 2016, 25(6): 724-728.
[27] 王娅芳, 周亚娟, 何平, 等. 2011—2016 年贵州省食源性疾病暴发事件监测情况分析[J]. 现代预防医学, 2018, 45(12): 2262-2266.
[28] 陈磊, 牛蓓, 田美娜, 等. 2010—2016 年河北省食源性疾病暴发事件流行特征分析[J]. 医学动物防制, 2019, 35(4): 377-379.
[29] 马岩, 王霄晔, 丁凡, 等. 2005—2014 年全国亚硝酸盐食物中毒事件流行特征分析[J]. 中国农村卫生事业管理, 2018, 38(9): 1174-1176.
[30] 陈文, 张誉. 2010—2016 年四川省化学性食源性疾病暴发事件的流行病学分析[J]. 现代预防医学, 2018, 45(13): 2305-2308, 2323.
[31] 程茅伟, 龚晨睿, 戴诗玙, 等. 湖北省 2004—2013 年食物中毒流行特点研究[J]. 公共卫生与预防医学, 2014, 25(4): 32-35.
[32] 倪文思, 王秀琴, 袁秀娟, 等. 2010—2016 年宁夏食源性疾病暴发事件流行特征分析[J]. 现代预防医学, 2018, 45(11): 1967-1970.
[33] Protection I A F F. Procedures to investigate foodborne illness[M]. USA: Springer, 2011: 69-71.
[34] 王陇德. 现场流行病学理论与实践[M]. 北京: 人民卫生出版社, 2004: 182-183.
[35] 詹思延. 流行病学[M]. 北京: 人民卫生出版社, 2017: 142-161.
[36] 卫生部办公厅. 食品安全事故流行病学调查技术指南(2012 年版)[S]. 2012.

（何　仟）

第二章　化学性食物中毒检测技术进展

第一节　概　　述

食物中毒是指食用了有毒有害物质污染的食品或者食用了含有有毒有害物质的食品后出现急性、亚急性疾病[1]。按照致病因子可分为如下四类：微生物性（包括细菌和真菌）、化学性、有毒动植物及不明原因食物中毒。

化学性食物中毒[2]是指健康人经口摄入了正常数量、感官无异常，但含有较大量化学性有害物的食物后，引起的身体出现急性中毒的现象。

近年来，我国由于误食或投毒引起的食物中毒事件时有发生，由食物中毒引发的公共卫生安全事件也越来越受到百姓的关注。常见的引起食物中毒的化合物有某些金属、类金属及其化合物、亚硝酸盐、农药、鼠药等，或因误食引起食物中毒[3]。化学性食物中毒具有季节和地区性不明显、潜伏期短、发病急、病程长、发病率和死亡率高的特点[4]。据报道，近年来，中国每年约有 10 万人发生急性中毒，其中急性鼠药中毒有 5 万～7 万人。鼠药中毒病死率是多种传染病的 66.7 倍[5]。2017 年全国食物中毒事件 348 起，中毒 7389 例，死亡 140 例，病死率为 1.89%，其中化学性食物中毒的病死率为 5.48%，引起化学性中毒的物质有亚硝酸盐、农药、甲醇、克伦特罗、毒鼠强、砷和不明原因引起的中毒[6]。随着化学工业的发展和化学品的不断开发，人们接触有毒化学品的机会不断增加，这将严重危害公众身体健康和生命安全。化学性食物中毒因子的确证因其毒物的不确定性和基质的复杂性一直是卫生检验领域的一个难题[3]，给诊断检测带来了严峻的挑战。

对于已知化合物（靶向）引起的食物中毒，可查询文献找该化合物的检测方法并在本实验室开展建立相应的检测方法加以确证。常见有机类毒物的检测方法有放射免疫检测法[7]、核磁共振技术[8]、气相色谱法[9-11]和液相色谱法[12-24]等，对于金属等无机物引起的中毒的检测常常采用原子发射光谱、电感耦合等离子体质谱。我国每年都有一定数量的食物中毒事件找不到中毒原因，应对这类食物中毒事件，能否快速有效地确定致毒物质是后续临床治疗的关键，因此，开展化合物的非靶向筛查检测技术势在必行。

第二节　液相色谱及其联用技术在食物中毒检测中的应用进展

液相色谱是一类分离与分析技术，其特点是以液体作为流动相，固定相可以有多种形式，如纸、薄板和填充床等，适合分析难挥发、强极性、热不稳定化合物。在色谱技术发展的过程中，为了区分各种方法，根据固定相的形式产生了各自的命名，如纸色谱、薄层色谱和柱液相色谱。纸色谱法和薄层色谱是 20 世纪 50～60 年代出现的分析技术，在分析化学领域有重要的意义。随着科学技术的进步和仪器的快速发展，高效液相色谱

（high performance liquid chromatography，HPLC）分析食物中毒成为实验室成熟的技术。

一、高效液相色谱法在食物中毒检测中的应用

高效液相色谱法是指一般采用 C_8 或 C_{18} 色谱柱，以甲醇、乙腈等水溶性溶剂为流动相的反相色谱。与气相色谱（GC）相比，HPLC 的流动相参与分离机制，其组成、比例和 pH 可以灵活调节，有利于达到理想的分离效果。HPLC 的检测器通常有紫外检测器、二极管阵列检测器、荧光检测器、电化学检测器等。

在食物中毒检测方面，液相色谱技术的应用主要是对农兽药[25-27]、鼠药[28-32]等方面进行检测。余晓波[25]采用高效液相色谱技术检测水果和蔬菜样品中的啶虫脒等 5 种农药残留。周生葆等[27]用分散液液微萃取-高效液相色谱法测定枸杞中拟除虫菊酯类农药残留。李勇竞等[21]采用超高效液相色谱-二极管阵列-荧光检测器在 4min 内对 4 种常见杀鼠剂进行准确测定。王小田[28]建立了对鼠药的实验室快速检测方法，以应对突发公共卫生鼠药毒物中毒事件：采用紫外分光光度法、HPLC-紫外检测器和 HPLC-荧光检测器，以鼠药标准和鼠药样品为对象，优化 HPLC 色谱，从而建立各鼠药的色谱图库。此方法操作简便、快速、灵敏度高、准确度高，满足鼠药中毒快速检测要求，适合基层实验室。陈静等[33]运用反相高效液相色谱法，Hypersil ODS 分析柱，二极管阵列检测器，对杀鼠药中的有效成分敌鼠隆进行了测定，测定波长 265nm。陈海燕等[34]建立了谷类食物、蔬菜、全血的高效液相色谱法，同时测定茚满二酮类鼠药的分析方法，该方法回收率高，方法的精密度、灵敏度也较高，适于谷类食物、蔬菜等被污染样品及中毒的血液样品的分析，能为病例的诊断提供及时、有效、可靠的依据。周日东等[35]建立了 4 种鼠药的气相色谱-质谱法（GC-MS）和 HPLC 的应急检测方法，氟乙酰胺和毒鼠强用 GC-MS 检测，敌鼠钠、溴敌隆用高效液相色谱双波长（285nm 和 260nm）检测，方法快速，可用于实验室快速检测。实验表明，大隆、溴敌隆、氯杀鼠灵、杀鼠醚、鼠得克和杀鼠灵这类灭鼠药适合梯度洗脱，而敌鼠和氯鼠酮则采用无梯度洗脱模式，在紫外检测器的 281nm 处有最佳吸收[29]。

二、液相色谱-串联四极杆质谱法在食物中毒检测中的应用

在过去的几十年里，从化学法到仪器法，从定性鉴别到定量分析，化学性食物中毒测定方法发生了很大的变化。质谱与色谱[GC 或液相色谱（LC）]相结合的应用已被公认为定量和半定量筛选化合物的"金标准"。虽然 GC-MS 继续用于挥发性、中等到非极性的小分子（如氟乙酰胺和杀虫剂）的分析，但最近 LC 和 MS 的发展已经导致非常强大的仪器，用于灵敏和选择性地测定食物中毒物质，包括农药杀虫剂[36]、毒素[37]等。色谱学研究进展正在实现更快速、高效的 LC 分离。电喷雾电离（ESI）仍然是 LC-MS 测定引起食物中毒物质最常用的电离技术。大气压化学电离（APCI）也可用于分析有毒化合物，但远不及 ESI 源的广泛应用。这可能与目前寻求的分析物数量的增加和范围的扩大有关，但也可能反映了 APCI 尚未出现与之匹敌的 ESI 的源和探针设计的改进。MS/MS 的基本原理是选择母体离子，通过源内碰撞诱导解离可获得化合物不同的质谱信息，对相同条件下标准物质和未知物质源内碰撞诱导解离质谱图进行分析比较，可起到判定筛选的作

用。串联四极杆质谱技术的抗干扰能力强、灵敏度高、定性准确，而且分析通量大大增加，因此也成为当前主要的研究热点和应用方向。这些灵敏的仪器，为食物中毒检测提供了巨大的技术支持。

高效液相色谱-串联四极杆质谱技术越来越多应用于农药[17]和其他食品安全[38-43]引起的中毒。Huang 等[44]采用固相萃取 HLB 前处理，利用 UPLC-MS/MS 同时定量分析 12 种麻痹性贝类毒素，并将此方法应用于 2017 年 6 月中国漳州发生的一起食物中毒事件。李永库[45]利用高效液相色谱-大气压电离质谱（HPLC-API / MS）建立了测定食品中甲胺磷等 7 种有机磷、8 种氨基甲酸酯类农药和 8 种三嗪类除草剂的检测方法，并对这几种农药的裂解规律进行了初步研究。该法具有简单、快速、准确等特点，并成功用于实际样品的分析，有助于同类化合物引起的食物中毒的解析。Chen 等[46]利用液相色谱-串联四极杆质谱检测了 16 种引起中毒的生物碱，包括莨菪碱、罂粟碱、乌头碱等。同时，液相色谱-质谱联用技术能够快速准确地判断和定量出鼠药[19,20,22,30,47,48]引起的中毒。陈晓红等[18]采用液相色谱-串联质谱法检测异杀鼠酮。朱琳等[49]综述了生物样品中抗凝血类杀鼠剂液相色谱-质谱法分析研究进展。为了能够高通量地准确检测食物中毒因子，北京市疾病预防控制中心开发了一套基于液相色谱-串联四极杆质谱技术的含 1000 余种常见毒物（药物）的质谱库[14]，成功用于多起食物中毒和非法添加物案件的侦破过程。谱图的采集使用全扫描模式，扩大了毒物的检测范围。

三、液相色谱-高分辨质谱法在食物中毒检测中的应用

由于食物中毒具有突发性及未知性，常用的高效液相色谱及气相色谱法不足以有效地对非目标性物质进行定性，虽然高效液相色谱-质谱、气相色谱-质谱联用技术具有较强的定性能力，但都属于以四极杆作为质量分析器（QQQ）的低分辨质谱。在 QQQ 仪器上使用 MRM 模式来测定食物中毒有害物被认为有一定的局限性：每次分析可能的化合物数量有限、依赖标准品及无法筛选未知因素。现在目标已转向另一种方法，即使用能够提供全光谱信息的仪器，并附加高质量分辨率，以提供选择性和精确质量测量的能力，从而辅助鉴定，并具有追溯分析的附加优势[50]。使用高分辨质谱飞行时间质谱（TOF）和轨道阱质谱（Orbitrap）设备可以获得高质量分辨率，即使在复杂的背景下也可以区分等压干扰和感兴趣的离子，并且可以进行精确的质量测量。TOF 是一种时间色散质量分析器，利用漂移区（极低压力管）传输时间的差异来分离不同质量的离子。飞行时间分析包括在短时间内将一组离子加速到探测器。离子离开源，每个离子都接收到相同的高压脉冲。每个离子的电势都会加速它进入飞行管内。因为所有相似的带电离子共享相同的动能，那些质量较低的离子速度较快，会首先击中探测器。所以 TOF 仪器可以提供比扫描仪器更高灵敏度的全光谱采集。TOF 和其他配置组合如四极杆（QqTOF），能极大地提高质量分辨率。Orbitrap 分析器由一个小型静电设备组成，离子包以高能注入其中，围绕中心的纺锤形电极运行。探测器拾取离子轴向运动的镜像电流，并对该信号进行傅里叶变换（FT）以产生高分辨率的质谱。

高分辨质谱具有更高的质量分辨率和扫描速度，在全扫模式下能够在一次运行中实现几百种甚至上千种未知物质的同时筛查，具有高通量、高分辨率、高质量准确度、高

灵敏度的特点，一次进样分析不仅可以获得准确的一级质谱信息，而且可以同时获得检出物质的 MS/MS 精确质量质谱图。根据物质的分子式与一级精确质量质谱图进行对比，MS/MS 精确质量质谱图通过搜索标准质谱库进行匹配，在不需要标准物质的情况下完成对毒物的准确定性。但是目前不同的仪器公司，高分辨质谱参数不同，没有统一的质谱图，各个公司得到的质谱图差别可能很大，即使同一公司的仪器在相同条件下质谱图也不尽相同。在同一个电离模式下，各离子的丰度比可能有差别，但是具体到某一型号的仪器，同一化合物的质谱信息应该是相同的。同一化合物在不同型号、不同公司的仪器得到的质谱图准分子离子峰和质谱碎片应该具有可比性，可用于快速筛选，再与中毒症状的判断结果进行综合，同时通过液相色谱色谱柱、流动相条件、保留时间等色谱参数，可以进行定性确证。

基于以上原因，目前没有统一的、商品化的液相色谱-质谱数据库，但是各大仪器公司在软件开发时都保留了用户自建谱库的功能。朱峰等[23]以 QuEChERS 净化手段，采用 UPLC-Q-TOFMS 建立了突发性食物中毒有机类物质的快速筛查方法；建立了 581 种常见食物中毒物质的精确质量数据库和谱图库，利用数据库对质谱检测结果进行筛查分析，无需标准品对照，一次进样就能完成 581 种中毒物质的快速筛查与确证。该方法快速、灵敏、准确，为突发性食物中毒事件的快速筛查检测提供了有力的分析平台，从而为相关政府机构制定应急方案提供了可靠的数据支撑。2009 年，香港屯门医院、香港威尔斯亲王医院、香港伊丽莎白医院、哥本哈根大学和美国沃特世（Waters）仪器公司开展联合攻关，建立了一套尿液中基于现代质谱技术的广谱毒理学筛选技术。美国应用生物系统公司（ABI）和美国热电（Thermo）等大型仪器公司都有自己相应的小型谱库。石银涛等[51]利用美国安捷伦（Agilent）公司 Mass Hunter PCDL Manager 软件建立常见毒物的数据库，并应用于加标样品的筛查分析。该方法能快速筛查出添加的 10 种常见毒物。李敏等[52]利用超高效液相色谱-飞行时间质谱筛查了尿液中 353 种有毒有害化合物。姜凤丽等[53]用超高效液相色谱-串联四极杆飞行时间质谱法（UPLC-TOF/MS）筛查人全血中的 150 种药物与毒物。筛查方法中涵盖了通常在司法案件中遇到的化合物，包括苯二氮卓类、抗抑郁药、安非他明类、阿片类、杀虫剂、除草剂和其他一些药物，为实际案例的判定提供了简单、快速的试验方法，提高了办案效率。

因此，液相色谱-高分辨质谱这些技术对于不明原因的食物中毒因子的筛查具有突出优势，更适合未知毒物的检测。但是由于不同的检测技术都有其优越性和局限性，因此，实际样品筛查确证时通常需要两种甚至多种检测技术联合使用，以确保分析结果的准确性和全面性。

第三节　气相色谱及其联用技术在食物中毒检测中的应用进展

气相色谱法（gas chromatography，GC）作为一种化合物分离方法，主要用于对挥发性、半挥发性、弱极性等热稳定化合物的分离与分析。其原理是利用物质固有的沸点、极性及吸附性质的差异来实现混合成分的分离和分析。基于其高灵敏度、高分辨率和高选择性的特点，该法已被广泛应用于天然药物、食品、环境和生物等领域的研究。气相色谱技术得以广泛应用主要得益于气相色谱柱、样品前处理方法和检测器三个方面技术的飞跃发展[54]。

气相色谱柱是气相色谱技术中的核心组件。通常，气相色谱柱分为填充柱和毛细管柱两大类。填充柱和毛细管柱在外观、操作、性能和制备上均有很大的差别。填充柱由于在固定相的选择上更加灵活多样，因此在我国的分析测试方法中仍然被广泛采用。毛细管柱因其柱效、惰性、热稳定性，以及能够与质谱很好地兼容等特点被视为气相色谱柱的发展趋势[55]。另外，通过在硅片上刻蚀制得的微型气相色谱柱具有体积小、温度控制更精确、能耗低等优点，该技术的应用将进一步促进气相色谱仪器向微型化、便携式方向发展[56,57]。

检测器是气相色谱仪的重要组成部分。检测器技术的发展直接关系到检测的灵敏度和选择性能。气相色谱仪可选配的检测器有很多，常规的有火焰离子化检测器（FID）、热导检测器（TCD）、电子捕获检测器（ECD）、氮磷检测器（NPD）和火焰光度检测器（FPD）。气相色谱技术在我国食品安全检测标准体系中得到了广泛应用，TCD 和 FID 主要应用于挥发性有机物的检测，ECD 主要应用于有机氯和菊酯类农药残留的检测，FPD 和 NPD 主要应用于含硫、磷的农药和其他挥发性有机物的检测。

随着分析组分日趋复杂，传统的一维气相色谱遇到了瓶颈，通常难以对高度复杂的混合物进行充分的分离和对化合物结构进行鉴定。而多维气相色谱技术，以及与气相色谱相关的联用技术，结合了不同仪器的优势，增强了对复杂体系分析的灵敏度、准确度和分辨力，在食物中毒等突发公共卫生应急事件中发挥了至关重要的作用。

一、毛细管柱气相色谱法在食物中毒检测中的应用

毛细管柱气相色谱法（capillary gas chromatography，CGC）自诞生以来，即以其高效、快速、灵敏等特点得到了广泛应用。王绪明[58]应用毛细管柱气相色谱-质谱与傅里叶变换红外光谱联用对临床 3 例服用毒物自杀中毒患者尿、胃内容物等样品进行分析鉴定研究，检出和确证了患者服用的毒物分别为敌敌畏、司可巴比妥加苯巴比妥和苯巴比妥加地西泮。李勇竞等[59]建立了同时测定中毒样品中多种有机磷农药的气相色谱法，胡玮等[60]采用气相色谱法同时对 2 种鼠药（氟乙酰胺和毒鼠强）和 21 种农药进行联合检测，并多次应用于中毒患者的血液、尿液、呕吐物、洗胃液及吃剩的饭菜中毒物的检测，在气-质联用仪还不普及的基层实验室开展毒物鉴定。

在应用量大、面广的常规气相色谱分析实践中，分析时间长一直是影响 CGC 分析效率提高的关键所在，尤其对于组分复杂的样品，常常会使分析时间达每次 1h 以上。近几年来，快速气相色谱（high speed GC，HSGC，又称 fast GC）在仪器与应用方面的发展速度引起人们的注意，尤其是以高柱前压和超细毛细管柱为特点的通用快速气相色谱仪，有着适应分析发展需要的诸多优势：可提高样品分析效率，降低单个样品分析成本，对于需要现场出结果的分析更具独特的优势；分析时间短，与常规分析相同的时间内可进行数次分析；提高了分析的准确度和灵敏度[61,62]。Domotorova 等[63]综述了快速气相色谱在农药残留检测中的应用，Matisova 等[64]综述了快速气相色谱在食品中 PCB、农药残留、

硫代亚磺酸酯、芳香族脂肪烃类等化合物的痕量/超痕量分析应用。高温毛细管气相色谱是指柱温高于 325℃的色谱。由于其柱温较常规色谱高，对于分子质量大、热稳定性好的样品具有独特的分离能力。色谱柱使用温度每提高 10℃，能检测出的化合物分子质量就增加 80Da，因此，提高气相色谱的使用温度具有很大的实际意义。高温气相色谱在食品化学中的应用主要有油类物质中甘油三酯的分析及大豆等物质中所含低聚糖的分析，其中甘油三酯的分析应用最多。高温气相色谱在高分子质量物质的分析方面具有普通气相色谱无法比拟的优点，尤其是与质谱仪联用后，在多环芳烃和大分子质量物质（如长链蜡酯）的分析、检测方面得到广泛使用。李翔等[65]采用 HRGC/HRMS 在 330℃的柱温下测定了鱼组织中 12 种二噁英类多氯联苯的方法，该法不但满足国际标准的要求，而且大大提高了分析速度，使分析周期从原来的 2～3 周缩短到 2d 以内，具有很好的应用价值。

快速气相色谱类似这样的应用还有很多，在目前“时间就是金钱”的年代，高灵敏度和高分辨率已不是人们追求的唯一目标了，如何减少分析时间的问题已越来越被关注，所以快速气相色谱技术由于其特殊性将会在分析领域里越来越重要。

二、全二维气相色谱法在食物中毒检测中的应用

全二维气相色谱（comprehensive two-dimensional gas chromatography，GC×GC）通过调制器将两根不同极性、不同分离机制且相互独立的色谱柱串联起来。其中，第一维色谱柱多采用非极性或弱极性柱，第二维色谱柱多为中等极性或极性柱。样品分子在程序升温的作用下，按照各组分沸点的差异实现第一维色谱柱上的分离，从一维柱流出的所有组分通过调制器的捕集、聚焦和再传送，以脉冲方式被送入第二维色谱柱进一步分离。第二维柱通常较短（多为 1m 左右），且通常为细内径柱（多为 100μm），组分在第二维柱中迅速分离（通常为几秒），因此组分在第二维柱上的分离可视为恒温分离。第一维柱上沸点极为接近的组分按照极性的差异得以再次分离，在两根色谱柱上的分离可视为相互独立的正交分离，全二维气相色谱的理论峰容量相当于两根色谱柱各自峰容量的乘积。由于 GC×GC 的高度峰容量和分辨率，这个技术将会在复杂体系的分离分析中占据越来越重要的地位。在毒物分析应用方面，Liu 等[66]用 GC×GC 方法在 4min 内完成了 15 种农药的分离，并将 GC×GC 用于人血清中农残的研究。Wahl 等[67]应用多维气相色谱-质谱联用分析血细胞和血清中呋喃脂肪酸类化合物。张兵等[68]建立了使用全二维气相色谱-微电子捕获检测器（GC×GC-μECD）分析 3 种指示性毒杀芬（P26、P50 和 P62）及其他 20 种国际高关注度的毒杀芬同类物的方法。Giorgia 等[69]开发优化了 GC×GC-FID 快速筛查各类食品中饱和烃和芳香烃类矿物油污染物的检测分析方法，并对离线固相萃取柱净化-GC×GC-FID 检测和在线液相色谱（online-LC）净化-GC×GC-MS 检测的结果进行了比较，两种方法结果具有高度可比性。Marriott 等[70]使用 GC×GC-FID 对 27 种经过嘧啶-乙酸酐乙酰化的胺类药物进行筛查，在尿液中成功分离出兴奋剂普罗林坦及其 5 种代谢产物。

三、气相色谱-质谱联用技术在食物中毒检测中的应用

气相色谱-质谱联用（GC-MS）技术是将气相色谱和质谱通过接口进行有效的连接，

就能将组分复杂的样品进行充分的分离形成单组分，再对组分进行质谱检测。GC-MS 技术综合了质谱法和色谱法的检测优点，进而大大提高了其检测精度。

GC-MS 技术是处理化学性食物中毒事件强有力的工具之一，同时作为探索未知世界的工具得到广泛重视。常见的能够引起化学性食物中毒的药物或毒物，诸如杀虫剂、除草剂、鼠药、抗生素、生物碱等，大部分的分析均可通过 GC-MS 分析完成，为临床处置和死因鉴定提供确定性的证据。GC-MS 常用离子源包括电子轰击电离源（EI）、化学电离源（CI）、负离子化学电离（NICI）和场解析电离（FD）。负化学离子源（NCI）被称为质谱“软电离源”，是高亲电化合物的一种高灵敏度、强选择性的质谱分析方法。GC-NIC-MS 在植物源性食品中农药残留检测、动物源性食品中兽药残留检测，以及人体组织样品中多氯联苯、卤代烃的检测分析方面具有优势[71]。电喷雾激光解吸电离/质谱（ELDI/MS）已被用来表征大型和非挥发性蛋白质，该技术通过使用连续或脉冲激光束来解吸分析物。由于通过激光照射进入样品的能量较高，非挥发性或大的化合物被解吸。被解吸的分析物向上移动，进入电喷雾塞，在电喷雾塞中，分析物与带电的溶剂种类发生反应，形成共振峰离子。虽然采样、解吸、电离和检测是独立的事件，但完成典型的 ELDI/MS 分析所需的分析时间通常少于 30s。Su 等[72]检验了 ELDI/MS 快速确认非挥发性家用农药的可行性，并采用 ELDI/MS 分析患者在紧急处理应用中的洗胃过程中流出的胃液。EI 是应用最为广泛的一种离子源，标准质谱图基本上是由 EI 源得到的。EI 的主要特点是电离效率高，化合物分子碎裂充分，能提供较多信息，对化合物的鉴别和结构解析都十分有利。但 EI 不适合于高分子质量和热不稳定的化合物。张瑞等[73]采用 GC-MS 法检测中毒酒样中钩吻碱含量，样品用自制无水硫酸钠小柱干燥净化后，在 DB-5MS（30m×0.25mm，0.25μm）毛细管色谱柱上分离，用气质联用仪进行测定，色谱分离效果良好。罗兰等[74]建立了 GC-MS 检测断肠草及其中毒生物样品中钩吻素甲和钩吻素子含量的方法，该方法的最低检出限达到 1μg/kg，加标回收率范围为 78.9%～112.0%。Gao 等[75]建立了以百草枯乙酯为内标、以硼氢化钠-氯化镍为还原剂，固相微萃取净化前处理，分析血浆和尿液生物样品中百草枯的 GC-MS 方法，该方法具有良好的线性和回收率，并成功应用于因百草枯引起的中毒死亡事件的调查。张学等[76]用乙酸乙酯提取食品及呕吐物中的氟乙酰胺、毒鼠强，然后采用乙腈、正己烷液-液分配，SILICA/PSA 固相萃取柱净化方法，建立复杂食品和呕吐物中氟乙酰胺和毒鼠强的 GC-MS 法。李慧等[77]采用乙酸乙酯提取，无水硫酸钠干燥处理生物样品，GC-MS 分析，鉴定因氯霉素急性中毒引起的死亡案例 1 例。

四、气相色谱-高分辨质谱联用技术在食物中毒检测中的应用

与气相色谱联用的较为常见的质量分析器有磁式扇形质量分析器、双聚焦质量分析器（DFS）、飞行时间质谱质量分析器（TOF）和静电场轨道离子阱质量分析器（Obitrap）。从现有文献报道来看，TOF-MS 应用最早，该技术已广泛应用于农药、添加剂和持久性有机污染物等化合物多组分残留的靶向和非靶向快速筛查及确证方法的研究。其中，GC×GC-TOF-MS 的出现，拓展了 TOF-MS 的应用范围，提高了色谱分离能力，较好地应用于复杂基质背景下化合物的高通量快速分析研究。Lee 等[78]采用 GC×GC-TOF-MS 建立

了 106 种农药残留的分析方法，对于 106 种农药的测定低限可达到 1~20μg/kg。陈琦等[79]采用 GC×GC-TOF-MS 建立了食品中 19 种防腐剂和 13 种非法添加物的分析方法，采用 GC×GC 在 20.5min 内对 32 种化合物进行了快速有效分离，解决了一维气相色谱无法将其中 9 种化合物与基质干扰组分分离的技术难点，使方法检出限降低了 10 倍以上。Dasgupta 等[80]采用 GC×GC-TOF-MS 建立了葡萄和葡萄酒中 160 种农药和 25 种持久性有机污染物的分析方法，采用 GC×GC 可在 38min 内对 185 种化合物进行较好的分离，化合物质谱与标准谱图的匹配度提高到 85%以上，该方法对其中 176 种化合物的定量下限小于 10μg/kg。

随着技术的发展，近几年出现了将四极杆质谱与 TOF-MS 联用（Q-TOF），利用四极杆质谱选择离子、串联技术实现 MRM 分析，TOF-MS 进行精确质量数测定，可以进一步提高分析的准确性、灵敏度和鉴定的可靠性。Zhang 等[81]应用 GC-Q TOF-MS 建立了同时检测蔬菜中 187 种农药的一级（MS1）数据库并采集了二级（MS2）子离子信息。采用一级全扫，对采集结果数据库自动检索可疑农药，再用二级“母离子-子离子”方式进行确证，该方法定性结果准确，农药检出限在 5μg/kg 水平。

随着气相色谱、色谱柱、质谱技术的发展，推动了食物检测技术的进步。Orbitrap GC-MS 技术已经应用于农药残留和有机污染物的快速筛查。孟志娟等[82]在全扫描（Full Scan）模式下测定目标化合物的精确质量数，能够有效地去除植物油中基质干扰，利用 Orbitrap GC-MS 测定植物油中 17 种邻苯二甲酸酯类化合物，并利用 Orbitrap GC-MS 技术建立筛查农产品中 70 种农药残留的方法[83]。另外，由于高分辨气相色谱-高分辨双聚焦磁质谱（HRGC-DFS-HRMS）具有高质量分辨率和高质量精度（质量偏差通常$\leqslant 10^{-6}$），已被应用于分析复杂样品中的痕量物质。付慧等[84]利用同位素稀释液-液萃取结合 HRGC-HRMS，建立了人尿中萘、芴、菲、䓛和芘等 8 种羟基多环芳烃代谢物的分析方法，并用该方法对实际人群尿样进行了检测；邢延一等[85]经液-液萃取、浓缩、三甲基硅烷化衍生，利用 GC-DFS-HRMS 测定人尿中包括诺龙、宝丹酮、美雄酮在内的 21 种兴奋剂，该方法通过实际样品的分析验证，表明能够适用于常规尿样中兴奋剂的筛查与鉴定。高温气相色谱-飞行时间质谱（HTGC-TOF MS）技术将化合物的分离与检测范围扩大到 400～2000Da。Sutton 等[86]描述了一种采用 HTGC-TOF MS 测定高沸点化合物的方法，检测 C10～100 的碳氢化合物，全谱采集范围至 *m/z* 1850。

GC-MS 联用技术日趋完善，结合了气相色谱的高柱效、高分离效能和质谱的定性功能。随着分析技术的不断发展，GC-MS 将更广泛地应用于突发公共卫生事件的处置中，尤其是对一些未知的挥发性和半挥发性物质的筛查鉴定，为临床诊断、事因确认、评估和处理提供了有效证据。

第四节　重金属元素食物中毒检测技术的应用进展

重金属是伴随人类社会发展而被逐步发现和应用的，尤其是金、银、铜等重金属，在自然界以单质形态存在，最早被人类发现和应用。随着人类社会的不断进步，环境中重金属及其化合物的污染日趋严重，由于重金属及其化合物难以被生物降解，可通过环境、食物、水等途径在生物体内蓄积，进而造成重金属中毒。因此世界各国都制定了较为完备的重金属限量指标、含量检测方法和重金属中毒检测方法等，以期更好地保障人们的健康和安全。

目前，重金属元素分析技术主要依靠先进的仪器分析技术实现主、次、痕量及超痕量分析，目前应用于重金属元素的分析技术主要有现场快检法、分光光度法（spectrophotometric）、电化学法（electrochemical analysis）、原子吸收光谱法（atomic absorption spectrometry，AAS）、原子荧光光谱法（atomic fluorescence spectroscopy，AFS）、原子发射光谱法（atomic emission spectrometry，AES）、电感耦合等离子体发射光谱法（inductively coupled plasma optical emission spectrometry，ICP-OES）和电感耦合等离子体质谱法（inductively coupled plasma mass spectrometry，ICP-MS）等。本节主要对重金属的单元素检测、多元素检测及其联用技术的进展进行简单介绍。

一、单元素检测技术的应用

（一）现场快检法的应用

现场快检技术是利用重金属元素与特殊的化学或生物试剂发生反应，产生相应的颜色变化，进行重金属定性或半定量分析。重金属快速检测法一般具有便捷、快速、操作简便、特异性强、成本低等特点，常用于食品、水质和中毒样品等样品中重金属的快速定型或半定量分析。早在 1963 年，云南省卫生防疫站劳动卫生科就利用古蔡法对昆明地区 396 名正常人尿及发中含砷量进行初步分析[87]。1998 年，Blake[88]报道了间接竞争ELISA 免疫法检测重金属的方法，Khosraviani 等[89]利用间接竞争 ELISA 法检测环境水样中 Cd^{2+}的含量。Darwish 等[90]发现直接竞争 ELISA 免疫法比间接竞争法更简洁、灵敏、精确，对 pH 依赖性更小，还节省成本，并用该方法对环境水样进行检测，检测限达到了0.3ppb。随后该研究小组用该方法对人血清中 Cd^{2+}进行了检测，发现此方法有较高的检测精度[91]。郭玉香等[92]用镉试纸快速检测水体中痕量重金属 Cd（Ⅱ），最低检出限可达0.10mg/L。

（二）分光光度法的应用

分光光度法是重金属检测的经典方法，适用于空气、食品、水和生物材料等样品中重金属含量的测定，具有所需设备简单、成本较低和稳定性好等优点。随着基于分光光度技术的便携式测定仪的开发和应用，该方法在现场试验中得到一定的应用，其准确度优于试纸法等现场试验方法。早在 1972 年，四川医学院卫生系便利用二硫腙分光光度法在成都市对我国 200 名非铅作业的健康成人的血铅量进行测定[93]，为制定我国血铅本底值提供一些数据，同时就制定正常值上限的方法略加探讨。同年，北京市朝阳医院和北京医学院第三附属医院采用蒸馏-二硫腙测定方法对两个污染点的汞作业工人及其周围环境的居民进行了夏季和冬季尿、粪汞排量的观察[94]。1974 年，四川医学院卫生系环境卫生学教研组对本地居住者 104 人的尿砷进行了测定，方法采用二乙硫代氨基甲酸银比色定量[95]。

（三）电化学法的应用

电化学法可分为伏安法和电位滴定法，其原理是利用金属离子在电极上的氧化还原反应来进行测定，是检测重金属最灵敏的方法之一，具有样品消耗量少、干扰因素少、灵敏度高等特点。上海第一医学院劳动卫生学教研组提出了血铅和尿铅的阳极溶出伏安测定法[96]，该法的优点为灵敏、精确，样品量微，操作简便，可反复测定，还可同时测铜、锌、锡等金属，仪器设备较原子吸收光谱法经济，测定结果与原子光谱吸收法一致。张义光等[97]进行了尿镉的络合催化极谱测定法的探讨，提出了测定尿镉含量的具体方法。谭昌荣等[98]则提出了以阳极溶出伏安法测定血及尿中镉含量，是一种取材少、测定快速、消耗试剂少、操作简便的灵敏方法。

（四）原子吸收光谱法的应用

原子吸收光谱法（atomic absorption spectrometry，AAS）是利用气态原子可以吸收一定波长的光辐射，使原子中外层的电子从基态跃迁到激发态的现象而建立的。由于各种原子中电子的能级不同，将有选择性地共振吸收一定波长的辐射光，这个共振吸收波长恰好等于该原子受激发后发射光谱的波长。20 世纪 30 年代，火花光源、火花引燃的电弧等可控制激发条件的光源的出现，为光谱在化学分析上的应用准备了充分的理论基础和物质基础。20 世纪 70 年代以后，塞曼效应扣除背景技术和计算机在原子吸收光谱仪上的应用，实现了高背景低含量元素的测定。连续光源、中阶梯光栅单色器、波长调制技术、背景扣除技术都使这方面工作进一步完善。

根据文献调查，原子吸收光谱最早用于中毒检测的报道是 1960～1970 年间美国 Cincinati 等市控制儿童铅中毒规划的调查[99]，其结果显示儿童期铅中毒仍然是威胁市中心儿童健康的主要原因之一。之后 Guinea 于 1972 年在纽约继续采用原子吸收光谱法普查了 80 000 余名儿童的血铅含量[100]。在职业中毒检验中，由于检测对象是血液、尿液、体液、组织、器官、毛发和指甲等生物材料，样品量一般很少，且其中被测元素含量又极微，样品基体十分复杂，所以用普通的火焰原子吸收光谱来分析这些生物样品，往往不易获得满意的结果，如采用微量进样技术，取样体积小（以微升计），并可提高灵敏度，克服了雾化器燃烧器系统的不足之处。Kahn 等用取样舟测定了血和尿中的铅[101]。Delves 等[102]用钽舟测定了生物材料中的铊，可测出纳克级水平，灵敏度比普通火焰 AAS 至少可提高 25 倍。近年来研究工作者采用了各种新技术，包括脉冲进样技术、原子捕集法的应用，使火焰原子吸收光谱法的检出限和灵敏度得到了提高。近年来，机体改进剂、石墨管涂层技术、悬浮进样技术、石墨炉加压原子化技术、流动注射在线分离富集技术、微波在线消解技术等的应用，让原子吸收光谱分析技术日趋完善。Stiefel 等[103]用锆溶液涂抹的石墨管测定了血、尿和肌肉中的铍，检测极限为 0.6ppb。Carmack 等[104]用钼处理过的石墨管测定了尿中镉。尿样不需要消化、稀释或其他预处理，检测极限为 0.054μg/L，回收率为 99.6%，使用钼处理过的石墨管时，尿的背景吸收明显下降，正常人尿和中毒者尿镉都能测定。Pleban 等[105]用塞曼效应-AAS 测定了全血和尿中的铅，检测极限均为 3ppb，全血铅和尿铅的相对标准差为 4.9%和 6.7%。总之，随着科学技术的进步，AAS

发展到了一个新的水平。鉴于 AAS 技术的成熟，各类元素的检测标准都将 AAS 法纳入其中，如最新版的中华人民共和国国家职业卫生标准 GBZ/T 303—2018《尿中铅的测定 石墨炉原子吸收光谱法》[106]、GBZ/T 307.1—2018《尿中镉的测定第 1 部分：石墨炉原子吸收光谱法》[107]、GBZ/T 316.1—2018《血中铅的测定第 1 部分：石墨炉原子吸收光谱法》[108]、GBZ/T 317.1—2018《血中镉的测定第 1 部分：石墨炉原子吸收光谱法》[109]等。

（五）原子荧光光谱法的应用

原子荧光光谱法（atomic fluorescence spectrometry，AFS）是 1964 年以后发展起来的分析方法。AFS 法是以原子在辐射能激发下发射的荧光强度进行定量分析的发射光谱分析法，但所用仪器与 AAS 法相近。1969 年，Holak 等[110]研究出氢化物气体分离技术并用于 AFS 法测定砷，奠定了氢化物发生-AFS 法分析的技术基础。到 20 世纪 70 年代末，郭小伟等[111,112]针对 AFS 分析的缺陷，对 AFS 仪器和测试技术方法进行了卓有成效的开发与研究，将 AFS 分析推向实际应用前沿。

1983 年杜文虎等[113]开始研究非色散 AFS 法在生物和中毒检测中的应用，该法应用于人发中痕量砷的测定，得到了满意的结果。近年来，气体发生-AFS 法以检出限低、灵敏度高、操作方便、仪器成本低等优点在生物样品测试中有了长足的发展，尤其是在砷、汞、硒、铅、锑等元素的测定中得到广泛的应用。刘凤萍等[114]报道了利用氧化镁、硝酸镁与样品混匀，在 550℃灼烧，盐酸提取，测定了动物肝中的微量砷，检出限为 0.4μg/L。孙汉文等[115]提出了 HNO_3+$HClO_4$ 消解样品，以碱性铁氰化钾为氧化剂，在柠檬酸介质中测定中草药 Pb 和 Hg 的方法，检出限分别为 0.21μg/L 和 0.026μg/L。Rahman 等[116]以微波消解，测定了人发中的砷、锑、铋、汞、硒，检出限为 0.005μg/L、0.01μg/L、0.01μg/L、0.0002μg/L、0.002μg/L。 Patricia Cava-Montesinos 等[117]提出以王水半溶、悬浮液进样测定了牛奶中的砷、锑、硒、碲、铋，检出限分别是 0.0025μg/L、0.0016μg/L、0.003μg/L、0.006μg/L、0.007μg/L。现在氢化物发生法和冷原子发生法已经成熟并广泛应用于 AFS 分析当中，在我国，氢化物发生-AFS 是测定砷、汞、硒、锑等元素的主要方法。在国家职业卫生标准 GBZ/T160—2004 中有 4 个原子荧光分析法，其中 1 个为 AFS 法，代表物有金属汞、氯化汞等；3 个为氢化物-AFS 法，代表物有三氧化二砷、五氧化二砷、硒、二氧化硒、碲、氧化碲等。最新版的中华人民共和国国家职业卫生标准 WS/T 474—2015《尿中砷的测定 氢化物发生原子荧光法》[118]、GBZ/T 302—2018《尿中锑的测定 原子荧光光谱法》[119]等都将 AFS 法纳入其中。

二、多元素检测及其联用技术的应用

（一）电感耦合等离子体发射光谱法的应用

电感耦合等离子体原子发射光谱法（ICP-AES）是以等离子体为激发光源的原子发射光谱法，可进行多元素的同时测定。ICP-AES 的雏形在 19 世纪 60 年代即已形成，但由于当时电感耦合等离子体光源得到的分析检出限与化学火焰得到的检出限相比差太多，一直没有得到广泛应用[120]。直到采用了中阶梯光栅的分光系统，由电荷耦合器件取代光电倍增管型电感耦合等离子体，才有了现在多元素快速同时分析、检测灵敏度高、基体效应小等优点。

在我国的生物或中毒样品检测报道中，朱小帆等[121]于 1983 年采用 ICP-AES 同时测定人血与人发中 16 种元素。江祖成等[122]在 1987 年提出了以石墨炉为蒸发装置、以电感耦合等离子体为激发光源直接测定生物试样中痕量元素的新方法，该法测定砷、镉、钴、铬、铜、铁、锰、镍、铅、硒和锌的检出限达 ppm 至 ppb 级，并成功地用于某些生物试样中上述痕量元素的直接测定。郭雷[123]则指出了流动注射与 ICP-AES 联用的在线离子交换预浓集技术及直接注射雾化器技术的应用，为植物及其他生物试样中痕量及超痕量元素的 ICP-AES 分析展现了广阔的前景。段玉云[124]则建立了用氢化法 ICP-AES 同时测定生物样品中痕量硒、砷、锡、锑的方法，结果良好。童式国等[125]提出了一种能同时测定血清中铁、铜、锌、钙、镁、钾、钠等微量元素的 ICP-AES 分析方法，并已应用于临床化验及人血清微量元素标准物质研制工作中的定值分析。张涵等[126]用 ICP-AES 法测定了人体胎盘血清中 15 种微量元素。陶锐等[127]用 ICP-AES 法测定了单个生物细胞中钙，该方法的检出限达 0.01pg。周小勇等[128]建立了 ICP-AES 法，同时分析头发中多种生命元素，并应用于东莞地区 159 例在校大学生慢性乙肝患者头发样品中 13 种生命元素的含量分析，初步分析了头发中生命元素含量与慢性乙型肝炎的相关性。

（二）电感耦合等离子体质谱法的应用

电感耦合等离子体质谱法（inductively coupled plasma mass spectrometry，ICP-MS）是 20 世纪 80 年代发展起来的无机元素和同位素分析测试技术，它以独特的接口技术将电感耦合等离子体的高温电离特性与质谱计的灵敏、快速扫描的优点相结合而形成一种高灵敏度的分析技术，开始了 ICP-MS 在元素分析中的应用[129,130]。ICP-MS 与 ICP-AES 相比，检出限低约 3 个数量级，干扰也明显减少；与石墨炉原子吸收法相比，对易生成难熔化合物的铝、钨、钼、钛、稀土等元素优势则十分明显；ICP-MS 多元素同时测定也远优于石墨炉原子吸收法的单元素逐个测定，同位素比测定更是 ICP-MS 法的特有功能。ICP-MS 技术可快速同时检测元素周期表中 70%的元素[131]，在分析能力上，超过传统的无机分析技术的总和，是目前痕量和超痕量多元素快速测定最有效的方法，也是痕量和超痕量元素同位素丰度测量最灵敏、准确的方法之一[132]。碰撞/反应池技术可以很好地解决基体分子离子的干扰问题[133]，被越来越广泛地应用于食品、水质、生物材料等基质样品的分析中。

由于其超痕量的检测能力和多元素同时检测的优势，ICP-MS 方法已成为元素分析中最前沿的技术。同时，ICP-MS 技术具备半定量检测能力，可以用已知同位素的相对计数绘制出未知样品的指纹图谱，从而计算出样品中未知元素的大概浓度，因而 ICP-MS 技术在重金属中毒的筛查和确认方面具有无可比拟的优势[134]。20 世纪 80 年代末，Lyon 等采用 ICP-MS 测定了血清、尿和生物标准参考物质中的硼、铋、钴、铯、铜、铁、锂、锰、钼、铷、锑、锡、锶、铊、锌等元素[135-138]。此外，采用 ICP-MS 技术测定生物样品的铅和镉[139]、汞[140]、砷和硒[141]、硼[142]、稀土[143]、金和铂[144]、溴和碘[145]都有报道。

金秀华等[146]在 1990 年开始应用 ICP-MS 测定环境生物样品中的微量元素。李冰等[147]对 ICP-MS 测定生物样品中超痕量稀土时氧化物干扰进行了研究，提出了干扰校正的方法。曹淑琴等[148]则采用 ICP-MS 测定了生物样品中的稀土元素，实现了不经分离富集直接测定生物样品中的超痕量稀土元素。对于食物中毒样品，无论是可疑食物[149]，还是呕吐物、洗胃液[150]、血液[151,152]、尿液[153]、乳汁[154]及头发[155]等生物样品，都有采用该技术进行分析确证的报道。2012 年推出的电感耦合等离子体串联质谱仪（ICP-MS/MS），可以更好地消除多原子离子的干扰，检测更灵敏，干扰更低，可以测量硫和磷等单极质谱难以测量的元素。通过与 GC 等分离设备的联用，可以实现对农药及溴系有机化合物的定量分析。随着 ICP-MS 技术的不断发展，相关的检测标准也不断推出，如最新版的中华人民共和国国家职业卫生标准 GBZ/T 307.2—2018《尿中镉的测定第 2 部分：电感耦合等离子体质谱法》[156]、GBZ/T 308—2018《尿中多种金属同时测定　电感耦合等离子体质谱法》[157]、GBZ/T 316.2—2018《血中铅的测定第 2 部分：电感耦合等离子体质谱法》[158]、GBZ/T 317.2—2018《血中镉的测定第 2 部分：电感耦合等离子体质谱法》[159]等。

（三）元素检测联用技术的应用

不同形态的元素具有不同的物理化学性质和生物活性。例如，无机砷的毒性很大，有机砷的毒性较小或者基本没有毒性；六价铬对健康有很大的危害，可导致多器官功能衰竭和发生肠道肿瘤，但三价铬却是机体中的葡萄糖耐量因子的重要组成部分，被认为适量有益健康。所以仅仅知道样品中元素的浓度是不够的，必须知道它们的氧化态以及与其结合的其他形态，才能获得有关元素的毒性和生物有效信息。元素形态分析已成为分析科学领域的一个重要分支。对于重金属中毒，元素形态分析也具有重要意义。

重金属中毒，首先测定重金属总量，如总量异常，则需要进一步对金属的形态进行分析。例如，无机锡无毒，但有机锡毒性大，是最毒的有机金属化合物之一，且不同形态的有机锡毒性不一样。二烷基锡主要损害肝胆系统，三烷基锡、四烷基锡主要引起神经系统损害，三乙基锡具有中枢神经髓鞘毒，能引起脑白质水肿，三甲基锡能引起中枢神经系统严重的、永久性的损伤。通过形态分析，明确引起中毒的重金属形态，对于临床救治可以提供精准的科学帮助。

元素形态分析需要采用现代分析技术进行原位的高灵敏度和高分辨率分析。联用技术是形态分析的重要手段，先通过色谱技术将不同形态的元素分开，然后用高灵敏度的元素分析检测技术进行测定[160-163]。色谱与 ICP-MS 技术的联用使形态分析的研究迅速发展，目前已发展了 ICP-MS 与离子色谱、高效液相色谱、气相色谱、毛细管电泳等联用技术，并应用于不同样品的形态分析。

离子色谱具有分离游离或络合物离子性化合物的能力，可以同时分析元素的不同价态，被广泛应用于三价铬和六价铬的形态分析，也颁布了相关标准，如 SN/T 2210—2008《保健食品中六价铬的测定　离子色谱-电感耦合等离子体质谱法》[164]。溴酸盐和碘酸根等消毒副产物对人体有致癌性，也可以采用 IC-ICP-MS 对溴和碘的形态进行分析[165,166]。

高效液相色谱适合分离高沸点和热不稳定性化合物，且适应性宽泛，HPLC-ICP-MS 联用技术被广泛用于食品、水及生物材料中砷[167]、汞[168]、铅[169]、锡[170]、碘[171]及硒[172]

等元素的形态分析。相关标准也不断发布，如 GB 5009.11—2014《食品安全国家标准　食品中总砷及无机砷的测定》[173]、GB 5009.17—2014《食品安全国家标准　食品中总汞及有机汞的测定》[174]、SN/T 2316—2009《动物源性食品中阿散酸、硝苯砷酸、洛克沙砷残留量检测方法　液相色谱-电感耦合等离子体质谱法》[175]等。

气相色谱适合于挥发性金属及金属有机物的分析，GC 的高分辨率、ICP-MS 的高灵敏度和选择性，使 GC-ICP-MS 成为形态分析理想的联用技术，但 GC-ICP-MS 联用的难点是使分析物从 GC 传输到 ICP- MS 时保持气态。近些年随着 GC 与 ICP-MS 接口技术的发展，GC-ICP-MS 技术已经成熟地用于汞形态、锡形态、硒形态及铅形态的分析[176,177]。尤其随着 ICP-MS/MS 的推出，可以对原来单极质谱难以测定的硫、磷等元素进行灵敏检测，使用 GC-ICP-MS/MS 联用技术能够通过测量大多数农药中杂原子 P 和 S（以及 Cl 和 Br）来对农药进行定量检测。该技术选择性和特异性强，灵敏度高，也可用于其他化合物，如有机磷化学战剂、溴代阻燃剂、聚合物添加剂，以及香精和香料中的痕量硫化物。

毛细管电泳法在近几年发展迅速，具有通用性好、分析时间短、分离效率高、样品使用量少等特点，可分离从简单离子、非离子性化合物到生物大分子等各类化合物。CE-ICP-MS 既具有高分辨率，又具有高灵敏度，还可提供元素氧化态和物质的结构信息。将 CE 与 ICP-MS 联用是将来联用技术最有潜力的应用领域，现已被应用于砷形态、锡形态、金属巯基蛋白等元素形态的分析[178,179]。

元素形态分析是元素分析的前沿领域，尤其随着 ICP-MS/MS 的推出与广泛使用，ICP-MS 联用技术在食品、环境及生物样品中元素形态分析、重金属中毒鉴定等方面的应用越来越广泛，元素形态分析也朝着多元素多形态同时分析的方向发展。随着联用技术的发展，ICP-MS 联用技术整体研究领域将侧重于对生命科学中细胞内元素的形态及准确定量研究，在生命科学研究中的应用将发挥越来越重要的作用。

第五节　光谱技术在食物中毒检测中的应用进展

光谱检测的原理是通过物质发射、吸收光谱，以及对光谱与物质之间的互相作用来分析。分子光谱技术在食品分析中应用非常广泛，主要包括紫外-可见光谱（UV-Vis）、红外光谱（IR）、拉曼光谱（Raman）和分子荧光光谱（MFS）四大类。其中 UV-Vis 的应用最为普遍，在残留农（兽）药、重金属、食品添加剂、非法添加物及毒素等方面均有实际应用；IR 和 Raman 主要是通过与化学计量学方法结合应用于食品鉴别真伪与掺假分析，以及食品中有毒有害物质的快速定性与定量分析；MFS 尚处于食品安全分析的起步阶段，它可以应用在食品掺假检验与定量检测方面。相对于其他分析技术，分子光谱法具有分析速度快、重现性好、操作简便的优点。随着技术的进步和应用研究的深入，分子光谱的独特优势将会在食品分析领域发挥更大作用[180]。

一、紫外-可见光谱技术在食物中毒检测中的应用

UV-Vis 是根据化合物对电磁波（200~800nm）吸收特性建立起来的分析技术，可以

用于化合物的定性、定量、结构分析（如芳环和共轭结构）、动力学测定及纯度鉴定等。其优点是简单、快速、稳定、可靠；缺点是灵敏度较低、特异性差、干扰严重。在化学性食物中毒分析应用方面，UV-Vis或单独以分光光度计的形式，或作为检测器与色谱联用，应用在食品中农药残留、兽药残留、重金属、食品添加剂及一些毒素的定量分析中。周文英等[181]采用双光束分光光度计，配合临床开展了快速检出安定、催眠类药物中毒的毒物分析工作；谷日旭等[182]采用三氯化铁反应和紫外吸收光谱扫描法对中毒样品中敌鼠及其钠盐进行定性分析，再用双波长紫外分光光度法进行定量分析；行业标准 SN 0340—95 采用 UV-Vis 分光光度法分析粮谷和蔬菜中百草枯的含量[183]，NY/T 1279—2007 采用 UV-Vis 分光光度法分析水果和蔬菜中硝酸盐的含量[184]。近年来，UV-Vis 与化学计量学结合技术的发展，使 UV-Vis 谱图重叠、干扰严重的问题得以改善。潘军辉[185]采用 UV-Vis 结合偏最小二乘法（PLS）建立大米和自来水中福美锌、福美铁和代森锰等 3 种杀菌剂的测定方法，并用 UV-Vis 结合人工神经网络（ANN）建立苯甲酸钠等 6 种食品添加剂的含量分析方法。

二、红外光谱技术在食物中毒检测中的应用

IR 用来记录分子吸收红外辐射后发生振动和转动能级跃迁的信息，按照波长范围一般分为近红外（NIR，14 000～4000cm^{-1}）、中红外（MIR，4000～400cm^{-1}）和远红外光谱（FIR，400～50cm^{-1}）。由于近红外光可以在光纤中进行有效地传输，使得近红外光谱技术的应用从实验室走向现场。光纤的化学和热稳定性、对电磁干扰不敏感、传输信号能量集中、灵敏度高、价格低廉等优点，促进了在线 NIR 分析快速发展。NIR 分析具有以下特点[186]。①分析速度快：光谱测试过程在 1～2min 内完成，通过建立的定标模型可迅速测定出样品的化学成分或性质。②分析效率高：通过一次光谱的测试和已建立的多个定标模型，可同时对样品的多种成分和性质进行测定。③非破坏性分析：近红外光谱测试过程中不损伤样品，从外观到内部都不会对样品产生影响。④分析成本低、无污染：样品分析过程中不损耗样品本身，不使用任何化学试剂，分析成本大幅度降低，且对环境不造成任何污染，属于“绿色分析”技术。⑤样品一般不需要处理，操作方便。⑥测试重现性好：由于光谱测试的稳定性，测试结果较少受到人为因素影响。⑦便于实现在线分析。上述的这些优点使得 NIR 分析技术成为食品安全无损检测的重要技术，被誉为“分析巨人”，广泛应用于食品中农药残留、真菌毒素、兽药残留等其他有毒有害物质成分鉴定、定性和定量检测中。Sivakesava 等[187]研究了 NIR 技术检测牛奶中痕量水平的四环素盐酸盐残留的可行性；Pettersson 等[188]使用 NIR 光谱法测定小麦籽粒中的脱氧雪腐镰刀菌烯醇，并得出结论，将来可能会开发出可用于小麦中 DON 污染筛查的便携快检方法；Sanchez 等[189]进行了 NIR 测量辣椒中农药残留的研究，他的结果进一步证实了 NIR 工具可用于快速、无损地初步筛查可疑食品样品中的农药残留。周向阳等[190]开发傅里叶变换 NIR（FT-NIR）方法，对二十余种叶菜类中有机磷农药残留的鉴别进行了系统研究，以农药甲胺磷为主要研究对象，讨论了各种蔬菜样品谱图的差异，并与 GC-MS 法比对，取得满意的鉴别效果，为有机磷农药残留的快速分析提供新的手段。郭萍等[191]利用 FT-NIR 光谱法定性分析了不同乌头的组成，有助于开展对乌头毒性的快速分析。张淑琼

等[192]报道了采用便携式红外固液分析仪在毒物应急识别检测中的应用，成功分析模式食物样品中敌敌畏的识别，并应用于乙二醇误食引起的中毒事件 1 例。吴国萍等[193]建立了 NIR 光谱快速无损定性分析液态杀鼠剂中毒鼠强的新方法，可满足对杀鼠剂成分的现场分析鉴定的需求。

三、拉曼光谱技术在食物中毒检测中的应用

拉曼光谱（Raman）是样品受激发光照射时，产生微弱的拉曼散射而形成的。由于不同成分、不同微观结构和内部运动的物质有各自特征拉曼光谱，每种物质的拉曼光谱有其“指纹特征性”，因此拉曼光谱是物质鉴别和结构解析的有力工具之一。相对于传统检测方法，拉曼光谱可实现样品的无损定性定量分析，没有检测前的制备过程；由于水分子拉曼光谱不明显，可实现水溶液中样品的检测；且操作过程简单、时间短、谱峰明显带宽小，可实现样品中特定分子结构的分析。近年来，拉曼光谱发展出许多新技术，如傅里叶变换拉曼光谱（FT-Raman）、表面增强拉曼光谱（SERS-Raman）、共聚焦显微拉曼光谱等技术，其中 SERS-Raman 作为一种新兴的分析检测技术，在食品安全检测领域展现出极大的潜力，尤其随着光谱仪向小型化的发展及便携式预处理技术的开发，SERS 技术在现场快速检测方面具有广阔的前景。在化学性食物中毒分析方面，SERS-Raman 已广泛应用于违禁添加剂、药物残留、防腐剂、抗氧化剂、毒素和异种蛋白等方面的快速筛查。秦真科等[194]用激光显微拉曼光谱仪分析了血液与亚硝酸钠反应后所引起的血红蛋白分子结构的变化，对氧合血红蛋白（Hb O_2）和高铁血红蛋白（Met Hb）进行鉴定区分，进而为亚硝酸钠中毒鉴定提供一种新的快捷、简便、准确的方法。朱颖洁等[195]通过 Au@SiO_2 核壳型纳米离子为 SERS 增强基底，实现 CN^-高灵敏度的 SERS 检测，建立了一种氰化物现场检测 SERS 技术。该方法经氰化物静脉注射染毒大鼠血样证明了可行性，并成功应用于突发中毒事件的快速检测。Lili He 等[196]使用基于配体修饰的 SERS 技术对液态食品中的蓖麻毒素进行了检测；Zhao 课题组[197]对黄曲霉毒素进行了系统的 SERS 检测识别与分析；Lee 等[198]使用有效的银枝晶对磨碎玉米样品中的伏马毒素进行分类和定量分析。欧阳思怡等[199]叙述了 SERS 技术在农药残留检测研究中的应用进展；刘安琪等[200]综述了 SERS 技术在快速检测食品添加剂的应用方面的进展；程劼等[201]综述了 SERS 在二噁英类化合物检测的研究进展。

四、分子荧光光谱技术在食物中毒检测中的应用

分子荧光光谱（molecular fluorescent spectrometry，MFS）技术主要是检测物质受激发后发射出的紫外或可见荧光。近十几年来，随着激光、电子、计算机，以及光导纤维和纳米材料等技术的发展，MFS 分析进展迅速，出现同步荧光分析、三维荧光光谱分析、动力学荧光光谱分析、荧光免疫分析等多种新方法和新技术。MFS 技术是近年来发展起来的新型分析检测技术，可用于控制食品质量、鉴别食品真伪、分析食品种类、追溯产品来源、检测药物残留等，在食品安全领域有着广阔的应用前景。荧光光谱方法因其具有样品预处理少、分析时间短、无污染及成本低等优点而受到许多学者的关注。在食物中毒分析检测方面，MFS 主要应用于农药、兽药、真菌毒素、持久性有机污染物，以及

其他具有荧光特性的可能引起食物中毒的化合物的分析。王雪梅等[202]利用交替三线性分解、交替拟合残差和自加权交替三线性分解等 3 种二阶校正算法分别对三维荧光光谱数据进行解析，实现了香蕉中双苯三唑醇含量的直接快速定量测定。张国文[203]采用同步荧光光谱法，结合偏最小二乘算法建立了诺氟沙星、盐酸洛美沙星和乳酸左氧氟沙星三种药物含量同时测定的新方法。章汝平等[204]采用恒能量同步荧光光谱法测定食品中苯并[a]芘的含量，该方法与常规的荧光分光光度法比较具有可操作性强、准确度高和避免实验人员长时间受紫外线照射等特点。金丹等[205]利用三维荧光光谱研究了 PAH 中菲的荧光光谱特性，并对自来水样品中的菲进行测定，方法回收率为 90.0%～105.4%。

五、表面等离子体共振技术在食物中毒检测中的应用

表面等离子体共振（surface plasmon resonance，SPR）是一种物理光学现象，是基于表面等离子体共振的物理光学现象的敏感折射率的高精度光学传感器，通过感测传感器表面的折射率微小变化而实现生物分子的传感。由于 SPR 生物传感器具有灵敏度高、实时快速、样品无需标记等突出优点，因而有关 SPR 传感器的研究与应用得到迅猛发展。目前 SPR 生物传感器已由最初的生物大分子相互作用（如蛋白质-蛋白质、药物-蛋白质、蛋白质-核酸、核酸-核酸之间的相互作用分子间）研究逐渐发展到用于环境污染物和食品安全中众多小分子化合物的检测。目前 SPR 传感器在食品安全检测中的应用研究主要集中在农兽药残留、重金属、有害微生物及生物毒素等化合物的分析。SPR 传感器的检测方法主要有三种，即直接法、夹心法和竞争法。直接法是将可特异性识别待测物的配体（如抗体、适配体等大分子物质）偶联到 SPR 传感芯片上直接与受体（待测物）结合，适用于检测分子质量大于 10kDa 的物质，因为分子质量小的物质引起的折射率小，使检测的灵敏度降低。夹心法，也称为三明治法，该方法在直接法的基础上再引入第二种配体，用两个配体来固定待测物，提高了检测的灵敏度和特异性。这种方法只适用于检测至少有两个抗原决定簇的分子。竞争法，也称为间接法，分为表面竞争法和溶液竞争法，这种方法通常用于检测小分子。表面竞争法是将配体固定到传感芯片表面上，让混合有待测物、与待测物结合的大分子物质的溶液流过传感芯片表面，使待测物同时与芯片表面的配体和溶液中的大分子物质竞争结合，因为大分子物质的用量是一定的，从而可间接检测到待测物的浓度。溶液竞争法是将待测物通过一定的方法固定到传感器芯片，注入的样品溶液混合有待测物和能与待测物特异性结合的配体，样品溶液中待测物与芯片表面固定的待测物竞争性的结合溶液中的配体，此时 SPR 响应信号与样品溶液待测物浓度成反比，可间接获得待测物浓度。在生物毒素检测方面，Nedelkov 等[206]用 Biacore SPR 仪在葡聚糖芯片表面氨基偶联抗金黄色葡萄球菌肠毒素 B（staphylococcal enterotoxin B，SEB）抗体，直接检测牛奶和蘑菇的 SEB 量可低至 1ng/ml。Mullett 等[207]开发了一种用来测定伏马菌素 B1 的 SPR 传感器，将伏马菌素 B1 的多克隆抗体固定在金膜表面后，通入含有伏马菌素 B1 的样品，进行直接检测。Hirakawa 等[208]开发了多通道同时测定 3 种农药（啶酰菌胺、噻虫胺和烯啶虫胺）的 SPR 免疫传感器。Thepudom 等[209]将 SPR 与化学传感器相结合，成功开发了使用表面等离子体共振增强的光电化学传感系统检测农药毒死蜱。除了农药和生物毒素外，SPR 传感器还应用到检测过敏原和其他可能引起中毒

的化学成分。Kabiraz 等[210]在前人的基础上，开发了一种高灵敏度检测尿液样品中盐酸克伦特罗的 SPR 免疫传感器。Ashley 等[211]使用夹心法和纳米材料扩增，开发了基于 SPR 的牛奶过敏原 β-乳球蛋白检测传感器，可应用于更广泛的食品过敏原风险管理与分析。未来 SPR 传感器仪器更加便携和智能化，可实现大量样品的实时检测和分子水平的快速、超痕量分析。同时，与电化学传感技术、色谱技术等的联用也必将拓宽 SPR 传感器在检测领域的应用。

与色谱技术以及质谱技术相比较而言，光谱技术存在方法特异性不强、灵敏度与准确性还不能满足部分分析要求等缺点。然而光谱技术具有操作方法简单、检测速度快、光谱信息丰富、应用范围广、对环境污染小等优点，随着分析检测技术向着快速、可检测对象多样、精准、低成本、可便携方向的发展，分子光谱硬件和化学计量学软件等技术的不断发展，以及食品有害物质光谱数据库的建立与完善，光谱技术在食品安全分析领域和化学性食物中毒现场诊断分析应用方面将发挥越来越重要的作用。

参 考 文 献

[1] 中华人民共和国国家标准. GB 14938-94 食物中毒诊断标准及技术处理总则[S]: 1-3.

[2] 科普中国. 化学性食物中毒[EB/OL]. Baidu, https://baike.baidu.com/item/%E5%8C%96%E5%AD%A6%E6%80%A7%E9%A3%9F%E7%89%A9%E4%B8%AD%E6%AF%92/2730060?fr=aladdin#reference-[1]-860329-wrap. [2020-06-14].

[3] 邵兵, 张晶, 高馥蝶, 等. 化学性食物中毒因子检测技术研究进展[J]. 食品安全质量检测学报, 2013, 4(3): 625-635.

[4] 宋京玲. 卫生监督部门加强化学性食物中毒预防与控制的浅见[J]. 江苏卫生保健, 2003, (6): 5.

[5] 谢剑炜, 刘荫棠, 顾明松, 等. 化学性食物中毒的检测技术及其应用[J]. 上海预防医学杂志, 2003, (1): 9.

[6] 王霄晔, 任婧寰, 王哲, 等. 2017 年全国食物中毒事件流行特征分析[J]. 疾病监测, 2018, 33(5): 359-364.

[7] 谢贤庆, 罗雪云, 李玉伟. 放射免疫法测定引起食物中毒的赤霉病麦中的呕吐霉素[J]. 卫生研究, 1989, (1): 34-36.

[8] 关福玉, 缪振春, 刘荫棠, 等. 生物样品中微量氟乙酸钠和氟乙酰胺的核磁共振测定技术及其应用[J]. 军事医学科学院院刊, 1997, (2): 37-40.

[9] 李永香, 李发生, 明佳佳, 等. 气质联机快速检测确证毒鼠强食物中毒[J]. 河南预防医学杂志, 2005, (1): 19-21.

[10] 吕芬, 余胜兵, 黄伟雄, 等. 气质联用法在应急检测疑似断肠草中毒中的应用[J]. 食品安全质量检测学报, 2013, 4(3): 677-681.

[11] 刘玲. 应用气质联用技术准确检测食品中农药残留[J]. 食品安全导刊, 2020, (3): 185-186.

[12] 徐飞, 刘峰, 张亚军, 等. 液相色谱-串联质谱法检测一起由化学物质引起的食物中毒[J]. 中国食品卫生杂志, 2017, 29(6): 750-752.

[13] 张晶, 卢丽彬, 杨奕, 等. 液相色谱-串联质谱法快速测定食品中的氟乙酸[J]. 食品安全质量检测学报, 2013, 4(3): 660-664.

[14] 郭娟. 有毒有害物质液相色谱质谱数据库的构建及应用[D]. 南昌: 南昌大学硕士学位论文, 2012.

[15] 岳亚军, 张风雷, 赖少阳, 等. 应用液质联用技术诊断两起河豚毒素食物中毒[J]. 食品安全质量检测学报, 2013, 4(3): 673-676.

[16] 汪辉. 液相色谱串联质谱法在食品中有毒有害物质分析中的应用研究[D]. 长沙: 湖南大学硕士学位论文, 2013.
[17] 姚恬恬. 液相色谱及其联用技术在食品和环境中农药残留分析中应用研究[D]. 南昌: 南昌大学硕士学位论文, 2019.
[18] 陈晓红, 金米聪. 采用液相色谱-串联质谱法检测血清中痕量异杀鼠酮[J]. 中华预防医学杂志, 2010, (11): 1060-1062.
[19] 朱峰, 刘华良, 陈蓓, 等. 超高效液相色谱-串联质谱法同时快速筛查检测食品中的 10 种抗凝血类鼠药[J]. 色谱, 2013, 31(5): 473-476.
[20] 徐小燕, 张英, 王虎, 等. 10 种抗凝血类杀鼠剂中毒检材的高效液相色谱快速检测法[J]. 职业与健康, 2017, 33(17): 2335-2341.
[21] 李勇竞, 郑妹凤, 张丽珺. 超高效液相色谱-二极管阵列-荧光检测器串联测定全血中的 4 种杀鼠剂[J]. 现代预防医学, 2017, 44(4): 706-742.
[22] 刘红河, 康莉, 陈裕华, 等. 超高效液相色谱-质谱联用法同时测定中毒样品中 12 种鼠药[J]. 中国职业医学, 2019, 46(1): 92-97.
[23] 朱峰, 吉文亮, 刘华良, 等. 超高效液相色谱-四极杆飞行时间质谱法用于食物中毒的快速筛查与确证[J]. 色谱, 2017, 35(9): 957-962.
[24] 王婷婷, 史美云, 杨艳, 等. LC-Triple TOF™ 快速筛查血浆样本中 2500 种毒物药物[C]. 中国四川成都. 中国药理学会临床药理专业委员会. 第十三次全国临床药理学学术大会论文汇编: 中国药理学会, 2012: 257-261.
[25] 余晓波, 刘冲. 使用高效液相色谱法检测蔬果中啶虫脒等 5 种农药残留[J]. 食品安全导刊, 2019, (33): 64.
[26] 胡晓琴, 杨群华, 王智民. 液相色谱技术在食品检测中的应用[J]. 现代食品, 2019, (6): 178-180.
[27] 周生葆, 宋亚会, 刘桂香, 等. 分散液液微萃取-高效液相色谱法测定枸杞中拟除虫菊酯类农药残留研究[J]. 现代农业科技, 2020, (9): 104-109.
[28] 王小田. 鼠药中毒的实验室快速检测方法[J]. 科学与财富, 2015, 29(61): 1.
[29] 张继红, 徐文泱, 周兴旺, 等. 鼠药残留分析方法研究进展[J]. 分析试验室, 2017, 36(9): 1111-1116.
[30] 金培海, 黄国斌. 探讨高效液相色谱法检测食物中毒样品中的敌鼠钠盐[J]. 化学工程与装备, 2017, (2): 237-239.
[31] 李志岭, 孟庆玉, 洪月玲. 高效液相色谱法测定面粉中的杀鼠醚和杀鼠灵[J]. 中国卫生检验杂志, 2007, (12): 2223-2253.
[32] 陈晓辉, 宋爱华, 谭佳昱. 反相高效液相色谱法测定敌鼠隆中大隆的含量[J]. 中国公共卫生, 2003, (11): 106.
[33] 陈静, 赵舰, 张学煃. 反相高效液相色谱法测定杀鼠药中敌鼠隆[J]. 理化检验-化学分册, 2005, (12): 890-891.
[34] 陈海燕. 高效液相色谱法测定茚满二酮类鼠药的方法研究[D]. 无锡: 江南大学硕士学位论文, 2008.
[35] 周日东, 刘国平, 林胜军, 等. 中毒事件中四种鼠药的快速检测[J]. 中国热带医学, 2014, 14(3): 281-292.
[36] Fernández-Alba A R, García-Reyes J F. Large-scale multi-residue methods for pesticides and their degradation products in food by advanced LC-MS[J]. Trends in Analytical Chemistry, Elsevier Ltd, 2008, 27(11): 973-990.
[37] Capriotti A L, Caruso G, Cavaliere C, et al. Multiclass mycotoxin analysis in food, environmental and biological matrices with chromatography/mass spectrometry[J]. Mass Spectrometry Reviews, 2012, 31(4): 1-38.
[38] 丁宗庆, 吕丽丽, 徐晖. 高效液相色谱-质谱技术在食品安全分析中的应用进展[J]. 食品科技, 2008,

(10): 222-225.
[39] 赵晓娟, 李星芝, 王俊全, 等. 液相色谱技术在三聚氰胺检测方面的应用研究进展[J]. 天津化工, 2012, 26(2): 1-6.
[40] 甘宾宾, 汤艳荣, 蒋世琼. 高效液相色谱-质谱联用技术在食品安全中的应用及进展[J]. 化工技术与开发, 2009, 38(12): 33-37.
[41] 张敏敏. 超高效液相色谱技术在食品安全检测中的应用研究进展[J]. 乳业科学与技术, 2019, 42(3): 51-56.
[42] 张晓芳, 胡文忠, 刘思思, 等. 高效液相色谱技术在食品安全检测中的研究进展[C]. 中国食品科学技术学会(Chinese Institute of food Science and Technology)中国食品科学技术学会第十六届年会暨第十届中美食品业高层论坛论文摘要集, 中国食品科学技术学会, 2019: 417-418.
[43] 邓卿丰. 高效液相色谱-质谱技术在食品安全分析中的应用进展[J]. 现代食品, 2018, (20): 85-87.
[44] Huang H N, Lu J L, Lin S E, et al. Simultaneous determination of twelve paralytic shellfish poisoning toxins in bivalve molluscs by UPLC-MS/MS and its applications to a food poisoning incident[J]. Toxicon, Elsevier Ltd, 2020, 174: 1-7.
[45] 李永库. 高效液相色谱—质谱联用技术在农药残留分析中的应用研究[D]. 南宁: 广西大学硕士学位论文, 2006.
[46] Chen R, Ning Z, Zheng C, et al. Simultaneous determination of 16 alkaloids in blood by ultrahigh-performance liquid chromatography-tandem mass spectrometry coupled with supported liquid extraction[J]. Journal of Chromatography B, Elsevier, 2019, 1128: 121789.
[47] 刘华良. 几种非抗凝血类杀鼠药的测定高效液相色谱-质谱/质谱法[C]. 南京: 江苏省分析测试协会, 江苏省理化测试中心. 第五届华东地区色谱. 质谱学术报告论文集. 2012, 1-5.
[48] 王朝虹, 刘勇, 吕俊岗, 等. 液相色谱-质谱法测定水中四种抗凝血鼠药[C]. 南宁: 中国分析测试协会. 2010 年全国有机质谱学术会议论文集. 2010: 218-220.
[49] 朱琳, 向平. 生物样品中抗凝血类杀鼠剂分析研究进展[J]. 复旦学报(医学版), 2015, 42(5): 663-669.
[50] Hird S J, Lau B P Y, Schuhmacher R, et al. Liquid chromatography-mass spectrometry for the determination of chemical contaminants in food[J]. Trends in Analytical Chemistry, 2014, 59(C): 59-72.
[51] 石银涛, 王绘军, 郭璟琦, 等. 超高效液相色谱-四极杆-飞行时间质谱法快速筛查血液中 10 种常见毒物[J]. 色谱, 2016, 34(5): 538-542.
[52] 李敏, 郭巧珍, 邵兵, 等. 超高效液相色谱-飞行时间质谱法快速筛查尿液中 353 种有毒有害化合物[J]. 中国卫生检验杂志, 2015, 25(4): 463-470.
[53] 姜凤丽, 滕小梅, 倪春芳, 等. 超高效液相色谱-串联四极杆飞行时间质谱法筛查人全血中 150 种药物与毒物[J]. 理化检验-化学分册, 2016, 52(4): 417-426.
[54] Bartle K D, Myers P. History of gas chromatography[J]. Trends in Analytical Chemistry, 2002, 21(9): 547-557.
[55] 周阳, 吴波, 高尧华, 等. 高柱容量毛细管气相色谱柱研究进展[J]. 化学通报, 2012, 75(12): 1090-1094.
[56] 胡光辉, 刘伟丽, 钱冲, 等. 气相色谱技术在食品安全检测中的应用[J]. 食品安全质量检测学报, 2016, 7(11): 4312-4317.
[57] 李臆. 微型气相色谱柱设计与制备及对组分的快速分离研究[D]. 成都: 电子科技大学博士学位论文, 2014.
[58] 王绪明. CGC-MS 联用对中毒患者毒物快速分析的研究[J]. 解放军药学学报, 2003, (4): 250-254.
[59] 李勇竞, 郑妹凤, 张丽珺, 等. 气相色谱法同时测定突发公共卫生事件中毒样品中的多种有机磷农药[J]. 中国卫生检验杂志, 2016, 26(9): 1237-1240.
[60] 胡玮, 严建国, 闵国平, 等. 气相色谱法同时测定食物中毒样品中 2 种鼠药与 21 种农药[J]. 公共卫

生与预防医学, 2012, 23(6): 100-101.

[61] 彭夫敏, 王俊德, 李海洋, 等. 快速气相色谱研究[J]. 化学进展, 2006, (Z2): 974-986.

[62] Zoccali M, Tranchida P Q, Mondello L. Fast gas chromatography-mass spectrometry: a review of the last decade[J]. Trends in Analytical Chemistry Elsevier Ltd, 2019, 118: 444-452.

[63] Dömötörová M, Matisová E. Fast gas chromatography for pesticide residues analysis[J]. Journal of Chromatography A, 2008, 1207(1-2): 1-16.

[64] Matisová E, Dömötörová M. Fast gas chromatography and its use in trace analysis[J]. Journal of Chromatography A, 2003, 1000(1-2): 199-221.

[65] 李翔, 刘汉霞, 李礼, 等. 加速溶剂萃取-FMS 净化-高分辨气相色谱-高分辨质谱(HRGC-HRMS)定量测定鱼组织中二噁英类多氯联苯[J]. 分析测试学报, 2007, (S1): 269-274.

[66] Liu Z, Sirimanne S R, Patterson D G, et al. Comprehensive two-dimensional gas chromatography for the fast separation and determination of pesticides extracted from human serum[J]. Analytical Chemistry, 1994, 66(19): 3086-3092.

[67] Wahl H G N, Chrzanowski A, Mu Ller C, et al. Identification of furan fatty acids in human blood cells and plasma by multi-dimensional gas chromatography-mass spectrometry[J]. Journal of Chromatography A, 1995, 697(1): 453-459.

[68] 张兵, 郑明辉, 刘国瑞, 等. 全二维气相色谱-电子捕获检测器法分析土壤中毒杀芬同类物的残留[J]. 分析化学, 2012, 40(8): 1213-1218.

[69] Purcaro G, Tranchida P Q, Barp L, et al. Detailed elucidation of hydrocarbon contamination in food products by using solid-phase extraction and comprehensive gas chromatography with dual detection[J]. Analytica Chimica Acta Elsevier B V, 2013, 773: 97-104.

[70] Kueh A J, Marriott P J, Wynne P M, et al. Application of comprehensive two-dimensional gas chromatography to drugs analysis in doping control[J]. Journal of Chromatography A, 2003, 1000(1-2): 109-124.

[71] 杨君, 王建华, 刘靖靖, 等. 气相色谱-负化学离子源质谱法在食品安全分析中的应用[J]. 化学分析计量, 2012, 21(5): 97-100.

[72] Su H, Lin Y P, Yang S C, et al. Rapid detection of non-volatile household pesticides in drained gastric juice by ambient mass spectrometry for emergency management[J]. Analytica Chimica Acta Elsevier Ltd, 2019, 1066: 69-78.

[73] 张瑞, 雷宁生, 林莹, 等. 气相色谱-质谱联用法检测中毒酒样中的钩吻碱[J]. 广西科学, 2012, 19(3): 239-243.

[74] 罗兰, 柳洁, 何碧英, 等. 钩吻碱毒素的分析鉴定技术及其在突发事件应急检测中的应用[J]. 职业卫生与病伤, 2018, 33(3): 173-176.

[75] Gao L, Liu J, Wang C, et al. Fast determination of paraquat in plasma and urine samples by solid-phase microextraction and gas chromatography–mass spectrometry[J]. Journal of Chromatography B Elsevier B V, 2014, 944: 136-140.

[76] 张学, 朱建民, 朱福源, 等. 固相萃取-气相色谱-质谱法同时测定复杂基质中的氟乙酰胺和毒鼠强[J]. 中国卫生检验杂志, 2015, 25(11): 1743-1753.

[77] 李慧, 方洁, 李树华, 等. 采用 GC/MS 法检验氯霉素急性中毒死亡 1 例[C]//中国法医学会. 全国第九次法医学术交流会论文集 2013: 223-224.

[78] Van Der Lee M K, Van Der Weg G, Traag W A, et al. Qualitative screening and quantitative determination of pesticides and contaminants in animal feed using comprehensive two-dimensional gas chromatography with time-of-flight mass spectrometry[J]. Journal of Chromatography A, 2008, 1186(1-2): 325-339.

[79] 陈琦, 黄峻榕, 凌云, 等. 全二维气相色谱/飞行时间质谱快速定性筛查食品中 32 种防腐剂和抗氧

化剂[J]. 分析化学, 2011, 39(5): 723-727.

[80] Dasgupta S, Banerjee K, Patil S H, et al. Optimization of two-dimensional gas chromatography time-of-flight mass spectrometry for separation and estimation of the residues of 160 pesticides and 25 persistent organic pollutants in grape and wine[J]. Journal of Chromatography A Elsevier B V, 2010, 1217(24): 3881-3889.

[81] Zhang F, Yu C, Wang W, et al. Rapid simultaneous screening and identification of multiple pesticide residues in vegetables[J]. Analytica Chimica Acta Elsevier B V, 2012, 757: 39-47.

[82] 孟志娟, 黄云霞, 李岩, 等. 气相色谱-静电场轨道阱高分辨质谱测定植物油中 17 种邻苯二甲酸酯类残留量[J]. 食品科学, 2019: 1-11.

[83] 孟志娟, 孙文毅, 赵丽敏, 等. 气相色谱-静电场轨道阱高分辨质谱快速筛查农产品中 70 种农药残留[J]. 分析化学, 2019, 47(8): 1227-1243.

[84] 付慧, 陆一夫, 胡小键, 等. 液液萃取-高分辨气相色谱-高分辨双聚焦磁质谱法测定尿中羟基多环芳烃代谢物[J]. 色谱, 2020, 38(6): 715-721.

[85] 邢延一, 刘欣, 张玉梅, 等. 气相色谱-高分辨质谱联用法检测人尿中 21 种兴奋剂[J]. 药学学报, 2012, 47(12): 1667-1670.

[86] Sutton P A, Rowland S J. High temperature gas chromatography–time-of-flight-mass spectrometry(HTGC–ToF-MS)for high-boiling compounds[J]. Journal of Chromatography A Elsevier B V, 2012, 1243: 69-80.

[87] 云南省卫生防疫站劳动卫生科. 昆明地区 396 名正常人尿及发中含砷量初步分析报告[J]. 云南医学杂志, 1963, (4): 57-58.

[88] Blake D A, Blake R C II, Khosraviani M, et al. Immunoassays for metal ions[J]. Analytica Chimica Acta, 1998, 376(1): 13-19.

[89] Khosraviani M, Pavlov A R, Flowers G C, et al. Detection of heavy metals by immunoassay: optimization and validation of a rapid, portable assay for ionic cadmium[J]. Environ Sci Technol American Chemical Society, 1998, 32(1): 137-142.

[90] Darwish I A, Blake D A. One-step competitive immunoassay for cadmium ions: development and validation for environmental water samples[J]. Analytical Chemistry American Chemical Society, 2001, 73(8): 1889-1895.

[91] Darwish I A, Blake D A. Development and validation of a one-step immunoassay for determination of cadmium in human serum[J]. Analytical Chemistry, 2002, 74(1): 52-58.

[92] 郭玉香, 徐应明, 孙有光, 等. 试纸法快速检测环境水体中重金属镉[J]. 农业环境科学学报, 2006, (2): 541-544.

[93] 四川医学院卫生系. 血铅正常值 200 例测定分析[J]. 四川医学院学报, 1972, (1): 59-64.

[94] 北京市朝阳医院, 北京医学院第三附属医院. 北京地区人体尿、粪汞排量的调查报告[J]. 卫生研究, 1972, (4): 40-44.

[95] 四川医学院卫生系环境卫生学教研组. 成都地区正常成人尿排砷量的测定研究[J]. 医药科技资料, 1974, (4): 10-20.

[96] 上海第一医学院劳动卫生学教研组. 血铅和尿铅的阳极溶出伏安测定法[J]. 国外医学参考资料(卫生学分册), 1977, (4): 221-222.

[97] 张义光, 牟文宜, 秦华. 尿镉的络合催化极谱测定[J]. 现代预防医学, 1980, (3): 27-32.

[98] 谭昌荣, 肖永定, 刘桂莲. 阳极溶出伏安法测定血及尿中镉含量[J]. 冶金劳动卫生, 1980, (3): 29-31.

[99] 崔伊薇. 控制儿童期铅中毒的调查报告[J]. 国外医学参考资料(卫生学分册), 1975, (1): 34-35.

[100] 张桥. 铅中毒实验诊断的一些进展[J]. 冶金劳动卫生, 1973, (00): 65-70.

[101] Kahn. H L, Sebestyen J S. The determination of lead in blood and urine by A.A.S. with the sampling

boat system[J]. Atomic Absorption Newsletter, 1970, 9: 33-38.

[102] Delves H T. A micro-sampling method for the rapid determination of lead in blood by atomic-absorption spectrophotometry[J]. The Analyst The Royal Society of Chemistry, 1970, 95(1130): 431-438.

[103] Stiefel T, Schulze K, Tölg G, et al. Ein verbundverfahren zur bestimmung von beryllium in biologischen matrices durch flammenlose atomabsorptionsspektrometrie[J]. Analytica Chimica Acta, 1976, 87(1): 67-78.

[104] Carmack G D, Evenson M A. Determination of cadmium in urine by electrothermal atomic absorption spectrometry[J]. Analytical Chemistry American Chemical Society, 1979, 51(7): 907-911.

[105] Pleban P A, Pearson K H. Determination of lead in whole blood and urine using zeeman effect flameless atomic absorption spectroscopy[J]. Analytical Letters Taylor & Francis, 1979, 12(8): 935-950.

[106] 尿中铅的测定 石墨炉原子吸收光谱法[R]. GBZ/T 303—2018, 中华人民共和国卫生健康委员会, 2018.

[107] 尿中镉的测定第 1 部分：石墨炉原子吸收光谱法[R]. GBZ/T 307.1—2018, 中华人民共和国卫生健康委员会, 2018.

[108] 血中铅的测定第 1 部分：石墨炉原子吸收光谱法[R]. GBZ/T 316.1—2018, 中华人民共和国卫生健康委员会, 2018.

[109] 血中镉的测定第 1 部分：石墨炉原子吸收光谱法[R]. GBZ/T 317.1—2018, 中华人民共和国卫生健康委员会, 2018.

[110] Holak W. Gas-sampling technique for arsenic determination by atomic absorption spectrophotometry[J]. Analytical Chemistry American Chemical Society, 1969, 41(12): 1712-1713.

[111] 郭小伟. 氢化物-无色散原子荧光光谱法在化探分析中的应用[J]. 物探与化探, 1985, (4): 250-256.

[112] 郭小伟, 杨密云. 氢化物-无色散原子荧光法在分析中的应用 I .氢化物-无色散原子荧光法的装置及应用展望[J]. 分析化学, 1980, (5): 466-470.

[113] 杜文虎, 刘立. 非色散原子荧光光谱法的应用研究——II 、氢化法测定砷[J]. 西北大学学报(自然科学版), 1983, (1): 44-57.

[114] 刘凤萍, 陈新焕, 傅明, 等. 原子荧光光谱法测定动物肝中微量砷[J]. 光谱学与光谱分析, 2002, (3): 491-492.

[115] 孙汉文, 锁然, 张德强, 等. 同时测定中草药中痕量铅和汞的氢化物原子荧光法[J]. 分析测试学报, 2002, (3): 67-69.

[116] Rahman L, Corns W T, Bryce D W, et al. Determination of mercury, selenium, bismuth, arsenic and antimony in human hair by microwave digestion atomic fluorescence spectrometry[J]. Talanta, 2000, 52(5): 833-843.

[117] Cava-Montesinos P, Cervera M L, Pastor A, et al. Determination of As, Sb, Se, Te and Bi in milk by slurry sampling hydride generation atomic fluorescence spectrometry[J]. Talanta, 2004, 62(1): 173-182.

[118] 尿中砷的测定 氢化物发生原子荧光法[R]. WS/T 474—2015, 中华人民共和国卫生与计划生育委员会, 2015.

[119] 尿中锑的测定 原子荧光光谱法[R]. GBZ/T 302—2018, 中华人民共和国卫生健康委员会, 2018.

[120] 辛仁轩. 等离子体发射光谱分析[M]. 北京：化学工业出版社, 2004.

[121] 朱小帆, 陈淑清, 徐国华, 等. 用电感耦合氩等离子(ICAP)发射光谱法同时测定人血与人发中十六种元素[J]. 分析化学, 1983, (4): 294-297.

[122] 江祖成, FASSEL V A. 应用石墨炉-电感耦合等离子体光谱分析法直接测定生物试样中的痕量元素[J]. 分析试验室, 1987, (4): 6-10.

[123] 郭雷. 电感耦合等离子体发射光谱法在生物试样分析中的应用[J]. 分析试验室, 1989, (6): 39-47.

[124] 段玉云, 张小林, 和丽忠, 等. 连续氢化法电感耦合等离子体发射光谱同时测定生物样品中痕量

硒、砷、锡、锑[J]. 光谱学与光谱分析, 1993, (5): 77-122.

[125] 童式国, 胡明芬. ICP-AES 法同时测定人血清中多种微量元素[J]. 分析试验室, 1994, (3): 80-81.

[126] 张涵, 张霖霖, 邹文琳. ICP-AES 法测定人体胎盘血清中 15 种微量元素[J]. 光谱学与光谱分析, 1993, (4): 83-86.

[127] 陶锐, 高舸. ICP—OES 法测定茶叶中十二种微量元素[J]. 中国卫生检验杂志, 1999, (5): 323-327.

[128] 周小勇, 程发良, 宁满霞. ICP-AES 法测定慢性乙肝患者头发中生命元素[J]. 光谱学与光谱分析, 2000, (3): 361-363.

[129] Houk R S, Fassel V A, Flesch G D, et al. Inductively coupled argon plasma as an ion source for mass spectrometric determination of trace elements[J]. Analytical Chemistry American Chemical Society, 1980, 52(14): 2283-2289.

[130] Engelhard C. Inductively coupled plasma mass spectrometry: recent trends and developments[J]. Analytical and Bioanalytical Chemistry, 2011, 399(1): 213-219.

[131] Liu R, Wu P, Yang L, et al. Inductively coupled plasma mass spectrometry-based immunoassay: a review[J]. Mass Spectrometry Reviews, 2013, 33(5): 373-393.

[132] 刘咸德, 董树屏, 郭冬发, 等. 基于化学和同位素分析数据表征复合型大气铅污染过程[J]. 质谱学报, 2004, (1): 6-11.

[133] 王小如. 电感耦合等离子体质谱应用实例[M]. 北京: 化学工业出版社, 2005.

[134] 李冰. 电感耦合等离子体质谱原理与应用[M]. 北京: 地质出版社, 2005.

[135] Lyon T D B, Fell G S, Hutton R C, et al. Evaluation of inductively coupled argon plasma mass spectrometry(ICP-MS)for simultaneous multi-element trace analysis in clinical chemistry[J]. J Anal At Spectrom The Royal Society of Chemistry, 1988, 3(1): 265-271.

[136] Laren J W M, Beauchemin D, Berman S S. Analysis of the marine sediment reference material PACS-1 by inductively coupled plasma mass spectrometry[J]. Spectrochimica Acta Part B: Atomic Spectroscopy, 1988, 43(4): 413-420.

[137] Vanhoe H, Dams R, Versieck J. Use of inductively coupled plasma mass spectrometry for the determination of ultra-trace elements in human serum[J]. J Anal At Spectrom The Royal Society of Chemistry, 1994, 9(1): 23-31.

[138] Mulligan K J, Davidson T M, Caruso J A. Feasibility of the direct analysis of urine by inductively coupled argon plasma mass spectrometry for biological monitoring of exposure to metals[J]. J Anal At Spectrom The Royal Society of Chemistry, 1990, 5(4): 301-306.

[139] Turner J, Hill S J, Evans E H, et al. The use of ETV-ICP-MS for the determination of selenium in serum[J]. J Anal At Spectrom The Royal Society of Chemistry, 1999, 14(2): 121-126.

[140] Willie S N, Conrad Grégoire D, Sturgeon R E. Determination of inorganic and total mercury in biological tissues by electrothermal vaporization inductively coupled plasma mass spectrometry[J]. The Analyst The Royal Society of Chemistry, 1997, 122(8): 751-754.

[141] Yoshinaga J, Morita M, Edmonds J S. Determination of copper, zinc, cadmium and lead in a fish otolith certified reference material by isotope dilution inductively coupled plasma mass spectrometry using off-line solvent extraction[J]. J Anal At Spectrom The Royal Society of Chemistry, 1999, 14(10): 1589-1592.

[142] Moreton J A, Delves H T. Measurement of total boron and 10B concentration and the detection and measurement of elevated 10B levels in biological samples by inductively coupled plasma mass spectrometry using the determination of 10B:11B ratios[J]. J Anal At Spectrom The Royal Society of Chemistry, 1999, 14(10): 1545-1556.

[143] 王耐芬, 王醒方, 陈清, 等. 电感耦合等离子体-质谱法测定成人脏器样品中痕量稀土元素的研

究[J]. 环境化学, 1995, (3): 215-220.

[144] Barefoot R R, Van Loon J C. Determination of platinum and gold in anticancer and antiarthritic drugs and metabolites[J]. Analytica Chimica Acta, 1996, 334(1): 5-14.

[145] Fernandez Sanchez L, Szpunar J. Speciation analysis for iodine in milk by size-exclusion chromatography with inductively coupled plasma mass spectrometric detection(SEC-ICP MS)[J]. J Anal At Spectrom The Royal Society of Chemistry, 1999, 14(11): 1697-1702.

[146] 金秀华, Cheung Y Y, Date A R. 应用电感耦合等离子体质谱测定环境生物样品中的微量元素[J]. 中华预防医学杂志, 1990, (5): 294-295.

[147] 李冰, 尹明. 电感耦合等离子体质谱法测定生物样品中超痕量稀土时氧化物干扰的研究[J]. 质谱学报, 1999, (Z1): 3-5.

[148] 曹淑琴, 陈杭亭, 曾宪津. 电感耦合等离子体质谱法测定生物样品中稀土元素[J]. 分析化学, 1999, (6): 3-5.

[149] 陈晓敏, 蔡展帆, 章锦涵, 等. 食品安全标准中电感耦合等离子体质谱技术在食品检验中的应用进展[J]. 食品安全质量检测学报, 2018, 9(12): 2887-2893.

[150] 宋娟娥, 于水. 电感耦合等离子体质谱法在临床样品分析中的应用[J]. 质谱学报, 2006, (3): 182-192.

[151] 应英, 虞晓珍, 王立媛, 等. 电感耦合等离子体质谱法测定全血中 16 种金属元素[J]. 中国卫生检验杂志, 2017, 27(11): 1542-1545.

[152] 丁春光, 朱醇, 刘德晔, 等. 电感耦合等离子体质谱方法检测全血中 30 种金属及类金属元素[J]. 中华预防医学杂志, 2012, (8): 745-749.

[153] 张爱华, 董明, 李娟, 等. 电感耦合等离子体-质谱在职业卫生检测中应用[J]. 中国职业医学, 2014, 41(1): 56-60.

[154] 孙忠清, 岳兵, 杨振宇, 等. 微波消解-电感耦合等离子体质谱法测定人乳中 24 种矿物质含量[J]. 卫生研究, 2013, 42(3): 504-509.

[155] 马国军, 赵立峰, 楼梦菲, 等. 微波消解-电感耦合等离子体质谱(ICP-MS)法同时测定人发中 10 种微量元素[J]. 中国无机分析化学, 2016, 6(2): 64-68.

[156] 尿中镉的测定第 2 部分：电感耦合等离子体质谱法[R]. GBZ/T 307.2—2018, 中华人民共和国卫生健康委员会, 2018.

[157] 尿中多种金属同时测定 电感耦合等离子体质谱法[R]. GBZ/T 308—2018, 中华人民共和国卫生健康委员会, 2018.

[158] 血中铅的测定第 2 部分：电感耦合等离子体质谱法[R]. GBZ/T 316.2—2018, 中华人民共和国卫生健康委员会, 2018.

[159] 血中镉的测定第 2 部分：电感耦合等离子体质谱法[R]. GBZ/T 317.2—2018, 中华人民共和国卫生健康委员会, 2018.

[160] 徐诗琴, 符式锦, 周女琬, 等. ICP-MS 联用色谱技术在环境领域元素形态分析的应用[J]. 四川环境, 2020, 39(2): 207-214.

[161] 冷桃花, 郑翌, 陆志芸. 电感耦合等离子体质谱联用技术在食品中 5 种元素形态分析中的应用[J]. 食品安全质量检测学报, 2019, 10(18): 6176-6183.

[162] 周朗君, 古君平, 施文庄, 等. 食品中重金属元素形态分析前处理与检测研究进展[J]. 食品安全质量检测学报, 2014, 5(5): 1261-1269.

[163] 邵丹丹, 王中瑗, 张宏康, 等. 电感耦合等离子体质谱法联用技术应用研究进展[J]. 食品安全质量检测学报, 2017, 8(9): 3403-3408.

[164] 保健食品中六价铬的测定 离子色谱-电感耦合等离子体质谱法[R]. SN/T 2210-2008, 中国标准出版社, 2008.

[165] 林立, 陈玉红, 王海波. 离子色谱-电感耦合等离子体质谱法联用测定饮料中的溴形态[J]. 食品科学, 2010, 31(12): 226-228.
[166] 张翼, 徐子刚, 姚琪, 等. 离子色谱-电感耦合等离子体质谱联用测定不同形态碘元素[J]. 浙江大学学报(理学版), 2009, 36(4): 439-441.
[167] 朱有涛, 张遐, 邵梅, 等. HPLC 联用 ICP-MS 法测定水产品中常见的 6 种砷形态[J]. 食品工业, 2018, 39(9): 326-329.
[168] 李吉龙, 李姗, 何霜, 等. 测汞仪/高效液相色谱-电感耦合等离子体质谱联用法测定鱼松中总汞和甲基汞的含量[J]. 食品安全质量检测学报, 2017, 8(1): 82-87.
[169] 潘元海, 刘湘生, 何小青, 等. 铅形态的高效液相色谱-电感耦合等离子体质谱分析[J]. 分析化学, 2005, (11): 1560-1564.
[170] 于振花, 荆森, 王庚, 等. 高效液相色谱-电感耦合等离子体质谱联用同时检测海产品中的多种有机锡[J]. 分析化学, 2008, (8): 1035-1039.
[171] 刘崴, 曹蔚然, 胡俊栋, 等. 高效液相色谱-电感耦合等离子体质谱法测定紫菜中的碘形态[J]. 分析试验室, 2017, 36(9): 1028-1031.
[172] 姚真真, 哈雪姣, 马智宏, 等. 高效液相色谱-电感耦合等离子体质谱法检测富硒苹果中 5 种硒形态[J]. 食品安全质量检测学报, 2018, 9(3): 475-480.
[173] 食品安全国家标准食品中总砷及无机砷的测定[R]. GB 5009.11—2014, 中国标准出版社, 2014.
[174] 食品安全国家标准食品中总汞及有机汞的测定[R]. GB 5009.17—2014, 中国标准出版社, 2014.
[175] 动物源性食品中阿散酸、硝苯砷酸、洛克沙砷残留量检测方法液相色谱-电感耦合等离子体质谱法[R]. N/T 2316-2009, 中国标准出版社, 2009.
[176] 张海涛, 张利兴. 气相色谱-电感耦合等离子体质谱联用技术在形态分析中的应用进展[J]. 理化检验-化学分册, 2009, 45(9): 1132-1140.
[177] Castro J, Neubauer K, 张桢. 利用 GC-ICP-MS 分析生物组织中的汞形态[J]. 环境化学, 2017, 36(10): 2295-2296.
[178] 陈玉红, 米健秋, 徐陆正, 等. 毛细管电泳-电感耦合等离子体质谱法联用(CE-ICP/MS)测定八种砷的化合物[J]. 环境化学, 2011, 30(7): 1374-1377.
[179] 康建珍, 段太成, 刘杰, 等. 毛细管电泳-电感耦合等离子体质谱在痕量元素形态分析中的应用[J]. 分析化学, 2003, (11): 1385-1392.
[180] 施显赫, 武彦文, 侯敏, 等. 分子光谱技术在食品安全分析领域的应用[J]. 现代仪器, 2012, 18(3): 6-10.
[181] 周文英, 朱世玮, 李玉芝, 等. 分光光度法用于安眠药中毒的快速分析[J]. 中国药学杂志, 1982, (4): 26-27.
[182] 谷日旭, 王彩云, 米尔芳. 紫外分光光度法测定中毒样品中敌鼠含量[J]. 实用医技杂志, 2010, 17(4): 338.
[183] SN 0340—1995 出口粮谷、蔬菜中百草枯残留量检验方法紫外分光光度法[R]. SN 0340—1995, 商检行业标准(SN), 1995.
[184] NY/T 1279—2007 蔬菜、水果中硝酸盐的测定紫外分光光度法[R]. NY/T 1279-2007, 农业标准(NY), 2007.
[185] 潘军辉. 化学计量学结合光谱法在农药残留和食品添加剂分析中的应用[D]. 南昌: 南昌大学硕士学位论文, 2007.
[186] Teye E, Huang X, Afoakwah N. Review on the potential use of near infrared spectroscopy(NIRS)for the measurement of chemical residues in food[J]. America Journal of Food Science and Technology, 2013, 1(1): 1-8.
[187] Sivakesava S, Irudayaraj J. Rapid determination of tetracycline in milk by FT-MIR and FT-NIR

spectroscopy[J]. Journal of Dairy Science, Elsevier, 2002, 85(3): 487-493.

[188] Pettersson H, Åberg L. Near infrared spectroscopy for determination of mycotoxins in cereals[J]. Food Control, 2003, 14(4): 229-232.

[189] Sánchez M T, Flores Rojas K, Guerrero J E, et al. Measurement of pesticide residues in peppers by near-infrared reflectance spectroscopy[J]. Pest Management Science, 2010, 66(6): 580-586.

[190] 周向阳, 林纯忠, 胡祥娜, 等. 近红外光谱法(NIR)快速诊断蔬菜中有机磷农药残残留[J]. 食品科学, 2004, 25(5): 151-154.

[191] 郭萍, 熊平, 袁亚莉. 乌头的傅里叶变换红外光谱分析[J]. 光谱学与光谱分析, 2002, (4): 603-606.

[192] 张淑琼, 张亚平. 便携式红外固液分析仪在毒物应急识别检测中的应用方法探讨[J]. 中国卫生检验杂志, 2009, 19(9): 2183-2186.

[193] 吴国萍, 王遐. 近红外透射光谱应用于液态杀鼠剂中毒鼠强快速无损定性分析的研究[J]. 中国药科大学学报, 2009, 40(2): 135-138.

[194] 秦真科, 曹芳琦, 刘文斌, 等. 拉曼光谱技术在亚硝酸钠中毒快速检测中的研究[J]. 中国司法鉴定, 2016, (3): 44-49.

[195] 朱颖洁, 吴剑锋, 刘易, 等. 基于表面增强拉曼光谱的氰化物中毒快速检测新技术[C]//中国毒理学会灾害与应急毒理学专业委员会第一次全国学术交流会中国毒理学会灾害与应急毒理学专业委员会, 中国毒理学会, 2016: 222.

[196] He L, Lamont E, Veeregowda B, et al. Aptamer-based surface-enhanced Raman scattering detection of ricin in liquid foods[J]. Chem Sci The Royal Society of Chemistry, 2011, 2(8): 1579-1582.

[197] Wu X, Gao S, Wang J S, et al. The surface-enhanced raman spectra of aflatoxins: spectral analysis, density functional theory calculation, detection and differentiation[J]. The Analyst The Royal Society of Chemistry, 2012, 137(18): 4226-4234.

[198] Lee K M, Herrman T J. Determination and prediction of fumonisin contamination in maize by surface-enhanced raman spectroscopy(SERS)[J]. Food and Bioprocess Technology, 2016, 9(4): 588-603.

[199] 欧阳思怡, 叶冰, 刘燕德. 表面增强拉曼光谱法在农药残留检测中的研究进展[J]. 食品与机械, 2013, (1): 243-246.

[200] 刘安琪, 李攻科, 胡玉玲. 表面增强拉曼光谱快速检测食品添加剂的研究进展[J]. 食品安全质量检测学报, 2015, (6): 2214-2223.

[201] 程劼, 王培龙, 苏晓鸥. 表面增强拉曼光谱检测二噁英类化合物研究进展[J]. 化学学报, 2019, (10): 977-983.

[202] 王雪梅, 吴海龙, 聂瑾芳, 等. 三维荧光二阶校正方法快速检测香蕉中双苯三唑醇含量[J]. 分析化学, 2009, 37(6): 811-816.

[203] 张国文, 倪永年. 偏最小二乘-同步荧光光谱法同时测定鳗鱼组织中三种喹诺酮药物残留量[J]. 光谱学与光谱分析, 2006, 26(1): 113-116.

[204] 张汝平. 测定食品中苯并[a]芘的恒能量同步荧光光谱法研究[J]. 食品科技, 2007, 12: 1-3.

[205] 金丹, 张玉钧, 李国刚, 等. 菲的三维荧光光谱特性研究[J]. 光谱学与光谱分析, 2009, 29(5): 1319-1322.

[206] Nedelkov D, Rasooly A, Nelson R W. Multitoxin biosensor–mass spectrometry analysis: a new approach for rapid, real-time, sensitive analysis of staphylococcal toxins in food[J]. International Journal of Food Microbiology, 2000, 60(1): 1-13.

[207] Mullett W, Lai E P C, Yeung J M. Immunoassay of fumonisins by a surface plasmon resonance biosensor[J]. Analytical Biochemistry, 1998, 258(2): 161-167.

[208] Hirakawa Y, Yamasaki T, Harada A, et al. Development of an immunosensor based on surface plasmon resonance for simultaneous residue analysis of three pesticides—boscalid, clothianidin, and

nitenpyram—in vegetables[J]. Analytical Sciences, 2018, 34(5): 533-539.

[209] Thepudom T, Lertvachirapaiboon C, Shinbo K, et al. Surface plasmon resonance-enhanced photoelectrochemical sensor for detection of an organophosphate pesticide chlorpyrifos[J]. MRS Communications, 2017, 8(1): 107-112.

[210] Kabiraz D C, Morita K, Sakamoto K, et al. Highly sensitive detection of clenbuterol in urine sample by using surface plasmon resonance immunosensor[J]. Talanta, 2018, 186: 521-526.

[211] Ashley J, D'aurelio R, Piekarska M, et al. Development of a β-Lactoglobulin sensor based on SPR for milk allergens detection[J]. Biosensors, 2018, 8(2): 32.

（郭巧珍　许娇娇　王　超　姜　杰　谢继安　龙朝阳　邵　兵　任一平）

第三章　化学性食物中毒样品前处理技术

第一节　概　　述

中毒样品的前处理是毒物分析最为关键的步骤。通过前处理可以将缀合物或者结合物释放出来，以便测定毒物的总浓度，可以去除基质成分、减少杂质对分析仪器的污染、富集待测组分，更好地符合毒物分析对方法的灵敏度、准确度、精密度和选择性等要求。近年来，随着分析技术的不断发展和提高，特别是质谱技术已成为痕量分析的重要工具，质谱在中毒分析中的定性和定量能力部分降低了传统样品前处理方法对所谓选择性的要求。然而，中毒样品，特别是血液和尿液样品的成分极其复杂，含有大量的基质成分、内源性物质和代谢产物等，要测定的毒物浓度却很低，往往处于 ng/ml 级水平，甚至更低，必须通过提取、净化或富集的方法，必要时还需对待测组分进行化学改性（衍生）处理，才能达到检测的要求。样品前处理不仅步骤繁杂、耗时，而且直接影响分析结果的准确度和精密度，因此选择适合的样品前处理技术是决定毒物检测成败的关键环节。

第二节　样品的选择

食物中毒发生时，有时送检的样品会很多，而应急检测的时间紧迫，要求在最短的时间内给出毒物定性和定量的结果，指导临床有效救治并采取有效干预措施阻断中毒进一步发生。面对众多的送检样品，应该选择何种样品优先检测，对于早出检测结果、快出检测结果也是非常重要的。

引起食物中毒的样品类型主要有中毒患者就餐剩余的食物（简称“中毒食物”）、中毒患者的呕吐物（简称“呕吐物”）及临床就诊采集的血液和尿液等。但由于多种原因，中毒食物样品有时无法获取，甚至于呕吐物也无法得到（患者没意识到发生食物中毒，没有保留呕吐物），此时最容易获取的是血液和尿液样品。对于有众多患者发生的食物中毒事件，应该选择中毒首例患者和中毒症状最严重患者的样品（呕吐物、尿液、血液和洗胃液等）优先进行检测，有时会起到事半功倍的效果。

一、食物和呕吐物

在各种样品中，中毒食物中的毒物含量最高，是最容易检出毒物的样品。但患者用餐时摄入食物的种类有时比较多，大多数情况下很难确定是哪种食物引起了中毒，此时最好选择呕吐物作为检测的首选样品，因为呕吐物相当于患者摄入各种食物的混合样，毒物含量比较高，并且未经过代谢，为毒物的原型。如果无法获取呕吐物，患者的首次洗胃液也是非常重要的样品，它保留了呕吐物的主要特征。

二、尿液

体内毒物的消除主要通过尿液排泄，尿液中毒物以原型（母体毒物）、缀合物（结合物）或代谢物的形式存在。与血液样品相比，尿液中毒物浓度高、可检测时限长、采集相对容易，采集量可以比较多，采集次数可以增加，是中毒检测非常重要的样品。例如，人误食鹅膏菌后，血浆中 α-鹅膏毒肽和 β-鹅膏毒肽在 36h 内可检出，而尿液中 72h 内可检出。对于昏迷患者，可以采集导尿液。

应该注意的是，尿液中毒物浓度的高低不能反映血中毒物浓度的高低，因为尿液排出过程中，不仅包括肾小球的滤过，还包括肾小管和肾集合管的重吸收与分泌，这样使得尿液与血液中毒物浓度的相关性很不理想。

三、血液

毒物在体内达到稳定状态时，血液中毒物浓度反映了毒物作用的强度。与尿液相比，血液中毒物浓度较低、检测时限短，但成分相对稳定。然而，有时血液和尿液中毒物浓度与临床症状不相关，如鹅膏毒肽中毒，36～72h 后患者临床症状加重，而血液和尿液中却检不出鹅膏毒肽。

血液样品可分为全血、血浆、血清等几种类型。全血加抗凝剂后经 2000～3000r/min 离心分取血浆，其体积约为全血的一半。血清则是在全血样品不加抗凝剂的情况下，在血液中纤维蛋白酶的作用下引起血块凝结而析出的淡黄色液体，离心后取用，但血块凝结时往往会吸附毒物而造成损失，故一般情况下不选用血清作为检品，除非有证据表明血块的凝结不会吸附待测毒物。

对于大多数毒物，血浆中浓度与红细胞中浓度成正比，所以测定全血不能比测定血浆提供更多的信息。而全血的样品预处理较血浆和血清更为复杂，尤其在溶血后，血色素、破碎的红细胞等给后续处理带来一定的不利影响，因此中毒检测时常选用血浆样品进行毒物分析，可使样品前处理步骤更为简便。但是，一些毒物可与红细胞结合，此时宜选用全血。用血浆作为样品时，应尽快从全血中分离，一般不超过 24h，分离后再冷冻保存。

四、注意事项

（1）血液和尿液中毒物浓度与其半衰期有关，如乌头类生物碱在体内代谢迅速，半衰期仅有 2min，中毒 24h 后血液中就难以检出，而在尿液中甚至于中毒的第 7 天还能检出。所以收到样品后应尽早检测。

（2）血液和尿液中某些微量毒物，特别是碱性化合物和离子型化合物，如草甘膦、百草枯、敌草快等，玻璃器皿会吸附，可使用塑料器皿；而对于极性非常小的毒物，塑料器皿也会吸附，此时应使用玻璃器皿。

第三节　样品前处理方法

食物中毒发生时，若通过现场流行病学调查结合临床症状能够确定毒物，就可以按照该毒物的特定样品前处理方法和检测方法进行检测；然而，很多情况是不能确定具体毒物的，也就是发生了未知或不明原因食物中毒，此时就要选择检测项目全回收的样品前处理方法进行处理，然后用合适的分析技术进行全项目筛查和确证，最终确定毒物，明确中毒原因。中毒检测样品前处理的基本要求是：提取率高、净化效果好、方法简便快速，满足应急检测的要求。

一、无机毒物的样品前处理方法

（一）中毒食物和呕吐物

无机毒物的样品前处理方法相对简单，可以通过消解的方法破坏样品中有机物，最后制成均相的液体进行测定。常用的消解方法有微波消解法、压力罐消解法和湿式消解法；干法消解由于消解时间长、某些元素损失大，在中毒分析中应用较少。

1. 微波消解法

微波消解通常是利用微波加热封闭容器中的消解液和试样，在高温增压条件下使各种样品快速溶解的湿式消解方法。

微波消解最常用的消解液有硝酸、硝酸-过氧化氢，通常使用硝酸消解体系。

微波消解的优点在于：整个过程在密闭环境中进行，样品不容易受污染、不容易损失；整个消解过程时间较短，消解效果好，工作效率高；消解过程受人为的因素影响小，可避免人为操作造成的误差。

要注意硝酸和过氧化氢等消解液的纯度，避免带入污染，特别是采用高灵敏度的检测方法时，要做好试剂空白的控制。

对于有机质含量高的样品，消解过程中容易出现较多的气体，易引起爆罐，因此在进行微波消解前，需要进行预消解。对于含有乙醇或二氧化碳的样品，需先在电热板上低温加热除去乙醇或二氧化碳后，再加入硝酸进行微波消解。

2. 压力罐消解法

把样品放入用聚四氟乙烯材料作为内衬的密闭罐中，加入适量氧化性强酸，加盖密封，在烘箱中加热，利用罐体内强酸且高温高压密闭的环境来达到消解有机质的目的。该法试剂用量少，空白值低，操作容易，消解效果好，但该法消解时间较微波消解时间长，对于突发应急样品的前处理，及时性方面不如微波消解法。与微波消解一样，对于难消解的样品，预消解后效果更好；对于含有乙醇或二氧化碳的样品，也需要先加热除去乙醇或二氧化碳。

3. 湿式消解法

通过无机强酸和（或）强氧化剂溶液在加热的情况下使样品中的有机物质分解、氧化，将待测组分转化为可测定形态的方法。然而，这种方法在实际操作中比较烦琐，耗时较长，容易污染环境，并且消化不彻底。

常用的氧化性酸和氧化剂有浓硝酸、浓硫酸、高氯酸、过氧化氢等。用于湿法消解的加热设备有电炉、电热板和石墨消解仪等。一般单一的氧化性酸不易将样品分解完全，且在操作中容易产生危险，因此在日常工作中更多的是将两种或两种以上的强酸或氧化剂联合使用。

湿式消解要注意防止样品中待测组分的损失（尤其是汞），同时还要注意试剂空白的控制，避免带入污染。

（二）生物材料样品

生物材料样品包括尿液、全血、血浆、血清、粪便、头发及各种组织样品，其中最常见的是尿液和血液。对于所有的生物材料样品，都可以按照中毒食物和呕吐物的消解方法进行样品前处理。

对于血液和尿液样品，还可以采用相对简单的稀释法进行样品前处理[1,2]。稀释法前处理简单，污染风险低，适合突发应急样品的检测。不过稀释法对检测方法有要求，一般只适用于电感耦合等离子体质谱法和石墨炉原子吸收光谱法。血液样品可以采用 0.1%硝酸–0.01% Triton X-100 稀释剂直接稀释，在涡旋混合器上涡旋至均匀，然后离心取上清液测定。尿液样品可以用 1%硝酸溶液直接稀释，在漩涡混合器上振荡至均匀，待测。

二、有机毒物的样品前处理方法

（一）中毒食物和呕吐物

中毒食物中毒物含量大多在 mg/kg 浓度水平，可以通过简单的溶剂提取，提取液高倍稀释后直接进样分析；也可用 QuChERS 法提取[3]。所谓 QuChERS 法提取，是取 10.0g 湿样于 50ml 具塞离心管中，或取干样 2.0g 加入 10ml 水浸泡 30min，然后加入 10ml 乙腈、1g 氯化钠和 4g 无水硫酸镁，用手剧烈振摇 1min，10 000r/min 离心 5min。若用液相色谱质谱法测定，上清液可直接进样 0.1μl；若用气相色谱或气质联用法测定，可转换溶剂后再进样测定。也可采用相应的食品检测标准方法进行样品前处理和检测。呕吐物（洗胃液）中的毒物浓度会低于食物而高于血液和尿液，可以参照血浆和尿液的样品前处理方法进行处理。

（二）血浆和尿液

血浆中含有大量的蛋白质、脂肪、核酸、磷脂等基质成分，其中磷脂是引起液质联用法基质抑制的主要成分之一，在样品前处理时要尽可能除去；而尿液的主要成分为无机盐、尿素、肌酐、尿酸等，通常不含蛋白质，不需专门的去除蛋白质处理。相对血浆样品，尿液易受摄入食物的影响，基质更为复杂，基质效应通常更加严重，应加强样品的前处理，消除或减少基质效应。

对于应急的中毒检测，受检测时限、标准物质等因素制约，一般只是针对毒物的原型进行检测，有条件的机构应尽可能对毒物的代谢产物进行检测。对于某些可能会生成葡萄糖醛酸苷（glucuronides）的毒物代谢产物，在没有检出原型毒物的情况下，应尝试进行酸水解或酶水解后再进行测定。

血浆和尿液中毒物浓度多在 μg/L、甚至亚 μg/L 浓度水平，基质成分又非常复杂，一般都要先经过样品前处理方法去除基质干扰成分、富集待测物，然后采用高灵敏度的检测方法进行检测，如液相色谱-三重四极杆质谱联用法、液相色谱-高分辨质谱联用法、气相色谱-（串联）质谱联用法等。血液和尿液的样品前处理步骤主要有提取、分离/净化、富集/衍生等，有时提取过程本身就包含了净化和富集步骤。由于毒物品种众多、各毒物间的化学和物理性质各异，很难就其样品前处理方法规定一个固定的程序，检测者必须结合实际情况和要求灵活运用各种方法来解决面临的问题。对于某些特定的毒物，尿液样品甚至于可直接进样测定。

1. 去除蛋白质

全血、血浆和血清中含有大量的蛋白质，它们能结合毒物，因此对于毒物的测定，必须先进行预处理，将与蛋白质结合的毒物游离出来再作进一步处理。目前有多种去除蛋白质的方法可供选择，常用的方法是在样品中加入适当的沉淀剂或变性剂，使蛋白质脱水而沉淀（如有机溶剂、中性盐），有的则是与蛋白质形成不溶性盐而析出（如一些酸类），离心后取上清液。一般情况下去除蛋白质和提取是同步进行的，除去了蛋白质还可减少后续样品处理时乳化的形成。蛋白沉淀法是最常用的生物样品前处理方法，选择合适的沉淀剂可以达到全项目回收。在应急检测时若没有其他方法可借鉴和参考的情况下，有时去除蛋白质会是首选的方法。与液-液萃取相比，蛋白沉淀操作方便，但会稀释样品，降低灵敏度，且样品较脏。常见的蛋白沉淀剂的蛋白沉淀效率见表 3-1。

表 3-1　常用蛋白沉淀剂的蛋白沉淀效率[4]

沉淀剂	上清液 pH	沉淀 0.5ml 血浆中 95%以上蛋白质所需沉淀剂体积/ml
乙腈	8.5～9.5	1.0
甲醇	8.5～9.5	1.5
丙酮	9～10	1.0
乙醇	9～10	1.5
三氯乙酸（10%，*m/V*）	1.4～2.0	0.2
高氯酸（6%，*m/V*）	<1.5	0.4
钨酸	2.2～3.9	0.6
焦磷酸（5%，*m/V*）	1.6～2.7	0.4

乙腈、甲醇、丙酮和乙醇是沉淀蛋白常用的有机溶剂，其中乙腈由于沉淀效率高常被优先采用，在血浆中加入 2 倍体积的乙腈可以沉淀 95%以上蛋白质，但产生的沉淀较细，易成团状，可能会包裹待测物；甲醇沉淀蛋白呈絮状，但效率较低。有时为了得到更好的沉淀效果，可采用乙腈-甲醇的混合溶液作为沉淀剂。有时为了避免沉淀的蛋白吸附待测物，可进行超声解离。例如，在同时快速测定血浆和尿液中 84 种有毒植物成分时，采用乙腈沉淀去除蛋白质，在低、中和高 4 个质量浓度水平下，84 种毒素在血浆中基质效应相对较小，为 51.96%～127.39%，血浆的提取回收率为 43.86%～112.69%，且血浆中磷脂基本不影响待测物的测定，见图 3-1，再结合阀切换法使磷脂不进入离子源，不会污染质谱系统。

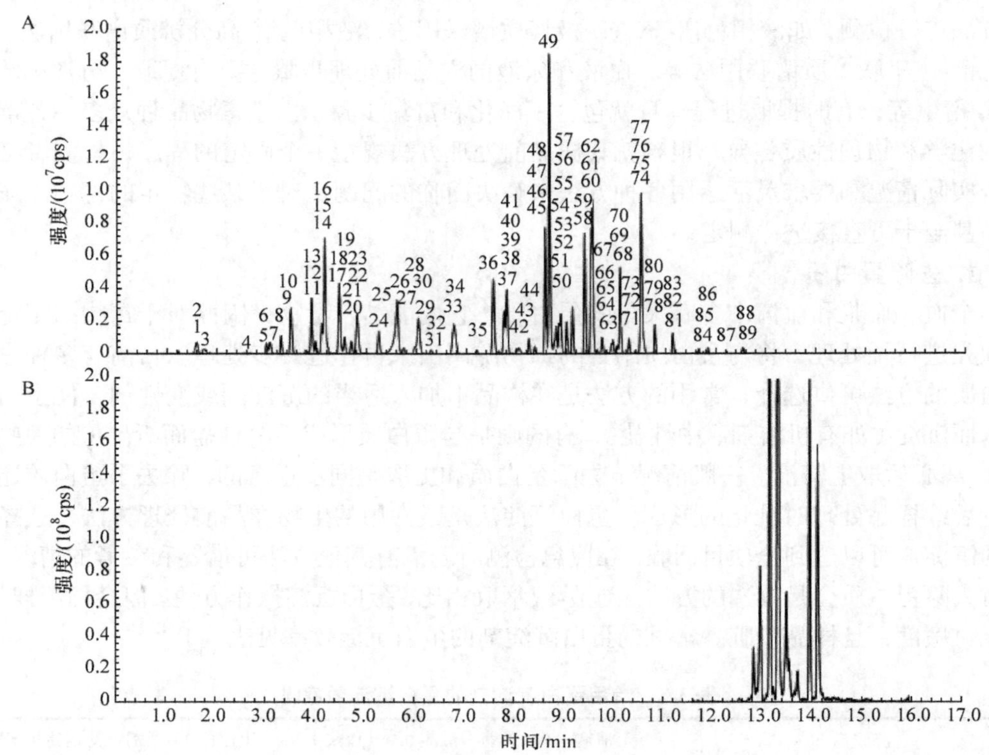

图 3-1　血浆加标样品乙腈沉淀去蛋白后的 MRM 总离子流色谱图

A. 84 种待测物的总离子流色谱图；B. 磷脂总离子流色谱图。色谱峰编号与表 10-15 中序号相同

酸类沉淀剂主要有三氯乙酸、高氯酸、磷酸、苦味酸、钨酸等，它们在低于蛋白质等电点 pH 时与带正电荷的蛋白质反应形成不溶性盐而沉淀蛋白，但有的沉淀剂会同时沉淀碱性药物，如苦味酸和钨酸会沉淀生物碱；有的则引入新的杂质，因此要注意选用合适的沉淀剂。当用酸类沉淀去除蛋白质，如 6%高氯酸，最好不要直接进色谱柱，应调节合适的 pH 再过滤膜，然后进样，以免酸性太强损伤色谱柱。

中性盐主要有硫酸铵、氯化铵等，无机盐沉淀蛋白质是可逆的，即稀释后蛋白质仍具有活性，多用于蛋白质纯化，在中毒检测方面应用较少。

大多数毒物在适当的 pH 下可用有机溶剂直接萃取出来，因为毒物与血浆蛋白的结合处于可逆平衡状态，因此不必事先去除蛋白质即可提取待测物。

对于酸性毒物，在血浆中加入高氯酸等酸性物质可以同时起到沉淀蛋白和酸化样品的作用，然后再用有机溶剂进行液-液萃取，也能取得满意结果。例如，离子色谱-串联质谱法测定血浆中氟乙酸，血浆样品中加入高氯酸沉淀去除蛋白质，离心后上清液（pH 0.5～1）中氟乙酸可被叔丁基甲醚萃取[5]。

超滤可以去除蛋白质等大分子杂质，但内源性中、小分子质量的杂质无法除去，一般情况下不适宜直接进样分析，因为基质干扰和基质效应可能会比较严重。

2. 液-液萃取法

液-液萃取法是经典的提取和净化的方法，目前仍是最常用的样品前处理方法，它基于被测组分在不相溶的两种溶剂中进行分配，可将被测组分从大量内源性杂质中分离出来，减少基质干扰和基质效应。液-液萃取法可在小体积 Eppendrof 管（1ml、2ml 或 5ml）或具塞塑料离心管（15ml）中进行，节省试剂，结合多管涡旋器自动涡旋萃取，平行操作，省时省力；若样品乳化，可采用高速冷冻离心分层，萃取液氮吹浓缩，操作简单快速，对于能达到满意净化效果的可进样检测分析，反之需要进一步净化处理。

为了达到最优的萃取效果，需要对影响萃取效率的有关因素进行优化，如萃取剂的种类、重复萃取的次数、萃取时间、水相 pH、盐析效应等。为了方便操作，同时考虑萃取剂的毒性和环保等因素，尽可能避免使用二氯甲烷、氯仿和四氯化碳等含卤素的萃取剂（密度大于水，在水层的下面，吸液操作易带入上层杂质），可以选用正己烷、甲基叔丁基醚、乙酸乙酯等溶剂，也可使用混合萃取剂。乙醚属易制毒试剂，沸点低、易挥发，一般情况下不推荐使用。对于酸性或碱性待测物，样品水溶液的 pH 会严重影响萃取效率，水相的最佳 pH 的选择与待测物的 pK_a 值有关；对于碱性物质最佳 pH 要高于 pK_a 值 1～2 pH 单位，对于酸性物质最佳 pH 要低于 pK_a 值 1～2 pH 单位，这样可使待测物以非离子形式存在，更易于溶解在萃取剂中。对于中性待测物也应优化水相的 pH，尽可能去除基质杂质，减少样品的基质干扰和基质效应。同时还要考察盐析效应对萃取率的影响。例如，乌头碱、莨菪碱（阿托品）等生物碱在碱性条件下可用乙醚、氯仿等有机溶剂萃取净化，而血浆和尿液中氟乙酸、米酵菌酸等酸性物质在酸性条件下可被叔丁基甲醚、正己烷等有机溶剂萃取。

固相支持的液-液萃取法（solid supported liquid/liquid extraction，SLE）采用多孔结构的硅藻土作为载体材料，当含水量高的血浆或尿液样品上样后，样品被吸附于硅藻土微孔表面形成一层薄薄的水膜，当加入与水不互溶的洗脱溶剂后，洗脱溶剂进入微孔内，与水性的液膜间进行微观的液-液萃取，毒物被洗脱溶剂萃取出来，而磷脂、蛋白质等杂质则会吸附在硅藻土的极性表面上，从而达到样品净化的目的。其操作简便快速，不会乳化，是一种高通量的样品前处理方法，特别适合于生物样品的前处理。例如，测定血清和尿液中莨菪烷类生物碱，可将样品与硼砂缓冲液（pH10）混合，上 Extrelut 柱，再用二氯甲烷洗脱；测定尿液和血浆中马桑亭和马桑宁[6]、尿液中莽草毒素等，样品上样 Cleanert SLE 固相支持液-液萃取柱，然后用叔丁基甲醚洗脱。

3. 固相萃取法

固相萃取法就是利用待测物与基质成分对填料（固定相）的亲和力不同，达到从基质成分中分离待测物的一种样品前处理方法。

固相萃取有两种实现样品净化的途径。一种是保留杂质，待测成分不被保留而自然流出；另一种更为常用的途径是先使待测物完全保留在萃取柱上，样品基质成分随样品溶剂或淋洗液洗出，然后用小体积的洗脱液洗脱待测物。通常第二种途径达到的净化效果更好。

固相萃取的分离模式与液相色谱相同，分为正相（吸附剂的极性大于洗脱剂的极性）、反相（吸附剂的极性小于洗脱剂的极性）、离子交换、反相和离子交换混合模式等。由于液相色谱分离多采用反相色谱模式，为了达到更好的净化效果，作为样品前处理方法的固相萃取法应优先选择与反相机制不同的分离机制进行，如离子交换模式或反相和离子交换混合模式或正相模式的固相萃取法，而不选择反相模式，当然这还取决于待测物的物理和化学性质，以及基质干扰物的性质。常用固相萃取吸附剂见表 3-2，固相萃取吸附剂选择原则见图 3-2，离子型的化合物可根据图 3-3 来进行选择和优化固相萃取条件。

表 3-2　常用固相萃取吸附剂的种类、特性及应用范围

固定相	简称	特性	应用
十八烷基	C_{18}	高度疏水性	反相
石墨碳、活性炭	GCB、Carb	高度疏水性	反相
辛烷基	C_8	疏水性	反相
硅胶	SiO_2	极性和中性	正相
弗罗里硅土	Florisil	极性和弱碱性	正相
氧化铝	Al_2O_3	极性和酸性	正相
阳离子交换剂	SCX	阳离子交换	阳离子交换
阴离子交换剂	SAX	阴离子交换	阴离子交换
氨丙基	NH_2	极性	正相，反相或弱阴离子交换
氰丙基	CN	极性	正相，反相
二醇基	Diol	极性	正相，反相
聚合物反相吸附剂	HLB 等	亲水亲脂平衡反相	反相
聚合物反相和强阳离子吸附剂	MCX 等	混合机制的强阳离子和反相吸附剂	强阳离子交换，反相
聚合物反相和弱阳离子吸附剂	WCX 等	混合机制的弱阳离子和反相吸附剂	弱阳离子交换，反相
聚合物反相和强阴离子吸附剂	MAX 等	混合机制的强阴离子和反相吸附剂	强阴离子交换，反相
聚合物反相和弱阴离子吸附剂	WAX 等	混合机制的弱阴离子和反相吸附剂	弱阴离子交换，反相

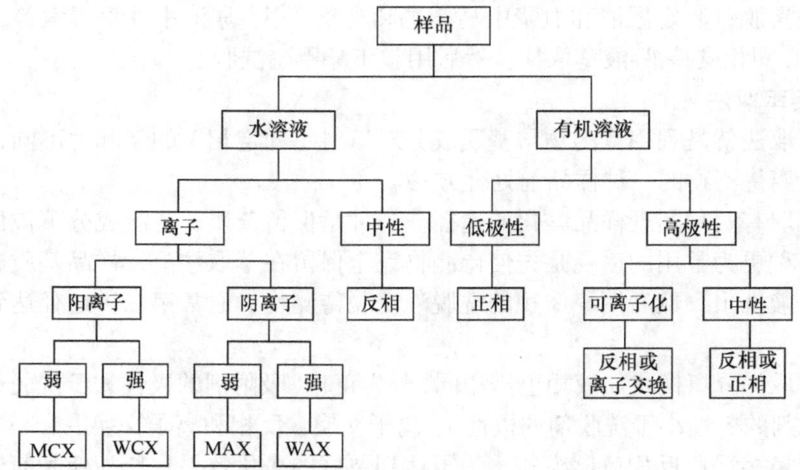

图 3-2　固相萃取吸附剂选择原则

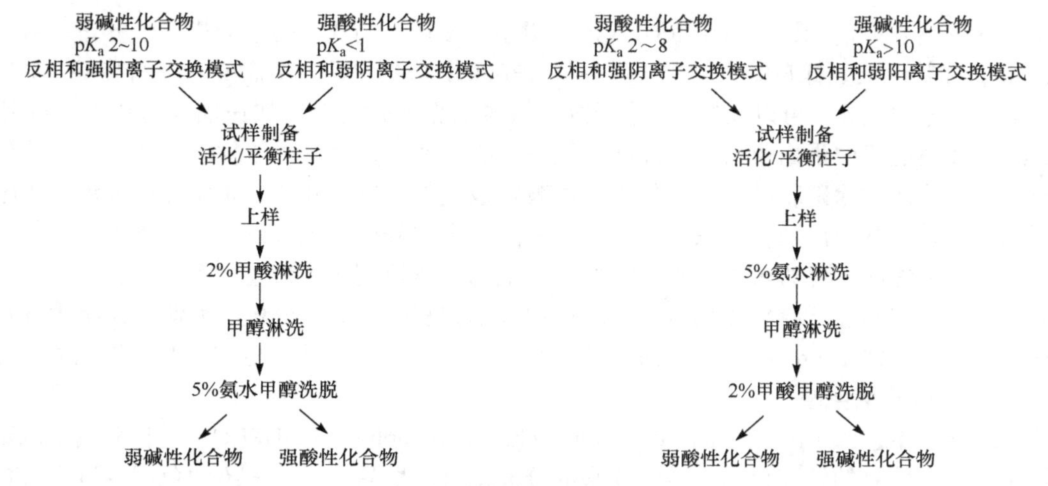

图 3-3　离子型的化合物固相萃取条件选择

对于中性化合物采用反相机制的固相萃取法，有时净化效果不明显，还不如直接进样，采用阀切换法先将待测物出峰之前的液相色谱流分切入废液，然后只将含有待测物的流分切入质谱中进行测定，待测物测定完成后又将流分切入废液，这样既能达到反相固相萃取的类似净化效果，又能避免质谱系统受到污染。

固相萃取法采用了高效、高选择性的填料，无需大量溶剂，避免了乳化现象，采用自动化装置使操作简便、快速。但在具体使用时要特别注意固相萃取柱的容量，特别是阴离子交换填料可交换容量较小，有时会由于样品中大量的基质成分与待测物竞争填料中可交换位点，造成待测物穿漏。

许多生物碱，如乌头类生物碱、马铃薯糖苷生物碱和颠茄生物碱类都可采用 MCX 固相萃取柱净化，而米酵菌酸等酸性物质可采用阴离子交换固相萃取柱净化。

免疫亲和柱净化法是一种特殊的固相萃取法，它利用抗原抗体特异性可逆结合的原理，将抗体与凝胶共价结合，然后填充柱子，将样品提取溶液通过免疫亲和柱，目标化合物（抗原）被保留，非目标化合物则不保留而流出，最后用洗脱液洗脱目标化合物，从而达到纯化的目的。免疫亲和柱净化效果好，可大大减少基质效应，甚至完全消除基质效应，是理想的样品净化方法，但由于抗体制备比较困难、成本比较高，目前商品化的产品比较有限，主要用于真菌毒素、兽药残留、河豚毒素等的净化。

4. 除磷脂柱

血浆中磷脂的主要成分为磷酸甘油胆碱类（glycerophosphocholine，GPCho），见图 3-4，对于正离子电喷雾电离模式的液质联用法，磷酸甘油胆碱是血浆中引起基质效应的主要成分，去除了样品中磷酸甘油胆碱类可以显著降低或消除基质效应[7]，因此针对血浆等生物样品的分析，如毒物检测、药代动力学分析等，已有多种款式商品化的除磷脂柱，同时可去除蛋白质，如多重机制杂质吸附萃取净化柱（MAS SPE）、HybridSPE-PL 柱、Prime HLB 柱和 Ostro 96 孔板等，有柱管形式，

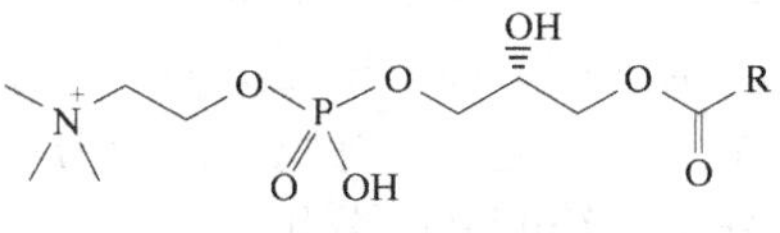

图 3-4　磷酸甘油胆碱化学结构

R 为可变脂肪酸

也有 96 孔板形式。其中 96 孔板形式产品更多，多用于药代动力学分析，上样量一般≤100μl；柱管形式上样量略大，上样量一般≤300μl，应用灵活，不需要专门的装置，更适合于应急毒物检测，可以在柱管中依次加入血浆样品和内标，再快速加入乙腈或乙腈-甲醇混合液使血浆中蛋白质析出悬浮在溶液中，静置数分钟后，采取加压或减压的方式使样品处理液通过除磷脂柱，沉淀的蛋白质被隔板挡住不进入柱子，磷脂被柱上填料吸附而除去，收集柱流出液，氮吹后用流动相复溶，进样分析；也可以在离心管中依次加入血浆样品和内标，再加入乙腈或乙腈-甲醇混合液，涡旋混匀，静置数分钟后，离心，取上清液过除磷脂柱，收集流出液，氮吹后用流动相复溶，进样分析。如测定血浆中莽草毒素，可采用 Cleanert MAS-B 除磷脂柱，用 800μl 乙腈-甲醇混合液（9∶1，*V*/*V*）洗脱[8]。

5. 二维液相色谱

二维液相色谱（two-dimensional liquid chromatography，2D-HPLC）是将分离机制不同而又相互独立的两支色谱柱串联起来的分离系统。样品经过第一维的色谱柱进入接口中，通过浓缩、捕集或切割后被切换进入第二维色谱柱进行分离。二维液相色谱通常采用两种不同分离机制的色谱柱分离样品，即利用样品的不同特性把复杂混合物分成单一组分，这些特性包括分子尺寸、等电点、亲水性、电荷、特殊分子间作用（亲和）等，在一维分离系统中不能完全分离的组分，可能在二维系统中得到更好的分离，分离能力和分辨率得到极大的提高。二维液相色谱大多使用两支或多支色谱柱，并通过柱结合技术实现样品在色谱柱间的切换。常见的二维液相色谱方法有捕集（在线固相萃取）、中心切割、柱头稀释、全二维色谱等，能够增加峰容量和分离度用于复杂样品的表征，与质谱系统联用用于生物样品的检测，可实现样品前处理的自动化，达到高灵敏度检测的目的。下面就对生物样品检测应用较多的 Turboflow 在线固相萃取技术和中心切割方法作一简单介绍。

1）Turboflow 在线固相萃取技术

Turboflow 在线固相萃取技术是利用表面多孔的大粒径键合相为填料，从而使得流动相在高流速（1.5～5.0ml/min）下形成涡流，在涡流的作用下，蛋白质等大分子干扰物由于体积位阻大和分子扩散速度慢等原因，不能进入键合相多孔内而被快速带离分析系统进入废液，小分子物质则通过分子扩散进入填料表面多孔结构中，不能被保留的小分子干扰物也被排出固相萃取柱，随流动相进入废液，待测物则与填料表面的键合相发生相互作用而被保留在 turboflow 在线固相萃取柱上，通过增加流动相的洗脱强度，可将待测物洗脱到第二维液相色谱系统进行分离测定。分析过程如图 3-5 所示，首先上样溶剂以高流速将进样液推至 turboflow 固相萃取柱上，通过体积排阻、分子扩散和填料表面键合相与物质相互作用的差异性，消除了大分子物质和其他小分子干扰物的影响，从而起到萃取目标物并同时达到净化的作用，此时第二维色谱分离系统达到初始流动相的平衡（图 3-5A）；通过阀切换，将洗脱溶剂环切入流路系统，环中高强度洗脱溶剂将固相萃取柱上的目标物洗脱至分析柱上（图 3-5B）；洗脱完毕，变换流路将固相萃取系统和分析系统断开，分析系统进行分离测定，同时固相萃取系统进行柱清洗、再生并将洗脱溶剂充满洗脱溶剂环，第二维液相系统先用强洗脱进行清洗，再用初始流动相平衡系统，为下一次运行作准备。

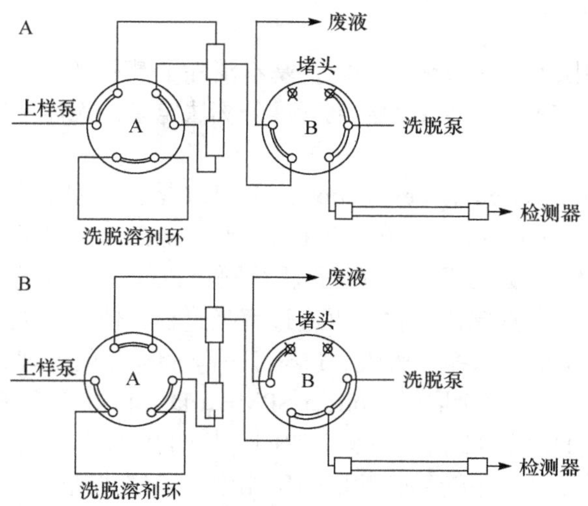

图 3-5 Turboflow 在线固相萃取流路图[9]

Turboflow 在线固相萃取系统与质谱联用已大量应用于血浆、血清和尿液中药物的测定，甚至于血浆、血清和尿液样品稀释后直接进样达到快速分析的目的，具体见文献[9]。该系统可用于阿片生物碱的快速测定[10]。

2）中心切割技术

所谓中心切割就是只使第一维色谱分离的感兴趣组分进入第二维色谱进一步分离。为了达到较为理想的分离效果，尽可能使两维色谱柱保持正交性，即采用不同的分离机制进行分离。图 3-6 给出中心切割的一种流路图，样品进样后，在第一维高压泵 1 泵出的流动相推动下经过保护柱进入分离柱（色谱柱 1）进行分离，柱流出液进入废液，此时第二维色谱分离系统达到初始流动相的平衡。待感兴趣组分将要从第 1 维分离柱上洗脱时，切换阀将第一维柱流出液切换至第二维流路上，稀释泵同时启动将水泵出通过三通阀与第一维柱流出液汇合（减少有机强洗脱剂的比例）进入捕集柱，待测组分被捕集柱捕集，捕集完成后阀又切换流路，将第一维和第二维系统断开，捕集柱切回到第二维流路中，第二维高压泵 2 泵出的流动相将捕集柱上待测组分洗至分离柱（色谱柱 2）上进行分离，柱流出液进入质谱进行检测。同时第一维系统进行清洗、平衡至梯度初始状态，

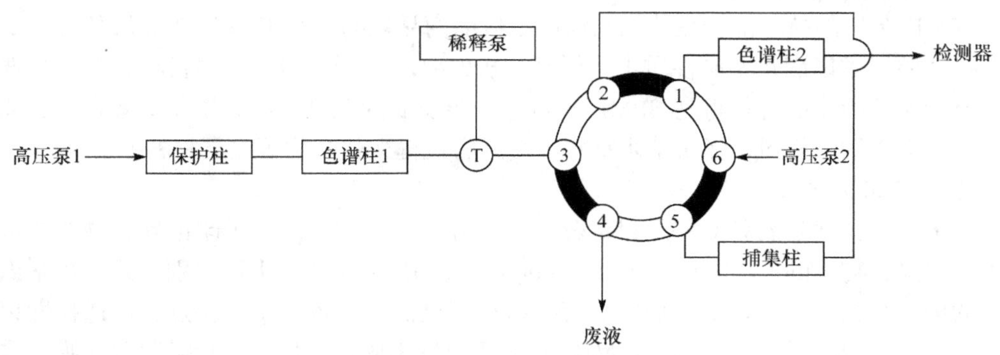

图 3-6 中心切割流路图

为下一次运行作准备。

如应用于全血和尿液中鱼藤酮的测定，基本消除了基质抑制效应，全血和尿液中基质效应分别为95%和93%，可以采用溶剂标准外标法定量，无需基质匹配[11]。

6. 固相微萃取[12]

固相微萃取（solid phase microextraction，SPME）是在固相萃取基础上发展起来的一种样品前处理方法。SPME 保留了 SPE 所有的优点，摒弃了 SPE 需要柱填充物和使用溶剂的缺点。SPME 是基于液-固吸附、气-固吸附平衡的原理，利用待测物在固定相涂层与样品之间的吸附平衡原理富集待测物，再通过解吸过程，使用与之联用的分析仪器对待测物进行分析，是集萃取、浓缩、解吸、进样于一体的样品前处理方法。

常见的 SPME 方法有直接取样（direct-SPME，DI-SPME）和顶空取样（headspace-SPME，HS-SPME）。DI-SPME 指将涂有萃取固定相的石英纤维直接插入到样品基质中，使目标组分直接从样品基质中转移到萃取固定相中。该模式适于分析难挥发的待测物和较洁净的样品基质。HS-SPME 则是要求被测组分能够从液相穿透到气相中，再将被测组分从气相转移到萃取固定相中。具体 HS-SPME 是将萃取纤维置于待测样品上方，利用待测物的易挥发性，在顶空瓶上方将其吸附，该模式可以消除杂质干扰和复杂基质影响，适于分析易挥发性待测物和复杂基质样品，特别是含有挥发性或半挥发性待测物的生物样品。在上述 2 种基本萃取方法的基础上，还发展了管内 SPME（in-tube SPME），该方法与 HPLC 在线联用，可直接进行样品分离分析，适用于 GC 不能测定的热不稳定成分。

SPME 多与色谱仪器联用，应用最广的是与 GC 联用。SPME 与 GC 联用不仅可以实现完全在线联用，而且操作简单。但对于低挥发性的低极性化合物或不挥发性的高极性化合物，SPME-HPLC 更具优势。目前 SPME 已应用于血液、尿液和毛发等样品中苯丙胺、摇头丸、可卡因、杜冷丁、尼古丁、可替宁、4 种三环类抗抑郁药、10 种局麻药、8 种苯二氮卓类药物、9 种有机磷农药、6 种氨基甲酸酯杀虫剂和除草剂、酚及其衍生物、毒鼠强等生物样品的测定[13,14]。

与传统萃取技术相比，SPME 有如下优点：①不需要任何溶剂，减少环境污染；②样品量少；③与分析仪器联用有着良好的灵敏度；④便于与分析仪器联用；⑤可重复使用。但是，SPME 仍有一定的局限性，如涂层种类较少、特异性差、无法用于生物大分子、涂层耐热性有待进一步提高等。

SPME 装置的核心部分是萃取头涂层，目前商品化的 SPME 萃取头涂层种类较少，且选择性差，难以满足不同性质生物样品分析的要求。研发新的涂层材料，甚至是选择性乃至特异性的涂层材料将是 SPME 得以进一步发展的关键，如分子印迹聚合物、离子液体、各类碳纳米材料、无机纳米材料、金属有机框架化合物等涂层材料[15]。

7. 分子印记技术

分子印记技术是制备对特定目标分子具有分子识别性能的分子印记聚合物的技术，分子印记聚合物（molecularly imprinted polymer，MIP）兼备了生物识别体系和化学识别体系的优点，具有选择性高、稳定性好、机械强度高、制备简单等特点，可选择性识别富集复杂样品中的目标物。因此，MIP 被广泛应用于固相萃取、固相微萃取、膜萃取等样品前处理技术。分子印记固相萃取技术（molecularly imprinted-solid-phase extraction,

MI-SPE）是利用分子印记聚合物能特异性地保留目标物，再将目标物洗脱下来，达到样品净化和富集的目的，发展非常迅速，已有商品化的产品，如 Sigma 公司已有 β-受体兴奋剂、β-受体阻断剂、多环芳烃、亚硝胺、喹诺酮类等分子印记固相萃取柱，已应用于生物样品的前处理。

但 MI-SPE 还存在一些问题，如吸附容量低、抗大分子干扰能力差、水相中选择性差以及模板分子渗漏等，特别是大部分的分子印记还局限于非极性环境中，而很多活性成分的识别需要在水溶液中进行。另外，目前能用于聚合的印记分子大多是小分子，对于生物大分子的印记技术仍需改进。针对上述问题，近年来已出现了纳米分子印记聚合物、水相识别分子印记聚合物等新型 MIP 材料的研究报道。目前 MIP 与其他纳米颗粒，如磁性纳米颗粒、碳纳米管和量子点的结合已经增强了 SPE 方法富集各种化合物的选择性和敏感性。

8. 分散液相微萃取技术[16-18]

分散液相微萃取技术（dispersive liquid-liquid microextraction，DLLME）是基于类似于均质液-液萃取（homogeneous liquid-liquid extraction，HLLE）和浊点萃取（cloud point extraction，CPE）的三组分溶液体系，在传统的液-液萃取基础上，加入与萃取剂和水溶液均能互溶的分散剂，形成乳浊液，通过离心分离达到快速从水相中萃取出待测物的技术。DLLME 技术适用于非极性或者亲脂性化合物，或者可通过调节 pH 使其处于非离子游离状态的酸碱性物质，而较难应用于强极性或亲水性化合物。

DLLME 技术包含萃取、离心、分离三个步骤，将适量萃取剂与分散剂的混合液通过注射器或移液枪快速地注入含有待测物的水溶液中，轻轻振荡离心管，从而形成一个水-分散剂-萃取剂的乳浊液体系，萃取剂被均匀地分散在水相中，形成细小颗粒，增大了水相与萃取剂之间的接触面积，待测物可以迅速从水相转移到萃取剂中并且达到分配平衡，再通过离心使萃取剂沉积到离心管底部，并用微量注射器将萃取剂转移出来，通过处理后或者直接进行分析测定。

DLLE 具有操作简便、快速、成本低、有较高的回收率和富集因子、环境污染小等优点，非常适合于痕量分析，已广泛应用于水溶液样品的前处理。近年来，该技术已逐渐应用于生物样品如血浆、尿液、唾液等的前处理。

由于 DLLME 在水溶液中有良好的萃取效率，可以直接应用于尿液样品的前处理。有报道将 DLLME 技术与 LC-ESI-MS/MS 法结合用于检测尿液中 7-氨基氟硝西泮。首先将待测尿样用 0.2mol/L 氨水碱化，并加入 NaCl，离心后取上清液 5.0ml 于试管中，将 750μl 萃取混合液（含 500μl 异丙醇和 250μl 二氯甲烷）快速注入样品中，离心后吸取萃取液氮气吹干后复溶于流动相中，进行 LC-MS/MS 检测。结果富集因子为 20.0，线性范围为 0.05～2.5μg/L，最低检测限达 0.025μg/L。

用 DLLME 处理血样时，由于存在蛋白质等内源性物质干扰，萃取前需要对血样进行预处理，使毒物游离出来，再进行萃取操作。应用 DLLME GC-FID 法检测了水样和血样中的三环类抗抑郁药阿米替林和去甲替林，先将血浆用甲醇沉淀蛋白质，离心后取 0.05ml 上清液加水稀释至 5ml，再进行 DLLME，结果血浆中阿米替林和去甲替林的相对回收率分别为 69.17%和 48.23%。

在研究初期，DLLE 使用的萃取剂多为密度大于水的含氯有机化合物（如 C_6H_5Cl、CCl_4、$CHCl_3$、$C_2H_2Cl_4$、C_2HCl_3 等），近年来，也使用密度小于水的萃取剂（甲苯、已烷、正辛醇、十二醇）。还有不用分散剂，改用机械力分散，如超声辅助、涡旋辅助、空气辅助分散，也能起到很好的分散效果。此外，DLLME 还可与其他样品前处理技术，如搅拌棒吸附萃取（SBSE）、分子印记技术（MIP）、微波辅助萃取（MAE）、亚临界水萃取（SWE）等净化技术联用，提高样品的处理效率和萃取率。

三、样品前处理效果评估[19,20]

基质效应（matrix effect，ME）是样品前处理效果评估的重要指标之一。所谓基质效应，是指样品中的一种或几种非待测组分对待测物浓度或质量测定准确度的影响，基质引起的待测物响应信号增强或减弱分别称之为基质增强效应或基质抑制效应。基质效应是一种干扰形式，但基质效应区别于基质干扰，所谓基质干扰，就是由于样品杂质与待测物出峰重叠而产生的干扰。基质效应现象普遍存在于生物基质和多种仪器分析中，包括气相色谱法、液相色谱法、气相色谱质谱联用法、液相色谱质谱联用法、电感耦合等离子体质谱法、电感耦合等离子体原子发射光谱法等，在复杂基质痕量毒物分析中表现尤为突出，影响测定结果的精密度和准确度。

基质效应对生物样品中液-质联用法准确测定的影响已引起广泛重视。针对液-质联用法，基质效应是指样品中一种或几种非待测组分与待测物一同流出，影响待测物的离子化效率（促进或抑制），使得待测物的响应值增加或减弱，从而影响待测物浓度准确测定的效应。电喷雾正离子电离方式易产生基质效应。

基质效应的评估方法分为定性和定量评估法。所谓定性方法就是在色谱分离条件下，进样样品处理液，以一定的速率泵入一定浓度的待测物标准溶液，通过三通装置与色谱柱流出物汇合进入质谱检测，观察待测物色谱峰出峰处的色谱响应值，可以定性判断是否存在基质效应，若响应值降低为基质抑制效应，若响应值升高为基质增强效应，若响应值不变则为无基质效应，见图 3-7。采用此法还可对不同的样品前处理方法的效果进行比较，见图 3-8；还可对不同类型样品的基质效应评估，见图 3-9。图 3-9 是液-质联用法测定乳制品中双氰胺的基质效应评估例子，双氰胺的保留时间为 2.30min（A），进样空白溶剂（B）、空白婴幼儿配方奶粉（C）、空白加糖奶粉（D）和空白牛奶（E），在双氰胺

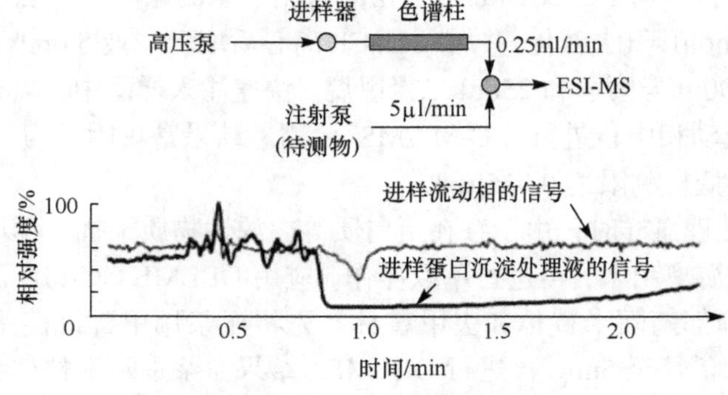

图 3-7　柱后灌注评估基质效应的方法

出峰处色谱基线基本平稳，说明无基质效应。如果双氰胺在 2.50min 处出峰，将会有基质抑制效应，如果在 1.5min 和 2.0min 出峰将会有基质增强效应。

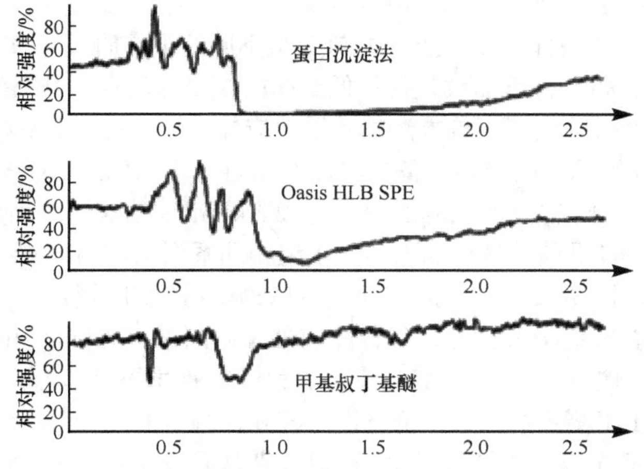

图 3-8　柱后灌注法评估血浆不同样品前处理方法的基质效应

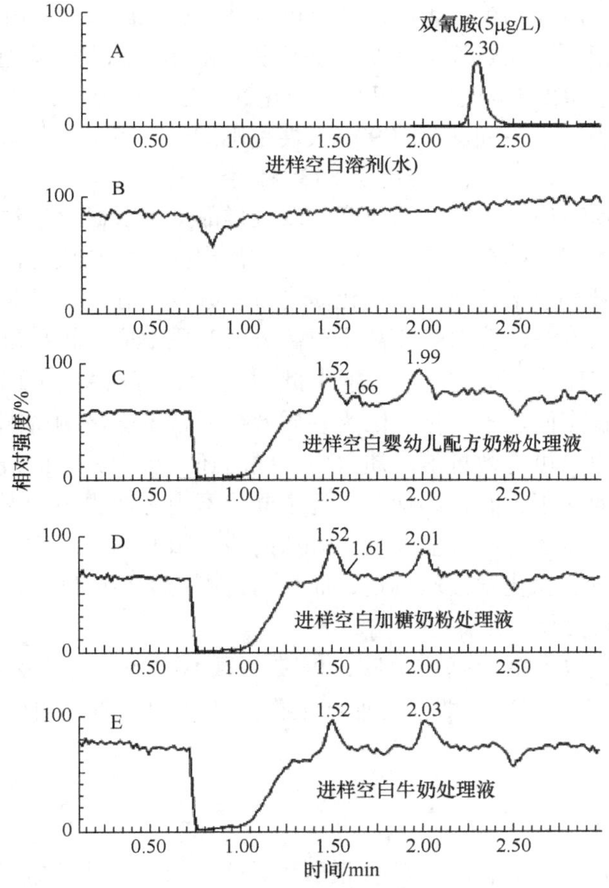

图 3-9　进样不同类型空白样品溶液对柱后灌注双氰胺响应值的影响

基质效应的定量评估是通过基质标准溶液（B）和溶剂标准溶液（A）中待测物色谱峰面积的比值×100%（B/A×100%）进行评估，大于100%的为基质增强效应，等于100%的为无基质效应，小于100%的为基质抑制效应。按照药代动力学的生物样品的基质效应定量评估的要求，可采用标准曲线法，配制3组不同的标准曲线。每组包括5种不同来源样品的标准曲线，每条标准曲线包括从低到高的7个浓度点，共需测定3×5×7=105个样品。这3组标准曲线除用于评价方法的基质效应外，还可同时用于评价方法的精密度、准确度和回收率。3组标准曲线的制备方法各不相同，第1组标准曲线用流动相配制，制成含系列浓度待测组分和内标的标准曲线；第2组标准曲线是将5种不同来源的空白生物样品（如血浆）经样品前处理后加入与第1组相同系列浓度的待测组分和内标后制得；第3组标准曲线采用与第2组相同的5种不同来源的空白生物样品在提取前加入与第1组相同系列浓度的待测组分和内标，经样品前处理后制得。比较3组标准曲线待测组分的绝对响应值、待测组分与内标的响应值比值和标准曲线的斜率等，可以确定基质效应对定量的影响。第1组测定结果可评价色谱系统和检测器的性能以及整个系统的重现性。第2组测定结果与第1组测定结果相比，可以计算基质效应及其相对标准偏差，5种不同来源样品基质效应的相对标准偏差表示不同来源的样品引起基质效应的差异性（个体差异性），通常不超过15%。第3组测定结果可以计算提取回收率（PE=C/B×100%）和5条标准曲线斜率的相对标准偏差，5条标准曲线斜率的相对标准偏差值可以表示不同来源的样品引起提取回收率的差异性。也可采用简化的方法进行评估，取2～3个点代替标准曲线7个点，若取3个点，一般取高（90%线性范围的最高点）、中（线性范围的中间点）、低（3倍定量限）3个浓度，共需测定3×5×3=45个样品。

降低或消除基质效应的方法：①改变和改进样品提取及净化方法；②改善色谱分离条件，将待测物与可能影响待测物电离效率的共流出内源性物质分离，必要时采用二维或多维（超）高效液相色谱分离；③优化质谱分析条件，在允许的条件下，改变离子化方式也是一种有效的方法，若ESI正离子电离方式基质效应比较严重，可以尝试ESI负离子电离方式或大气压化学电离方式，但做此改变后，应对基质效应重新进行评估。

高度推荐使用稳定同位素内标，因为基质效应通常不会影响待测物及其稳定同位素内标的相对电离效率，可有效抵消基质效应，同时还会扩大方法的线性范围。需要引起注意的是，当基质效应很大时，即使采用稳定同位素内标法也不能保证待测组分与内标比值的恒定，另外，基质抑制效应还会使方法的检出限升高、灵敏度下降。使用非同位素内标，要选择与待测物化学性质相近，而且与待测物保留时间相同或相近的化合物，即色谱行为和质谱行为要相近。

基质匹配标准法也可抵消基质效应，但要注意不同来源的样品间基质效应的差异性。基质匹配标准法有两种，即基质加标工作曲线法和基质配制标准曲线法，应合理选用。

四、注意事项

（1）本节重点介绍针对液相色谱-质谱联用技术的血浆和尿液常用样品前处理方法，对于气相色谱-（串联）质谱联用法，有的还需进行衍生化，有关衍生化的方法请读者自行参考有关文献。

（2）各种样品前处理方法需灵活运用，有时需要多种方法配合使用。

参 考 文 献

[1] GBZ/T 308-2018 尿中多种金属同时测定电感耦合等离子体质谱法. [S].

[2] GBZ/T 316.2-2018 血中铅的测定 第 2 部分 电感耦合等离子体质谱法. [S].

[3] Anastassiades M, Lehotay S J. Fast and easy multiresidue method employing acetonitrile extraction/partitioning and “dispersive solid-phase extraction” for the determination of pesticide residues in produce[J]. J AOAC Int, 2003, 86(2): 412-430.

[4] 孙毓庆. 现代色谱法及其在医药中的应用[M]. 北京: 人民卫生出版社, 1998: 489.

[5] 张晓艺, 张秀尧, 蔡欣欣, 等. 稳定同位素稀释离子色谱-三重四极杆质谱法测定血浆和尿液中的氟乙酸[J]. 色谱, 2018, 36(10): 979-984.

[6] 张秀尧, 蔡欣欣, 张晓艺, 等. 超高效液相色谱-三重四极杆质谱法测定血浆和尿液中马桑亭和马桑宁[J]. 色谱, 2019, 37(2): 149-154.

[7] Little J L, Wempe M F, Buchanan C M. Liquid chromatography–mass spectrometry/mass spectrometry method development for drug metabolism studies: examining lipid matrix ionization effects in plasma[J]. Journal of Chromatography B, 2006, 833: 219-230.

[8] 张秀尧, 蔡欣欣. 超高效液相色谱串联质谱联用法快速测定生物样品中莽草毒素[J]. 分析化学, 2011, 39(12):1917-1920.

[9] Couchman L. Turbulent flow chromatography in bioanalysis: a review[J]. Biomed Chromatogr, 2012, 26: 892-905.

[10] 张秀尧, 蔡欣欣, 张晓艺, 等. Turboflow 在线净化-超高效液相色谱-三重四极杆/复合线性离子阱质谱法快速测定食品中的罂粟壳[J]. 色谱, 2017, 35(11): 1137-1144.

[11] 张晓艺, 张秀尧, 蔡欣欣, 等. 二维超高效液相色谱-三重四极杆/复合线性离子阱质谱联用快速测定全血和尿液中鱼藤酮[J], 色谱, 2017, 35(5): 482-486.

[12] 傅若农. 固相微萃取(SPME)近几年的发展[J]. 分析试验室, 2015, 34(5):602-620.

[13] 梁克伟, 刘俊亭. 固相微萃取法在生物样品前处理中的应用[J]. 中国法医学杂志, 2001, 16(增): 55-57.

[14] 戴国梁, 居文政, 谈恒山. 生物样品前处理研究进展[J]. 中国医院药学杂志, 2013, 33(6): 484-487.

[15] Hashemi B, Zohrabi P, Shamsipur M. Recent developments and applications of different sorbents for SPE and SPME from biological samples[J]. Talanta, 2018, 187:337-347.

[16] Rezaee M, Assadi Y, Hosseini M R M,et al. Determination of organic compounds in water using dispersive liquid-liquid microextraction[J]. J Chromatogr A, 2006, 1116:1-9.

[17] 张明勇, 洪战英, 范国荣. 分散液相微萃取技术及其在生物样品分析中的应用进展[J]. 中国新药杂志, 2011, 20(5): 429-432.

[18] 曹江平, 邸宏伟, 周继梅, 等. 分散液液微萃取技术的研究进展[J]. 分析测试学报, 2016, 35(7): 913-921.

[19] Matuszewski B K, Constanzer M L, Chavez-Eng C M. Strategies for the assessment of matrix effect in quantitative bioanalytical methods based on HPLC-MS/MS[J]. Anal Chem, 2003, 75(13): 3019-3030.

[20] 夏媛媛, 司端运, 刘昌孝. FDA 生物分析方法确证的发展与动态[J]. 药物评价研究, 2009, 32(2): 123-129.

（张晓艺　蔡欣欣　张秀尧）

第四章　杀鼠剂食物中毒检测技术

杀鼠剂（rodenticide）是用于防治鼠类等有害啮齿动物的农药。杀鼠剂通常具有急性毒性，鼠摄入后作用迅速，致死速度快。

1933 年第一个有机合成的杀鼠剂甘氟问世，20 世纪 40 年代初出现了合成的氟乙酸钠等毒性更强的杀鼠剂，1949 年德国拜耳公司合成了毒鼠强。这几种杀鼠剂都属于急性致痉挛类杀鼠剂，在施药过程中需一次投足够量，否则，一次没有毒死，就易产生拒食现象。

1944 年，研究者在研究加拿大牛的“甜苜蓿病”时发现香豆素有毒，后来合成出第一代抗凝血类杀鼠剂杀鼠灵，为杀鼠剂开辟了一个新的领域。杀鼠灵与早先致痉挛类杀鼠剂相比，具有鼠类中毒慢、不拒食、可连续摄食造成毒性累积后死亡的特点，因此很快就在鼠害的防治中占有了举足轻重的地位。后来，研究者发现鼠类对这类杀鼠剂形成了严重的抗药性及交互抗性，使其应用效果受到影响。

20 世纪 70 年代，欧洲先后合成了不易产生抗性的鼠得克、溴敌隆、大隆。这类杀鼠剂克服了第一代抗凝血杀鼠剂需多次投药的缺点，且增加了急性毒性，对抗药性鼠类毒效好，称为第二代抗凝血类杀鼠剂。其特点是杀鼠效果好，兼有急性和慢性毒性。

关于杀鼠剂中毒事件的应急检测能力，卫办疾控发[2004]108 号“省、地、县级疾病预防控制中心实验室建设指导意见”要求省级疾控中心实验室应具备毒鼠强、氟乙酰胺、溴敌隆、大隆的检测能力，市级实验室应具备毒鼠强、氟乙酰胺的检测能力。

杀鼠剂进入鼠体后可在一定部位干扰或破坏体内正常的生理生化反应。致痉挛类杀鼠剂中毒是短期内接触致痉挛类杀鼠剂后引起的以中枢神经系统损害为主的全身性疾病。抗凝血类杀鼠剂中毒是指短期内接触抗凝血类杀鼠剂后引起的以凝血功能障碍为主的全身性疾病。本章根据杀鼠剂的作用机制分为两节，分别为致痉挛类杀鼠剂检测技术和抗凝血类杀鼠剂检测技术，样品类型包括食品和血样。

第一节　致痉挛类杀鼠剂检测技术

一、概述

（一）致痉挛类杀鼠剂的理化特性

致痉挛类杀鼠剂多数为白色粉末或结晶，但不同毒物在水和有机溶剂中的溶解度差异很大，化学性质大多较为稳定，其结构式见图 4-1，基本信息见表 4-1。

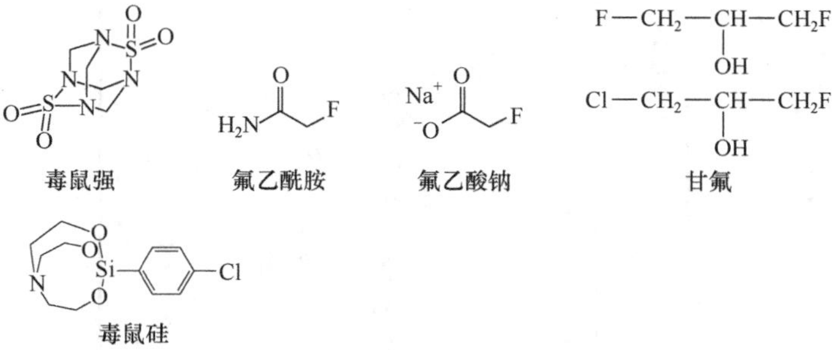

毒鼠强　氟乙酰胺　氟乙酸钠　甘氟

毒鼠硅

图 4-1　致痉挛类杀鼠剂的分子结构式

1982 年，农业部和卫生部发布了《农药安全使用规定》，明确规定不得使用氟乙酰胺。1991 年，农业部发文明确规定毒鼠强为禁用品种。2003 年 9 月，《最高人民法院、最高人民检察院关于办理非法制造、买卖、运输、储存毒鼠强等禁用剧毒化学品刑事案件具体应用法律若干问题的解释》颁布，该解释所称“毒鼠强等禁用剧毒化学品”，是指国家明令禁止的毒鼠强、氟乙酰胺、氟乙酸钠、甘氟、毒鼠硅 5 种。2007 年 9 月，中华人民共和国农业部第 199 号公告，把这 5 种杀鼠剂列为国家明令禁止使用的农药。

（二）主要中毒表现及处置措施

在我国 2015 版《危险化学品目录》中，5 种致痉挛类杀鼠剂均为剧毒化学物。致痉挛类杀鼠剂中毒事件的中毒途径主要为经口摄入，绝大多数为食源性中毒，如摄入致痉挛类杀鼠剂污染的食品或饮用水，也可经皮肤黏膜吸收。

毒鼠强是神经递质 4-氨基丁酸（GABA）的拮抗剂，阻断 GABA 对神经元的抑制作用，使运动神经元过度兴奋，导致强直性痉挛和惊厥[1]。毒鼠强的致毒机制尚不清楚。

氟乙酰胺、氟乙酸钠、甘氟进入人体后会逐步转化形成氟乙酸[1]，干扰正常的三羧酸循环，导致三磷酸腺苷合成障碍及氟柠檬酸直接刺激中枢神经系统，引起神经及精神症状。应当在接触毒物后尽快采集样品，6h 以内采集的样品可以进行氟乙酰胺、氟乙酸根离子定性定量检测，6～24h 之间采集的样品可以进行氟乙酸根离子定性定量检测[2]。

急性致痉挛类杀鼠剂中毒事件的确认必须同时具有以下三个条件[3]：①中毒患者有致痉挛类杀鼠剂接触机会；②中毒患者短时间内出现以癫痫样大发作等中枢神经系统兴奋为主的临床表现（轻度时出现头痛、头晕、乏力、恶心、呕吐等症状；中度时抽搐；重度时昏迷、持续抽搐、窒息）；③血、呕吐物和食物等样品中检出致痉挛类杀鼠剂。

中毒患者的治疗包括：清除体内毒物、镇静止痉和服用特效解毒药物[1]。

清除体内毒物多采用催吐、洗胃和血液净化，其中氟乙酰胺、氟乙酸钠和甘氟中毒一般选用血液透析治疗，毒鼠强中毒需使用血液灌流进行治疗。

镇静止痉多采用苯巴比妥钠、地西泮单独用药或联合用药。

氟乙酰胺、氟乙酸钠和甘氟中毒的特效解毒剂为乙酰胺，需早期、足量应用。毒鼠强与毒鼠硅无特效解毒剂。

表 4-1　致痉挛类杀鼠剂基本信息

序号	毒物名称	CAS	分子式	物理特性	化学性质	大鼠 LD_{50} /（mg/kg）	人最低致死剂量
1	毒鼠强	80-12-6	$C_4H_8N_4O_2S_2$	无味的白色晶体或粉末，难溶于甲醇、乙醇和水（0.25g/L），微溶于氯仿和丙酮，可溶于乙酸乙酯和苯，易溶于二甲基亚砜	化学性质非常稳定，在稀酸或稀碱中不分解，255℃分解	经口 0.25	5～10mg
2	氟乙酰胺	640-19-7	C_2H_4OFN	白色针状结晶，无臭无味，易溶于水、乙醇、丙酮，易潮解，熔点 107～108℃，沸点 259℃	常温下化学性质较为稳定	经口 15	5mg/kg
3	氟乙酸钠	62-74-8	FCH_2COONa	白色晶体，略带醋酸气味，极易溶于水，微溶于丙酮、乙醇。在空气中易潮解	常温下化学性质较为稳定，但高于200℃可以分解	经口 2.5～7	5mg/kg
4	甘氟	80650-71-2	$C_3H_6OF_2$ 70%～80%，C_3H_6OFCl 20%～30%	无色或微黄色透明油状液体，沸点 127℃，有挥发性，略带酸味，能与水、醇、乙醚混溶	化学性质稳定	经口 30 经皮 66	—
5	毒鼠硅	29025-67-0	$C_{12}H_{16}ClNO_3Si$	白色结晶或粉末，难溶于水，可溶解于苯、氯仿等多种有机溶剂，熔点 230～235℃	遇酸易分解	经口 1～4	—

二、致痉挛类杀鼠剂的检测方法

致痉挛类杀鼠剂的检测方法包括两类，分别是显色定性法和仪器分析定量法。前者可作为初步判断的参考，但不能作为判定事件性质的依据，重大突发事件性质的判定必须采用其他分析方法加以确证。后者包括分光光度法、离子色谱法、气相色谱法（NPD和ECD）、气质联用法（EI 源和NCI 源）、气相色谱-串联质谱法、液相色谱法、液相色谱串联质谱法。

（一）硫酸-变色酸定性法[3]

该方法适用于食品、水、毒饵、鼠药、呕吐物等样品中毒鼠强的定性分析。该方法的原理是：毒鼠强在强酸条件下加热可分解，其分解产物中的甲醛在酸性条件下与变色酸发生变色反应，通过颜色变化对毒鼠强进行定性分析。该方法检出限为 0.1μg/ml。酱油、醋、有颜色的饮料等液体样品在乙酸乙酯或苯萃取后使用少量活性炭进行脱色处理，以防止颜色干扰。全程测定时间为20min。

（二）改良奈氏试剂定性法[3]

该方法适用于环境样品及部分生物样品（呕吐物、胃液和胃容物）中氟乙酰胺的定性测定。该方法的原理是：氟乙酰胺水溶液遇到强碱性的奈氏试剂，逐渐水解出氨，与奈氏试剂作用，产生黄棕色沉淀。该方法检出限为0.5μg。铵盐存在假阳性干扰。全程测定时间为20min。

（三）异羟肟酸铁反应定性法[1]

该方法适用于食品、毒饵、水、呕吐物等样品。该方法的原理是：氟乙酰胺与羟胺在碱性条件下生成异羟肟酸，与三价铁离子作用发生变色反应，通过颜色变化对氟乙酰胺进行定性。该方法检出限为50μg/ml。碱度过高对其可造成假阳性干扰，酸度过高可造成假阴性干扰。全程测定时间为15min。

（四）硫酸-变色酸分光光度法[3]

该方法适用于食品、毒饵、水、呕吐物等样品中毒鼠强浓度的定量分析。该方法的原理是：毒鼠强在强酸条件下加热可分解，其分解产物中的甲醛在酸性条件下与变色酸发生变色反应，比色定量。线性范围：0.5～10μg/5.0ml。精密度（RSD）：≤10%。回收率：90%～105%。检出限：0.1μg/ml。醛类等对其可造成假阳性干扰，酚类可降低其灵敏度。

（五）气相色谱法

该方法适用于定量测定食品、血样品中毒鼠强和氟乙酰胺。该方法的原理是：使用乙酸乙酯、乙醚或乙腈液-液萃取对样品进行前处理，然后将处理后样品定容，经非极性毛细管气相色谱柱（HP-1）分离，用氮磷检测器对其中氟乙酰胺和毒鼠强组分进行测定，通过氟乙酰胺、毒鼠强标准品的保留时间及标准曲线来进行定性和定量检测。氟乙酰胺和毒鼠强的保留时间分别为 2.36min 和 8.72min 左右[3]。线性范围：5～50μg/ml。精密度：批内、批间 RSD≤10%。准确度（回收率）：80%～90%。全程测定时间：120min。我国公安部推荐标准《GA/T 205—1999 中毒案件检材中毒鼠强的气相色谱定性及定量分析方法》[4]、司法鉴定技术规范《SF/Z JD0107003—2010 血液、尿液中毒鼠强的测定气相色谱法》[5]均采用了液-液萃取/气相色谱氮磷检测器法，并且定量方法都为内标法。

（六）气质联用法[6]

该方法适用于同时定量测定食品、血样品中毒鼠强和氟乙酰胺。该方法的原理是：除了使用质谱作为检测器外，前处理步骤同“（五）气相色谱法”。在气质联用测定中，有两种质谱扫描方式，分别为全扫描（SCAN）和选择离子扫描（SIM）。前者是在分析者定义的质量范围内，将质谱分析得到的尽可能多的待测物碎片离子信息与标准物（标准谱库）的碎片离子信息相比较而得到定性结果，其定性准确度较高；后者是将分析人员设定的有限的相关待测物碎片离子信息与标准物（标准谱库）的碎片离子信息相比较而得到定性结果，定性准确度不如前者，但比前者的灵敏度高得多。一般情况下，在测定较高浓度样品时，使用 SCAN 扫描方式，结果准确；在使用 SCAN 扫描方式不能检出低浓度样品时，使用 SIM 扫描方式，不漏掉阳性样品。氟乙酰胺的特征离子峰为 *m/z* 77，*m/z* 44；毒鼠强的特征离子峰为 *m/z* 240，*m/z* 212。

（七）衍生-气相色谱和气质联用法[2]

该方法适用于生物检材、食品中氟乙酸根离子的测定。该方法的原理是：氟乙酰胺、氟乙酸钠、甘氟进入人体后形成氟乙酸，所以需要检测氟乙酸。在强酸性条件下，用乙酸乙酯萃取，浓缩后用五氟苄基溴衍生化，然后用 GC-ECD 检测，由于采用了衍生化反应，可以在常用的非极性毛细管柱得到好的保留。为了提高定性可靠性，用 DB-1 和 DB-5 双色谱柱 ECD 检测器保留时间定性；也可以用质谱定性，离子源可以采用 EI 或 NCI。定量方式为外标工作曲线法。本法回收率大于 60%。相对相差小于 20%。GC-ECD 检出限为 0.2μg/g，GC-MS 电子轰击源检出限为 2.0μg/g，GC-MS 负化学源检出限为 0.6μg/g。详见 GA/T 933—2011。

（八）气相色谱-串联质谱法[7]

通常采用气相色谱-串联质谱法测定饮用水、酱油和食醋中鼠药氟乙酰胺、毒鼠强。饮用水样品用固相萃取（苯乙烯二乙烯苯和甲基丙烯酸甲脂聚合物固相萃取柱）富集净化；食醋和酱油样品用乙腈为提取溶剂、加入少量石墨化炭黑去除色素的快速萃取法提取净化，采用 INNOWAX 弹性的石英毛细管柱分析。饮用水中检出限小于 0.5μg/L；食醋和酱油中检出限小于 0.025mg/kg。在复杂基质的分析中，多反应监测模式比选择离子监测模式能够降低基质干扰，定性能力更强，有助于消除假阳性结果。

（九）离子色谱法[8]

该法适用于全血中氟乙酸根离子的定性定量分析。全血中的氟乙酸根离子用纯水提取，用乙腈沉淀蛋白质并定容，采用离子色谱法检测分析，以保留时间定性，以标准曲线法定量。主要设备与耗材：离子色谱仪（配置电导检测器），阴离子交换柱（DionexIon pac ASll-HC）及其相应的保护柱（AG11-HC）。样品预处理步骤：将全血样品放至室温混匀后，取0.5ml置于10ml离心管中，加入1.0ml超纯水，用乙腈定容至10.0ml，在涡旋混合器上振荡混匀3min后，3000r/min离心10min，取上清液9.0ml经0.22μm微孔滤膜过滤后，滤液待测。线性范围：0.5～20μg/ml；精密度：批内、批间RSD<10%；准确度（回收率）：85%～105%；方法检出限：0.1μg/ml。

（十）液相色谱-串联质谱法

该法适用于全血中氟乙酸根离子的定性定量分析[9]。该方法的原理为：全血样品经乙腈沉淀蛋白质后，采用液相色谱-质谱联用方法检测分析，以保留时间和特征离子定性，以标准曲线法定量。色谱柱：CSH（氟苯基柱）或C_{18}（50mm×2.1mm，1.7μm）；流动相：0.4%甲酸铵溶液：乙腈=70：30；流速：0.2ml/min。离子源：电喷雾离子源（ESI-）；监测定量离子：*m/z* 77>33.1、定性离子*m/z* 56.9和*m/z* 48.8。样品预处理：将全血样品放至室温混匀后，取0.50ml于离心管中，加3ml乙腈沉淀蛋白质，振摇lmin，10 000r/min 离心10min ，取上清液，氮吹浓缩至干，加入流动相0.5ml复溶，经0.22μm微孔滤膜（极性）过滤后，滤液待测。方法检出限：1μg/L；线性范围：5～500μg/L；精密度：批内、批间 RSD<10%；准确度（回收率）：80%～105%。此外，也有文献报道了用液相色谱-串联质谱法检测食品中的氟乙酸根[10]。

三、致痉挛类杀鼠剂检测实例

GA/T 205—1999规定了中毒案件检材中毒鼠强的气相色谱法[4]；SF/Z JD0107003—2010规定了血液、尿液中毒鼠强的气相色谱测定法[5]；GA/T 933—2011规定了生物样品中氟乙酸根离子的气相色谱和气相色谱-质谱联用法；河北省地方标准DB13/T 444—2000规定了鼠药及中毒样品中氟乙酰胺、毒鼠强的气相色谱测定法。现有的4个标准检测方法中，检测仪器方法未包含气质联用法（氟乙酸根除外）。

气质联用法定性能力强，可以同时测定食品、生物制品中毒鼠强与氟乙酰胺，该仪器在我国的地市级以上疾控中心基本都已经配置，且卫办疾控发[2004]108号文件要求地市级应具备毒鼠强、氟乙酰胺的检测能力。故本章提供该法作为检测实例，该法适用于常见食物基质饮用水、酱油、醋、面粉、辣酱及全血中毒鼠强与氟乙酰胺的同时确证测定。

（一）原理

水样经SPE富集，食品样品用乙腈提取，全血样品用乙酸乙酯提取，经DB-WAX弹性毛细管色谱柱程序升温分离，采用单四极质谱进行测定，以保留时间和特征离子为定性依据，外标法定量。

（二）试剂和材料

甲醇、乙腈、丙酮等常用有机溶剂。无水硫酸钠、氯化钠等常用分析纯试剂。萃取包（QuEChERS AOAC Pouch，美国 Agilent 公司）、陶瓷均质子（Ceramic Homogenizers，美国 Agilent 公司）、活性炭（Welchrom Graphicarb，月旭材料科技公司）、Bond ElutNEXUS 固相萃取小柱（3ml，60mg）等前处理耗材。

混合标准溶液的配制：精密称取氟乙酰胺标准品 10.0mg，置于 10ml 容量瓶中，加丙酮溶解并稀释至刻度，摇匀，得氟乙酰胺标准储备液（1），浓度为 1.0mg/ml。精密量取氟乙酰胺标准储备液（1）0.2ml，另取毒鼠强（市售标准成品浓度 200μg/ml）标准溶液 1.0ml，加乙腈稀释定容至 10ml，摇匀，此混合溶液含氟乙酰胺和毒鼠强的浓度均为 20μg/ml。

标准系列溶液的配制：精密吸取标准使用溶液 20μg/ml，用乙腈稀释制成质量浓度为 0.01μg/ml、0.05μg/ml、0.1μg/ml、0.5μg/ml、1.0μg/ml、2.0μg/ml、5.0μg/ml、10.0μg/ml 的系列标准溶液。

（三）仪器和设备

气相色谱-质谱仪，配 EI 电离源。固相萃取装置、高速离心机（转速大于 10 000r/min）。

（四）试样

1. 试样采集与制备

水样采集 500ml 以上。

食品样品采集 500g 以上，粉碎或匀浆。

全血样品的采集方法：采血人员应当戴无粉乳胶或聚乙烯手套，在洁净的环境中，采用肝素锂（纳）抗凝采血管，同时采集 2 份全血样品，每份采集量不少于 5ml。随机抽取与样品采集同批号的采血管 2 份，作为样品空白。样品应当在接触毒物后尽快采集，6h 以内采集的样品可以进行氟乙酰胺、氟乙酸根离子定性定量检测，6～24h 之间采集的样品可以进行氟乙酸根离子定性定量检测。

2. 试样运输与保存

将采集后的样品和样品空白置于清洁容器中冷冻运输。样品采集后应当尽快送实验室进行分析测定。所有实验室检测完毕后的样品和未检样品，生物样品应当在冷冻（–80℃）条件下、水与食品样品可以在冷冻（–18℃）条件下至少保存 1 周以上，以备样品复测。

3. 试样提取与净化

饮用水：采用固相萃取小柱富集净化，Nexus 固相萃取小柱依次用 5ml 甲醇和 5ml 水活化，100ml 饮用水上柱，流速<5ml/min，抽干，静置 10min。用 2.5ml 甲醇洗脱并收集，抽干。收集液在 40℃的温度下用小气流的氮气吹至近干，丙酮定容到 1.0ml，待检测。

酱油、醋（深色液体样品往往被选为投毒的食品基质）：称取 2.000g（精确至 0.001g）

待测样品于 15.0ml 容量瓶中，加入 0.5g NaCl 混匀，再加入活性炭 0.1g，密塞振摇 1min。加入 4ml 乙腈密塞振摇 1min。以不低于 4000r/min 离心 10min，静置。取乙腈上清液加 0.2g 无水硫酸钠，振摇 1min 待检测。

面粉、辣酱（过往案例中曾是投毒的食品基质）：称取 3.000g（精确至 0.001g）试样于 50ml 具塞离心管中，加入陶瓷均质子，加水至 10ml，振荡混匀后，加入 10ml 乙腈溶液，振荡提取 5min，加入萃取包粉末，振荡混匀 5min 后，以不低于 4000r/min 离心 5min。上清液待检测。

全血：将全血样品放至室温混匀后，取 5ml 置于试管中，加入 5ml 乙酸乙酯，充分振荡混匀，以 3000r/min 离心 2min，分离上清液。重复提取一次，合并上清液至试管内，用氮吹浓缩仪常温浓缩近干，加入 0.5ml 乙酸乙酯复溶待检测。

（五）测定条件

1. 色谱条件

色谱柱：DB-WAX 柱，30m×0.25mm×0.25μm 或同等性能的色谱柱。柱温升温程序：起始温度 60℃，10℃/min 升温至 130℃，再以 20℃/min 升温至 250℃，保持 10min。进样口温度：270℃；接口温度：280℃；进样量：1μl。不分流进样。载气：高纯氦气；流量：1.0ml/min。

2. 质谱条件

仪器：HP 5973。主要参数：离子源和四极杆温度分别为 230℃和 150℃；电子能量 70eV；质量扫描范围 10～550amu；溶剂延迟时间 6.0min；选择离子扫描模式（SIM）检测，定量离子 m/z 77，212，定性离子 m/z 44，240，见表 4-2。

表 4-2　两种鼠药的特征碎片定性离子和定量离子

化合物	保留时间/min	定性离子	定量离子	丰度比
氟乙酰胺	9.04	44,77	77	2∶1
毒鼠强	20.4	212,240	212	1.5∶1

（六）注意事项

（1）多数文献采用了最常用的非极性毛细管色谱柱，但由于氟乙酰胺是极性化合物，其保留时间太短（RT = 2min 附近），会被基质杂质峰干扰测定。为了能使二者同时测定，本实例选用极性柱（DB-WAX），既能克服氟乙酰胺出峰过快的弊病，又能兼顾中等极性的毒鼠强有良好的保留，如图 4-2 中氟乙酰胺的保留时间为 9.04min，图 4-3 中毒鼠强的保留时间为 20.4min。

（2）氟乙酰胺易溶于水，遇水水解、遇热升华等性质使得其回收率降低；另外，其在两相中的分配比也造成液体样品的回收率偏低，所以测定酱油等液体样品中的氟乙酰胺首先需要加入适量的钠盐，促使其在有机相与水相分离。图 4-4 为酱油加标样品总离子流图。

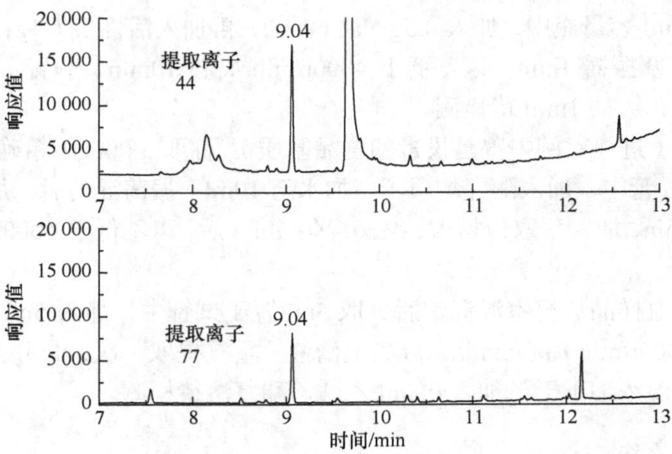

图 4-2　氟乙酰胺选择离子流图

保留时间 9.04min

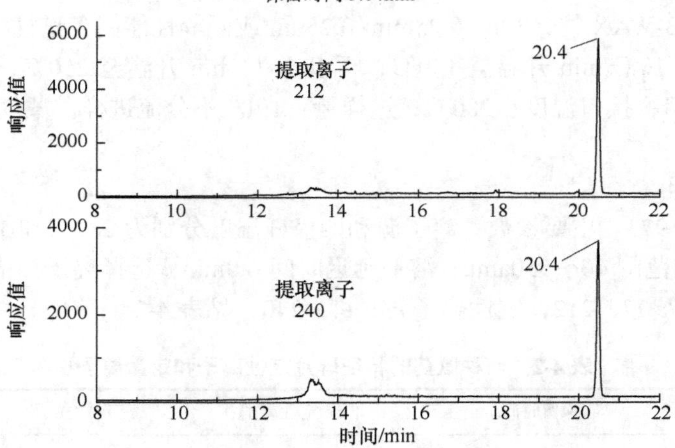

图 4-3　毒鼠强选择离子流图

保留时间 20.4min

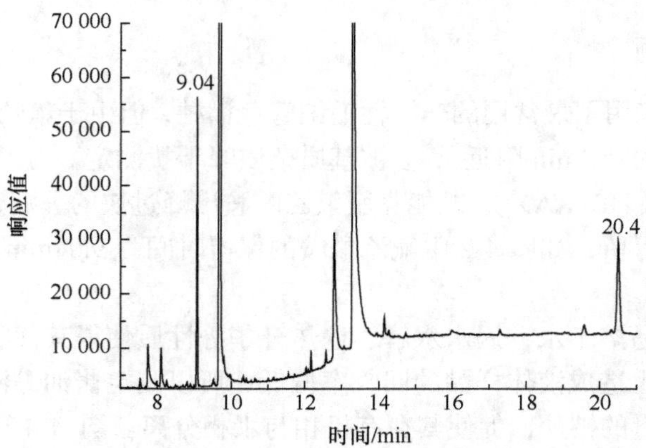

图 4-4　酱油加标样品总离子流图

1. 氟乙酰胺 9.04min；2. 毒鼠强 20.4min

（3）突发事件定性一定要同时进行空白试验，空白试验色谱图上应该没有保留时间与氟乙酰胺和毒鼠强相同的峰。

（4）为进一步提高确证可靠性，如样品分析在对照品相同保留时间出现色谱峰，可进一步在样液中加入定量标准液，同一保留时间出现峰叠加即可判定为阳性结果。

第二节　抗凝血类杀鼠剂检测技术

一、概述

（一）抗凝血类杀鼠剂的理化特性

抗凝血类杀鼠剂多数为黄色/白色粉末或结晶，难溶于水，可溶于丙酮、乙醇、氯仿等有机溶剂，化学性质大多稳定。抗凝血类杀鼠剂根据分子结构式分为香豆素类和茚满二酮类两大类，其分子结构是分别见图 4-5、图 4-6，基本信息见表 4-3。

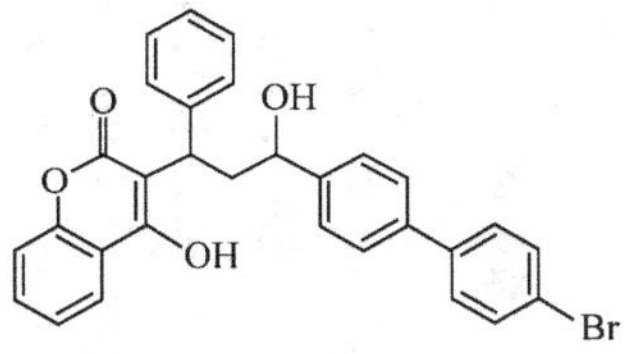

溴敌隆 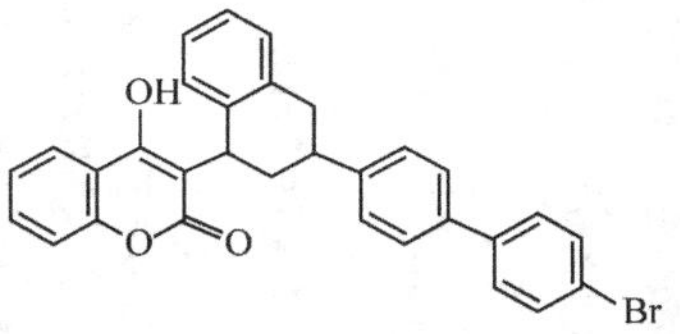　溴鼠灵 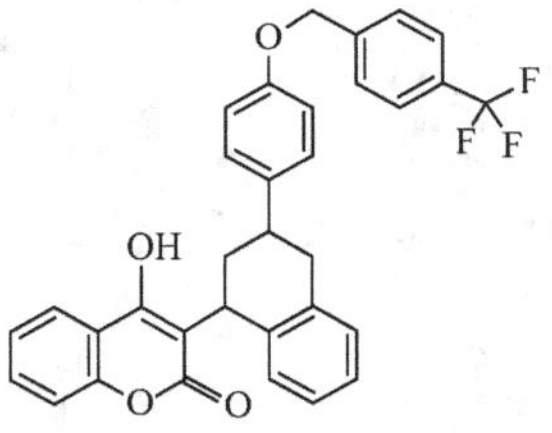　氟鼠灵 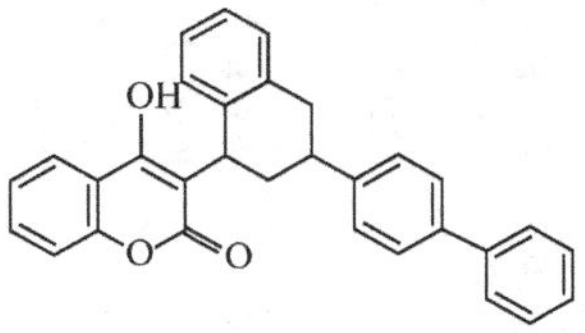　鼠得克 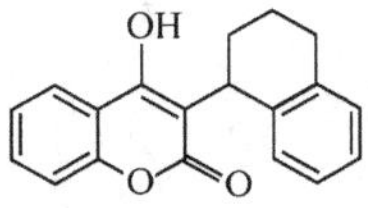　杀鼠迷 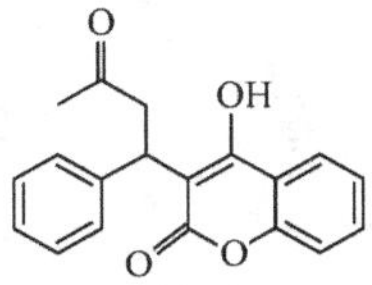　杀鼠灵

图 4-5　6 种香豆素类抗凝血类杀鼠剂分子结构式

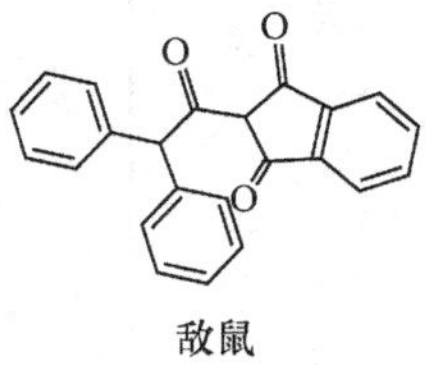

敌鼠 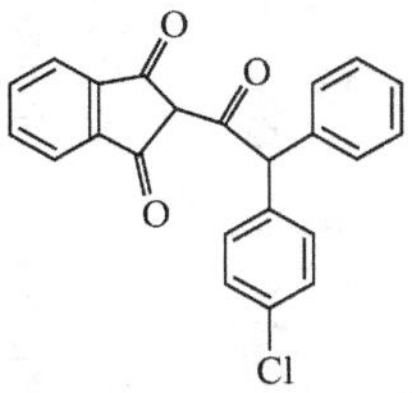　氯敌鼠 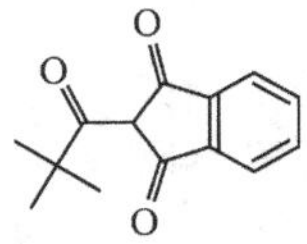　杀鼠酮 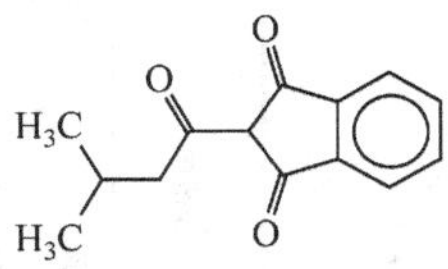　异杀鼠酮

图 4-6　4 种茚满二酮类抗凝血类杀鼠剂分子结构式

表 4-3　抗凝血类杀鼠剂基本信息

序号	毒物名称	英文名	CAS	分子式	理化特性	大鼠经口 LD_{50} /（mg/kg）
1	溴敌隆	Bromadiolone	28772-56-7	$C_{30}H_{22}O_3Br$	香豆素类，白色或微黄色粉末，难溶于水，可溶于乙醇、丙酮等有机溶剂	1.1
2	溴鼠灵，大隆	Brodifacoum	56073-10-0	$C_{31}H_{23}O_3Br$	香豆素类，白色或淡黄色粉末，不溶于水和石油醚，微溶于乙醇、苯、乙酸乙酯等，可溶于三氯甲烷	0.26
3	氟鼠灵，氟鼠酮，杀它仗，速箭	Flocoumafen	90035-08-8	$C_{33}H_{25}O_4F_3$	香豆素类，灰白色或白色粉末，不溶于水，溶于乙醇、丙酮、三氯甲烷等有机溶剂	0.46
4	杀鼠灵，华法灵	Warfarin	81-81-2	$C_{19}H_{16}O_4$	香豆素类，无色透明结晶或白色粉末，不溶于水和苯，可溶于乙醇、甲醇，易溶于丙酮。遇光可变色	323
5	杀鼠迷，立克命，杀鼠萘	Coumatetralyl	5836-29-3	$C_{19}H_{16}O_3$	香豆素类，黄白色纯晶或粉末，难不溶于水，可溶于乙醇和丙酮等有机溶剂。150℃以下稳定，暴露在阳光下或紫外光下水溶液中分解	16.5
6	鼠得克，联苯杀鼠萘	Difenacoum	56073-07-5	$C_{31}H_{24}O_3$	香豆素类，原药外观为灰白色粉末，比重 1.04，熔点 215～217℃，蒸气压 55℃时 0.77MPa，45℃时 0.16MPa，不溶于水和石油醚，微溶于丙酮和乙醇，溶于苯和氯仿中	0.96～1.70（褐家鼠）
7	氯杀鼠灵	Coumachlor	81-82-3	$C_{19}H_{15}ClO_4$	香豆素类，无色结晶，熔点 169～170℃。不溶于水，可溶于乙醇、丙酮和氯仿，稍溶于苯和乙醚	900
8	克灭鼠	Coumafuryl	117-52-2	$C_{17}H_{14}O_5$	香豆素类，白色粉末。熔点 121～123℃。不溶于水，可溶于甲醇、乙醇等有机溶剂	25
9	噻鼠酮，噻鼠灵	Difethialone	104653-34-1	$C_{31}H_{23}BrO_2S$	香豆素类，原药外观为白色粉末，熔点 233～266℃，溶解度 0.322mg/kg（水中）	0.62
10	敌鼠，鼠敌	Diphacinone	82-66-6	$C_{23}H_{16}O_3$	茚满二酮类，黄色粉末，微溶于水，可溶于丙酮、乙醇、苯等有机溶剂	15
11	氯敌鼠，氯鼠酮	Chlorophacinone	3691-35-8	$C_{23}H_{15}ClO_3$	茚满二酮类，浅黄色晶体，熔点 140℃，难溶于水，可溶于甲醇、乙醇、丙酮、乙酸、乙酸乙酯、苯和油，微溶于已烷和乙醚	2.1
12	杀鼠酮，鼠完	Pindone	83-26-1	$C_{14}H_{14}O_3$	茚满二酮类，黄色粉末，易溶于苯、甲苯、丙酮等，能溶于乙醇，难溶于水	280
13	异杀鼠酮	Valone	83-28-3	$C_{14}H_{14}O_3$	茚满二酮类，黄色结晶固体，熔点 67～68℃。不溶于水，但溶于大多数有机溶剂。溶于碱液或氨中形成亮黄色的盐	50

香豆素类包括杀鼠迷、杀鼠灵、鼠得克、氯杀鼠灵、克灭鼠、噻鼠酮、溴敌隆、溴鼠灵、氟鼠灵 9 种。香豆素类杀鼠剂分为第一代和第二代。杀鼠剂毒力有急性和慢性之分，急性毒力指一次投药的毒力，慢性毒力指多次投药的毒力。第一代杀鼠剂急性毒力远小于慢性毒力，如杀鼠迷对褐家鼠单次口服 LD_{50} 为 16.5mg/kg，若摄食方法改为连续 5 天每日等量口服，则 LD_{50} 为 0.3×5mg/kg，后一种摄食方法的毒性比前者大约 10 倍，所以使用时需要多次投饵。第二代杀鼠剂急性毒力与慢性毒力相当，如大隆对褐家鼠单次口服 LD_{50} 为 0.32mg/kg，若摄食方法改为连续 5 天每日等量口服，则 LD_{50} 为 0.06×5mg/kg，两者几乎相当，使用时不需要多次投饵[11]。溴敌隆、大隆、杀它仗是目前使用较多的第二代抗凝血杀鼠剂[12]。

茚满二酮类有敌鼠、氯敌鼠、杀鼠酮、异杀鼠酮 4 种，都属于第一代抗凝血杀鼠剂。例如，氯敌鼠对大白鼠单次口服 LD_{50} 为 20.5mg/kg，若摄食方法改为连续 5 天每日等量口服，则 LD_{50} 为 0.6×5mg/kg，后一种摄食方法的毒性比前者大约 7 倍，所以使用时需要多次投饵[11]。

（二）主要中毒表现及处置措施

抗凝血类杀鼠剂大多为高毒或剧毒化学物。中毒途径主要为经口摄入，绝大多数为食源性中毒，如食用抗凝血类杀鼠剂污染的食品，偶见于鼠药的生产和分装。

急性抗凝血类杀鼠剂群体性中毒事件通常容易确认，在数天内出现多名相互关联的凝血功能障碍患者时应注意考虑此类事件的发生，必要时住院监测凝血功能指标变化。中毒事件的确认必须同时具有以下三个条件[3]：①中毒患者有抗凝血类杀鼠剂接触机会；②中毒患者出现以凝血功能障碍为主的临床表现，轻度表现包括鼻衄、牙龈出血、皮肤瘀斑及紫癜等症状，中度表现包括血尿、便血、阴道出血、球结膜出血，重度表现包括消化道大出血、颅内出血、咯血；③血液、呕吐物和食物等样品中检出抗凝血类杀鼠剂。

中毒患者的治疗[11,13]包括：清除体内毒物、服用特效解毒药。意识清醒者，早期可进行催吐。对经口中毒不足 6h 的患者应进行洗胃。维生素 K_1 为抗凝血类杀鼠剂的特效解毒剂，需早期、足量应用。轻、中度中毒患者每次 10～20mg，肌内注射或静脉注射，每日 2～4 次；重度中毒患者每次 20～40mg，静脉注射，每日 3～4 次。在给予特效解毒剂期间，应密切监测中毒患者的凝血酶原时间。在凝血酶原时间恢复正常后，维生素 K_1 逐渐减量，停药后定期复查凝血酶原时间。

二、抗凝血类杀鼠剂检测方法

抗凝血类杀鼠剂检测方法有硫酸铁试纸检测法、薄层色谱法（TLC）、液相色谱法（HPLC）、液相色谱-串联质谱法（LC-MS/MS）。

硫酸铁试纸检测法属于快速测定法，可在基层实验室使用，可作为初步判断事件性质的重要参考，不能作为确定事件性质的依据，重大突发事件性质的判定建议采用其他方法进行快速确证测定。薄层色谱测定结果可作为初步判断事件性质的重要参考，需用其他分析方法进一步确定具体鼠药品种和含量。HPLC 适合于分析那些用 GC 难以分析的物质，如挥发性差、极性强、热稳定性差的化合物，抗凝血杀鼠剂大多属于此类，常用检测器有紫外（UVD）、二极管阵列（DAD）、串联质谱（LC-MS/MS）等，其中 LC-MS/MS 一方面利用高效液相色谱对较大分子无需衍生直接分析的高效分离能力，另一方面有质谱对化合物的定性能力，是目前分析抗凝血类杀鼠剂最有效的方法。

（一）硫酸铁试纸检测法[3]

该法适用于食物（固体、半固体、液体）中毒患者呕吐物、胃内容物中敌鼠钠的快速测定。该法的原理是：敌鼠钠盐与硫酸铁发生反应，生成砖红色物质，呈色深浅与敌鼠钠含量成正比，与标准色标比较可进行定性、半定量测定。方法最低检出量：0.045mg/ml。标准色阶的制作：配制 0.5g/L、1.0g/L、2.0g/L、3.0g/L、4.0g/L、5.0g/L 敌鼠钠标准溶液，将检测试纸插入标准溶液中，迅速取出，即得标准色阶，如长期检测可根据实物纸片电脑制作成色标。样品测定：取样品 5g（ml），加 10ml 丙酮浸渍 5min，上清液备用。将敌鼠钠检测试纸插入上清液中，与标准色阶比较定性、半定量测定。结果判断：呈砖红色为阳性，不变色为阴性。

（二）薄层色谱法（适用于香豆素类）[3]

该法适用于鼠药、毒饵中香豆素类成分的快速定性测定。该方法的原理：含有香豆素类鼠药的毒饵和鼠药样品与标准品同时点样在适合的薄层板上，使用展开剂展开达到分离，经紫外灯照射或显色剂染色确定其 Rf 值，根据被测物值与标准品 Rf 值的比较进行定性测定，或用薄层扫描仪对斑点进行原位扫描，则可进行定量测定。最低检出范围：2～5μg。高效薄层板：硅胶 GF254。展开剂包含 6 种：苯-丙酮（9+1）、二甲苯-丙酮（9+1）、甲醇-醋酸-二氯乙烷（8+2+98）、氯仿-甲醇（97+3）、环己烷-丙酮-醋酸（7+2.5+0.5）、二氯甲烷-甲醇-冰醋酸（90+8+2）。定性及定量方法：根据样品所呈现斑点的 Rf 值定性测定。若在紫外灯下定位后，用薄层扫描仪对斑点进行原位扫描，则可进行定量测定。

（三）薄层色谱法（适用于茚满二酮类）[3]

该法适用于鼠药、毒饵中茚满二酮类成分的快速定性测定，方法原理同上，区别在于展开剂不同。该法使用的展开剂包含 2 种：甲醇-苯-甲酸（89+10+1）、二氯乙烷-甲醇-氨水（79+20+1）。

（四）液相色谱法

该法适用于血液、尿液和动物组织样品中杀鼠灵、杀鼠迷、溴敌隆、氟鼠灵、溴鼠灵、鼠得克、敌鼠、氯敌鼠、杀鼠酮和噻鼠酮残留的定性及定量测定。重大突发事件性质的判定，建议增加采用双色谱柱法、双流动相法、紫外荧光双检测器定性（香豆素类有荧光）、二极管阵列光谱图四种技术之一确证。方法原理：血液和动物组织样品试样经 5%乙醇/乙酸乙酯提取后用固相萃取小柱富集和净化，尿液样品仅用固相萃取小柱富集和净化，净化液在 C_{18} 反相色谱柱上实现分离，采用 310nm 紫外波长检测，根据色谱峰保留时间定性，空白基质工作曲线法峰面积定量。方法定量限[3]：尿液 0.002～0.005mg/L；血液 0.02～0.05mg/L；动物组织 0.01～0.02mg/kg。Basilicata 采用超高效液相色谱-DAD

检测器-荧光检测器检测了7种抗凝血杀鼠剂[14]。我国公安部GA/T 932—2011《生物样品中敌鼠等六种抗凝血杀鼠剂的高效液相色谱检验方法》采用了液相色谱法检测血液、胃内容物、组织、毒饵中敌鼠、溴敌隆、大隆、杀它仗、杀鼠灵、杀鼠迷6种杀鼠剂[15]。

（五）液相色谱-串联质谱法

该法一方面利用高效液相色谱对较大分子无需衍生直接分析的高效分离能力，另一方面有质谱对化合物的定性能力，是目前分析食品与生物制品等复杂基质最有效的方法。目前我国地级市疾控机构都逐步配置了该设备，从近年发表的相关论文数量看，液相色谱串联质谱法正在越来越广泛地被地级市以上检测机构应用。我国卫办应急发[2011]94号国家卫生部办公厅《关于印发突发中毒事件卫生应急处置15个技术方案的通知》采用了此方法检测血液、尿液和组织中多种杀鼠剂[3]。

液-质联用有3种定量方式，按简单易行排序，分别是同位素内标法、基质匹配曲线法、工作曲线法。由于抗凝血鼠药不是常规检测项目，故市面上很难采购到同位素内标。基质匹配曲线法与工作曲线法也存在风险，这是由于患者的血样尿样往往与正常人差异很大，笔者曾在突发事件中遇到颜色酱油色、沉淀物占 1/3 的患者尿样。所以抗凝血杀鼠剂质谱检测定量是否准确的关键是样品净化基质效应的控制，这一点是当前研究热点，近年文献报道包括：有机溶剂沉淀蛋白法[16]、血液中磷脂去除法[17]、乙酸乙酯提取＋固相萃取法[3]、凝胶渗透法[18]、超声波辅助低密度溶剂分散液-液微萃取法等[19]、固相支持液液萃取法[20]。

（六）液相色谱-高分辨质谱法

该法采用高分辨质谱获得被测毒素母离子和子离子的精确质量数，在没有标准品的情况下，定性确证可能存在的抗凝血杀鼠剂及其代谢产物[20]。

三、抗凝血类杀鼠剂检测实例

抗凝血类杀鼠剂检测目前有一项行业标准。GA/T 932—2011《生物样品中敌鼠等六种抗凝血杀鼠剂的高效液相色谱检验方法》规定了生物样品中 6 种抗凝血杀鼠剂的高效液相色谱检验方法。2011 年国家卫生部办公厅《关于印发突发中毒事件卫生应急处置 15 个技术方案的通知》规定了生物与样品中抗凝血鼠药的固相萃取-液相色谱-串联质谱法。在实际工作中，中毒样品的检测需要前处理快速、检测方法能准确定性定量，本实例提供了快速样品前处理-液相色谱-串联质谱法，提出了深颜色的、有投毒案例的食品样品（辣椒酱、面粉、醋和酱油）的快速前处理方法（商业化萃取包）。抗凝血杀鼠剂进入人体后主要在血液中以原型物形式存在，采用了净化速度较快的乙腈沉淀蛋白法对血样样品进行前处理。液相色谱-串联质谱法检测化合物覆盖了可以购买到的全部10种抗凝血杀鼠剂。

（一）食品中10种抗凝血类鼠药的液相色谱-串联质谱法[21]

1. 原理

该法适用于酱油、醋、面粉与辣椒酱中10种杀鼠剂的同时确证测定。试样中加入陶瓷均质子，加入适量水呈流体状，乙腈提取后，加入商业化萃取包粉末，提取离心后，取上清液，以乙酸铵-乙腈为流动相，经 C_{18} 柱分离，采用多反应监测（MRM）技术在电喷雾电离（ESI）负离子模式下检测，以保留时间和特征离子为定性依据，基质匹配外标法定量。

杀鼠醚（Coumatetralyl）、杀鼠灵（Warfarin）、敌鼠（Diphacinone）、氯敌鼠（Chlorophacinone）、溴敌隆（Bromadiolone）、大隆（Brodifacoum）、杀它仗（Flocoumafen）、鼠得克（Difenacoum）、克灭鼠（Coumafuryl）、氯杀鼠灵（Coumachlor）10 种鼠药均在 5～500ng/ml 范围内呈现良好的线性关系，$r > 0.99$。在辣椒酱、面粉、醋和酱油 4 种样品中，10 种鼠药的回收率在 72.6%～112%范围内，相对标准偏差均小于 11.2%，检测限在 0.5～4.5μg/ kg 范围内。

2. 试剂和材料

除非另有说明，所用试剂均为分析纯，水为 GB/T 6682—2008 规定的一级水。

乙腈、丙酮、甲酸（色谱纯）。

萃取包（QuEChERS AOAC Pouch，美国 Agilent 公司，含 6g 硫酸镁、1.5g 乙酸钠）。陶瓷均质子（Ceramic Homogenizers，美国 Agilent 公司）。活性炭（Welchrom Graphicarb，月旭材料科技公司）。

基质匹配混合标准溶液的配制：称取 10 种标准品各 10mg（精确到 0.1mg）分别置于 10ml 容量瓶中，用丙酮溶解并定容，配制成 1g/L 的标准储备液，于 4℃下避光保存。分别吸取各标准储备液 0.1ml 于 10ml 容量瓶中，用乙腈稀释并定容，配制成 10mg / L 的混合标准储备溶液，于 4℃下避光保存。用阴性基质提取液配制 5～500ng/ml 的系列浓度溶液，外标法定量。

3. 仪器和设备

液相色谱-串联质谱仪，配有电喷雾离子源；涡旋振荡器；离心机。

4. 试样的制备与处理

称取 3 g（精确至 0.01g）试样于 50ml 具塞离心管中，加入陶瓷均质子，加水至 10ml，振荡混匀；准确加入 10ml 乙腈溶液，振荡提取 5min；加入萃取包粉末，振荡混匀 5min 后，以不低于 4000r/min 速率离心 5min。上清液直接用于分析。

取空白样品同样品一起进行处理。用所得的样品溶液将混合标准储备液逐级稀释得到浓度为 5ng/ml、20ng/ml、100ng/ml、200ng/ml、500ng/ml 的混合标准工作液，浓度由低到高进样监测，以定量离子峰面积-浓度作图，得到标准曲线回归方程。

5. 测定条件

1）色谱条件

色谱柱：Agilent Poroshell 120 EC-C_{18} 柱（2.1mm×100mm，2.7μm）；柱温：40℃；进样体积：5μl；流速 0.3ml/min；流动相：乙酸铵溶液（5mmol/L）-乙腈梯度洗脱，流动相乙腈 0～0.5 min 为 10%，至 5min 时线性增长到 85%，5～6min 时线性增长到 95%，至 6.1min 线性回归到初始比例，平衡 1.4min 结束。

2）质谱条件

电离模式：电喷雾电离（ESI）；扫描方式：负离子扫描；喷雾电压：2600V；毛细管

温度：320℃；挥发气温度：360℃；辅助气：6L/min；鞘气：12L/min；监测模式：多反应监测（MRM）；10 种抗凝血类杀鼠剂化合物的质谱参数见表 4-4。

表 4-4 10 种抗凝血类杀鼠剂的质谱参数

化合物	母离子（m/z）	子离子（m/z）	碰撞电压/eV
杀它仗	541.0	161.3	51
	541.0	218.6*	38
杀鼠醚	290.9	141.0*	28
	290.9	247.0	21
溴敌隆	524.9	218.9	47
	524.9	250.0*	37
克灭鼠	297.0	240.0	24
	297.0	240.0*	24
杀鼠灵	307.1	117.0	42
	307.1	161.1*	22
氯敌鼠	373.0	116.2	55
	373.0	201.3*	23
大隆	520.9	135.0*	39
	520.9	143.0	59
鼠得克	443.0	135.1	30
	443.0	292.8*	45
敌鼠	339.1	144.8	26
	339.1	167.2*	27
氯杀鼠灵	341.0	284.3*	27
	341.0	284.3	27

* 表示定量离子。

6. 注意事项

1）净化填料的选择

为了降低基质干扰、提高色谱分离的效果，分别使用了中性 Al_2O_3 和 QuEChERS 萃取包进行比较。实验结果表明，当使用中性 Al_2O_3 时，色谱图中一些待测物质不出峰，并且色谱峰强度较低，回收率均小于 18%，这表明中性 Al_2O_3 对待测组分的吸附作用较强；当使用 QuEChERS 萃取包时，所有待测物都能出峰，回收率都在 70%以上，各待测物分离良好。因此，本实验选用了 QuEChERS 萃取包来降低基质干扰，提高色谱的分离效果。

2）要使用基质匹配曲线

为了进一步了解样品基质的影响，分别使用乙腈和空白基质溶液来配制标准曲线。实验结果表明，当使用乙腈配制标准曲线时，4 种空白样品的加标回收率范围在 30%～280%，例如，杀鼠灵在辣椒酱中的回收率很低，只有 34%，而大隆的回收率则高达 269%；当使用空白基质溶液配制标准曲线时，4 种空白样品的加标回收率均在 90%左右，效果较好，因此本实验选用了空白基质溶液来配制标准曲线。

7. 色谱图

10 种抗凝血类鼠药的多反应监测色谱图见图 4-7。

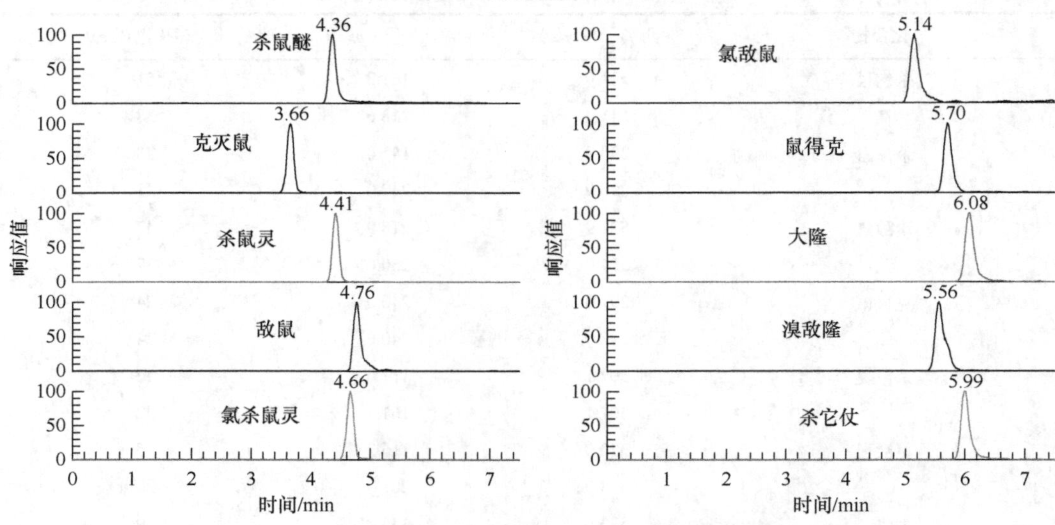

图 4-7　10 种抗凝血类鼠药的多反应监测色谱图

（二）生物样品中 10 种抗凝血类鼠药的液相色谱-串联质谱法[22]

1. 原理

该法适用于血样、尿样中 10 种杀鼠剂的同时确证测定。生物样品经乙腈沉淀蛋白并提取目标物质，经液相系统分离后，采用多反应监测（MRM）模式在电喷雾电离（ESI）负离子模式下检测，外标法定量。

杀鼠醚（Coumatetralyl）、杀鼠灵（Warfarin）、敌鼠（Diphacinone）、氯敌鼠（Chlorophacinone）、溴敌隆（Bromadiolone）、大隆（Brodifacoum）、杀它仗（Flocoumafen）、鼠得克（Difenacoum）、克灭鼠（Coumafuryl）、氯杀鼠灵（Coumachlor）10 种鼠药的检出限为 1.5～4.5μg/L，定量限为 4.5～13.5μg/L，各目标物质均在 5～500ng/ml 范围内线性关系良好（相关系数 $r > 0.99$）；在血液样品和尿液样品中，10 种目标化合物在低、中、高三个浓度加标水平的回收率均在 80.9%～111.7%范围内，相对标准偏差均在 0.4%～9.8%范围内。

2. 试剂和材料

除非另有说明，所用试剂均为分析纯，水为 GB/T 6682—2008 规定的一级水。

乙腈、丙酮均为色谱纯（德国 Merck 公司）；乙酸铵为分析纯；实验用水为质谱级（Fisher）；10 种抗凝血类杀鼠剂（大隆、杀鼠醚、敌鼠、克灭鼠、氯杀鼠灵、杀它仗、氯敌鼠、溴敌隆、鼠得克、杀鼠灵）标准品均购自德国 Dr. Ehrenstorfer 公司。

混合标准溶液的配制：分别称取 10 种抗凝血类杀鼠剂约 10mg，置于 10ml 容量瓶中，加入丙酮超声溶解并定容至刻度，配制成 1mg/ml 的标准工作液。用乙腈将 10 种标准工作液稀释成质量浓度为 10μg/ml 的混合标准中间液。用 80%的乙腈水溶液将混合标准中间液逐级稀释成标准系列溶液。经超高效液相色谱-质谱联用仪检测，采用外标法定量。

3. 仪器和设备

液相色谱-串联质谱仪，配有电喷雾离子源；涡旋振荡器；离心机。

4. 试样

1）样品采集

血液样品使用具塞的抗凝试管盛放。

2）样品的保存和运输

样品采集后最好在 4℃条件下冷藏保存和运输，如无条件冷藏保存运输，样品应在采集后 24h 内进行实验室检测。所有实验室检测完毕的样品，应在冷冻条件下保存一周，以备实验室复核。

3）样品制备

血液和尿液样品经高速离心（14 000r/min）后，分别取上层血浆样品和上层尿液清液于 1.5ml 离心管中，–20℃冰箱保存，待处理。

4）样品处理

取 0.3ml 血浆样品或 0.3ml 尿液清液于 2ml 离心管中，加入 0.9ml 乙腈，涡旋混匀，置于离心机中以 14 000r/min 的转速离心 5min，取上层清液于安瓿瓶中，经 0.22μm 滤膜过滤后以 HPLC-MS/MS 进样检测。

5. 测定条件

1）色谱条件

色谱柱：Agilent Poroshell 120 EC-C_{18}柱（2.1mm×100mm，2.7μm）；柱温：40℃；进样体积：5μl；流速 0.3ml/min；流动相：乙酸铵溶液（5mmol/L）-乙腈梯度洗脱，流动相乙腈 0～0.5min 为 10%，至 5min 时线性增长到 85%，5～6min 时线性增长到 95%，至 6.1min 线性回归到初始比例，平衡 1.4min 结束。

2）质谱条件

电离模式：电喷雾电离（ESI）；扫描方式：负离子扫描；喷雾电压：2600V；毛细管温度：320℃；挥发气温度：360℃；辅助气：6L/min；鞘气：12L/min；监测模式：多反应监测（MRM）；10 种抗凝血类杀鼠剂化合物的质谱参数见表 4-4。

6. 注意事项

1）色谱条件的优化

通常碱能增加负离子模式下目标物质的响应，因此本实验比较了 0.1% 氨水-乙腈、水-乙腈作为流动相，发现 0.1% 氨水-乙腈体系的确能增加目标物质的响应，但是有些目标物质的峰形较差。而缓冲盐通常能改变化合物在质谱上的峰形，因此进一步比较了 5mmol/L 乙酸铵-乙腈和 5mmol/L 甲酸铵-乙腈作为流动相，发现使用 5mmol/L 乙酸铵-乙腈体系时，各目标物质的响应较好，峰形好，分析时间短，重现性好。

2）样品处理方法的优化

目前国内外对于生物样品中鼠药物质的提取多采用乙腈、甲醇、丙酮、乙醚等，本研究分别比较了乙腈、甲醇、丙酮对 10 种抗凝血类杀鼠剂的提取效率，发现乙腈的提取效率最高，这主要是由于乙腈不仅能提取各组分，还可以沉淀蛋白质，减少干扰。为了进一步优化乙腈的提取效率，分别比较了不同量比例的乙腈对各目标物质的提取效率，依次比较了 1∶1、1∶2、1∶3、1∶4（生物样品：乙腈，*V*/*V*）比例下各目标物质的提取效率，发现随着乙腈比例的增加，各目标物质提取效率逐渐上升，当乙腈的比例进一步增加到 1∶4 时，各目标物质的提取效率与 1∶3 时基本保持一致，因此该法选用了生物样品与乙腈比例为 1∶3 进行提取实验。

3）实际样品的测定

应用该法对两起疑似杀鼠剂中毒事件中中毒者的血液及尿液样品进行了检测，两份尿液样品中均未检出抗凝血类杀鼠剂；两份血液样品中均检出了大隆，浓度分别为 78μg/L、98μg/L。从两件案例的检测结果来看，血液中的大隆含量均较高，而尿液中则未检出，这可能是因为大隆进入人体后，立刻进入血液循环系统，而经过一系列代谢反应后，在排出的尿液中只存在大隆的代谢物或相关产物，因此在尿液中检测不到原型物，所以对于杀鼠剂中毒者来说，应选择血液作为检测样品。

7. 色谱图

阳性样品的多反应监测色谱图见图 4-8。

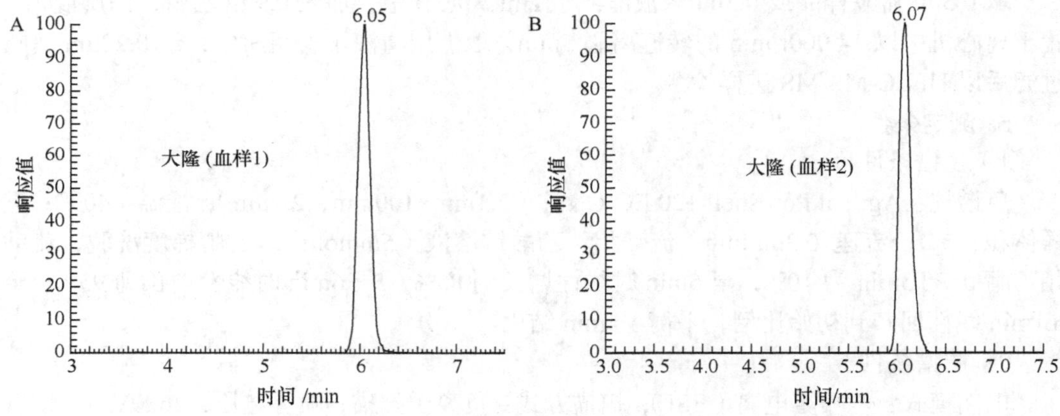

图 4-8 阳性样品的多反应监测色谱图

检出的大隆分别来自 A、B 两位中毒者的血液样品

参 考 文 献

[1] 孙承业. 突发事件卫生应急培训教材：中毒事件处置[M]. 北京：人民卫生出版社, 2013.

[2] 中华人民共和国公安部.生物样品中氟乙酸根离子的气相色谱和气相色谱-质谱联用检验方法：GA/T 933-2011[S], 2011.

[3] 国家卫生部办公厅. 卫办应急发[2011]94 号国家卫生部办公厅关于印发突发中毒事件卫生应急处置 15 个技术方案的通知[Z].

[4] 中华人民共和国公安部. 中毒案件检材中毒鼠强的气相色谱定性及定量分析方法：GA/T 205-1999[S], 1999.

[5] 中华人民共和国司法部. 血液、尿液中毒鼠强的测定气相色谱法: SF/Z JD0107003-2010 [S], 2010.

[6] 陈蓓，刘华良，荣维广. 气相色谱-质谱法同时检测食物中的氟乙酰胺与毒鼠强方法研究[J]. 中国食品卫生杂志, 2012,24(6): 539-542.

[7] 荣维广，刘华良，陈蓓，等. 气相色谱-串联质谱法测定饮用水、酱油和食醋中四种杀鼠剂[J]. 分析试

验室, 2013, 32(1): 73-77.

[8] 杨萍, 施文兵, 周海云, 等.离子色谱法测定血液等样品中的氟乙酸钠[J]. 色谱, 2004, 22(2): 177-180.

[9] 国家卫生计生委办公厅. 国卫办应急发[2015]16 号国家卫生计生委办公厅关于印发急性有机氟杀鼠剂中毒事件卫生应急处置方案的通知[Z]. 国家卫生计生委, 2015.

[10] 张晶, 卢丽彬, 杨奕, 等. 液相色谱-串联质谱法快速测定食品中的氟乙酸[J]. 食品安全质量检测学报, 2013, (3): 660-664.

[11] 钱万红, 王忠灿, 吴光华. 消毒杀虫灭鼠技术[M]. 北京: 人民卫生出版社, 2008.

[12] 朱琳. 生物样品中抗凝血类杀鼠剂分析研究进展[J]. 复旦学报(医学版), 2015, 42(5): 663-669.

[13] 董建光, 邱泽武, 崔昌星, 等. 抗凝血杀鼠剂中毒的诊疗现状[J]. 解放军医药杂志, 2017, 29(5): 114-116.

[14] Lara B, Roberto A, Federica G, et al.Multi-residue determination of eleven anticoagulant rodenticides by high-performance liquid chromatography with diode array/fluorimetric detection[J]. Forensic Science International, 2014, 244: 63-69.

[15] 中华人民共和国公安部. 生物样品中敌鼠等六种抗凝血杀鼠剂的高效液相色谱检验方法: GA/T 932-2011[S], 2011.

[16] Dong X F, Liang S X, Sun H W.Determination of seven anticoagulant rodenticides in human serum by ultra-performance liquid chromatography-mass spectrometry[J]. Analytical Methods, 2015, 7(5): 1884-1889.

[17] Wang J W, Wu Y H,Bu J, et al.Sensitive and simultaneous determination of nine anticoagulant rodenticides in human blood by UPLC-MS-MS with phospholipid removal pretreatment[J].Journal of Analytical Toxicology, 2018, 42(7): 459-466.

[18] Shizuka S S, Satoru N, Rieko M, et al. Simultaneous determination of seven anticoagulant rodenticides in agricultural products by gel permeation chromatography and liquid chromatography-tandem mass spectrometry[J]. Journal of Environmental Science and Health, Part B, 2016, 51(11): 801-808.

[19] Guo H, Lai G Y, Li H, et al.Simultaneous determination of nine anticoagulant rodenticides by ultra-performance liquid chromatography-tandem mass spectrometry with ultrasound-assisted low-density solvent dispersive liquid-liquid microextraction[J]. Journal of Chromatography, B. Analytical Technologies in the Biomedical and Life Sciences, 2018, 1092: 453-458.

[20] Chu J H, Zhao Q B, Dong S, et al. Sensitive determination of nine anticoagulant rodenticides in blood by high resolution mass spectrometry with supported liquid extraction pretreatment[J]. Forensic Science International, 2018, 292: 39-44.

[21] 朱峰, 刘华良, 陈蓓. 超高效液相色谱-串联质谱法同时快速筛查检测食品中的 10 种抗凝血类鼠药[J]. 色谱, 2013, 31(5): 473-476.

[22] 朱峰, 刘华良, 吉文亮, 等. 高效液相色谱串联质谱法同时测定生物样本中 10 种抗凝血类杀鼠剂[J]. 江苏预防医学, 2019, 30(2): 119-122.

（刘华良　陈　蓓　荣维广　朱　峰　吉文亮）

第五章　农药食物中毒检测技术

第一节　概　　述

农药是指在农产品生产、存储等过程中，用于虫害防治、农作物生长等方面具有功效的化学品，同时也包括在农林牧业生产、环境与家庭卫生除害防疫、工业品防霉与防蛀等领域的使用。农药品种按用途主要可分为杀虫剂（pesticide）、杀菌剂（fungicide）、除草剂（herbicide）和植物生长调节剂（plant growth regulator）等，按化学性质可分为有机磷（organophosphorus）、氨基甲酸酯（carbamates）、拟除虫菊酯（pyrethroids）和烟碱类（neonicotinoids）杀虫剂，以及季铵盐（quaternary ammonium salts）、酰胺（acetanilides）和磺酰脲类（sulfonylureas）除草剂等。

农药中毒及其健康危害主要通过食物链方式暴露禁用危害农药和超量残留、农药企业的职业暴露、个人误食和使用方式不规范等途径所导致，并且在一定程度上成为公共卫生事件。

本章根据农药的化学性质，分别介绍有机磷、季铵盐、拟除虫菊酯、酰胺、烟碱、磺酰脲和氨基甲酸酯类农药在食品及生物样品中的中毒检测技术方案，以及针对非靶标农药的中毒定性和筛查程序。

第二节　有机磷农药中毒检测技术

一、概述

（一）有机磷农药简介与毒性

有机磷（organophosphorus，OP）农药是一类高效的杀虫剂，在病虫害防治方面有显著效果，但其较强的毒性易导致人体更严重的伤害。

有机磷农药是以含有磷为主要关键骨架结构特点的有机物类农药，主要包括磷酸盐类、硫代磷酸酯类、二硫代磷酸酯类、氨基磷酸酯类、硫代氨基磷酸酯类等多种，其结构通式如图 5-1 所示，其中 R_1、R_2 多为甲氧基（CH_3O—）或乙氧基（C_2H_5O—），Z 为氧（O）或硫（S）原子，X 为烷氧基、芳氧基或其他取代基团。在与毒性关联性方面，R_1、R_2 基团为乙氧基的 OP 毒性高于甲氧基；Z 为氧原子的种类毒性作用较迅速，而 Z 为硫原子的作用缓慢，但持续时间较长[1]。OP 脱侧链形成磷酸二酯化合物，是其在生物体内的主要代谢产物，OP 通过人体代谢之后，主要通过尿液排出体外。

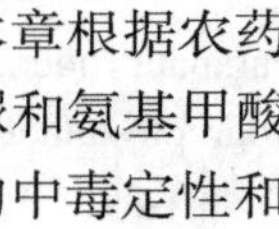

R_1
R_2—P—Z
‖
X

图 5-1　有机磷农药结构通式

有机磷农药毒性相对比较大，根据其对大鼠的经口半数致死量（LD_{50}）可分为：剧毒类（LD_{50}<10mg/kg），如甲拌磷、对硫磷等；高毒类（LD_{50}=10～100mg/kg），如甲胺磷、敌敌畏等；中度毒类（LD_{50}=100～1000mg/kg），如乐果、敌百虫等；低毒类（LD_{50}=1000～5000mg/kg），如马拉硫磷等[2]。表 5-1 列出几种主要有机磷农药的分子式、结构式、最大残留限量、毒性、每日允许摄入量（ADI）等信息。目前 GB 2763—2019《食品国家安全标准　农药残留最大允许限量》中规定 OP 的 ADI 为 0.0007～0.3mg/（kg·bw）。

表 5-1　有机磷农药性质

名称	分子式	分子质量/Da	结构式	最大残留限量/（mg/kg）	毒性（大鼠经口 LD_{50}）/（mg/kg）	ADI/[mg/（kg·bw）]
甲拌磷	$C_7H_{17}O_2PS_3$	260.38	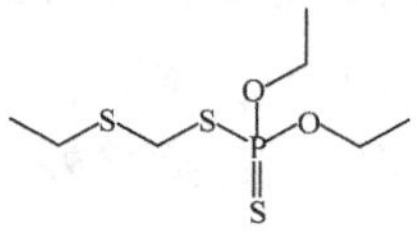	0.01～0.1	1.6	0.0007
敌敌畏	$C_4H_7Cl_2O_4P$	220.98	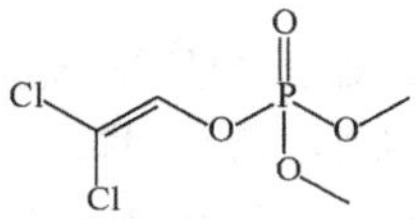	0.1～0.5	25	0.004
乐果	$C_5H_{12}NO_3PS_2$	229.26	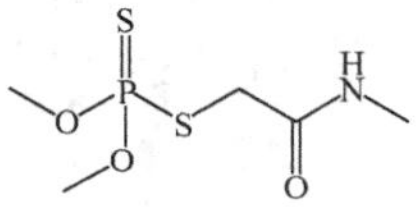	0.05～2	250	0.002
马拉硫磷	$C_{10}H_{19}O_6PS_2$	330.36	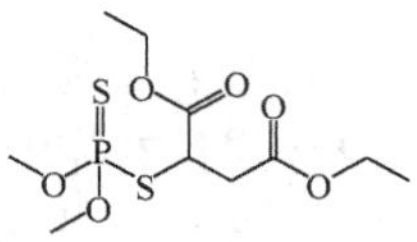	0.01～10	885	0.3
甲胺磷	C_2H_8NOPS	141.13	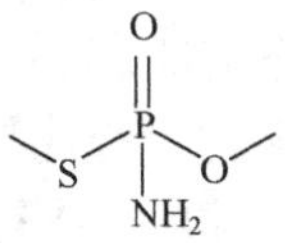	0.05～0.5	13	0.004
对硫磷	$C_{10}H_{14}NO_5PS$	291.26	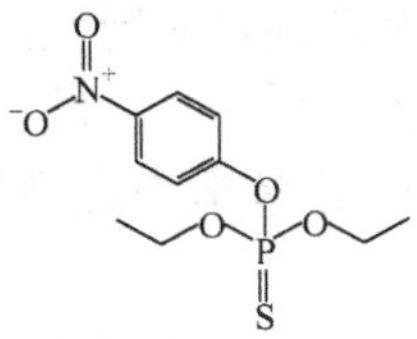	0.01～0.1	3	0.004
毒死蜱	$C_9H_{11}Cl_3NO_3PS$	350.59	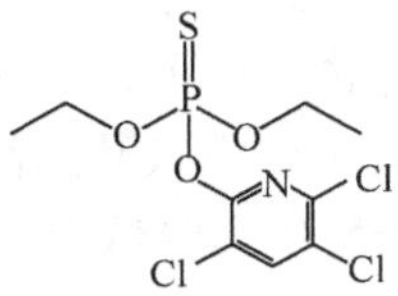	0.05～2	135	0.01

有机磷农药中毒的主要机制是进入体内的有机磷能迅速与体内的胆碱酯酶结合，生成磷酰化胆碱酯酶，使胆碱酯酶丧失了水解乙酰胆碱的功能，导致胆碱类神经递质大量积聚，作用于胆碱受体，产生严重的神经功能紊乱，特别是呼吸功能障碍，从而影响生

命活动。同时由于副交感神经兴奋造成的 M 样作用使患者呼吸道大量腺体分泌，造成严重的肺水肿，加重了缺氧，患者可因呼吸衰竭和缺氧死亡[2]。

有机磷农药中毒是我国最常发生的农残中毒事件，目前常见的中毒途径主要有经口、皮肤、黏膜和呼吸道等方式。目前我国有机磷农药中毒多以误食、自杀为主，其中误食中毒多为食用未彻底清洗、农残超标的水果蔬菜所导致。我国有机磷中毒高发的原因主要是保管不严、配制不当、任意滥用、操作不善、防护不良所导致。

有机磷中毒一般多在口服毒物后 10min 至 2h 内发病；经皮肤吸收一般在接触有机磷农药后数小时至 6 天内发病。有机磷农药中毒按临床中毒症状程度可分为轻度、中度和重度中毒等三种。其中轻度中毒有头晕、头痛、恶心、呕吐、多汗、胸闷、视力模糊、无力、瞳孔缩小症状，胆碱酯酶活力一般在 50%～70%；中度中毒除上述症状外，还有肌纤维颤动、瞳孔明显缩小、轻度呼吸困难、流涎、腹痛、步态蹒跚、意识恍惚，胆碱酯酶活力一般在 30%～50%；重度中毒除上述症状外，出现昏迷、肺水肿、呼吸麻痹、脑水肿，胆碱酯酶活力一般在 30%以下。

长期暴露于低剂量的有机磷农药，如长期从事该类农药生产、使用的人，血液中胆碱酯酶的活性会降低[3]。OP 能够引起认知能力与神经行为异常，导致畸形与内分泌失调等；此外 OP 还存在免疫毒性[3-5]，会增加人类患癌症的概率。有研究表明，不同的 OP 之间具有联合毒性，在浓度较高时，其联合毒性作用大于相加[6]。

（二）主要中毒表现及处置措施

OP 中毒的临床急性症状有头痛、恶心、腹泻和呕吐等生理反应，并伴有头晕、头痛、胃肠“翻滚性”绞痛等症状，中毒早期或轻症具有流涎、多汗、视物模糊、乏力等症状，病情较重者还会出现瞳孔缩小、肌肉震颤、流泪、支气管分泌物增多、肺部有干湿啰音和哮鸣音、腹痛、腹泻、意识恍惚、步态蹒跚、心动过缓、发热、寒战等症状，重症病例常有心动过速、房室传导阻滞、心房颤动等心律异常、血压升高或下降、发绀、呼吸困难、口鼻冒沫甚至带有血液（肺水肿）、惊厥、昏迷、大小便失禁或尿潴留、四肢瘫痪、反射消失等症状，可因呼吸麻痹或伴循环衰竭而死亡。吸入中毒患者呼吸道及眼部症状出现较早，口服中毒患者常先发生胃肠道症状，皮肤接触中毒则以局部出汗和邻近肌纤维收缩为最初表现。敌敌畏与皮肤接触处多出现红斑样改变，渐成水泡，患者有瘙痒、烧灼感。

实验室临床诊断上主要通过检测患者的呕吐物或洗胃时初次抽取的胃内容物，以及呼吸道分泌物中的有机磷化合物予以毒物的确证，同时尿中有机磷代谢产物可以作为接触毒物的指标。由于多种农药均会导致血液胆碱酯酶活力降低，因此胆碱酯酶活力不是有机磷中毒的唯一评判标准，但胆碱酯酶活力降低至正常人的 80%以下即有中毒的诊断意义，其中轻症患者酶活力降至正常人的 50%～70%，中度者达 30%～50%，重度者在 30%以下，结合临床诊断予以中毒确证。

在有机磷中毒后，首先应尽快清除毒物，对于皮肤染毒者应立即去除被污染的衣服，并在现场用大量清水反复冲洗；对于意识尚清醒的口服毒物者，需要借助压舌板、羽毛、手指等工具刺激咽后壁或舌根来诱发呕吐反射，或者使用吐根糖浆、阿扑吗啡等药物来催吐，并且保持呼吸通畅。此外应立即进行洗胃，口服中毒者用清水、2%碳酸氢钠溶液（敌百虫忌用）或1：5000高锰酸钾溶液（对硫磷忌用）反复洗胃，直至洗清为止。对于毒物不易排净的患者，应保留胃管，定时反复洗胃。洗胃时根据患者具体情况应立即给予阿托品或盐酸戊乙奎醚注射液（长托宁），静脉注射，后根据病情再定时给予，同时在临床上应防止阿托品中毒的发生。对于重度患者，可以每5～6h肌内注射一次解磷定，并配合血液灌流、血液透析，可有效清除血液和组织中释放入血的有机磷农药，提高治愈率。

二、有机磷农药中毒检测技术

有机磷检测技术有酶联免疫吸附分析法（ELISA）、酶抑制法等生物检测法，以及气相色谱法、液相色谱法、气相色谱-质谱联用法等仪器检测法。ELISA法灵敏度高，但假阳性率也高；酶抑制法操作简单，但灵敏度和重复率较差。仪器法操作较复杂、耗时较长，但定量准确，针对不同热稳定性农药，均具有对应的准确检测方法，因此是实验室检测中普遍采用的确证方法。

（一）ELISA法

ELISA法是利用有机磷与抗原之间的特异性反应，通过对样品中有机磷吸附、显色和检测实现有机磷的检测，如以二甲氧基硫代磷酸酯类农药为例，将相应的含不饱和烷烃手臂的抗原包被到酶反应板上，然后加入含有农药的待测样品和抗体，经竞争性结合反应洗涤杂质后，反应板上只留下与包被抗原结合的抗体，其结合量与样品中同种待测农药量呈反比，通过加入酶标二抗与抗体结合而固定在反应板上，最后加入底物，使酶催化底物而发生显色反应，在特定波长下（如215～225nm或270～280nm）测定吸光度，经标准曲线比较对农药进行定量检测[7]，其中不含农药仅有抗体的样品吸光强度最强。

ELISA法中，底物中的甲醇与抗体的反应时间，对于方法的检测灵敏度影响较大。由于抗原抗体匹配的唯一性和敏感性，使该方法测定范围非常广泛，且灵敏度高、专一性强。对于某一种特定有机磷毒物，只要存在相应抗体，就可以用免疫分析法进行测定，但该法假阳性结果较高，且不能同时测定多种有机磷农药，因此需用仪器法来验证[8]。

（二）酶抑制法

利用有机磷抑制乙酰胆碱酶活性，进而抑制乙酰胆碱分解的特点，通过特定的颜色反应或电流变化来判断酶解抑制程度的方法。

样品经提取及分散固相萃取法（QuEChERS）净化后，分别加入乙酰胆碱酶溶液、磷酸氢二钾和磷酸二氢钾的混合缓冲溶液，待反应完全后加入底物硫代乙酰胆碱溶液，碘化硫代乙酰胆碱被胆碱酶水解，生成硫代胆碱。加入二硫代二硝基苯甲酸显色剂，因硫代胆碱具有还原性，能使二硫代二硝基苯甲酸反应呈现黄色，可在412nm波长下比色测定，吸光度与胆碱酯酶活性呈正相关，有机磷含量越高时，吸光度值越低。最后与标准曲线比较来测定有机磷含量[9,10]。

酶抑制法在有机磷物质的检测上，对前处理要求相对较低，操作简单，仪器设备价格较低，分析速度快，也是目前农药现场检测的主要设备，但是该法的灵敏度、重复性等相对仪器法较差。

（三）气相色谱法

气相色谱法是利用要分离的各气态农药组分，由进样口进样，经炉温箱中的色谱柱，利用在流动相（载气）和固定相两相间的分配差异实现分离，并结合对磷、硫元素具有特定检测功能的火焰光度检测器实现检测的方法[11]，常用于有机磷残留和中毒的检测。

GB 23200.91—2016《食品安全国家标准 动物源性食品中 9 种有机磷农药残留量的测定》规定，对动物源性固体样品如火腿、腌制鱼干等中有机磷，采用乙腈振荡提取，经凝胶色谱柱净化、乙酸乙酯：环己烷（1∶1，*V*/*V*）洗脱，在舍去含有脂肪等大分子化合物的前 100ml 洗脱液后，收集其后的 65ml 洗脱液，洗脱液经氮吹后用丙酮复溶，最后用配有火焰光度检测器的气相色谱仪测定，外标法定量。采用此方法可以对敌敌畏、甲胺磷、乙酰甲胺磷、甲基对硫磷、马拉硫磷、对硫磷、喹硫磷、杀扑磷、三唑磷农药残留量进行检测。

GB 23200.40—2016《食品安全国家标准 可乐饮料中有机磷、有机氯农药残留量的测定》规定，对液体试样在用氢氧化钠溶液调 pH 至 7 左右后，加入氯化钠和乙酸乙酯萃取，取上层有机相经无水硫酸钠柱脱水后旋转蒸发浓缩，经水油平衡（HLB）固相萃取柱净化、乙酸乙酯洗脱，洗脱液经无水硫酸钠振荡脱水再氮吹浓缩，最后用乙酸乙酯复溶，使用气相色谱火焰光度检测器测定，外标法定量。该方法可以对敌敌畏、毒死蜱、马拉硫磷、对硫磷等农药残留量进行检测。

对于蜂产品中有机磷农药测定有 GB 23200.98—2016《食品安全国家标准 蜂王浆中 11 种有机磷农药残留量的测定气相色谱法》。采用乙腈提取，凝胶色谱柱净化测定了敌敌畏、甲胺磷、灭线磷、甲拌磷、乐果、甲基对硫磷、马拉硫磷、对硫磷、喹硫磷、三唑磷、蝇毒磷的含量；GB 23200.97—2016《食品安全国家标准 蜂蜜中 5 种有机磷农药残留量的测定气相色谱法》规定，对敌百虫、皮蝇磷、毒死蜱、马拉硫磷、蝇毒磷类有机磷，也可用乙酸乙酯提取，低温浓缩后检测其含量。

GB23200.40—2016《食品安全国家标准 可乐饮料中有机磷、有机氯农药残留量的测定气相色谱法》，采用乙酸乙酯萃取，固相萃取柱净化测定可乐饮料中敌敌畏、毒死蜱、马拉硫磷、对硫磷外，还可同时测定七氯、六氯苯、六六六及其异构体（α-六六六、β-六六六、γ-六六六、δ-六六六）、五氯硝基苯等有机氯的含量。

（四）气相色谱-质谱联用法

气相色谱-质谱联用法是用质谱作为气相色谱的检测器，相比常规气相检测器方法，在所使用的流动相气体和检测器的特异性上有所不同，由于结合高分辨率色谱分离、质谱的高灵敏度和物质结构谱库检索方式，从而实现了对于中毒农药定性鉴定为主的毒物确认，同时具有定量功能，被广泛应用于复杂组分的分离与鉴定，是最成熟的两谱联用技术[12]。

GB 23200.93—2016《食品安全国家标准 食品中有机磷农药残留量的测定》规定，

试样用水-丙酮溶液均质提取，提取液经氮吹浓缩后，加入氯化钠水溶液和二氯甲烷进行液-液分配萃取，收集二氯甲烷相，经无水硫酸钠脱水、Bio Beads S-X3 凝胶色谱柱净化除去大分子化合物，用乙酸乙酯-环己烷（1∶1，*V*/*V*）洗脱，浓缩后用乙酸乙酯-正己烷溶解残渣，再经石墨化炭黑固相萃取柱净化、乙酸乙酯-正己烷洗脱，洗脱液旋转蒸干后用乙酸乙酯定容，最后用配有电子轰击源（EI）的气相色谱-质谱检测，通过外标法定量，通过特定检测通道检测结合相应碎片离子比进行定性确认。该方法可以对猪肉、鸡肉、牛肉、鱼肉等动物源食品中 10 种有机磷农药残留量（敌敌畏、二嗪磷、皮蝇磷、杀螟硫磷、马拉硫磷、毒死蜱、倍硫磷、对硫磷、乙硫磷、蝇毒磷）进行检测。

（五）高效液相色谱-串联质谱法

高效液相色谱法（HPLC）适合用于对极性较强、热稳定性差、相对分子质量较大的有机物检测，且不受沸点的影响，能弥补气相色谱法和气质联用法的缺陷，具有检测灵敏度高、选择性好、可同时进行定性定量、快速实现目标物的分离及结构鉴定、结果可靠等优点[13-15]。

江阳等人用直接进样-高效液相色谱-串联质谱法测定了饮用水中 14 种痕量有机磷农药[16]，色谱柱采用 ACQUITY UPLC BEH C_{18} 色谱柱（2.1mm×100mm，1.7μm），柱温 40℃，甲醇和 0.1%甲酸水为流动相，电喷雾离子源正离子扫描，多反应监测模式，实现了对马拉硫磷、乐果、敌敌畏、氧乐果、辛硫磷、乙酰甲胺磷、甲胺磷、三唑磷、久效磷、水胺硫磷、杀扑磷、灭线磷、甲拌磷、毒死蜱共 14 种有机磷进行定量。

三、有机磷农药中毒检测实例

敌敌畏、二嗪磷、皮蝇磷、杀螟硫磷、马拉硫磷、毒死蜱、倍硫磷、对硫磷、乙硫磷、蝇毒磷为常使用的，也是临床常见的有机磷中毒农药，因此主要选用这些有机磷农药为检测目标物。

（一）食品中有机磷农药检测

在有机磷农药中毒的检测中，最常见的样品是残留食物、呕吐物或洗胃液，由于这些样品基本为食品基质样品，可以参照目前国家食品中有机磷农药残留的检测方法，如 GB 23200.93—2016《食品安全国家标准 食品中有机磷农药残留量的测定方法》或一些应急简化处理的检测方法。一般气相色谱在实现对于多种有机磷分离基础上，常用特征性火焰光度检测器实现检测，或采用质谱分析器实现中毒农药从化学结构角度的特征性定性确认，是中毒食品检测的主要分析手段。

1. 原理

试样用水-丙酮溶液均质提取，经二氯甲烷液-液分配、凝胶色谱柱净化、石墨化炭黑固相萃取柱净化后，采用气相色谱-质谱检测，外标法定量。本方法检测过程中，对于油脂量较低的样品，一般能在不采用凝胶柱条件下进行样品检测，能在 10min 之内完成常见的敌敌畏、毒死蜱、对硫磷等几种有机磷农药的快速检测，样品前处理可根据检测样品类型的实际情况，予以必要的变动或调整，且在提供了相应的、具有结构特点的质谱检测通道的情况下而具有一定的日常使用性。

有机磷方法线性范围：0.02～1.00mg/kg，定量限（LOQ）见表 5-4。

2. 试剂和材料

除另有说明外，所用试剂均为分析纯，水为 GB/T 6682—2008 规定的一级水。

丙酮（C_3H_6O）、二氯甲烷（CH_2Cl_2）、环己烷（C_6H_{12}）、乙酸乙酯（$C_4H_8O_2$）、正己烷（C_6H_{14}）都为残留级，氯化钠（NaCl）。无水硫酸钠：650℃灼烧 4h，储于密封容器中备用。氯化钠水溶液（5%）：称取 5.0g 氯化钠，用水溶解，并定容至 100ml。乙酸乙酯-正己烷（1∶1，*V*/*V*）：量取 100ml 乙酸乙酯和 100ml 正己烷，混匀。环己烷-乙酸乙酯（1:1，*V*/*V*）：量取 100ml 环己烷和 100ml 正己烷，混匀。弗罗里硅土（Florisil）固相萃取柱：500mg，6ml，或相当者。石墨化炭黑（ENVI-Carb）固相萃取柱：250mg，6ml，或相当者，使用前用 6ml 乙酸乙酯-正己烷预淋洗。有机相微孔滤膜：0.45μm。石墨化炭黑：60～80 目。

10 种有机磷农药标准品：纯度均≥95%。标准储备溶液：分别准确称取适量的每种农药标准品（表 5-2），用丙酮分别配制成浓度为 100～1000μg/ml 的标准储备溶液。混合标准工作溶液：根据需要再用丙酮逐级稀释成适用浓度的系列混合标准工作溶液。保存于 4℃冰箱内。

表 5-2　10 种有机磷农药种类表

序号	农药名称	英文名称	CAS.No	化学分子式
1	敌敌畏	Dichlorvos	000062-73-7	$C_4H_7Cl_2O_4P$
2	二嗪磷	Diazinon	000333-41-5	$C_{12}H_{21}N_2O_3PS$
3	皮蝇磷	Fenchlorphos	000299-84-3	$C_8H_8Cl_3O_3PS$
4	杀螟硫磷	Fenitrothion	000122-14-5	$C_9H_{12}NO_5PS$
5	马拉硫磷	Malathion	000121-75-5	$C_{10}H_{19}O_6PS_2$
6	毒死蜱	Chlorpyrifos	002921-88-2	$C_9H_{11}Cl_3NO_3PS$
7	倍硫磷	Fenthion	000055-38-9	$C_{10}H_{15}O_3PS_2$
8	对硫磷	Parathion	000056-38-2	$C_{10}H_{14}NO_5PS$
9	乙硫磷	Ethion	000563-12-2	$C_9H_{22}O_4P_2S_4$
10	蝇毒磷	Coumaphos	000056-72-4	$C_{14}H_{16}ClO_5PS$

3. 仪器和设备

配有电子轰击源（EI）的气相色谱-质谱仪，感量 0.01g 和 0.0001g 电子天平，配有单元泵、馏分收集器的凝胶色谱仪，均质器，旋转蒸发器，4000r/min 以上离心机。

4. 试样制备与处理

1）试样制备

取有代表性样品的可食部分约 1kg，经捣碎机充分捣碎均匀，装入洁净容器，密封，标明标记。

2）试样保存

试样于–18℃保存。在抽样及制样的操作过程中，应防止样品受到污染或发生残留物含量的变化。

3）试样提取

称取解冻后的试样 20g（精确到 0.01g）于 250ml 具塞锥形瓶中，加入 20ml 水和 100ml 丙酮，均质提取 3min。将提取液过滤，残渣再用 50ml 丙酮重复提取一次，合并滤液于 250ml 浓缩瓶中，于 40℃水浴中浓缩至约 20ml。

将浓缩提取液转移至 250ml 分液漏斗中，加入 150ml 氯化钠水溶液和 50ml 二氯甲烷，振摇 3min，静置分层，收集二氯甲烷相。水相再用 50ml 二氯甲烷重复提取两次，合并二氯甲烷相。经无水硫酸钠脱水，收集于 250ml 浓缩瓶中，于 40℃水浴中浓缩至近干。加入 10ml 环己烷-乙酸乙酯溶解残渣，用 0.45μm 滤膜过滤，待凝胶渗透色谱（GPC）净化。

4）GPC 净化

（1）凝胶色谱条件

凝胶净化柱：Bio Beads S-X3，700mm×25mm（内径）；流动相：乙酸乙酯-环己烷（1：1，*V*/*V*）；流速：4.7ml/min；样品定量环：10ml；预淋洗时间：10min；凝胶色谱平衡时间：5min；收集时间：23～31min。

（2）凝胶色谱净化步骤

将 10ml 待净化液按规定的条件进行净化，收集 23～31min 区间的组分，于 40℃下浓缩至近干，并用 2ml 乙酸乙酯-正己烷溶解残渣，待固相萃取净化。

（3）固相萃取（SPE）净化

将石墨化炭黑固相萃取柱（对于色素较深试样，在石墨化炭黑固相萃取柱上加 1.5cm 高的石墨化炭黑）用 6ml 乙酸乙酯-正己烷预淋洗，弃去淋洗液；将 2ml 待净化液倾入上述萃取柱中，并用 3ml 乙酸乙酯-正己烷分 3 次洗涤浓缩瓶，将洗涤液倾入石墨化炭黑固相萃取柱中，再用 12ml 乙酸乙酯-正己烷洗脱，收集上述洗脱液至浓缩瓶中，于 40℃水浴中旋转蒸发至近干，用乙酸乙酯溶解并定容至 1.0ml，供气相色谱-质谱测定和确证。

5. 测定条件

1）气相色谱参考条件

色谱柱：DB-5MS 石英毛细管柱（30m×0.25mm 内径×0.25μm 膜厚），或相同类型色谱柱；色谱柱温度：50℃（2min），以 30℃/min 升温至 180℃（10min），以 30℃/min 升温至 270℃（10min）；进样口温度：280℃；色谱-质谱接口温度：270℃；载气：氦气，纯度≥99.999%，流速 1.2ml/min；进样量：1μl；进样方式：不分流进样，1.5min 后开阀。

2）质谱参考条件

电离方式：EI；电离能量：70eV；测定方式：选择离子监测方式；选择监测离子（*m*/*z*）：参见表 5-3 和表 5-4；溶剂延迟：5min；离子源温度：150℃；四极杆温度：200℃。

表 5-3　选择离子监测方式的质谱参数

通道	时间/min	选择离子（*m*/*z*）
1	5.00	109, 125, 137, 145, 179, 185, 199, 220, 270, 285, 304
2	17.00	109, 127, 158, 169, 214, 235, 245, 247, 258, 260, 261, 263, 285, 286,314
3	19.00	153, 125, 384, 226, 210, 334

表 5-4　10 种有机磷农药的保留时间、定量和定性选择离子及定量限

序号	农药名称	保留时间/min	特征碎片离子丰度比			定量限/（μg/g）
			定量（*m/z*）	定性（*m/z*）	丰度比（*m/z*）	
1	敌敌畏	6.57	109	185, 145, 220	37:100:12:07	0.02
2	二嗪磷	12.64	179	137, 199, 304	62:100:29:11	0.02
3	皮蝇磷	16.43	285	125, 109, 270	100:38:56:68	0.02
4	杀螟硫磷	17.15	277	260, 247, 214	100:10:06:54	0.02
5	马拉硫磷	17.53	173	127, 158, 285	07:40:100:10	0.02
6	毒死蜱	17.68	197	314, 258, 286	63:68:34:100	0.01
7	倍硫磷	17.80	278	169, 263, 245	100:18:08:06	0.02
8	对硫磷	17.90	291	109, 261, 235	25:22:16:100	0.02
9	乙硫磷	20.16	231	153, 125, 384	16:10:100:06	0.02
10	蝇毒磷	23.96	362	226, 210, 334	100:53:11:15	0.10

6. 注意事项

（1）受填料规格、装柱工艺等影响，净化柱使用前需要测试洗脱曲线和回收率，流速应控制在 1 滴/s 为宜。

（2）实验中涉及有机磷等有毒物质和二氯甲烷等挥发性物质，需要做好安全防护措施，必须要戴手套、在通风柜中操作。

（3）检测过程中应同时做空白和加标试验，空白应为未检出，加标回收率应在 70%～120%。

（4）结果超过线性范围时应使用定容溶剂适当稀释进样溶液。必要时可根据第一次测定值，适当减少称样量后测定。

（5）凝胶色谱净化主要适用于具有高油脂的食品，如食用油、动物源性食品或膳食，或者在影响检测设备的情况下（如进样样品溶液存在油脂分层等）采用，一般食品或膳食、呕吐物等中毒的快速应急检测中必要时可以省略。

（6）具有相似结构的有机磷农药质谱排除方法：甲胺磷和乙酰甲胺磷、敌敌畏和敌百虫由于化学性质相近，在判定时易形成干扰。参考 GB 23200.8—2016《食品安全国家标准 水果和蔬菜中 500 种农药及相关化学品残留量的测定气相色谱-质谱法》以及 NY/T 1380—2007《蔬菜、水果中 51 种农药多残留测定 气相色谱-质谱法》中常见有机磷化合物的定量与定性离子。其中多数化合物的定量和定性离子差异较大（表 5-5），选择性较好，然而对于个别结构相似的农药残留如敌敌畏（敌百虫的水解产物）和敌百虫（图 5-2），以及甲胺磷和乙酰甲胺磷（图 5-3），虽均具有极为相似的 EI 谱图，但是由于结构上仍存在较大差异，两对相似农药的离子丰度比差异较大（表 5-6），如敌敌畏和敌百虫的离子 *m/z* 109 和 *m/z* 145 的丰度比为 100∶8 与 100∶27，甲胺磷和乙酰甲胺磷的 *m/z* 94 和 *m/z* 79 离子丰度比为 100∶13 与 100∶28，因此可作为化合物差异的判定依据。同时，敌百虫在特征离子上相对敌敌畏存在一个 *m/z* 139 的差异（图 5-2），而甲胺磷和乙酰甲胺

磷存在一个 m/z 136 的差异（图 5-3），且差异均具有特征性，因此这两个离子的阳性与否也可用来判定这两对农残的差异。

表 5-5　常见有机磷农残 GC-MS 定量和定性离子对

化合物	定量离子（m/z）	定性离子 1（m/z）	定性离子 2（m/z）	定性离子 3（m/z）
倍硫磷	278	169	153	
敌敌畏	109	185	220	
敌百虫	109	145	185	
毒死蜱	314	258	286	
对硫磷	291	186	235	263
二嗪磷	304	179	137	
甲胺磷	94	95	141	
乙酰甲胺磷	136	94	199	
甲拌磷	260	121	229	
久效磷	127	192	109	
乐果	125	143	97	
马拉硫磷	173	158	125	
灭线磷	158	200	231	153
皮蝇磷	285	287	143	
三唑磷	161	172	242	168
杀螟硫磷	277	260	125	
杀扑磷	145	157	257	
水胺硫磷	136	230	247	
氧化乐果	156	110	302	
乙硫磷	231	384	289	
蝇毒磷	362	226	364	334

表 5-6　敌敌畏和敌百虫、甲胺磷和乙酰甲胺磷在 EI 源的离子丰度

敌敌畏（m/z）		敌百虫（m/z）		甲胺磷（m/z）		乙酰甲胺磷（m/z）	
109	100%	109	100%	94	100%	136	100%
15	28%	79	28%	95	56%	42	54%
185	28%	110	28%	47	41%	94	50%
79	27%	145	27%	141	36%	43	45%
47	16%	139	16%	64	25%	95	26%
187	9%	47	9%	46	21%	47	25%
145	8%	15	8%	45	19%	96	15%
29	8%	112	8%	15	17%	79	14%
83	6%	80	6%	79	13%	45	13%
31	5%	95	5%	30	11%	125	13%

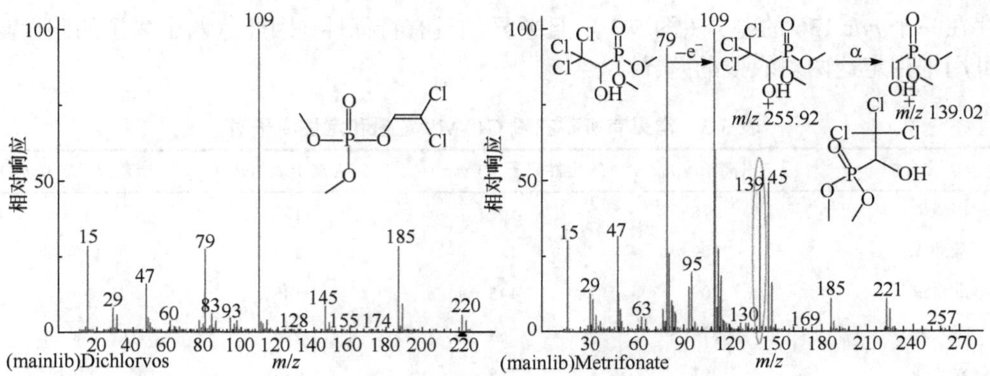

图 5-2　敌敌畏和敌百虫的 EI 图谱差异

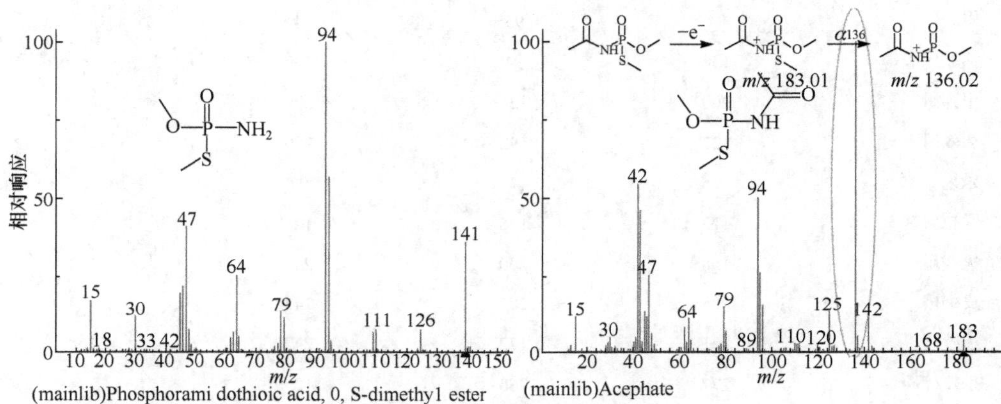

图 5-3　甲胺磷和乙酰甲胺磷 EI 图谱差异

7. 色谱图

10 种有机磷农药标准物质的气相色谱-质谱图如图 5-4 所示。

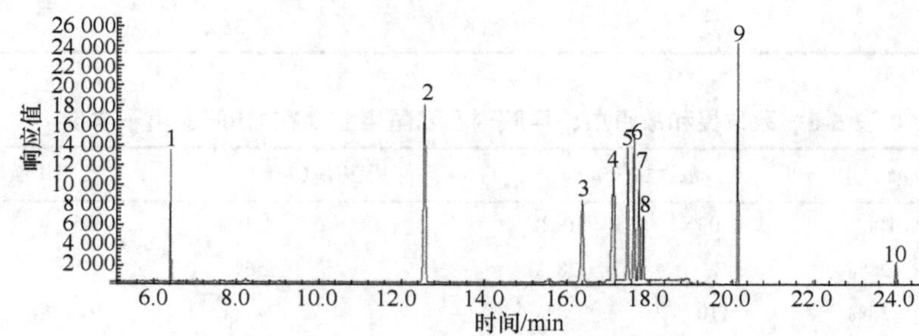

图 5-4　10 种有机磷农药标准物质的气相色谱-质谱图

1. 敌敌畏；2. 二嗪磷；3. 皮蝇磷；4. 杀螟硫磷；5. 马拉硫磷；6. 毒死蜱；7. 倍硫磷；8. 对硫磷；9. 乙硫磷；10. 蝇毒磷

（二）呕吐物、洗胃液等生物样品中有机磷农药检测

在突发应急中毒检测中，常见的为具有剧毒的甲拌磷、对硫磷等农药，临床样品为可能含有中毒农药原型的呕吐物或洗胃液等，主要检测干扰来源于胃液、食糜等，但由

于中毒时剂量一般均较大且要求快速检测，因此前处理一般主要采用吸水剂、杂质吸附等简单处理进行，也由于前处理较为简单，因此一般还应采用质谱检测器进行结果确认。

1. 原理

试样用乙腈溶液均质提取，分散固相萃取后，用气相色谱-质谱检测，外标法定量。

有机磷的方法线性范围：0.02～1.00mg/kg，检出限（LOD）见表5-7。

表5-7　11种有机磷农药检出限

农药名称	检出限/（μg/ml）	农药名称	检出限/（μg/ml）
速灭威	0.004	抗蚜威	0.003
残杀威	0.003	甲基对硫磷	0.002
异丙威	0.003	马拉硫磷	0.002
敌敌畏	0.004	毒死蜱	0.004
内吸磷	0.003	对硫磷	0.002
乐果	0.002		

2. 试剂和材料

除另有说明外，所用试剂均为分析纯，水为GB/T6682—2008规定的一级水。

丙酮（C_3H_6O）、正己烷（C_6H_{14}）、乙腈（CH_3CN）均为残留级，氯化钠（NaCl），无水硫酸钠（Na_2SO_4），浓盐酸（HCl），无水硫酸钠（650℃灼烧4h，储于密封容器中备用）PSA；Carbon-GCB炭黑；有机相微孔滤膜：0.45μm。

6种有机磷农药混合标准品（含甲基对硫磷、对硫磷、马拉硫磷、乐果、敌敌畏、内吸磷，1000μg/ml），毒死蜱（99.0%）、速灭威（99.0%）、异丙威（98.5%）、残杀威（99.0%）、抗蚜威（99.0%）。

混合标准工作溶液：分别取适量农药标准品，用丙酮配制成80μg/ml的混合标准储备液，用正己烷稀释成8个系列的混合标准工作液，其中11种农药的浓度均为0.04μg/ml、0.08μg/ml、0.16μg/ml、0.32μg/ml、0.64μg/ml、1.28μg/ml、2.00μg/ml、3.20μg/ml。

3. 仪器和设备

气相色谱质谱联用仪，涡旋振荡器，高速离心机。

4. 试样制备与处理

1）试样制备

取有代表性样品约100g，装入洁净容器，密封，标明标记。

2）试样保存

试样于–18℃保存。在抽样及制样的操作过程中，应防止样品受到污染或发生残留物含量的变化。

3）提取

取15g样品于50ml离心管中，迅速准确加入10ml乙腈，于涡旋振荡器上充分混匀提取，再加入4g氯化钠，强烈振摇，于高速离心机中5000r/min离心10min，取2ml上清液待净化。

4）净化

将待净化液滴入 15ml 含无水硫酸钠 1.00g、PSA 和 Carbon-GCB 各 0.10g 的分散固相萃取管中，于涡旋振荡器上充分混匀，静置 3min，取上清液过 0.45μm 有机微孔滤膜，GC-MS 分析。

5. 测定条件

1）气相色谱参考条件

色谱柱：DB-5MS 毛细管色谱柱 30m×0.25mm×0.25μm；色谱柱温度：50℃（1min），以 15℃/min 升温至 200℃，以 8℃/min 升温至 250℃（4min）；进样口温度：230℃；进样方式：不分流进样；进样量：1μl；载气：氦气，纯度≥99.999%；恒流模式流速 1.0ml/min。

2）质谱参考条件

传输线温度：250℃；离子源温度：250℃；电离方式：采用 EI+离子化方式；电离能量：70eV；溶剂延迟：5min。11 种农药的特征离子如表 5-8 所示。在上述气相色谱-质谱条件下，11 种有机磷农药标准物的参考保留时间和气相色谱-质谱选择离子色谱图见图 5-5。

表 5-8　11 种农药的特征离子、回归方程和相关系数

农药名称	CAS 号	定量离子（*m/z*）	其他特征离子（*m/z*）	回归方程	相关系数 *R*
残杀威	114-26-1	110	152,111,81	y=2 555 137x–62 572	0.999 3
敌敌畏	62-73-7	109	185,79,187	y=1753843x –51 892	0.999 5
速灭威	1129-41-5	108	107,79,77	y=1 909 050x –85 113	0.999 3
异丙威	2631-40-5	121	136,91,77	y=2728 861x –76 143	0.999 4
内吸磷	8065-48-3	88	60,89,61	y=1 317 663x–97 042	0.997 8
乐果	60-51-5	87	93,125,143	y=890 598x–89 541	0.998 1
抗蚜威	23103-98-2	166	72,238,167	y=2 146 570x–96 315	0.998 8
甲基对硫磷	298-00-0	109	263,125,79	y=731 434x–93 214	0.996 2
马拉硫磷	121-75-5	173	125,93,127	y=494 206x–52 394	0.997 3
毒死蜱	2921-88-2	197	97,314,199	y=463 262x–19 281	0.998 9
对硫磷	56-38-2	109	291,97,139	y=531 251x–49 150	0.997 7

6. 注意事项

（1）实验中涉及有机磷农药等有毒物质和正己烷等挥发性物质，需要做好安全防护措施，必须要戴手套、在通风柜中操作。

（2）检测过程中应同时做空白和加标试验，空白应为未检出，加标回收率应在 70%～120%。

（3）结果超过线性范围时，应使用定容溶剂适当稀释进样溶液。必要时可根据第一次测定值，适当减少称样量后测定。

（4）对于呕吐物、洗胃液等样品，在取样过程中必须予以充分的搅拌，尽量达到样品均匀取样，必要时可以适当增大取样量。

（5）由于样品处理比较简单，在结果判定过程中，必须根据样品中疑似中毒农药与农药标准品在色谱峰保留时间、不同碎片的丰度比等关系方面予以符合判定要求的定性判断。

（6）在特定条件下也可以采用火焰光度检测器依据保留时间进行检测，但由于检测的专一性相对较弱，应采用双柱法或质谱法予以确证。

7. 检出限

速灭威等 11 种有机磷农药的检出限如表 5-8 所示。

8. 色谱图

模拟呕吐物加标样（A）和空白本底（B）中有机磷农药的总离子流图如图 5-5 所示。

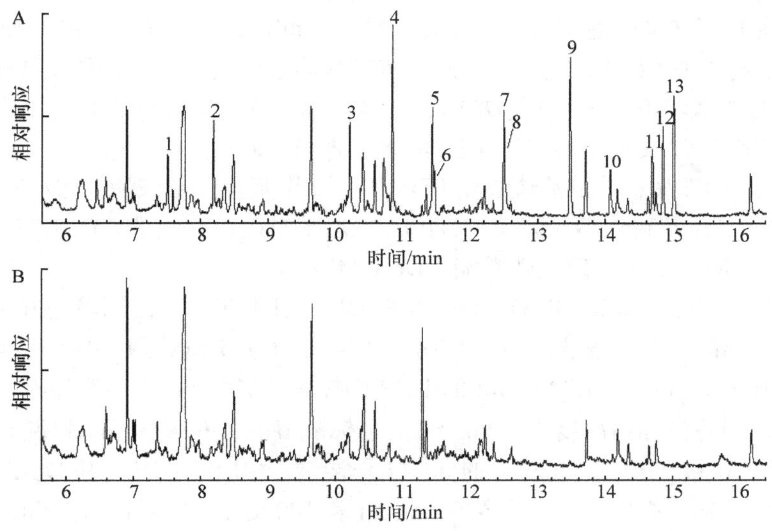

图 5-5　模拟呕吐物加标样（A）和空白本底（B）中有机磷农药总离子流图

1. 残杀威 1；2. 敌敌畏；3. 速灭威；4. 异丙威；5. 残杀威 2；6. 内吸磷 1；7. 内吸磷 2；8. 乐果；9. 抗蚜威；10. 甲基对硫磷；11. 马拉硫磷；12. 毒死蜱；13. 对硫磷

（三）尿样中有机磷农药代谢物的检测

当中毒食物样品缺失或中毒证据需要相关确证时，开展人体内血、尿等生物样品中有机磷暴露后相关代谢物的检测工作是必要的。

在所检测的生物样品中，血样中大量的蛋白质、尿样中大量的代谢物等可能存在干扰，以及浓度所产生的影响，因此必须经过必要的样品净化、浓缩处理后才能上机检测。有机磷进入生物体后，针对其产生的主要代谢产物二甲基磷酸酯（DMP）、二甲基硫代磷酸酯（DMTP）、二乙基磷酸酯（DEP）、二乙基硫代磷酸酯（DETP）、二乙基二硫代磷酸酯（DEDTP）等进行检测，同时较多采用尿样，通过液质或气质方法进行检测。

1. 液质联用方法

1）原理

尿液加酸酸化后，用有机溶剂提取 DMP、DMTP、DEP、DETP 和 DEDTP 等有机磷农药代谢产物，浓缩复溶后，进行 HPLC-MS/MS 测定，人工空白尿样加标制作标准曲线，内标法定量。

本方法中 4 个代谢物 DMP、DMTP、DEP 和 DETP 的最低检测浓度为 0.5ng/ml，DEDTP 为 2.0ng/ml。

2）试剂和材料

除另有说明外，所用试剂均为分析纯，水为 GB/T6682—2008 规定的一级水。

浓盐酸；氯化钠（>99.5%，分析纯）；尿素（>99%，分析纯）；磷酸氢二钠（99%，分析纯）；葡萄糖（分析纯）；磷酸二氢钾（99.5%，分析纯）；乙酸（99.5%，分析纯）；乙腈（色谱纯）；乙酸铵（色谱纯）；0.22μm 滤膜（millipore）；去离子水由 Millipore 纯水机制得；无水硫酸钠（650℃灼烧 4h，储于密封容器中备用）；人工模拟尿样[称取磷酸氢二钠 3g、磷酸二氢钾 0.75g、氯化钠 10g、尿素 10g、葡萄糖 20g、高纯水定容至 250ml（储备液）。使用时取 10ml 储备液，用高纯水定容至 100ml]。

7 种有机磷标准品：二甲基磷酸酯（DMP），二甲基硫代磷酸酯（DMTP），二乙基磷酸酯（DEP），二乙基硫代磷酸酯（DETP），二乙基二硫代磷酸酯（DEDTP），二丁基磷酸酯（DBP），氘代-二甲基硫代磷酸酯（D6-DMTP）。

准确称取适宜标准品 DMP、DMTP、DEP、DETP、DEDTP 用乙腈溶解并定容至 10ml，配制成 1.00mg/ml 标准储备液，−18℃冷冻，保存一年。准确称取 DBP 标准品用乙腈溶解并定容至 10ml，配制成 1.00mg/ml 的 DBP 内标标准储备液，−18℃冷冻，保存一年。用 50%乙腈稀释各目标物浓度为 10μg/ml 混合标准溶液，并继续用水将混合标准溶液逐级稀释为浓度 1000ng/ml、100ng/ml 的标准工作溶液。相应的，DBP 和 D6-DMTP 采用相同的步骤依次用 50%乙腈、水稀释成 500ng/ml 和 100ng/ml 的内标工作溶液。

在 15ml 离心管内分别取 5ml 人工模拟尿样，按照表 5-9 加标，配制成基质加标标准曲线。

表 5-9 基质加标标准曲线

<table>
<tr><th>标准点</th><th>S0</th><th>S1</th><th>S2</th><th>S3</th><th>S4</th><th>S5</th><th>S6</th><th>S7</th></tr>
<tr><td>浓度/（ng/ml）</td><td>0</td><td>1.0</td><td>2.0</td><td>5.0</td><td>10</td><td>20</td><td>50</td><td>100</td></tr>
<tr><td>样品量/ml</td><td colspan="8">5.0</td></tr>
<tr><td>工作液浓度/（ng/ml）</td><td>—</td><td colspan="3">100</td><td colspan="4">1000</td></tr>
<tr><td>工作液体积/μl</td><td>—</td><td>50</td><td>100</td><td>250</td><td>50</td><td>100</td><td>250</td><td>500</td></tr>
<tr><td>内标添加量</td><td colspan="8">100ng/ml，20μl</td></tr>
</table>

将该标准系列按样品处理程序提取、浓缩后测定，以 DMP、DMTP、DEP、DETP、DEDTP 的浓度（ng/ml）为横坐标，以测得的峰面积对内标化合物的峰面积比值为纵坐标（其中 DMP、DEP、DETP、DEDTP 以 DBP 为内标，DMTP 以 D6-DMTP 为内标）绘

制标准曲线。

3）仪器和设备

超高效液相色谱/三重四极杆质谱联用仪，氮吹仪，旋涡混匀器，大容量低速离心机，十万分之一天平，摇床，超声波发生器。

4）试样制备与处理

（1）采样和样品运输

采样时应将尿液采集于塑料瓶中，并按 100：1 比例向尿样中添加乙酸，于−18℃条件下储存至分析，一般样品量不少于 10ml。

（2）试样保存

在样品运输至实验室的过程中，应当始终使样品处于−18℃的环境中，避光保存。

（3）取样

取样时应先将冷冻的尿样在 40℃下水浴解冻，取样 5ml 置于 15ml 离心管中。

（4）预处理

准确吸取尿样 5.0ml 至 15ml 带塞聚四氟乙烯离心管，加入浓度为 500ng/ml 的内标溶液 50μl，加入氯化钠约 1.0g 振摇 1min，加入 6mol/L 盐酸 1ml 混匀，加入 5ml 乙腈振荡提取 10min，5000r/min 条件下离心 5min，取出上层有机相至另一 10ml 离心试管中，残渣溶液用 3ml 乙腈重复提取，合并有机相。50℃温度下氮气吹干，加入 1ml 乙腈溶解，过 0.22μm 滤膜，50℃下再次氮气吹干，加入 200μl 甲醇：乙腈（7：3，*V*/*V*）溶液复溶，进样分析。参照标准 WS/T 97—1996，采用分光光度法测定各尿样中的肌酐值含量。

5）测定条件

（1）液相色谱参考条件

色谱柱：PC HILIC（2.1mm×150mm，5μm）；流动相：A 为乙腈；B 为 5mol/L 乙酸铵水溶液，梯度洗脱程序如表 5-10 所示；柱温：30℃；进样量：10μl。

表 5-10　梯度洗脱程序

时间/min	A/%	B/%	流速/（ml/min）
0	95	5	0.3
2.0	95	5	0.3
3.0	50	50	0.3
4.5	50	50	0.3
5.0	95	5	0.3
11	95	5	0.3

（2）质谱参考条件

电离模式：ESI（−）源；电离能量：4.5kV；气体温度：350℃；流速：10L/min；雾化压力：30psi；保护气温度：400℃；保护气流速：12L/min。采用多反应监测（MRM）模式进行扫描，各化合物监测离子、源内裂解电压及碰撞电压见表 5-11。

表 5-11 多反应监测条件

化合物	保留时间/min	母离子（m/z）	子离子（m/z）	离子对类型	源内裂解电压/V	碰撞电压/eV
DMP	5.01	125	79	Q	75	15
			63	C	75	15
DMTP	1.55	141	126	Q	60	10
			95	C	60	20
DEP	4.90	153	79	Q	70	20
			125	C	70	5
DETP	1.38	169	95	Q	80	15
			141	C	80	5
DEDTP	0.77	185	111	Q	75	15
			157	C	75	5
DBP（I.S）	4.80	209	79	—	85	20
D6-DMTP（I.S）	1.50	147	129	—	80	10

注：Q 为定量离子，C 为定性离子。

6）注意事项

（1）受填料规格、装柱工艺等影响，净化柱使用前需要测试洗脱曲线和回收率，流速应控制在 1 滴/s 为宜。

（2）实验中用到盐酸溶液，氮吹后应立即擦除氮吹仪表面附着的盐酸，防止生锈。

（3）实验中涉及有机磷农药等有毒物质和盐酸等挥发性物质，需要做好安全防护措施，必须要戴手套、在通风柜中操作。

（4）检测过程中应同时做空白和加标试验，空白应为未检出，加标回收率应在 70%～120%。

（5）结果超过线性范围时应使用定容溶剂适当稀释进样溶液。必要时可根据第一次测定值，适当减少称样量后测定。

7）色谱图

有机磷代谢物的 MRM 质量色谱图见图 5-6。

2. 气质联用方法

1）原理

样品中 3,5,6-trichloropyridinol（TCPy）采用盐酸水解、液-液萃取（LLE）后，用 K_2CO_3 处理固相萃取（SPE）净化，洗脱液进行衍生化处理。采用大体积注射气相色谱-串联质谱法（LVI-GC-MS-MS）进行分析，同位素稀释内标法定量。

2）试剂与材料

3,5,6-trichloropyridinol（TCPy），$^{13}C_5$-TCPy，正己烷，乙醚，丁基氯，乙腈，甲基叔丁基醚，盐酸（36.5%），碳酸钾（99.5%），双（三甲基硅烷基）三氟乙酰胺（BSTFA），硅胶（0.063～0.100mm，100～200 目），HLB 固相萃取柱（3cm^3，60mg），β-葡萄糖醛酸酶，硫酸酯酶。

标准溶液用乙腈稀释并配制成 0.1～100ng/ml，内标配制成 20ng/ml。工作液用乙腈配制成浓度为 1μg/ml。内标用丙酮配制成 1μg/ml。所有标准溶液都在−4℃储存。

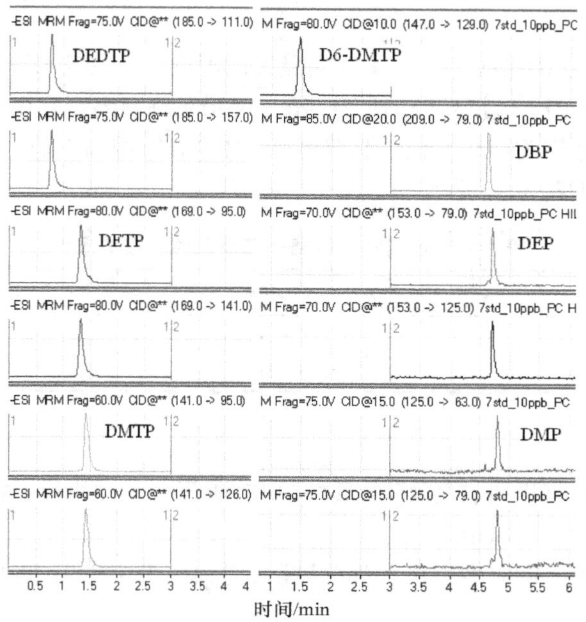

图 5-6　本实验仪器设定条件下有机磷代谢物的 MRM 质量色谱图

100g 硅胶和 50ml 碳酸钾水溶液（3mol/L）混合，然后在 105℃干燥，用 300ml 乙腈洗涤，将乙腈在通风橱挥干后，在 300℃活化 2h。将制备好的硅胶（0.15g 或 0.2g）真空填入 3ml SPE 中。

3）仪器和设备

配有 PTV 进样口的气相色谱-质谱联用仪，恒温干燥箱，氮吹仪，旋涡混匀器，十万分之一天平。

4）试样的制备与处理

（1）样品收集

样品收集后，所有的尿液样本存储在−40℃直到分析。

（2）样品预处理

将尿样解冻，平衡至室温，涡流混合。取 0.5ml 尿样加入 20μl 内标（50ng/ml）和 125μl HCl（12mol/L）混合，样品在 90℃条件下水解 1h，用 2ml 的正己烷和甲基叔丁基醚（Hex-MTBE，3∶1，*V*/*V*）混合物萃取样品 3 次。将提取物（溶于 0.2ml 丙酮）放入 SPE 中，用 3ml 丙酮洗脱，收集洗脱液。将洗脱液挥干，加入 50μl BSTFA 在 40℃衍生 20min。

5）测定条件

（1）气相色谱参考条件

采用 HP-5ms UI 柱（15m×0.25mm×0.25μm），用 5m×0.25mm 熔融石英毛细管柱作为保护柱。载气为氦气，恒流模式，两根柱子流速分别为 1.1ml/min 和 1.2ml/min。PTV 模式初始温度为 70℃（0.25min），溶剂排气的速度为 20ml/min（保持 0.2min）。溶剂流出后，温度以 600℃/min 的速率升温至 280℃。色谱柱温度：60℃（2min），以 10℃/min 升温至 250℃，以 30℃/min 升温至 310℃。

（2）质谱参考条件

EI 电压为 70eV。传输线、电离源和四极杆的温度分别为 290℃、320℃、150℃。溶剂延迟为 6.0min，MRM 过渡停留时间在 40～100ms 范围内。使用内标标准曲线法，通过比较未知物与内标物的面积比值、标准物与内标物的面积比值来测定未知物的浓度。定量和定性离子对如表 5-12 所示。

表 5-12　定量和定性离子多反应监测模式条件

化合物	定量离子对（*m/z*）	定性离子对（*m/z*）
TCPy	254→93	256→95
$^{13}C_5$-TCPy	259→93	261→95

6）注意事项

（1）实验中涉及有机磷农药等有毒物质和盐酸等挥发性物质，需要做好安全防护措施，必须要戴手套、在通风柜中操作。

（2）检测过程中应同时做空白和加标试验，空白应为未检出，加标回收率应在 70%～120%。

（3）结果超过线性范围时应使用定容溶剂适当稀释进样溶液。必要时可根据第一次测定值，适当减少称样量后测定。

7）质谱图

定量和定性离子对质谱图见图 5-7。

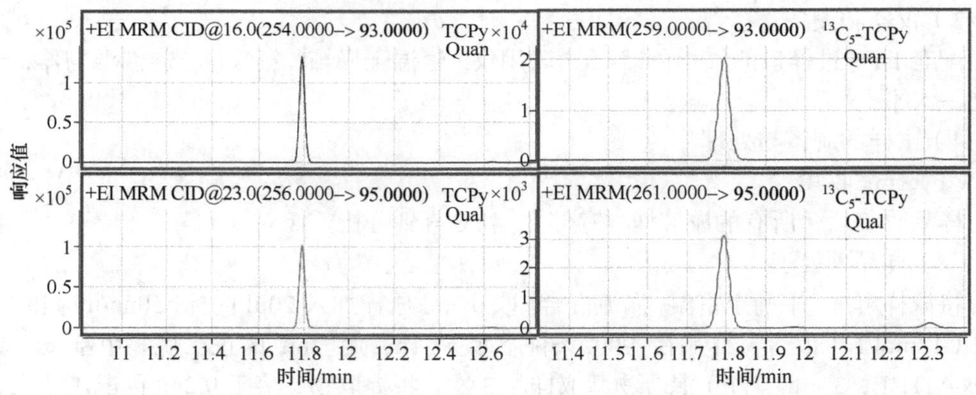

图 5-7　TCPy 和 $^{13}C_5$-TCPy 的多反应监测（MRM）定量和定性离子对质谱图

第三节　季铵盐类农药中毒检测技术

一、概述

（一）季铵盐类农药简介与毒性

季铵盐类农药属于强碱性的极性有机阳离子化合物，其中常见的包括作为除草剂的百草枯（Paraquat，PQ）、敌草快（Diquat，DQ）、野燕枯（Difenzoquat，DF），以及作为植物生长调节剂的甲哌鎓（Mepiquat，MQ）、矮壮素（Chlormequat，CQ）。表 5-13 汇总了几种主要的季铵盐类农药分子式、结构式、最大残留限量、毒性、ADI。这类农药有较高的毒性，尤其是百草枯具有难以救治的问题，因而有控制限量要求，同时这类农药的应用越来越广泛，相对较易引发环境水污染及食品安全问题，且其引发的问题也日益显著，因此《食品国家安全标准》（GB 2763—2019）中规定季铵盐农药每日允许摄入量为 0.05～10mg/kg[17]。

表 5-13　季铵盐农药性质

名称	分子式	分子质量/Da	结构式	最大残留限量/（mg/kg）	毒性[大鼠经口 LD_{50}/(mg/kg)]	ADI/[mg/（kg·bw）]
百草枯	$C_{12}H_{14}Cl_2N_2$	257.2	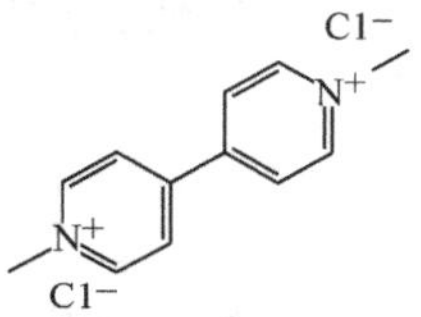	0.01～2	150	0.005
敌草快	$C_{12}H_{12}N_2^{2+}$	184.09	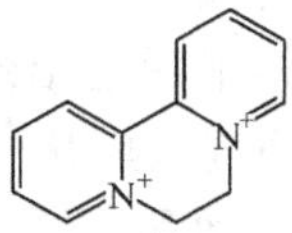	0.05～2	231	0.006
野燕枯	$C_{17}H_{17}N_2^{+}$	360.43	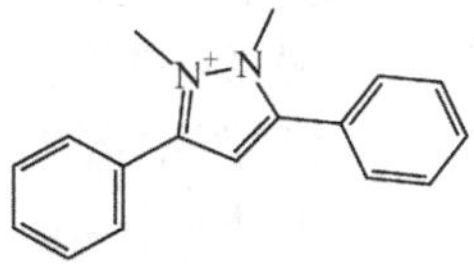	0.1	470	0.25
矮壮素	$C_5H_{13}Cl_2N$	158.07	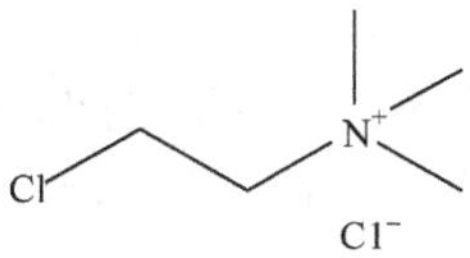	0.1～10	883	0.05
甲哌鎓	$C_7H_{16}N$	114.21	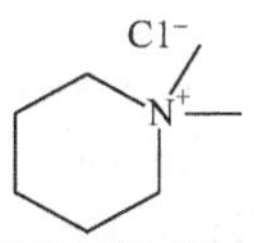	0.05～3	1420	0.195

季铵盐类农药普遍具有易溶于水、挥发性低、在酸性和中性条件下稳定的特点，其中百草枯在 pH>12 时水解，敌草快在 pH>9 时缓慢降解，野燕枯、甲哌鎓和矮壮素具有不易生物降解和水解的特性。

百草枯是季铵盐类农药中最为典型的农药，我国也是世界上最大的百草枯生产国和使用国。研究表明，肺泡细胞对百草枯具有主动摄取和蓄积特性，易富积在肺泡 1 型和 2 型细胞，积聚在肺和肾的细胞中的高浓度百草枯，影响其氧化还原反应，产生的氧自由基对组织具有有害作用，破坏细胞防御机制，导致肺损伤和肾小管坏死。

虽然目前关于百草枯中毒机制尚不明确，但普遍认为人体中毒后，百草枯经过还原型辅酶Ⅱ（NADPH）辅助的单电子还原成自由基，同分子氧反应，并通过超氧化物歧化酶的作用，致使过氧化氢形成。过氧化氢在铁离子存在条件下形成更高毒性的自由基，脂质过氧化反应的发生率随之增加，对肺部细胞组织造成损伤[18,19]。

目前季铵盐农药中毒大多为百草枯中毒。1964 年爱尔兰发现了第一例百草枯中毒事件，此后百草枯中毒事件时有发生[20]。在亚洲一些国家，每年可发生约 2000 例百草枯中毒事件，病死率高达 60%～70%，我国每年百草枯中毒也有约 300 例。根据百草枯中毒的严重程度可分为轻度、中度和重度中毒等三种。其中，轻度中毒指摄入量<0.01L，除少许胃肠道刺激症状外，没有明显症状和体征，经治疗后基本能痊愈；中度中毒指摄入量 0.01～0.04L，有舌痛、口腔溃疡、黏膜糜烂、呼吸急促、躁动不安、腹部不适、心动过速、血清肌酐上升且伴随不同程度的肝肾功能损害和逐渐加重的不可逆性肺纤维化等症状；重度中毒指摄入量>0.04L，在中度中毒症状更严重的基础上，还有呃逆、黄疸、精神错乱等症状，多器官功能衰竭发生速度快，病情进展迅速，中毒后数小时或数天死亡[21]等。

（二）主要中毒表现及处置措施

在临床上，本类农药接触皮肤后可致接触性皮炎，甚至发生灼伤性损害，表现有红斑、水疱、溃疡和坏死等症状；眼部接触后会出现流泪、眼痛、结膜充血和角膜灼伤等病损；呼吸道吸入后会出现鼻血和鼻咽刺激症状（喷嚏、咽痛、充血等）及刺激性咳嗽；经口误服后口腔、咽喉、食管黏膜有腐蚀和溃烂，早期出现恶心、呕吐、腹痛、腹泻及血便，误服 3～7 天后出现黄疸、肝功能异常等肝损害表现，甚至出现肝坏死，并且伴有尿频、尿急、尿痛等膀胱刺激症状，也有误服中毒 2～3 天后甚至发生急性肾功能衰竭的病例，大量经口误服可于 24h 内迅速出现肺水肿和肺出血导致死亡，往后则出现迟发性肺纤维化，此二者均呈进行性呼吸困难，且大多由呼吸衰竭而致死。实验室诊断上可以检验患者的血和尿来验证百草枯的存在，但是目前国内尚无统一的标准。

百草枯中毒急救治疗尚无特效解毒剂，主要治疗原则为减少毒物吸收，尽快清除游离的毒素，保护重要脏器并防止肺损伤及肺纤维化。目前临床上治疗百草枯中毒的主要措施有：用清水或碳酸氢钠洗胃，用于清除胃内残留的百草枯；再用活性炭和 15%的漂白土混悬液吸附；用硫酸镁及甘露醇导泻，减少胃肠道对百草枯的吸收。对于进入血液的百草枯，用血液灌流将血浆中的百草枯清除，能增加存活天数。

为预防百草枯中毒的发生，国家层面上要严控百草枯生产量、规范监管百草枯的销售使用，同时要加强使用者的安全意识，规范合理使用农药，不滥用，不随意丢弃和存储。

二、季铵盐类农药中毒检测技术

季铵盐农药的检测包括酶联免疫法（ELISA）等免疫法，以及分光光度法、毛细管电泳法、气相色谱法、液相色谱法、质谱联用法等仪器分析法。鉴于该类农药的强极性，液相色谱法（LC）是季铵盐检测中最常用的方法[22]。

（一）ELISA 法

ELISA 法是利用季铵盐与抗体对人工抗原之间的特异性竞争反应来检测季铵盐含量的方法。以百草枯农药为例，将人工抗原 PQ-h-OVA（百草枯半抗原偶联卵清白蛋白）包被到酶反应板上，用含 3% BSA（牛血清蛋白偶联）的磷酸盐缓冲液封闭制备试剂盒，使用时加入抗体和含有待测农药的样品，经竞争性结合反应后洗涤、晾干酶反应板后，加入酶标二抗辣根过氧化物酶标记的羊抗兔 IgG，与抗体结合而固定在反应板上，分别依次加入显色液和终止液（2mol/L 硫酸），在波长 450nm 处测定吸光度，经标准曲线比较对农药进行定性及定量检测。由于抗原抗体匹配的唯一性和敏感性，具有灵敏度高、干扰性小的特点，而且处理过程与仪器分析法相比较更简单，但该法容易受到操作条件的影响，准确性和重复性还有待提高[23]。

（二）气相色谱法和气相色谱-质谱法

气相色谱法是利用各组分在流动相（载气）和固定相两相间的分配差异来实现分离和检测的方法，由于该类农药的较强极性，目前只有少量季铵盐类农药能通过液-液萃取直接分析，或结合衍生技术后，采用氮磷检测器、质谱检测器等开展检测。

GB/T 5009.200—2003《小麦中野燕枯残留量的测定》规定，对小麦中野燕枯通过丙酮提取，经液-液分配去除干扰物后，用气相色谱仪氮磷检测器检测，根据色谱峰的保留时间定性，外标法定量。

GB/T 5009.219—2008《粮谷中矮壮素残留量的测定》规定，对于粮谷中矮壮素用甲醇提取，经氧化铝柱净化、苯硫钠衍生后，用配有质量选择检测器的气相色谱仪（GC-MSD）测定，外标法定量。GB/T 5009.221—2008《粮谷中敌草快残留量的测定》规定，对于粮谷中敌草快经 95%乙醇振荡提取、硼氢化钠反应后，用三氯甲烷萃取，转换溶剂后以正己烷定容，气相色谱-质谱检测器测定，外标法定量。

（三）高效液相色谱法

高效液相色谱法是一种可靠、精确的检测方法，虽然可适用于高极性和低挥发物质的分离测定，但对于百草枯（PQ）、敌草快（DQ）这类阳离子强极性化合物，采用常规反相色谱柱无法将其保留，目前采用亲水作用色谱（hydrophilic interaction chromatography，HILIC）进行分离较为常见，即固定相采用强亲水性的极性吸附剂（如硅胶键合相），起始流动相为以有机溶剂为主要成分（一般起始浓度大于 80%）的水溶性混合溶液，通过与吸附在固定相表面的有机相液膜实现交换与保留，显著改善样品在流动相中溶解和洗脱特性，其分离技术的优点之一是可保留一些用反相色谱无法简单保留的强极性化合物，色谱峰型尖锐，可提高分析方法的灵敏度，因此是一种良好的方法[24]。

HJ 914—2017《水质百草枯和杀草快的测定 固相萃取-高效液相色谱法》规定，对水中的百草枯和杀草快经弱阳离子交换固相萃取柱富集（柱长 25cm，内径 4.6mm，填料粒径为 5μm 的亲水液相色谱柱），用含甲酸的乙腈溶液洗脱后，用高效液相色谱分离、紫外检测器检测，根据保留时间定性，外标法定量，流动相为甲酸铵溶液：乙腈=6：4

（*V*/*V*），其中百草枯定量波长为257nm，辅助定性波长为290nm；杀草快定量波长为309nm，辅助定性波长为290nm。

（四）液相色谱-质谱联用法

液-质联用法是目前检测季铵盐类农药的常用方法，其具有高选择性和高灵敏度的优势，采用酸性条件下酸抑制的方法实现分离和检测。在常用的液-质联用法中，在流动相中会加入七氟丁酸、三氟乙酸等试剂，以起到离子对的作用，可以增强色谱柱对高极性物质的保留，但这些试剂可能会发生电离抑制导致灵敏度问题。

SN/T 0293—2014《出口植物源性食品中百草枯和敌草快残留量的测定　液相色谱-质谱/质谱法》规定，对大米、大豆等植物源性食品中百草枯和敌草快用甲醇-盐酸溶液匀浆提取，经弱酸性阳离子交换固相萃取柱净化后（Hilic 柱，100mm×2.1mm，粒度 1.7μm），用液相色谱-质谱/质谱仪测定，采用乙腈和 0.1%甲酸溶液梯度洗脱，外标法定量。

三、季铵盐类农药中毒检测实例

（一）食品中季铵盐类农药检测

1. 原理

试样中的百草枯和敌草快残留用甲醇-盐酸溶液匀浆提取，经弱酸性阳离子交换固相萃取柱净化后，用液相色谱-质谱/质谱仪测定，外标法定量。本方法的测定低限为 0.01mg/kg。

2. 试剂和材料

除另有规定外，所用试剂均为分析纯，水为 GB/T6682—2008 规定的一级水。

乙腈、甲醇、甲酸为色谱纯，盐酸，氢氧化钠，0.1mol/L 盐酸溶液（移取 9ml 盐酸，用水稀释并定容至 1L）。1mol/L 氢氧化钠溶液（称取 4.0g 氢氧化钠，用水溶解并定容至 100ml）；0.1%甲酸溶液（移取 1.0ml 甲酸，用水稀释并定容至 1L）；乙腈-0.1%甲酸溶液（1∶1，*V*/*V*）：量取 50ml 乙腈，加入 50ml 0.1%甲酸溶液，混匀；乙腈-水-甲酸溶液（88∶10∶2，*V*/*V*）：量取 88ml 乙腈、10ml 水和 2ml 甲酸，混匀；甲醇-0.1mol/L 盐酸溶液（1∶9，*V*/*V*）：量取 900ml 0.1mol/L 盐酸溶液，加入 100ml 甲醇，混匀。

百草枯二氯盐标准物质：$C_{12}H_{14}Cl_2N_2$，CAS 号 1910-42-5，纯度大于或等于 99.0%。敌草快二溴盐标准物质：$C_{12}H_{12}Br_2N_2$，CAS 号 85-00-7，纯度大于或等于 99.0%。标准储备溶液:分别准确称取适量的每种标准物质,用0.1mol/L盐酸溶液配制成浓度为1000μg/ml的标准储备溶液，0～4℃冰箱中保存，有效期为 6 个月。混合标准工作溶液：分别准确移取一定体积的每种标准储备溶液，根据需要用乙腈-0.1%甲酸溶液稀释成适用浓度的混合标准工作溶液，0～4℃冰箱中保存，有效期为 1 个月。

OasisWCX 固相萃取（SPE）柱：60mg，3ml 或性能相当者。使用前依次用 1ml 甲醇、1ml 水活化。微孔滤膜：0.22μm，适用于有机相系。

3. 仪器与设备

液相色谱-串联质谱仪：配有电喷雾（ESI）源；固相萃取装置；分析天平：感量分别为 0.0001g 和 0.01g；均质器；氮吹仪；离心机；高速离心机；pH 计；涡旋混合器。

4. 试样制备与处理

1）试样制备

（1）粮谷、豆类、棉籽和干木耳

取代表性样品约 500g，取可食部分，经磨碎机充分磨碎，混匀，装入洁净容器，密封并标明标记。

（2）水果、蔬菜类

将水果、蔬菜，或去皮、核、蒂、梗、籽、芯等（不可用水洗涤），取可食部分约 500g，切碎或经粉碎机粉碎，混匀，装入洁净容器，密封并标明标记。

2）试样保存

粮谷、豆类、棉籽和干木耳试样可于 0～4℃保存，水果、蔬菜类试样于−18℃冷冻保存。在抽样及制样的操作过程中，应防止样品受到污染或发生残留物含量的变化。

3）提取

称取 5g（精确到 0.01g）试样，置于 50ml 具塞离心管中，加入 25ml 甲醇-0.1mol/L 盐酸溶液，均质提取 1min，4000r/min 离心 5min，取上层提取液至 50ml 容量瓶中，残留物再用 20ml 甲醇-0.1mol/L 盐酸溶液重复提取一次，合并提取液于同一容量瓶中，并用水定容至刻度。准确移取 10ml 提取液，用 1mol/L 氢氧化钠溶液调节 pH 至 7.0±0.1，并在 10 000r/min 离心 5min，待净化。

4）净化

将上述待净化液全部转移至经过预活化的 Oasis WCX 固相萃取柱中，控制流速在 1～2ml/min，弃去流出液。依次用 1ml 水、1ml 甲醇淋洗净化柱，最后用 2ml 乙腈-水-甲酸溶液洗脱，控制流速在 1～2ml/min 刻度离心管中，洗脱液经 45℃氮吹仪吹干后，用 1.0ml 乙腈–0.1%甲酸溶液振荡溶解残渣，过 0.22μm 滤膜后，供液相色谱-串联质谱仪测定。

5. 测定条件

1）液相色谱参考条件

色谱柱：Hilic 柱，100mm×2.1mm，1.7μm，或相当者。流动相：A 为乙腈，B 为 0.1%甲酸溶液，梯度洗脱程序见表 5-14。流速：0.25ml/min。柱温：30℃。进样量：5μl。

表 5-14　梯度洗脱程序

时间/min	流动相 A/%	流动相 B/%
0.25	80	20
1.00	80	20
1.50	20	80
2.00	20	80
2.50	80	20
3.50	80	20

2）串联质谱参考条件

质谱条件和多反应监测条件见表 5-15 和表 5-16。

表 5-15　质谱条件

电离方式	ESI+
毛细管电压	3.0kV
源温度	110℃
去溶剂温度	350℃
锥孔气流	氮气，50L/h
碰撞气压	氩气，0.21ml/min
监测模式	多反应监测
去溶剂气流	氮气，550L/h

表 5-16　多反应监测条件

化合物	母离子（*m/z*）	子离子（*m/z*）	驻留时间/s	源内裂解电压/V	碰撞电压/eV
百草枯	185.0	169.7*	0.10	35	19
	185.0	158.1	0.10	35	26
敌草快	183.1	156.9*	0.10	45	20
	183.1	129.9	0.10	45	30

*表示定量离子。

6. 注意事项

（1）实验中涉及百草枯和敌草快等有毒物质和盐酸等挥发性物质，需要做好安全防护措施，必须要戴手套、在通风柜中操作。

（2）检测过程中应同时做空白和加标试验，空白应为未检出，加标回收率应在 70%～120%。

（3）结果超过线性范围时应使用定容溶剂适当稀释进样溶液。必要时可根据第一次测定值，适当减少称样量后测定。

（4）样品采用 WCX 固相萃取柱作为富集浓缩净化柱，应充分关注样品溶液的酸碱环境、盐浓度、流速等方面问题对于萃取的影响。

（5）采用 HILIC 测定中，原则上梯度洗脱的水含量最终浓度一般不应低于 50%，否则应充分重视柱平衡问题，达到充分平衡。

7. 色谱图（图 5-8）

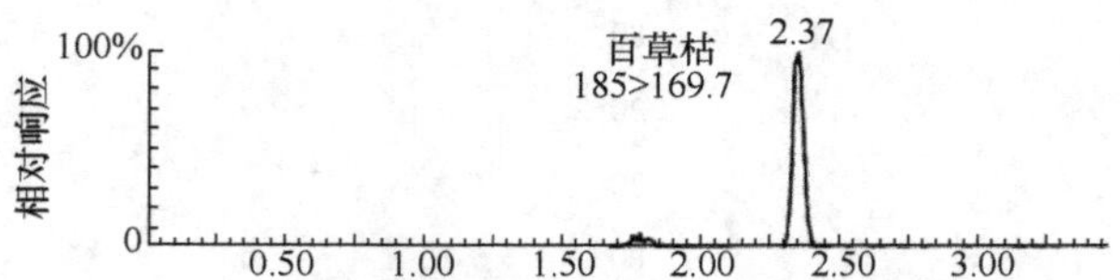

图 5-8　百草枯和敌草快液相色谱-质谱/质谱多反应检测色谱图

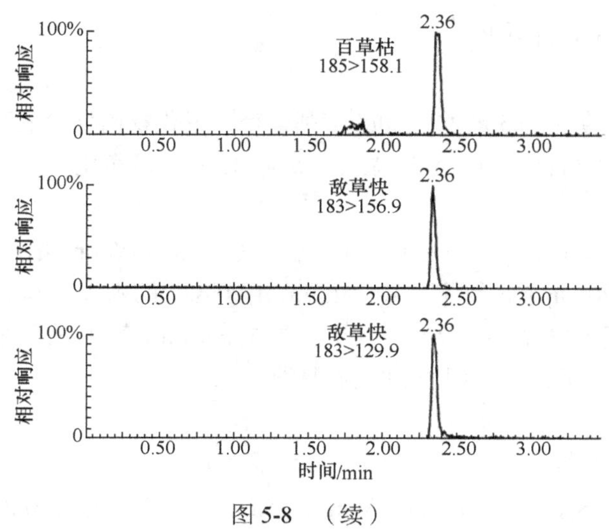

图 5-8 （续）

（二）生物样品中百草枯检测

1. 原理

生物样品中的百草枯和敌草快通过 MonoSpin® C_{18} 柱净化后，气相色谱法测定，内标法定量。

本方法对血液和尿液中百草枯和敌草快残留量的检测低限分别为 0.025μg/ml 和 0.1μg/ml。

2. 试剂和材料

除另有规定外，所用试剂均为分析纯，水为 GB/T 6682—2008 规定的一级水。

三氯甲烷、甲醇、乙腈为色谱纯；硼氢化钠。

百草枯二氯盐标准物质：$C_{12}H_{14}Cl_2N_2$，CAS 号 1910-42-5，纯度大于或等于 99.0%。敌草快二溴盐标准物质：$C_{12}H_{12}Br_2N_2$，CAS 号 85-00-7，纯度大于或等于 99.0%。乙基紫精二溴化物标准物质：$C_{14}H_{18}Br_2N_2$，CAS 号 53721-12-3，纯度大于或等于 99.0%。

标准储备溶液：分别准确称取适量的每种标准物质，用甲醇配制成浓度为 10mg/ml 的标准储备溶液，–30℃冰箱中保存，有效期为 6 个月。混合标准工作溶液：分别准确移取一定体积的每种标准储备溶液，稀释成 10μg/ml、100μg/ml 和 1000μg/ml 的混合标准工作溶液，0～4℃冰箱中保存，有效期为 1 个月。乙基紫精二溴化物内标工作液：准确移取一定体积的内标储备溶液稀释成 100μg/ml，0～4℃冰箱中保存，有效期为 1 个月。

MonoSpin® C_{18} 脱盐小柱。微孔滤膜：0.22μm，有机相系。

3. 仪器与设备

气相色谱-质谱仪；固相萃取装置；分析天平：感量分别为 0.0001g 和 0.01g；均质器；氮吹仪；高速离心机；涡旋混合器。

4. 试样制备与处理

1）试样保存

空白血清和尿液在–30℃条件下储存。在抽样及制样的操作过程中，应防止样品受到污染或发生残留物含量的变化。

2）提取

取 0.2ml 样品，加入 0.5ml 水、10μl 乙基紫精二溴化物内标溶液和 10mg 硼氢化钠，60℃静置 2min 后，样品在 3000r/min 条件下离心 1min，待净化。

3）净化

MonoSpin®C_{18} 萃取柱先分别用 0.4ml 乙腈和水在 3000r/min 条件下离心 1min，然后移入样品溶液，在 7000r/min 条件下离心 2min，用 0.4ml 的水以 5000r/min 洗涤 1min，最后用 0.2ml 氯仿和甲醇混合物（9∶1，*V/V*）在 3000r/min 条件下洗脱分析物。将洗脱液在 45℃条件下氮吹吹干，最后用 30μl 乙腈复溶。

5. 测定条件

1）气相色谱参考条件

色谱柱：HP-5MS 石英毛细管柱，30m×0.25mm（内径），膜厚 0.25μm；色谱柱温度：100℃（3min），以 20℃/min 升温至 300℃（3min）；进样口温度：230℃；色谱-质谱接口温度：230℃；载气：氦气，纯度≥99.999%，70kPa；进样量：1μl；进样方式：无分流进样，1min 后开阀。

2）质谱参考条件

电离方式：EI；电离能量：70eV；测定方式：选择离子监测方式；选择监测离子（*m/z*）：参见表 5-17。

表 5-17　选择离子监测方式的质谱参数表

化合物	时间/min	选择离子（*m/z*）	
百草枯	8.53	96.1*	192.2
敌草快	8.94	108.1*	190.1
乙基紫精二溴化物	9.97	162.1*	220.2

*表示定量离子。

6. 注意事项

（1）实验中涉及百草枯和敌草快等有毒物质和甲醇等挥发性物质，需要做好安全防护措施，必须要戴手套、在通风柜中操作。

（2）检测过程中应同时做空白和加标试验，空白应为未检出，加标回收率应在 70%～120%。

（3）结果超过线性范围时应用定容溶剂适当稀释进样溶液。必要时可根据第一次测定值，适当减少称样量后测定。

（4）方法中采用的固相萃取柱为净化柱，由于采用非水溶剂作为洗脱溶液，因此洗脱前的无水操作应重视，采用离心是其中一个方法。

7. 谱图（图 5-9）

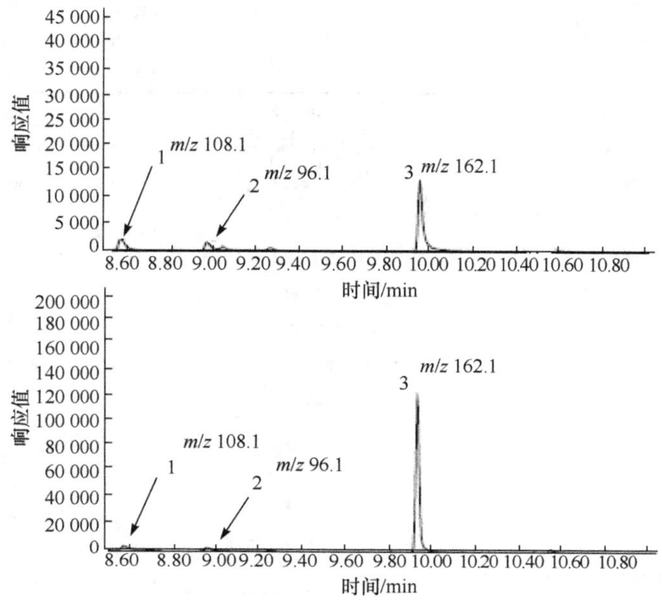

图 5-9　敌草快（1）、百草枯（2）和乙基紫精二溴化物（3）标准物的气相色谱-质谱图

第四节　拟除虫菊酯农药中毒检测技术

一、概述

（一）拟除虫菊酯类农药简介与毒性

拟除虫菊酯类农药是一类化学结构类似于天然除虫菊属中除虫菊素的人工合成农药。拟除虫菊酯杀虫剂具有高选择性、高效率、低毒性、快速杀虫和少残留等优点。拟除虫菊酯类农药根据其结构特征可以分为菊酸酯、卤代菊酯、环状结构醇修饰的菊酯、非环状结构醇修饰的菊酯、非环丙烷羧酸菊酯和非酯类菊酯等几种，其中溴氰菊酯、高效氯氟氰菊酯、氯氰菊酯、联苯菊酯、顺式氯氰菊酯、*S*-氰戊菊酯、七氟菊酯、氟氯氰菊酯等使用最为广泛[25]。几种常见的拟除虫菊酯如表 5-18 所示。

表 5-18　拟除虫菊酯农药性质

名称	分子式	分子质量/Da	结构式	最大残留限量/（mg/kg）	毒性[大鼠经口 LD_{50}/（mg/kg）]	ADI/[mg/（kg·bw）]
除虫菊素	$C_{21}H_{28}O_3$	328.20		1	200	0.04

续表

名称	分子式	分子质量/Da	结构式	最大残留限量/（mg/kg）	毒性[大鼠经口 LD_{50}/（mg/kg）]	ADI/[mg/（kg·bw）]
氟胺氰菊酯	$C_{26}H_{22}ClF_3N_2O_3$	502.93	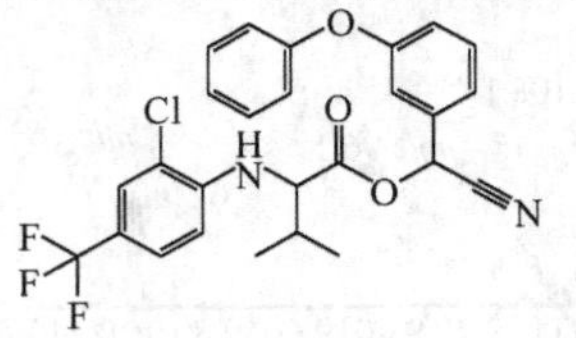	0.2～0.5	260～280	0.005
氟氯氰菊酯和高效氟氯氰菊酯	$C_{22}H_{18}Cl_2FNO_3$	433.06	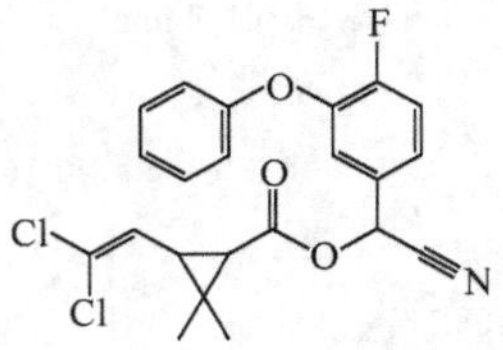	0.01～0.5	632～696	0.04
氟氰戊菊酯	$C_{26}H_{23}F_2NO_4$	451.46	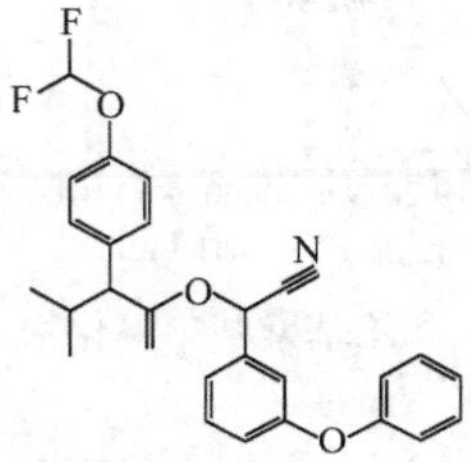	0.05～20	81	0.02
甲氰菊酯	$C_{22}H_{23}NO_3$	349.17	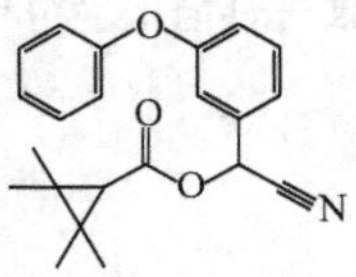	0.1～10	49～54	0.03
联苯菊酯	$C_{23}H_{22}ClF_3O_2$	422.87	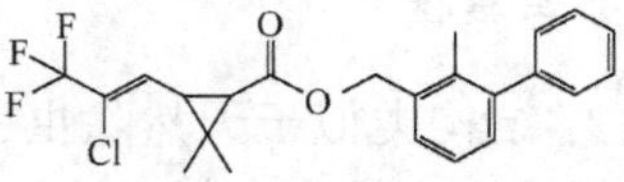	0.05～20	375	0.01
氯氟氰菊酯和高效氯氟氰菊酯	$C_{23}H_{19}ClF_3NO_3$	449.85	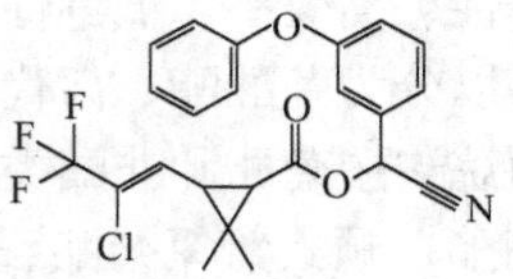	0.02～15		0.02
氯菊酯	$C_{21}H_{20}Cl_2O_3$	391.29	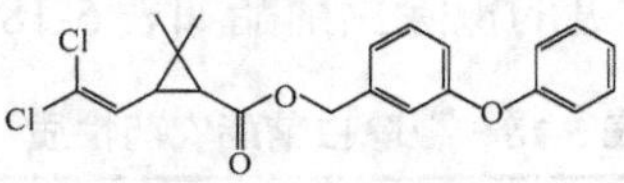	0.05～10	383	0.05
氯氰菊酯和高效氯氰菊酯	$C_{22}H_{19}Cl_2NO_3$	416.3	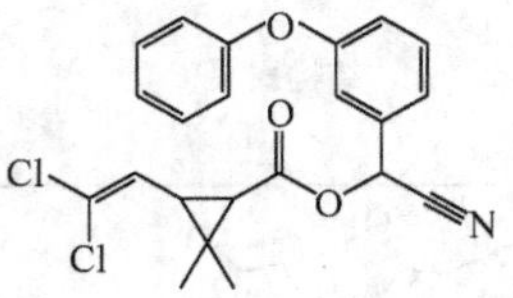	0.05～20	250～4150	0.02
醚菊酯	$C_{25}H_{28}O_3$	376.49	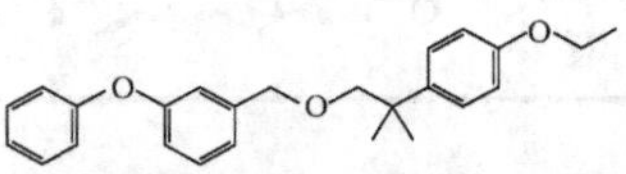	0.01～8		0.03

续表

名称	分子式	分子质量/Da	结构式	最大残留限量/（mg/kg）	毒性[大鼠经口 LD_{50}/（mg/kg）]	ADI/[mg/（kg·bw）]
氰戊菊酯和*S*-氰戊菊酯	$C_{25}H_{22}ClNO_3$	419.9	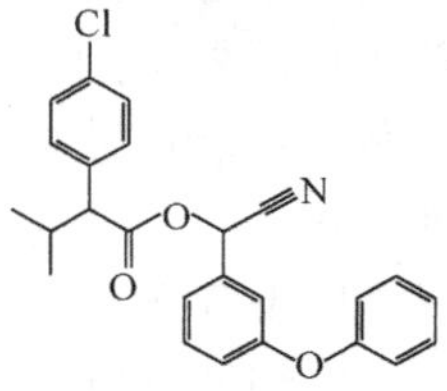	0.02～3	451	0.02
生物苄呋菊酯	$C_{22}H_{26}O_3$	338.45	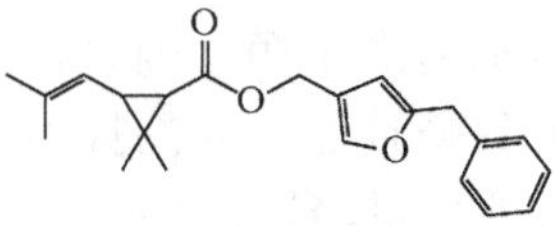	1～3		0.03
溴氰菊酯	$C_{22}H_{19}Br_2NO_3$	505.24	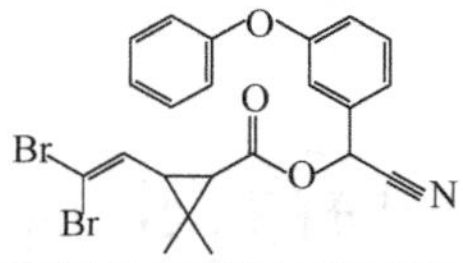	0.01～10	105～168	0.01

拟除虫菊酯的毒性机制主要是通过破坏轴突离子通道而影响神经功能，同时还会引起细胞的氧化损伤和细胞毒性。细胞毒性主要通过 Caspase 信号，启动线粒体细胞凋亡通路，此外氧化损伤的产生与联苯菊酯对肝脏药物代谢相关基因（尤其是 CYP、GPx、GsT 和激酶等氧化应激相关基因）的诱导作用有关。有研究结果表明，即使在常用临床指标没有发生明显变化的情况下，联苯菊酯也能够通过干扰肝脏代谢途径造成氧化损伤，启动 Caspase 介导、线粒体相关的细胞凋亡，最终引起肝脏损伤。拟除虫菊酯还能影响脑组织生物膜流动性，以及对 Na^+、K^+、Ca^{2+}、Mg^{2+}、ATPase 等膜结合的酶蛋白有影响，从而影响能量代谢，干扰神经系统的能量代谢。此外，拟除虫菊酯会对神经细胞信号通路产生干扰作用，对乙酰胆碱酯酶受体和γ-氨基丁酸受体产生抑制作用[26, 27]。

体外实验的拟除虫菊酯在高浓度条件下，对滋养层细胞具有细胞毒性作用，而在无或低细胞毒性的浓度下，对滋养层细胞中 GnRHI 及其受体、孕酮及其受体、hcG、类固醇生成酶等多种激素的分泌和基因表达具有显著的诱导或抑制作用，说明拟除虫菊酯都能通过雌激素受体通路干扰滋养层细胞中的激素平衡。拟除虫菊酯进入血液后，立刻分布于全身，特别是神经系统及肝肾等脏器浓度较高，但浓度的高低与中毒表现不一定平行。拟除虫菊酯在体内的标志性代谢产物为 3-苯氧基苯甲酸（3-PBA），主要通过尿液排出体外[28]。

（二）主要中毒表现及处置措施

通过呼吸道和皮肤吸收发生中毒主要在劳动生产过程中，一般中毒后 2～6h 发病，而口服中毒发病较快，可在 10～30min 内出现中毒症状。轻度中毒症状有头痛、头晕、乏力、视力模糊、恶心、呕吐、流涎、多汗、食欲不振和瞳孔缩小；中度中毒除上述症状加重外，尚有肌纤维颤动；重度中毒表现为昏迷、肺水肿、呼吸衰竭、心肌损害和肝、肾功能损害。一次接触拟除虫菊酯杀虫药中毒后，血胆碱酯酶活力在 15min 下降到最低水平，30～40min 后已可恢复到 50%～60%，60～120min 后胆碱酯酶基本恢复正常，随着胆碱酯酶活力的恢复，临床症状逐渐好转和消失；反复接触氨基甲酸酯类杀虫药，血胆碱酯酶可抑制到 50%，而临床亦可无中毒症状。

拟除虫菊酯中毒后可用清水或肥皂水清洗，用 2%碳酸氢钠溶液洗胃，选用地西泮 5～10mg 或苯妥英钠 0.1～0.2mg 肌肉注射。患者应放置在安静处，适量补液，若呼吸困难或发绀者吸氧，选用有效抗生素控制感染。

在日常生活中常用的喷雾杀虫剂、蚊香等含有拟除虫菊酯，因此应关注日常生活中使用时对健康的影响，尤其特别注意一些细节问题，例如，尽量在人们外出前喷洒杀虫剂；买回来的蔬菜水果一定要用清水清洗干净，因为该农药是脂溶性的，用热水清洗能洗得更干净。目前该类农药还没有致畸致癌方面的报道，但是其对胎儿神经发育有一定的影响，所以有孕妇的家庭还是应该尽量禁用这些药物。

二、拟除虫菊酯农药中毒检测技术

拟除虫菊酯的检测有酶联免疫吸附分析法（ELISA）、气相色谱法、液相色谱法、气相色谱-质谱联用法等仪器检测法。

ELISA 法灵敏度高，能进行痕量分析，但假阳性率也高；气相色谱法是目前农药残留分析中应用最广泛的一种方法，在国内，用该法进行拟除虫菊酯残留分析的应用报道较多，也是相关国家标准和行业标准采用的方法。该方法具有效能高、选择性强、灵敏度高、分析速度快、重现性好等优点，能够满足常规的农药残留分析要求。但其样品的前处理步骤比较复杂，对操作者的操作技能要求高，提取的试剂用量大，导致易出现假阳性结果。气相色谱-质谱联用法是通过将样品转化为运动的气态离子后按照质荷比（m/z）大小进行分离并记录离子质量和强度分布的分析方法。GC-MS 采用特征离子扫描（SIM）或全扫描工作方式，从目标物的结构进行定性确认，因此可以大大减少基质的假阳性干扰，弥补了气相色谱的不足。液相色谱-质谱法（LC-MS）是近年来发展较为成熟且应用越来越广泛的一种分析方法。相较其他分析方法，该方法适合受热易分解或易失活的物质、极性强的物质的分析，尤其在代谢物方面具有一定优势[29, 30]。

（一）ELISA 法

酶联免疫吸附技术采用免疫分析法，根据抗原和相应抗体在体外也能特异性结合的特点发展起来的一类特异、灵敏、快速的检测技术，结合酶的高效催化作用，故能极大地放大反应效果，从而使测定结果达到非常高的灵敏度，能进行痕量分析。骆爱兰等[31]的研究以间苯氧基苯甲酸（PBA）为半抗原，通过与牛血清白蛋白（BSA）偶联后感染免疫新西兰兔，获得对多种菊酯类农药有特异性的广谱性抗体，将 PBA 与环二己基碳酰亚胺、*N*-羟基琥珀酰亚胺和卵清蛋白按一定比例混合制成人工包被抗原，将人工抗原包被到酶反应板上，然后加入含有拟除虫菊酯农药的待测样品和抗体，经竞争性结合反应洗涤杂质后，反应板上只留下与包被抗原结合的抗体，其结合量与样品中同种待测农药量呈反比，在 274nm 波长下测定吸光度，经标准曲线比较对农药进行定量检测，其中不含农药仅有抗体的样品，吸光度最强。该方法对氯菊酯、甲氰菊酯、氯氰菊酯、三氟氯氰菊酯、溴氰菊酯均有特异性识别，可用于多种拟除虫菊酯类农药的筛选分析。

（二）气相色谱法

电子捕获检测器（ECD）是适用于含卤素类有机化合物且具有最高灵敏度的气相色谱检测器之一，当色谱柱流出载气及吹扫气进入 ECD 池，在放射源放出β射线轰击下被电离，产生大量电子；电子在电源、阴极和阳极电场作用下流向阳极，得到 10^{-9}～10^{-8}A 的基流；当含有卤代烃、N、O 和 S 等电负性组分菊酯农药从柱后进入检测器时，即俘获池内电子，使基流下降产生一负峰，信号通过放大器放大，在记录器记录，即为响应信号。其大小与进入池中组分量成正比，负峰不便观察和处理，通过极性转换即为正峰。

我国 SN/T 1117—2008《进出口食品中多种菊酯类农药残留量测定方法　气相色谱法》规定，将试样经正己烷-丙酮（1∶1，*V*/*V*）溶液提取，离心后将上清液浓缩，用弗罗里硅土柱净化除去极性化合物杂质后，气相色谱仪测定，外标法定量。弗罗里硅土需在 650℃灼烧 4h，使用前 130℃活化 4h，在干燥器内冷却至室温，加 1%的水脱活备用，使用前要用正己烷预淋洗。

（三）气相色谱-质谱法

质谱检测器是气相色谱中质量型检测器之一，拟除虫菊酯在离子源中发生电离，生成不同荷质比的带电荷离子，经加速电场的作用，形成离子束，进入质量分析器。在质量分析器中，再利用电场和磁场使发生相反的速度色散，将它们分别聚焦而得到质谱图，从而确定其质量，该法具备高特异性和高灵敏度，可用于拟除虫菊酯农药的检测。我国《进出口食品中生物苄呋菊酯、氟丙菊酯、联苯菊酯等 28 种农药残留量的检测方法　气相色谱-质谱法》（SN/T 2151—2008）规定，将试样用乙腈-水提取，经乙酸铵进行盐析后分离乙腈，取乙腈液分别用 C_{18} 固相萃取柱去除盐类、多孔性硅藻土柱去除水分、ENVI-Carb/LC-NH_2 固相萃取柱去除色素和共萃物、弗罗里硅土固相萃取柱净化除去极性干扰物，洗脱液浓缩溶解定容后，供气相色谱-质谱仪检测和确证，外标法定量。

（四）高效液相色谱-串联质谱法

对于部分热稳定性较差的拟除虫菊酯类农药，基于液相色谱-串联质谱的多反应监测（multiple reaction monitoring，MRM）技术，由检测到的具有特征母离子，经碰撞诱导（collision-induced）后，对产物子离子中选定特征离子进行信号采集。GB/T 20770—2008《粮谷中 486 种农药及相关化学品残留量的测定　液相色谱-串联质谱法》规定，用乙腈均质法提取试样中的农药及相关化学品，凝胶渗透色谱净化除去蛋白质、脂类等大分子化合物杂质，液相色谱-串联质谱仪测定，外标法定量，流动相为 0.1%甲酸水和乙腈。该方法可以对烯丙菊酯、生物丙烯菊酯、生物苄呋菊酯、苯醚菊酯、甲氰菊酯、反式氯菊酯、氯氰菊酯、氰戊菊酯等进行检测。

三、拟除虫菊酯农药中毒检测实例

（一）食品中拟除虫菊酯农药检测

1. 原理

试样中的菊酯类农药残留经正己烷-丙酮（1∶1，*V/V*）溶液提取，离心后将上清液浓缩并用弗罗里硅土柱净化，气相色谱仪测定，外标法定量。

在茶叶中，该法的测定低限：甲氰菊酯和氯氟氰菊酯为0.01mg/kg；联苯菊酯、氯菊酯、氟氯氰菊酯、氯氰菊酯、氰戊菊酯和溴氰菊酯为0.05mg/kg。在大米、青菜、黄瓜、荷兰豆、柑橘中，该法的测定低限均为0.01mg/kg。

2. 试剂和材料

除另有说明外，所用试剂均为分析纯，水为蒸馏水或去离子水。

乙醚、正己烷、丙酮为色谱级；氯化钠；无水硫酸钠（650℃灼烧4h，在干燥器内冷却至室温，储于密封瓶中备用）；弗罗里硅土（粒度0.075～0.15μm，100～200目，650℃灼烧4h，使用前130℃活化4h，在干燥器内冷却至室温，加1%的水脱活，备用）。

净化柱Ⅰ:200mm×15mm（内径）玻璃柱，底部垫约5mm脱脂棉和约20mm无水硫酸钠，10g弗罗里硅土，顶端加约20mm无水硫酸钠，使用前用30ml正己烷淋洗。

净化柱Ⅱ:200mm×15mm（内径）玻璃柱，底部垫约5mm脱脂棉和约20mm无水硫酸钠，5g弗罗里硅土，顶端加约20mm无水硫酸钠，使用前用30ml正己烷淋洗。

联苯菊酯、甲氰菊酯、氯氟氰菊酯、氯菊酯、氟氯氰菊酯、氯氰菊酯、氰戊菊酯、溴氰菊酯标准物质：纯度大于或等于99%。分别准确称取适量标准品，用正己烷配成浓度为100μg/ml的标准储备液，在0～4℃冰箱中保存，有效期为12个月。根据需要用正己烷稀释混合至适当浓度混合标准工作液，在0～4℃冰箱中保存，有效期为6个月。

3. 仪器和设备

气相色谱仪，配电子俘获测定器（ECD）；旋涡混合器；离心机；吹氮浓缩仪；旋转蒸发器；均质器；多功能食品搅拌机；粉碎机。

4. 试样制备与处理

1）试样制备

（1）茶叶及粮谷类

取代表性样品约500g，经粉碎机粉碎并通过2.0mm圆孔筛，混匀，装入洁净容器内密封，标明标记。

（2）蔬菜及水果类

取代表性样品约500g，将其可食部分先切碎，经多功能食品搅拌机充分捣碎均匀，装入洁净容器内密封，标明标记。

2）试样保存

茶叶、粮谷于4℃以下保存；蔬菜、水果于−18℃以下保存。在制样过程中，应防止样品受到污染或发生待测物残留量的变化。

3）提取

（1）茶叶

称取试样1g（精确至0.01g）于50ml离心管中，加入1g氯化钠和3ml水，充分混匀 1min，浸泡 0.5h，加入 10ml 正己烷-丙酮（1∶1，*V*/*V*）混合溶剂，以 10 000r/min 均质 30s，并以 4000r/min 离心 3min，将上层有机相转移入浓缩瓶中，残渣中加入 10ml 正己烷-丙酮（1∶1，*V*/*V*）混合溶剂，重复提取一次，合并上层有机相，在 45℃以下水浴减压浓缩至近干，待净化。

（2）大米

称取试样 5g（精确至 0.01g）于 50ml 离心管中，加入 4g 氯化钠和 15ml 水，充分混匀 1min，浸泡 0.5h，加入 15ml 正己烷-丙酮（1∶1，*V*/*V*）混合溶剂，以 10 000r/min 均质 0.5min，并以 4000r/min 离心 3min，将上层有机相转移入浓缩瓶中，残渣中加入 15ml 正己烷-丙酮（1∶1，*V*/*V*）混合溶剂，重复提取一次，合并上层有机相，45℃以下水浴减压浓缩至近干，待净化。

（3）青菜、黄瓜、荷兰豆、柑橘

称取试样 5g（精确至 0.01g）于 50ml 离心管中，加入 15ml 正己烷-丙酮（1∶1，*V*/*V*）混合溶剂，以 10 000r/min 均质 30s，加入 4g 氯化钠，摇匀，于 4000r/min 离心 3min，将上层有机相转移入浓缩瓶中，残渣中再加入 15ml 正己烷-丙酮（1∶1，*V*/*V*）混合溶剂，重复提取一次，合并上层有机相，在 45℃以下水浴减压浓缩至近干，待净化。

4）净化

浓缩瓶中残留物用 3ml 正己烷溶解洗涤两次，茶叶提取液移入净化柱 I 中，青菜、黄瓜、荷兰豆、柑橘、大米提取液移入净化柱 II 中，弃去流出液，用 100ml 正己烷-乙醚（7∶3，*V*/*V*）混合溶剂洗脱。流速为 3ml/min，收集全部洗脱液，在 45℃以下水浴减压浓缩至约 1ml，转移到离心管中，用吹氮浓缩仪吹干，加入 1.0ml 正己烷溶解，供气相色谱测定。

5. 测定条件

气相色谱参考条件

色谱柱：DB-5 石英毛细管柱（30m×0.25mm 内径×0.25μm 膜厚），或相当者；色谱柱温度：70℃（1min），以 20℃/min 升温至 270℃（1min），以 1℃/min 升温至 285℃（1min），以 20℃/min 升温至 300℃（15min）；进样口温度：270℃；测定器温度：325℃；载气：氮气，纯度≥99. 999%；流速：1.0ml/min，尾吹气流速 60ml/min；进样量：1μl；进样方式：不分流进样，0.75mm 后开阀。

6. 注意事项

（1）实验中涉及拟除虫菊酯等有毒物质和正己烷等挥发性物质，需要做好安全防护措施，必须要戴手套、在通风柜中操作。

（2）检测过程中应同时做空白和加标试验，空白应为未检出，加标回收率应在 70%～120%。

（3）结果超过线性范围时，应用定容溶剂适当稀释进样溶液。必要时可根据第一次测定值，适当减少称样量后测定。

（4）弗罗里硅土的含水量或活性是决定样品处理的关键因素之一，如自制，需在 650℃灼烧 4h，使用前 130℃活化 4h，在干燥器内冷却至室温，加 1%的水脱活备用；如采购商品化产品，应采用实验证明符合技术要求。

（5）无水硫酸钠作为脱水剂，应在650℃条件下灼烧4h。

7. 色谱图（图5-10）

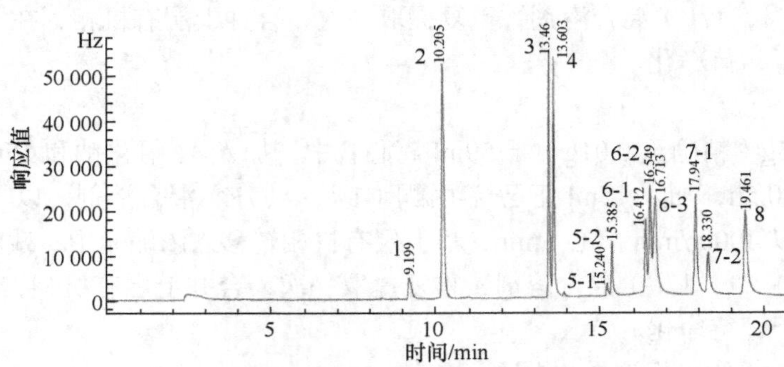

图5-10　8种菊酯类农药标准品气相色谱图

1. 醚菊酯；2. *S*-生物烯丙菊酯；3. 联苯菊酯；4. 甲氰菊酯；5-1. 氯菊酯-1；5-2. 氯菊酯-2；6-1. 氯氰菊酯-1；6-2. 氯氰菊酯-2；6-3. 氯氰菊酯-3；7-1. 氰戊菊酯–1；7-2. 氰戊菊酯-2；8. 溴氰菊酯

（二）生物样品中拟除虫菊酯农药代谢物检测

1. 原理

尿液经酸水解后，用有机溶剂提取拟除虫菊酯类农药的典型代谢产物（*cis*-Cl_2CA、*trans*-Cl_2CA和3-PBA），浓缩复溶后，进行HPLC-MS/MS测定，人工空白尿样加标制作标准曲线，内标法定量。

该法中三个待测物（*cis*-Cl_2CA、*trans*-Cl_2CA和3-PBA）的最低检测浓度为0.25ng/ml、0.25ng/ml和0.5ng/ml。

2. 试剂和材料

除另有规定外，所用试剂均为分析纯，水为GB/T 6682—2008规定的一级水。

浓盐酸，氯化钠（>99.5%）；尿素（>99%）；磷酸氢二钠（99%）；葡萄糖；磷酸二氢钾（99.5%）；乙酸（99.5%）；无水乙醚（95%）；乙酸，乙腈（色谱纯）；0.22μm滤膜（Millipore）；去离子水由Millipore纯水机制得。

3-PBA（99%）、*cis*-Cl_2CA（99%）、*trans*-Cl_2CA（98.8%）、2-PBA内标（99.5%）（Dr.Ehrenstorfer GmbH）。标准储备液的配制：称取适量对照品，用乙腈配制成浓度为1.0mg/ml的标准储备液。标准工作溶液的配置：将各标准储备液用50%乙腈配制成浓度为10μg/ml的混合标准溶液。用水将10μg/ml的混合标准溶液逐级稀释成浓度为1000ng/ml、100ng/ml、10ng/ml的标准工作溶液。将2-PBA标准内标储备液用50%乙腈配制成浓度为10μg/ml的内标溶液，并用水配制成浓度为500ng/ml的内标工作溶液。

3. 仪器和设备

超高效液相色谱仪-三重四极杆质谱联用仪，氮吹仪，旋涡混匀器，低速离心机，天平（十万分之一），烘箱，摇床，超声波发生器，Millipore超纯水装置。

4. 试样制备与处理

1）采样和样品运输

采样时应将尿液采集于塑料瓶中，并按100∶1比例向尿样中添加乙酸，于–18℃条件下储存至分析，一般样品量不少于 10ml。

在样品运输至实验室的过程中，应当始终使样品处于−18℃的环境中，避光保存。

2）取样

取样时应先将冷冻的尿样在 40℃下水浴解冻，取样 5ml 置于 15ml 离心管中。

3）提取和净化

在离心管中加入浓度为 500ng/ml 的内标溶液 50μl，加入盐酸 1.0ml 混匀，80℃条件下酸水解 50min。取出冷却至室温，加入 5ml 无水乙醚振荡提取 10min，在 5000r/min 条件下离心 5min，取出上层有机相在室温下氮气吹干，加入 200μl 40%乙腈/水溶液溶解残渣，经 0.22μm 滤膜过滤，取 10μl 进样分析。

5. 测定条件

1）液相色谱参考条件

Zorbax SB C18 色谱柱（2.1mm×50mm，1.8μm）；流速：0.4ml/min；柱温：30℃；流动相 A：0.1%乙酸/水溶液，流动相 B：乙腈；梯度洗脱：t=0min，35%B；t=3.8min，线性至 40%B；t=4.0min，线性至 90%B；t=5.8min，90%B；t=6min，线性至 35%B；运行时间：8.0min；进样体积：10μl。

2）串联质谱参考条件

质谱条件：电离模式：APCI（−）；电离能量：4.0kV；气体温度：325℃；雾化温度：350℃；流速：5L/min；雾化压力：60psi；电流：10μA。采用多反应监测（MRM）模式进行扫描，各化合物监测离子对、裂解电压及碰撞电压见表 5-19。

表 5-19　拟除虫菊酯农药代谢物的 MRM 检测条件

化合物	保留时间/min	监测离子对（m/z）	裂解电压/V	碰撞电压/eV
3-PBA	3.4	213>93	89	18
cis-Cl_2CA	3.0	207>35	84	5
trans-Cl_2CA	3.6	207>35	73	5
2-PBA（内标）	2.2	213>93	63	26

6. 注意事项

（1）该法要使用浓盐酸，在使用过程中要严格按照实验室强酸强碱使用规范进行操作。

（2）整个样品分析过程按照生物安全规范进行操作。

（3）提取液在氮吹过程中要控制温度和氮气的流速，氮吹温度为室温，氮气的流速控制使液面有微微波动，控制氮吹时间，吹干后及时复溶。

（4）鉴于该类测定中具有的基质效应，以及目前设备所具有的高灵敏度，难以获得空白尿样，因此为了更好地定量准确性，采用人工模拟尿样。人工模拟尿样的制备如下：称取磷酸氢二钠 3g、磷酸二氢钾 0.75g、氯化钠 10g、尿素 10g、葡萄糖 20g，高纯水定容至 250ml（储备液）。使用时取 10ml 储备液，用高纯水定容至 100ml 即可。

7. 谱图（图 5-11）

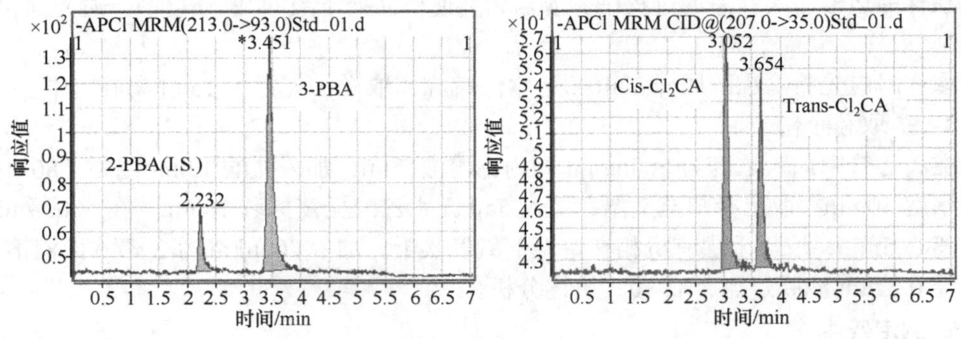

图 5-11　本实验中仪器设定条件下的 MRM 扫描

第五节　酰胺类农药中毒检测技术

一、概述

（一）酰胺类农药简介与毒性

酰胺类农药是继有机磷农药之后具有重要地位的除草剂，主要通过阻碍蛋白质合成、抑制细胞分裂和细胞壁生物合成等作用机制去除杂草[32]，广泛应用于大豆、玉米、花生、水稻等农作物，防除一年生禾本科杂草和部分阔叶杂草。目前，全球上市的酰胺类除草剂按销量排列主要有乙草胺（acetochlor）、异丙甲草胺（metolachlor）、二甲吩草胺（dimethenamid）、吡唑草胺（metazachlor）、氟噻草胺（flufenacet）、丁草胺（butachlor）、甲草胺（alachlor）、丙草胺（pretilachlor）、敌草胺（napropamide）、二甲草胺（dimethachlor）、苯噻酰草胺（mefenacet）、毒草胺（propachlor）、噻吩草胺（thenylchlor）、烯草胺（pethoxamid）和萘丙胺（naproanilide）等 15 种，由于其高效、低毒和廉价等特性，位居全球农药销量的第 9 位，占全球除草剂总销量约 8%[33]。

酰胺类除草剂的毒性主要体现在氯乙酰胺类除草剂上，对环境和水体污染影响较大，是人体内分泌干扰物[34]，其中已被美国环保署定义为 B-2 类致癌物的乙草胺，在动物体内会转化为致癌的代谢产物二烷基醌亚胺[35]；此外，在欧盟禁用农药名单中列有丁草胺、乙草胺、甲草胺、敌草胺、萘草胺等酰胺类除草剂。目前全球使用量最大、最为常见的三种酰胺类除草剂乙草胺、异丙甲草胺和甲草胺，在人体中主要的特异性暴露标记物有乙草胺代谢物（acetochlor mercapturate）、异丙甲草胺代谢物（metolachlor mercapturate）和甲草胺代谢物（alachlor mercapturate）[36,37]等。这类物质以甲草胺为代表物，在体内经历了谷胱甘肽转氨酶、γ-谷氨酰转肽酶、肽酶和 *N*-乙酰转移酶+乙酰辅酶 A 等四个酶系的转化成为其代谢物[38]，因此生物样本中检测这类农药的暴露，一般是对其代谢物进行定量分析。

酰胺类除草剂虽然毒性低，但在国内用量最大，也有相关中毒的发生，其中，中毒发生最多的是乙草胺[39,40]。由于其在肝脏内会迅速水解为 3,4-二氯苯氨，引起高铁血红蛋白血症，造成细胞缺氧，导致组织损伤，大量服用会造成肝肾功能、心肌和神经系统的损伤[41]。因此，食品安全国家标准 GB 2763—2019 对 8 种酰胺类除草剂设定了最大残留限量（maximμm residue limit，MRL）和每日允许摄入量（acceptable daily intake，ADI）（表 5-20）。

表 5-20　9 种商业除草剂相关限量

化合物	结构	食品类别	MRL/（mg/kg）	ADI/[mg/（kg·bw）]	毒性[大鼠经口 LD_{50}/（mg/kg）]
乙草胺	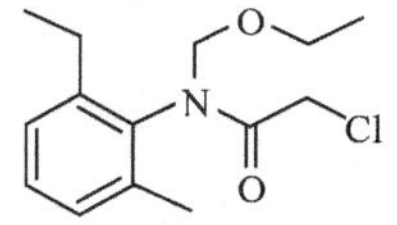	谷物/油料	0.05～0.2	0.02	1929
异丙甲草胺	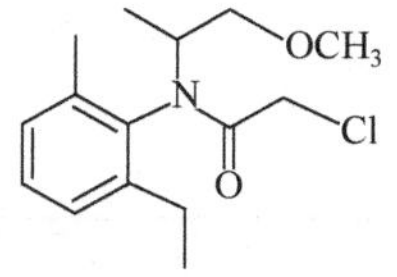	谷物/油料/蔬菜/糖料	0.05～0.5	0.1	1200
二甲吩草胺	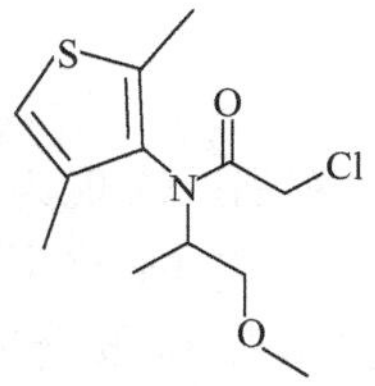	谷物/油料/蔬菜/糖料	0.01	0.07	429
吡唑草胺	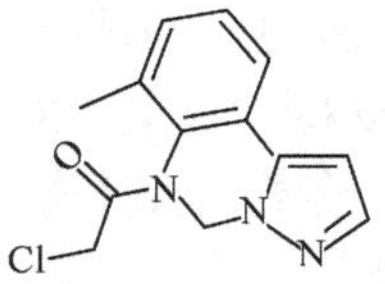	油料	0.5	0.08	3480
丁草胺	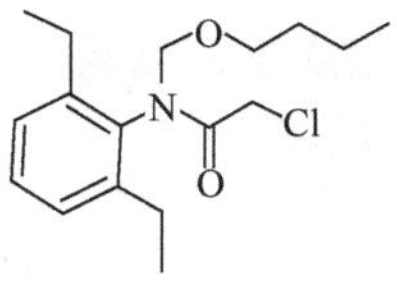	谷物	0.5	0.1	2000
甲草胺	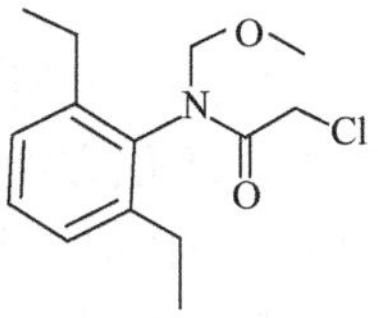	谷物/油料	0.02～0.2	0.01	930
丙草胺	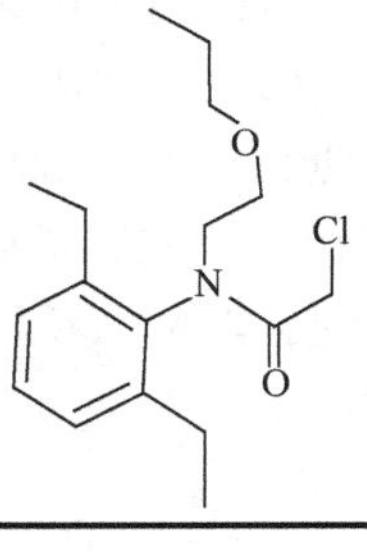	谷物	0.05～0.1	0.018	6099

续表

化合物	结构	食品类别	MRL/（mg/kg）	ADI/[mg/（kg·bw）]	毒性[大鼠经口 LD_{50}/（mg/kg）]
苯噻酰草胺	O; N; O; S; N	谷物	0.05*	0.007	>5000
毒草胺	O; CH_3; Cl; N; CH_3	谷物	0.05	0.54	550

*该限量为临时限量。

（二）中毒症状与处置措施

在我国酰胺类除草剂中毒中常见的为乙草胺口服，病例临床表现为恶心、呕吐、腹痛和咽痛等症状，常伴有呼吸困难，血常规中白细胞或中性粒细胞比率多升高，肝功能中丙氨酸转氨酶（ALT）或天冬氨酸转氨酶（AST）多见升高，肺部会出现渗出和（或）纤维灶[42]。严重者可出现肝肾功能损害、肾功能衰竭、心肌损害、肢体抽搐和意识障碍[40]。

患者在入院后应立即进行彻底洗胃、补液、利尿、支持、吸氧等对症治疗，对重症患者同时采用血液透析和灌流等手段，对于呼吸衰竭患者给予气管插管呼吸机辅助通气，保证氧气的供给[43]，使用保肝、保肾、促醒、保护脑功能、保护消化道黏膜、改善循环、防治感染、维持水电解质平衡等治疗[42]。乙草胺中毒尚无特效解毒药，早期洗胃、及时清除胃肠道的残留物、早期血液灌流等措施是救治成功的基础。

二、酰胺类农药中毒检测技术

酰胺类除草剂在食品、环境和生物样本中的测定方法主要包括气相[44]、液相及质谱联用技术[45,46]。前处理中分析物的提取主要以液-液萃取为主，净化方法包含了固相萃取（SPE）[47]、分散相固相萃取（QuEChERS）[48]、固相微萃取（SPME）[49]，以及一些新兴方法如磁性固相萃取[50]和在线固相萃取[51]等。关于仪器方法，由于多数酰胺类除草剂含氯，化合物具有较好的电负性，而且具有中低极性，因此气相色谱常用 DB-5 或 DB-1701 色谱柱对分析物实现分离，使用电子捕获检测器（ECD）进行检测；液相色谱则多用 C_{18} 等反相柱分离，结合紫外或二极管阵列检测器在 210nm 波长处对酰胺类除草剂进行监测；气相色谱-质谱联用可使用 EI 源和 NCI 源对该类分析物进行检测，NCI 方法在单极质谱对基质中的干扰排除能力方面明显优于 EI。

（一）气相色谱法

GB 23200.57—2016《食品安全国家标准 食品中乙草胺残留量的检测方法》规定，对坚果类和禽肉类样本经乙腈提取后，上样至凝胶渗透色谱净化，净化后再经溶剂转换后用固相萃取净化；果蔬类样本经乙酸乙酯提取后，经硅胶柱净化。净化后的提取液使用DB-5色谱柱分离，电子捕获检测器分析。电子捕获检测器检测含卤代烃的物质具有较好的灵敏度，然而样品中共流出组分对分析仍会造成较大干扰，因此疑似阳性样本仍需质谱确证。

常规的SPE方法常用弗罗里硅土柱过滤杂质，涉及多步的溶剂转换、大体积有机溶剂使用和浓缩过程等，方法较为烦琐。近年来，分散相固相萃取作为固相萃取的替代方法在农残检测领域应用广泛，多在提取液中加入石墨化炭黑（Carb）和*N*-丙基乙二胺（PSA）吸附色素及脂肪酸等杂质干扰，但该方法的缺点是除杂能力有限，特别是对于韭菜和茶叶等复杂基质的净化效果不完全。

（二）液相色谱法

豆类样本经丙酮提取后使用弗罗里硅土净化，再使用C_{18}色谱柱分离、二极管阵列检测器分析[42]。由于检测器的专一性差，在色谱紫外法中对分析物的监测存在灵敏度较低的问题，同时抗基质干扰能力也较弱，因此仅适用于简单基质中分析物含量较高的样本监测。提取试剂选用丙酮和乙腈均能得到较好的回收率，但丙酮提取液中样本杂质较多，对后续净化造成负担，特别是含油量较大的样本丙酮会带入更多的基质干扰，因此乙腈在植物源性样本的提取中使用最为广泛。

（三）气相色谱-质谱联用

GB23200.24—2016《食品安全国家标准 粮谷和大豆中 11 种除草剂残留量的测定 气相色谱-质谱法》适用于粮谷和大豆测定，其中大米和小麦类样本加水浸泡，用正己烷-丙酮盐析辅助提取；含油量较高的大豆则使用乙腈盐析辅助液液萃取。对于淀粉含量较高的食品基质，一般需要加水辅助基质溶胀以便有机溶剂的后续提取，而乙腈由于较低的脂溶能力（2%左右）则适用于含油量较大的基质的提取，但由于其较强的水溶性，通过溶液盐饱和的方式实现盐析辅助以降低提取液中的水含量，以适用于气相色谱的检测。提取液经中性氧化铝净化后使用DB-5ms色谱柱分离，质谱检测器分析。质谱相对ECD，对于不含卤代烃的酰胺类除草剂有更广的检测能力，可同时对乙草胺、甲草胺、戊草丹、异丙甲草胺、二甲戊灵、丁草胺、氟酰胺、丙草胺、灭锈胺、吡氟酰草胺、苯噻酰草胺等11种化合物进行监测。近年来，在线固相萃取与质谱联用也在农药检测中有了推广，多数通过液相的双泵结合六通阀与可再生的固相萃取柱实现对样品提取液的在线净化，方法步骤和传统的固相萃取相同，分为活化、上样、淋洗和洗脱四步。该方法的优点在于样品经提取后即可在仪器上自动完成净化过程，相比传统的SPE方法无需烦琐的溶剂转换后浓缩过程，溶剂消耗少、检测速度快、稳定性好[51]；主要缺点是目前商品化的在线固相萃取柱填料种类有限，规格单一，色谱柱以反相填料色谱柱为主，而且多数固相萃取柱需要实验室自制，对于复杂基质，仍需借助多种填料进行多步净化才能满足仪器的正常杂质荷载量。

（四）液相色谱-质谱联用

GB 23200.34—2016《食品安全国家标准 食品中涕灭砜威、吡唑醚菌酯、嘧菌酯等65 种农药残留量的测定　液相色谱-质谱/质谱法》规定，样品经丙酮提取，二氯甲烷和氯化钠水溶液进行液-液萃取后，经 Envi-Carb/LC-NH_2净化，使用反相 C_{18} 色谱柱分离，三重四极杆质谱（MS/MS）分析。该方法先通过脂溶性较好的丙酮溶剂提取含油量较多的谷物等基质，再使用二氯甲烷和食盐水对基质提取液进行基于液-液萃取体系的净化，然后使用传统的石墨化炭黑和氨基柱过滤植物源性基质中含量较高的色素及脂肪酸类物质。

三、酰胺类农药中毒检测实例

（一）食品中酰胺类除草剂的检测

1. 原理

试样中残留的除草剂用正己烷和丙酮提取，提取液浓缩后，经中性氧化铝固相萃取柱或弗罗里硅土固相萃取柱净化，用气相色谱-质谱仪检测和确证，外标法定量。

2. 试剂和材料

丙酮（C_3H_6O）、正己烷（C_6H_{14}）、乙腈（CH_3CN）等试剂均为色谱纯；氯化钠（NaCl）为分析纯；无水硫酸钠（Na_2SO_4）经 650℃灼烧 4h，置于干燥器内备用；水为符合 GB/T 6682—2008 中规定的一级水。

乙草胺、甲草胺、戊草丹、异丙甲草胺、二甲戊灵、丁草胺、氟酰胺、丙草胺、灭锈胺、吡氟酰草胺、苯噻酰草胺等除草剂标准品，纯度≥95.0%。标准储备溶液：分别准确称取农药标准品，用正己烷分别配制成浓度为 100～1000μg/ml 的标准储备液。标准储备液于−18℃条件下储存；根据需要再用正己烷稀释成适当浓度的标准工作液，于 0～4℃条件下储存。

中性氧化铝固相萃取柱：1000mg，6ml，使用前预先依次用 3ml 丙酮、5ml 正己烷活化，备用。弗罗里硅土固相萃取柱：500mg，6ml，使用前预先依次用 3ml 丙酮、5ml 正己烷活化，备用；无水硫酸钠柱：8.0cm 玻璃柱，内装 5cm 高无水硫酸钠。

3. 仪器和设备

气相色谱-质谱联用仪（GC-MSD），配有电子轰击电离离子源（EI）；电子天平：感量为 0.0001g 和 0.01g；固相萃取装置；粉碎机；离心机；涡旋混合器；旋转蒸发器；均质器。

4. 试样制备与处理

1）提取

大米、玉米和小麦：称取试样约 5g（精确到 0.01g）于 50ml 离心管中，加入 3g 氯化钠、10ml 水和 20ml 正己烷-丙酮，用均质器以 10 000r/min 均质 2min，在 4000r/min 下离心 5min。将上清液通过无水硫酸钠柱脱水于 100ml 浓缩瓶中，用 20ml 正己烷-丙酮重复提取一次，合并提取液于同一 100ml 浓缩瓶中，在 35℃水浴中用旋转蒸发器浓缩至近干，再用氮气流吹干。加入 2ml 正己烷溶解残渣待净化。

大豆：称取试样约 5g（精确到 0.01g）于 50ml 离心管中，加入 5g 无水硫酸钠和 20ml 乙腈，用均质器以 10 000r/min 均质 2min，在 4000r/min 下离心 5min。将上清液转移至 100ml 浓缩瓶中，再用 20ml 乙腈重复提取一次，合并提取液于同一 100ml 浓缩瓶中，在 35℃水浴中用旋转蒸发器浓缩至近干，再用氮气流吹干。加入 2ml 正己烷溶解残渣待净化。

2）净化

玉米：将上述样液全部转移到中性氧化铝固相萃取柱中，流速控制在 1～2ml/min，弃去流出液。加入 10ml 正己烷-丙酮溶液洗脱，流速控制在 1～2ml/min，收集洗脱液。洗脱液经 60℃氮吹仪吹干后，用 5ml 正己烷溶解供气相色谱-质谱仪测定。

大米、大豆和小麦：将中性氧化铝固相萃取柱（柱内填约 1cm 高的无水硫酸钠层）安装在固相萃取的真空抽滤装置上，先用 6ml 丙酮-正己烷混合液预淋洗萃取柱，弃去全部预淋洗液。将提取液加入到中性氧化铝固相萃取柱中，待提取液全部流出后，再用 5ml 丙酮-正己烷混合液洗脱萃取柱，保持流速 1.5ml/min，收集全部流出液，45℃下氮气流吹至近干，用正己烷定容至 0.5ml，供 GC-MS 测定。

5. 测定条件

1）气相色谱参考条件

色谱柱：DB-5ms 石英毛细管柱[30m×0.25mm（i.d），0.25μm 膜厚]或性能相当者；色谱柱温度：初始温度 100℃保持 1min，以 15℃/min 升至 260℃，保持 15min；进样口温度：250℃；色谱-质谱接口温度：280℃；载气：氦气，纯度大于 99.999%，恒流模式，流速 1.0ml/min；进样量：1μl；进样方式：不分流进样，0.75min 后开阀。

2）质谱参考条件

电离方式：EI；电离能量：70eV；离子源温度：230℃；四极杆温度：150℃；测定方式：选择离子监测方式（SIM）；选择监测离子（*m/z*）：参见表 5-21；溶剂延迟：5.0min。

表 5-21　11 种除草剂质谱参数

序号	农药名称	保留时间/min	特征碎片离子		
			定量（*m/z*）	定性（*m/z*）	丰度比/%
1	乙草胺	8.27	223	146、162、269	63：100：75：9
2	甲草胺	8.41	160	188、237、269	100：84：24：9
3	戊草丹	8.73	222	162、151、265	100：67：25：12
4	异丙甲草胺	8.91	162	238、240、146	100：45：14：11
5	二甲戊灵	9.41	252	162、253、281	100：22：10：14
6	丁草胺	9.95	176	311、237、160	90：100：24：7
7	氟酰胺	10.10	173	145、281、323	100：27：26：13

续表

序号	农药名称	保留时间/min	特征碎片离子		
			定量（m/z）	定性（m/z）	丰度比/%
8	丙草胺	10.22	262	162、176、238	46：100：92：73
9	灭锈胺	10.94	119	91、269、120	100：26：18：9
10	吡氟酰草胺	11.49	266	394、267、245	100：21：16：13
11	苯噻酰草胺	12.63	192	136、148、298	100：25：19：8

6. 注意事项

（1）实验中涉及标准品等有毒物质和溶剂等挥发性物质，需要做好安全防护措施，必须要戴手套、在通风柜中操作。

（2）检测过程中应同时做空白和加标试验，空白应为未检出，加标回收率应在 70%～120%。

（3）结果超过线性范围时应用定容溶剂适当稀释进样溶液。必要时可根据第一次测定值，适当减少称样量后测定。

（4）关注不同样品基质的前处理中溶剂蒸发温度的差异，首选低温操作，同时避免过度吹干导致损失。

（5）关注中性氧化铝固相萃取柱、无水硫酸钠等材料中含水量对于检测的影响。

7. 谱图（图 5-12）

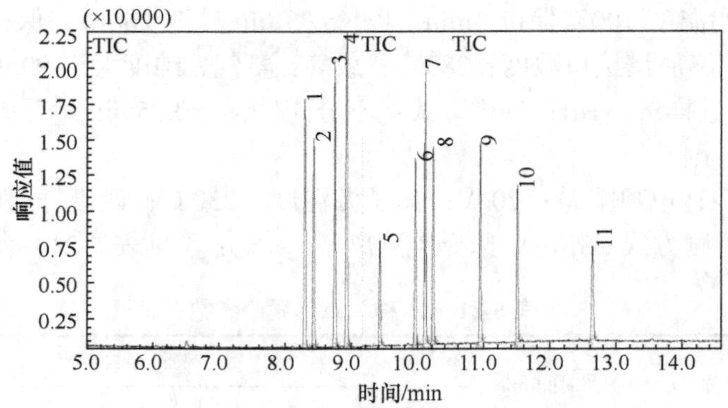

图 5-12　11 种除草剂气相色谱-质谱选择离子扫描图

1. 乙草胺；2. 甲草胺；3. 戊草丹；4. 异丙甲草胺；5. 二甲戊灵；6. 丁草胺；7. 氟酰胺；8. 丙草胺；9. 灭锈胺；10. 吡氟酰草胺；11. 苯噻酰草胺

（二）生物样本中酰胺类除草剂的检测[52]

酰胺类除草剂农药中毒后，尿样是人体暴露评价的主要生物样本，在尿样中该类主要的化合物（如乙草胺和甲草胺）以代谢物的形式存在，因此检测尿样中该类农药代谢物可迅速确定毒物。

1. 原理

尿样经乙酸缓冲液酸化后，上样至HLB固相萃取柱，经水相淋洗、有机相洗脱后，氮吹浓缩至干，复溶后用液相色谱-串联质谱测定，内标法定量。

2. 试剂和材料

乙腈、甲醇、乙酸和乙酸钠均为分析纯；去离子水；乙草胺代谢物（acetochlor mercapturate），纯度98%；甲草胺代谢物（alachlor mercapturate），纯度99%；异丙甲草胺代谢物（metolachlor mercapturate），纯度98%；固相萃取柱：OASIS HLB® 3cc（60mg），使用前用1ml的甲醇和1%乙酸预淋洗。

3. 基质匹配标曲的配制

用乙腈配制成浓度约 200ng/μl 溶液，移取适量的标准储备液配制成浓度分别为0.018ng/μl、0.036ng/μl、0.072ng/μl、0.180ng/μl、0.360ng/μl、0.720ng/μl、1.8ng/μl、3.6ng/μl和7.2ng/μl的不同浓度系列混标，然后移取13μl的各混合标准储备液至2ml的基质提取液中，配制成基质匹配的标准系列；内标工作溶液配制：将乙草胺、甲草胺和异丙甲草胺同位素内标（$^{13}C6$）用乙腈混合并稀释至浓度为0.96ng/μl的工作溶液。

4. 仪器设备

高效液相色谱/三重四极杆质谱，配有APCI源；水浴氮吹浓缩仪。

5. 试样制备与处理

1）预处理

样品经解冻和涡旋确保均匀性，移取2ml的尿样于试管，加入15μl同位素储备液（空白、质控和基质匹配流程标准系列同步加入），每个样本加入1.5ml的0.2mol/L乙酸缓冲液（pH5）。

2）净化和浓缩

固相萃取柱用1ml甲醇和1ml的乙酸（1%）活化后上样，用1ml甲醇（5%）和乙酸（1%）淋洗杂质，用真空系统抽干固相萃取柱几分钟，再用1.5ml的乙腈溶液洗脱分析物，收集洗脱液。洗脱液浓缩至近干并用乙腈和水（1∶1，*V*/*V*）复溶后，使用HPLC-MS/MS分析。

6. 测定条件

1）液相色谱参考条件

色谱柱：Betasil® Hexylphenyl（4.6mm×100mm，3μm）；柱温：25℃；进样量：5μl；流动相：A为水（0.1%乙酸），B为乙腈（0.1%乙酸）；流速：0.5ml/min；梯度洗脱：正源化合物（10min）：0～1min 50% B，1～2min 60% B，2～3min 70% B，3～4min 85% B，4～5min 100% B，5～7min 100% B，7～8min 50% B，8～10min 50% B；负源化合物（12min）：0～5min 53% B，5～6min 85% B，6～7min 100% B，7～9min 100% B，9～10min 53% B，10～12min 53% B。

2）串联质谱参考条件

大气压化学电离源（APCI）；离子源电压：4kV（正或负源）；雾化气：氮气，25psi；辅助气：氮气，5 psi；碰撞气：氩气，1.5mTorr；辅助气加热温度：450℃；离子传输管温度：250℃；扫描方式：多反应监测模式（MRM）；化合物的定量离子对、定性离子对、碰撞电压和检出限见表 5-22。其中乙草胺和甲草胺代谢物均使用正源分析，而异丙甲草胺用负源分析。

表 5-22　酰胺类除草剂质谱检测参数

化合物	定量离子对（m/z）	定性离子对（m/z）	碰撞电压/eV	离子化模式	时间窗口/min	检出限/(ng/ml)
乙草胺代谢物	351>130	351>148	10	+	3.83~7.01	0.048
^{13}C6-乙草胺代谢物	357>130		10	+	3.83~7.01	
甲草胺代谢物	365>162	365>130	27	+	3.83~7.01	0.036
^{13}C6-甲草胺代谢物	371>168		27	+	3.83~7.01	
异丙甲草胺代谢物	409>280	409>150	22	–	2~4.50	0.039
^{13}C6-异丙甲草胺代谢物	415>286		22	–	4.50	

7. 注意事项

（1）实验中涉及标准品等有毒物质和溶剂等挥发性物质，需要做好安全防护措施，必须要戴手套，并在通风柜中操作。

（2）检测过程中应同时做空白和加标试验，空白应为未检出，加标回收率应在 70%~120%。

（3）实验涉及了全流程空白基质加标的标准曲线内标法定量方法，如果样品中待测物浓度过高，则需考虑对样品用水稀释后按流程进行检测。

8. 谱图（图 5-13）

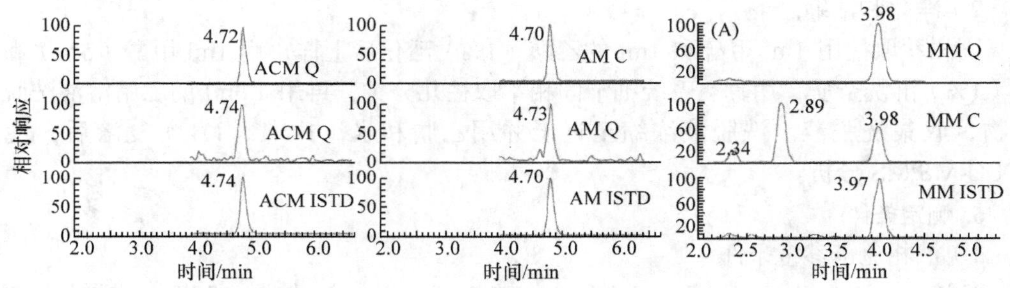

图 5-13　三类酰胺类农药色谱质谱图

ACM 为乙草胺，AM 为甲草胺，MM 为异丙甲草胺；Q 为定量离子通道，C 为确证离子通道，ISTD 为内标定量通道

第六节　烟碱类农药中毒检测技术

一、概述

（一）烟碱类杀虫剂农药简介与毒性

烟碱类杀虫剂是继有机磷类、氨基甲酸酯类、拟除虫菊酯类杀虫剂后的第四代杀虫

剂，近 20 年内涌现出多个商品化品种[53]，主要包括吡虫啉（Imidacloprid，1991 年）、啶虫脒（Acetamiprid，1995 年）、烯啶虫胺（Nitenpyram，1995 年）、噻虫嗪（Thiamethoxam，1998 年）、噻虫啉（Thiacloprid，2000 年）、噻虫胺（Clothianidin，2001 年）、呋虫胺（Dinotefuran，2002 年）等。烟碱类杀虫剂能有效作用于昆虫的乙酰胆碱受体，阻断昆虫中枢神经系统的正常传导，导致昆虫麻痹进而死亡，具有高效、低毒、残留量低等特点[54]，2007 年占据了农药市场 24%的份额[55]，其中吡虫啉是全球用量最大的杀虫剂品种，在我国农业生产中有较广泛的应用，我国的年产量达 1.2 万～1.4 万吨。

烟碱类农药被认为经历了细胞色素酶 P450 酶系的氧化作用和醛氧化酶的作用，在生物体内产生一系列的代谢产物。目前常见的烟碱类农药（吡虫啉、啶虫脒和噻虫胺）已知的 57 种代谢物中，Taira 等[56]报道了尿液中有 7 种代谢物可被检出，其中包含了 *N*-去甲基-啶虫脒（啶虫脒代谢物）和 3 种吡虫啉代谢物——5-羟基-吡虫啉、4,5-二羟基-吡虫啉和 4,5-去羟基-吡虫啉等，啶虫脒和吡虫啉的共有代谢物 *N*-6 氯烟酰基甘氨酸，2 种噻虫胺代谢物——*N*-去甲基-噻虫胺和 *N*-（2-（甲硫基）噻唑-5-羧基）-甘氨酸，同时啶虫脒原型也能被检出。

由于烟碱类农药对授粉类昆虫、陆生及水生无脊椎动物的致死作用，导致了对生态环境的破坏，2013 年欧盟中多数国家限制了烟碱类农药的使用[57]，并在 2018 年禁用了噻虫胺、噻虫嗪和吡虫啉等三种农药使用。食品安全国家标准 GB 2763—2019 对吡虫啉等 6 种烟碱类杀虫剂设定了最大残留限量（maximμm residue limit，MRL）和每日允许摄入量（acceptable daily intake，ADI）（表 5-23）。

表 5-23　典型食品中的新烟碱类杀虫剂相关限量值

类别	结构	食品类别	MRL/（mg/kg）	ADI/[mg/（kg·bw）]	毒性[大鼠经口 LD_{50}/（mg/kg）]
吡虫啉	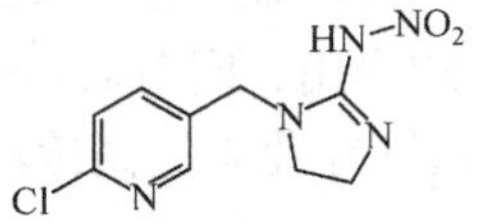	小麦/番茄/枸杞/茶叶	0.05/1/1/0.5	0.06	424～475
啶虫脒	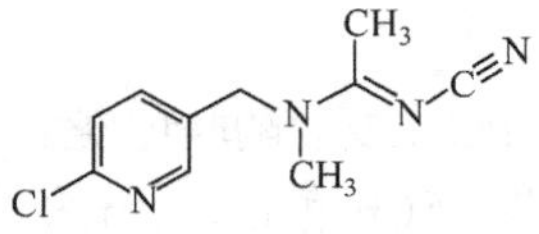	小麦/结球甘蓝/苹果	0.5/0.5/0.8	0.07	146～217
烯啶虫胺	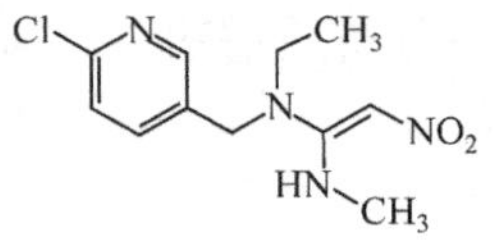	稻谷/结球甘蓝/柑橘	0.5*/0.2*/0.5*	0.53	1575～1680
噻虫嗪	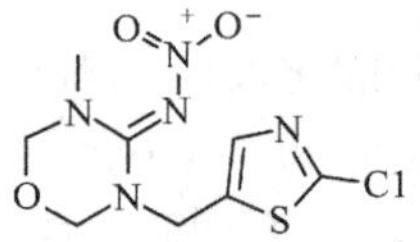	小麦/黄瓜/西瓜/茶叶	0.1/0.5/0.2/10	0.08	1563

续表

类别	结构	食品类别	MRL/（mg/kg）	ADI/[mg/（kg·bw）]	毒性[大鼠经口 LD_{50}/（mg/kg）]
噻虫啉	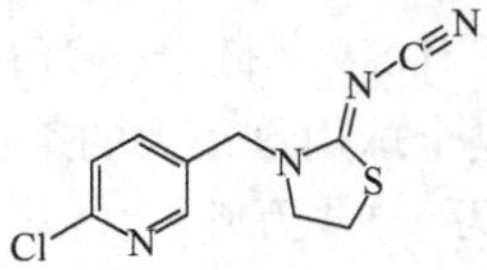 Cl, N, N, S, N≡C=N	稻谷/番茄/核果类水果	10/0.5/0.5	0.01	444～836
噻虫胺	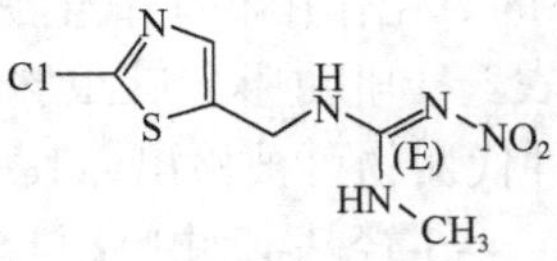 Cl, N, S, H N, N, (E), NO_2, HN, CH_3	稻谷/结球甘蓝/番茄	0.5/0.5/1	0.1	1563
呋虫胺	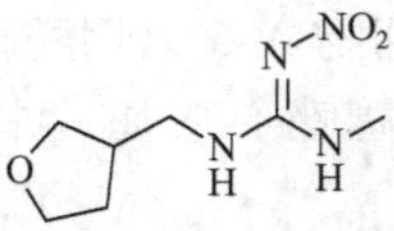 O, N H, N, NO_2, N H	稻谷/糙米/黄瓜	2002/1/2	0.2	2000～2804

*该限量为临时限量。

（二）中毒症状与处置措施

烟碱型杀虫剂作为乙酰胆碱受体拮抗剂，会阻断人体神经系统的正常传导，大量服用可导致出现痉挛、昏迷，甚至出现呼吸衰竭和心脏骤停等症状[58,59]。在我国，烟碱类农药中毒案例主要为吡虫啉和啶虫脒两类农药的口服中毒[60-62]，患者在早期体现出的病症多为呼吸和心率加快、血压升高、腹痛呕吐等症状[63]，严重者会发生手足痉挛、呼吸麻痹、呼吸痉挛，病情多迅速转为嗜睡、抽泣样呼吸，甚至发生呼吸衰竭[64,65]。

多数患者在入院后首先进行了催吐和洗胃处理，在农药服用后 4～6h 进行洗胃处理是抢救成功的关键。为了防止病患呼吸痉挛甚至衰竭，需要保持患者气道的畅通，并注射 0.5～1.0mg 的阿托品缓解农药对乙酰胆碱酯酶受体的作用，同时需对患者进行补液和利尿来促进农药的排泄，对重症患者可以采取血液灌流和净化来提高抢救的成功率[66]。

二、烟碱类农药中毒检测技术

新烟碱类杀虫剂在环境、食品及生物样品中的测定方法主要有酶联免疫法（ELISA）[67,68]、气相色谱法（GC）[69]、高效液相色谱法（HPLC）[70]、气相色谱-质谱法（GC-MS）[71]、液相色谱-串联质谱法（LC-MS/MS）[72]和液相色谱-高分辨质谱法（LC-HRMS）[73,74]，适用于一种或多种烟碱类农药的检测。

（一）酶联免疫法（ELISA）

酶免疫分析是利用抗原抗体的特异性结合反应和酶催化反应具有放大作用的特点而建立起来的免疫分析技术。对于吡虫啉等含氯的烟碱类农药，半抗原一般使用农药母体结合 3-巯基丙酸制备，而人工免疫原则通过二亚胺法将半抗原偶联至牛血清白蛋白制备，通过半抗原与氯甲酸异丁酯和正三丁胺反应制备包被抗原。常用间接竞争的 ELISA 方法进行分析[68]，先用包被液对酶标板包被过夜，加入封闭液后上样孵育，提取液中的烟碱类农药与特异性抗体反应后，剩余的抗体被包被固相化，然后加入酶标二抗与抗体结合，加入底物后显色，在检测前加入终止液终止反应，用标准曲线法对农药进行定量分析。ELISA 方法的最大优点在于适用于快速和高灵敏度的检测，但方法中，包被抗原的选择、有机提取溶剂的比例、离子强度及溶液的 pH 对反应灵敏度均存在较大影响，同时方法对不同类农残的交叉反应（特异性）也需要考察。因此，ELISA 方法虽具有优异的灵敏度和高通量分析条件，但由于对分析物的特异性不强，存在选择性差、假阳性多和稳定性一般等问题，所以仍需通过仪器方法对阳性样本做进一步确证。

（二）气相色谱法（GC）

蔬菜样本中经乙腈盐析辅助提取后[69]，使用石墨化炭黑/氨基（Carbon/NH_2）柱净化，乙腈和甲苯（3∶1，*V*/*V*）进行洗脱后上机分析，仪器使用中低极性的 DB-1701 色谱柱进行分离，电子捕获检测器（ECD）进行检测，方法的灵敏度较高，但果蔬类样本的基质效应是分析物准确定量的难题，尽管 ECD 检测器的选择性较好，但对于复杂基质目前仍无净化手段能有效排除基质中杂质对分析物的干扰，分析物易受到基质中共流离子干扰导致定量偏差，因此气相色谱在烟碱类农药的分析中应用相对较少。

（三）高效液相色谱法（HPLC）

GB23379—2009《水果、蔬菜及茶叶中吡虫啉残留的测定　高效液相色谱法》规定，对果蔬和茶叶样本经乙腈提取、盐析辅助后，使用 ENVI-18 固相萃取柱净化，乙腈洗脱后用二极管阵列检测器在 270nm 波长检测。鉴于该液相色谱法常使用紫外检测器，方法的灵敏度和选择性均较差，有文献借鉴该方法对噻虫嗪、吡虫啉、啶虫脒、噻虫啉、噻虫胺等 5 种烟碱类农药进行同时检测，并采用微波加热的手段显著地减少了如韭菜等复杂基质中的硫化物等杂质对分析的干扰。

（四）气相色谱-质谱法联用（GC-MS）

气相色谱-质谱联用是目前国内应用最广的多农药残留检测方法，适用于果蔬类基质中各类低极性农药残留的同时分析，相对传统气相色谱具有更好的灵敏度、稳定性和抗基质干扰能力，以及广泛的分析物适用性。

GB 23200.8—2016《食品安全国家标准水果和蔬菜中 500 种农药及相关化学品残留量的测定　气相色谱-质谱法》规定，对适量样本经乙腈和盐析辅助萃取，先后用 C_{18} 柱（ENVI-18）、石墨化炭黑（Envi-Carb）和氨丙基柱（Sep-Pak）进行净化后上机分析，使用 DB-1701 或同类柱分离，单极质谱检测器使用选择离子扫描模式分析。该方法使用乙腈和盐析液-液萃取，适用于绝大多数中低极性农残的提取，去除了水溶性较强的杂质，同时用 C_{18}、石墨化炭黑和氨基填料等三种不同性质的固相萃取柱，经串联先后实现对大分子有机物、色素、有机酸等物质的过滤，从而有效减少了基质效应对分析物的干扰，方法涵盖两种烟碱类农药（噻虫嗪、啶虫脒）的检测。

随着气相色谱-串接质谱联用仪器的灵敏度和扫描速度在近年来有了极大程度地提高，同时高选择性的多反应监测模式（MRM）也提高了抗基质干扰能力，可显著减少样本在前处理的浓缩需求，从而在农药残留监测中的广泛使用。如单极质谱方法灵敏度因未能满足果蔬类基质中农残的检测限要求，在前处理时需要对样本进行 10 倍浓缩[参考 GB 23200.8—2016《食品安全国家标准　水果和蔬菜中 500 种农药及相关化学品残留量的测定　气相色谱-质谱法》]，在一定程度上增大了后续净化的复杂度，而固相萃取对复杂基质的净化效果也因此受到了限制，而串联质谱的应用对于多数农残在灵敏度上有了 10 倍的增强，因此前处理无需浓缩，也相应简化了后续的净化过程，在 2018 年发布的新食品安全国家标准 GB 23200.113—2018《植物源性食品中 208 种农药及其代谢物残留量的测定　气相色谱-质谱联用法》引入了 QuEChERS 的分散相净化方法，相比烦琐的固相萃取净化过程，仅需将 C_{18}、Carb 和 PSA 等填料粉末加入提取液就能实现多农残的净化过程，减少了农药在 PSA 和 Carb 固相萃取柱上由于吸附造成的损失，例如，酸性和较高极性农残（2,4-D、灭草松、乙酰甲胺磷、灭菌丹）容易被 PSA 等含氨基的碱性填料吸附，而嘧菌环胺、百菌清、五氯硝基苯等平面结构的农残则很容易被 Carb 吸附造成回收率低下，因此减少净化过程也间接提升了样本处理的通量和方法的稳定性，以及许多分析物的回收率。

（五）液相色谱-串联质谱法（LC-MS/MS）

超高效液相色谱-串接质谱法是目前农药残留检测的主流方法之一，我国自 2006 年就曾推出果蔬中 405 种农药残留的检测方法，在 2008 年的国标 GB/T 20769—2008《水果和蔬菜中 450 种农药及相关化学品残留量的测定　液相色谱-串联质谱法》扩展至 450 种农残后，该方法沿用至今，涵盖了吡虫啉、啶虫脒、烯啶虫胺、噻虫嗪、噻虫啉、噻虫胺等 6 种主要的烟碱类农药。该方法使用乙腈盐析辅助液-液萃取，用 Sep-Pak Vac 柱净化后上机分析，仪器用 Atlantis T3 柱分离，MRM 模式检测。该方法为满足分析物检测限，样本浓缩倍数为 10 倍。

虽然液-质联用的抗污染能力要优于气-质联用，但高倍浓缩仍会带来较大的基质效应和共流离子的干扰。随着串接质谱的不断升级换代，仪器的灵敏度和扫描速度有了极大提升，仪器对多数农残的检测限下降了数十倍，因此近几年国内外基于使用 QuEChERS 方法为主的前处理方法，通过对复杂样本采取无浓缩甚至是稀释的手段，非选择性地减少上机的基质负荷的方式，降低了基质效应对定量的干扰，同时也极大地提高了仪器的耐用性和方法的稳定性。

三、烟碱类农药中毒检测实例

（一）食品中呋虫胺残留量的测定

1. 适用范围

适用于小麦、花生、玉米、菠菜、苹果、胡萝卜、紫苏叶、猪肉及马哈鱼中呋虫胺残留量的检测和确证，其他食品可参照执行。

2. 原理

样品用乙腈提取，加入无水硫酸钠脱水后，用石墨化非多孔碳柱（Envi-Carb）/酰胺丙基甲硅烷基化硅胶柱（$LC-NH_2$）净化，液相色谱-质谱/质谱法测定，外标法定量。

3. 试剂和材料

除另有规定外，所有试剂均为分析纯，水为符合 GB/T 6682—2008 中规定的一级水。

乙腈、正己烷、丙酮、乙醚均为色谱纯；氯化钠和盐酸为优级纯；磷酸氢二钾；磷酸二氢钾；氢氧化钠；无水硫酸钠（使用前需要经 650℃灼烧 4h，冷却后储于密封瓶中备用）；磷酸缓冲液（0.5mol/L，pH7.0）：称取 52.7g 磷酸氢二钾和 30.2g 磷酸二氢钾，加入约 500ml 水溶解，用 1mol/L 氢氧化钠或 1mol/L 盐酸调整至 pH7.0 后，加水定容至 1L；正己烷饱和的乙腈：在 250ml 的分液漏斗中分别加入 100ml 乙腈和 100ml 正己烷，充分振摇，静置分层，下层为正己烷饱和乙腈。

呋虫胺：纯度≥98%，称取适量呋虫胺标准品，用丙酮-正己烷（1∶1，*V/V*）配制成 1.0mg/ml 的标准储备液；0～4℃保存，保存期一年。根据需要用丙酮-正己烷（1∶1，*V/V*）将储备液稀释配制成适用浓度的标准工作液，0～4℃保存，保存期一个月。

Envi-Carb/LC-NH_2 串联固相萃取柱：500mg/500mg。

4. 仪器和设备

液相色谱-质谱/质谱联用仪，配备电喷雾离子源（ESI）；分析天平：感量 0.01g 和 0.0001g；涡旋混合器；旋转蒸发仪；高速均质器；离心机；粮谷粉碎机；食品捣碎机；振荡器。

5. 试样制备与保存

1）试样制备

（1）小麦、玉米

取有代表性样品约 500g，用粉碎机全部粉碎并通过 2.0mm 圆孔筛。混匀，装入洁净的容器内，密闭，标明标记。

（2）水果、蔬菜、鱼、肉

取有代表性样品约 500g，切碎后，用食品捣碎机将样品加工成浆状。混匀，装入洁净的容器内，密闭，标明标记。

（3）花生

取有代表性样品 500g，用磨碎机全部磨碎。混匀，装入洁净的容器内，密闭，标明标记。

注：以上样品取样部位按 GB 2763—2019 附录 A 执行。

2）试样保存

小麦、玉米、花生试样于 0～4℃保存；鱼、肉及水果和蔬菜类试样于−18℃以下冷冻保存。在抽样及制样的操作过程中，应防止样品受到污染或发生残留物含量的变化。

3）试样处理

（1）提取

a）小麦、玉米、花生

称取 5g 试样（精确至 0.01g）于 100ml 离心管中，加 20ml 水，放置 5min。加 30ml 乙腈，于 10 000r/min 均质提取 1min，离心 3min，提取液过滤至 250ml 分液漏斗中，残留物再用 20ml 乙腈重复提取一次。合并提取液于分液漏斗中，依次加入 20g 氯化钠和 60ml 磷酸缓冲液，振摇 3min。静置后，弃去水层。乙腈层加入 5g 无水硫酸钠脱水后于

40℃旋转浓缩至近干。

b）水果、蔬菜

称取 10g 试样（精确至 0.01g）于 100ml 离心管中，加 30ml 乙腈，于 10 000r/min 均质提取 1min，离心 3min，提取液过滤至 250ml 分液漏斗中，残留物再用 20ml 乙腈重复提取一次。合并提取液于分液漏斗中，依次加入 20g 氯化钠和 60ml 磷酸缓冲液，振摇 3min。静置后，弃去水层。乙腈层加入 5g 无水硫酸钠脱水后于 40℃旋转浓缩至近干。

c）鱼、肉

称取 10g 试样（精确至 0.01g）于 100ml 离心管中，加 30ml 乙腈，涡旋混合均匀后于超声波中提取 15min，离心 3min，提取液过滤至 250ml 分液漏斗中，残留物再用 20ml 乙腈重复提取一次。合并提取液于分液漏斗中，依次加入 20g 氯化钠和 60ml 磷酸缓冲液，振摇 3min。静置后，弃去水层。乙腈层加入 5g 无水硫酸钠脱水后于 40℃旋转浓缩至近干。

（2）净化

a）小麦、玉米、花生、鱼、肉

提取物用 20ml 正己烷溶解残留物，转入 150ml 分液漏斗中，分别用 20ml 正己烷饱和乙腈对溶解液萃取 2 次，取下层溶液合并萃取液，40℃减压浓缩至近干，加入 2ml 乙腈溶解。用 10ml 乙腈预淋洗 Envi-Carb/LC-NH_2（500mg/500mg）小柱，弃去流出液，注入上述所得溶液，再用 20ml 乙腈淋洗，收集洗脱液，于 40℃旋转浓缩至近干，残留物用 2.0ml 乙腈溶解，过 0.2μm 滤膜，供液相色谱-质谱测定。

b）蔬菜、水果

用 10ml 乙腈预淋洗 Envi-Carb/LC-NH_2（500mg/500mg）小柱，弃去流出液，注入上述所得溶液，再用 20ml 乙腈淋洗，收集洗脱液，于 40℃旋转浓缩至近干，残留物用 2.0ml 乙腈溶解，过 0.2μm 滤膜，供液相色谱-质谱测定。

4）测定条件

（1）液相色谱参考条件

色谱柱：Waters ACQUITY UPLC BEH C8（2.1mm×150mm，1.7μm）；流动相：水（A）+乙腈（B）梯度（表 5-24）；柱温：30℃；流速：0.2ml/min；进样量：10μl；运行时间：3.5min。

表 5-24　流动相梯度

时间/min	流速/（ml/min）	A/%	B/%
0	0.25	40	60
0.3	0.25	40	60
2	0.25	70	30
2.5	0.25	40	60

（2）质谱参考条件

电离方式：ESI+；毛细管电压：3.0kV；源温度：120℃；去溶剂温度：350℃；锥孔

气流：氮气，50L/h；去溶剂气流：氮气，600L/h；碰撞气压：氩气，3.10×10^{-6}Pa；监测模式：多反应监测（表 5-25）。

表 5-25　多反应监测条件

化合物	母离子（m/z）	子离子（m/z）	驻留时间/s	锥孔电压/V	碰撞电压/eV
呋虫胺	202.9	128.8*	0.1	20	12
		156.8	0.1	20	10

注：加“*”的离子用于定量。

6. 注意事项

（1）实验中涉及标准品等有毒物质和溶剂等挥发性物质，需要做好安全防护措施，必须要戴手套，并在通风柜中操作。

（2）检测过程中应同时做空白和加标试验，空白应为未检出，加标回收率应在 70%～120%。

（3）结果超过线性范围时应使用定容溶剂适当稀释进样溶液。必要时可根据第一次测定值，适当减少称样量后测定。

（4）实验中涉及的盐（如磷酸氢二钾、磷酸二氢钾、氢氧化钠、无水硫酸钠）在使用前推荐用马弗炉 500℃以上灼烧后脱水使用。

（5）在粉碎水果和鱼类样品时需要考虑去核、去碎骨等措施来确保样品粉碎的均匀性。

7. 色谱图（图 5-14）

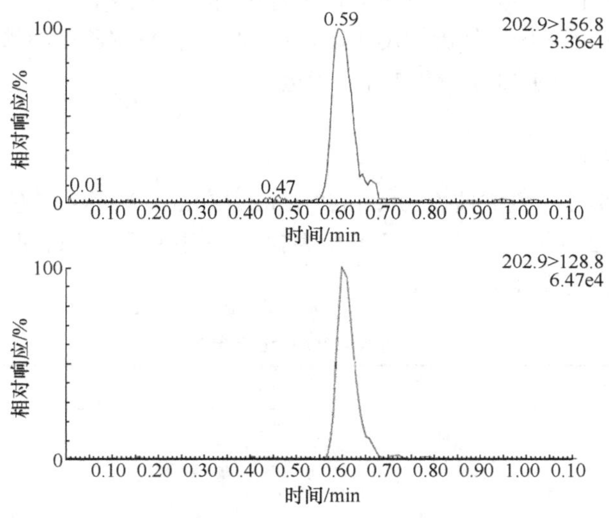

图 5-14　呋虫胺液相色谱-质谱/质谱多反应监测色谱图

（二）生物样品（尿样）中烟碱类农残的测定[75]

烟碱类农药中毒后，在尿液中主要以农药母体及其代谢物的形式同时存在，其中代谢物多数为去甲基化合物，如去甲基啶虫脒、去甲基噻嗪酮等，因此检测尿样中烟碱类农药是人体暴露评价和中毒确证的主要方式。

1. 原理

尿样经硅藻土柱除水，洗脱浓缩后经石墨化非多孔碳柱（Envi-Carb）/酰胺丙基甲硅烷基化硅胶柱（LC-NH_2）净化，用含 20%二氯甲烷的乙腈溶液洗脱后氮吹浓缩，液相色谱-质谱/质谱法测定，农药原型物采用内标法定量，代谢物采用外标法定量。

2. 试剂和材料

吡虫啉、啶虫脒、烯啶虫胺、噻虫嗪、噻虫啉购买自 AccuStandard （New Haven，CT，USA）。噻虫胺、呋虫胺和酰胺噻虫啉购买自 Wako Pure Chemical Industries（Osaka，Japan）。去甲基啶虫脒和去甲基噻虫嗪购买自 Sigma-Aldrich（St. Louis，MO，USA）。啶虫脒-D6 购买自 Hayashi Pure Chemicals（Osaka，Japan）。啶虫脒-D3、噻虫胺-D3、吡虫啉-D4 和噻虫嗪-D4 购买自 Dr. Ehrenstorfer（Augsburg，Germany）。呋虫胺-D3 和噻虫啉-D4 分别购买自@rtMolecule（Poitiers，France）和 C/D/N Isotopes（Pointe-Claire，Canada）。

硅藻土固相萃取柱（InertSep K-solute 2ml）购买自 GL Sciences（Tokyo，Japan），Supelclean ENVI-Carb-II/PSA（1g，1∶1，*m*/*m*）来自于 Sigma-Aldrich。

3. 仪器设备

液相色谱/三重四极杆质谱，配置了 APCI 源；固相萃取装置；旋转蒸发仪；氮吹仪。

4. 试样处理

取 1ml 尿样，加入回收内标（0.2ng 啶虫脒-D3、噻虫胺-D3、吡虫啉-D4、噻虫啉-D4、噻虫嗪-D4 和 2ng 呋虫胺-D3），然后将样品上样至硅藻土固相萃取柱上进行脱水，在上样 10min 后，使用 25ml 的二氯甲烷洗脱。洗脱液经旋转蒸发仪旋蒸至约 10ml 后，再采用氮吹浓缩至约 1ml，然后上样至石墨化炭黑和 PSA 固相萃取柱（Supelclean ENVI-Carb-II/PSA）上净化，分析物用 10ml 含 20%二氯甲烷乙腈溶液洗脱，洗脱液经氮吹浓缩至近干后用 1ml 的 30%甲醇复溶，待进样。

5. 测定条件

1）液相参考条件

色谱柱：Atlantis T3 色谱柱（100mm×2.1mm，3μm；Waters）；色谱柱温 40℃；进样体积：10ml；流速：200μl/min；流动相 A 相为含 0.1%甲酸和 10mmol/L 乙酸铵的水溶液，B 相为乙腈，梯度洗脱程序见表 5-26。

表 5-26 梯度洗脱程序

时间/min	A/%	B/%
0	95	5
4	95	5
15	50	50
18	0	100
23	0	100
30	90	10

2）质谱参考条件

多反应监测模式被用于样本检测，每个分析物使用了两对子离子分别作为定量和定性离子，优化后的参数详见表 5-27。

表 5-27　烟碱类杀虫剂质谱检测参数

化合物	定量离子对（*m/z*）	定性离子对（*m/z*）	去簇电压/V	碰撞电压/eV	保留时间/min
啶虫脒	223.0>126.0	223.0>90.0	71	29	12.7
噻虫胺	249.9>169.0	249.9>132.0	21	19	11.7
呋虫胺	203.0>129.0	203.0>114.1	1	17	8.4
吡虫啉	256.0>175.1	256.0>209.0	56	25	12.1
烯啶虫胺	271.0>99.0	271.0>125.9	51	39	9.7
噻虫啉	252.9>125.9	252.9>90.0	76	29	13.9
噻虫嗪	291.8>211.1	291.8>181.0	41	17	10.7
去甲基-啶虫脒	209.1>125.9	209.1>90.0	61	25	11.9
去甲基-噻虫嗪	278.0>132.0	278.0>174.0	36	25	12.6
噻虫啉酰胺	271.0>125.9	271.0>73.0	31	35	11.8
啶虫脒-D3	226.0>126.0		71	31	12.7
啶虫脒-D6	226.0>126.0		71	31	12.7
噻虫胺-D3	253.0>172.1		1	19	11.7
呋虫胺-D3	206.1>132.1		56	19	8.4
吡虫啉-D4	260.1>179.1		26	25	12.1
噻虫啉-D4	296.0>215.0		91	29	13.9
噻虫嗪-D4	296.0>215.0		41	17	10.7
去甲基-啶虫脒-D3	212.1>125.9		61	25	11.9

分析物的检测限被定义为分析物 3 倍信噪比的峰高（表 5-28）。

表 5-28　化合物线性范围、检测限和回收率

分析物	线性范围/（ng/ml）	检测限/（ng/ml）	回收率/%（RSD%）（*n*=8）
啶虫脒	0.005~2	0.005	91（10）
噻虫胺	0.02~5	0.02	100（15）
呋虫胺	0.01~10	0.01	64（21）
吡虫啉	0.01~1	0.01	97（17）
烯啶虫胺	0.01~2	0.01	72（6）
噻虫啉	0.005~2	0.005	80（5）

续表

分析物	线性范围/（ng/ml）	检测限/（ng/ml）	回收率/%（RSD%）（n=8）
噻虫嗪	0.01~1	0.01	89（16）
去甲基-啶虫脒	0.005~2	0.005	72（12）
去甲基-噻虫嗪	0.02~2	0.02	75（4）
噻虫啉酰胺	0.005~2	0.005	69（8）

吡虫啉、啶虫脒、噻虫嗪、噻虫啉、噻虫胺和呋虫胺用内标法定量，使用分析物的氘代类似物作为内标分析，其他分析物用外标法分析。由于去甲基啶虫脒-D3 无商业化产品，所以使用未标记的去甲基啶虫脒标曲做定量分析。方法回收率的评估是通过 8 个低浓度样本加标样分析获得，流程空白每 16 个样品分析一次，确保没有分析物在空白中被发现。

6. 注意事项

（1）实验中涉及标准品等有毒物质和溶剂等挥发性物质，需要做好安全防护措施，必须要戴手套，并在通风柜中操作。

（2）检测过程中应同时做空白和加标试验，空白应为未检出，加标回收率应在 70%～120%。

（3）检测涉及的氘代同位素内标因为本身性质会与天然物质在色谱行为上存在些许差异，体现在保留时间会有较小偏差。此外，氘代试剂的保质期较短，需要在使用前注意氘代试剂的降解问题。

（4）硅藻土固相萃取柱在使用前应确保不受潮，不然无法吸附样本中的水分。使用前建议在烘箱内除去水分。

第七节　磺酰脲类农药中毒检测技术

一、概述

（一）磺酰脲类除草剂简介与毒性

美国杜邦公司于 20 世纪 80 年代开发了磺酰脲类除草剂，由于除草剂的使用量可小至 1～200g（a.i.）/hm^2，远低于传统的 1～3kg（a.i.）/hm^2 除草剂用量，使除草剂迈向超高效时代，对除草剂的研究发展具有重要意义，因此成为农药发展史上最活跃的研究领域之一。由于磺酰脲类除草剂具有用量低、杀草谱广、对环境友好的特点，在使用中既可用于土壤，也用于苗后茎叶处理，同时对哺乳动物毒性低、用量较低，降解后产生无毒性的化合物，且使用方便，因而在世界范围内应用广泛。

目前磺酰脲类除草剂已应用于大豆、小麦、油菜、玉米、甜菜、水稻、甘蔗等大部分农作物中，其中苄嘧磺隆、吡嘧磺隆、咪唑嘧磺隆等主要用于水稻田；氯嘧磺隆、氯嘧磺隆、噻吩磺隆等主要用于大豆田；氟嘧磺隆、烟嘧磺隆、玉嘧磺隆等用于玉米田，最早用于玉米田的氟嘧磺隆逐渐被烟嘧磺隆等所取代；甲基二磺隆（甲磺胺磺隆）、甲磺隆、碘甲磺隆（钠）、苯磺隆等主要在禾谷类作物（小麦、大麦等）中使用，但是在使用过程中也出现了一些诸如杂草抗性和环境中残留药害问题[76,77]。

磺酰脲类除草剂结构可分为苯环（R_1）、脲桥和杂环（R_2）三部分（图 5-15），其中 R_1 可以是脂肪族、芳族或杂环，R_2 可以是取代三嗪类或嘧啶类，R_1 与 R_2 通过脲桥相互连接。磺酰脲类除草剂属非挥发性弱酸，其蒸气压不超过 1.33×10^{-8}Pa，pK_a 在 3～5 之间，其酸性主要来自与磺酰基相连的 N 上 H 的电离，因而在酸性条件下磺酰脲主要以分子形式存在，强碱可使脲桥另一个 N 上的 H 电离。磺酰脲化合物易发生水解，其水解机制随化合物结构的不同和 pH 的变化而不同，且中性分子易水解，阴离子态分子水解较慢，酸可催化水解反应的进行。在酸性条件下，主要是磺酰脲桥水解形成取代磺酰胺和氨基杂环，在碱性条件下主要是杂环上烷氧基的亲核取代形成羟基化的杂环及芳环部分酯键的水解。由于不同种类的磺酰脲类除草剂的 R_1 和 R_2 不同，水解产物也会有所不同，以氯磺隆和甲磺隆为例，具体水解过程如图 5-16 和图 5-17 所示。

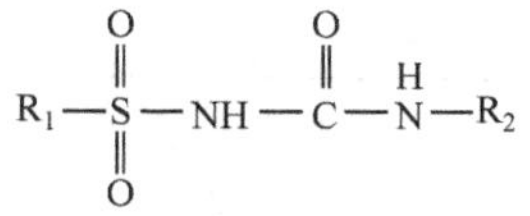

图 5-15　磺酰脲类除草剂结构通式

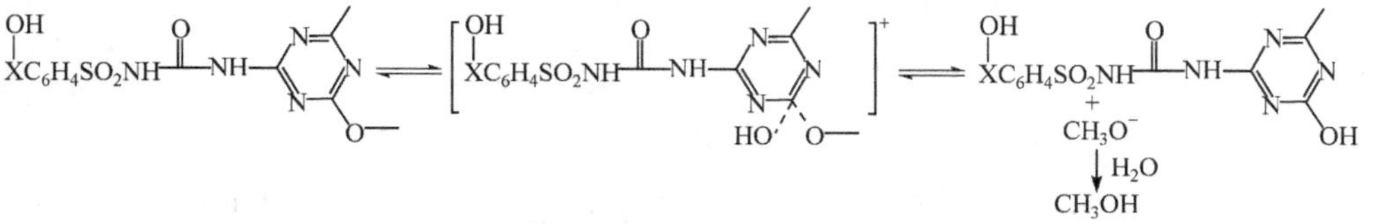

图 5-16　氯磺隆和甲磺隆的碱性水解机制

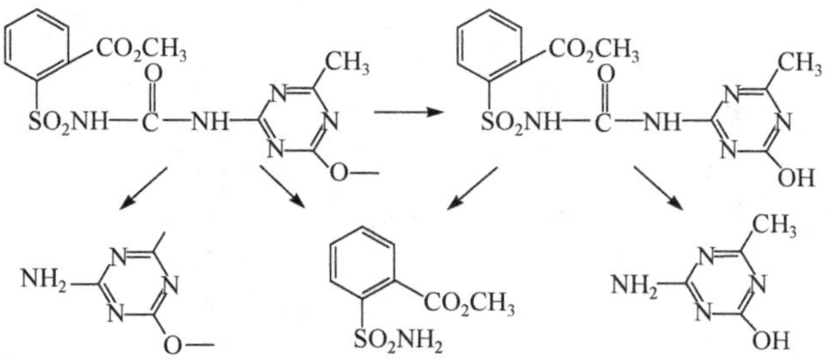

图 5-17　甲磺隆的酸性水解机制

磺酰脲类除草剂是由芳环、磺酰脲桥和杂环组成的内吸传导型选择性除草剂，作用靶标为植物体内的乙酰乳酸合成酶（ALS），通过抑制支链氨基酸缬氨酸、亮氨酸、异亮氨酸的生物合成，导致底物 α-丁酮的积累，阻碍细胞分裂期间 DNA 合成，使有丝分裂停止，细胞不能正常生长而产生除草效果[78]。磺酰脲类除草剂对环境的影响主要表现在对水环境的影响，会对一切与水有关的植物、动物，尤其是微生物和水生植物产生影响。

美国在 2010 年制定法规规定红花籽中噻吩磺隆最大残留量为 0.05mg/kg；日本已对动物源性食品中多种磺酰脲类除草剂残留做出限量规定，如氟磺隆在猪肉和其他肉类的最大残留限量为 0.05mg/kg，砜嘧磺隆和丙苯磺隆在肝脏、猪肉、蛋和奶中的最大残留限量为 0.004mg/kg，苄嘧磺隆在甲壳纲动物中最大残留限量为 50μg/kg。我国农业部第 2032 号公告规定，自 2015 年 12 月 31 日起禁止使用氯磺隆，自 2017 年 7 月 1 日起禁止使用胺苯磺隆和甲磺隆。此外，食品安全国家标准 GB2763—2019 规定了多种磺酰脲类除草剂在食品中的最大残留限量，部分结果摘录如表 5-29 所示。

表 5-29　10 种磺酰脲类除草剂的最大残留量

名称	结构式	食品类别/名称	ADI /[mg/(kg · bw)]	最大残留限量/（mg/kg）
苄嘧磺隆	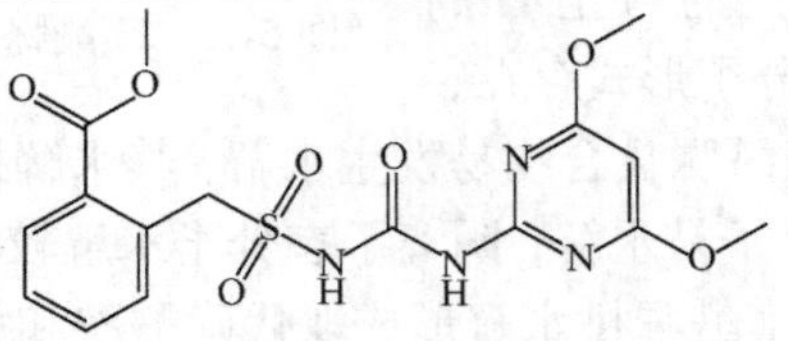	大米/糙米	0.2	0.05
砜嘧磺隆	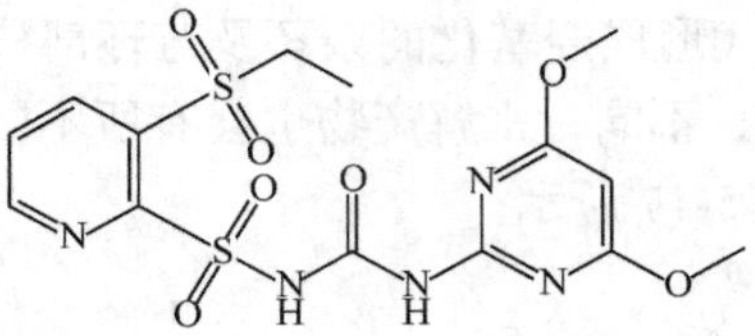	马铃薯/玉米	0.1	0.1
氟吡磺隆	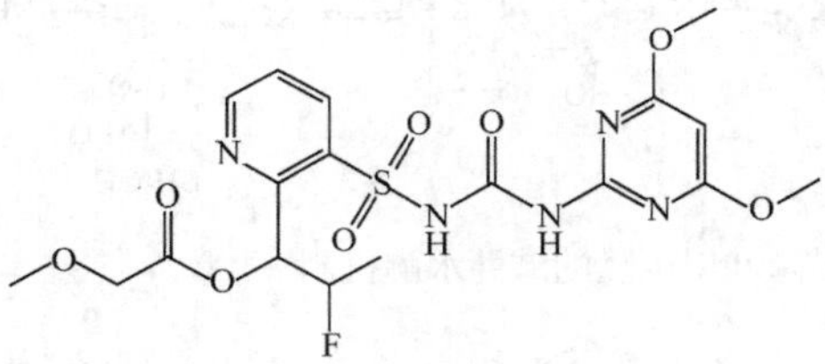	糙米	0.041	0.05
胺苯磺隆	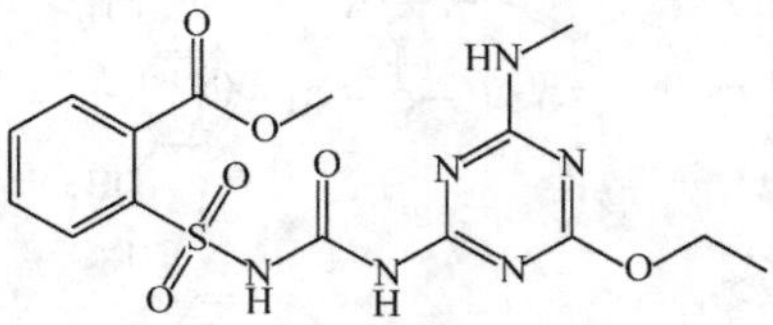	油菜籽	0.2	0.02
苯磺隆	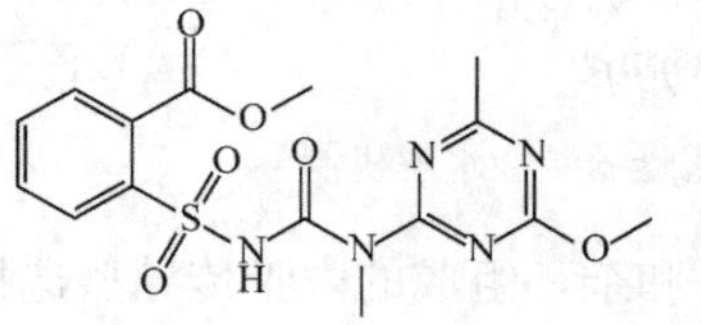	小麦	0.01	0.05
甲磺隆	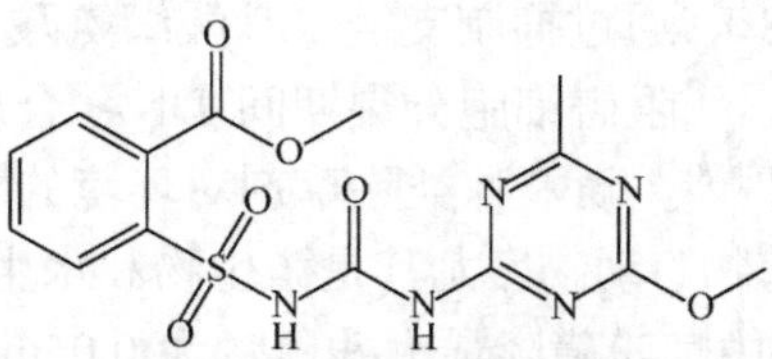	糙米/小麦	0.25	0.05

续表

名称	结构式	食品类别/名称	ADI /[mg/(kg·bw)]	最大残留限量/(mg/kg)
氯吡嘧磺隆	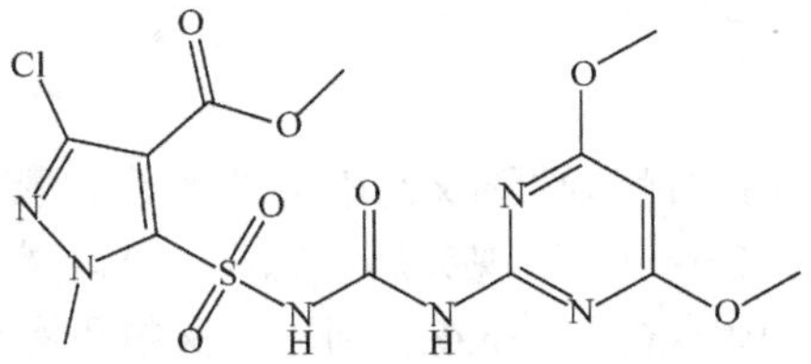	玉米	0.1	0.05
噻吩磺隆	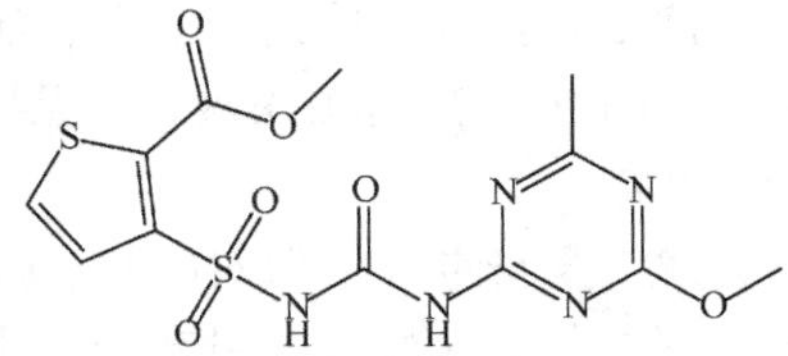	玉米/小麦	0.07	0.05
烟嘧磺隆	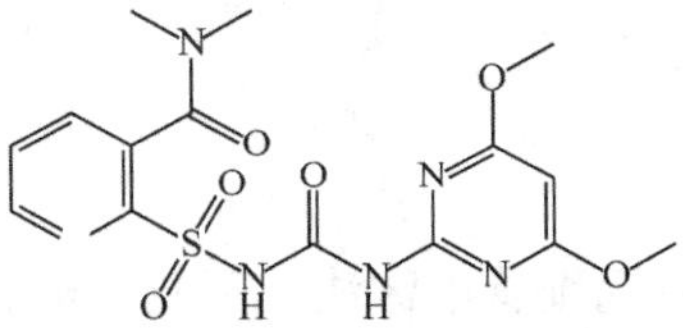	玉米	2	0.1
酰嘧磺隆	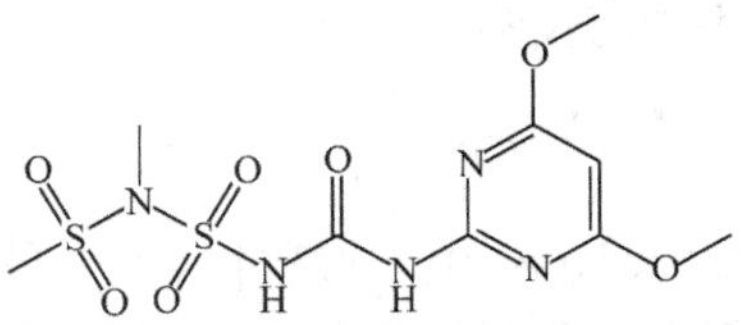	麦类	0.2	0.01

磺酰脲类除草剂对于农作物、藻类及鱼类的繁殖和发育均可造成不同程度的损害，对哺乳动物皮肤、眼睛、黏膜等也有一定的刺激作用，一般不会引起全身中毒。

磺酰脲类除草剂水溶性极强，具有淋溶性和较强的随水迁移能力，通过向水体和作物的直接施药、土壤淋溶、天然降水与农业灌溉等方式直接或间接地进入农田附近的池塘，或由地表径流进入到河流、水库或湖泊等水环境中，由此可危及水生生物（鱼、虾类等），严重时甚至可引起水生生物死亡。同时，水生生物可能吸收并富集环境中的农药，并通过食物链，最终危及人类健康[79]。

苯磺隆的微核试验中对体细胞无致突变效应；睾丸染色体畸变试验显示对生殖细胞无遗传毒效应；也未发现大鼠致畸。在一些急性毒性试验中发现，虹鳟鱼的 LD_{50}>1000mg/L （96h），水蚤的 LD_{50}>720mg/L（48h），鹌鹑急性经口 LD_{50}>2250mg/kg，蜜蜂 LD_{50}>0.1mg/只，蚯蚓 LC_{50}>1200mg/kg 土壤。苯磺隆雌、雄大鼠急性经口 LD_{50}>5000mg/kg，大鼠急性经皮 LD_{50}>5000mg/kg，兔>2000mg/kg，大鼠急性吸入 LC_{50}>5mg/L（4h）。苯磺隆对眼睛有轻度刺激性，但 24h 症状消失；对皮肤无刺激反应；对豚鼠皮肤无过敏性。但有报道，磺酰脲类除草剂会降低斑马鱼胚胎孵化率，苄嘧磺隆对斑马鱼胚胎影响的研究表明鱼体中丙二醛含量随着暴露浓度的升高而升高，并且对斑马鱼胚胎发育阶段有一定的抑制效应[80]；低浓度烟嘧磺隆（20mg/L 和 40mg/L）可显著降低斑马鱼胚胎孵化率，具有潜在生物学毒性[81]。尽管一些磺酰脲类除草剂在土壤中半衰期短，对哺乳类动物低毒，但对其慢性影响和环境行为的研究目前尚缺乏数据。

（二）中毒症状及救治

据文献报道[39]，曾出现过一例因服用大量苯磺隆农药中毒的案例。患者因自服溶有"除草剂麦丰乐（苯磺隆）" 50g 的矿泉水 250ml，出现头痛、恶心、呕吐等症状，在当地卫生院予以催吐后转入医院治疗，门诊予以洗胃、补液、利尿、保护胃黏膜等治疗，患者出现烦躁不安、四肢抽搐，给予地西泮对症处理。入院后给予镇静、输液、保肝、利尿、排毒解毒，纠正水电解质紊乱、对症治疗。12h 后患者烦躁减轻，无抽搐发生，四肢肌张力正常。住院 3 天后复查肾功能正常，出院。

只要不大量摄入磺酰脲类除草剂，不会发生全身毒性，但对眼睛、皮肤和黏膜有刺激作用。目前尚无磺酰脲类中毒的特效解毒剂。若摄入量大，患者十分清醒，可用吐根糖浆诱吐，还可在服用的活性炭泥中加入山梨醇。

二、磺酰脲类农药中毒检测技术

目前对于磺酰脲类除草剂的检测主要有毛细管电泳法、荧光分析法、液相色谱法、液相色谱-质谱法等，其中液相色谱-质谱法应用较多。

（一）毛细管电泳法

磺酰脲类除草剂分子结构中含有较多的 N、O、S，在缓冲溶液中易形成带电粒子或离子，毛细管电泳法在原理上适用于磺酰脲类除草剂的分离分析，其中毛细管电泳法（CE 法）是以弹性石英毛细管为分离通道，以高压直流电场为驱动力，依据样品中各组分之间在电场作用下的电泳淌度不同而分离为主，结合分配行为上的差异而实现分离的自由电泳分离分析方法。有采用毛细管电泳仪对土壤中甲磺隆、氯嘧磺隆、噻吩磺隆等 3 种磺酰脲类除草剂的残留量进行检测的报道，土壤样品首先采用甲醇-氨水（50：50，*V*/*V*）混合液超声萃取，随后用 C_{18} 柱对提取液进行净化后，利用毛细管自由区带电泳进行分离测定。毛细管电泳条件：采用未涂层弹性石英毛细管（柱长 58cm，有效长度 50cm，内径 50μm），运行缓冲液为 50mmol/L 乙酸-乙酸铵（pH4.8），压力进样 8s，分离电压为 25kV，紫外检测波长为 245nm[82]。

本实验中，缓冲溶液的浓度选择很关键，缓冲溶液浓度太高，会导致分析样品的迁移时间延长、谱带展宽，影响分离效果；浓度太低，缓冲容量小，不利于体系 pH 的稳定。经过实验，发现 50mmol/L 乙酸-乙酸铵效果最好。CE 法分离速度快、分离效率高、重现性好且样品用量少，现已广泛应用于食品安全及食品检测。该法适合于磺酰脲类除草剂及其水合代谢物的检测。

（二）荧光分析法

荧光分析法在分析化学中具有许多优势，如高灵敏度、高选择性等，但由于自身具有发射荧光特性的物质相对较少，且许多有机药物分子所含基团对荧光光谱有吸收，可导致荧光减弱甚至熄灭。有报道对水样中苄嘧磺隆采用荧光分析测定，即用二氯甲烷对混有一定量苄嘧磺隆的农田水样进行萃取后，将有机相挥发干燥，残留物用少许丙酮溶解后，加入巯基-β-环糊精溶液和 Tris-HCl（pH 7.5）缓冲介质，充分振荡平衡后以 235nm 为激发波长、353nm 为发射波长，激发和发射光谱的狭缝分别为 5nm 和 10nm[83]，测定样品的荧光强度，同时设置试剂空白。

当体系中加入巯基-β-环糊精后，苄嘧磺隆的激发和发射光强度均明显增强，最大激发和发射波长峰位无明显变化，说明加入巯基-β-环糊精后，由于它与苄嘧磺隆通过范德华力、氢键、疏水作用力等多种非共价键力的作用形成了包合物，使得苄嘧磺隆进入巯基-β-环糊精空腔，从而起到了一定的保护和屏蔽作用，减少了非辐射跃迁，阻止了碰撞失活，未改变其荧光性质，仅通过荧光产率的提高达到荧光强度增强作用。

（三）液相色谱法

高效液相色谱（HPLC）法是测定磺酰脲类除草剂常用的方法，一般采用二极管阵列检测器（DAD）和紫外检测器（UV），具有重现性好的特点，但灵敏度相对较低，因此对残留的磺酰脲类除草剂的分析中，样品前处理技术对分析结果起到关键作用。SN/T 2212—2008《进出口粮谷中苄嘧磺隆残留量检测方法　液相色谱法》规定，试样残留的苄嘧磺隆首先用二氯甲烷溶液提取，提取液经正己烷净化后，用经乙腈和水活化的 C_{18} 固相萃取柱净化，上样后用乙腈/水溶液（2：8，*V*/*V*）洗涤、乙腈/水溶液（1：1，*V*/*V*）洗脱，洗脱液用二氯甲烷提取两次，随后将二氯甲烷溶液上样经甲醇和二氯甲烷预淋洗的弗罗里硅土柱，甲醇洗脱，洗脱液进行氮吹、复溶、过膜、上机测定。选用 C_{18} 色谱柱进行分离，238nm 处检测，外标法定量。

C_{18} 小柱是常见的一种固相萃取柱，可以通过疏水性作用萃取非极性化合物，使脂溶性样品基质保留在小柱中，在磺酰脲类除草剂残留检测中应用较多。弗罗里硅土柱是硅酸镁吸附剂，像硅胶一样，这种吸附剂具有强极性，可以从非极性溶液中萃取极性化合物，多应用于环境样品和农药残留分析。

（四）液相色谱-质谱法

液相色谱-质谱（LC-MS）分析法具有所需样品数量少、柱前净化与前处理简单、定量线性范围宽的特点，选择特定离子进行检测，能用于相似结构磺酰脲除草剂的多残留分析，是一种很好的分析检测手段。我国 NY/T 1616—2008《土壤中 9 种磺酰脲类除草剂残留量的测定　液相色谱-质谱法》规定，采用 C_{18} SPE-液相色谱-质谱法测定土壤中烟嘧磺隆、噻吩磺隆、甲磺隆、甲嘧磺隆、氯磺隆、胺苯磺隆、苄嘧磺隆、吡嘧磺隆及氯嘧磺隆的残留量。土壤中多种磺酰脲类除草剂残留经碱性磷酸缓冲液提取，用 C_{18} 固相萃取柱净化、浓缩后调整 pH 到酸性使待测组分形成分子形式，随后用 C_{18} 液相色谱柱进行分离，质谱正离子模式检测，外标法定量。我国 GB/T 23817—2009《大豆中磺酰脲类除草剂残留量的测定》采用液相色谱-串联质谱法测定大豆中环氧嘧磺隆、噻吩磺隆、甲磺隆、醚苯磺隆、氯磺隆、苄嘧磺隆、氟磺隆、吡嘧磺隆、氯嘧磺隆、氟嘧磺隆的残留量，试样中磺酰脲类除草剂用乙腈提取后，将乙腈提取液全部转移至弗罗里硅土柱上，首先用二氯甲烷-丙酮-甲醇（7.5∶2∶0.5，*V*/*V*/*V*）淋洗柱子，再用二氯甲烷-甲醇（1:1，*V*/*V*）洗脱并收集，将洗脱液置于旋转蒸发器上40℃下浓缩至干，初始流动相溶解定容，随后用 C_{18} 液相色谱柱进行分离，质谱正离子模式检测，外标法定量。

三、磺酰脲类农药中毒检测实例

（一）食品中磺酰脲类除草剂残留量检测

1. 原理

试样中磺酰脲类除草剂用乙腈提取，经弗罗里硅土柱净化后，高效液相色谱仪和液相色谱-质谱/质谱仪检测，外标法定量。

2. 试剂和材料

除非另有说明，所用试剂均为分析纯，水为GB/T6682—2008规定的一级水。

乙腈、丙酮、正己烷、二氯甲烷、甲醇（残留级）；甲酸；无水硫酸钠：经650℃灼烧 4h，储于密封容器中备用；二氯甲烷-丙酮-甲醇（7.5∶2∶0.5，*V*/*V*/*V*）：量取 7.5ml 二氯甲烷、2ml丙酮和0.5ml甲醇，混匀；二氯甲烷-甲醇（1∶1，*V*/*V*）：量取10ml二氯甲烷10ml甲醇，混匀。

环氧嘧磺隆、噻吩磺隆、甲磺隆、醚苯磺隆、氯磺隆、苄嘧磺隆、氟磺隆、吡嘧磺隆、氯嘧磺隆、氟嘧磺隆等磺酰脲类除草剂标准品：纯度均≥98.5%。分别准确称取适量的各种磺酰脲类除草剂标准物质，用乙腈配制成浓度为100μg/ml的标准储备溶液，−18℃保存备用；随后使用时分别准确吸取适量的10种磺酰脲类除草剂标准储备溶液，用乙腈配制成适当浓度的混合标准工作溶液。

弗罗里硅土：60～100mm，650℃烘4h，降至室温后，称取95g弗罗里硅土加入5g水，配制成含水量5%的弗罗里硅土，放入磨口瓶中在干燥器中平衡过夜后备用或相当者；滤膜，0.22μm。

3. 仪器与设备

高效液相色谱仪（HPLC）：配有二极管阵列检测器；液相色谱-质谱/质谱仪（LC-MS/MS），配备电喷雾离子源（ESI）；粉碎机：振荡器；均质器；涡旋混合器；离心机；旋转蒸发器。

玻璃净化柱：300mm×10mm（内径）玻璃层析柱，依次填入2cm无水硫酸钠、2.5g的5%弗罗里硅土、2cm高的无水硫酸钠。使用前用20ml二氯甲烷活化。

4. 试样制备与保存

1）试样制备

取代表性试样500g，用粉碎机粉碎并使其全部通过0.425mm的样品筛，混合均匀，装入洁净的容器内，密封并标识。

2）试样保存

试样于0～4℃保存；取样、制样及保存过程中，应防止样品受到污染或发生残留物含量的变化。

3）试样处理

（1）提取

称取试样 5g（精确到 0.01g）于 50ml 聚四氟乙烯离心管中，加入 30ml 乙腈，均质提取 20min，于 4000r/min 离心 5min。将上清液倾入 150ml 分液漏斗中，残渣再用 30ml 乙腈重复提取 1 次，合并两次提取液于分液漏斗中，向分液漏斗中加入 30ml 用乙腈饱和的正己烷，振摇 2min，静置分层后弃去正己烷层，将乙腈层转入 100ml 梨形瓶中，于 40℃旋转浓缩蒸发至近干，加 5ml 二氯甲烷溶解残渣。

（2）净化

将上述提取液全部转移至柱上。用 10ml 二氯甲烷-丙酮-甲醇（7.5：2：0.5，*V*/*V*/*V*）淋洗，弃去流出液，再用 20ml 二氯甲烷-甲醇（1：1，*V*/*V*）进行洗脱并收集于梨形瓶中。洗脱液于旋转蒸发器 40℃下浓缩至近干，用 1ml 流动相溶解定容，过 0.22 μm 滤膜，供 HPLC 和 LC-MS/MS 测定和确证。

5. 测定条件

1）HPLC-UV 参考条件

色谱柱：C_{18}，250mm×4.6mm（内径），5μm，或相当者；柱温：30℃；流速：1.0ml/min；进样量：10μl；检测波长：230nm，流动相及梯度洗脱条件见表 5-30。

表 5-30　流动相及梯度洗脱条件

时间/min	流速/（ml/min）	乙腈/%	磷酸水溶液（pH2.5）/%
0.00	1.0	20.0	80.0
1.75	1.0	35.0	65.0
10.00	1.0	40.0	60.0
13.00	1.0	50.0	50.0
15.10	1.0	60.0	40.0
22.00	1.0	60.0	40.0
22.01	1.0	90.0	10.0
27.00	1.0	90.0	10.0

2）LC-MS/MS 参考条件

（1）液相色谱参考条件

色谱柱：C_{18}，150mm×2.1mm（内径），5μm，或相当者；柱温：30℃；流速：0.2ml/min；进样量：10μl；流动相及梯度洗脱条件见表 5-31。

表 5-31　LC-MS/MS 法液相色谱梯度洗脱程序

时间/min	流速/（ml/min）	乙腈/%	0.1%甲酸水溶液/%
0.00	0.2	40.0	60.0
8.00	0.2	90.0	10.0
10.00	0.2	90.0	10.0
11.00	0.2	40.0	60.0
17.00	0.2	40.0	60.0

（2）质谱参考条件

电离方式：ESI+；毛细管电压：3.0kV；源温度：120℃；去溶剂温度：350℃；锥孔气流：氮气，100L/h；去溶剂气流：氮气，600L/h；碰撞气压：氩气，2.4×10^{-6}Pa；监测模式：多反应监测（MRM）。10 种磺酰脲类除草剂的质谱参数见表 5-32。

表 5-32　10 种磺酰脲类除草剂的质谱参数（多反应监测条件）

被测物名称	母离（*m/z*）	子离子（*m/z*）	驻留时间/s	去簇电压/V	碰撞电压/eV
环氧嘧磺隆	407	284	0.05	40	16
		150*	0.05	40	12
噻吩嘧磺隆	388	167	0.05	40	15
		141*	0.05	40	14
甲磺隆	382	167	0.05	40	15
		141*	0.05	40	19
醚苯磺隆	402	167	0.05	40	19
		141*	0.05	40	16
氯磺隆	358	167*	0.05	40	15
		141*	0.05	40	14
苄嘧磺隆	411	182	0.05	40	18
		149*	0.05	40	16
氟磺隆	420	167	0.05	40	22
		141*	0.05	40	18
吡嘧磺隆	415	186	0.05	40	16
		182*	0.05	40	16
氯嘧磺隆	415.1	213*	0.05	40	15
		186	0.05	40	12
氟嘧磺隆	469	199*	0.05	40	19
		254	0.05	40	16

* 定量离子。

6. 注意事项

（1）注意严格遵守待测试样保存条件，防止样品受到污染或发生残留物含量的变化。

（2）实验过程中，使用分液漏斗、锥形瓶等玻璃器皿时，注意安全、防止割伤。

（3）实验过程中使用丙酮、二氯甲烷、甲醇等有毒有机溶剂时，需要做好安全防护措施，必须要戴手套、在通风柜中操作。

（4）检测过程中应同时做空白和加标试验，空白应为未检出，加标回收率应在 70%～120%。

（5）方法实施过程中应关注弗罗里硅土柱的活性对于净化效率的影响。

7. 色谱图（图 5-18 和图 5-19）

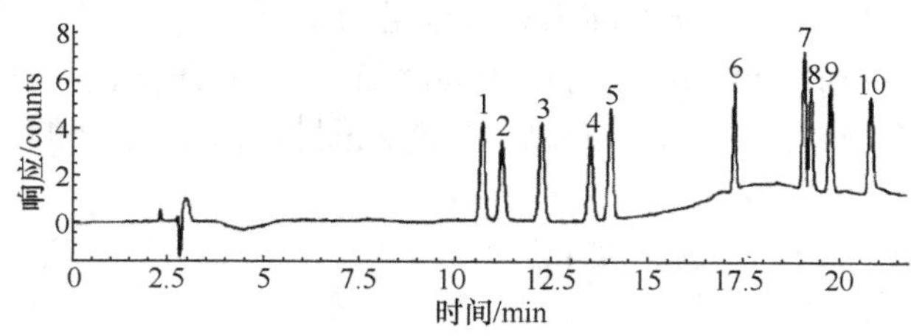

图 5-18 10 种磺酰脲类农药 HPLC 色谱图

1. 环氧嘧磺隆；2. 噻吩磺隆；3. 甲磺隆；4. 醚苯磺隆；5. 氯磺隆；6. 苄嘧磺隆；7. 氟磺隆；8. 吡嘧磺隆；9. 氯嘧磺隆；10. 氟嘧磺隆

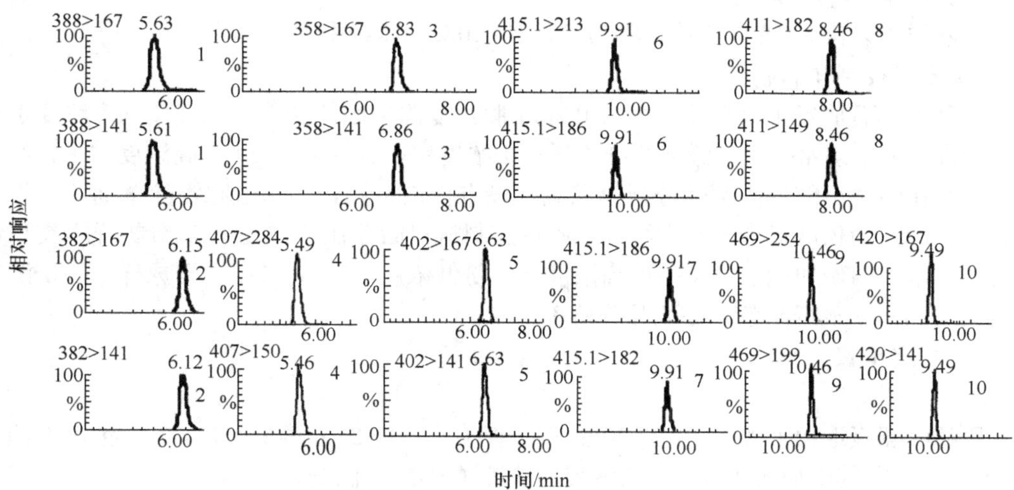

图 5-19 10 种磺酰脲类农药 LC-MS/MS 多反应监测色谱图

1. 噻吩磺隆；2. 甲磺隆；3. 氯磺隆；4. 环氧嘧磺隆；5. 醚苯磺隆；6. 氯嘧磺隆；7. 吡嘧磺隆；8. 苄嘧磺隆；9. 氟嘧磺隆；10. 氟磺隆

（二）生物样品中磺酰脲类农药残留量的测定

1. 原理

首先对待检测的尿液样本进行水解，随后使用 Oasis HLB 固相萃取柱（SPE）对尿液样本进行萃取和净化，最后使用 HPLC-MS/MS 对尿液中的 17 种磺酰脲类除草剂进行测试[84]。

2. 试剂和材料

除非另有说明，所用试剂均为分析纯，水为 GB/T 6682—2008 规定的一级水。

乙腈、乙醚、甲醇、正已烷、甲苯、乙酸、氯化丁酯、乙酸钠。

磺酰脲类除草剂标准品：苄嘧磺隆、氯磺隆、胺苯磺隆、氯吡啶磺隆、甲磺隆、氟嘧磺隆、嘧磺隆、氟磺隆、玉嘧磺隆、磺酰磺隆、醚苯磺隆、氟胺磺隆、甲酰胺磺隆、甲基二磺隆、烟嘧磺隆、环氧嘧磺隆和噻吩磺隆等 17 种磺酰脲类除草剂标准物质，纯度均≥97%；同位素标记 $^{13}C_3$-氨苯磺隆（98%）、$^{13}C_6$ 标记 3-苯氧基苯甲酸（3-PBA）。

分别准确称取适量的各种磺酰脲类除草剂标准物质，用乙腈配制成浓度为 100μg/ml 的标准储备溶液，−18℃保存；随后准确吸取适量的 17 种磺酰脲类除草剂标准储备溶液，用乙腈配制成浓度为 10μg/ml 的混合标准中间溶液，−18℃保存；最后根据需要使用前吸取适量的混合标准中间溶液，用空白样品基质溶液配制成适当浓度的混合标准工作溶液，0～4℃冰箱中保存，现用现配。

Oasis HLB 固相萃取柱：3cc，60mg。

3. 仪器与设备

液相色谱-质谱/质谱仪，配备电喷雾离子源（ESI）；天平：感量 0.1mg 和 0.01g；水浴；固相萃取真空仪；液体处理器；涡旋混合器；离心机；旋转蒸发器。

4. 试样制备与保存

尿液样本采集后 1h 内冷冻，随后存储在−20℃的冰箱中。

1）质量控制样品制备

样品收集后放置于 4℃过夜，用 0.2μm 膜过滤除去固体颗粒。尿液按三个浓度水平加标浓度：低浓度水平，不添加标准物质；中浓度水平，约为 3μg/L；高浓度水平，约为 10μg/L。在筛选可能的内源性分析物以确保没有任何可测量的磺酰脲类除草剂后，将其汇集在一起作为校准标准和空白样品。质量控制材料储存在−70℃。每次分析样本类型包括校准样本、两份加标尿样（一份高浓度、一份低浓度）、两份“空白”尿样、一份溶剂空白和未知样本平行制备、提取和分析等。

2）测定步骤

（1）取样

用移液器吸取尿液（2ml）到 20ml 离心管中，添加 25μl 内标（ISTD），浓度大约为 6μg/L。随后向其中加入 1.5ml 的乙酸缓冲溶液（pH5），涡旋。

（2）净化

采用 Oasis HLB 固相萃取柱对样品进行净化，先用 1ml 甲醇、1ml 水对 SPE 进行活化处理后上样，用 1ml 的 5%甲醇/水洗涤固相萃取柱后，用 2ml 纯甲醇洗脱，洗脱液在 40℃氮吹 30min 进行浓缩后，用 0.35ml 纯甲醇溶解残渣，涡旋混合后，加入 50μl 乙腈，涡旋，转移到自动进样瓶中进行分析。

5. 测定条件

1）液相色谱参考条件

色谱柱：Polar–RP–80A，100mm×4.6mm，4μm；柱温：35℃；流速：1.0ml/min；进样量：5μl；流动相及梯度洗脱条件见表 5-33。

表 5-33 流动相及梯度洗脱条件

时间/min	流速/（ml/min）	0.1%乙酸/水/%	0.1%乙酸/乙腈/%
0.00	1.0	55.0	45.0
6.5	1.0	36.0	64.0
6.6	1.0	0.0	100
7.5	1.0	0.0	100
7.6	1.0	55.0	45.0

2）质谱参考条件

电离方式：负涡轮喷发（TIS）、大气压电离（APCI）；扫描方式：正离子扫描；检测方式：单反应监测（SRM）；TIS 加热温度：650℃；雾化气、CAD、辅助加热气：18psi，7psi，15psi；幕帘气：氮气；定性离子对、定量离子对、采集时间、去簇电压及碰撞电压等参数见表 5-34。

表 5-34　17 种磺酰脲类除草剂的质谱参数（多反应监测条件）

被测物名称	母离子（*m/z*）	子离子（*m/z*）	驻留时间/ms	去簇电压/V	碰撞电压/eV	保留时间/min
甲酰胺磺隆（foramsulfuron）	451	296*、268	300	−75	−18	2.18
烟嘧磺隆（nicosulfuron）	409	154*、228	300	−70	−26	2.21
环氧嘧磺隆（oxasulfuron）	405	182*、122	70	−77	−22	2.88
噻吩磺隆（thifensulfuron methyl）	386	139*、246	70	−90	−59	2.91
甲磺隆（metsulfuron）	380	139*、182	70	−94	−21	3.08
甲嘧磺隆（sulfometuron methy）	363	182*、122	70	−83	−22	3.33
氯磺隆（chlorsulfuron）	356	139*、190	70	−20	−25	3.38
胺苯磺隆（ethametsulfuron methyl）	409	168*、182	70	−95	−20	3.46
胺苯磺隆（lable）（ethametsulfuron methyl）	412	171*、182	70	−95	−20	3.46
玉嘧磺隆（rimsulfuron）	430	186*、179	70	−84	−22	3.46
醚苯磺隆（triasulfuron）	400	139*、198	70	−90	−59	3.47
甲基二磺隆（mesosulfuron methyl）	502	347*、267	70	−60	−20	3.6
磺酰磺隆（sulfosulfuron）	469	288*、154	150	−20	−25	4.13
苄嘧磺隆（bensulfuron-methyl）	409	254*、154	150	−20	−16	4.41
氟磺隆（prosulfuron）	418	139*、252	300	−98	−32	5.04
氯吡嘧磺隆（halosulfuron methyl）	433	252*、154	300	−70	−27	5.42
氟胺磺隆（triflusulfuron methyl）	491	236*、196	300	−59	−27	6.12
氟嘧磺隆（primisulfuron methyl）	467	226*、176	300	−94	−22	6.24

注：*表示离子用于定量。对于不同质谱仪器，仪器参数可能存在差异，测定前应将质谱参数优化到最佳。

6. 注意事项

（1）实验中涉及甲醇、乙腈等挥发性物质，需要做好安全防护措施，必须要戴手套、在通风柜中操作。

（2）实验过程中应设置空白试验，空白应为未检出，加标回收率应在 70%～120%。

（3）实验过程中，待检测的尿液样本需严格按照标准储存，以防实验过程中引入误差。

（4）尿液样本基质复杂，为防止样本储存过程中发生变化，尿液样本应在采集后 1h 内冷冻，随后存储在−18℃的冰箱中。

7. 色谱图

苄嘧磺隆等 17 种磺酰脲类除草剂液相色谱-质谱/质谱离子流图如图 5-20 所示。下方的图代表 17 种磺酰脲类除草剂的总离子流色谱图；上方的图代表单独的离子色谱图，在每一个洗脱周期内，只有在本周期中出现的离子被监测。

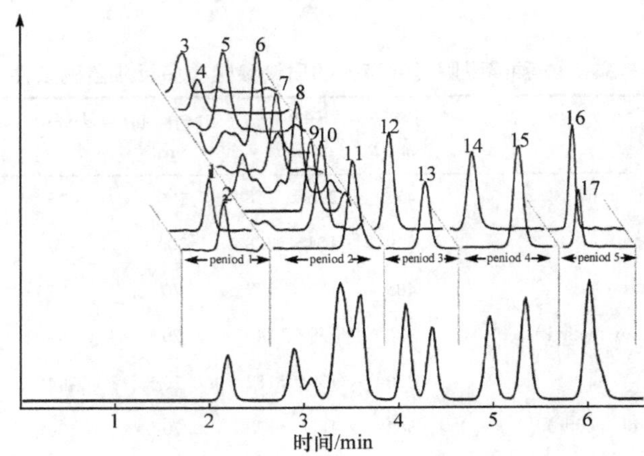

图 5-20　苄嘧磺隆等 17 种磺酰脲类除草剂总离子流色谱图

1. 甲酰胺磺隆；2. 烟嘧磺隆；3. 环氧嘧磺隆；4. 噻吩磺隆；5. 甲磺隆；6. 甲嘧磺隆；7. 氯磺隆；8. 胺苯磺隆；9. 玉嘧磺隆；10. 醚苯磺隆；11. 甲基二磺隆；12. 磺酰磺隆；13. 苄嘧磺隆；14. 氟磺隆；15. 氯吡啶磺隆；16. 氟胺磺隆；17. 氟嘧磺隆

第八节　氨基甲酸酯类农药中毒检测技术

一、概述

（一）氨基甲酸酯类农药简介与毒性

氨基甲酸酯类（carbamates）农药是在有机磷酸酯之后发展起来的合成农药，一般分为五大类：①萘基氨基甲酸酯类，如甲萘威；②苯基氨基甲酸酯类，如异丙威；③氨基甲酸肟酯类，如涕灭威；④杂环甲基氨基甲酸酯类，如克百威；⑤杂环二甲基氨基甲酸酯类，如异索威。该类农药无特殊气味，在酸性环境下稳定，遇碱分解，大多数品种毒性较有机磷酸酯类低，在农业生产中用作杀虫剂、除草剂、杀菌剂等[85]。

这类杀虫剂通常情况下在植物中仅为短暂停留，大多数该类农药的半衰期为几天至几周。虽然农药本身具有自然降解的特性，但是由于其使用量大、施用时间长，对高等动物可能会具有异常的生理效应，且体内富集到一定程度时就会产生生物毒性。GB 2763—2019《食品安全国家标准 食品中农药最大残留限量》规定了 17 种氨基甲酸酯类农药的最大残留量（表 5-35），相应的氨基甲酸酯类农药的检测方法参照 GB/T 5009.104《植物性食品中氨基甲酸酯类农药残留量的测定》、GB/T 5009.145《植物性食品中有机磷和氨基甲酸酯类农药多种残留的测定》、NY/T 761《蔬菜和水果中有机磷、有机氯、拟除虫菊酯和氨基甲酸酯类农药多残留的测定》、NY/T 1679《植物性食品中氨基甲酸酯类农

药残留的测定　液相色谱-串联质谱法》、SN/T 0134《进出口食品中杀线威等 12 种氨基甲酸酯类农药残留量的检测方法　液相色谱-质谱/质谱法》、SN/T 2560《进出口食品中氨基甲酸酯类农药残留量的测定　液相色谱-质谱/质谱法》。

表 5-35　17 种氨基甲酸酯类农药的最大残留量

名称	食品类别/名称	最大残留限量/(mg/kg)	主要用途
苯硫威	柑橘	0.5	杀螨剂
丙硫克百威	谷物/油料和油脂	0.05～0.5*	杀虫剂
丁硫克百威	谷物/油料和油脂/蔬菜/水果/糖料	0.05～1	杀虫剂
禾草丹	糙米	0.2*	除草剂
甲硫威	谷物/油料和油脂/蔬菜/水果/坚果/糖料	0.05～1	杀软体动物剂
甲萘威	谷物/油料和油脂/蔬菜	1～2	杀虫剂
抗蚜威	谷物/油料和油脂/蔬菜/水果/调味料	0.01～20	杀虫剂
克百威	谷物/油料和油脂/蔬菜/水果/糖料/饮料	0.02～0.2	杀虫剂
硫双威	棉籽油	0.1	杀虫剂
灭多威	谷物/油料和油脂/蔬菜/水果/糖料/饮料	0.05～0.2	杀虫剂
杀线威	油料和油脂/蔬菜/水果	0.05～5	杀虫剂
霜霉威	蔬菜/水果/调味料	0.3～10	杀菌剂
涕灭威	油料和油脂/蔬菜/水果	0.01～0.1	杀虫剂
乙霉威	番茄和黄瓜	1～5	杀菌剂
异丙威	谷物/油料和油脂/蔬菜/水果/糖料/饮料	0.2～0.5	杀虫剂
茚虫威	谷物/油料和油脂/蔬菜/饮料	0.1～5	杀虫剂
仲丁威	谷物/蔬菜	0.05～0.5	杀虫剂

*为临时限量。

氨基甲酸酯类农药在土壤中的降解受土壤水分、温度、有机质含量、湿度和 pH 等环境因子直接或间接的影响，不同地方的地理气候条件及土壤条件不同，导致不同种类的农药，甚至同一农药在同一土壤中的降解规律也各有不同。以涕灭威为例，涕灭威在土壤中的降解分为非生物降解（水解、光解）和生物降解过程。多数实验认为，微生物降解是涕灭威消失的主要因素之一，涕灭威的降解活性主要来自土壤真菌。研究表明，涕灭威在土壤中的主要代谢途径为涕灭威短时间内被氧化成亚砜，随后部分涕灭威亚砜被缓慢地氧化成砜。同时，涕灭威和其氧化物均可被水解或生物降解，转变成各自相应的低毒或无毒的腈或肟代谢物，最终降解成二氧化碳。涕灭威在土壤中的半衰期为 1～4 周，影响其在土壤中消降的主要因素有土壤矿物质和有机质、温度、土壤湿度及土壤微生物生理群[86-88]，因此在对于氨基甲酸酯类农药检测时应充分考虑该类农药自然降解所导致非使用目标农药的检出问题。

氨基甲酸酯类农药是乙酰胆碱酯酶的非正常底物，能与酶上丝氨酸的羟基进行结合，使酶的结构发生磷酰化或甲酰化，从而抑制了酶的活性。由于酶磷酰化或甲酰化的速度比去磷酰化或去氨基甲酰化的速度快很多，导致乙酰胆碱大量积聚在神经元，突触后的神经元因乙酰胆碱受体持续被激活而持续兴奋，导致昆虫等中毒后表现出兴奋，同时积累的乙酰胆碱也会导致去极化阻断，进而使昆虫的神经传导受抑制，在中毒后期逐渐地丧失活动能力直至死亡。氨基甲酸酯类农药具有杀虫选择性强、作用快、毒性低及残留期短等特点，其中克百威和涕灭威属高毒，甲萘威、异丙威和速灭威属中毒，其余均属低毒。大多数品种对高等动物毒性较低，氨基甲酸酯类农药滥用问题一直存在，过量使用会危害农产品安全，进而通过食物链的传递，危害人体健康[89]。表 5-36 列举了常见的 17 种氨基甲酸酯类农药的结构、每日允许摄入量（acceptable daily intake，ADI）和急性毒性数据。

表 5-36　常见的 17 种氨基甲酸酯类农药的结构、ADI 和急性毒性

名称	英文名	结构	ADI/[mg/(kg · bw)]	急性毒性[大鼠经口 LD_{50}]/（mg/kg）
苯硫威	Fenothiocarb		0.0075	1150
丙硫克百威	Benfuracarb		0.01	138
丁硫克百威	Carbosulfa		0.01	224
禾草丹	Thiobencarb		0.007	1300
甲硫威	Mercaptodimethur		0.02	20
甲萘威	Carbaryl		0.008	590

续表

名称	英文名	结构	ADI/[mg/(kg · bw)]	急性毒性[大鼠经口 LD_{50}]/(mg/kg)
抗蚜威	Pirimicarb	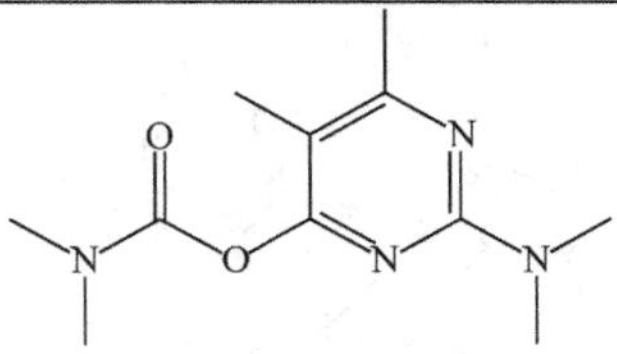	0.02	57～147
克百威	Carbofuran	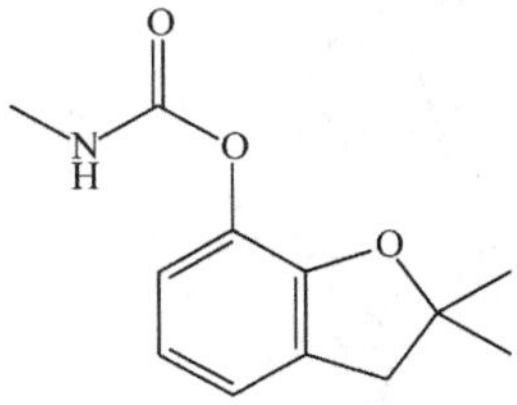	0.001	8～14
硫双威	Thiodicarb	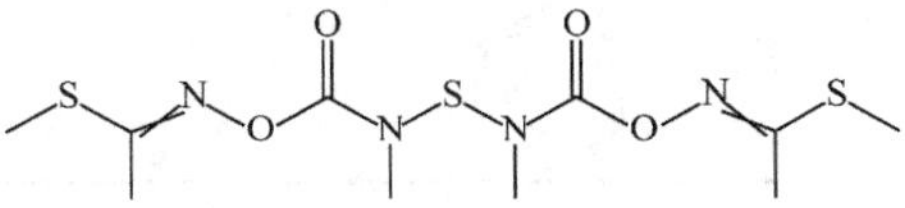	0.03	56.2
灭多威	Methomyl	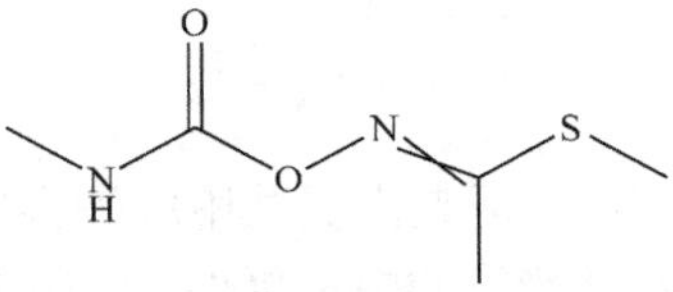	0.02	17～24
杀线威	Oxamyl	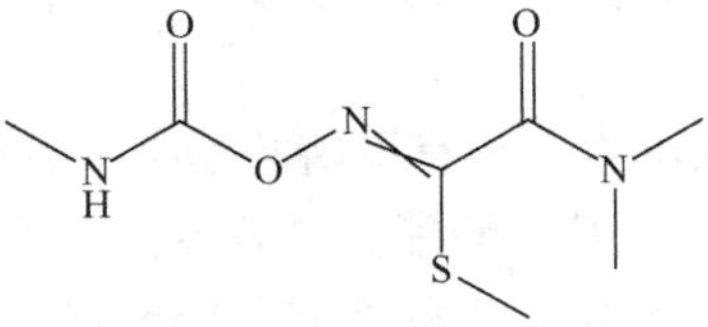	0.009	5.4
霜霉威	Propamocarb	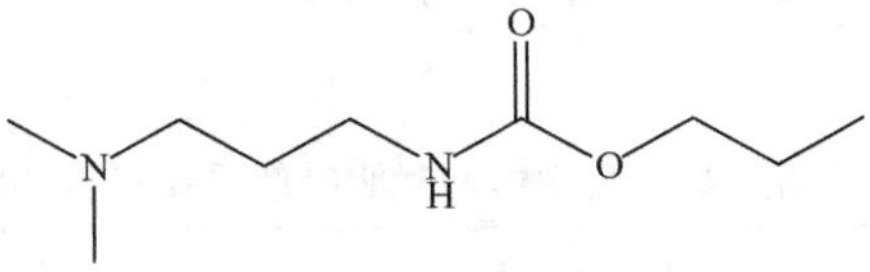	0.4	2000～8600
涕灭威	Aldicarb	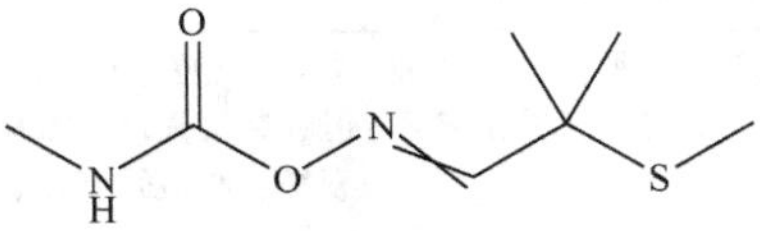	0.003	0.65
乙霉威	Diethofencarb	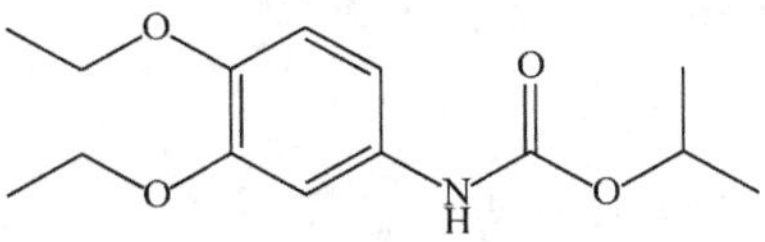	0.004	>5000
异丙威	Isoprocarb	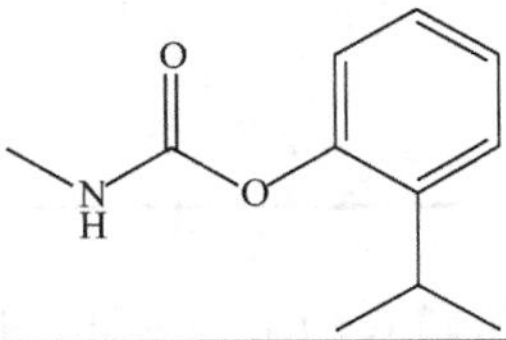	0.002	403～485

续表

名称	英文名	结构	ADI/ [mg/(kg · bw)]	急性毒性 [大鼠经口 LD_{50}]/(mg/kg)
茚虫威	Indoxacarb	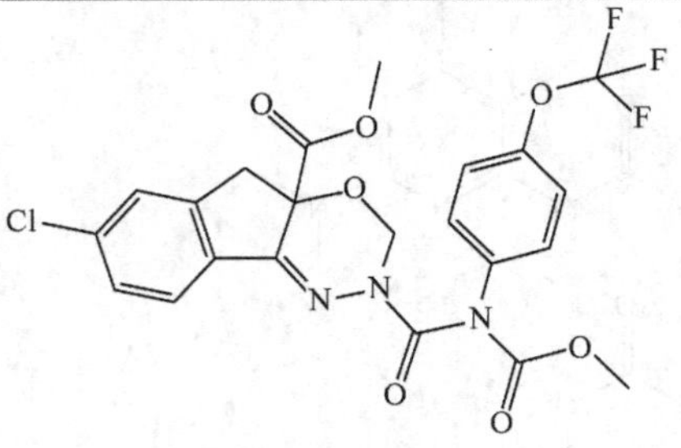	0.01	>5000
仲丁威	Fenobucarb	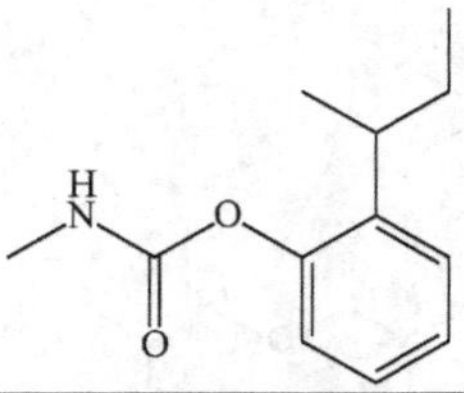	0.06	410～635

（二）中毒症状与救治

虽然氨基甲酸酯类农药的毒性较小，但是由氨基甲酸酯类农药引起的中毒事件仍占农药中毒事件数的3.5%[90]，也曾引发过严重的中毒事件[91]。中毒原因多数为误服、投毒，以及环境污染和农药残留超量。

急性氨基甲酸酯类农药中毒临床表现与有机磷酸酯类中毒相似，具有毒蕈碱样、烟碱样中枢神经兴奋表现（表5-37）。氨基甲酸酯类具有潜伏期短、恢复快、病情相对较轻等特点。急性中毒一般在接触农药2～4h后发病，最快0.5h，口服中毒多在10min至30min发病。

表5-37　氨基甲酸酯类化合物中毒时胆碱能受体兴奋的症状与体征

毒蕈碱样受体兴奋	烟碱样受体兴奋	中枢神经受体兴奋
心血管系统：心动过缓、低血压	骨骼肌系统：肌肉疲劳、抽搐、痉挛、瘫痪（特别是呼吸肌）	头痛、焦虑、意识模糊、言语不清、构语障碍、张力减退、共济失调、癫痫发作、低血压、潮式呼吸、呼吸衰竭、心血管衰竭、昏迷、意识丧失、木僵、中毒性精神病
胃肠系统：流涎、大小便失禁、腹泻、恶心、呕吐、腹部痉挛、肠绞痛、里急后重	心血管系统：心动过速、高血压	
呼吸系统：支气管收缩、气喘、咳嗽、肺分泌物增加、支气管黏液溢	眼：瞳孔扩大（极少见）	
眼：缩瞳、流泪	皮肤：苍白	
皮肤：多汗		

氨基甲酸酯类农药进入人体后，与有机磷农药中毒一样，通过抑制人体内胆碱酯酶

的活性而引起机体的一系列神经功能紊乱，急性氨基甲酸酯类杀虫药中毒的临床表现主要为毒蕈碱样、烟碱样和中枢神经系统症状。以临床表现为主进行诊断分级，并可参考血液胆碱酯酶浓度予以判断。一般正常人血清胆碱酯酶的浓度为4.0～12.6KU/L，当其浓度下降到正常值的50%～70%时，为轻度中毒；当其浓度下降到正常值的30%～50%时，为中度中毒；当其浓度下降到正常值的30%以下时，为重度中毒，同时应结合临床诊断确认可能的中毒农药[92]。

临床急救采用彻底洗胃和阿托品等治疗，若临床救治不及时，患者很快会陷入昏迷、抽搐甚至死亡[93]。救治过程中，皮肤黏膜吸收者予脱去污染衣物，用清水或肥皂水彻底清洗皮肤、头发、指甲和眼部，防止毒物再吸收；经口中毒者立即予以催吐、洗胃和硫酸镁导泻，同时及早、足量使用阿托品，必要时可重复使用；重度中毒者尽快达阿托品化后，可酌情减量维持，重度患者在上述治疗基础上，保持呼吸道通畅，必要时及时行气管插管、呼吸机辅助呼吸并监护心肺功能。所有患者均予利尿、补液、维持水电解质平衡及其他对症支持治疗。低血压者积极予以补液升压治疗；抽搐者使用安定；昏迷者予甘露醇脱水、保护脑细胞等对症处理[94,95]。

二、氨基甲酸酯类农药中毒检测技术

目前对于氨基甲酸酯类农药的检测主要有酶抑制法、气相色谱-氮磷检测法、液相色谱-荧光检测法、液相色谱-紫外检测法和液相色谱-串联质谱法等。

（一）酶抑制法

氨基甲酸酯类农药对胆碱酯酶的活性有抑制作用，且抑制率取决于农药类型及其含量。在pH7～8的溶液中，碘化硫代乙酰胆碱被胆碱酯酶水解，生成具有还原性的硫代胆碱，硫代胆碱能使蓝色的2,6-二氯靛酚褪色，可在600nm比色测定2,6-二氯靛酚褪色程度。由于褪色程度与胆碱酯酶活性呈正相关，酶活性越高时，吸光度值越低。当样品提取液中有一定量的有机磷农药或氨基甲酸酯类农药存在时，酶活性受到抑制，吸光度值较高，据此可判断样品中氨基甲酸酯类或有机磷类农药的残留情况。我国GB/T 18630—2002《蔬菜中有机磷及氨基甲酸酯农药残留量的简易检验方法　酶抑制法》和GB/T 18626—2002《肉中有机磷及氨基甲酸酯农药残留量的简易检验方法　酶抑制法》采用此方法，但酶抑制法特异性较差，尤其有机磷和氨基甲酸酯类农药都具有较为显著的胆碱酯酶抑制作用，因此较难直接区分毒物类型和种类。

（二）气相色谱法-氮磷检测法

氮磷检测器（NPD）是气相色谱中电离型检测器之一，对含氮和磷的化合物具有灵敏度高、具有一定专一性的特点，用于痕量氮、磷化合物的检测。当含氮的氨基甲酸酯类农药被气相色谱柱分离后，在加热的碱金属片的表面产生热分解，形成氰自由基（$CN^{\bullet}$），并且从被加热的碱金属表面放出的原子状态的碱金属（Rb）获得电子变成CN^{-}，再与氢原子结合，放出电子的碱金属变成正离子，由收集极收集，并作为信号电流而被测定，电流信号的大小与含氮化合物的含量成正比。我国GB/T 5009.104—2003《植物性食品中氨基甲酸酯类农药残留量的测定》和 GB/T 19373—2003《饲料中氨基甲酸酯类农药残留量测定　气相色谱法》中规定了粮食、蔬菜和饲料中速灭威、异丙威、残杀威、克百威、抗蚜威、甲萘威、仲丁威和噁虫威的测定，但由于部分氨基甲酸酯类农药，如涕灭威、甲萘威等的热稳定性较差，采用气相色谱法测定会在进样口造成分解，导致测定结果不准确。

（三）液相色谱法-荧光/紫外检测法

由于部分氨基甲酸酯类农药的热稳定性较差，因此液相色谱比气相色谱更适合于氨基甲酸酯类农药的分析。我国 NY/T 761—2008《蔬菜和水果中有机磷、有机氯、拟除虫菊酯和氨基甲酸酯类农药多残留的测定》的第三部分规定了检测蔬菜和水果中涕灭威砜、涕灭威亚砜、灭多威、3-羟基克百威、涕灭威、克百威、甲萘威、异丙威、速灭威、仲丁威 10 种氨基甲酸酯类农药及其代谢物的液相色谱法-柱后衍生-荧光检测法。氨基甲酸酯类化合物经反向柱分离后，在 100℃强碱条件（NaOH）下水解生成甲胺，甲胺与荧光衍生试剂邻苯二甲醛（OPA）和β-巯基乙醇反应，生成有强荧光吸收的 1-甲基-2-吲哚类化合物后，用荧光检测器检测。该法应用广泛、灵敏度最高，但是柱后衍生化过程相对较为复杂，设备搭建有一定要求。此外，我国 GB/T 5009.163—2003《动物性食品中氨基甲酸酯类农药多组分残留高效液相色谱测定》采用凝胶渗透技术-液相色谱法-紫外检测法测定肉类、蛋类及乳类食品中涕灭威、速灭威、呋喃丹、甲萘威、异丙威残留量的方法。向蛋类和肉类试样分别加一定量水，经丙酮和二氯甲烷提取，旋转蒸发浓缩后，采用长 50cm、内径 2.5cm 带活塞玻璃层析柱作为凝胶柱净化，测定蛋类和肉类中的涕灭威、速灭威、呋喃丹、甲萘威、异丙威残留量。GB 23200. 90—2016《乳及乳制品中多种氨基甲酸酯类农药残留量的测定　液相色谱-质谱法》中，采用乙腈提取，提取液经 ENVI-18 固相萃取柱净化，测定乳及乳制品中杀线威、灭多威、抗蚜威、涕灭威、速灭威、噁虫威、克百威、甲萘威、呋线威、异丙威、乙霉威、仲丁威、残杀威和甲硫威的残留量。

（四）液相色谱-串联质谱法

液相色谱-串联质谱法是目前测定氨基甲酸酯类农药最简单与有效的方法。氨基甲酸酯类农药由于分子结构中存在电负性基团—NH—CO—O—，在 ESI 电离方式中易于形成$[M+H]^+$的特异性母离子，在串联质谱中 CAD 电压和碰撞气体 Ar 的作用下，易于发生—NH—CO—O—基团酯键（C—O 键）的断裂，失去 $CH_3N{=}C{=}O$，产生丰度较高的子离子；继续增大 CAD 电压，氨基甲酸酯类农药苯/萘环侧链发生不同程度的裂解，产生一系列的碎片离子，由此同步采集特异母、子离子信号获得相关定量信息（质谱多反应监测，multiple reaction monitoring, MRM）。我国 GB 23200.90—2016《乳及乳制品中多种氨基甲酸酯类农药残留量的测定　液相色谱-质谱法》中，采用液相色谱-质谱法对纯奶、酸奶、奶粉、奶酪和果奶中的杀线威、灭多威、抗蚜威、涕灭威、速灭威、噁虫威、克百威、甲萘威、呋线威、异丙威、乙霉威、仲丁威、残杀威和甲硫威等 14 种氨基甲酸酯类农药残留量进行了测定，试样用乙腈提取，提取液经 C_{18} 固相萃取柱（ENVI^{TM}-18，1000mg/6ml）净化后，保留在固相萃取柱中的目标物用甲醇洗脱，随后用液相色谱-串联质谱仪检测和确证，外标法定量。GB 23200.99—2016《蜂王浆中多种氨基甲酸酯类农药残留量的测定　液相色谱-质谱/质谱法》中，试样用乙腈提取，经中性氧化铝柱层析净化，测定蜂王浆中甲硫威、噁虫威、异丙威、甲萘威、灭多威、克百威、抗蚜威、仲丁威的残留量。

三、氨基甲酸酯类农药中毒检测实例

（一）食品中氨基甲酸酯类农药残留量检测实例

1. 原理

粮食、蔬果、肉类、蜂蜜等样品中的杀线威、灭多威、抗蚜威、涕灭威、速灭威、噁虫威、克百威、甲萘威、乙硫甲威、异丙威、乙霉威和仲丁威等12种氨基甲酸酯类农药用乙腈提取（蜂蜜用丙酮提取，二氯甲烷液-液分配），用乙腈饱和的正己烷液-液分配，经活性炭和弗罗里硅土固相柱净化后，液相色谱-质谱/质谱仪检测，外标法定量。

2. 试剂和材料

除非另有说明，所用试剂均为分析纯，水为GB/T6682—2008规定的一级水。

乙腈、丙酮、正己烷、二氯甲烷、甲醇（残留级）；无水硫酸钠（经650℃灼烧4h，储于密封容器中备用）丙酮-正己烷（3∶7，*V/V*）：量取30ml丙酮和70ml正己烷，混匀；乙腈饱和的正己烷：取少量乙腈加入正己烷中，剧烈振摇，并继续加入乙腈至出现明显分层，静置备用。

氨基甲酸酯类农药：纯度均≥98.5%。分别准确称取适量的各种氨基甲酸酯标准物质，用甲醇配制成浓度为100μg/ml的标准储备溶液，–18℃保存备用；随后使用时分别准确吸取适量的杀线威等12种氨基甲酸酯类农药标准储备溶液，用甲醇配制成浓度为10μg/ml的混合标准中间溶液，–18℃保存备用；最后吸取适量的混合标准中间溶液，用空白样品基质提取溶液配制成适当浓度的混合标准工作溶液。该溶液在0～4℃冰箱中保存，现用现配。

弗罗里硅土固相萃取柱：Florisil，1000mg，6ml，或相当者；活性炭固相萃取柱：Carbon，500mg，6ml，或相当者；滤膜：有机滤膜，0.2μm。

3. 仪器与设备

液相色谱-质谱/质谱仪，配备电喷雾离子源（ESI）；天平，感量0.1mg和0.01g；组织捣碎机；粉碎机；均质器；涡旋混合器；离心机；旋转蒸发器。

4. 试样制备与保存

1）试样制备

（1）玉米、糙米、大豆、花生

取代表性样品约500g，用粉碎机粉碎，混匀，装入洁净容器，密封，标明标记。

（2）柑橘、苹果、大葱、白菜、洋葱、大蒜

取代表性样品约500g，将其可食用部分（不可用水洗）切碎后，用捣碎机将样品加工成浆状，混匀，装入洁净容器，密封，标明标记。

（3）牛肝、鸡肾

牛肝取代表性样品约1kg，鸡肾取代表性样品约100g，经捣碎机充分捣碎均匀，装

入洁净容器，密封，标明标记。

（4）蜂蜜

取代表性样品约 500g，对无结晶的蜂蜜样品，将其搅拌均匀；对有结晶析出的蜂蜜样品，在密闭情况下，将样品瓶置于不超过 60℃的水浴中温热，振荡，待样品全部融化后搅匀，迅速冷却至室温，在融化时应注意防止水分挥发。装入洁净容器，密封，标明标记。

2）试样保存

粮谷类、坚果类、蜂蜜试样于 0～4℃保存；其他类试样于−18℃以下冷冻保存。在抽样及制样的操作过程中，应防止样品受到污染或发生残留物含量的变化。

3）试样处理

（1）提取

a）玉米、糙米、白菜、大葱、大麦、小麦、大豆、花生、苹果、柑橘、牛肝、鸡肾

称取试样 5g（精确到 0.01g）于 50ml 离心管中，加入 20ml 乙腈，均质提取 1min，于 4000r/min 离心 3min。将上清液倾入 50ml 离心管中，残渣再用 10ml 乙腈重复提取 1次，合并上清液于 50ml 离心管中，加入 10ml 正己烷，涡旋混匀，弃去正己烷（大豆、花生再加入 10ml 正己烷，涡旋混匀，弃去正己烷）。将乙腈层转入 250ml 浓缩瓶中，于 40℃水浴中浓缩至近干，加 2ml 丙酮-正己烷（3∶7，*V*/*V*）溶解。

b）蜂蜜

称取试样 15g（精确到 0.01g）于 250ml 锥形瓶中，加入 30ml 水，40℃水浴振荡 15min。再加入 10ml 丙酮，将其转入 250ml 分液漏斗中，用 40ml 二氯甲烷分数次洗涤锥形瓶，洗涤液移入另一分液漏斗，用力振摇 8 次，静置分层（小心排气）。下层有机相经无水硫酸钠脱水，收集于 250ml 浓缩瓶中。再用 5ml 丙酮和 40ml 二氯甲烷振荡提取上层蜂蜜 1min，重复两次，合并上述收集液，40℃水浴中浓缩至近干，加 2ml 丙酮-正己烷（3∶7，*V*/*V*）溶解。

（2）净化

自上而下将活性炭固相萃取柱与弗罗里硅土固相萃取柱串联连接，使用前用 20ml 丙酮-正己烷（3∶7，*V*/*V*）预淋洗，弃去流出液。将样品提取液倾入柱中，再用 2ml 丙酮-正己烷（3∶7，*V*/*V*）润洗浓缩瓶并倾入柱中，用 20ml 丙酮-正己烷（3∶7，*V*/*V*）进行洗脱（流速不超过 2ml/min），收集全部洗脱液于 250ml 浓缩瓶中，于 40℃水浴中浓缩至近干，用甲醇溶解并定容至 2.0ml，过滤膜，供液相色谱-质谱/质谱仪测定和确证。

5. 测定条件

1）液相色谱参考条件

色谱柱：ZorbaxC18，150mm×2.1mm（内径），5μm，或相当者；柱温：40℃；流速：0.2ml/min；进样量：5μl；流动相及梯度洗脱条件见表 5-38。

表 5-38　流动相及梯度洗脱条件

时间/min	流速/（μl/min）	甲醇/%	1%甲酸/水/%	水/%
0.00	200	20.0	20.0	60.0
2.00	200	20.0	20.0	60.0
3.00	200	60.0	40.0	0
20.00	200	75.0	25.0	0
20.10	200	20.0	40.0	40.0
25.00	200	20.0	40.0	40.0

2）质谱参考条件

电离方式：正离子电喷雾电离（ESI+）；多反应监测（MRM）；电喷雾电压：3.0kV；雾化气、气帘气、辅助加热气、碰撞气均为高纯氮气，使用前应调节各气体流量以使质谱灵敏度达到检测要求；定性离子对、定量离子对、采集时间、去簇电压及碰撞电压等参数见表 5-39。

表 5-39　杀线威等 12 种氨基甲酸酯类农药的质谱参数（多反应监测条件）

被测物名称	母离子（*m/z*）	子离子（*m/z*）	采集时间/ms	去簇电压/V	碰撞电压/eV	保留时间/min
杀线威（oxamyl）	242.1	121.3	30	73	18	7.43
		72.3*	30	73	35	
灭多威（methomy）	163.0	106.1	30	58	12	9.28
		88.1*	30	58	12	
抗蚜威（pirimicarb）	238.7	182.2	30	66	22	11.47
		72.2*	30	66	36	
涕灭威（aldicarb）	208.1	116.2	30	55	10	12.28
		89.2*	30	55	21	
速灭威（metolcarb）	166.2	109.1*	30	62	14	12.88
		94.1	30	62	42	
噁虫威（bendiocarb）	224.4	167.1	30	65	13	13.37
		109.0*	30	65	25	
克百威（carbofuran）	222.3	165.0	30	70	16	13.40
		123.2*	30	70	30	
甲萘威（carbaryl）	202.2	145.2	30	55	12	14.15
		127.2*	30	55	38	
乙硫甲威(ethiofencarb）	226.2	164.0*	30	53	11	14.16
		107.0	30	53	19	
异丙威（isoprocarb）	194.2	137.2*	30	70	12	15.41
		95.3	30	70	20	
乙霉威（diethofencar）	268.3	180.0*	30	55	23	17.87
		152.0	30	55	30	
仲丁威（fenobucarb）	208.4	151.2*	30	70	12	19.28
		109.1	30	70	21	

*表示离子用于定量。对于不同质谱仪器，仪器参数可能存在差异，测定前应将质谱参数优化到最佳。

6. 注意事项

（1）注意严格遵守待测试样保存条件，防止样品受到污染或发生残留物含量的变化。

（2）实验过程中，使用分液漏斗、锥形瓶等玻璃器皿时，注意安全、防止割伤。

（3）实验过程中，使用丙酮、二氯甲烷、甲醇等有毒有机溶剂时，需要做好安全防护措施，必须要戴手套、在通风柜中操作。

（4）检测过程中应同时做空白和加标试验，空白应为未检出，加标回收率应在 70%～120%。

（5）方法实施过程中应关注弗罗里硅土固相萃取柱的活性对于净化效率的影响。

7. 色谱图（图 5-21）

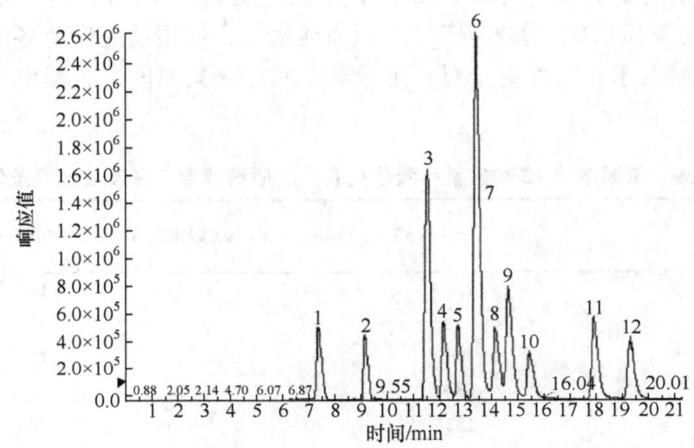

图 5-21 杀线威等 12 种氨基甲酸酯类农药总离子流图

1. 杀线威；2. 灭多威；3. 抗蚜威；4. 涕灭威；5. 速灭威；6. 噁虫威；7. 克百威；8. 甲萘威；9. 乙硫甲威；10. 异丙威；11. 乙霉威；12. 仲丁威

（二）生物样品中氨基甲酸酯类农药残留量检测实例

本检测实例采用液相色谱-线性离子阱质谱仪对血液、尿样和肝组织中的 18 种氨基甲酸酯类农药进行检测，其中包括了高毒的涕灭威、中毒的异丙威和速灭威等。

1. 原理

试样用乙腈和水超声提取，在线固相萃取/液相色谱-线性离子阱质谱仪检测和确证，外标法定量[96]。

2. 试剂和材料

除非另有说明，所用试剂均为分析纯，水为 GB/T6682—2008 规定的一级水。

乙腈、甲醇、甲酸、乙酸铵（色谱纯）。

分别准确称取适量的涕灭威亚砜、涕灭威砜、灭多威肟、灭多威、抗蚜威、涕灭威、速灭威、残杀威、呋喃丹、噁虫威、西维因、硫双威、异丙威、乙霉威、仲丁威、甲硫威、猛杀威、茚虫威等 18 种氨基甲酸酯标准物质，用甲醇配制成浓度为 100μg/ml 的标准储备溶液，–18℃保存；分别准确吸取适量标准储备溶液，用甲醇配制成浓度为 10μg/ml 的混合标准中间溶液，–18℃保存；吸取适量的混合标准中间溶液，用空白样品基质溶液配制成适当浓度的混合标准工作溶液，0～4℃保存，现用现配。

3. 仪器与设备

在线固相萃取/液相色谱-线性离子阱质谱仪；天平：感量 0.1mg 和 0.01g；组织捣碎机；粉碎机；均质器；涡旋混合器；离心机。

4. 试样处理和保存

1）试样保存

血液、尿样和肝组织试样于−18℃以下冷冻保存。在抽样及制样的操作过程中，应防止样品受到污染或发生残留物含量的变化。

2）试样提取

a）全血和尿液处理

吸取 0.2ml 全血或尿液置于 10ml 试管中，加入 0.6ml 乙腈，涡旋振荡 1min，再加入 2.2ml 水，超声提取 5min 后，以 10 000r/min 转速离心 5min，上清液供 Online-SPE/LC-LIT/MS 分析。

b）肝组织

称取 0.5g 经绞碎均匀的肝组织，加入 1.5ml 乙腈，涡旋振荡 1min，再加 1.5ml 水，其余操作同全血处理。

5. 测定条件

1）在线固相萃取与色谱参考条件

在线 SPE 柱：Waters Oasis@HLB（20mm×3.9mm，15μm）；左泵为在线固相萃取泵，流动相：A 为水，B 为甲醇。分析柱：BETASIL C_{18}（100mm×2.1mm，3μm）；右泵为分析泵，流动相：A 为水（含 0.1%甲酸），B 为甲醇（含 0.1%甲酸）。柱温 40℃；进样量 50μl；梯度洗脱条件及六通阀切换程序见表 5-40，在线固相萃取/液相色谱-线性离子阱质谱的流路图见图 5-22。

表 5-40　梯度洗脱条件及六通阀切换程序

SPE 泵（左泵）			分析泵（右泵）			阀	
时间/min	流速/（ml/min）	B/%	时间/min	流速/（ml/min）	B/%	切换时间/min	阀状态
0	0.3	0	0	0.4	40	0	1_2
4	0.3	0	4	0.4	40	4	6_1
5	0.3	100	9	0.4	90	10	1_2
10	0.3	100	12	0.4	90		
10	2.0	100	12	0.4	40		
11	2.0	100	15	0.4	40		
11	2.0	0					
13	2.0	0					
13	0.3	0					
15	0.3	0					

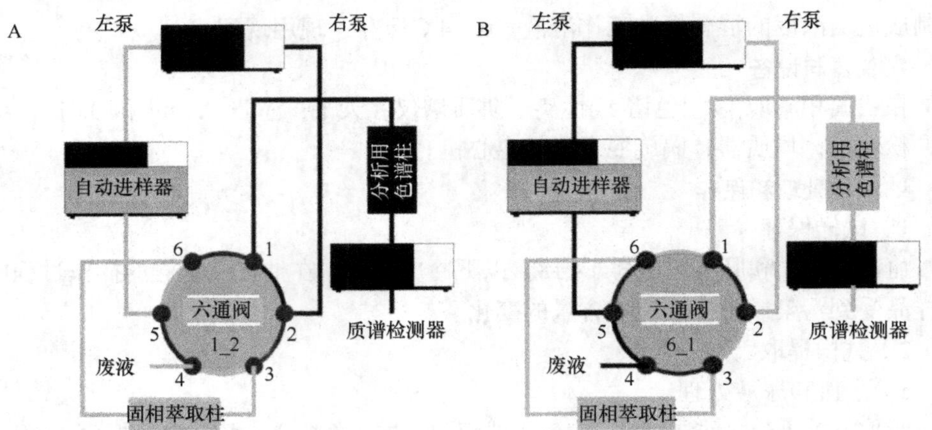

图 5-22　在线固相萃取/液相色谱-线性离子阱质谱的流路图

A. 样品经过在线固相萃取柱被净化；B. 净化后的样品在分析泵的作用下进入分析柱进行检测

2）质谱参考条件

电离方式：ESI 正离子模式，扫描方式为选择反应监测（SRM）和连续反应监测（CRM）；喷雾电压为 4000V；棱镜电压为 57V；鞘气（35arb）和辅助气（15arb）为氮气；碰撞气为氦气；离子源温度为 300℃；毛细管温度为 350℃；隔离宽度为 2amu。18 种农药的主要质谱参数见表 5-41。

表 5-41　18 种氨基甲酸酯类农药的主要质谱参数

分析物	精确质量/Da	定量/定性离子对（*m/z*）		保留时间/min	碰撞电压/eV
涕灭威亚砜	206.0725	229.4→165.0	229.4→154.0	5.39	35
涕灭威砜	222.0669	245.2→165.0	245.2→170.0	5.47	35
灭多威肟	105.0248	106.3→58.0	106.3→88.0	5.54	60
灭多威	162.0457	163.4→121.9→65.0		5.62	35
抗蚜威	238.1424	239.3→182.0→137.0		6.45	35
涕灭威	190.0776	213.9→98.0	213.9→116.0	7.15	60
速灭威	165.0790	166.4→109.0	166.4→109.0→81.0	7.49	35
残杀威	209.0992	210.3→168.0→111.0		7.78	35
呋喃丹	221.0986	222.4→165.0→123.0		7.79	35
噁虫威	223.0784	224.3→167.0→109.0		7.79	35
西维因	201.0724	202.2→145.0→117.0		8.00	35
硫双威	354.0485	355.4→163.0	355.4→209.0	8.06	35
异丙威	193.1103	194.4→152.0→95.0		8.35	35
乙霉威	267.1471	268.4→226.0→180.0	268.4→226.0→208.0	8.66	35
仲丁威	207.1259	208.4→152.0→95.0		8.71	35
甲硫威	225.0823	226.3→169.0→121.0		8.72	35
猛杀威	207.1259	208.2→151.0→109.0		8.78	35
茚虫威	527.0707	528.4→249.0→217.0	528.4→249.0→190.0	9.20	35

6. 注意事项

（1）注意严格遵守待测试样保存条件，防止样品受到污染或发生残留物含量的变化。

（2）实验中涉及甲醇、乙腈等挥发性物质，需要做好安全防护措施，必须要戴手套、在通风柜中操作。

（3）检测过程中应同时做空白和加标试验，空白应为未检出，加标回收率应在 70%～120%。

（4）生物样品中，血液中蛋白含量高、尿液和肝脏基质复杂等，需要考虑可能存在的干扰物问题及浓度影响等，因此样本必须经过必要的净化处理后才能上机检测。

（5）由于生物样本基质复杂，在结果判定过程中，必须将样品中疑似中毒农药与农药标准品在色谱峰保留时间、特异性碎片、不同碎片的丰度比等方面进行对比，从而做出符合判定要求的定性判断。

第九节　非靶标农药中毒定性筛查程序

一、概述

食品安全是近两年来国民关注的热点话题，而果蔬中的农药残留等问题更是关注的重点。随着国内农业的迅猛发展，农药在农作物中的大量使用、新型进口农药在市场中的不断涌入、农民对农药安全使用方面法制意识的淡薄、食品农残限量法规的覆盖范围狭隘等问题导致了农药的监管难度与日俱增。农残对人体会造成急性和慢性毒性，可以在体内长期蓄积，因此长期暴露会导致神经毒性、胎儿畸形、癌症、过敏等疾病[97]。

目前，国内果蔬中多农残的检测方法主要有 GB/T 19648—2006《水果和蔬菜中 500 种农药及相关化学品残留的测定　气相色谱-质谱法》、GB/T 20769—2008《水果和蔬菜中 450 种农药及相关化学品残留量的测定　液相色谱-串联质谱法》和 GB/T 23214—2008《饮用水中 450 种农药及相关化学品残留量的测定　液相色谱-串联质谱法》等，然而国标基本上以确定目标物为检测对象，已无法满足目前高通量、非靶标物的农残分析和农药中毒筛选确认需要，因此建立一种快速高效的、以非靶标物农药为测定对象的广谱筛选方法，以应对食品安全与相关突发中毒应急的检测和研判平台也成为必然。

近年来多农残的快速广谱筛选方法正逐渐成为国内外农残检测与应用的热点，农药筛选技术已从最初的低分辨质谱（mass spectrometer, MS）[98,99]向多级质谱（IT, QqQ）[100-102]，高分辨质谱（ToF，Orbitrap）[103-106]和杂合质谱（Q-ToF，Q-Orbitrap）[107,108]发展，其中不乏涉及空气[109]、婴儿食品[108]、果蔬[104]，甚至人尿[110]等样品基质。本文通过介绍针对果蔬中多种农药，基于 AOAC 2007.1 缓冲体系的 QuEChER 方法提取，结合使用 GC-MS/MS 和高分辨质谱技术，实现多种农药残留的非靶向检测。

二、仪器与主要操作条件

（一）气相色谱-三重四极杆质谱联用仪

色谱条件：HP-5MSUI 色谱柱（30m×0.25mm 内径×0.25μm 膜厚），进样口温度 250℃，

进样量为 1μl，不分流进样；恒流模式，载气为氦气，流速为 1.0μl/min；柱箱升温程序：60℃维持 1min，以 40℃/min 升温至 120℃，再以 5℃/min 升温至 310℃。

质谱条件：传输线、离子源和四极杆温度分别为 250℃、250℃和 150℃；质谱碰撞池的碰撞气和淬灭气流速分别为 1.5ml/min 和 2.25ml/min，动态多反应监测模式（dMRM）。

（二）液相色谱-四极杆-静电场轨道阱高分辨质谱

色谱条件：Thermo Scientific™ Accucore aQ（150mm×2.1mm: 2.6μm）色谱柱，流动相 A 为 0.1%甲酸和 5mmol/L 甲酸铵水溶液，流动相 B 为 0.1%甲酸和 5mmol/L 甲酸铵的甲醇溶液；梯度洗脱程序：100%（−5min），100%（0min），80%（4min），60%（5.5min），0%（10.5min）。流速为 0.4ml/min。

质谱条件：Full-Scan 全扫模式：ESI（+）和 ESI（−）电离模式；喷雾电压为 3.5kV（+）和 3.2kV（−）；离子传输管温度为 320℃；鞘气流速为 40arb，辅助气温度为 350℃；Full-MS 模式扫描，扫描范围 80～1000*m/z*；分辨率 70 000；自动增益控制（AGC）：1e6，最大注入时间（Max IT）：150ms。

SIM-ddMS^2 确证模式：疑似物会使用 SIM-ddMS^2 作为二次确证的质谱扫描模式。SIM 的扫描参数：分辨率：70 000；AGC：1e6，最大注入时间（Max IT）：150ms；离子监测循环数（loop count）：5；多离子扫描数（MSX count）：1；质量扫描宽度（isolation window）：2*m/z*；扫描范围 80～1000*m/z*。ddMS^2 扫描参数：分辨率：17 500，AGC：1e5；Max IT：100ms；Loop count：5；MSX count：1；Isolation window：2*m/z*；碰撞电压：20/40/80，触发二级碰撞阈值（underfill ratio）：1.0%；同位素排除功能（exclude isotope）开启，峰顶触发时间（apex trigger）：2～6s；动态排除时间（dynamic exclusion）：5s。

三、标准与样品处理方法

（一）标准配置

所有农药标准物质多数为固体颗粒或者油状黏液，一般选用万分之一天平准确称取 10mg 分析物至 10ml 容量瓶，加入 10ml 丙酮充分溶解即可满足配制；而对于个别农药（如多菌灵），则需要在称取后加入 1ml 乙酸超声溶解，再加入 9ml 乙腈才能完成配制。标物的配制对农残的后续定量结果至关重要，配制不同农药需要选用合适的试剂、确保化合物的充分溶解，以及了解储存条件（避光、避热、pH 等）对化合物的影响。同时对于阳性结果，必须开展基质条件下、等同浓度的加标确认工作。

（二）样品处理

准确称取 10g（±0.05g）样本于 50ml Eppendorf 塑料离心管，加入 10ml 去离子水，再加入 10ml 乙腈（含 1%乙酸）后剧烈振荡 1min，先后加入 1g 乙酸钠和 4.0g 无水硫酸镁（使用前在 500℃马弗炉中烘烤至不结块状态），即刻剧烈振荡样品防止结块，将样品在离心机中以 4500r/min 离心 1min，取上清过 0.22μm 的 PVDF 膜待 GC-MS/MS 和 UPLC-Orbitrap 进样。对于含水量多的样品，如呕吐物、洗胃液等，必要时可以增加无水硫酸镁的用量直到溶液分层且盐不呈现结块状态；对于原样品中含有少量油脂类的样品，应急情况下可以在进样前用具有脱油效果的固体吸附剂予以处理，如使用 Z-Sep+（Supelco®）或 EMR（Agilent Technologies®）等固体粉末去除油脂类物质。由于 EMR 属于高分子聚合物，因此再次使用前需要在含水的环境中适当浸泡溶胀后才能吸附油脂，而 Z-Sep+（Supelco®）更多的是采用二氧化锆和 C_{18} 的吸附机制，因此无需浸泡溶胀即可使用。但在使用这类除脂粉末时需验证化合物的回收率，由于该类粉末对低极性化合物容易造成不同程度的吸附，所以并不能完全取代 GPC（凝胶渗透色谱）非选择性的脱油效果。

四、定性确认工作流程

（一）数据库

1. 气质数据库

实验室基于气相色谱-串接质谱联用（GC-MS/MS）平台的农药筛查方法中数据库主要参照了 G9250_64000_Database v4.0（Agilent Technologies®），数据库涵盖了 805 种农药残留物质。数据库针对特定的仪器条件涵盖了每种物质的 6～8 个 SRM（选择反应监测）的离子通道，每个通道具备了保留时间、母离子与产物离子的质荷比及其离子丰度比。

2. 液质高分辨数据库

实验室基于液相色谱-四极杆静电场轨道阱高分辨质谱联用平台（UPLC-Q-Orbitrap）的农药筛查方法中数据库主要参照了《Q Exactive 快速分析方法手册——大规模农药残留筛查》（Thermo Fisher Scientific®），以及实验室自建的国标“GB/T 2763—2019”与“日本肯定列表”中涉及的农药，共计约 900 种农药，数据库基于指定仪器条件建立，对每个化合物建立了化学式、保留时间、离子化极性、加合形态和二级碎片的信息。

（二）气质联用的筛查与确证流程

对每个分析物的两个离子对进行了扫描，离子对的色谱峰要求信噪比（S/N）大于 3，保留时间的偏差限定在±0.3min，两个离子的丰度比偏差小于 50%。

对于满足初步筛查要求的疑似分析物，在数据库中选择 4 个离子通道进行样本的复测，通过增加额外两个离子对来确保化合物的专一性，如满足 4 个离子通道均出峰且离子丰度比满足要求，则认为该化合物是阳性化合物。

（三）高分辨液质联用仪的筛查与确证流程

首先进行了正负源的全扫描对数据进行收集，然后通过 TraceFinder 智能化筛查软件基于数据库对原始数据进行化合物的筛查，条件是保留时间偏差限定在±1min，精确质量数偏差小于 5ppm，同位素匹配度大于 80%（同位素质量偏差<5ppm，响应偏差<20%），筛查出满足要求的化合物。

对于疑似分析物使用 SIM-ddMS^2 的扫描方式，在匹配列表（inclusion list）中添加疑似分析物的精确质量数，然后进行分析物的二级碎片轮廓的匹配度确证，碰撞电压一般选择高、低能量（20 和 60）两种，确保不同强度的分析物可以产生碎片。如果化合物能匹配上两个碎片离子且质量偏差小于 10ppm，则认为该分析物是阳性化合物。

（四）多通道低分辨鉴定技术和质谱打分系统

欧盟非强制执行法案 Directive 2002/657/EC 规定，当色谱峰的保留时间在一定的置信区间内，依据不同采样方式（表 5-42）得到数据的可信度对每种方式进行了评分，如果总分高于 4 分，即可认为结果可信，以此来确保鉴定结果的准确性。本文基于前期的研究[111]，在不同的食品基质中尝试气相色谱结合串联质谱的筛查体系，发现使用四对 MRM 离子对（即欧盟打分体系为 6 分）进行未知物的确证可以基本排除假阳性的可能；同时存在一个假阳性化合物敌草胺（napropamide），在确证环节由于不满足四对离子对的匹配被排除在外（图 5-23），因此在实际使用过程中，在采用单一气质设备进行确认时，选用 4 个离子对确证排除假阳性的方法有实际应用价值。

表 5-42　2002/657/EC 打分系统

质谱技术	鉴定分值
低分辨质谱（MS 或 MS/MS）	
低分辨质谱前级离子	1
低分辨质谱 MRM 离子对	1.5
高分辨质谱（>10 000FWHM）	
高分辨质谱前级离子	2
高分辨质谱碎片离子	2.5

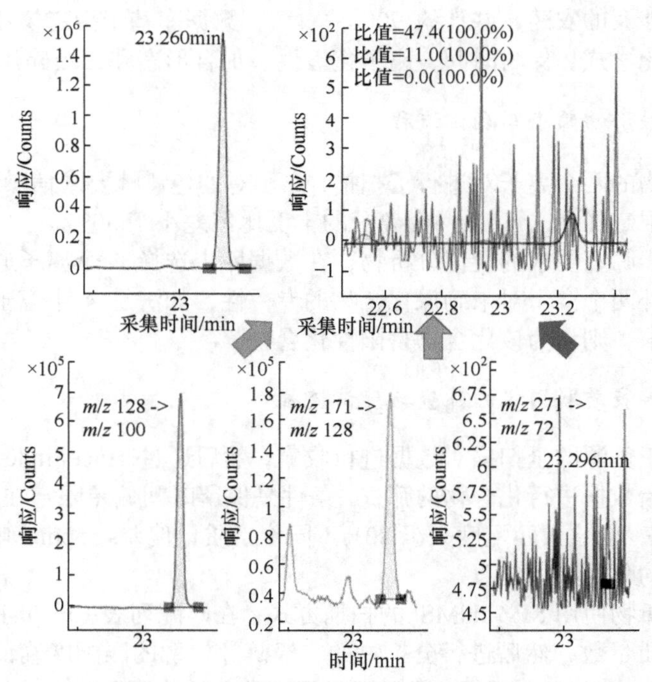

图 5-23　假阳性结果敌草胺的排除

（五）双筛查平台的组合确认

在统筹考虑色谱保留时间、同位素、碎片比值等质谱参数的情况下（图 5-24），可以避免部分不适用于气质或液质检测的农残出现假阴性的情况，同时通过两个平台的交叉确证也避免了假阴性和假阳性产生的可能，而且串联质谱和高分辨质谱目前具备了相匹配的选择性和灵敏度，所以根据不同的色质平台建立了相应的筛查条件，以确保在不完全具备标准物质前提下，在多农残盲样筛查中进行疑似分析物的筛查确证工作。同时，在缩小疑似化合物范围的情况下，通过标准物质进行保留时间和离子丰度比的辅助确证，可确保化合物的可信度。

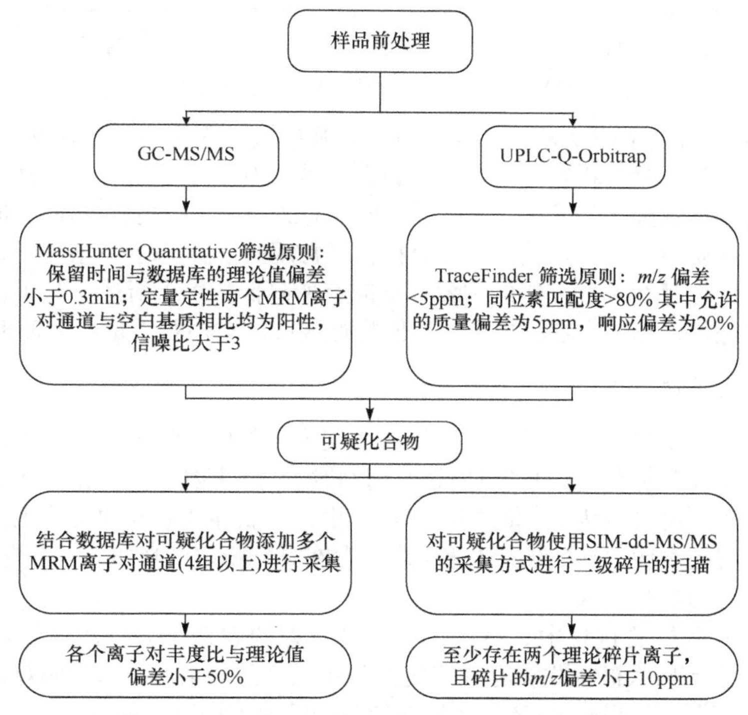

图 5-24　GC-MS/MS 和 UPLC-Q-Orbitrap 确证流程

五、非靶向农药中毒筛查要点

（一）关注空白基质在筛查中的重要作用

尽管高分辨和串联质谱在选择性上有着绝对的优势，但仍会存在许多假阳性的情况，然而通过串联质谱的多对 MRM 离子或者高分辨质谱的二级离子确证都将会带来较大的工作量，而且有时候并未能完全排除流程、试剂或者基质中引入的干扰，因此在农残的筛查过程中尽可能找到相匹配的空白基质可以极大程度地减少过程或者基质中引入的干扰（图 5-25），减少假阳性的可能。

同时，空白基质匹配对多农残在气质和液质中外标法半定量测定的回收率校正方面

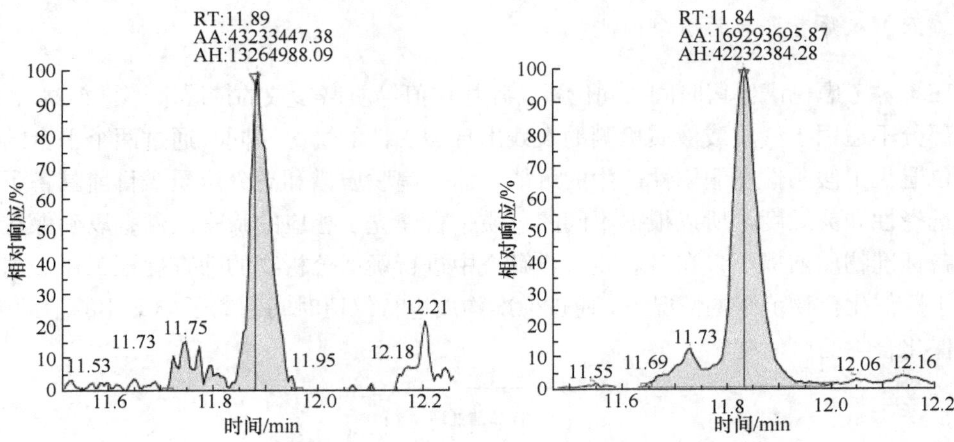

图 5-25　通过空白基质排除农残（Methoprene）的本底暴露

起到了决定性的作用，因为气质中多数农残在基质效应的作用下多存在基质保护的作用，可防止仪器活性位点对分析物的吸附，所以化合物在基质中的响应普遍高于在纯溶剂中的响应，像菊酯类农残在气质中甚至有 200%～300%的响应增强。然而，液质由于是软电离的方式，基质中的共流物质往往和分析物在常用的 ESI 源上竞争离子化，导致了多数分析物在液质上存在基质抑制的现象，响应有所降低。综上所述，为了较为准确地对基质中多农残进行外标法定量分析，使用匹配性较好的空白基质是最为理想的手段。

（二）不稳定性农残的检测

对于多数在环境中不稳定的农残，多数表现为在碱性或者中性环境中稳定性较差，只有较少数物质在酸性环境中稳定性较差。化合物降解主要表现为在水相、微生物、受热或光照等条件下易分解为其代谢物或降解产物，从而导致农残的母体无法被检测出，因此对于易降解的农残，需要参照物化性质保存在其能稳定的环境下，如使用特定 pH 的缓冲体系对化合物进行提取。

在不同农残的检测过程中，有许多稳定性较差的农残（如百菌清）在使用传统的 QuEChERS 时会有较大的损失，存在稳定性和灵敏度差的情况，这类农药多数是在较高的 pH 下会发生降解等情况，或者只在酸性较强的情况下提取效率较好，因此针对这类农残，欧盟农残参比实验室对 Original AOAC 的 QuEChERS 方法进行了修改，在 10g 湿样中加入 100μl 的浓硫酸将 pH 调节至 1 左右，从而无需缓冲盐即可实现碱不稳定农残的检测，该方法同时也对酸性较强的农残在水相中有离子抑制的效果，可提高化合物的提取效率。本实验室在青豆的基质中验证了欧盟的酸性 QuEChERS 提取体系对百菌清的影响，发现传统 QuEChERS 提取体系虽然稳定性良好，但通过线性的斜率来看，我们可以发现酸性体系（图 5-26）在化合物的灵敏度上有了极大的提高（将近 70 倍的提高），因此对于这类物质我们可以尝试使用改良的方法对其进行前处理，往往能得到较理想的效果。

（三）平面结构在气质中的吸附现象

对于具有平面结构的农药，如五氯硝基苯、嘧霉胺和百菌清等，在基质、净化填料、仪器进样口等因吸附易导致损失，因此针对这类物质尤其需要注意不能使用对平面物质存在吸附的填料如石墨化炭黑（GCB），否则会造成严重的吸附，同时也要防止仪器进样口污染导致的假阴性（图 5-27）。

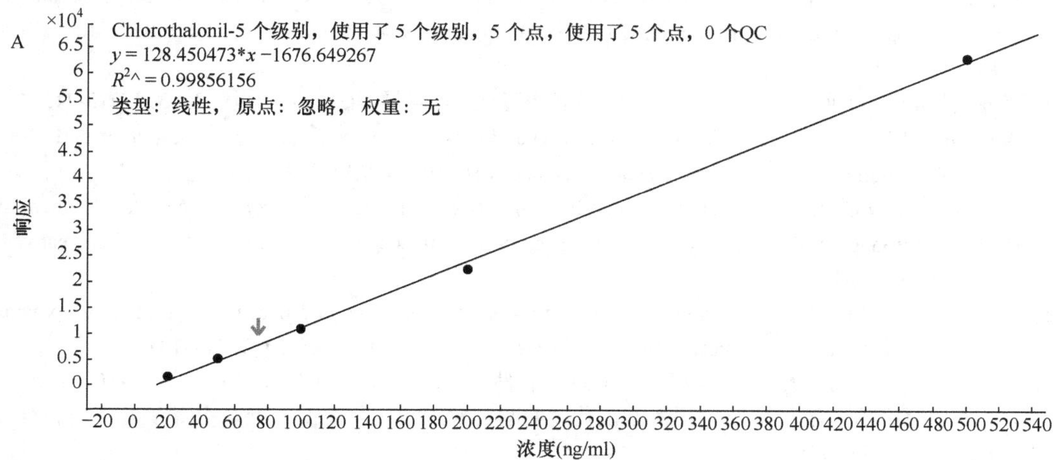

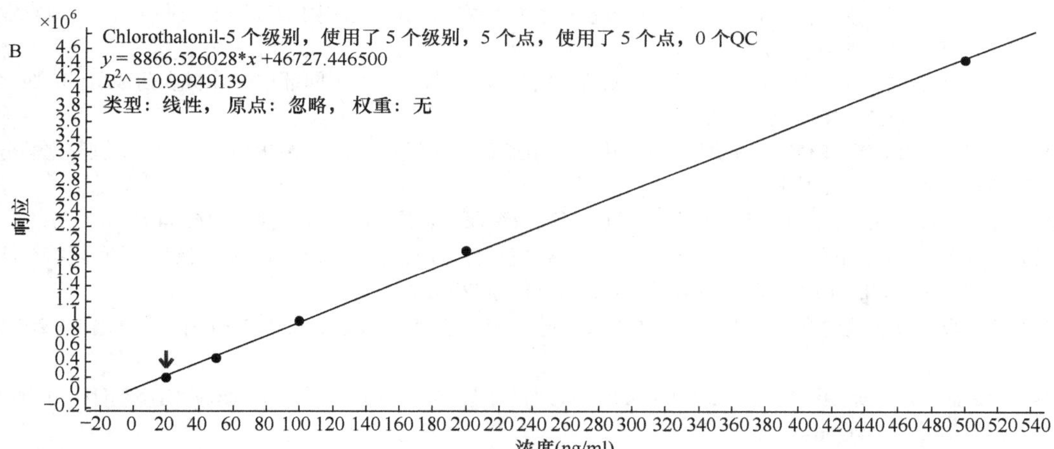

图 5-26 Original AOAC QuEChERS（A）和酸性体系 QuEChERS（B）的基质匹配全流程标准曲线的比对

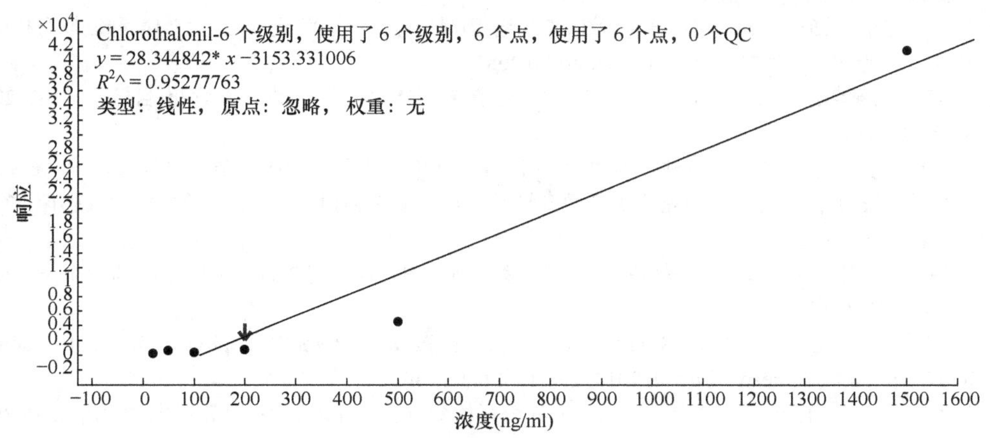

图 5-27 百菌清在气相进样口中发生的严重吸附现象

参 考 文 献

[1] Toropov A A, Benfenati E. QSAR models for Daphnia toxicity of pesticides based on combinations of topological parameters of molecular structures[J]. Bioorganic & Medicinal Chemistry, 2006, 14(8): 2779-2788.

[2] 马瑾, 潘根兴, 万洪富, 等. 有机磷农药的残留、毒性及前景展望[J]. 生态环境, 2003, 2: 213-215.

[3] Bouchard M F, Chevrier J, Harley K G, et al. Prenatal exposure to organophosphate pesticides and IQ in 7-year-old children[J]. Environmental Health Perspectives, 2011, 119(8): 1189-1195.

[4] Handal A J, Lozoff B, Breilh J, et al. Effect of community of residence on neurobehavioral development in infants and young children in a flower-growing region of ecuador[J]. Environmental Health Perspectives, 2007, 115(1): 128-133.

[5] Jurewicz J, Hanke W. Prenatal and childhood exposure to pesticides and neurobehavioral development: review of epidemiological studies[J]. Int J Occup Med Environ Health,2008, 21(2):121-132.

[6] 文一, 魏帅, 潘家荣. 有机磷农药混剂急性联合毒性及其评价[J]. 卫生研究, 2008, 1: 101-102.

[7] 李永祥, 徐振林, 王弘, 等. 二甲氧基硫代磷酸酯类农药多残留免疫分析方法研究[J]. 分析化学, 2010, 38(11): 1550-1555.

[8] 丁晓燕, 卢平, 胡德禹. 酶联免疫分析方法在有机磷农药残留检测中的应用研究进展[J]. 山地农业生物学报, 2011, 30(6):547-553.

[9] 刘姣, 罗定强, 樊宝娟, 等.分散固相萃取法与酶抑制法测定 8 种不同部位中药材农药残留[J]. 西北药学杂志, 2017, 32(6): 702-707.

[10] 王毅红, 徐为霞, 郭智广. 酶抑制法在快速检测蔬菜中农药残留应用中的探讨[J]. 理化检验(化学分册), 2016, 52(5): 558-560.

[11] 郝青, 孙秀梅, 金衍建, 等. 我国环境中有机磷农药研究进展[J]. 广州化工, 2016, 44(6): 1-3, 17.

[12] 王春燕, 袁悦, 王倩, 等. 分散液相微萃取联合气相色谱质谱检测水中 11 种有机磷农药和阿特拉津方法的建立[J]. 四川大学学报(医学版), 2017, 48(5): 763-767.

[13] 韩嘉欣. 改性碳纳米管固相萃取—高效液相色谱法检测水中残留有机磷农药[J]. 天津化工, 2017, 31(4): 52-55.

[14] 曾云想, 梁婷婷, 汤明河, 等. SPE-UPLC-MS/MS 测定纺织品中 8 种有机磷酸酯阻燃剂[J]. 分析仪器, 2017, 213(4): 56-61.

[15] 蔡霖, 席普宇, 谢晴, 等. QuEChERS 方法联合 HPLC-MS/MS 和 GC-MS 测定土壤中 110 种农药残留[J]. 农业环境科学学报, 2017, 36(8): 1680-1688.

[16] 江阳, 刘琳, 吴珂, 等. 直接进样-高效液相色谱-串联质谱法同时测定饮用水中 14 种痕量有机磷农药[J]. 现代预防医学,2017, 44(11):2065-2070,2083.

[17] 张庆庆, 王燕燕, 孟品佳. 季铵盐类农药残留检测前处理研究[J]. 湖北大学学报(自然科学版), 2014, 36(2): 132-137.

[18] 张朝辉, 廖海燕, 雷超. 百草枯中毒的发病机制及救治[J]. 中国工业医学杂志, 2018, 31(2): 96-98.

[19] 磨静佳, 张剑锋, 李浩. 百草枯中毒导致急性肺损伤的原理和预防措施[J]. 检验医学与临床, 2016, 13(14): 1958-1960.

[20] 彭怡, 李浩然, 张志清. 生物样本中季铵类除草剂检测的研究进展[J]. 中国医院药学杂志, 2018, 38(9): 1010-1013.

[21] Gil H W, Hong J R, Jang S H, et al. Diagnostic and therapeutic approach for acute paraquat intoxication[J]. J Korean Med Sci, 2014, 29(11): 1441-1449.

[22] 侯睿, 张云峰, 王炯, 等. 常见季铵盐类农药分析检测方法研究进展[J]. 刑事技术, 2010(6): 36-39.

[23] 杨婷婷, 孙秀兰, 邵景东, 等. 百草枯人工抗原的合成及抗体的制备[J]. 细胞与分子免疫学杂志,

2008, 136(9): 924-925, 927.

[24] 覃东立, 吴松, 郑敏, 等. 高效液相色谱法测定渔业水域中百草枯和敌草快[J]. 分析试验室, 2013, 32(2): 54-57.

[25] 刘尚钟, 千敏, 陈馥衡, 等. 拟除虫菊酯类农药的研究和展望[J]. 农药, 2004, 43(7): 289-293.

[26] 李蓓茜, 王安. 拟除虫菊酯杀虫剂的毒性和健康危害研究进展[J]. 生态毒理学报, 2015, 10(6): 29-34.

[27] 提清清, 聂兆广, 杨凡昌, 等. 拟除虫菊酯农药暴露途径及对人体健康的影响[J]. 环境科学与技术, 2017, 40(12): 240-248.

[28] Wang C, Yang Y, Wu N, et al. Combined toxicity of pyrethroid insecticides and heavy metals: a review[J]. Environ Chem Letter, 2019, 17: 1693.

[29] 刘小文, 罗江, 张敏, 等. 果蔬中拟除虫菊酯农药残留分析方法进展[J]. 理化检验(化学分册), 2013, 49(9): 1141-1147.

[30] 王慧卿, 徐斐, 张建国, 等. 拟除虫菊酯类农药残留检测技术的研究进展[J]. 食品与发酵工业, 2013, 39(9): 150-155.

[31] 余向阳, 骆爱兰, 刘媛,等. 拟除虫菊酯类农药多残留直接竞争 ELISA 建立及初步应用[J]. 分析测试学报, 2008, 3: 249-252.

[32] 盛姣, 柏连阳, 刘祥英. 酰胺类除草剂及其安全剂研究进展[J]. 生物灾害科学, 2005, 28(4): 163-165.

[33] 张一宾. 酰胺类除草剂的全球市场、品种及发展趋向[J]. 现代农药, 2011, 10(1): 41-43.

[34] Oosterhuis B, Vukman K, Vági E, et al. Specific interactions of chloroacetanilide herbicides with hμman ABC transporter proteins[J]. Toxicology, 2008, 248(1): 45-51.

[35] Coleman S, Linderman R, Hodgson E, et al. Comparative metabolism of chloroacetamide herbicides and selected metabolites in hμman and rat liver microsomes[J]. Environmental Health Perspectives, 2001, 108(12): 1151-1157.

[36] Driskell W J , Hill R H , Shealy D B, et al. Identification of a major human urinary metabolite of metolachlor by LC-MS/MS[J]. Bulletin of Environmental Contamination & Toxicology, 1997, 58(6): 929- 933.

[37] Barr D B, Hines C J, Olsson A O, et al. Identification of human urinary metabolites of acetochlor in exposed herbicide applicators by high-performance liquid chromatography-tandem mass spectrometry[J]. Journal of Exposure Science & Environmental Epidemiology, 2007, 17(6):559-566.

[38] Feng P C C, Patanella J E. Identification of mercapturic acid pathway metabolites of alachlor formed by liver and kidney homogenates of rats, mice, and monkeys[J]. Pesticide Biochemistry & Physiology, 1988, 31(1): 84-90.

[39] 程冕, 史有松. 1 例乙草胺中毒致高铁血红蛋白血症的抢救分析[J]. 解放军医学杂志, 2008, 33(8): 1008.

[40] 付盈菊. 乙草胺中毒 30 例临床分析[J]. 中国当代医药, 2009, 16(17): 175-176.

[41] 黄伯俊. 农药毒理-毒性手册[M]. 北京:人民卫生出版社, 1993.

[42] 于光彩, 菅向东, 高蓓钧,等. 急性乙草胺中毒七例临床分析[J]. 中华劳动卫生职业病杂志, 2017, 35(7): 538-539.

[43] 沈良儒, 沈海龙, 王守坚, 等. 血液灌流联合血液透析抢救重度乙草胺中毒 15 例的临床报告[J]. 临床肾脏病杂志, 2012, 12(9): 416-417.

[44] Zhang Y, Yang J, Shi R, et al. Determination of acetanilide herbicides in cereal crops using accelerated solvent extraction, solid-phase extraction and gas chromatography-electron capture detector.[J]. Journal of Separation Science, 2015, 34(14): 1675-1682.

[45] 李建中, 储晓刚, 蔡会霞, 等. 高效液相色谱法同时测定大豆中 12 种酰胺类除草剂的残留量[J]. 色

谱, 2006, 24(6): 585-588.
[46] 高倩. LC-MS/MS 对食品中吩噻嗪类镇静剂、新烟碱类杀虫剂、酰胺类除草剂的检测研究[D]. 河北: 河北师范大学, 2016.
[47] 王利民, 战书涵, 裴晓洋, 等. 竹炭固相萃取-分散液相微萃取-气相色谱/质谱检测水中酰胺类除草剂[J]. 广东化工, 2018, 45(11):252-254.
[48] 梅文泉, 黎其万, 方海仙, 等. QuEChERS-气相色谱-质谱法测定土壤中 6 种酰胺类除草剂残留[J]. 色谱, 2017, 35(12): 118-122.
[49] Zhang G , Zang X, Li Z, et al. Solid phase microextraction using a graphene composite-coated fiber coupled with gas chromatography for the determination of acetanilide herbicides in water samples[J]. Analytical Methods, 2014, 6(8): 2756.
[50] 白沙沙, 李芝, 臧晓欢,等. 磁性石墨烯固相萃取-分散液液微萃取-气相色谱法测定水和绿茶中酰胺类除草剂残留[J]. 分析化学, 2013, 41(8): 1177-1182.
[51] 张海超, 艾连峰, 马育松, 等. 整体柱固相萃取-液相色谱-串联质谱法在线分析大米中 15 种酰胺类除草剂残留量[J]. 色谱, 2018, 36(10): 991-998.
[52] Norrgran J, Bravo R, Bishop A M, et al. Quantification of six herbicide metabolites in hμman urine[J]. Journal of Chromatography B, 2006, 830(2): 185-195.
[53] Goulson D, Kleijn D. Review: an overview of the environmental risks posed by neonicotinoid insecticides[J]. Journal of Applied Ecology, 2013, 50(4): 11.
[54] Robert Krieger. Hayes' handbook of pesticide toxicology[M]. Academic Press, 2010.
[55] Jeschke P, Nauen R, Schindler M , et al. Overview of the status and global strategy for neonicotinoids[J]. Journal of Agricultural and Food Chemistry, 2011, 59(7): 2897-2908.
[56] Taira K, Fujioka K, Aoyama Y. Qualitative profiling and quantification of neonicotinoid metabolites in human urine by liquid chromatography coupled with mass spectrometry[J]. PLoS ONE, 2013, 8(11): e80332.
[57] Gill R J, Ramos-Rodriguez O , Raine N E. Combined pesticide exposure severely affects individual- and colony-level traits in bees[J]. Nature,2012, 491(7422): 105-108.
[58] Kumar A, Verma A, Kumar A . Accidental human poisoning with a neonicotinoid insecticide, imidacloprid: a rare case report from rural India with a brief review of literature[J]. Egyptian Journal of Forensicences, 2013, 3(4): 123-126.
[59] Phua D H, Lin C C, Wu M L, et al. Neonicotinoid insecticides: an emerging cause of acute pesticide poisoning[J]. Clinical Toxicology, 2009, 47(4): 336-341.
[60] 徐建伟, 焦丽强. 一次性大剂量口服吡虫啉中毒死亡一例[J]. 山西医药杂志, 2012, 41(15): 843.
[61] 袁晓丽, 訾向东, 王珂, 等. 急性吡虫啉中毒二例临床分析[J]. 中华劳动卫生职业病杂志, 2017, 35(4): 309-310.
[62] 吴娟, 熊国凤. 啶虫脒急性农药中毒 1 例抢救成功的急救护理体会[J]. 医学信息, 2014, 22:311-312.
[63] Fahim M, Indika G, Robertson T A, et al. Acute human self-poisoning with imidacloprid compound: a neonicotinoid insecticide[J]. PLoS ONE, 2009, 4(4): e5127.
[64] Agha A, Bella A, Aldosary B, et al. Imidacloprid poisoning presenting as leukoclastic vasculitis with renal and hepatic dysfunction[J]. Saudi J Kidney Dis Transpl, 2012, 23(6): 1300-1303.
[65] Viradiya K, Mishra A. Imidacloprid poisoning[J]. Journal of the Association of Physicians of India, 2011, 59(59): 594-595.
[66] 陆通安, 戴宏武, 施云弟, 等. 急性啶虫脒中毒 2 例临床分析[J]. 齐齐哈尔医学院学报, 2015, 7: 970-971.
[67] 张昕哲. 烟碱类农药烯啶虫胺酶联免疫检测方法的建立[D]. 天津: 天津科技大学硕士学位论文, 2013.

[68] 闫旭. 农药多残留酶联免疫分析方法研究[D]. 南京: 南京农业大学硕士学位论文, 2013.
[69] 李艳芳, 罗华建, 叶瑜霏, 等. 气相色谱-电子捕获检测器检测白菜中有机磷、苯基吡唑、烟碱类农药残留[J]. 广东农业科学, 2010, 37(11): 248-251.
[70] 檀笑昕, 李享, 李楠, 等. 在线固相萃取-HPLC 法测定公共绿地土壤中新烟碱类农药残留[J]. 环境监测管理与技术, 2016, 28(5): 48-51.
[71] Nomura H, Ueyama J, Kondo T, et al. Quantitation of neonicotinoid metabolites in hμman urine using GC-MS[J]. Journal of Chromatography B, 2013, 941: 109-115.
[72] Zhang Q, Wang X, Li Z, et al. Simultaneous determination of nine neonicotinoids in hμman urine using isotope-dilution ultra-performance liquid chromatography-tandem mass spectrometry[J]. Environmental Pollution, 2018, 240:647-652.
[73] 吕冰, 辛少鲲, 陈达炜, 等. 盐析辅助液液萃取交联聚维酮净化-靶向单一离子监测/高分辨质谱法测定蜂蜜中新烟碱类农药残留[J]. 分析测试学报, 2018, 6: 639-645.
[74] 曾广丰, 王志元, 陈文锐, 等. QuEChERS 前处理技术与 LC-Q-TOF-MS 法测定蔬菜中 7 种烟碱类农药残留[J]. 检验检疫学刊, 2015, 4:5-8.
[75] Harada K H, Keiko T, Hiroko S, et al. Biological Monitoring of Hμman Exposure to Neonicotinoids Using Urine Samples, and Neonicotinoid Excretion Kinetics[J]. PLoS ONE, 2016, 11(1): e0146335.
[76] 刘祥英, 柏连阳. 磺酰脲类除草剂及其安全剂研究进展[J]. 杂草科学, 2005(1): 1-4.
[77] 钱伯章. 全球磺酰脲类除草剂蓬勃发展[J]. 中国农药, 2010, 1: 53.
[78] 段强, 李振, 赵国玲, 等. 磺酰脲类除草剂的发展与应用状况[J]. 农药研究与应用, 2011, 1: 13-15.
[79] 李佳蔚, 黄会, 韩典峰, 等. 磺酰脲类除草剂毒性及多残留检测技术研究进展[J]. 食品安全质量检测学报, 2017, 8(2): 367-374.
[80] 胡传禄, 玉晓微, 赵占克, 等. 苄嘧磺隆对斑马鱼胚胎发育的毒性效应[J]. 公共卫生与预防医学, 2011, 22(6): 1-4.
[81] 刘小宁. 烟嘧磺隆对斑马鱼胚胎孵化的影响[J]. 渭南师范学院学报, 2013, 28(12): 130-132.
[82] 张荷丽, 丁德刚, 马志伟. 超声萃取-毛细管电泳测定土壤中磺酰脲类除草剂[J]. 杂草科学, 2015, 2: 69-72.
[83] 黄小青, 杨耿. 巯基-β-环糊精增敏荧光法测定苄嘧磺隆含量研究[J]. 安徽农业科学, 2012, 40(4): 2067-2069.
[84] Baker S E, Olsson A O, Needham L L, et al. High-performance liquid chromatography–tandem mass spectrometry method for quantifying sulfonylurea herbicides in human urine: reconsidering the validation process[J]. Anal Bioanal Chem, 2005, 383: 963-976.
[85] Zhang F, Huang Z Q, Zhang Y, et al. Determination of 20 carbamate pesticide residuce in food by high performance liquid chromatography[J]. Chinese Journal of Chromatography, 2010, 28(4): 348-355.
[86] 杜秋红, 国宇, 李玉梅, 等. 呋喃丹特性及生物降解研究进展[J]. 北方园艺, 2010, 14: 210-212.
[87] 韩农, 钱传范. 氨基甲酸醋农药涕灭威的环境化学性质[J]. 农业环境保护, 1987, 6(4): 21-24.
[88] 褚翠伟, 阮志勇, 姚利, 等. 除草剂的微生物降解研究进展[J]. 生物资源, 2018, 40(2): 93-100.
[89] Fan W J, Dai L Q, Liu X Z, et al. Determination of ten carbamates residuces in milk by HPLC with postcolumn derivatization[J]. Farm products processing, 2016,1:29-34.
[90] 陈曙旸, 王鸿飞, 尹萸. 我国农药中毒的流行特点和农药中毒报告的现状[J]. 中华劳动卫生职业病杂志, 2005, 23(5): 336-339.
[91] 李军. 氨基甲酸酯类农药中毒的防治(附 32 例抢救报告)[J]. 北京医学, 1999, 21(3):191.
[92] 孙洪涛. 氨基甲酸酯类农药中毒 30 例临床病例分析及抢救体会[J]. 中外医疗, 2010, 14: 43.
[93] Darlington D N, Kremenevskiy I, Pusateri A E, et al. Effects of In vitro hemodilution, hypothermia and rFVIIa addition on coagulation in human blood[J]. Int J Burns Traμma, 2012, 2(1): 42-50.

[94] 吴迪. 急性万灵中毒 30 例临床分析[J]. 中国工业医学杂, 2007, 20(2):96-97.
[95] 曾晓东. 氨基甲酸酯类农药中毒 47 例治疗体会[J]. 中国实用乡村医生杂志, 2012, 19(17): 48-49.
[96] 卢敏萍, 黄克建, 周哲, 等.在线固相萃取/液相色谱-线性离子阱质谱法同时检测生物样品中 18 种氨基甲酸酯类农药[J]. 分析测试学报, 2016, 35(7): 777-784.
[97] Krieger R. Hayes' handbook of pesticide toxicology[M]. Academic Press, 2010.
[98] Yang X, Zhang H, Liu Y, et al. Multiresidue method for determination of 88 pesticides in berry fruits using solid-phase extraction and gas chromatography–mass spectrometry determination of 88 pesticides in berries using SPE and GC-MS [J]. Food Chem, 2011, 127: 855-865.
[99] Qin G F, Li Y B, Chen Y, et al. Pesticide residues determination in China vegetables in 2010—2013 applying gas chromatography with mass spectrometry [J]. Food Research International, 2015, 72:161-167.
[100] Vukovi G, Shtereva D, Bursi V, et al. Application of GC-MSD and LC-MS-MS for the determination of priority pesticides in baby foods in Serbian market [J]. LWT - Food Science and Technology, 2012, 49: 312-319.
[101] Golge O, Kabak B. Determination of 115 pesticide residues in oranges by high-performance liquid chromatography—triple-quadrupole mass spectrometry in combination with QuEChERS method [J]. Journal of Food Composition and Analysis, 2015, 41: 86-97.
[102] González-Rodríguez R M, Rial-Otero R, Cancho-Grande B, et al. Determination of 23 pesticide residues in leafy vegetables using gas chromatography-ion trap mass spectrometry and analyte protectants [J]. Journal of Chromatography A, 2008, 1196-1197:100-109.
[103] García-Reyes J, Hernando M, Molina-Díaz A, et al. Comprehensive screening of target,non-target and unknown pesticides in food by LC-TOF-MS [J]. Trends in Analytical Chemistry, 2007, 26: 828-841.
[104] Rajski Ł, Gómez-Ramos M M, Fernández-Alba A R, et al. Large pesticide multiresidue screening method by liquid chromatography-Orbitrap mass spectrometry in full scan mode applied to fruit and vegetables[J]. Journal of Chromatography A, 2014, 1360: 119-127.
[105] Hernández F, Sancho J V, Ibáñez M, et al. Investigation of pesticide metabolites in food and water by LC-TOF-MS [J]. Trends in Analytical Chemistry, 2008, 27:862-872.
[106] Gómez-Pérez M L, Romero-González R, Luis Martínez V J, et al. Analysis of pesticide and veterinary drug residues in baby food by liquid chromatography coupled to Orbitrap high resolution mass spectrometry[J]. Talanta, 2015, 131: 1-7.
[107] Portolés T, Mol J G, Sancho J V, et al. Validation of a qualitative screening method for pesticides in fruits and vegetables by gas chromatography quadrupole-time of flight mass spectrometry with atmospheric pressure chemical ionization [J]. Analytica Chimica Acta, 2014, 838: 76-85.
[108] Jia W, Chu X G, Ling Y, et al. High-throughput screening of pesticide and veterinary drug residues in baby food by liquid chromatography coupled to quadrupole Orbitrap mass spectrometry [J]. Journal of Chromatography A, 2014, 1347: 122-128.
[109] Coscolla C, Leon N, Pastor A, et al. Combined target and post-run target strategy for a comprehensive analysis of pesticides in ambient air using liquid chromatography-Orbitrap high resolution mass spectrometry[J]. Journal of Chromatography A, 2014, 1368: 132-142.
[110] Roca M, Leon N, Pastor A, et al. Comprehensive analytical strategy for biomonitoring of pesticides in urine by liquid chromatography-orbitrap high resolution mass spectrometry[J]. Journal of Chromatography A, 2014, 1374: 66-76.
[111] 冯超, 徐骞, 金玉娥, 等. 植物源性食品中农药残留筛选平台研究[J]. 食品安全质量检测学报, 2015, 5: 1646-1653.

（汪国权 冯 超 王润华 程贺立 徐 骞）

第六章　镇静药物食物中毒检测技术

第一节　概　　述

一、镇静药物

镇静药物（sedative，tranquilizing agent）是指对中枢神经系统有抑制作用，可减轻或消除动物狂躁不安、恢复安静的一类药物。一些不法饲养者、销售者因经济利益驱使，在畜禽饲养过程中添加此类药物使动物镇静催眠、增重催肥、缩短出栏时间，或在动物运输过程中使用，起到减少动物死亡和体重下降的作用。在动物源食品中污染和残留的镇静药物会对人体中枢神经系统等造成不良影响，许多国家都将此类药物列为禁用药物。兽药镇静药物的使用不当或用药动物处置不当而导致人中毒的事件偶有发生。

兽药镇静药物按化学结构可分为苯二氮卓类（benzodiazepine）、吩噻嗪类（phenothiazine）、巴比妥类（barbiturate）、丁酰苯类（butyrophenone）以及安眠酮等其他类型镇静药物（图 6-1～图 6-5）。

苯二氮卓类镇静药物（图 6-1）主要有地西泮、硝西泮、奥沙西泮、氟西泮、艾司唑仑、咪达唑仑、三唑仑、阿普唑仑等。苯二氮卓类药物与蛋白质结合率高，因脂溶性高、易蓄积于脂肪和肌肉组织。苯二氮卓类药物主要经肝药酶代谢，多数药物可转化为去甲地西泮，再转化为奥沙西泮和替马西泮；氟西泮转化为去烷基氟西泮。苯二氮卓类镇静药物代谢终产物与葡萄糖醛酸或芳基硫酸结合为无活性产物，由肾脏排出。

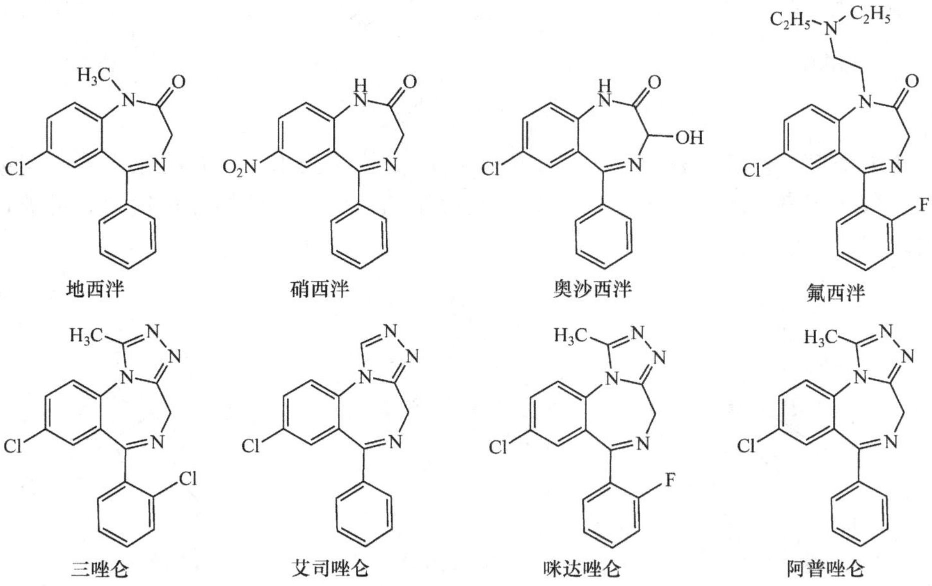

图 6-1　苯二氮卓类（benzodiazepine）镇静药物

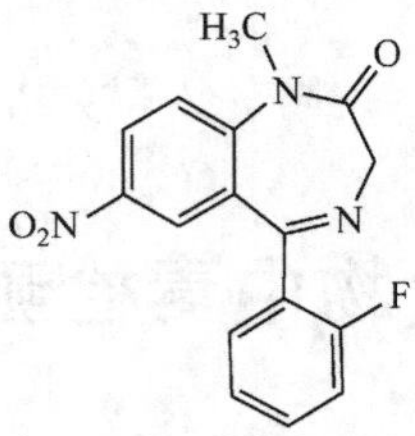

氟硝西泮

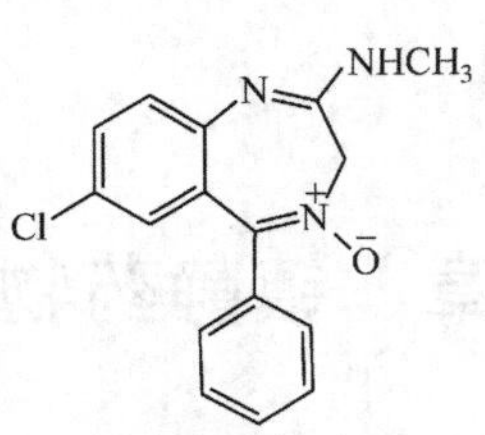

氯二氮平

图 6-1　（续）

吩噻嗪类镇静药物（图 6-2）主要包括氯丙嗪、硫利达嗪、奋乃静等。氯丙嗪脂溶性高，以肝、脑等组织含量较高，主要经肝线粒体代谢酶代谢与葡萄糖醛酸结合，大部分以葡萄糖醛酸盐或硫氧化合物经肾排泄。

氯丙嗪

硫利达嗪

异丙嗪

乙酰丙嗪

丙酰丙嗪

奋乃静

三氟丙嗪

普马嗪

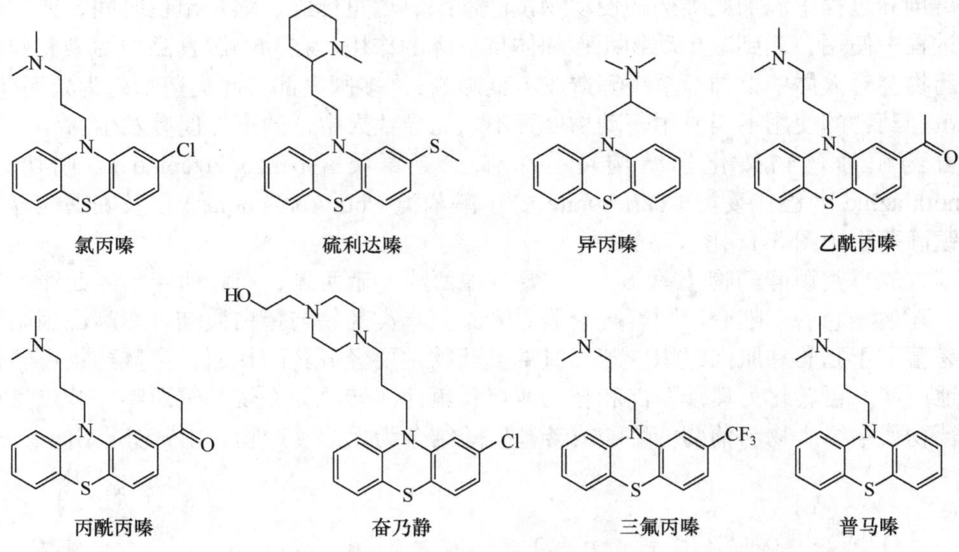

图 6-2　吩噻嗪类（phenothiazine）镇静药物

巴比妥类镇静药物（图 6-3）主要有苯巴比妥、戊巴比妥、异戊巴比妥、司可巴比妥等，易分布于各组织及体液中，部分肝脏代谢和肾代谢的药物经肾代谢时可被肾小管重吸收。

苯巴比妥

异戊巴比妥

司可巴比妥

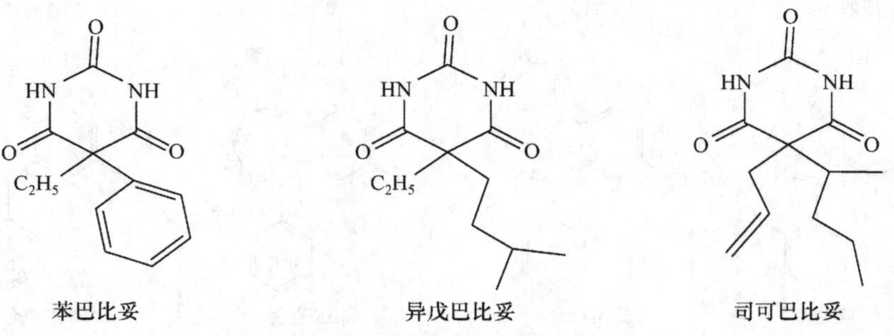

图 6-3　巴比妥类（barbiturate）镇静药物

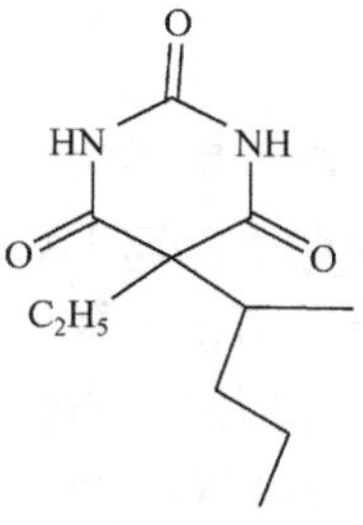

戊巴比妥

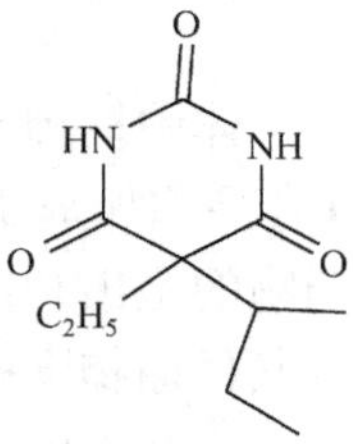

仲丁巴比妥

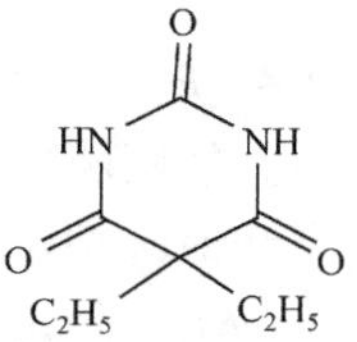

巴比妥

图 6-3　（续）

丁酰苯类镇静药物主要有氮哌酮及其代谢产物氮哌醇和氟哌啶醇等，易与血浆蛋白结合，肝内浓度高，10%～15%从胆汁排泄，肾脏是主要排泄器官（图 6-4）。

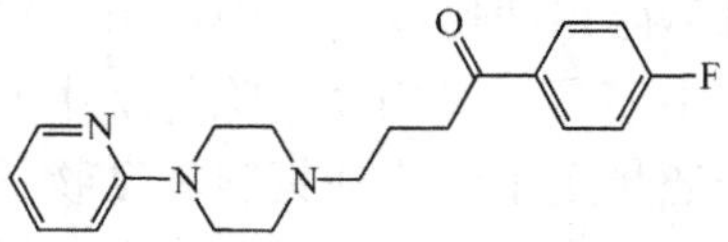

阿扎哌隆

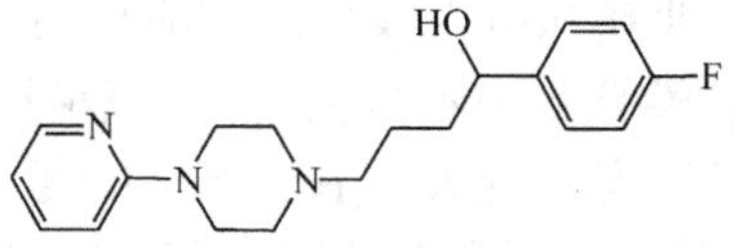

阿扎哌醇

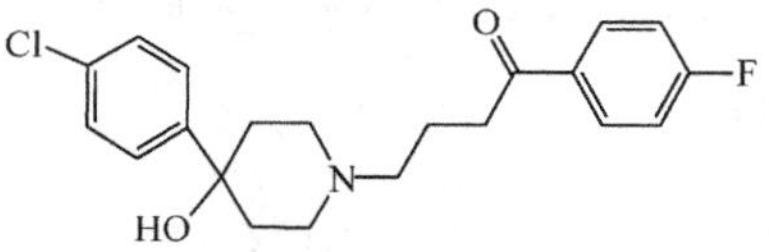

氟哌啶醇

图 6-4　丁酰苯类（butyrophenone）镇静药物

苯异妥因

唑吡坦

安眠酮

甲苯噻嗪

甲丙氨酯

氯氮平

利血平

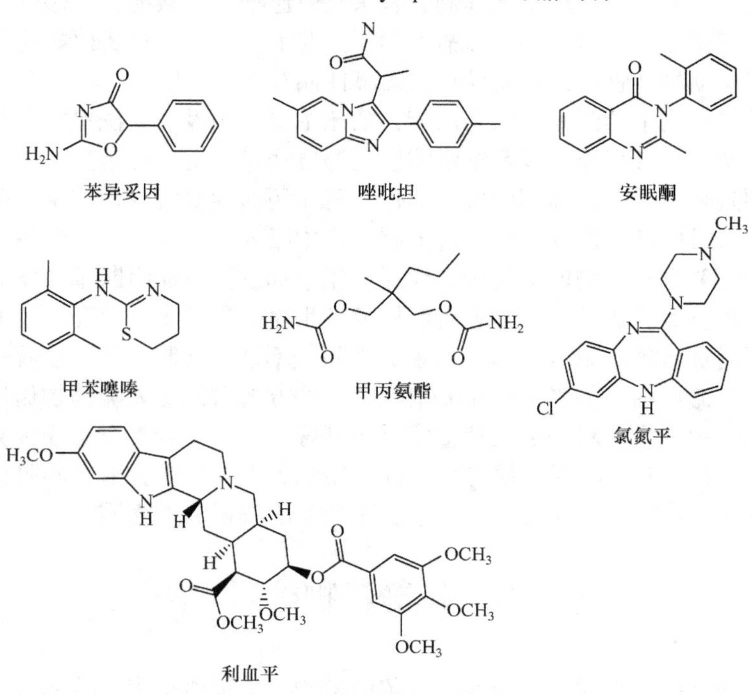

图 6-5　其他结构类型镇静药物

二、镇静药物限量标准

镇静药物在动物源食品中残留会对人体中枢神经系统等造成不良影响，许多国家都将此类药物列为禁用药物。FAO/WHO 食品添加剂联席专家委员会（JECFA）、欧盟、澳大利亚等国家和地区都对畜肉中镇静药物的检出和最高限量值做出相关规定。国际食品法典委员会（CAC）规定了阿扎哌隆及其代谢物阿扎哌醇总量在猪肉、脂肪、肝脏和肾脏中的最大残留限量（MRL）为 60μg/kg、60μg/kg、100μg/kg 和 100μg/kg[1]。欧盟已经禁止了酚噻嗪类药物在食源性动物中的使用，规定氯丙嗪为不得检出，阿扎哌隆及其代谢物阿扎哌醇总量在猪的肌肉、脂肪和肉皮、肝脏和肾脏中的 MRL 为 100μg/kg，对牛和马免除甲苯噻嗪的最大残留限制[2]。2002 年我国农业部 235 号公告[3]规定阿扎哌隆和阿扎哌醇总量在猪肉、脂肪、肝脏和肾脏中的 MRL 为 60μg/kg、60μg/kg、100μg/kg 和 100μg/kg；地西泮和氯丙嗪允许作治疗用，但不得在动物性食品中检出；安眠酮禁止使用，并在动物性食品中不得检出；甲苯噻嗪在牛、马（产奶动物除外）中允许使用，不需要制定残留限量。此外，农业部 176 号公告还规定了禁止在饲料和动物饮用水中使用氯丙嗪等 17 种镇静剂和其他国家管制精神药品[4]；农业部 193 号公告规定了禁止在动物饲养过程中使用安眠酮及其制剂，以及氯丙嗪、地西泮及其盐、酯和相应制剂[5]。

三、主要中毒表现及处置措施

镇静药物可透过血脑屏障，快速作用于中枢神经系统，产生不同程度的抑制作用。镇静药物急性中毒可以表现出言语不清、共济失调和动作失调；较大剂量可导致昏睡或昏迷，并出现呼吸和中枢神经系统抑制，若未及时医治，可致死亡。慢性毒性表现为反跳性失眠、记忆损害、依赖性甚至成瘾性等[6]。近年来，由于兽药镇静药物的滥用导致该类药物残留于动物性食品，从而导致中毒事件偶有发生[7,8]。

目前，镇静药物中毒尚无特效药治疗，临床主要采用吸氧、洗胃、保暖、利尿、维持水电解质平衡、血液灌流，以及纳洛酮注射等方法进行支持性治疗。①苯二氮卓类：应避免可能导致呕吐物吸入肺部的催吐治疗，可使用活性炭吸附。应密切监测患者精神和呼吸状况，严重的呼吸道和神经系统抑制可造成吸入性肺炎，必要时进行机械通气。氟马西尼是苯二氮卓类药物的拮抗剂，能通过竞争抑制受体而阻断苯二氮卓类药物的中枢神经系统作用。②巴比妥类：当患者服用危及生命的过量苯巴比妥时可考虑使用多剂量活性炭，可增加 50%～80%的苯巴比妥的消除。不推荐强制利尿，血液透析、血液灌流、血液透析过滤可用来加强苯巴比妥消除。这些方式对巴比妥类药物作用不大。轻度至中度的巴比妥中毒反应对一般支持治疗反应良好。③吩噻嗪类和丁酰苯类：应关注患者心血管系统毒性治疗和神经系统毒性治疗。密切关注血压、血氧、心脏指标，必要时给予补氧、升压药物；精神状态改变的患者应给予硫胺素和纳洛酮。

第二节　镇静药物检测方法

国内外对动物源性食品中镇静药物残留的检测技术报道很多，检测方法主要有高效液相色谱法（HPLC）[9,10]、气相色谱-质谱联用法（GC-MS）[11]、液相色谱-串联质谱联用法（LC-MS/MS）[12-17]等，镇静药物 LC -MS /MS 法作为目前报道较多的方法，可以进行多类多残留定性定量检测。目前国内针对动物源性食品中镇静药物残留检测主要的标准方法有：GB/T 20763—2006《猪肾和肌肉组织中乙酰丙嗪、氯丙嗪、氟哌啶醇、丙酰二甲氨基丙吩噻嗪、甲苯噻嗪、阿扎哌隆、阿扎哌醇、咔唑心安残留量的测定》，农业部 1163 号公告-8—2009《猪肝中氯丙嗪残留检测》[18]，SN/T 2113—2008《进出口动物源性食品中镇静药物类药物残留量的检测方法》[19]，SN/T 2217—2008 进出口动物源性食品中巴比妥类药物残留量的检测方法[20]，SN/T 2220—2008 进出口动物源性食品中苯二氮卓类药物残留量检测方法等等[21]，参见表 6-1。

表 6-1　国内现行有效的镇静药物检测标准比较

序号	方法名称	检测对象	前处理方法	仪器	备注
1	GB/T20763—2006　猪肾和肌肉组织中乙酰丙嗪、氯丙嗪、氟哌啶醇、丙酰二甲氨基丙吩噻嗪、甲苯噻嗪、阿扎哌隆、阿扎哌醇、咔唑心安残留量的测定　液相色谱-串联质谱法	乙酰丙嗪、氯丙嗪、氟哌啶醇、丙酰二甲氨基丙吩噻嗪、甲苯噻嗪、阿扎哌隆、阿扎哌醇、咔唑心安	样品在碱性条件下经叔丁基甲醚提取，酸性条件下反萃取，再经过液-液萃取，外标法定量	LC-MS/MS	适用猪肾和肌肉组织，检出限为 0.1～0.5μg/kg
2	SN/T 2113—2008　出口动物源性食品中镇静剂类药物残留量的检测方法	氯丙嗪和地西泮	样品经乙腈提取，正己烷脱脂，20%氯化钠溶液稀释，经 HLB 柱净化，D6-氯丙嗪内标法定量	LC/MS/MS	适用肉类、肾脏，检出限为 1.0μg/kg
3	SN/T 2217—2008　出口动物源性食品中巴比妥类药物残留量的检测方法	巴比妥、苯巴比妥、仲丁比妥、异戊巴比妥、戊巴比妥、司可比妥	样品经酸性乙腈提取，经 HLB 柱净化，D5-戊巴比妥内标法定量	LC/MS/MS	适用猪肉、鸡肉、鱼肉、猪肝，检出限为 1.0μg/kg
4	SN/T 2220—2008　进出口动物源性食品中苯二氮卓类药物残留量检测方法	地西泮、奥沙西泮、氟西泮、去甲基氟西泮、7-氨基氟西泮、利眠宁、氟拉西泮、去烷基氟拉西泮、2-羟乙基氟拉西泮、阿普唑仑、α-羟基阿普唑仑、咪哒唑仑、α-羟基咪哒唑仑、三唑仑	样品经 β -葡萄糖醛苷酶/芳基硫酸酯酶水解，碱性条件下乙酸乙酯和异丙醇提取，MCX 柱净化，内标法定量	LC/MS/MS	适用猪肉、猪肝、猪肾，检出限为 1.0μg/kg
5	SN/T 3847—2014　出口食品中苯二氮卓类药物的测定	普拉西泮、去甲西泮、氯氮卓等 22 种苯二氮卓类药物	样品经二氯甲烷-乙醚混合溶液提取，内标法定量	LC/MS/MS	保健食品（片剂、冲剂、胶囊、糖浆、口服液）中普拉西泮、去甲西泮、氯氮卓等 22 种苯二氮卓类药物，定量限为 1.0μg/kg
6	农业部 1163 号公告-8—2009 猪肝中氯丙嗪残留检测	氯丙嗪	样品经乙酸乙酯提取，C_{18} 柱净化，外标法定量	GC/MS	适用猪肝，检出限为 2.0μg/kg

（一）样品前处理

动物源性食品中镇静药物残留存在游离态、结合态两种，且有些存在代谢产物。地西泮等苯二氮卓类药物因其结构中有氨基或羟基，在动物体内代谢过程中主要以与葡萄糖醛酸或芳基硫酸结合成苷或酯的形式存在，为了提高检测灵敏度，样品在提取前往往需要用酸、碱或酶水解，使这些结合态的待测物解离释放出来，β-葡萄糖酸苷酶-芳香硫酸酯酶酶解是最常用的选择。有研究表明，即使不能成苷的药物如三唑仑等，在酶解后也能获得较高的回收率。但也有方法直接分析游离态部分。

1. 镇静药物的提取

直接从动物源性食品中提取镇静药物的有机溶剂主要有乙腈、甲醇、乙酸乙酯等。从酶解液中进行萃取的溶剂包括叔丁基甲醚、乙醚、乙酸乙酯、氯仿等，若萃取后仍存在脂肪等干扰物质，需要进一步净化。由于大部分镇静药物属于碱性化合物，液-液萃取前需要调节 pH 至中性或碱性，液-液萃取存在乳化的问题，有机萃取剂消耗量比较大，容易造成环境污染，耗时较长，不易于自动化，因而存在局限性。

2. 镇静药物的净化

固相萃取由于溶剂用量少，可避免高毒、易燃溶剂，可以避免乳化，回收率高，且操作简便，因而在镇静药物的富集分离中有大量应用。目前用于固相萃取的固相材料主要有大孔树脂、硅藻土、C_{18}、C_8、HLB 及混合型阳离子交换柱等。刑若葵和王松才[22]采用 HLB 固相萃取柱，建立了在同一条件下同时提取净化血中的常见安眠镇静药物和三环抗抑郁药的自动固相萃取法，用二氯甲烷洗脱，采用 GC/FID 进行检测，各种药物的提取效率几乎都达到 80%以上。

3. 镇静药物的衍生方法

镇静药物的气相色谱、气相色谱-质谱检测法中，通常要进行衍生化处理以提高方法的灵敏度。常用的衍生化方法有甲基化、酰基化和硅烷基化。例如，尽管巴比妥类药物净化后可以直接用 GC 测定，但巴比妥类药物的丙二酰脲结构上有两个氢，采用碘甲烷衍生化技术可减小药物的极性，提高灵敏度和分离效果，得到更好的峰型，提高定性定量的准确性，巴比妥类药物的检测限从甲基化前的 10～30ng/ml 降低为甲基化后的 0.1～10ng/ml。Borrey 等[23]对 15 种苯二氮卓类药物的 GC/MS 检测方法进行了研究，碘甲烷衍生化进行 GC/MS 分析，其中有 13 种药物的回收率在 80%以上。

（二）仪器分析

由于巴比妥类、苯二氮卓类镇静药物含有氮元素，气相色谱的氮磷选择性检测器（NPD）是一种较好的选择，但对于动物源性食品中低浓度残留，GC-NPD 对定性判断仍有一定局限性。早期 GC、GC-MS 通常用于中毒患者尿液和血液中高浓度镇静药物的快速检测。

随着 GC-MS 的发展，质谱检测器在痕量镇静药物的定量分析中发挥着越来越重要的作用。高效液相色谱-串联质谱法（LC-MS/MS）由于灵敏度高、定性准确及检测速度快等特点，是镇静药物多残留检测的最主要手段，国内多个标准方法均基于高效液相色谱-串联质谱法。

第三节　镇静药物检测应用实例

食品安全国家标准《猪肾和肌肉组织中乙酰丙嗪、氯丙嗪、氟哌啶醇、丙酰二甲氨基丙吩噻嗪、甲苯噻嗪、阿扎哌隆、阿扎哌醇、咔唑心安残留量的测定》（GB/T 20763—2006）中规定了猪肾和肌肉组织中8种镇静药物残留量的液相色谱-串联质谱测定方法。为适应多种实验室条件和不同监测目标的需要，实例一选择了以两种常见镇静药物安定、氯丙嗪为代表的气相色谱-质谱法（GC-MS）；实例三拓展镇静药物种类，方法囊括19种常见镇静药物，采用液相色谱-质谱联用方法（HPLC-MS/MS）；实例二在GB/T 20763—2006基础上，根据我国兽药管理相关法规和限量规定，以及现行有效的镇静药物残留检测标准，选择了10种标准、法规涉及的镇静药物建立了HPLC-MS/MS方法；三个实例方法还分别从方法学角度，优化样品净化条件、仪器分析条件，获得更高的灵敏度、准确度。

镇静药物往往因滥服误服，以及动物性食品中的镇静药物残留通过食物链进入人体造成食物中毒。镇静药物主要通过微粒体酶在肝脏中代谢。其生物转化的途径涉及肝微粒体氧化、脂肪族羟基化或脱烷基化，以及葡糖醛酸苷结合、磺酸结合等。其原型药物的许多羟基代谢产物具有药理活性。误服或食物残留暴露后血浆中原型药物及其氧化产物较快出现，经过一段时间代谢，脱烷基化产物和羟基化产物的结合物含量在血浆中增加。而在尿液中，羟基化产物的葡萄糖或磺酸结合物是主要的代谢产物。例如，苯二氮卓类镇静药物，经肝微粒体氧化、脂肪族羟基化或*N*-脱烷基化，进而形成葡糖醛酸苷结合态。中毒后血浆中原型药物及其氧化产物较快出现，经过一段时间，*N*-脱烷基化产物和羟基化产物-葡糖苷酸在血浆中增加。尿液中羟基化产物-葡萄糖醛酸是最丰富的代谢产物，除此之外还存在脱烷基化产物和羟基化-脱烷基化产物的葡萄糖醛酸[24]。吩噻嗪类镇静药物也会经肝脏代谢为羟基化产物、*O*-脱烷基化产物，以及以磺酸结合为主的结合物[25]。因此，生物样品中镇静药物及其代谢物的检测对中毒的确证及溯源都有着重要意义。生物样品中的药物检测与动物源性产品相比，因含量更低（pg-ng/ml）、基质干扰及结合型代谢物需要酶解等，对样品前处理、方法灵敏度提出更高挑战。实例四[26]为19种镇静药物及其代谢产物的HPLC-MS/MS方法。

一、动物源性食品中安定和氯丙嗪测定（GC/MS法）

（一）原理

试样加内标后，用乙酸乙酯提取，乙腈正己烷分配脱脂，通过MCS固相萃取柱净化，采用GC-MS测定动物组织中安定、氯丙嗪残留，同位素内标法定量。当试样取5.0g时，本方法安定、氯丙嗪的检出限分别为1.0μg/kg和0.5μg/kg；定量限均为2.0μg/kg。

（二）仪器、设备与试剂

1. 仪器和设备

气相色谱质谱仪，涡旋混匀器，氮吹仪，固相萃取仪，具塞刻度试管（10ml），离心机：最低转速 8000r/min（最好冷冻）。

2. 试剂与材料

除非另有说明，所有试剂均为分析纯。水为 GB/T6682—2008 规定的一级水。

乙酸乙酯，乙腈（色谱纯），正己烷（色谱纯），甲醇（色谱纯），氨水（新制），无水硫酸钠（于 450℃灼烧 4h，冷却后储于干燥器中备用）。

氯丙嗪、安定标准品，D_6-氯丙嗪，D_5-安定内标。

氯丙嗪、安定标准储备溶液：分别称取各种镇静剂标准品 10mg 于 10ml 容量瓶中，用甲醇溶解并定容至刻度，存放在−18℃冰箱中备用；氯丙嗪、安定混合标准使用液用甲醇稀释至 0.5mg/L。

D_6-氯丙嗪、D_5-安定内标混合液：使用时用甲醇稀释储备液至 1.0mg/L 混合液。

MCS 固相萃取柱规格为 500mg/6ml。

（三）样品处理

1. 样品采集、制备、保存

动物组织（包括肌肉、肝脏、肾脏、肺等）采集 200～500g，取肌肉部分用组织捣碎机（或者榨汁机）绞碎，四分法取 50～100g，放在具塞玻璃瓶或者食品袋中，贴上标签后，放在−18℃冰箱冻藏。

2. 样品前处理

称取 5.0g 绞碎均匀的动物组织于 50ml 离心管中，加入 50μl 内标混合溶液，加入 6.0g 无水硫酸钠、25ml 乙酸乙酯，用匀质机匀质 20s，8000r/min 离心 10min，分出上层溶液到 100ml 蒸馏瓶中，45℃旋转蒸发至干。然后加入 2ml 正己烷饱和的乙腈、3ml 乙腈饱和的正己烷，超声提取，转入 10ml 具塞刻度试管中，4000r/min 离心 5min，用滴管将正己烷吸光，乙腈进一步净化。

3. 样品净化

取 MCS 固相萃取柱，先用乙腈 5ml 淋洗活化，然后将上述乙腈相全部加到柱子上，待样液过柱后，分别用 3ml 乙腈、3ml 水、3ml 甲醇淋洗除杂，将柱子真空脱水 2min，然后用 4ml 5%氨化甲醇洗脱收集，在 50℃水浴中氮气吹干，用甲醇（色谱纯）定容至 0.2ml，进行 GC-MS 分析。

（四）样品分析

1. 色谱质谱参考条件

1）色谱条件

HP-5 MS 5%苯基甲基聚硅氧烷弹性石英毛细管柱（30m×0.25mm×0.25μm）或等同柱；进样口温度：280℃；柱温：初温 120℃，保持 1min，然后以 10℃/min 升至 290℃，290℃后运行 2min；载气：氦气，纯度≥99.999%，流速 1.0ml/min；进样量：1～2μl；进样方式：不分流进样。

2）质谱条件

电离方式：EI 源；源温度：230℃；电子能量 70eV；接口温度 280℃；电子倍增器

电压 1506V；质量扫描范围 30～550*m*/*z*；溶剂延迟 12min。

2. 选择离子监测方式

监测离子见表 6-2。

表 6-2　参考保留时间及监测离子

化合物	内标	保留时间/min	定量离子	定性离子
氯丙嗪	D_6-氯丙嗪	17.16	318	320、272、246、86
D_6-氯丙嗪		17.13		
安定	D_5-安定	16.65	283	256、221、165
D_5-安定		16.60	287	261

3. 色谱图（图 6-6）

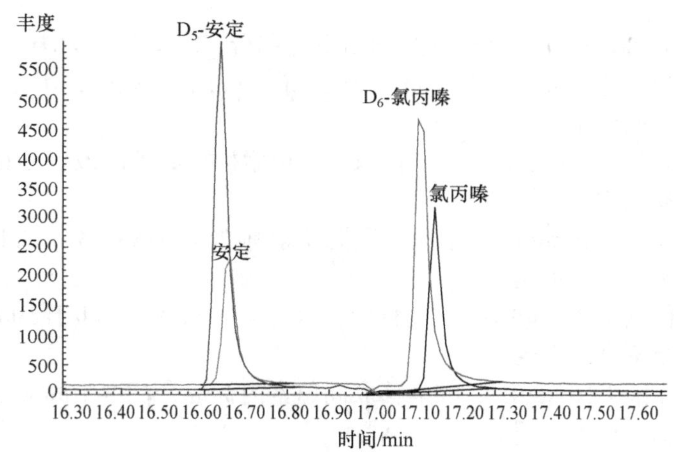

图 6-6　镇定药物标准及内标总离子流图

二、动物源性食品中 10 种镇静药物测定（LC-MS/MS 法）

（一）原理

本标准采用同位素稀释技术，在试样中加入内标溶液，酶解后，经乙腈提取，MCX 固相萃取净化，以 C_{18} 色谱柱分离，三重四极杆多反应监测（MRM）模式，用同位素稀释内标法（安眠酮采用基质匹配外标法）进行定量。

以 D_4-阿扎哌隆、D_4-阿扎哌醇、D_6-甲苯噻嗪、D_4-氟哌啶醇、D_4-异丙嗪、D_6-乙酰丙嗪、D_6-丙酰二甲氨基丙吩噻嗪、D_6-氯丙嗪、D_5-地西泮为内标，进行内标法定量；安眠酮采用基质匹配外标法定量。

（二）试剂和材料

1. 试剂

除非另有说明，本方法所用试剂均为分析纯，水为 GB/T 6682—2008 规定的一级水。所有标准品纯度均大于 99.0%。

乙腈（色谱纯）、甲醇（色谱纯）、甲酸（色谱纯）、乙酸铵（色谱纯）、氯化钠、盐酸、氨水（新制）、β-盐酸葡萄糖醛苷酶-芳香酯酶。

乙酸铵溶液（0.02mol/L）：称取乙酸铵 1.54g，加水至 1000ml 溶解，摇匀。

盐酸溶液（0.1mol/L）：取 0.86ml 浓盐酸加入已加有少量蒸馏水的 100ml 容量瓶中，加水稀释至刻度，摇匀。

阿扎哌醇标准品、阿扎哌隆标准品、甲苯噻嗪盐酸标准品、氟哌啶醇标准品、乙酰丙嗪马来酸标准品、丙酰二甲氨基丙吩噻嗪盐酸标准品、氯丙嗪标准品、异丙嗪盐酸标准品、安眠酮标准品、地西泮标准品、D_4-阿扎哌醇标准品、D_4-阿扎哌隆标准品、D_6-甲苯噻嗪盐酸标准品、D_4-氟哌啶醇标准品、D_6-乙酰丙嗪盐酸标准品、D_6-丙酰二甲氨基丙吩噻嗪盐酸标准品、D_6-氯丙嗪盐酸标准品、D_6-异丙嗪盐酸标准品、D_5-地西泮标准品。

标准溶液的制备：标准溶液配制好后均需转移至密闭性非常好的棕色玻璃容器中，于−18℃储存。

标准储备液（1000mg/L）：分别称取标准品各 10mg（精确至 0.01mg，带盐酸或马来酸标准品需换算为去盐酸或马来酸质量）于 19 个 10ml 容量瓶中，用乙腈溶解，定容至刻度，混匀。保存期为 1 年。

混合标准中间液（10mg/L）：准确量取非同位素标准储备溶液各 0.1ml 于 10ml 容量瓶中，用乙腈稀释至刻度，混匀。

混合内标中间液（10mg/L）：准确量取同位素标准储备溶液各 0.1ml 于 10ml 容量瓶中，用乙腈稀释至刻度，混匀。

混合标准工作液（100μg/L）：准确移取混合标准中间液 0.1ml 于 10ml 容量瓶中，用初始流动相稀释至刻度，混匀。

混合内标工作液（100μg/L）：准确移取同位素内标混合标准中间液 0.1ml 于 10ml 容量瓶中，用水稀释至刻度，混匀。

混合标准工作溶液：用初始流动相配制成各化合物浓度分别为 0.5μg/L、1.0μg/L、5.0μg/L、10.0μg/L、20.0μg/L、50.0μg/L、100.0μg/L 的标准系列溶液。安眠酮用相应的空白样品基质提取液配制成 0.5μg/L、1.0μg/L、5.0μg/L、10.0μg/L、20.0μg/L、50.0μg/L、100.0μg/L 的标准工作液。内标混合液各组分浓度均为 5.0μg/L。临用现配。

注：称取标准品质量为按结合酸（盐酸、马来酸）修正过的质量。

2. 材料

Oasis MCX 3cc/60mg 固相萃取柱或相当阳离子交换固相萃取柱。

（三）仪器和设备

液相色谱-三重四极杆质谱联用仪（HPLC-MS/MS）；电子天平（感量为 1 mg 和 0.01mg）；高速离心机；pH 计；涡漩混合器；均质机；全自动固相萃取仪；超声清洗仪；氮吹仪。

（四）分析步骤

1. 试样制备

牲畜肌肉组织去骨去皮，剔除筋膜，用均质机充分捣碎均匀，密封后于−18℃以下冷冻保存。

2. 试样提取

称取 5g（精确至 0.01g）均质样品于 50ml 离心管内，加入 10ml 0.02mol/L 乙酸铵（乙酸调 pH 至 5.2）水溶液，加入 25μg/L 同位素内标混合液 1ml，振摇 2min。加入 25μl β-盐酸葡萄糖醛苷酶-芳香酯酶，振摇 2min，37℃酶解 16h。加入 8ml 乙腈，超声提取 10min，0℃下 8000r/min 离心 10min，重复 1 次，合并提取液。加入 3g NaCl，振摇后静置分层，取上层乙腈提取液定容至 20ml，取 4ml 氮吹至近干，加入 3ml 上样溶剂 0.1mol/L 盐酸溶液-甲醇（9:1），待净化。

3. 试样净化

采用 Oasis MCX 固相萃取柱进行净化。Oasis MCX 柱依次用 5ml 甲醇、5ml 水活化。将上述 3ml 提取液过柱，弃去流出液。依次用 3ml 2%甲酸溶液、3ml 甲醇淋洗，抽真空 2min，用 4ml 5%氨水甲醇溶液洗脱，收集洗脱液，氮吹至近干，初始浓度流动相定容为 1ml，0.22μm 滤膜过滤，待 HPLC-MS/MS 测定。

4. 色谱测定

1）液相色谱参考条件

色谱柱：UPLC CSH C_{18} 色谱柱（1.7μm，2.1×100mm），或相当的色谱柱。

流动相：A 相为 0.1%甲酸水，B 相为 0.1%甲酸乙腈；梯度洗脱程序：0～5min，B 相保持为 13%；5～10min，B 相由 13%线性增加至 80%；10～12min，B 相保持为 80%；12.1min，B 相降至 13%，并保持至 17min，流速 0.40ml/min。柱温：40℃。进样体积：10μl。

2）质谱参考条件

电喷雾离子源 ESI+；加热模块温度：450℃；脱溶剂管温度：250℃；雾化气流速：3.0L/min；加热气流速：15.0L/min；离子源电压：4.5kV；扫描模式：多反应监测（MRM），监测模式参数见表 6-3。

表 6-3　10 种镇静药物及其内标物的质谱条件参数

化合物	母离子（*m/z*）	子离子（*m/z*）	驻留时间/ms	Q1-电压/V	碰撞电压/V	Q3-电压/V
阿扎哌隆（Azaperone）	328.15	123.05*，165.05	20，20	−17，−17	−35，−22	−23，−18
D_4-阿扎哌隆（D_4-Azaperone）	332.20	127.10*	20	−17	−36	−23
甲苯噻嗪（Xylazine）	220.80	90.10*，164.15	20，20	−11，−11	−22，−26	−17，−18
D_6-甲苯噻嗪（D_6-Xylazine）	227.20	90.10*	20	−12	−23	−17
阿扎哌醇（Azaperol）	330.00	121.15*，149.15	20，20	−16，−16	−22，−28	−23，−29
D_4-阿扎哌醇（D_4-Azaperol）	334.25	121.15*	20	−18	−24	−23
氟哌啶醇（Haloperidol）	376.00	123.0*，165.10	20，20	−14，−14	−41，−24	−23，−18
D_4-氟哌啶醇（D_4-Haloperidol）	380.20	123.10*	20	−20	−40	−23
异丙嗪（Promethazine）	285.15	86.15*，198.10	20，20	−15，−15	−18，−28	−17，−22
D_4-异丙嗪（D_4-Promethazine）	289.20	86.15*	20	−15	−23	−16

续表

化合物	母离子（*m/z*）	子离子（*m/z*）	驻留时间/ms	Q1-电压/V	碰撞电压/V	Q3-电压/V
乙酰丙嗪（Acepromazine）	327.15	86.10*，58.10	20，20	–17，–17	–22，–40	–30，–24
D_6-乙酰丙嗪（D_6-Acepromazine）	333.20	92.20*	20	–17	–22	–17
丙酰二甲氨基丙吩噻嗪（Propionylpromazine）	341.30	86.15*，58.15	20，20	–18，–18	–43，–22	–24，–16
D_6-丙酰二甲氨基丙吩噻嗪（D_6-Propionylpromazine）	347.20	64.10*	20	–17	–44	–12
氯丙嗪（Chlorpromazine）	319.15	58.10*，86.15	20，20	–17，–17	–39，–22	–24，–16
D_6-氯丙嗪（D_6-Chlorpromazine）	325.15	64.15*	20	–30	–55	–30
安眠酮（Methaqualone）	251.10	132.15*，90.95	29，29	–27，–41	–25，–17	–24，–17
地西泮（Diazepam）	285.10	193.15*，154.1	20，20	–15，–15	–31，–27	–21，–28
D_5-地西泮（D_5-Diazepam）	290.15	198.15*	20	–15	–33	–22

*表示定量离子。

（五）色谱图（图 6-7）

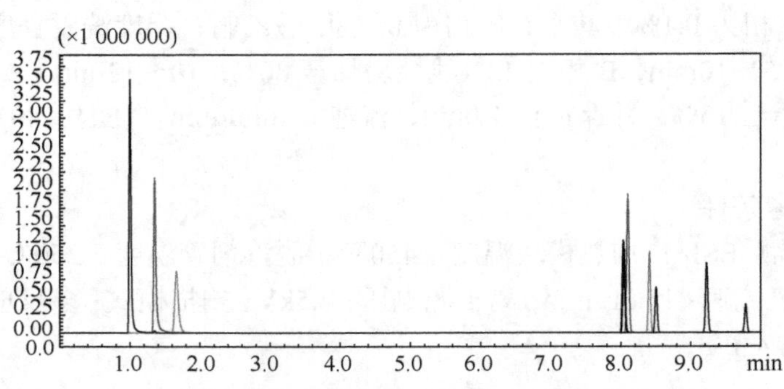

图 6-7　10 种镇静药物的定量离子叠加色谱图（10μg/L）

三、动物源性食品中 19 种镇静药物测定（LC-MS/MS 法）

（一）原理

本方法采用同位素稀释技术，在试样中加入内标溶液，酶解后，经 MCS 混合固相萃取柱净化，用 5%氨化甲醇分别洗脱，洗脱浓缩后用 UPLC-MS/MS 测定 19 种镇静药物类药物残留，内标法定量。

（二）试剂与材料

除非另有说明，本方法所用试剂均为分析纯，水为 GB/T 6682—2008 规定的一级水。所有标准品纯度均大于 99.0%。

浓氨水、浓盐酸、乙酸铵、甲醇（色谱纯）、β-葡萄糖醛苷酶/芳基硫酸酯酶液。

5%氨化甲醇：取 5ml 浓氨水，用乙酸乙酯定容至 100ml 混匀，现配现用。

5mmol/L 乙酸铵溶液：称取 0.39g 乙酸铵，用 1000ml 水溶解，过膜后待用。

乙酸铵溶液（0.2mol/L）：称取 15.4g 乙酸铵，加水至 1000ml 溶解，摇匀。

盐酸溶液（3.0mol/L）：取 2.58 ml 浓盐酸加入已加有少量蒸馏水的 10ml 试管中，加水稀释至刻度，摇匀。

苯巴比妥、巴比妥、异戊巴比妥、戊巴比妥、司巴比妥、氯丙嗪、地西泮、硝西泮、去甲西泮、奥沙西泮、氟胺安定、氟哌啶醇、丙咪嗪、氯氮卓、咪哒唑仑、艾司唑仑、阿普唑仑、三唑仑、劳拉西泮标准品：纯度大于 99.0%。D_5-地西泮、D_6-氯丙嗪、D_5-苯巴比妥（100μg/ml）。

标准溶液配制：标准溶液配制好后均需转移至密闭性非常好的棕色玻璃容器中，于−18℃储存。

0.2mg/ml 镇静药物标准储备溶液：分别称取各种镇静药物标准品 10mg（精确到 0.1mg）于 50ml 容量瓶中，用甲醇溶解并定容至刻度，存放在−18℃冰箱中备用。

2.0μg/ml 镇静药物单标储备溶液：取 0.2mg/ml 镇静药物储备液 1.0ml，用甲醇定容至 100ml，得到 2.0μg/ml 镇静药物储备溶液，−18℃保存。

镇静药物混合标准应用液：取 2.0μg/ml 镇静药物储备溶液，按照方法要求进一步进行混合稀释成混合应用液，4℃保存。

0.4μg/ml D_5-地西泮、0.4μg/ml D_6-氯丙嗪、2.0μg/ml D_5-苯巴比妥镇静药物内标混合应用液：分别取 0.1ml 100μg/mL D_5-地西泮、0.1ml 100μg/mL D_6-氯丙嗪、0.5ml D_5-苯巴比妥于 25mL 容量瓶中，用甲醇溶解并定容至刻度，存放在−18℃冰箱中备用。

混合标准工作溶液：分别吸取一定量 2.0μg/mL 镇静药物储备溶液，加内标应用液 100μl，用 10%甲醇/水溶液定容至 1.0ml，制备成苯巴比妥、巴比妥、异戊巴比妥、戊巴比妥、司巴比妥含量为 25～1000ng/ml，其他镇静药物含量为 1.0～50ng/ml 的标准溶液（含 40ng/ml D_5-地西泮、40ng/ml D_6-氯丙嗪、200ng/ml D_5-苯巴比妥的内标溶液）供样品测定用，UPLC-MS/MS 分析后绘制标准曲线。临用现配。

MCS 混合固相萃取柱，500mg/6ml（C_8 阳离子交换树脂）。

固相萃取淋洗液配制：吸取 0.33ml 浓盐酸与 100ml 纯水混合配成浓度为 40mmol/L 的盐酸溶液作为淋洗液。

（三）仪器和设备

液相色谱-三重四极杆质谱联用仪（HPLC-MS/MS）；电子天平（感量为 0.01g 和 0.1mg）；冷冻高速离心机；pH 计；涡旋混合器；具塞试管等玻璃仪器；氮吹仪。

（四）分析步骤

1. 试样制备

动物源性食品去骨去皮，用均质机充分捣碎均匀，装入 50ml 塑料离心管中，密封后于−18℃以下冷冻保存。

2. 试样提取

称取 5g（精确至 0.01g）均质样品于 50ml 离心管内，加入 15ml 0.2mol/L 乙酸铵（乙酸调 pH 至 5.2）水溶液，加入 0.1ml 镇静药物内标混合应用液，振摇 2min。加入 100μl β-葡萄糖醛苷酶/芳基硫酸酯酶液，振摇 2min，37℃酶解 16h 后取出冷却，12 000r/min、4℃

离心 5min，分出上层溶液，用 3.0mol/L 盐酸溶液调节至 pH2.0±0.1，进一步 12 000r/min、4℃离心 10min，注意如果液面有脂肪析出，可以用滤纸过滤，取上清液（或滤液）待净化。

3. 试样净化

依次用 5ml 甲醇、5ml 水、5ml 40mmol/L 的盐酸溶液活化平衡 MCS 固相萃取柱，然后取 10ml 上述上清液至柱内，待样品过柱后，用 5ml 水淋洗除杂，抽真空 2min 抽干柱内液体，加入 5ml 5%氨化甲醇洗脱收集于 10ml 具塞试管内，洗脱液在 50℃下用氮气吹干，先加入 0.1ml 甲醇超声溶解残留物，再加入 0.9ml 10%甲醇/水溶液混匀，过 0.22μm 滤膜后待 LC-MS/MS 分析。

4.仪器参考条件

1）液相色谱参考条件

色谱柱：Waters BEH C_{18} 柱（1.7μm，2.1mm×50mm），或相当色谱柱；柱温：40℃。流动相：A 为 5mmol/L 乙酸铵溶液，B 为乙腈（含 0.1%甲酸）；梯度洗脱：0～0.3min，20%B；0.3～2.5min，60%B；2.5～4.0min，90%B；4.0～5.0min，90%B；5.0～5.5min，20%B；5.5～6.0min，20%B。流速：0.3ml/min。进样体积：2～5μl（视仪器灵敏度）。

2）质谱参考条件

电喷雾离子源（ESI）。毛细管电压：0.5kV；离子源温度：150℃；脱溶剂温度：400℃。扫描方式：苯巴比妥、巴比妥、异戊巴比妥、戊巴比妥、司巴比妥、D_5-苯巴比妥为负离子扫描；氯丙嗪、地西泮、硝西泮、去甲西泮、奥沙西泮、氟胺安定、氟哌啶醇、丙咪嗪、氯氮卓、咪哒唑仑、艾司唑仑、阿普唑仑、三唑仑、劳拉西泮、D_5-地西泮、D_6-氯丙嗪为正离子扫描。扫描方式：多反应监测（MRM）。雾化气、气帘气、辅助加热气由氮气发生器产生或使用高纯氮气，碰撞气均为高纯氩气；使用前应调节各气体流量以使质谱灵敏度达到检测要求。锥孔电压、碰撞能压等电压值应优化至最优灵敏度。定性离子对、定量离子对、锥孔电压及碰撞电压见表 6-4。

表 6-4　各镇静药物参考分析参数

序号	名称	英文	母离子	子离子	锥孔电压/V	碰撞电压/V	保留时间/min	内标物
1	苯巴比妥	Phenobarbital	231.1	85.0/187.8*	6	12/12	1.53	D_5-苯巴比妥
2	巴比妥	Barbital	183.1	85.0/140.0*	36	12/12	0.87	D_5-苯巴比妥
3	异戊巴比妥	Amobarbital	225.1	85.0/181.8*	4	12/12	2.05	D_5-苯巴比妥
4	戊巴比妥	Pentobarbitone	225.1	138.1/181.8*	4	18/14	2.05	D_5-苯巴比妥
5	司可巴比妥	Secobarbital	237.2	85.0/193.9*	8	10/10	2.19	D_5-苯巴比妥
6	氯丙嗪	Chlorpromazine	319.1	58.1/86.1*	14	16/24	3.03	D_6-氯丙嗪
7	地西泮	Diazapam	285.1	154.0/193.0*	56	26/32	2.78	D_5-地西泮
8	硝西泮	Nitrazepam	282.1	207.1/180.0*	42	34/34	2.15	D_5-地西泮
9	去甲西泮	Nordazepam	271.0	140.0*/208.0	4	26/26	2.48	D_5-地西泮
10	奥沙西泮	Oxazepam	287.0	156.0*/193.1	12	26/26	2.78	D_5-地西泮

续表

序号	名称	英文	母离子	子离子	锥孔电压/V	碰撞电压/V	保留时间/min	内标物
11	氟胺安定	Flurazepam	388.1	134.1*/287.9	40	48/26	2.34	D_5-地西泮
12	氟哌啶醇	Haloperidol	376.1	123.1/165.1*	12	38/22	2.51	D_6-氯丙嗪
13	丙咪嗪	Imipramine	281.2	86.1*/193.0	4	16/42	2.75	D_6-氯丙嗪
14	氯氮卓	Chlordiazepoxide	300.0	165.1/227.0*	6	44/26	2.07	D_5-地西泮
15	咪哒唑仑	Midazolam	326.0	222.8/249.2*	12	38/38	2.31	D_5-地西泮
16	艾司唑仑	Estazolam	295.0	151.2/205.0*	44	56/38	2.17	D_5-地西泮
17	阿普唑仑	Alprazolam	309.1	205.1*/274.1	72	38/24	2.27	D_5-地西泮
18	三唑仑	Triazolam	343.0	239.0/308.0*	74	38/24	2.29	D_6-氯丙嗪
19	劳拉西泮	Lorazepam	322.0	194.0/229.1*	6	40/30	2.23	D_6-氯丙嗪
20	D_5-苯巴比妥	D_5-Phenobarbital	236.0	192.8	4	14	1.54	
21	D_5-地西泮	D_5-Diazapam	290.0	198.1	50	30	2.76	
22	D_6-氯丙嗪	D_6-Chlorpromazine	325.1	94.1	4	30	3.03	

*表示定量离子。

（五）色谱图（图 6-8）

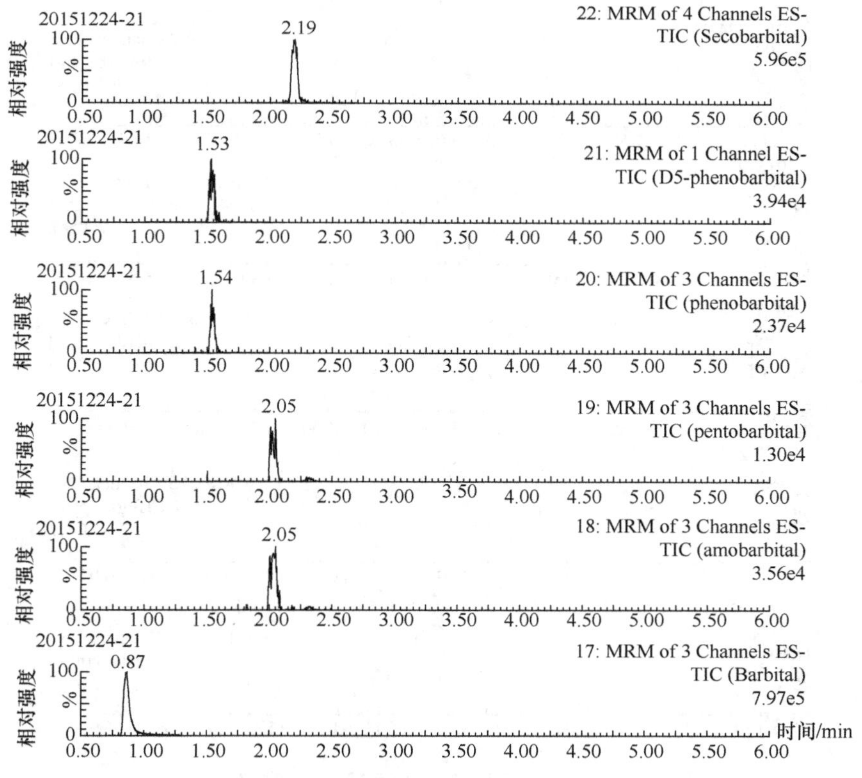

图 6-8　19 种镇静药物及 3 种内标物标准总离子流图

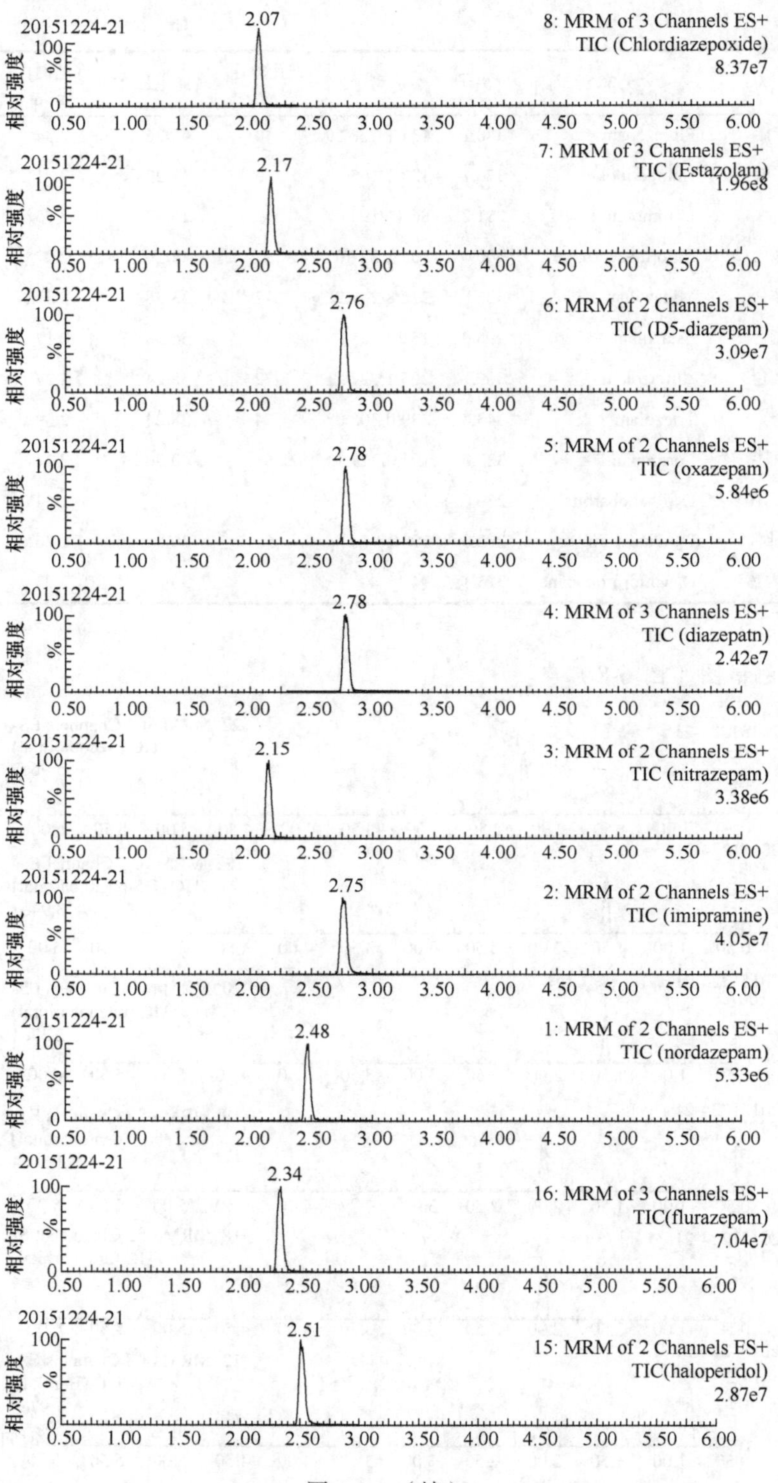
20151224-21
2.07
8: MRM of 3 Channels ES+
TIC (Chlordiazepoxide)
8.37e7
相对强度
%
20151224-21
2.17
7: MRM of 3 Channels ES+
TIC (Estazolam)
1.96e8
20151224-21
2.76
6: MRM of 2 Channels ES+
TIC (D5-diazepam)
3.09e7
20151224-21
2.78
5: MRM of 2 Channels ES+
TIC (oxazepam)
5.84e6
20151224-21
2.78
4: MRM of 3 Channels ES+
TIC (diazepatn)
2.42e7
20151224-21
2.15
3: MRM of 2 Channels ES+
TIC (nitrazepam)
3.38e6
20151224-21
2.75
2: MRM of 2 Channels ES+
TIC (imipramine)
4.05e7
20151224-21
2.48
1: MRM of 2 Channels ES+
TIC (nordazepam)
5.33e6
20151224-21
2.34
16: MRM of 3 Channels ES+
TIC(flurazepam)
7.04e7
20151224-21
2.51
15: MRM of 2 Channels ES+
TIC(haloperidol)
2.87e7
0.50 1.00 1.50 2.00 2.50 3.00 3.50 4.00 4.50 5.00 5.50 6.00

图 6-8　（续）

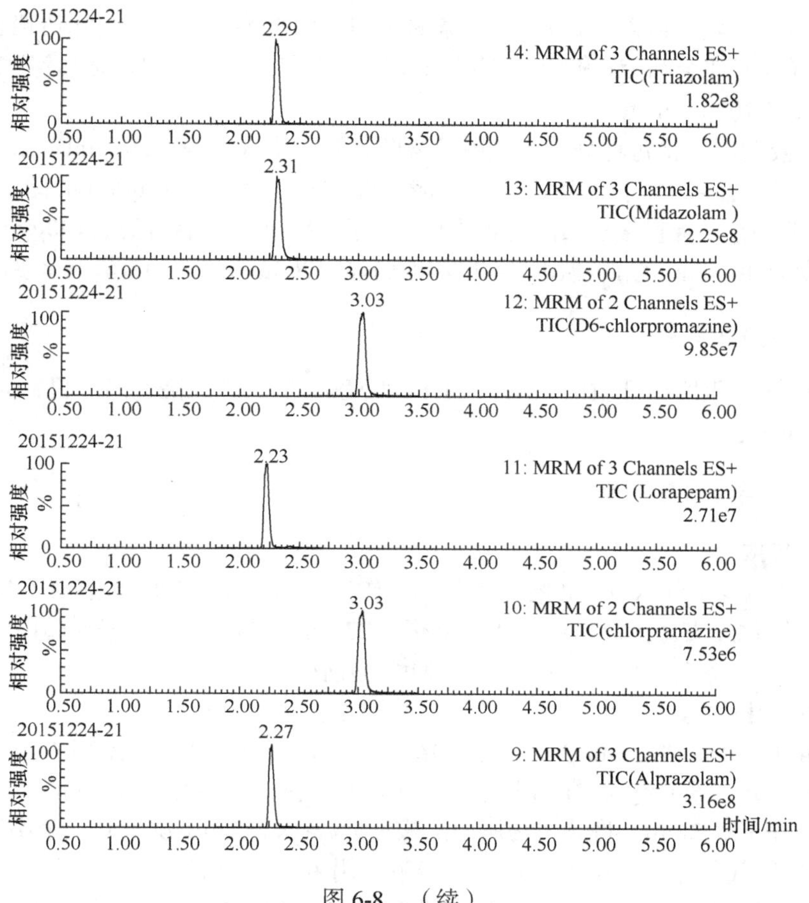

图 6-8　（续）

四、生物样品中镇静药物的测定方法（LC-MS/MS 法）

（一）原理

试样加内标后，用盐酸溶液提取，SLW 固相萃取柱净化，采用 HPLC-MS/MS 测定血浆中苯巴比妥、巴比妥、阿莫巴比妥、戊巴比妥、司可巴比妥、氯丙嗪、地西泮、硝西泮、诺达西泮、奥沙西泮、氟拉西泮、氟哌啶醇、丙咪嗪、氯氮卓、咪达唑仑、艾司唑仑、阿普唑仑、三唑仑和劳拉西泮。同位素内标法定量。当试样取 0.2ml 时，本方法苯巴比妥类药物最低定量限（LLOQ）为 100μg/L，其他 14 种镇静药物为 1.0μg/L。

（二）试剂和材料

除非另有说明，所用试剂均为分析纯，水为 GB/T6682—2008 规定的一级水。

乙酸乙酯（色谱级）、乙腈（色谱级）、甲醇（色谱级）、氨水（新制）、盐酸、乙酸铵（色谱级）、甲酸（色谱级）。

SPE 色谱柱：SLW（C_8 阳离子树脂）500mg/6ml。

苯巴比妥、巴比妥、阿莫巴比妥、戊巴比妥、司可巴比妥、氯丙嗪、地西泮、硝西泮、诺达西泮、奥沙西泮、氟拉西泮、氟哌啶醇、丙咪嗪、氯氮卓、咪达唑仑、艾司唑仑、阿普唑仑、三唑仑和劳拉西泮标准品。D_6-氯丙嗪（100μg/ml）、D_5-地西泮（100μg/ml）、D_5-苯巴比妥（100μg/ml）。

标准溶液配制：将每种分析物在甲醇溶解，制备成浓度为0.2mg/ml（以碱计算）的储备液，并保存在−20℃下。用甲醇进一步稀释，制备浓度为2.0μg/ml的储备工作溶液，并在−20℃下保存。将直接购买的每种同位素内标储备液（以碱计算，100μg/ml）用甲醇稀释为浓度为40μg/ml的D_6-氯丙嗪和D_5-地西泮、200μg/ml的D5-苯巴比妥。

（三）仪器和设备

液相色谱-三重四极杆质谱联用仪（HPLC-MS/MS）；冷冻高速离心机；pH计；涡旋混合器；氮吹仪。

（四）试样的制备与处理

1. 试样提取

向0.2ml血浆中加入0.1ml同位素内标工作液，加入4ml盐酸水溶液（40mmol/L）。使苯二氮卓转化为更易于测定的二苯甲酮衍生物。涡旋混合30s后，将样品以10 000r/min超速离心5min。待进一步通过固相萃取纯化上清液。

2. 试样净化

用甲醇（5ml）、水（5ml）和盐酸水溶液（5ml，40mmol/L）依次冲洗，活化SLW固相萃取柱（6cc，500mg）。样品上样，在重力下洗脱，用去离子水（5ml）洗涤色谱柱。施加真空，并干燥2min。将分析物用甲醇铵（5%氨水，5ml）洗脱到一个小瓶中，然后在50℃下用氮气干燥，并用0.1ml甲醇溶解。用甲醇-水溶液（V∶V，10∶90）将其稀释至1.0ml，并通过注射器过滤器过滤。最后，将其转移到自动进样瓶中进样。

（五）测定条件

1. 液相色谱参考条件

色谱柱：ACQUITY UPLC BEH C_{18}（50mm×2.1mm，内径1.7μm），柱温；40℃。流动相A：乙酸铵（5mmol/L）水溶液；流动相B：乙腈（含%1甲酸）。流速为0.3ml/min。进样体积5ml。洗脱梯度：0min，20% B；0.3min，60% B；2.5min，90% B；4.0min，90% B；5.0min，20%B。

2. 质谱条件

离子源：电喷雾离子源（ESI）；巴比妥类药物（苯巴比妥、巴比妥、阿莫巴比妥、戊巴比妥、司可巴比妥）为负离子扫描模式；其他14种镇静药物和同位素内标为正离子扫描模式。

电离源条件：毛细管电压为0.5kV，源温度为150℃，锥孔气流60L/h，去溶剂化温度为400℃，去溶剂化气体为500L/h。质谱优化条件（锥孔电压和碰撞电压）、多反应监测（MRM）参数见表6-5。

表 6-5　MS/MS 母离子和碎片离子（*m/z*）、碰撞电压和锥孔电压

序号	名称	英文	母离子	子离子	锥孔电压/V	碰撞电压/V	保留时间/min	内标物
1	苯巴比妥	Phenobarbital	231.1	85.0/187.8*	6	12/12	1.53	D_5-苯巴比妥
2	巴比妥	Barbital	183.1	85.0/140.0*	36	12/12	0.87	D_5-苯巴比妥
3	异戊巴比妥	Amobarbital	225.1	85.0/181.8*	4	12/12	2.05	D_5-苯巴比妥
4	戊巴比妥	Pentobarbitone	225.1	138.1/181.8*	4	18/14	2.05	D_5-苯巴比妥
5	司可巴比妥	Secobarbital	237.2	85.0/193.9*	8	10/10	2.19	D_5-苯巴比妥
6	氯丙嗪	Chlorpromazine	319.1	58.1/86.1*	14	16/24	3.03	D_6-氯丙嗪
7	地西泮	Diazapam	285.1	154.0/193.0*	56	26/32	2.78	D_5-地西泮
8	硝西泮	Nitrazepam	282.1	207.1/180.0*	42	34/34	2.15	D_5-地西泮
9	去甲西泮	Nordazepam	271.0	140.0*/208.0	4	26/26	2.48	D_5-地西泮
10	奥沙西泮	Oxazepam	287.0	156.0*/193.1	12	26/26	2.78	D_5-地西泮
11	氟胺安定	Flurazepam	388.1	134.1*/287.9	40	48/26	2.34	D_5-地西泮
12	氟哌啶醇	Haloperidol	376.1	123.1/165.1*	12	38/22	2.51	D_6-氯丙嗪
13	丙咪嗪	Imipramine	281.2	86.1*/193.0	4	16/42	2.75	D_6-氯丙嗪
14	氯氮卓	Chlordiazepoxide	300.0	165.1/227.0*	6	44/26	2.07	D_5-地西泮
15	咪哒唑仑	Midazolam	326.0	222.8/249.2*	12	38/38	2.31	D_5-地西泮
16	艾司唑仑	Estazolam	295.0	151.2/205.0*	44	56/38	2.17	D_5-地西泮
17	阿普唑仑	Alprazolam	309.1	205.1*/274.1	72	38/24	2.27	D_5-地西泮
18	三唑仑	Triazolam	343.0	239.0/308.0*	74	38/24	2.29	D_6-氯丙嗪
19	劳拉西泮	Lorazepam	322.0	194.0/229.1*	6	40/30	2.23	D_6-氯丙嗪
20	D_5-苯巴比妥	D_5-Phenobarbital	236.0	192.8	4	14	1.54	
21	D_5-地西泮	D_5-Diazapam	290.0	198.1	50	30	2.76	
22	D_6-氯丙嗪	D_6-Chlorpromazine	325.1	94.1	4	30	3.03	

*表示定量离子。

五、注意事项

镇静药物属于药用化合物，报道的项目非常多，且新型的镇静药物不断出现，不法分子也有可能将其用于动物养殖，因此动物源性食品中镇静药物残留的检测技术开发任务艰巨。

（一）样品前处理

1. 样品提取浓缩

由于动物组织含有大量脂肪，因此酶解液可以采用冷冻离心去除脂肪，保障固相萃取净化前的酶解液澄清透明，浑浊则影响过柱净化效果，应该进一步离心过滤。对生物样品检测时，除药物原型外，还应包含其代谢物。在血液检测中，要考虑原型药物的代谢规律和一相代谢产物。若对尿液经行检测，还应关注二相代谢产物即镇静药物及其一相代谢产物的结合态，在没有结合态标准品的情况下，应考虑借助酶解反应，将结合态转化为游离态，再进行测定。

2. 样品净化

（1）建议固相萃取柱使用前用酶解液加标进行验收，柱子回收率应该在 80%以上。

（2）针对不同的固相萃取柱，洗脱溶剂主要是氨化甲醇、氨化乙酸乙酯两种；建议洗脱溶剂现配现用。5%氨化乙酸乙酯配置时要充分混匀，注意浓氨水购买时间，太久容易吸水导致浓度下降，影响洗脱效果。

（二）GC/MS 分析

要注意 GC/MS 仪器状态，使灵敏度达到最佳效果，及时清洗进样口、离子源，氯丙嗪容易拖尾，影响灵敏度。

（三）LC/MS/MS 分析

（1）要注意流动相（5mmol/L 乙酸胺溶液）的配置时间，现配现用，仪器状态能满足方法标准溶液最低点检测要求。

（2）内标可以按照各实验室实际情况进行调整以满足定量要求，方法存在基质效应，建议采用空白基质来配制标准溶液。由于镇静药物为禁用药物，因此可以先定性再定量。

（3）空白试验：每批样品建议做一个空白试验，用酶解液加内标，按照样品同时进行以检查试剂、容器、仪器等有无干扰、污染情况。

（4）定性定量分析：每种被测组分选择 1 个母离子、2 个以上子离子，在相同实验条件下，样品中待测物质的保留时间与标准溶液中对应的保留时间偏差在±2.5%之内。由于检测项目多，仪器自动识别可能出错，因此还需要人为仔细检查核实。

（5）定量分析：为了保证分析结果的准确，要求在分析每批样品时，都应进行加标试验。技术指标应符合 GB/T 27404—2008《实验室质量控制规范食品理化检测》，如对多组分分析 1.0μg/kg 水平含量检测回收率 60%～130%及相对标准偏差（RSD）<20%的规定。

（6）注意部分稀释的标准溶液不稳定，特别是巴比妥类镇静药物，因此要注意储备液、应用液使用时间。

（四）其他

针对食物中毒样品，由于含量比较高，可以不酶解进行，以达到快速定性目的。

参考文献

[1] Codex Alimentarius Commission(CAC). Codex Alimentarius Commission. Maximum Residue Limits for Veterinary Drugs in Foods Updated as at the 35th Session of the Codex Alimentarius Commission(July 2012)[S].

[2] European Parliament and Council. Regulation(EC)No 470/2009 of the European Parliament and the Council[S]. 2009.

[3] 农业部. 中华人民共和国农业部公告第 235 号[S]. 2014.

[4] 农业农村部. 中华人民共和国农业农村部公告第 179 号[S]. 2019.

[5] 农业部. 中华人民共和国农业农村部公告第 193 号[S]. 2002.

[6] 孙树森, 赵志刚. 临床药师与药物中毒:镇静催眠和抗精神病药物药品评价[J]. 2016, 13(2): 8-19.

[7] 季宏伟, 徐春波. 一起因食用含兽药陆眠灵牛肉引起食物中毒事件调查[J]. 中国初级卫生保健, 2010, 24(6): 76.

[8] 侯磊, 张欣远. 兽用麻醉药鹿眠灵中毒案例分析. 刑事技术. 2013, 5: 56-57.

[9] Mercolini L, Mandrioli R, Iannello C, et al. Simultaneous analysis of diazepam and its metabolites in rat plasma and brain tissue by HPLC-UV and SPE[J]. Talanta, 2009, 80(1): 279-285.

[10] Cerkvenik-Flajs V. Determination of residues of azaperone in the kidneys by liquid chromatography with fluorescence detection[J]. Analytica Chimica Acta, 2007, 586(1-2): 374-382.

[11] Kumazawa T, Hasegawa C, Uchigasaki S, et al. Quantitative determination of phenothiazine derivatives in human plasma using monolithic silica solid-phase extraction tips and gas chromatography-mass spectrometry[J]. J Chromatogr A, 2011, 1218(18): 2521-2527.

[12] Meyer G M J, Maurer H H. Qualitative metabolism assessment and toxicological detection of xylazine, a veterinary tranquilizer and drug of abuse, in rat and human urine using GC-MS, LC-MS^n, and LC-HR-MS^n[J]. Anal Bioanal Chem, 2013, 405(30): 9779-9789.

[13] Bock C, Stachel C S. Development and validation of a confirmatory method for the determination of tranquilisers and a β-blocker in porcine and bovine kidney by LC-MS/MS[J]. Food Additives & Contaminants: Part A, 2013, 30(6): 1000-1011.

[14] Ruiz-Colon K, Martinez M A, Silva-Torres L A, et al. Simultaneous determination of xylazine, free morphine, codeine, 6-acetylmorphine, cocaine and benzoylecgonine in postmortem blood by UPLC-MS-MS[J]. Journal of Analytical Toxicology, 2012, 36(5): 319-326.

[15] Zhang G, Fang B, Liu Y, et al. Development of a multi-residue method for fast screening and confirmation of 20 prohibited veterinary drugs in feedstuffs by liquid chromatography tandem mass spectrometry[J]. J Chromatogr B, 2013, 936: 10-17.

[16] 孙婷, 王鹭骁, 曾三妹, 等. 固相萃取-超高效液相色谱-串联质谱法同时测定猪肉中 20 种精神药物残留[J]. 色谱, 2014, 32(7): 702-706.

[17] Zhang J, Shao B, Yin J, et al. Simultaneous detection of residues of β-adrenergic receptor blockers and sedatives in animal tissues by high-performance liquid chromatography/tandem mass spectrometry[J]. J Chromatogr B, 2009, 877(20-21): 1915-1922.

[18] GB/T20763—2006 中华人民共和国国家标准猪肾和肌肉组织中乙酰丙嗪、氯丙嗪、氟哌啶醇、丙酰二甲氨基丙吩噻嗪、甲苯噻嗪、阿扎哌隆、阿扎哌醇、咔唑心安残留量的测定液相色谱-串联质谱法[S].

[19] SN/T 2113—2008 中华人民共和国出入境检验检疫行业标准出口动物源性食品中镇静药物类药物残留量的检测方法液相色谱-串联质谱法[S].

[20] SN/T 2217—2008 中华人民共和国出入境检验检疫行业标准出口动物源性食品中巴比妥类药物残

留量的检测方法液相色谱-串联质谱法[S].

[21] SN/T 2220—2008 中华人民共和国出入境检验检疫行业标准进出口动物源性食品中苯二氮卓类药物残留量检测方法液相色谱-串联质谱法[S].

[22] 邢若葵, 王松才. 自动固相萃取法提取血或尿中氯氮平等六种安眠镇静药和抗忧郁药成分[J]. 广东公安科技, 2003, 1: 10-12.

[23] Borrey D, Meyer E, Lambert W, et al. Simultaneous determination of fifteen low-dosed benzodiazepines in human urine by solid-phase extraction and gas chromatography–mass spectrometry[J]. Journal of Chromatography B: Biomedical Sciences and Applications, 2001, 765(2): 187-197.

[24] Jeong Y D, Kim M K, SuhS I, et al. Rapid determination of benzodiazepines, zolpidem and theirmetabolites in urine using direct injection liquidchromatography–tandem mass spectrometry[J]. Forensic Science International, 2015, 257: 84-92.

[25] Schneiders F I, Noble G K, Boston R C, et al. Acepromazine pharmacokinetics: a forensic perspective [J]. The Veterinary Journal, 2012, 194(1): 48-54.

[26] Zhang L, Wu P, Jin Q, et al. Multi-residue analysis of sedative drugs in human plasma by ultra-highperformance liquid chromatography tandem mass spectrometry[J]. Journal of Chromatography B, 2018, 1072: 305-314.

（张　烁 吴平谷 胡争艳）

第七章　野生蘑菇毒素食物中毒检测技术

第一节　野生蘑菇中毒概况

一、概述

全世界大约有 14 000 种大型真菌（野生蘑菇）。蘑菇营养价值高，味道鲜美，深受世界各地人们的喜爱。我国野生蘑菇资源丰富，分布广，自古以来各地就有采集、交易、食用野生蘑菇的传统，已经发展为重要的产业。在我国已知的 4000 多种野生蘑菇中，400 余种属于有毒蘑菇，具有不同程度的毒性。已知毒性较强的蘑菇毒素主要有鹅膏毒肽（amatoxin）、鬼笔毒肽（phallotoxin）、毒蝇碱（muscarine）、毒蝇醇（muscarinol）、光盖伞素（psilocybin）、鹿花毒素（gyromitra toxin）和奥来毒素（orellanine）等。

食用野生蘑菇引起的中毒已成为一个威胁人类健康的全球性问题，每年世界各地都有大量因误食毒蘑菇而导致食物中毒的报道。2002～2009 年，仅意大利皮埃蒙特地区就报道了约 177 起野生蘑菇中毒事件，共涉及 318 人中毒[1]；2001～2010 年，日本共发生 569 起野生蘑菇中毒事故，造成 1920 人中毒，其中 10 人死亡[2]。20 世纪 80 年代之前我国发生蘑菇中毒事件较多，但只有各地的零星报道，缺乏全面的统计资料；1985～1990 年，我国发生 1446 起蘑菇中毒事件，平均每年 241 起，6 年累计 1496 人中毒，其中死亡 98 人[3]。2004～2014 的 11 年间，全国各地通过突发公共卫生事件报告管理信息系统报告了 576 起毒蘑菇中毒事件，累计 3701 人中毒，786 人死亡。我国每年蘑菇中毒数量及致死人数居高不下，蘑菇中毒已经成为我国食物中毒致死的最主要原因，已对我国人民的生命安全构成了较大的威胁。

毒蘑菇引起的中毒机制复杂，要根据摄入蘑菇毒素的种类、含量及患者体质的不同，采用不同的救治措施。蘑菇毒素的检测对于预防毒蘑菇中毒和救治中毒患者具有重要的意义，但目前大多数蘑菇毒素由于缺乏标准品而无法检测，报道较多的是鹅膏肽类、毒蝇碱和毒蝇醇，尤其鹅膏肽类的检测方法已较为成熟。对于毒素不明或者尚无法检测其毒性成分的蘑菇中毒，分子生物学（DNA 条形码）技术则是十分重要的鉴别手段，通过 DNA 信息的比对，可以准确鉴别出具体的种属。

二、我国野生蘑菇食物中毒的主要特点

我国因误食有毒蘑菇造成的中毒事件频发，近年来呈增多趋势，但许多引起中毒的蘑菇种类并不完全清楚，约 90%的蘑菇中毒事故未能鉴别毒菇的种属；在已确定毒菇种类的中毒事故中，共鉴别出 22 种毒蘑菇，分属于 8 科 11 属。以 2004～2014 年上报的全国毒蘑菇中毒事件来看，我国蘑菇中毒事件具有下列特点。

1. 中毒病死率高

我国蘑菇中毒事故平均病死率高达 21.24%，是北美地区、日本及土耳其等地区蘑菇

中毒致死率（0.52%～2.17%）的 10 倍左右[4]。

2. 中毒区域分布广泛，但又相对集中

全国各地均有报道蘑菇中毒事故的发生，但是中毒高发地主要集中在南方省份，如云南省报告的蘑菇中毒事件数、中毒人数及死亡人数分别为 221 起、1253 人和 365 人，这些指标都占全国蘑菇食物中毒总数的 40%～50%；其他高发省份还有贵州、广西、湖南、湖北等[5]。

3. 中毒主要发生在农村和家庭

我国农村发生的蘑菇中毒事件数、中毒人数和死亡人数分别占全国毒蘑菇中毒的 95.1%、97.2%和 95.0%[6]。贵州省毒蘑菇中毒事件统计结果显示，2004～2013 年发生在家庭中的中毒事件数、中毒人数和死亡人数分别占全省总数的 89.63%、77.65%和 98.82%，平均病死率为 15.50%，明显高于其他场所[7]。

4. 中毒主要发生在夏秋季

我国蘑菇中毒事件全年的每个月均有发生，但具有明显的季节性，6～9 月是蘑菇中毒事故高发期。该季节是我国南方地区高温多雨期，正是野生蘑菇旺盛生长的时期，因此各地野生蘑菇采集量大，食用频繁，中毒事故容易发生[8]。

5. 引起中毒致死率较高的毒蘑菇主要为鹅膏菌和亚稀褶红菇

我国主要的剧毒蘑菇有鹅膏菌（*Amanita*）、亚稀褶红菇（又称亚稀褶黑菇 *Russula subnigricans* Hongo）、毒沟褶菌（*Trogia venenata*）和可引起溶血的卷边桩菇（*Paxillus involutus*）等，其中鹅膏属引起的中毒死亡人数占全部蘑菇中毒死亡人数的 60%～70%。在 444 起毒蘑菇中毒事件中，98 起事件报告了引起中毒的毒菇种类，共 22 种，分属 4 目 8 科 11 属。鹅膏菌和亚稀褶红菇是蘑菇中毒的头号杀手，致死率极高，一旦误食，往往容易造成食用者中毒和死亡。陈作红等调查了我国 1994～2012 年南方地区的 102 起蘑菇中毒事件，鉴定出 16 种毒蘑菇，其中 7 种为鹅膏菌属，3 种为红菇属；鹅膏菌属贡献了 64.7%的中毒起数、78.1%的中毒人数和 70.5%的死亡人数；亚稀褶红菇（*Russula subnigricans* Hongo）贡献了 13.7%的中毒起数、10.3%的中毒人数和 24.6%的死亡人数[8]。我国鹅膏菌属物种十分丰富，有记录的约 100 种（含亚种、变种及变型），常见的有毒鹅膏（含剧毒）为裂皮鹅膏（*A. rimosa*）、致命鹅膏（*A. exitialis*）、灰花纹鹅膏（*A. fuliginea*）、淡红鹅膏（*A. pallidorosea*）、黄盖鹅膏（*A. subjunquillea*）及其白色变种（*A. subjunquillea* var. *alba*）、鳞柄白毒鹅膏（*A. virosa*）、欧氏鹅膏（*A. oberwinklerana*）、假褐云斑鹅膏（*A. pseudoporphyria*）、异味鹅膏（*A. kotohiraensis*）、拟卵盖鹅膏（*A. neoovoidea*）、赤脚鹅膏（*A. gymnopus*）以及 2015 年被发现鉴定的假淡红鹅膏（*A. subpallidorosea*），其中灰花纹鹅膏、致命鹅膏和黄盖鹅膏白色变种为东亚特有鹅膏菌，我国发现鹅膏菌属檐托组蘑菇共 13 种。致命鹅膏、灰花纹鹅膏、拟灰花纹鹅膏、裂皮鹅膏、淡红鹅膏和假淡红鹅膏是我国典型毒鹅膏中毒案例的主要元凶。

自 1978 年起至 2006 年的 30 多年间，云南山区陆续爆发 100 多起“不明原因猝死”，造成 300 多人死亡，猝死的原因一直是个谜，其元凶终于在 2008 年得到了证实，即一种在云南当地称为小白菌的野生菌，学名为毒沟褶菌（*Trogiavenenata*）[9]。此外，引起溶血的卷边桩菇（*Paxillus involutus*）毒性也较大。

三、毒蘑菇中毒类型和典型蘑菇毒素

按照对身体脏器的损伤及中毒后的临床特征，毒蘑菇中毒可划分为急性肝损害型、急性肾衰竭型、神经精神型、胃肠炎型、溶血型、横纹肌溶解型和光过敏性皮炎型等类型[4]。部分蘑菇毒素的分子结构见图 7-1，蘑菇毒素的特性、作用机制和中毒症状见表 7-1。奥来毒素、环丙-2-烯羧酸的 LD_{50} 分别为 8.3～20mg/（kg · bw）、2.5mg/（kg · bw）[10]。

鹿花菌素的 LD_{50} 为 1.24mg/（kg · bw），它在人体内会转化为甲基联氨，有极强的溶血作用，使红细胞大量破坏；对小鼠的肝、胃、肠、膀胱有损害作用。含有该毒素的蘑菇主要有褐鹿花菌、赭鹿花菌、大鹿花菌等，食入此类毒蕈后，潜伏期一般为 6～12h，发病后有恶心、呕吐、头痛、疲倦、痉挛等症状，在 1～2d 内很快出现溶血性中毒症状，引起贫血、黄疸、血红蛋白尿，肝、脾肿大，心、肾受累，重者死亡，死亡率为 2%～4%。鹿花菌素为水溶性物质，在 60℃以上可分解，因此煮食后毒素可被破坏，如果弃去汤汁再食用，更有利于去除毒素。

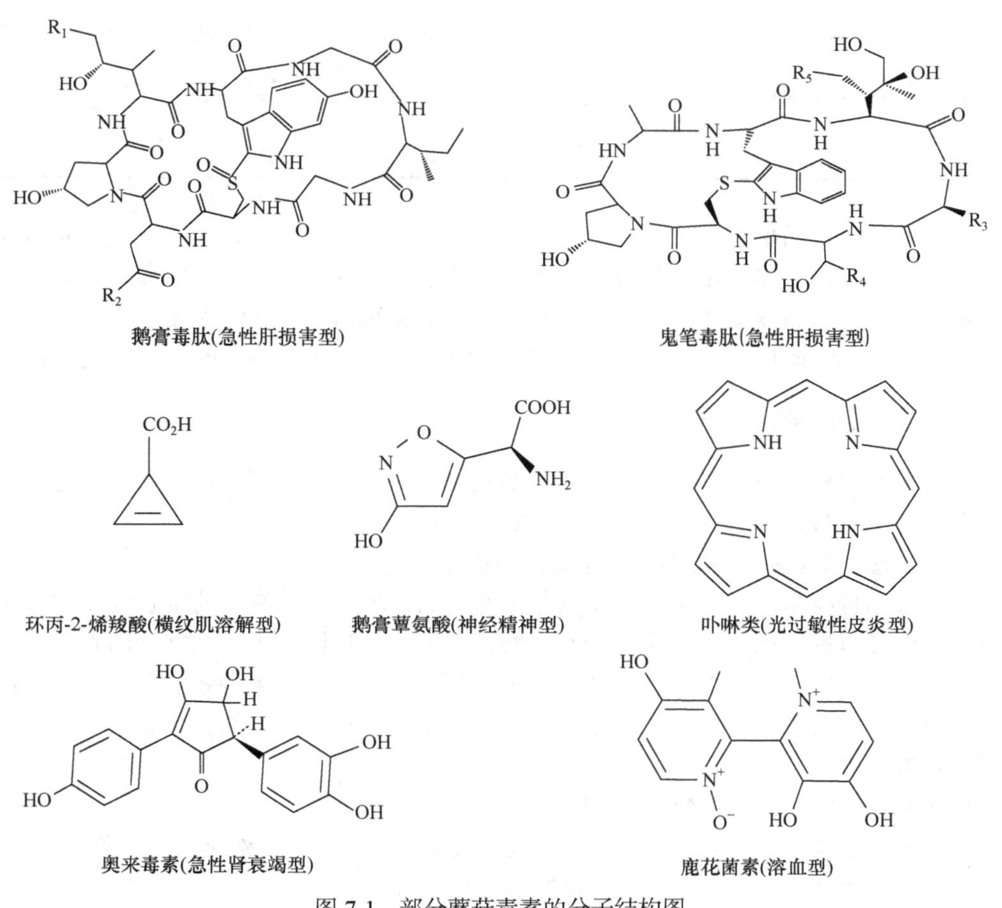

图 7-1　部分蘑菇毒素的分子结构图

表 7-1　蘑菇中毒类型和有关信息[4]

中毒类型	典型毒素	毒素特性	作用机制	中毒症状
急性肝损害型	环形多肽（鹅膏毒肽）	耐高温、干燥及酸碱，易溶于水、甲醇、乙醇等	通过抑制与 RNA 聚合酶 II 结合，导致转录受阻，蛋白质不能合成，最后细胞死亡	出现恶心、呕吐，伴有肝损伤
急性肾衰竭型	奥来毒素	高温下经光照会发生分解	尚不清楚	主要作用于肾，引起肾损害，有典型的中毒进展阶段：潜伏期、肾损前期、肾损期、恢复或后遗症期
神经精神型	鹅膏蕈氨酸	加热煮熟不会影响毒素活性	作用于外周神经	发病快，表现为幻觉、流泪、腹泻及呕吐等
胃肠炎型	未知	具有一定的耐温性	刺激胃肠道，使胃肠道失衡	腹泻、呕吐
溶血型	鹿花菌素	极性、不耐热	作用并触发免疫系统，攻击红细胞导致溶血	症状出现快，出现恶心、呕吐、贫血症状
横纹肌溶解型	环丙-2-烯羧酸（可能）	结构不稳定，其衍生物更稳定	引起肌肉破坏和肌纤维坏死	出现横纹肌溶解症，肌酸激酶指标升高明显
光过敏性皮炎型	卟啉毒素类（可能）	对光敏感	毒素经过消化道被吸收，进入体内后可使人体对日光敏感性增加	接触日光照射的部位均出现“日晒伤”样皮炎，呈针刺般痒痛

光盖伞毒素是吲哚类似物、色胺类物质，学名为 4-磷酸-*N*, *N*-二甲基色胺，光盖伞辛的学名为 4-羟基-*N*, *N*-二甲基色胺。二者均呈无色晶体状，能溶解于甲醇、稀硫酸、碳酸氢钠溶液中，对温度敏感。光盖伞毒素能引起幻觉和精神症状，主要分布在光盖伞属（*Psilocybe*）、斑褶伞属（*Panlaeolus*）、锥盖伞属（*Conocybe*）和裸伞属（*Gymnopilus*）中。

四、毒蘑菇中毒的预防措施

我国毒蘑菇中毒屡屡发生，中毒致死率极高，因此要将其作为食源性疾病防控工作的重点。对于毒蘑菇中毒事故要以预防为主，应做到以下几点。

1. 不采集、不买卖、不食用不能准确识别的野生蘑菇

野生蘑菇种类繁多，鉴别时需要具备很专门的知识并借助专业的鉴别设备和方法，普通人一般难以准确区分可食用蘑菇和毒蘑菇，即使是长期采集野生蘑菇的农户，误采误食的情况也屡屡出现。而且毒蘑菇中毒机制复杂，治疗上尚无特效解毒剂，因此预防中毒的最佳方法就是不采食野生蘑菇；确实有长期采集食用习惯的，应确保不食用无法准确识别的品种。

2. 加强宣传教育，警示毒蘑菇的高危险

在蘑菇采摘季节，有关监管部门应开展全覆盖、高密度的网格化宣传，尤其是乡村、林区应作为重点区域，特别要避免出现剧毒蘑菇中毒。

3. 及时、科学的临床治疗

若疑似蘑菇中毒，患者应及时告知医生并接受治疗，医生应尽快给予患者洗胃、催吐等治疗措施，并密切跟踪病情变化。

第二节　鹅膏肽类毒素的检测技术

一、概述

在我国，鹅膏菌属（*Amanita*）、盔孢菌属（*Galerina*）和环柄菇属（*Lepiota*）是引起致死的主要剧毒蘑菇。鹅膏菌属的某些种类，盔孢菌属的条盖盔孢菌（*G. sulciceps*）、纹缘盔孢菌（*G. marginata*），环柄菇属的肉褐环柄菇（*L. brunneo-incarnata*）、褐鳞环柄菇（*L. helveola*）均含有致命的鹅膏肽类毒素。鹅膏肽类毒素是由非蛋白氨基酸组成的环肽类物质，可分为鹅膏毒肽（amatoxin，AMA）、鬼笔毒肽（phallotoxins）和毒伞素（virotoxin）三类。鹅膏毒肽的毒性作用比鬼笔毒肽慢，但其毒性比后者更大，其 LD_{50} 分别为 0.4～0.8mg/（kg · bw）、2.5mg/（kg · bw）[11]。毒伞素是一类单环七肽，其 LD_{50} 为 2.5 mg/（kg · bw），毒作用的潜伏期约为 30min，有时更长，与酒同食更容易引起中毒，中毒的表现为心悸、心跳加快、精神不安、耳鸣、发冷及四肢麻木、脸色苍白等。蘑菇中的毒伞素含量较低，其毒性小，致死的情况少有发生，一般 2～4h 后可恢复正常，因此较少被关注。鹅膏肽类毒素易溶于水、甲醇、乙醇等溶剂，化学性质稳定，耐高温、干燥、酸碱，在加热烹调中不容易被破坏。80%～90%的鹅膏毒肽和 95%～98%的鬼笔毒肽通过尿液排出体外。

Chen 等[12]分析了致命鹅膏、灰花纹鹅膏 6 个不同部位中鹅膏肽类毒素的含量；在早期发育过程中，鹅膏毒肽和鬼笔毒肽含量相对较高且恒定，当子实体处于旺盛生长阶段时，毒素含量达到最大值，成熟期后下降；菌褶和菌盖中毒素的含量最高，其次是菌柄和菌环，菌托和孢子中毒素的浓度最低；尽管 α-AMA 和 β-AMA 在不同组织（部位）的分布不同，但在整个生长发育过程中其比值保持不变，鹅膏毒肽的含量均比鬼笔毒肽的含量高。部分野生毒蘑菇鹅膏肽类毒素含量测定结果见表 7-2，一般认为亚稀褶红菇不含有鹅膏肽类毒素。

表 7-2　部分毒蘑菇中鹅膏肽类毒素的含量[12-14]　　（单位：mg/g）

毒素名称	致命鹅膏	裂皮鹅膏	小褐鳞伞	白毒鹅膏菌
α -AMA	2.12	4.14	0.148	0.27
β -AMA	1.27	2.01	0.0543	0.186
γ -AMA	<LOD	<LOD	0.0002	<LOD
Phalloidin（PHD）	<LOD	0.496	<LOD	<LOD
Phallacidin（PCD）	0.741	0.327	<LOD	<LOD
Phallisacin （PSC）	0.83	<LOD	<LOD	<LOD

注：检出限（LOD）为 20～50μg/kg。

二、鹅膏肽类蘑菇引起中毒的表现及处置措施

1. 主要中毒表现

含鹅膏肽类毒素蘑菇引起的中毒主要有如下特征[15,16]。

（1）具有潜伏期、胃肠炎期、假愈期、内脏损伤期等阶段：误食后发病较慢，有6～12h的潜伏期；之后进入胃肠炎期（8～48h），出现呕吐、腹泻、腹痛等胃肠炎症状；再之后进入假愈期（48～72h），症状消失，近似康复，无明显症状；随后进入内脏损害期（72～96h），患者重新出现腹痛、带血样腹泻等症状，病情迅速恶化，出现肝、肾等器官衰竭，患者随时可能死亡。

（2）肝功能轻度或中度受损，转氨酶升高，约为正常人上限值的20倍以上。

（3）肾功能损害严重，出现少尿或无尿；生化上表现为血液中肌酐和尿素氮指标升高。

2. 处置措施

（1）洗胃、导泻是误食后乃至10h后或更长时间应首先进行的治疗方法，以清除消化道中残留的鹅膏肽类毒素。

（2）应精心观察、护理和对症支持治疗及保肝，分析生化指标变化趋势用于指导治疗，严密观察生命的体征及病情的变化。在早期，血液透析是最常用的治疗方法[17]，不过近年临床救治上认为血液透析作用不大。血浆灌流、血浆置换也是临床治疗手段之一。

三、检测方法

大多数蘑菇毒素由于缺乏标准品而难以被检测，目前研究报道较多的是鹅膏肽类毒素的检测，主要检测方法有化学显色法、薄层层析法、放射免疫法、荧光检测法、酶联免疫法、高效液相色谱法和液相色谱串联质谱法等。

（一）化学显色法

1. 概述

该法的原理是利用鹅膏肽毒素与化学试剂产生不同的颜色反应来进行检测，具有简单、快速的优点，适于野外蘑菇采摘时的简单初步筛查。但每种化学显色法只能对某一类蘑菇毒素进行鉴别，而且假阳性率高，无法进行准确的定性。

2. 方法应用

1949年Wieland[18]首次采用化学显色法（点迹法），即利用鹅膏毒肽与浓盐酸反应产生蓝绿色，从而进行鉴别。具体做法是将鲜蘑菇的汁液滴在报纸上，待印迹干后，在印迹处滴一滴浓盐酸，蘑菇如果含有鹅膏毒肽，则会在5～10min内呈现蓝绿色反应。方法的最低检测限为50～100ng。Meixner等[19]利用在浓盐酸条件下鬼笔毒肽能与肉桂醛反应产生蓝色的原理对其进行检测，最低检测限为30μg/ml。

（二）薄层层析法（TLC）

1. 概述

蘑菇毒素经过展开剂作用一定时间后，各物质所移动的距离不同，从而得到各组分斑点，直接观察或者经过显色后观察。根据比移值（Rf）的不同来定性检测蘑菇中是否含有相关毒素。该法特点是样品用量少、简单、快速，可分离纯化毒素后再进行检测，属于半定量检测，适用于某些蘑菇子实体中毒素的鉴别。

2. 方法应用

Wieland等[18]建立了此法，以丁酮-甲醇（1∶1，*V/V*）作为展开剂，对4种鹅膏肽类毒素进行检测，最低检测限为1～2μg。α-鹅膏毒肽（α-AMA）、β-鹅膏毒肽（β-AMA）、γ-鹅膏毒肽（γ-AMA）和二羟鬼笔毒肽（PHD）的比移值（Rf）分别为0.65、0.47、0.75和0.55。Sullivan等[20]利用硅胶G作为吸附剂，以甲醇-甲基乙基酮（1∶1，*V/V*）作为展开剂，分离鹅膏菌中的3种鹅膏肽毒素。

（三）放射免疫法（RIA）

1. 概述

利用同位素标记的抗原和未标记的抗原，同抗体发生竞争性抑制反应，加入发色剂后显色，由于毒素（抗原）浓度不同，对应的吸光值也不同，因此可以定量测定蘑菇毒素的含量。该法具有快速、简便、特异性较强等特点，可用于蘑菇中毒患者体液（胃液、尿液、血液、胆汁）等样品的检测。但由于存在放射性污染和检测设备不普及的问题，因而限制了此法的应用。

2. 方法应用

Faulstich等[21]分别建立了此法，用于鹅膏毒肽测定的最低检测浓度为3 ng/ml，整个检测过程需2～3h。Andary等[22]采用^{125}I（碘）作为放射性标记物，检测了中毒患者血液、尿液中的鹅膏毒肽，最低检出浓度分别为0.1μg/ml、1μg/ml。Faulstich等[23]采用^{14}C标记γ-AMA、^{3}H标记α-AMA作为放射性标记物，测定了狗的血液、尿液和胆汁中鹅膏毒肽的水平。

（四）荧光光度法

1. 概述

鹅膏毒肽与溴化乙锭（EB）结合后形成强烈的荧光复合物，其最大吸收波长比溴化乙锭的短，从而确保了分析的特异性，可用于蘑菇样品中α-AMA和β-AMA的检测。

2. 方法及应用

Gulikova等[24]分别将α-AMA和β-AMA加入溴化乙锭中，发现混合物的最大吸收波长由溴化乙锭本身吸收波长的610nm，分别缩短为560nm、525nm。该结合物可保持15min以上，最低检出限为1μmol/L（0.92μg/ml）。此法较TLC法更加灵敏、可靠（图7-2）。

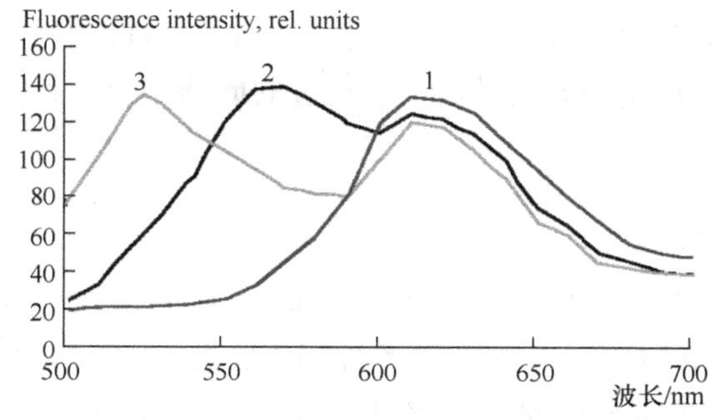

图7-2　溴化乙锭及其与蘑菇毒素复合物的荧光扫描光谱图

1. 溴化乙锭；2. α-AMA；3. β-AMA

（五）酶联免疫法（ELISA）

1. 概述

酶联免疫法的原理是将抗原或抗体结合到某种固相载体表面，并保持其免疫活性，再将抗原或抗体与某种酶连接成酶标抗原或抗体，这种酶标抗原或抗体保留了免疫活性和酶的活性。测定时，使受检标本（测定其中的抗体或抗原）和酶标抗体或抗原按不同的步骤与固相载体表面的抗原或抗体结合。洗涤时使固相载体上形成的抗原抗体复合物与其他物质分开，最后结合在固相载体上的酶量与试液中受检物质的量成一定的比例关系。加入酶促反应的底物后，底物被酶催化变为有色产物，产物的量与试液中受检物质的量直接相关，故可根据吸光值的大小来进行测定。由于酶催化效率很高，故可极大地放大反应效果，从而使方法具有较高的灵敏度，并且快速、简便、特异。国外临床上将该法应用于血液、尿液中 β-AMA 的检测。

2. 方法应用

Andres 等[25]采用 ELISA 法检测中毒患者血清和尿液中的 β-AMA。先通过免疫山羊产生新型 β-AMA-三聚氯氰衍生物作为抗血清，之后取 250μl 经 0.5%（*m/V*）活性炭处理过的中毒患者血清和尿液进行酶联免疫反应，从而测定 β-AMA 的含量，方法的检出限为 80pg/ml，线性范围为 80～2000pg/ml；抗血清与 α-AMA 具有 22%的交叉反应性，同时对其他类似环肽也可能有交叉反应，因此有误判的可能。Parant 等[26]使用试剂盒对 10 名中毒患者的血液、尿液和粪便进行检测，表明尿液是检测鹅膏毒肽的最好样品，因为大部分鹅膏毒肽经小肠吸收后将快速通过肾脏排到尿液中，该法适用于患者中毒后 36 h 内的尿液。Bergis 等[27]使用鬼笔毒肽试剂盒评估了中毒患者的治疗疗效，为临床的救治提供了科学依据。

（六）高效液相色谱法（HPLC）

1. 概述

鹅膏毒肽和鬼笔毒肽经过色谱分离后，用二极管阵列检测器（DAD）检测，从而定量测定。特征检测波长由结构式中共同的吲哚母核（苯并吡咯结构）产生，取代基的不同使两者的最大特征吸收波长分别为 308nm 和 290nm。该法可测定多种毒素，灵敏度较高，但可能存在一定的基质干扰，样品中存在保留时间与目标物一致的其他物质时，将造成假阳性结果。该法适用于蘑菇基质、煮食过的蘑菇剩余物和中毒患者体液（胃液、尿液、血液、胆汁）等样品。

2. 方法应用

1）蘑菇基质

Kaya 等[28]取 1.0g 蘑菇干粉以甲醇-水-0.01mol/L HCl（5∶4∶1，*V/V/V*）提取 24h，将离心后的上清液供 HPLC 分析，可检测 5 种鹅膏肽类毒素（α-AMA、β-AMA、γ-AMA、PHD 和 PCD），检出限为 2.5～2.8ng/g。陈作红等[29, 30]利用 HPLC 法对 9 种鹅膏肽类毒素（鹅膏毒肽和鬼笔毒肽）进行了检测分析，在 C_{18} 色谱柱上分离，采用梯度洗脱，以紫外检测器检测，色谱图见图 7-3，并进一步用飞行时间质谱（TOF）确证。用此法测定不同时期和不同部位鹅膏菌中 α-AMA 和 β-AMA 的含量变化，发现菌褶和菌盖中毒素含量最高，且在不同生长时期 α-AMA 与 β-AMA 含量的比值为 0.8～1.0。

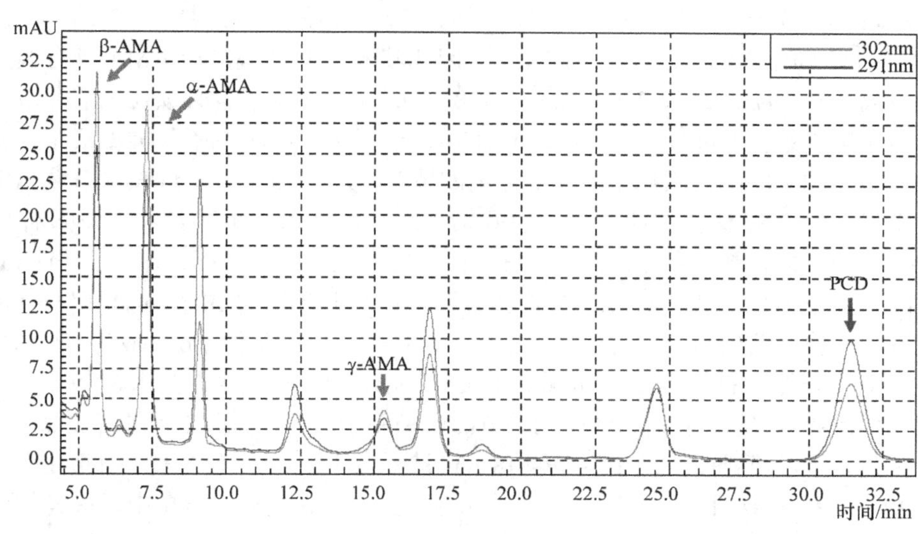

图 7-3　鹅膏菌中鹅膏肽类毒素的 HPLC 色谱图

2）食物残余物

张秀尧等[31]采用乙酸-乙腈（1∶99，*V/V*）提取毒素，提取液氮吹浓缩、脱脂后供 HPLC 分析，测定了 5 种毒素，检出限均为 0.5mg/kg，在 1～500μg/ml 范围内呈现良好的线性关系。应用此方法对引起中毒的残余蘑菇进行检测，α-AMA、β-AMA 和 γ-AMA 的含量分别为 320mg/kg、60mg/kg、6mg/kg，鬼笔毒肽 PHD、PCD 的含量分别为 23mg/kg、12mg/kg。

3）血液及尿液样品

鹅膏肽类毒素在体内以原型物的方式被排出动物体。龚庆芳等[32]建立了反相 HPLC 法检测蘑菇中毒患者体液中 α-AMA 的方法。0.5ml 血浆或尿液样品经甲醇振摇提取 12h，脱脂、浓缩和复溶后测定，0.01～0.1μg 范围内呈良好线性关系，加标回收率为 97.9%，检出限为 0.01μg。

（七）液相色谱/质谱联用法（LC/MS/MS、LC/Q-TOF）

1. 概述

鹅膏毒肽和鬼笔毒肽均属于双环多肽类物质，在反相色谱柱上分离后，经过电喷雾（ESI）离子化后，在四极杆或者飞行时间质谱质量分析器中分离后被检测，从而实现定性定量测定。这些毒素均含有羟基、胺基和羰基，因此可使用正离子和负离子两种电离模式。质谱法具有选择性好、特异性强、灵敏度高等优点，样品前处理要求较低，适合于蘑菇子实体、煮熟的蘑菇及胃内容物、中毒患者体液（胃液、尿液、血液、胆汁）和肝组织等各类生物样品中痕量多肽类毒素的分析，是近年来鹅膏肽类毒素最主要的检测手段，通常用溶剂或者基质制备标准曲线，以外标法定量测定，也有采用微囊藻毒素 RR 作为内标的做法[33,34,45]。

α-AMA 和β-AMA 具有相同的骨架结构，仅在取代基上有—NH_2与—OH 的不同，二者分子质量相差 1Da，质谱分析时具有相同的子离子。按照自然界中 ^{13}C 的丰度计算，α-AMA 中 ^{13}C 同位素的丰度为 42%～43%，因此其[M+1]同位素与β-AMA 具有相同的定性、定量离子对（*m/z* 920.5>259.1 和 920.5>86.0），这就要求二者必须在色谱上做到基线分离，否则影响定量的准确性。Naoki Yoshioka[35]等测定 4 种鹅膏肽类毒素时，就出现β-AMA 与α-AMA 的同位素峰未能较好分离的情况，用 5mmol/L 乙酸铵水溶液和甲醇或者乙腈为流动相进行梯度洗脱可获得较好结果。在酸性条件下鹅膏肽类毒素容易形成［M+Na］$^+$、［M+K］$^+$峰，从而影响［M+H］$^+$的丰度和测定的灵敏度，对比弱酸性（pH4）、中性（pH7）和碱性（pH10.4，0.05%氨水）条件下 3 种鹅膏毒肽准分子离子[M+H]$^+$的响应，发现响应值由低到高分别为酸性、中性、碱性，在碱性条件下α -AMA 和γ -AMA 的响应是在酸性条件下的 10 倍，因此采用 0.03%氨水或 0.05%氨水作为水相[14, 36]。

液相色谱-紫外吸收-质谱三者联用的方法也被用于蘑菇中鹅膏肽类毒素的测定[14,37]。高效液相色谱-高分辨质谱法（LC-HR-MS）也被开发应用，尿样经 C_{18} 固相柱净化后，用于α-AMA、β-AMA 和二羟鬼笔毒肽含量的测定，对 43 例疑似蘑菇中毒患者的尿液进行了分析，并与 ELISA 法进行了比较，表明 LC-HR-MS 具有特异性强、检测速度快和灵敏度高的特点，优于 ELISA 法，可用于中毒样品的分析[37]。Chen 等用 LC-HR-MS 法测定了假淡红鹅膏和鳞柄白毒鹅膏中的鹅膏肽类毒素，从中鉴别出 13 种鹅膏肽类毒素和 2 种未知化合物[12]。

2. 方法应用

1）蘑菇基质

用极性低的有机溶剂提取毒素容易造成基质干扰，因此用极性大的溶剂（如水）提取效果可能更好。我国 2017 年版食品安全风险监测工作手册方法用纯水提取蘑菇样品的鹅膏肽类毒素，提取液经过 HLB 小柱净化后，未见基质对目标物有明显的干扰。徐小民等将样品经甲醇提取后直接进样，以碱性的氨水（0.03%，*V/V*）（pH10.7）和甲醇为流动相进行梯度洗脱，建立了鹅膏毒肽和鬼笔毒肽的在线液相色谱-二极管阵列检测器-串联质谱法，具有灵敏度高（检出限为 0.005～0.02mg/kg）、线性范围宽等特点（0.05～500mg/kg）[14]。也有采用盐酸-水（0.5∶99.5，*V/V*）[14, 38]、甲醇提取样品后再用亲水亲脂平衡型（HLB）、Primer 或阴离子型（MAX）[39]等固相萃取柱净化后测定的做法，在正、负离子模式下分别检测鹅膏毒肽（α-AMA、β-AMA、γ-AMA）、鬼笔毒肽（PCD、PHD）。5 种毒素的检出限为 2.0～5.0μg/kg，线性范围为 0.01～2mg/kg，平均回收率为 72.6%～91.8%。Chung 等[39]用乙腈提取鲜蘑菇样品，经过净化后，采用 HILIC 柱分离，建立了 LC-MS/MS 法。

2）血液、尿液及肝脏基质

Zhang 等[40]建立了尿液、血浆和血清中 5 种鹅膏肽类毒素的测定方法（图 7-4）。尿液样品经 1.0mol/L 乙酸铵溶液稀释，血浆和血清经 4%磷酸沉淀除去蛋白质，再稀释后经高通量 PRiME HLB 固相萃取板净化后进样。方法的检出限为 0.5～1.0μg/L，线性范围为 1～100μg/L，加标回收率为 80.7%～92.9%。作者首次将 PRiMEμElution 技术用于生物样品中鹅膏肽类毒素的分析，使前处理过程更加简便、快速，提高了检测通量，节省了血液样品和试剂消耗，并且无需使用内标。Filigenzi 等[41]采用液相色谱-线性离子阱/质谱联用法对中毒患者和动物的血清与肝脏中的蘑菇毒素进行检测，样品通过 C_{18} 混合型阳离子交换柱净化后测定，血清与肝脏中α-AMA 的检出限分别为 0.26μg/kg、0.5μg/kg。Gonmi 等[42]首次利用基质辅助激光解吸飞行时间质谱（MALDI-TOF/MS）建立了尿液中α-AMA、β-AMA 和 PHD 的检测方法，采用微囊藻毒素 RR 为内标进行定量分析，确保了结果的准确可靠，检出限为 5ng/ml。全血样品的前处理中，血细胞与毒素易发生共沉淀，导致用纯水提取时 6 种鹅膏肽类毒素的回收率较低，仅为 50%～60%。但对于血浆样品，采用乙腈、甲醇等有机溶剂提取时，血浆蛋白会造成β-AMA、PCD 和 PSC 的共沉淀，纯水提取效果则明显优于有机溶剂，而且基质干扰小，省去了 HLB 小柱净化之前的溶剂置换过程。将 100μl 血浆与 1.0ml 纯水混合后，超声提取 5min，HLB 柱净化后测定，检出限为 1.0μg/L，回收率为 88.2%～113%[44]。Albert Jaeger 等研究发现，在中毒患者尿液中鹅膏肽类毒素含量约为同期血浆中毒素含量的 10～100 倍，至 72h 时尿液中仍可检出α-AMA、β-AMA，而仅在 36h 之前的血浆中可检出[43]。

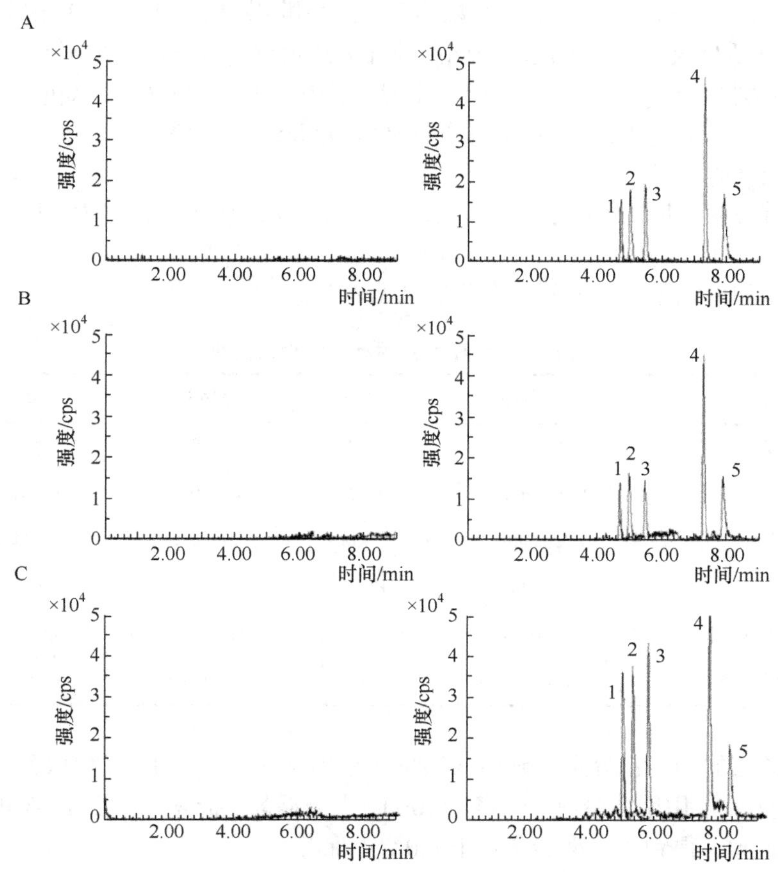

图 7-4　生物样品基质中 5 种鹅膏肽类毒素的 MRM 色谱图

A. 血浆；B. 血清；C. 尿液。左图均为空白基质 MRM 谱图；右图表示不同基质中蘑菇毒素定量限浓度下的 MRM 色谱图。
1. α-AMA，2. β-AMA，3. γ-AMA，4. PHD，5. PCD

血液样品：中毒患者血液离心处理后，取血浆用乙腈沉淀蛋白，用水提取经 HLB 小柱净化后，即可测定，检出限为 0.4～1.2μg/L。

尿液样品：中毒患者尿液离心处理后，经 HLB 小柱净化后测定，检出限为 0.1～0.3μg/L。

四、鹅膏肽类毒素检测实例[13, 46]

国内外均无鹅膏肽类毒素检测的标准方法或者技术规范，2017 年国家食品安全风险评估中心首次开展了鹅膏肽类毒素的监测，为此傅武胜等开发了蘑菇基质中鹅膏肽类毒素的测定方法。为做好野生蘑菇中毒事故的应急处置，需要对蘑菇中毒样品开展检测。本研究采用水提取，HLB 柱净化后高效液相色谱-串联质谱法测定的方法，满足了干蘑菇、新鲜蘑菇、血浆和尿样中 3 种鹅膏毒肽（α-AMA、β-AMA、γ-AMA）和 3 种鬼笔毒肽（PHD、PCD 和 PSC）的定量测定。

1. 原理

样品中的鹅膏毒肽和鬼笔毒肽毒素经水提取后，用固相萃取柱净化，淋洗后以乙腈-甲醇（8：2，*V/V*）洗脱，洗脱液氮吹浓缩后，用甲醇-水（3：7，*V/V*）溶解、定容，以高效液相色谱/质谱仪分析，采用基质匹配的外标法定量。方法的检出限和定量限：蘑菇干粉样品中分别为 15μg/kg、50μg/kg，鲜蘑菇样品中分别为 5μg/kg、10μg/kg，在血浆中分别为 1.0μg/kg、3.0μg/kg，在尿样中分别为 0.3μg/kg、1.0μg/kg。

2. 试剂和材料

除非另有说明，所用试剂均为分析纯；乙腈、甲醇均为色谱纯；水为 GB/T6682—2008 规定的一级水。

鹅膏毒肽和鬼笔毒肽标准品的有关信息见表 7-3。

表 7-3　蘑菇毒素标准品的相关信息

中文名称	英文名称	英文缩写	CAS 号	含量	分子质量/Da
α-鹅膏毒肽	α-Amanitin	α-AMA	23109-05-9	≥90%	919.0
β-鹅膏毒肽	β-Amanitin	β-AMA	21150-22-1	≥90%	920.0
γ-鹅膏毒肽	γ-Amanitin	γ-AMA	21150-23-2	≥90%	903.0
二羟鬼笔毒肽	Phalloidin	PHD	17466-45-4	≥90%	788.9
羧基二羟鬼笔毒肽	Phallacidin	PCD	26645-35-2	≥90%	846.9
羧基三羟鬼笔毒肽	Phallisacin	PSC	58286-46-7	≥95%	862.3

标准储备液的制备：分别准确称取适量（精确至 0.1mg）上述蘑菇毒素标准品于 6 支 10ml 容量瓶中，用甲醇溶解、定容至 10ml，充分混匀。折算为纯度 100%的质量浓度，浓度为 100μg/ml，得到的标准储备液于–20℃中保存。

混合标准中间液（10.0μg/ml）的配制：准确移取 1.00ml 标准储备液于同一支 10ml 容量瓶中，加入甲醇稀释、定容至 10ml，充分摇匀，得到的混合标准中间液于–20℃中保存。

混合标准工作液（1.00μg/ml）：准确移取混合标准中间液 1.00ml，加入甲醇稀释、定容至 10ml，充分摇匀，得到的混合标准工作液冷藏保存、备用。

耗材：乙烯基吡咯烷酮和二乙烯基苯亲水亲脂平衡性型固相萃取小柱（简称 HLB 柱，100mg/6ml）。其他耗材为 50ml 塑料离心管、15ml 塑料离心管、1ml 塑料注射器、0.22μm 微孔滤膜和 2 ml 塑料离心管。

3. 仪器和设备

超高效液相色谱-串联四极杆质谱仪、高速离心机等。

4. 试样的制备与处理

1）样品的提取

（1）鲜蘑菇

取新鲜蘑菇样品约 100g 进行匀浆处理得到匀浆液。准确称取 1.00g 蘑菇匀浆液（精确至 0.01g）于 50ml 塑料离心管中，加入 8ml 超纯水，超声提取 15min 后，离心 10min，转速为 10 000r/min。转移上清液至 15ml 离心管中，再次向含有残渣的 50ml 离心管中加入 5ml 超纯水，振摇混匀。重复提取一次，离心后合并两次的上清液。

（2）蘑菇干粉

取 10～30g 蘑菇干样用高速粉碎机粉碎为细粉。准确称取 0.200g 干粉（精确至 1mg）于 50ml 塑料离心管中，加入 8ml 超纯水，超声提取 15min，以 10 000r/min 转速离心 10min。转移上清液至 15ml 离心管中，再次向含残渣的离心管中加入 6ml 超纯水，振摇混匀，重复提取一次，离心后合并两次上清液。

（3）血浆

取 0.50ml 全血于 1.5ml 塑料管中，静置 30min 后，以 3500r/min 转速离心 15min。准确移取 100μl 上层血浆于另一支 1.5ml 塑料管中，加入 1ml 超纯水稀释，超声提取 5min。

（4）尿液

取 2ml 尿液过 0.22μm 滤膜后置于 2ml 塑料离心管中。准确移取 1.0ml 上清液用于净化。

2）提取液的净化

先依次用 2ml 乙腈、水平衡 HLB 固相柱（100mg/6ml），使柱子不再有液体流下为止，备用。将上述提取液小心全部转入固相柱中，依次用 4 ml 水、1 ml 甲醇-水（15∶85，*V/V*）淋洗柱子，弃去流出液和淋洗液。待溶液完全流尽后，最后用 2 ml 乙腈-甲醇（8∶2，*V/V*）洗脱，用 15ml 离心管收集全部的洗脱液。对于尿样，用固相萃取柱（60mg/3ml）净化，改用 1ml 乙腈-甲醇（8∶2，*V/V*）洗脱，其他操作步骤同血浆样品。

3）浓缩

将收集的洗脱液于约 55℃下氮吹至干后，准确吸取 1.00ml 甲醇-水（3∶7，*V/V*）溶液溶解残渣，涡旋 20s，充分混匀。用 0.22μm 微孔滤膜过滤（或用 10 000r/min 转速离心 5min），滤液或者离心后的溶液供进样分析。对于血浆和尿样，由于毒素含量通常较低，因此在氮吹至干后，改用 200μl 甲醇-水（3∶7，*V/V*）溶解，溶液经过高速离心后供测定。

4）基质匹配标准工作曲线的制作

称取不含毒素的蘑菇干粉 5 份，每份为 0.200g（精确至 1mg），按照上述步骤 1）～3）操作，进行提取、净化和浓缩，将 5 份净化后的溶液合并于 10ml 试管中，涡旋混匀，供基质匹配标准曲线溶液配制使用。分别准确移取 10.0μl、40.0μl、60.0μl、80.0μl、100μl

混合标准工作液（1.00μg/ml），按照表 7-4 加入制备好的蘑菇基质溶液，涡旋混匀，溶液经 0.22μm 微孔过滤后，按照浓度从低到高的顺序依次进样。以蘑菇干粉为 0.200g 计算，样品中蘑菇毒素的可测量范围为 0.05～0.50mg/kg。对于血样、尿样，按照类似方法制备血浆、尿样，基质液体，供标准曲线制作用。

表 7-4　蘑菇基质标准工作曲线的配制表

类别	标准系列	S1	S2	S3	S4	S5
目标物	待测液浓度/（ng/ml）	10.0	40.0	60.0	80.0	100
	标准液加入体积/μl	10.0	40.0	60.0	80.0	100
	对应样品中含量/（mg/kg）	0.050	0.200	0.300	0.400	0.500
稀释剂	蘑菇基质液体积/μl	990	960	940	920	900

5. 测定条件

1）超高效液相色谱条件

C_{18} 反相色谱柱（100mm×2.1mm，1.7μm）或等效柱；柱温：40℃；进样体积：10μl；流动相：A 相为 5mmol/L 乙酸铵溶液，B 相为乙腈，梯度洗脱条件见表 7-5。

表 7-5　超高效液相色谱梯度洗脱条件

时间/min	流速/（ml/min）	A/%	B/%
0	0.3	85	15
2.5	0.3	85	15
4.0	0.3	65	35
6.0	0.3	1	99
8.0	0.3	1	99
8.1	0.3	85	15
10	0.3	85	15

2）质谱条件

电喷雾（ESI）正离子离子化模式离子源喷雾电压（IS）：5500 V；雾化气压力（GS1）：空气 55psi[①]；气帘气压力（CUR）：氮气，30psi；碰撞气压力（CAD）：8psi；入口电压（EP）：10V；出口电压（CXP）：5V；离子源温度（TEM）：550℃；采用多反应监测（MRM）模式，监测离子对及质谱参数见表 7-6。

① 1psi = 6.895kPa。

表 7-6　MRM 监测时 6 种鹅膏肽类毒素测定的质谱参数

鹅膏毒素	母离子（*m/z*）	子离子（*m/z*）	去簇电压/V	碰撞电压/eV
α-AMA	919.4	259.3*	270	60
		338.9	270	72
β-AMA	920.6	259.5*	253	59
		85.6	253	104
γ-AMA	903.8	242.8*	271	60
		323.1	233	68
PCD	847.4	157.2*	231	80
		184.9	250	60
		86.1	253	54
PHD	789.7	157.2*	209	81
		188.8	228	91
PSC	863.6	156.8*	211	88
		85.8	221	117

*为定量离子对，其他为定性离子对。

6. 测定

1）定性测定

按照上述条件测定试液和标准工作溶液，如果试液与标准液的色谱峰保留时间一致，相对偏差小于 2.5%；定性离子对的相对丰度与浓度相当的标准工作溶液的相对丰度一致，相对丰度允许偏差不超过表 7-7 规定的范围，则可判断样品中存在相应的鹅膏肽类毒素。

表 7-7　鹅膏肽类毒素的定性测定要求

项目	丰度比要求			
相对离子丰度/%	>50	>20～50	>10～20	≤10
允许的最大偏差/%	20	25	30	50

2）定量测定

取待测样品溶液和相应的基质标准溶液等体积进样测定，按外标法以基质匹配标准曲线计算试样中待测物的含量。标准溶液及待测样品溶液中毒素的响应值均应在仪器检测的线性范围之内。以各基质标准系列溶液中鹅膏肽类毒素的浓度（*X*，ng/ml）对峰面积（*Y*）进行一次线性回归，由回归方程计算各种鹅膏肽类毒素的含量。

$$X=\frac{C_1\times V_1}{W}$$

式中，

X——蘑菇试样中某种鹅膏肽类毒素的含量，μg/kg；

C_1——待测溶液中毒素的浓度，ng/ml；

V_1——待测溶液的定容体积，ml；

W——蘑菇试样的称样量，g。

计算结果保留三位有效数字。在重复性条件下获得的两次独立测定结果的绝对差值不得超过算术平均值的 15%。当样品测定结果超出线性范围最高点的浓度值时，应将该样液进行适当的稀释，重新进样、分析。

7. 方法学验证

1）蘑菇干粉样品

在本实验室条件下，6 种蘑菇毒素的检出限、定量限和线性范围见表 7-8。以野生多汁乳菇干粉在 3 个浓度下加标，回收率为 70.2%～110%，相对标准偏差（RSD）为 2.03%～11.1%（表 7-9）。加标样品 MRM 色谱图见图 7-6。

表 7-8　多汁乳菇干粉基质中鹅膏肽类毒素的回归方程、检出限和定量限

鹅膏毒素	回归方程	相关系数	线性范围/ng	检出限/（μg/kg）	定量限/（μg/kg）
α-AMA	Y=73.5X+861	0.9921	10～100	15	50
β-AMA	Y=53.3X–1140	0.9957	10～100	15	50
γ-AMA	Y=26.4X+856	0.9906	10～100	15	50
PHD	Y=180X+5560	0.9981	10～100	15	50
PCD	Y=132X+1450	0.9949	10～100	15	50
PSC	Y=47.4X+718	0.9949	10～100	15	50

表 7-9　多汁乳菇样品干粉中鹅膏肽类毒素的回收率和相对标准偏差

毒素名称	加标水平/（μg/kg）					
	50		200		400	
	回收率/%	RSD/%	回收率/%	RSD/%	回收率/%	RSD/%
α-AMA	72.9	6.30	70.5	9.33	70.2	2.03
β-AMA	85.7	10.0	85.5	5.38	91.7	4.37
γ-AMA	72.2	10.7	73.6	5.97	72.9	9.15
PHD	85.1	6.33	111	5.86	110	1.85
PCD	85.5	9.04	101	4.61	108	1.97
PSC	81.7	11.1	109	4.55	103	4.23

实际样品测定：取 0.200g 致命鹅膏、裂皮鹅膏干粉，经本法前处理后测定，结果如表 7-10 所示。

表 7-10　毒蘑菇干粉中 6 种鹅膏肽类毒素的测定结果　（单位：mg/g）

毒素名称	致命鹅膏 1	致命鹅膏 2	裂皮鹅膏
α-AMA	2.12	1.45	4.14
β-AMA	1.27	0.752	2.01
γ-AMA	<LOD	<LOD	<LOD
PHD	<LOD	<LOD	0.496
PCD	0.741	0.594	0.327
PSC	0.830	0.767	<LOD

注：蘑菇干粉中毒素的检出限为 50μg/kg。

2）鲜蘑菇样品

鲜蘑菇中 6 种鹅膏肽类毒素的检出限、定量限和线性范围见表 7-11。以香菇样品匀浆后进行 3 个浓度的加标，回收率为 75.9%～105%，RSD 为 2.95%～11.7%，见表 7-12。

表 7-11　香菇基质中 6 种鹅膏肽类毒素的回归方程与检出限

蘑菇毒素	回归方程	相关系数	线性范围/ng	检出限/（μg/kg）	定量限/（μg/kg）
α-AMA	Y=657X+1990	0.9968	10～100	5	10
β-AMA	Y=419X+31.6	0.9981	10～100	5	10
γ-AMA	Y=241X−109	0.9912	10～100	5	10
PHD	Y=1390X+1650	0.9989	10～100	5	10
PCD	Y=1030X+2890	0.9986	10～100	5	10
PSC	Y=362X+1760	0.9952	10～100	5	10

表 7-12　匀浆后香菇基质中 6 种鹅膏肽类毒素的加标回收率和相对标准偏差

鹅膏毒素	加标水平/（μg/kg）					
	10		40		80	
	回收率/%	RSD/%	回收率/%	RSD/%	回收率/%	RSD/%
α-AMA	75.9	5.30	79.5	10.20	84.2	1.03
β-AMA	80.7	9.00	84.5	11.30	93.4	5.27
γ-AMA	82.2	11.70	85.6	6.24	90.4	8.65
PHD	89.3	5.30	95.6	7.86	96.8	2.95
PCD	83.5	7.50	87.3	4.97	96.7	3.97
PSC	82.4	3.30	94.2	5.68	105	5.34

3）血浆

采用血浆基质匹配法制备标准曲线，使基质中毒素含量为 10～100μg/L，其线性关系良好。用健康志愿者的血浆和尿液作为基质，分别添加 3 个浓度水平的鹅膏肽类毒素标准液，每个浓度平行试验 6 次，按照所建立的方法前处理、测定，并计算加标回收率和 RSD。进行 10μg/L、40μg/L、80μg/L 浓度的加标时，回收率为 76.8%～106%，RSD 为 1.30%～12%。

4）尿样

尿液基质中毒素含量为 2～25μg/L 时线性关系良好，相关系数大于 0.99。鹅膏肽类毒素加标浓度为 2μg/L、10μg/L、25μg/L 时，加标回收率为 89.8%～109%，RSD 为 1.94%～10.4%。日间和日内 RSD 均小于 10%。加标浓度仅是文献水平（1～80mg/L）的 1/1000，RSD 与文献报道（1%～22%）相当，说明样品应经过净化，明显降低了基质干扰。

8. 注意事项

1）质量控制

方法使用前应进行方法学指标的验证。进行实际样品测定时，应同步进行空白对照试验、平行试验、加标回收试验或者标准参考物的测定。空白对照测定值应小于方法检出限的一半。平行对照试验：同批次样品中，应按照 20%的比例进行平行对照试验，两个平行样测定结果的相对偏差应小于 15%。

2）离子碎裂途径

多肽类蘑菇毒素的二级质谱碎裂途径见图 7-5 和表 7-13。鹅膏毒肽类物质通过碎裂途径 1 得到相对丰度强的 m/z 85.7；通过途径 2 得到 m/z 259.3（对于α-AMA 和β-AMA）

和 *m/z* 243.1（对于γ-AMA）；通过途径 3 得到 *m/z* 338.9（α-AMA 和β-AMA）和 *m/z* 323.1（γ-AMA），γ-AMA 较另外两种鹅膏毒肽少一个氧原子，出现质荷比相差 16 的质谱峰，进一步佐证了碎裂途径 3 的存在。鬼笔毒肽存在共同的裂解途径 4、5 和 6，可得到相同的碎片离子峰（*m/z* 85.7、157.2、188.8 和 330.3）。因此，可基于基质干扰情况和灵敏度要求，选择不同的离子对进行定量测定和定性分析。

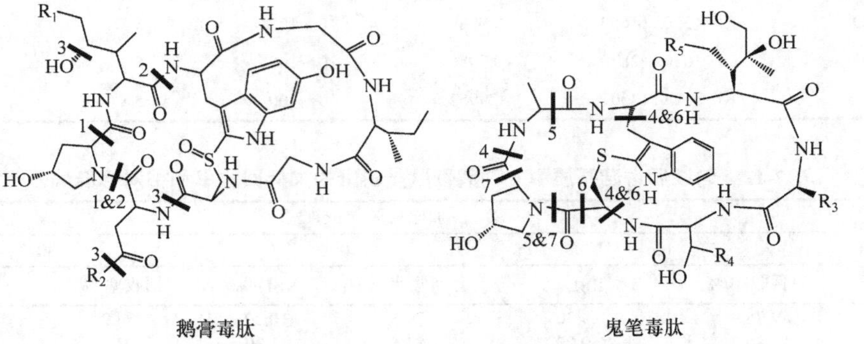

鹅膏毒肽　　　　鬼笔毒肽

图 7-5　鹅膏毒肽和鬼笔毒肽的质谱裂解途径

表 7-13　鹅膏肽类毒素分子结构图的取代基

鹅膏肽毒素	R_1	R_2	鹅膏肽毒素	R_3	R_4	R_5
α- AMA	OH	NH_2	PHD	CH_3	CH_3	H
β- AMA	OH	OH	PCD	$CH(CH_3)_2$	COOH	H
γ- AMA	H	NH_2	PSC	$CH(CH_3)_2$	COOH	OH

3）基质效应

当鲜蘑菇称样量达到 2.0g 时，基质效应会影响多种毒素的回收率。同时在过柱净化中，由于基质与毒素竞争 HLB 填料的吸附作用，导致毒素无法完全被吸附在小柱中，出现毒素回收率偏低。因此称样量不易过大，鲜蘑菇一般为 1.0g 左右，此时回收率可达到 75.9%～105%。β-AMA 在野生菌干粉基质和匀浆基质中均存在基质增强效应，其他 5 种鹅膏多肽类毒素则均存在基质抑制效应，干粉基质效应明显强于鲜品基质。

血浆中鹅膏肽类毒素的提取主要有有机溶剂沉淀提取法和纯水稀释提取法。血浆基质中有血浆蛋白，采用乙腈或者甲醇等有机溶剂提取目标毒素时会造成β-AMA、PCD 和 PSC 的共沉淀，因此纯水稀释提取法明显优于有机溶剂沉淀法，而且基质干扰小、操作方便。

4）毒素的热稳定性

将浓度为 25ng/ml、65ng/ml 的 6 种毒素在 35～85℃加热 1h，响应基本不变，为对照试验（25℃）测定值的 95%～106%，说明毒素热稳定性较高，这也可以解释为何含有该类毒素的野生菌即使高温烹调后，仍然会导致食用者中毒乃至死亡。

5）提取溶剂、时间和温度

采用纯水、盐酸-水（0.5∶99.5，*V/V*）、乙酸-水（1∶99，*V/V*）及乙腈对致命鹅膏菌干粉进行提取，上机测定后，发现毒素经纯水提取后，峰面积响应最高，基质干扰较乙腈提取液小。25～65℃下考察提取温度、时间的作用，发现提取 15min 后，6 种毒素响应达到饱和，温度的影响不大。

6）填料质量

对比 HLB 填料质量为 60～200mg 时的回收率，质量为 60mg 和 100mg 的填料，净化时的回收率明显优于 150mg 和 200mg，尤其 100mg 时效果最佳。

9. 参考色谱图

加标蘑菇试样的 MRM 色谱图见图 7-6。

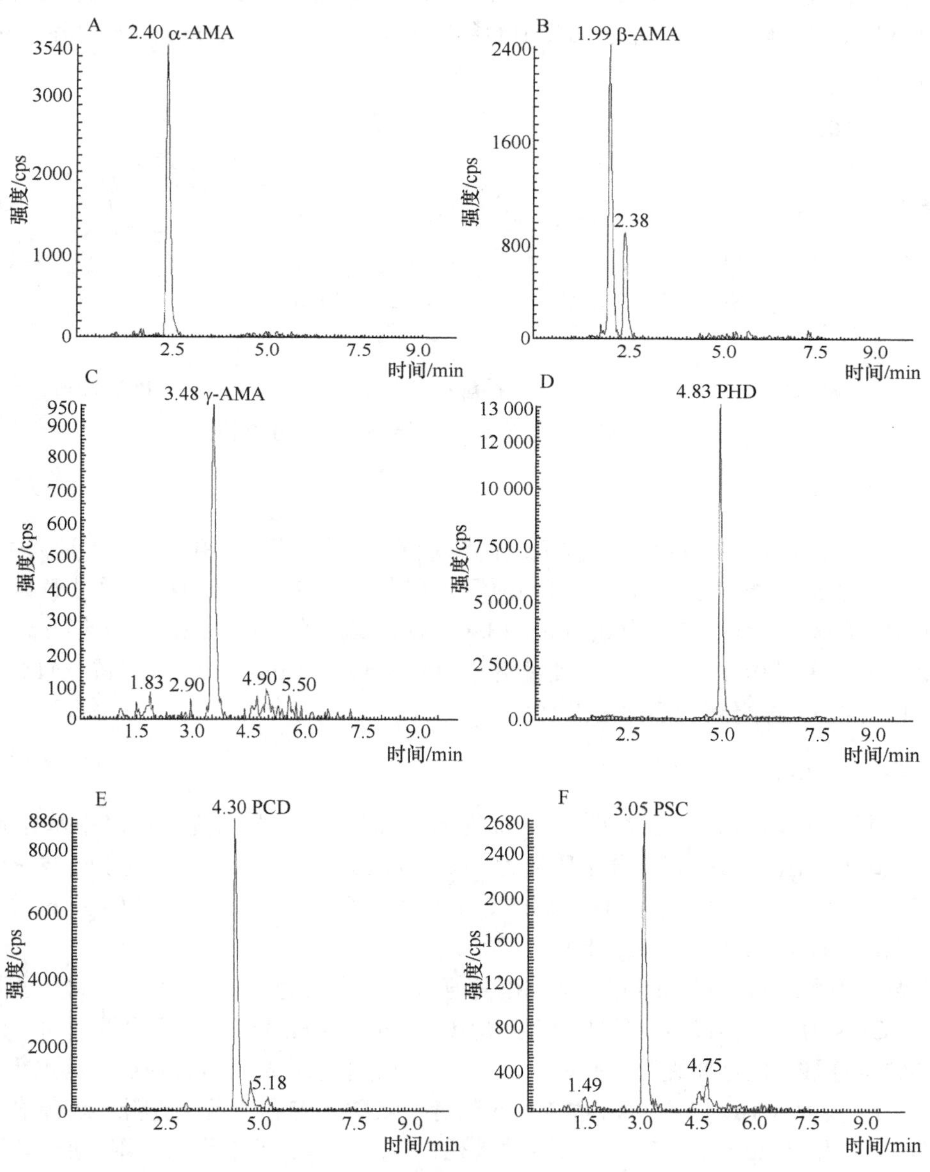

图 7-6　野生蘑菇干粉加标样液（0.4mg/kg）的 MRM 色谱图

第三节　毒蝇碱、毒蝇醇和鹅膏蕈氨酸的检测技术

一、概述

毒蝇碱、毒蝇醇、鹅膏蕈氨酸都属于神经精神类毒素（图 7-7），作用于中枢神经系统，具有神经致幻作用，含有这类毒素的蘑菇有丝盖伞属（*Inocybe*）、杯伞属（*Clitocybe*）及鹅膏菌属（毒伞属，*Amanita*），如我国的豹斑鹅膏菌（*A. pantherina*）和毒蝇鹅膏菌（*A. muscaria*）。

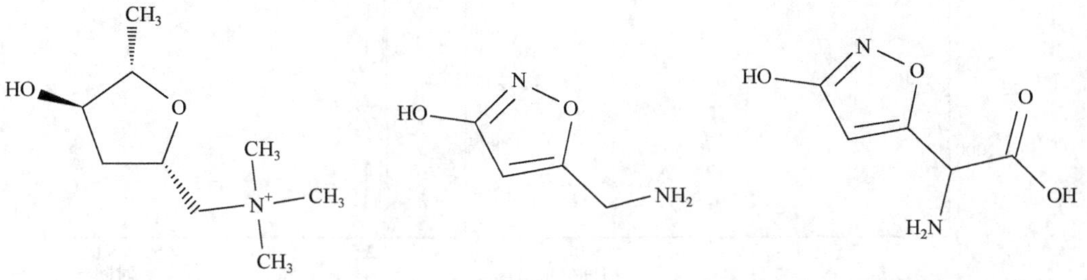

毒蝇碱　毒蝇醇　鹅膏蕈氨酸

图 7-7　毒蝇碱、毒蝇醇和鹅膏蕈氨酸的分子结构图

（一）毒蝇碱

毒蝇碱（muscarine）的分子式为$[C_9H_{20}NO_2]X$（X 为卤素）；相对分子质量为 174.26；易溶于水和乙醇，微溶于氯仿、乙醚和丙酮。在毒性分级上属于剧毒，通过静脉注射，毒蝇碱氯化物对小鼠的 LD_{50} 为 0.23mg/（kg · bw）。瑞士的 Eugste 在 1954 年分离、鉴定出毒蝇碱的 4 种异构体，即 L（+）毒蝇碱、EPi 毒蝇碱、Epi-ALLO 毒蝇碱、ALLO 毒蝇碱，其中 L（+）毒蝇碱的活性最强[47]。

（二）毒蝇醇和鹅膏蕈氨酸

毒蝇醇（muscimol），也称蝇蕈醇、毒蝇母、毒蝇蕈醇，学名为 5-氨基甲基异噁唑-3-酮，分子式为 $C_4H_6N_2O_2$，相对分子质量为 114.1，CAS 为 2763-96-4，熔点为 175～176℃。极易溶于水和乙醇，适宜储存温度为 2～8℃；大鼠经口 LD_{50} 为 45mg/（kg · bw），小鼠腹腔给药时 LD_{50} 为 2.5mg/（kg · bw）。

鹅膏蕈氨酸（ibotenic acid），又称鹅膏氨酸，分子式为 $C_5H_6N_2O_4$，相对分子质量为 158.11，CAS 为 60573-88-8，是从豹斑鹅膏（*A. pantherina* DC）中提取得到的一种含异噁唑环的氨基酸，也是捕蝇蕈（*A. muscaria* L.）中能杀死苍蝇的有效成分。熔点为 151～152℃，1ml 氨水（1mol/L）可溶解 20 mg 鹅膏蕈氨酸，溶液呈无色透明。鹅膏蕈氨酸对大鼠的 LD_{50} 为 15mg/（kg · bw），很少致人死亡，对人体有致幻作用，用作麻醉增效剂。

毒蝇醇是鹅膏蕈氨酸脱酸反应的产物，是真菌的次生代谢产物。毒蝇醇是豹斑鹅膏和捕蝇蕈的主要活性物质，调查 7 个野生捕蝇蕈样品，其菌帽和菌柄中毒蝇醇的含量分别为 1554～1880mg/kg、46～1023mg/kg，菌帽和菌柄中鹅膏蕈氨酸含量分别为 182～

1839mg/kg、627～1998mg/kg；日本药店销售捕蝇蕈、豹斑鹅膏菌帽和菌柄中毒蝇醇含量分别为 40～1318mg/kg、<ND（未检出，检出限为 1.4mg/kg）～109 mg/kg，菌帽中鹅膏蕈氨酸含量范围为<ND（未检出，检出限为 7.8mg/kg）～1277mg/kg，在菌柄中未检出[48-50]；调查波兰 41 个豹斑鹅膏菌、捕蝇蕈和橙黄鹅膏菌（*Amanita citrina*），其毒蝇醇和鹅膏蕈氨酸含量分别为 73～2436mg/kg、292～6565mg/kg[51]。毒蝇醇与谷氨酸、γ-氨基丁酸的结构相似，这些特性决定了它们结合、激活内源性神经递质受体的能力。

（三）毒性作用

几个世纪以来毒蝇菌一直被用作麻醉药、致幻剂而不作为食物，人食用后能产生异常的、长时间的欣快感，并产生视听的幻觉，这使之成为世界上许多原始部落备受推崇的宗教仪式用品。中毒症状大致分为精神兴奋、精神错乱、精神抑制等类型。毒蝇菌导致麻醉、致幻效果的主要成分为羟基色胺类化合物，如毒蝇碱、毒蝇醇和鹅膏蕈氨酸。从毒蝇鹅膏菌子实体中提取的毒蝇碱能使副交感神经系统兴奋，减慢心律，加快胃肠平滑肌的蠕动，从而引起呕吐和腹泻。毒蝇碱能加强腺体分泌，使血压降低、瞳孔收缩、中枢神经异常兴奋，因此食后常表现为兴奋、产生幻觉、流汗、流涎、流泪，中毒者因肺部水肿而呼吸困难、昏迷甚至死亡。毒蝇碱致麻痹效果通常较弱，摄入后 30min 内出现中毒症状，有多涎、流泪和多汗症状，紧接着出现呕吐和腹泻，脉搏降低、不规律，哮喘，少见死亡。

人体摄入 15mg 毒蝇醇，可引起意识模糊、视觉紊乱、色彩视觉疾病、疲劳和嗜睡；鹅膏蕈氨酸可诱导倦怠和嗜睡，接着出现偏头疼和局部疼痛，可持续几周。

食用这类毒蘑菇后，患者在 30～60min 内可出现毒蝇碱样中毒症状。毒蝇碱样中毒症状也是有机磷农药中毒的主要表现，表现为体内多种腺体分泌增加和平滑肌收缩所产生的症状及体征，如多汗、流涎、流泪、鼻溢、肺部干湿啰音、呼吸困难、恶心呕吐、腹痛腹泻、瞳孔缩小、视力模糊、血管平滑肌受抑制、血压下降等[53]。

毒蝇醇是一种对抑制性神经递质γ-氨基丁酸（GABA）有选择性的离子受体激动剂，是γ-氨基丁酸 A 型受体（GABAA）和部分受体的激动剂，可引起精神错乱、幻觉等症状，误食含该类毒素的蘑菇后，在 30min 至 2h 发病，症状为恶心、呕吐、行走不便、精神错乱、肌肉抽搐等，一般 4～24h 后恢复正常。毒蝇醇会抑制 GABA 的摄取，其毒性作用比鹅膏蕈氨酸强 5～10 倍，干蘑菇的毒性作用能保持 5～10 年。虽然这种蘑菇引起的中毒死亡非常少见，但摄入 10 朵或者 10 朵以上的蘑菇也足以致死。2015 年 8 月，云南省南华县曾发生一起食用豹斑鹅膏菌引起的中毒事故，4 人中毒，其中 2 人为 10 岁以下的儿童，主要表现为意识障碍、抽搐，但无死亡病例[52]。

二、主要检测方法

有关毒蝇碱、毒蝇醇、鹅膏蕈氨酸检测方法的研究报道明显少于鹅膏肽类毒素，受关注程度也不高，采用的检测方法有 GC/MS、毛细管电泳方法（CE）、HPLC 法和 LC/MS/MS 或者 LC-Q-TOF 等。

（一）气相色谱质谱法（GC/MS）

林佶等建立了测定小毒蝇菌中毒蝇碱的方法，样品经甲醇提取后采用 GC/MS 的 SIM 模式定量，特征离子峰为 *m/z* 58.1，在待测液中的检出限为 0.05μg/ml。测定云南野生捕蝇蕈中毒蝇碱的含量为 25.6mg/kg。由于该毒素对热敏感，因此进样口、传输线、离子源等温度不宜过高，以 200℃为宜[54]。Stribrny 等建立了尿样中毒蝇醇、鹅膏蕈氨酸的检测方法，在阳离子交换剂（Dowex® 50W X8）中，在氢氧化钠条件下，毒蝇醇、鹅膏蕈氨酸经氯甲酸乙酯衍生后用 HP-5MS UI（15m×0.25mm×0.25μm）分离，SIM 法测定。检测 4 名中毒患者摄食捕蝇蕈 3～6h 后的尿液，发现毒蝇醇和鹅膏蕈氨酸含量分别为 6.0～9.9μg/ml、32.2～55.2μg/ml。毒蝇醇和鹅膏蕈氨酸的定量离子分别为 *m/z* 113、*m/z* 257，检出限为 1.0μg/ml，以环丝氨酸（cycloserine）为内标定量[55]。

（二）毛细管电泳法及质谱法

毛细管电泳法被用于野生菌中毒蝇醇和鹅膏蕈氨酸含量的测定。取 100mg 干粉样品用 20ml 甲醇-磷酸盐缓冲液（pH 为 3）（1∶1，*V/V*）超声辅助萃取 180 min，以毛细管电泳法分离，电泳液为含 5%乙腈的 25mmol/L 磷酸钠缓冲液（pH 为 3），用二极管阵列检测器（PDA）测定，波长为 214nm，在浓度为 2.5～7000μg/ml 内呈线性关系，采用紫外光谱、保留时间和标准加入法定性，并应用此法测定了波兰 41 份鹅膏菌[51]。Ginterová[56] 报道了以毛细管电泳-质谱法测定尿中毒蝇碱、毒蝇醇及鹅膏蕈氨酸的方法，采用电喷雾正离子模式，MRM 离子对分别为 *m/z*174>57、*m/z*115>98、*m/z*159>113，检出限分别为 0.73ng/ml、0.05ng/ml、0.15ng/ml。

（三）高效液相色谱法及质谱法（HPLC-MS/MS）

Tsujikawa 等建立了高效液相色谱法（HPLC），将毒蝇醇、鹅膏蕈氨酸和丹磺酰氯反应后在 Symmetry C_{18}（150mm×2.1mm，3.5μm）色谱柱上用 10mmol/L 乙酸铵-乙腈洗脱，流速为 0.2ml/min，用二极管阵列检测器测定，最低检出限为 25mg/kg；将衍生物进一步用离子阱质谱法确证，其母离子为 *m/z* 347，特征碎片离子为 *m/z* 317、276、226、183。此法被用于野生和市售捕蝇蕈、豹斑鹅膏样品的调查[49]。

林佶等[57]建立了毒蝇碱和毒蝇醇的 UPLC/MS/MS 测定方法，云南野生小豹斑鹅膏菌中的毒蝇碱、毒蝇醇含量分别为 117mg/kg、587mg/kg。在 C_{18} 或 C_8 色谱柱上二者不能很好地被保留，保留时间短，分离效果不理想，用氨基柱能很好地分离。也可采用超高效液相色谱-四极杆飞行时间串联质谱法（UPLC-Q-TOF）。UPLC-Q-TOF 法可测定毒蝇碱、毒蝇醇及其同位素的精确质量数和丰度比，结合二级质谱的分子结构碰撞裂解特征分析，在对未知化合物的分析鉴定方面比 HPLC/MS/MS 更为精准和可靠。色谱和质谱指纹图谱能够反映化合物的特性，在突发中毒事件应急检测鉴定中具有极其重要的作用。

三、毒蝇碱、毒蝇醇检测实例[57]

误食含有毒蝇碱、毒蝇醇的毒蘑菇后，会出现剧烈恶心、呕吐、腹痛、腹泻、精神错乱、出汗、发冷、肌肉抽搐、脉搏减慢、呼吸困难或牙关紧闭、头晕眼花、神志不清等症状。若要准确确定中毒原因，应对野生蘑菇中的毒蝇碱、毒蝇醇进行定性定量检测。本文采用甲醇提取、C_{18}固相萃取净化的方法，以 LC/MS/MS 测定，实现了这两种毒素的同时测定。

（一）原理

毒蘑菇含有的毒蝇碱、毒蝇醇经甲醇提取，用C_{18}固相萃取柱净化后，用UPLC-MS/MS法测定，外标法定量。毒蝇碱、毒蝇醇的检出限分别为 0.1μg/kg、2μg/kg，定量限分别为 0.2μg/kg、5μg/kg，线性范围分别为 2～50μg/kg、20～500μg/kg。

（二）试剂和材料

1. 试剂

毒蝇碱、毒蝇醇（纯度均不低于 90%，Sigma-Aldrich 公司）；甲醇、甲酸、乙酸铵（均为 HPLC 级，Fisher 公司）。

混合标准储备液的配制：分别取 0.1ml、1.0ml 毒蝇碱、毒蝇醇（浓度约为 1.00mg/ml），加甲醇定容至 10ml，涡旋均匀，浓度分别为 10mg/L、100mg/L，避光于−20℃可保存 6 个月。

混合标准使用液的配制：准确移取 0.1ml 混合标准储备液，用甲醇定容至 10 ml，充分涡旋，毒蝇碱、毒蝇醇浓度分别为 100μg/L、1000μg/L。使用时用流动相进一步稀释成标准系列，毒蝇碱浓度分别为 2.00μg/L、4.00μg/L、10.0μg/L、20.0μg/L、50μg/L，毒蝇醇浓度为 20μg/L、40μg/L、100μg/L、200μg/L、500μg/L。

2. 材料

C_{18}固相萃取小柱（60mg/3ml），0.22μm 微孔滤膜。

（三）仪器设备

超高效液相色谱仪-质谱仪，大容量高速离心机等。

（四）试样的制备和处理

取代表性样品的可食部分 10～50g，剪成小块，放入组织捣碎机粉碎，装入清洁容器内并标明标记，于−20℃以下保存。

1. 样品提取

将新鲜蘑菇样品在 50℃下烘干再粉碎。称取干粉 0.2g（精确至 0.001g）或新鲜蘑菇 2.0g 置于 10ml 具塞离心管中，加入 10ml 甲醇，涡旋后超声提取 10min，以 10 000r/min 的转速离心 10min，小心将上清液转移至鸡心瓶中。于残渣中再加入 5 ml 甲醇，涡旋后超声提取 10min，以 10 000r/min 的转速离心 10min，合并上清液。将上清液于 50℃下旋转蒸发至近干，加 2ml 纯水溶解，得到提取液。

2. 样液净化

烹调加工过的样品处理：预先分别用 2ml 甲醇、水淋洗活化 C_{18} 固相萃取柱，将以上提取液上柱，用 1ml 含 5%甲醇的氯仿淋洗，最后用 2ml 甲醇洗脱；洗脱液在 50℃水浴中用氮气吹至近干，用甲醇–5mmol/L 乙酸铵水溶液（20∶80，*V/V*）溶解定容至 1.0ml，涡旋混匀，用 0.22μm 滤膜过滤，UPLC/MS/MS 进样。未加工过的样品甲醇提取后可直接测定。

（五）测定条件

1. 色谱条件

BEH Amide 色谱柱（2.1mm×100mm，1.7μm，Waters 公司）；进样量 20μl；柱温为 20℃；流动相 A 为含 5mmol/L 乙酸铵和 0.1% 甲酸的水溶液，B 为乙腈，流动相初始比例（A∶B）为 3∶7（*V/V*）；梯度洗脱 5min，流速 0.3ml/min，见表 7-14。

表 7-14　梯度洗脱程序

时间/min	A（含 5mmol/L 乙酸铵、0.1%甲酸的水）/%	B（乙腈）/%
0.1	30	70
1.0	90	10
1.5	90	10
2.0	30	70
5.0	30	70

2. 质谱条件

离子化方式：电喷雾离子源（ESI），正离子模式；检测方式：多离子反应监测（MRM）；碰撞气（CAD）：Medium；气帘气（CUR）：20psi；雾化气（GS1）：60psi；加热气（GS2）：60psi；喷雾电压（IS）：5500V；去溶剂温度（TEM）：550℃；扫描时间：50ms，毒蝇碱、毒蝇醇保留时间、碰撞电压和去簇电压见表 7-15。

表 7-15　毒蝇碱、毒蝇醇的 MRM 监测参数

分析物	保留时间/min	离子对（*m/z*）	碰撞电压/eV	去簇电压/eV
毒蝇碱	1.24	174.0/56.9	30.8	37.89
		174.0/97.2	25.4	37.89
毒蝇醇	1.46	115.2/68.1	24.1	27.70
		115.2/98.1	15.2	27.70

（六）测定

1. 定性测定

标准系列与样品溶液均按照的同样条件进行测定，其 MRM 色谱图分别见图 7-8、图 7-9。如果样品与标准样品色谱峰的保留时间相一致，所选择的 2 个特征离子对均出现，且与标准样品的 2 个特征离子对丰度比相一致，则可判断样品中存在毒蝇碱、毒蝇醇。

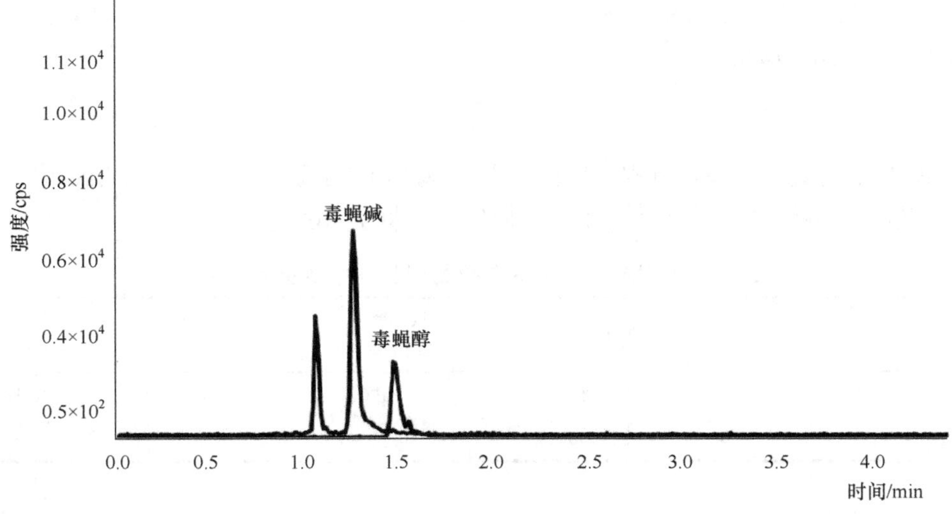

图 7-8 标准溶液中毒蝇碱、毒蝇醇的 TIC（总离子流）色谱图

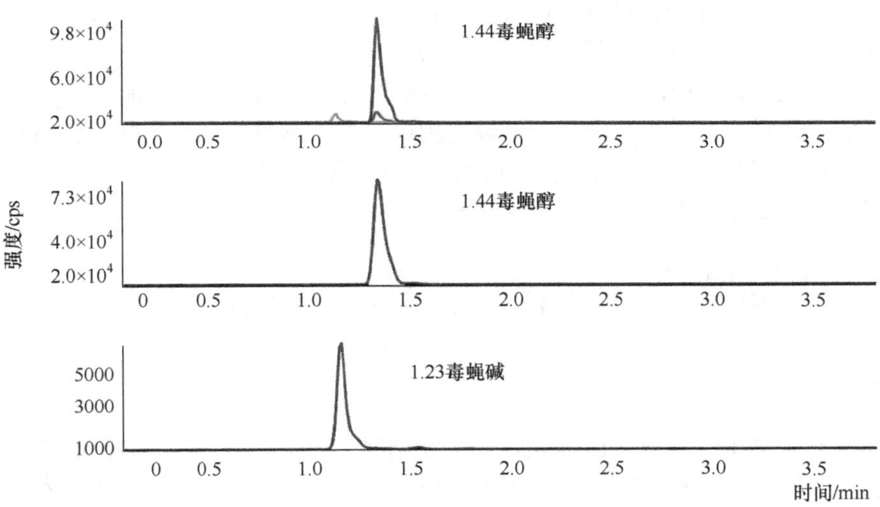

图 7-9 小豹斑鹅膏菌中毒蝇醇、毒蝇碱的提取离子色谱图

2. 定量测定

采用外标校准曲线法定量测定，为减少基质对定量测定的影响，采用不含毒蝇碱、毒蝇醇的样品洗脱液来配制标准系列溶液，绘制标准曲线，并且保证所测样品中毒蝇碱、毒蝇醇的响应值均在仪器的线性范围内。

计算公式：

$$X=\frac{CV}{M}$$

式中，

X——样品中毒蝇碱、毒蝇醇的浓度，μg/kg；

C——进样样品溶液中毒蝇碱、毒蝇醇的浓度，ng/ml；

V——样品液的定容体积，ml；

M——样品的质量，g。

（七）方法验证

毒蝇碱、毒蝇醇的线性方程、线性范围和线性相关系数见表 7-16。以信噪比为 3 估算检出限，毒蝇碱、毒蝇醇的检出限分别为 0.5μg/kg、2μg/kg。

表 7-16　毒蝇碱、毒蝇醇的线性方程、相关系数和检出限

分析物	线性方程	线性范围/（μg/kg）	相关系数（r）	检出限/（μg/kg）
毒蝇碱	Y=795X−183	1～100	0.9991	0.5
毒蝇醇	Y=47.2X−340	10～1000	0.9994	2.0

（八）注意事项

（1）新鲜蘑菇样品应保持在 4℃以下运输，如不能及时检测，应在−20℃以下保存。如样品需要烤干运输保存，烘烤温度不应超过 40℃。

（2）在净化时，如样品未熟制加工过，可不用含 5%甲醇的氯仿淋洗。中毒控制中为了争取时间，若疑似此类毒素中毒，可以先用甲醇提取蘑菇匀浆、微孔过滤后直接进样，确定是否检出毒素；若未能检出此类毒素，可将提取液按照上述固相萃取小柱净化，避免低含量毒素因基质抑制作用而导致未检出。

第四节　亚稀褶红菇等毒蘑菇的鉴别方法

一、概述

亚稀褶红菇属于红菇科（Russulaceae）红菇属（*Russula*）[58]。亚稀褶红菇是红菇属的剧毒品种，对肝、肾均有损害，刘源彬等[59]给予小鼠经口灌胃新鲜亚稀褶红菇研磨液，得到 LD_{50} 为 4996mg/kg。日本于 1955 年最早报道了由此引起的中毒事故[60]，1955～2007 年，日本共报道 20 人因误食亚稀褶红菇而中毒，其中 8 人死亡，病死率为 40%[61]。亚稀褶红菇主要分布于我国云南、湖南、江西、福建等省份，与同属红菇属的密褶红菇[*Russula densifolia*（Secr.）Gill Fr.]外观相似，很难区分，容易混淆误采误食而中毒。1975 年我国报道发生在福建宁化县的首起亚稀褶红菇中毒事故，导致 4 人中毒，2 人死亡，病死率为 50%[62]。亚稀褶红菇为我国主要的致死性毒蘑菇，Chen 等[8]调查 1994～2012 年我国南方 102 起蘑菇中毒事故，其中 15 起由亚稀褶红菇引起，中毒死亡人数占总死亡人数的 24.59%（45/183），致死率高达 51.14%（45/88）。近年来由亚稀褶红菇引起的中毒事故依然频发，病死率为 15.0%～53.3%。

2009 年 Matsuura 等[60]从亚稀褶红菇中分离鉴定出环丙-2-烯羧酸，动物实验表明将该物质灌胃和腹腔注射，对小鼠的致死剂量均小于 2.5mg/（kg · bw），从而证明环丙-2-

烯羧酸是亚稀褶红菇中的致死毒素。但该物质化学性质不稳定，难以合成，我国至今也无人从亚稀褶红菇或者中毒样品中检出此物质，因此种属鉴别是目前处置此类中毒事故的唯一技术手段。

二、亚稀褶红菇主要中毒表现及处置措施

1. 主要中毒表现[63,64]

（1）中毒的潜伏期较短，发病很快，一般发病时间在 20min 至 2h。

（2）少量食用后患者表现为恶心、呕吐等胃肠症状，大量食用后出现呼吸衰竭、急性肾衰竭和其他症状。

（3）出现明显的肌肉痉挛性疼痛、腰背痛、肌肉酸痛、肢体乏力，典型症状为横纹肌溶解症。

（4）表现为少尿或无尿、血尿或血红蛋白尿，出现酱油色尿液；生化指标表现为肌酸激酶（CK 值）急剧升高，高的达到每升数万甚至十万单位以上。

2. 处置措施

（1）尽快进行催吐、洗胃和导泻，减少体内毒素的滞留。

（2）维持体液和电解质平衡。密切观察和监测肝、肾、心脏、脑等其他器官指标的变化。给予甘利欣、阿拓莫兰、水飞蓟宾等护肝药物，对出现心肌损害的患者，视其心功能情况，给予适量补液的同时应用心血管药物，改善心肌供血状况。呼吸困难者及时给予呼吸机辅助通气。

（3）血液净化治疗：血液灌流和血液透析联合使用对横纹肌溶解型中毒患者进行救治具有很好的效果[65]。

三、蘑菇鉴别方法

尽管我国蘑菇中毒事件频发，但引起中毒的蘑菇种类并不完全清楚，约 90%的蘑菇食物中毒事故未能鉴别出毒菇的种类。尤其除了鹅膏肽类毒素、毒蝇醇、毒蝇碱等蘑菇毒素有可供检测的方法外，绝大多数蘑菇毒素尚无法检测，因此蘑菇种属的鉴别仍然是目前阶段调查蘑菇中毒的最重要手段。目前已经从传统的形态鉴别发展到分子生物学（条形码）技术，克服了传统方法需要丰富形态鉴别经验的不足。

（一）形态鉴别

蘑菇子实体的形态特征多种多样，除了常见的伞状外，还有棒状、盘状、贝壳状、球状、珊瑚状、耳状和脑状等。伞菌子实体由菌盖和菌柄组成，某些种类还具有菌环或者菌托，鹅膏菌是伞菌中唯一既具有菌环又具有菌托的一大类蘑菇（图 7-10）[4]，全球有 500 多种，我国有 130 种。毒蘑菇种类多，其子实体形态特征也随种类不同而不同，而且菌盖形状会随着生长发育而变化，种类和形态的多样性、易变性是识别毒蘑菇的困难之一。最大的困难在于有毒蘑菇与可食蘑菇的外观特征往往极其相似，400 多种毒蘑菇并没有“统一的形态特征”，很难从外观区分；某些毒菇与可食用的或者低毒的蘑菇在形态上非常相似，如剧毒的亚稀褶红菇（图 7-10）与同属红菇属的稀褶红菇［*Russula nigricans*

(Bull) Fr.]、密褶红菇[*Russula densifolia* (Secr).Gill]在形态上就较为相似，因此容易造成误采误食。毒菇形态鉴别比较可靠的方法是找本国或者邻近地区可靠的专业蘑菇图鉴进行对照，检查样品的所有重要宏观特征、生态特征、显微特征是否一致。最常用的重要特征包括：各宏观部位的大小、形状、颜色和附属物，生境与相关植物，以及孢子、囊状体与皮层细胞等显微特征。鹅膏菌属中大部分种类为有毒或者剧毒，剧毒鹅膏菌都具有一个共同的特征——既具有菌环又具有菌托，这种特征在所有蘑菇种类中是唯一的。剧毒鹅膏菌与可食用的鹅膏菌在形态上具有一定的差异：剧毒鹅膏菌的菌柄不中空，菌

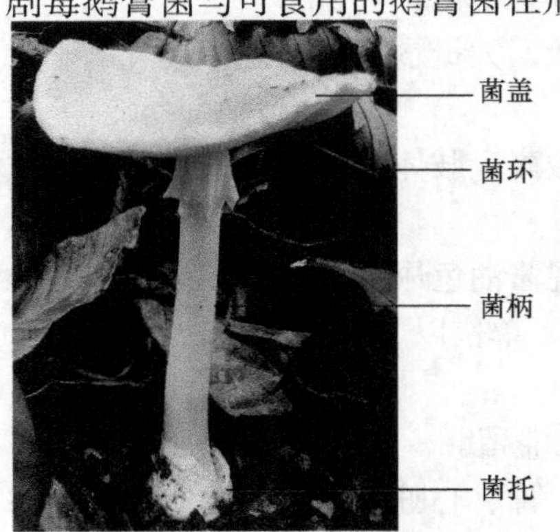

典型鹅膏菌子实体组成

密褶红菇(无毒或低毒)

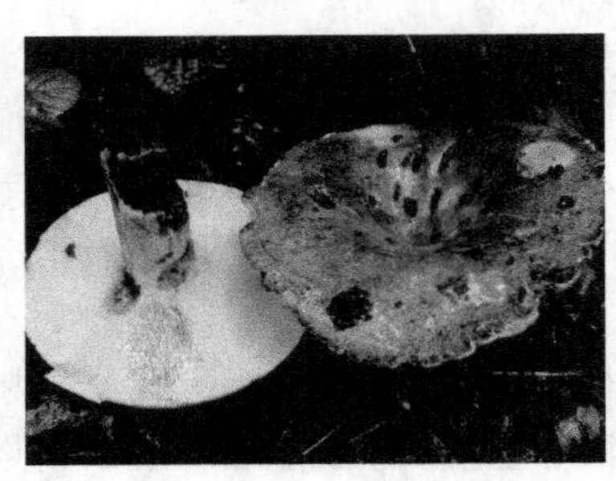

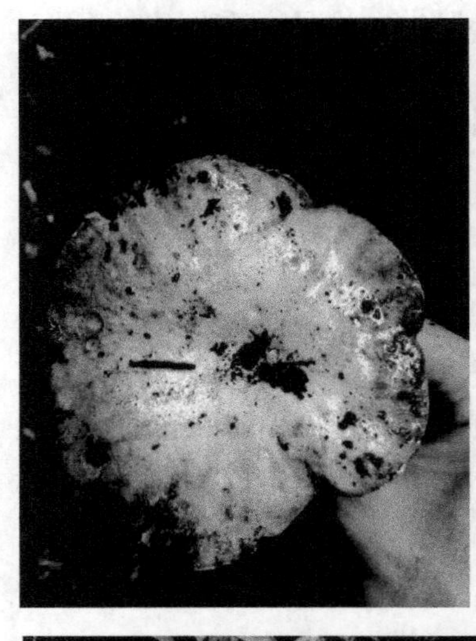

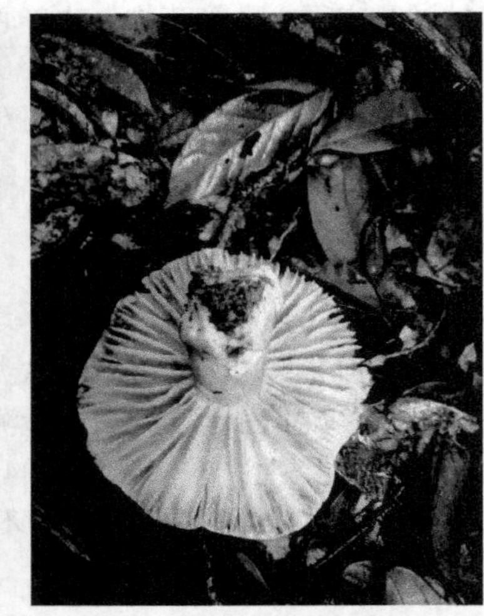

稀褶红菇
(无毒或低毒)

彩图请扫码

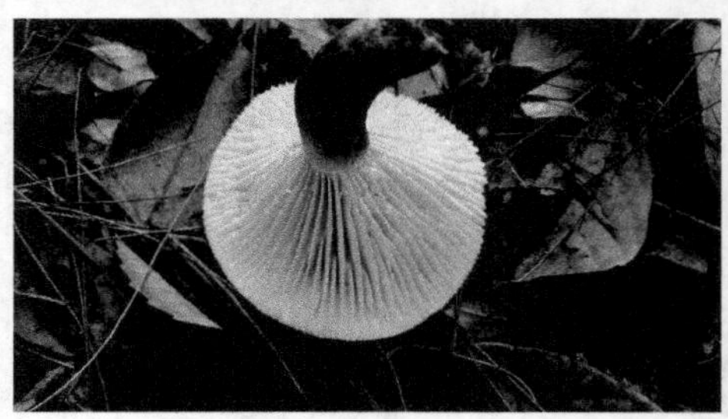

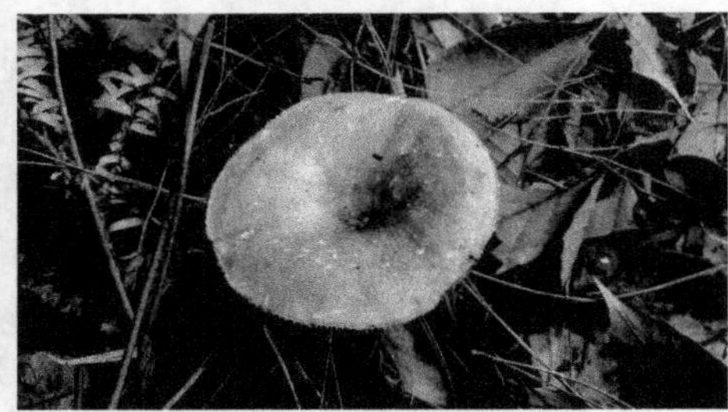

亚稀褶红菇
(剧毒)

图 7-10　鹅膏菌和三种容易混淆蘑菇子实体[4]（陈作红教授提供）

柄纵切面基部有一近球形的膨大，短菌褶在菌柄端渐窄；非剧毒鹅膏菌的菌柄常中空，菌柄基部几乎不膨大，短菌褶在菌柄端平截。为避免误食有毒鹅膏菌，不采食“头上戴帽”（指有菌盖）、“腰间系裙”（指有菌环）、“脚上穿靴”（指有菌托）的蘑菇。

（二）分子生物学鉴别

1. 概述

仅从外观形态上无法区分食用菌和毒菇。中毒事故中引起中毒的蘑菇样品形态不完整或者是不常见种类。

当毒蘑菇是较常见的种类，且样品形态保持完好时，找蘑菇分类学家进行形态学物种鉴定仍然是最为快速的做法。但当毒蘑菇样品不完整或者不是常见的种类时，也就无法进行形态鉴别。实践中形态学鉴别的一些形态特征经常是易变的、模糊的，例如，同是亚稀褶红菇，由于生长环境的差异，其形态特征会有所差异；与亚稀褶红菇同属红菇属的其他菇，如稀褶红菇（*Russula nigricans* Fr.）、密褶红菇[*Russuladensifolia*（Secr）.ex Gill]，由于生长环境相似，在长期进化中可能出现一些相同或相似的形态特征[23]。分子生物学鉴别可适用于各类蘑菇标本（新鲜和干燥均可），以及烹调过的、形态上难以鉴别的剩余食物、残渣、呕吐物或者胃抽取物，因此已成为亚稀褶红菇等毒蘑菇中毒鉴别的最有效手段。

分子生物学是目前最常用的高等真菌鉴别方法，其较形态鉴别具有更高的准确性，可从基因的层面对毒蘑菇进行有效的鉴别。近年来，分子标记技术越来越多被用于真菌系统研究和分类鉴定，愈发成熟，正成为鉴别有毒蘑菇归属的有力工具。目前常用分子标记技术包括 ITS（internal transcribed spacer，内转录间隔区）、nLSU（large subunit，核糖体大亚基）、RAPD（randomly amplified polymorphic DNA，随机扩增多态性 DNA 分析）等。ITS 序列由 ITS1、5.8S、ITS2 三部分组成，5.8S 用于合成核糖体 RNA，因此也称该序列为 rDNA-ITS 序列。ITS 序列由于具有进化速率快、易于扩增、稳定性好和测序方便等优点，从不太长的核酸序列中可获得相对足够的信息，而成为分子标记方法中最常用的基因序列，是大型高等真菌分类鉴定的有效 DNA 条码[66]。待测蘑菇中的 DNA 经扩增、纯化后测序，得到的 ITS 序列与 NCBI 检索库里某种蘑菇的 DNA 序列进行 BLAST 检索比对，得到相似的物种及相似率，若相似率大于 99%，则可鉴定二者为同种，并进一步构建系统发育树进行确证；若相似率小于 99%、大于 95%，则鉴定为同属。有些情况下还需要结合子实体的形态进行判断，排除基因交叉污染等操作方面的错误。尹志军等通过 ITS 序列区分了亚稀褶红菇和可食的稀褶红菇，其中种间 ITS 序列差异性在 10%左右，而种内 ITS 序列的差异性小于 5%，可有效地鉴别亚稀褶红菇[67]。该法鉴别准确、直接，不需要完整的子实体，少量的样品（0.1g）足以满足实验要求，但扩增及筛选出来的目的基因片段对于 GenBank 数据库中一些不准确的序列数据及没有的新种属序列则无法直接进行鉴别分类。

2. 方法应用

分子标记技术的主要操作步骤为 DNA 提取、PCR 扩增、电泳、序列同源性比对和系统发育树的构建，具体如下。

1）DNA 提取

取 0.1g 样品，加入液氮后研磨至粉末，经过裂解、去多糖及蛋白质、洗涤、离心、洗脱等一系列步骤，得到 DNA 模板溶液。

2）PCR 扩增

按照试剂盒要求添加扩增反应的溶液和样品 DNA 模板，按照扩增程序，进行预变性、变性、复性、延伸等系列操作。

3）电泳

DNA 扩增产物上样至琼脂糖凝胶电泳槽上，将标记物（Marker）也一并上样，恒流下电泳，然后在凝胶成像仪下观察结果。将检测条带明亮、片段大小无误的样品用于测序。必要时还要进行连接转化，以提高方法的灵敏度和特异性。

4）ITS 序列同源性比对（BLAST）

将得到的 ITS 基因序列与 NCBI（http://www.ncbi.nlm.nih.gov）中 GenBank 数据库进行 BLAST（basic local alignment search tool）比对，把最接近的种类进行系统发育树分析，确定样品的种属。通常序列相似度大于 99%时可鉴定为同种，相似度为 95%～99%时可能为同属。但各类群的蘑菇这一标准会有不同变化，同时 GenBank 不保证所有数据的准确性。

5）系统发育树的构建

利用聚类软件对测定得到的序列及 GenBank 中下载的序列进行比对，通过邻接法（NJ，neighbor-joining）进行系统发育树的建立，用 Bootstrap 法对系统发育树进行检验，通过对进化树的拓扑结构及其稳定性分析将蘑菇样品归到属、种。

四、rDNA-ITS 分子生物学鉴别法操作实例[68,69]

rDNA-ITS 分子生物学法是鉴别各类大型真菌的可靠方法，可用于鉴别各类野生真菌的种属，由于亚稀褶红菇的毒素尚不清楚，因此对这类毒菇引起的中毒事故，目前只能采用该法鉴别。本文以亚稀褶红菇为例，对操作步骤进行了描述，有关操作步骤也同样适用于其他各类蘑菇种属的鉴别。

（一）原理

内转录间隔区（internal transcribed spacers，ITS）序列由 ITS1、5.8S、ITS2 三部分组成，5.8S 用于合成核糖体 RNA（图 7-11）。通过提取蘑菇样品的基因组 DNA，进行 PCR 扩增增加 DNA 拷贝数，然后通过电泳分离目的 DNA 片段，割胶后纯化回收 DNA，得到纯的 DNA；将此 DNA 连接转化克隆，并测定 DNA 序列，得到 ITS 全序列。通过 GenBank 的 BLAST 检索，得到相似的物种及相似率，当待测蘑菇 DNA 的 ITS 全序列与库中同种的亚稀褶红菇相似性达 99%以上时，则可以鉴定二者为同种，并进一步构建系统发育树进行确证。若序列之间的相似性为 95%～99%时，可以鉴定待测蘑菇与亚稀褶红菇仅为同属关系，可判定其不属于亚稀褶红菇。

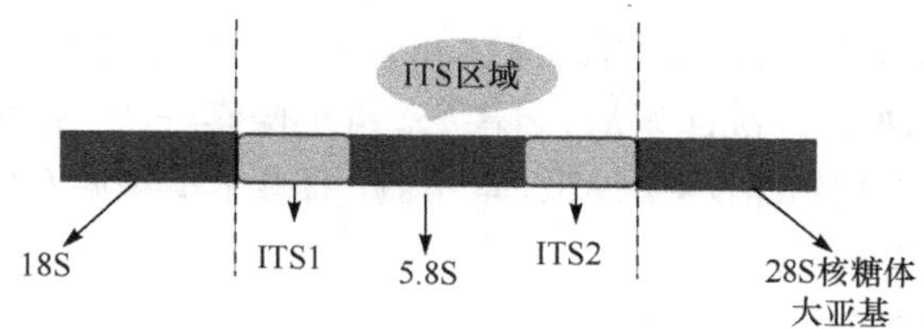

图 7-11　真核细胞内一个转录单元示意图

（二）试剂和材料

CTAB 植物基因组 DNA 快速提取试剂盒、DNA 标记物 D2000 Marker、PCR 扩增试剂 2×Easy Taq PCR Super Mix、DNA 胶回收试剂盒、pMDTM19-T Vector Cloning Kit 克隆载体试剂盒、引物序列[ITS 4: 3′(TCC TCC GCT TAT TGA TAT GC)5′, ITS5: 3′(GGA AGT AAA AGT CGT AAC AAG G) 5′]、GoldView I 型核酸染色剂（10 000×倍）、氨苄青霉素钠盐（使用前用高压过的无菌水配制为 100μg/ml）、琼脂糖粉、LB 肉汤粉。Tris 碱、乙二胺四乙酸（EDTA）、乙酸、氯仿和异戊醇均为分析纯；高压灭菌去离子水，实验室现制；DH5α感受态细胞（–80℃下保存，于冰浴上化冻后使用）；液氮；无菌培养皿。亚稀褶红菇毒蘑菇样品，在 50℃恒温下烘烤至干。

TAE 缓冲液的配制：称量 121g Tris 碱和 18.6g EDTA 于 500 ml 容量瓶中，加入 28.6ml 乙酸，加去离子水定容至 500 ml，摇匀后于室温保存，得到 TAE 缓冲液（50×TAE）。使用前再稀释 50 倍（1×TAE）。

2%琼脂糖凝胶的配制：称取 0.6g 琼脂糖粉于 100 ml 三角瓶内，加入 30ml 的 1×TAE 缓冲液，充分混匀后加热 2min，冷却至约 60℃（感觉三角瓶表面不烫手时）后加入核酸染色剂 3.0μl，摇匀即得，现配现用。

LB 肉汤的配制：称取 LB 肉汤粉 21g 于三角瓶内，加入去离子水 1 L，混合后于 120℃下高压灭菌 20min，冷却后–4℃保存备用。

氨苄青霉素平板的制备：称取 21g LB 肉汤粉和 15g 琼脂糖于干净的三角瓶内，加入 1L 去离子水，在 120℃下高压灭菌 20min，然后冷却至感觉三角瓶表面不烫手时，加入 1.0ml 0.1mg/ml 氨苄青霉素溶液后混匀；将此培养液倒入一次性使用无菌培养皿中，每皿约 25ml，待完全冷却后，标记日期及是否含氨苄青霉素，4℃冷藏备用。

（三）仪器和设备

高速离心机、三孔电热恒温水槽、电子天平、基因扩增仪、电泳仪、生物电泳图像分析系统、恒温振荡器、生化培养箱、核酸蛋白定量检测仪等。

（四）操作步骤

1. 基因组 DNA 的提取

提取前需要去除蘑菇样品中的杂质并用 75%乙醇进行消毒，再用无菌蒸馏水洗除残留的乙醇，备用。取菌盖样品约 0.1g，加入适量的液氮，再用无菌研钵研磨至粉状。将适量粉末快速转移至 1.5ml 塑料离心管中，加入裂解液，65℃水浴提取 30min。然后加入氯仿-异戊醇（24∶1，*V/V*）涡旋，再高速离心，离心力>12 000*g*，以沉淀多糖等杂质。去除上清液后，加入无水乙醇洗涤残渣，再离心，重复操作一次。最后用 TEA（Tris-EDTA）缓冲液溶解，得到约 70μl 样品 DNA 模板，备用。详细操作步骤见 CTAB 植物基因组 DNA 快速提取试剂盒说明书。

2. ITS 区域 DNA 的扩增

1）扩增体系

于 200μl Eppendorf 离心管中，用精密移液器加入 15μl PCR 扩增试剂（2×Easy Taq PCR Super Mix）、ITS4 和 ITS5 引物各 1.0μl、前述样品 DNA 模板 1.0μl，最后补加高压后的无菌水至总体积为 30μl。

2）扩增程序

将前述 Eppendorf 离心管置于基因扩增仪中，进行 DNA 扩增，设置预变性温度为 95℃，时间 3 min；变性温度 94℃，时间 40s；退火温度 55℃，时间 45s；延伸温度 72℃，维持 1min；最后补足延伸时间 10min；循环次数为 30。反应结束后，将反应液在 4℃下保存。

3. 电泳

将现配的 2%琼脂糖凝胶静置 20min，然后放置于电泳槽内。将前述 PCR 扩增后的产物全部上样至单独的孔（槽）内，另一单槽内加入 10μl DNA 标记物（D2000 Marker）。开启电泳仪，在 120V 下电泳 30min。结束后，采用生物电泳图像分析系统，在波长 254nm 下观察 DNA 条带。

4. DNA 的纯化

在 254nm 波长下切取明亮、片段大小约为 600bp 的 DNA 条带。将切割出来的凝胶条带放在 1.5ml EP 管内，加入 B2 缓冲液（每 0.3g 凝胶条带约加 1.0ml），约 55℃下溶解后进行一系列洗脱、离心处理，具体按照 DNA 胶回收试剂盒的使用说明进行操作，得到约 30μl 纯化后的 DNA 模板，供后续使用。

5. 连接和转化克隆

1）连接

使用克隆载体试剂盒（pMDTM-19T Vector Cloning Kit）。取 4.0μl 纯化后的 DNA 模板于 200μl 塑料离心管内，加入 5.0μl 连接酶（Solution I）和 1.0μl 载体（pMD19-T Vector），充分混匀后置于基因扩增仪中，在 16℃下连接 30 min。

2）转化克隆

于 10μl 的连接产物中加入 10μl 5 × KCM 溶液（含 0.5mol/L KCl、0.15mol/L $CaCl_2$ 和 0.25 mol/L $MgCl_2$ 溶液），再加入 30μl 高压灭菌的去离子水，混匀后冰浴。

加入 50μl 已化冻好的 DH5α 感受态细胞，涡旋混匀，于冰浴中放置 20 min；在室温下回温 10min 后，加入 500μl LB 营养肉汤，置于恒温振荡器内，在 37℃下以 150r/min 的速度振荡培养 40min。随后吸取 100μl 菌液并直接加到氨苄青霉素平板上，再用酒精灯消毒过的推棒轻推，使得覆盖较为均匀，平板在 37℃下培养 12h。

培养结束后，挑取 3～5 个白色单一菌落于 2ml EP 管中，加入 500μl 含 0.1%氨苄青霉素的 LB 肉汤（即 100ml LB 肉汤液中加入 0.1ml 100μg/ml 氨苄青霉素溶液）培养液，在 37℃下，以 230r/min 的速度振荡培养 6h 左右。结束后，取 1.0μl 菌液作为模板进行 PCR 扩增和电泳，若所在泳道的 DNA 条带明亮（图 7-12B），与待测样品中的目的 DNA（图 7-12A）大小一致，均为 600bp 左右，这说明所进行的目的 DNA 连接和转化克隆成功，所得菌液样品可进行测序。

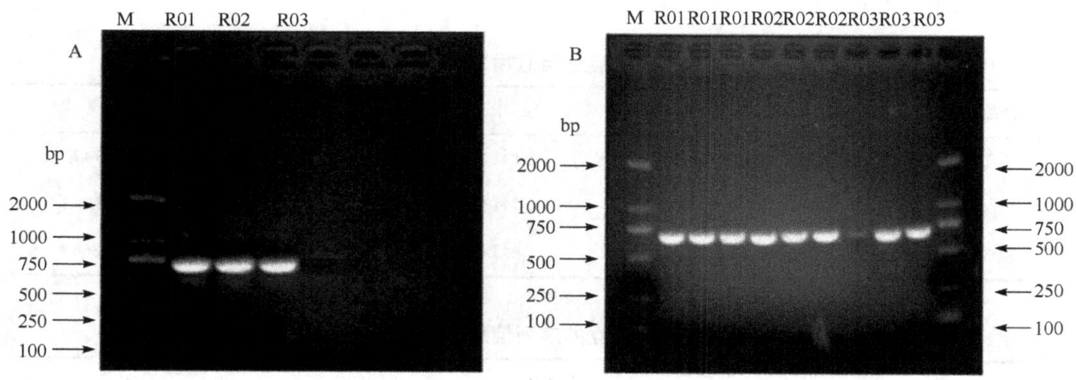

图 7-12　PCR 扩增产物的电泳图

A. 样品 DNA 模板；B. 转化菌液 DNA

6. ITS 序列同源性比对

用 BioEdit7.0.9.0 生物软件打开 ABI 测序结果文件，检查序列是否测定无误、碱基信号峰是否重叠。再用 Laser Gene.v7.1 序列工具软件（DNA Star 公司）打开序列文件，并复制所得到的 ITS 序列至 BLAST（basic local alignment search tool），与美国国家生物技术信息中心（NCBI）GenBank 数据库中目标菌（亚稀褶红菇亚种）的序列进行 BLAST 检索比对，可得到相似的物种名和同源性等，下载同源性高（>93%）的物种 ITS 序列及相似物种的 ITS 序列，并建立系统发育树。若 ITS 序列的同源性（相似性）≥99%，则判定二者可能为同种关系，需要建立系统发育树进行进一步确证分析；若 ITS 序列同源性<93%，则判定二者为非同种关系，为种间或属以上的关系。

7. 建立系统发育树

利用 MEGA5.05 聚类软件对所测序列及下载的序列进行比对，截齐序列两端的非等位序列。通过邻接法（NJ，neighbor-joining）进行系统发育树的建立，用 Bootstrap 法对系统发育树进行检验，1000 次重复。

8. 结果分析与判定

以待测蘑菇样品 R01、R02、R03 为例说明如何进行结果分析与蘑菇种属的判定。将 3 种待测物的 ITS 序列与 NCBI 数据库中的序列进行比较，获得同源性，NCBI 中最相似物种及其序列的同源性结果见表 7-17。蘑菇样品 R02 与 NCBI 数据库中多个亚稀褶红菇亚种的序列同源性达到 99%（表 7-18），初步确定该蘑菇为亚稀褶红菇。根据系统发育树可见，样品 ITS 序列与这些亚稀褶红菇亚种的 ITS 序列处于同一支，且自举支持率为 100%，可确定 R02 中毒样品确实为亚稀褶红菇。虽然 R01 样品的 ITS 序列与数据库中亚稀褶红菇亚种 AB291747.1 的同源性达 98%，但将该参考序列进行 BLAST 检索，结果没有检索到其他亚稀褶红菇的参考序列，说明该序列对应的物种很可能不是亚稀褶红菇，因此可认为R01样品不是亚稀褶红菇。R03样品与数据库中红菇（*Russula* sp.）的同源性为96%，确定其不属于亚稀褶红菇。从系统发育树上看（图7-13），R03与变绿红菇（*Russula virescens*）分在一支，支持率87%；R01单独分在一支，与各亚稀褶红菇参考亚种相距较远；样品R02与多个亚稀褶红菇亚种分在一支，自举支持率为100%，因此确定为亚稀褶红菇，与预期结果（形态鉴别）一致。

表 7-17 样品最相似物种的信息列表

样品	学名	中文名	同源性/%	登录号
R01	*Russula subnigricans*	亚稀褶红菇	98	AB291747.1
R02	*Russula subnigricans*	亚稀褶红菇	99	EF534351.1
R03	*Russula* sp.	大红菇	96	KY548864.1

表 7-18 用于系统发育树建立的序列信息（以变绿红菇作为外组群）

学名	中文名	同源性/%	登录号
Russula subnigricans	亚稀褶红菇	99	EF534351.1
Russula subnigricans	亚稀褶红菇	99	EF126734.1
Russula subnigricans	亚稀褶红菇	99	EF126735.1
Russula subnigricans	亚稀褶红菇	99	AB291750.1
Russula subnigricans	亚稀褶红菇	99	AB291736.1
Russula subnigricans	亚稀褶红菇	99	AB291732.1
Russula subnigricans	亚稀褶红菇	99	AB291735.1
Russula subnigricans	亚稀褶红菇	98	AB291734.1
Russula sp.	红菇	93	KM576557.1
Russula nigricans	稀褶黑菇	93	KY681455.1
Russula densifolia	密褶黑菇	93	AF418606.1
Russula densifolia	密褶黑菇	93	MG687332.1
Russula nigricans	稀褶黑菇	93	AM087260.1
Russula nigricans	稀褶黑菇	93	AY606963.1
Russula nigricans	稀褶黑菇	93	EF126733.1
Russula sp.	红菇	93	KY548912.1
Russula dissimulans	非拟态红菇	93	KT933979.1
Russula virescens	变绿红菇	—	EU819437.1

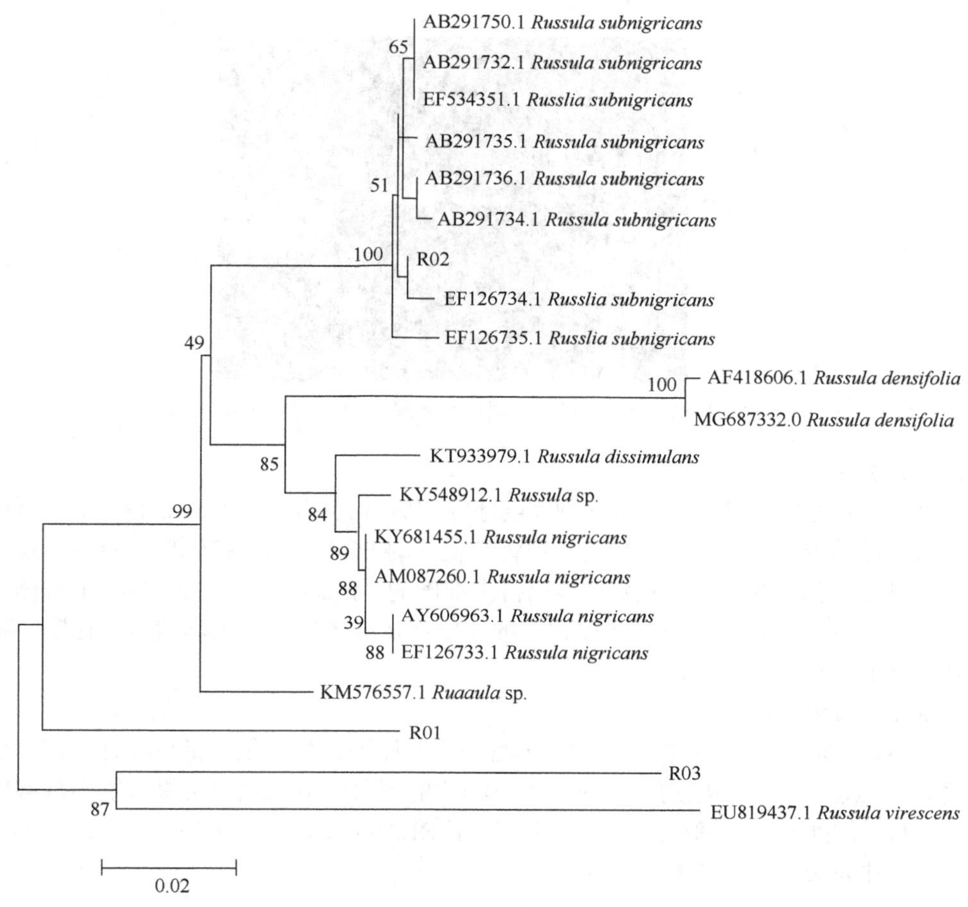

图 7-13　基于 ITS 序列构建的系统发育树（仅显示支持率大于 50%的分支）

（五）注意事项

1. 子实体部位的选择

通过核酸蛋白定量检测仪检测亚稀褶子实体，发现菌柄 DNA 浓度（56.7ng/μl）小于菌盖 DNA 浓度（86.9ng/μl），因此菌盖更适合用于提取 DNA，但菌柄 DNA 含量也满足测定要求。

2. 样品 DNA 模板浓度

样品 DNA 模板的浓度为 86.9ng/μl，稀释 2 倍和 5 倍所形成的 DNA 条带与原液条带亮度差异不明显（图 7-14）；稀释 10 倍后，即 DNA 浓度为 8.7ng/μl 时，这时条带亮度明显减弱，但仍然能识别出来，因此鉴别时 DNA 模板浓度应不低于 8.7ng/μl。

3. 烹调加工对测定的影响

用食用油、食盐、老酒、大蒜等烹调过的亚稀褶样品与未烹调的样品 DNA 条带大小一致，均未见干扰，表明本方法亦适用于鉴别烹调后的亚稀褶红菇样品。

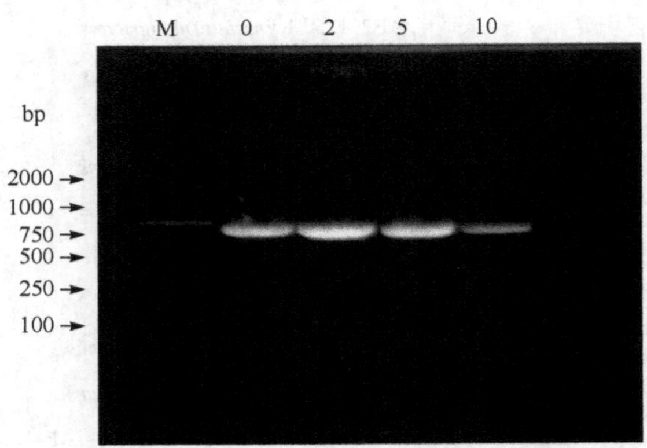

图 7-14　样品 DNA 模板经不同倍数稀释 PCR 扩增后的电泳图

4. 连接转化

样品 DNA 经 PCR 扩增，扩增产物经电泳纯化后可直接用于 DNA 的测序，也可用于其他大型真菌的鉴别，鉴别速度较快。但将纯化后的 PCR 产物直接测序，容易出现目的基因片段碱基峰信号被干扰的现象，难以得出准确的鉴定结果。通过 pMD-18T 载体连接目的片段进行连接转化克隆后再测序，目的片段连接载体后能使碱基信号更稳定、特异性更强，从而确保鉴别结果的可靠。

5. 异常结果的排除

虽然 NCBI 的 GenBank 收录了极为丰富的参考序列，尤其是亚稀褶红菇类毒蘑菇的参考序列，但也存在个别序列与对应物种不相符的现象，造成比对结果可能出现假阳性或者假阴性。因此开展亚稀褶红菇鉴定时，除了 BLAST 比对外，还应当结合宏观形态学鉴别结果和中毒临床指标进行综合判断。

参考文献

[1] Giuseppe Z, IlariaG, DiGioia S, et al. Foodborne outbreaks surveillance in the piedmont region , Italy(2002—2009)[J]. Igiene E Sanita Pubblica , 2012,67(6): 721-742.

[2] YamauraY.Recent trends of mushroom poisoning in Japan[J]. Jpn J Toxicol , 2013,26(1): 39-43.

[3] 穆源浦, 张肃. 1985—1990 年我国毒蕈中毒现状分析[J]. 卫生研究, 1992 , 21(3): 151-152.

[4] 陈作红, 杨祝良, 图力古尔, 等. 毒蘑菇识别与中毒防治[M]. 北京: 科学出版社, 2016.

[5] 周静, 袁源, 郎楠, 等. 中国大陆地区蘑菇中毒事件及危害分析[J]. 中华急诊医学杂志, 2016, 25(6): 419-424.

[6] 余思洋, 王晓雯, 赵江, 等. 云南省 2004—2011 年野生蕈食物中毒分析[J]. 中国食品卫生杂志, 2012, 24(1): 71-73.

[7] 王娅芳, 周亚娟, 朱姝, 等. 2004—2013 年贵州省毒蕈中毒事件流行病学特征分析[J]. 中国食品卫生杂志, 2015, 27(1): 49-53.

[8] Chen Z H, Zhang P, Zhang Z G. Investigation and analysis of 102 mushroom poisoning cases in Southern China from 1994 to 2012[J]. Fungal Divers, 2014, 64(1): 123-131.

[9] 赵溯, 李华昌, 施国庆, 等. 云南不明原因猝死与三起可疑毒沟褶菌中毒事件分析[J]. 中华急诊医学杂志, 2014, 23(11): 1218-1221.

[10] Matsuura M, SaikawaY, Inui K, et al.　Identification of the toxic trigger in mushroom poisoning[J]. Nat

Chem Biol, 2009, 5(7): 465-467.

[11] Wieland T. The toxic peptides from Amanita mushrooms[J]. Chem Biol Drug Des, 1983, 22(3): 257-276.

[12] Wei J H, Wu J F, ChenJ. Determination of cyclopeptide toxins in *Amanita subpallidorosea* and *Amanita virosa* by high-performance liquid chromatography. coupled with high-resolution mass spectrometry[J]. Toxin, 2017, 133: 26-32.

[13] 肖绍震. 生物样品中鹅膏肽类毒素检测技术及其毒性研究[D]. 福州: 福建农林大学硕士学位论文.2018.

[14] 徐小民, 张京顺, 蔡增轩, 等. 在线液相色谱-二极管阵列检测器-串联质谱法检测野生菌中鹅膏毒肽和鬼笔毒肽[J]. 色谱, 2019, 35(6): 613-619.

[15] 李毅, 于学忠. 毒蕈中毒的早期识别与治疗[J]. 中国实用内科杂志, 2007, 27(15): 1172-1173.

[16] 杨江英, 吴邦福, 江超强, 等. 传统血液净化、血浆置换及 MARS 人工肝救治肝损伤型白毒伞类毒蘑菇中毒[J]. 中国血液净化, 2005, 4(2): 395-398.

[17] 贾乐文, 杭宏东, 秦风琦, 等. 血液透析和血液灌流治疗急性毒蕈中毒并发多脏器衰竭疗效分析[J]. 中华急诊医学杂志, 2016, 25(6): 104-105.

[18] Wieland T, Pfleiderer G, Rajewsky K. Über die verschiedenheit der milchsäure-dehydrogenasen[J]. ZeitschriftFür Naturforschung B, 1960, 15(7): 434-436.

[19] Meixner A. Amatoxin-nachweis in pilzen[J]. Zeitschrift fur Mykologie, 1979, 45(1): 137-139.

[20] Sullivan G, Brady L R, Tyler V E. Identification of α- and β-amanitin by thin layer chromatography[J]. J Pharm Sci, 1965, 54(6): 921-922.

[21] Faulstich H, Zobeley S, Trischmann H. A rapid radioimmunoassayusing a nylon supportfor amatoxins from amanita mushrooms[J]. Toxicon, 1982, 20(5): 913-924.

[22] Andary C, Enjalbert F, Privat G, et al. Dosage des amatoxines par spectrophtométriedirecte sur chromatogramme chez amanita phalloides fries(basidiomycetes)[J]. J Chromatogr A, 1977, 132(3): 525-532.

[23] Faulstich H, Talas A, Wellhöner H. Toxicokinetics of labeled amatoxins in the dog[J]. Arch Toxicol, 1985, 56(3): 190-194.

[24] Gulikova D K, GainullinaE T, Ponsov M A, et al. A rapid test for toxins from *Amanita phalloides* mushrooms[J]. J Anal Chem, 2013, 68(12): 1089-1092.

[25] Andres R, Frei W, Gautschi K, et al. Radioimmunoassay for amatoxins by use of a rapid, ^{125}I-tracer-based system[J]. Clin Chem, 1986, 32(9): 1751-1755.

[26] Parant F, Peltier L, Lardet G, et al. Phalloidin syndrome: role of ELISA-based assay for the detection of alpha-and gamma-amanitins in urine[J]. Preliminary results Acta Clin Belg, 2006, 61: 11-17.

[27] Bergis D, Friedrich-Rust M, Zeuzem S, et al. Treatment of amanita phalloides intoxication by fractionated plasma separation and adsorption(Prometheus®)[J]. J Gastrointestin Liver Dis, 2012, 21(2): 171-176.

[28] Kaya E, Yilmaz I, Sinirlioglu Z A, et al. Amanitin and phallotoxin concentration in *Amanita phalloides* var. *alba* Mushroom[J]. Toxicon, 2013, 76: 225-233.

[29] 陈作红. 2000 年以来有毒蘑菇研究新进展[J]. 菌物学报, 2014, 33(3): 493-516.

[30] Hu J, Zhang P, Zeng J, et al. Determination of amatoxins in different tissues and development stages of amanita exitialis[J]. J Sci Food Agric, 2012, 92(13): 2664-2667.

[31] 张秀尧, 蔡欣欣, 张晓艺, 等. 超高效液相色谱-二极管阵列检测法快速测定毒蘑菇中 5 种毒肽[J]. 浙江预防医学, 2017, 28(2): 214-216.

[32] 龚庆芳, 魏宝阳, 肖桂林, 等. RP-HPLC 法测定鹅膏菌中毒患者体液中的α-amanitin [J]. 湖南师范大学自然科学学报, 2005, 28(2): 67-69.

[33] Ahmed W H A, Gonmori K, Suzuki M. Simultaneous analysis of α-amanitin, β-amanitin, and phalloidin in

toxic mushrooms by liquid chromatography coupled to time-of-flight mass spectrometry[J]. Forensic Toxicol, 2010, 68(2): 69-76.

[34] 雒婉霞, 王冉冉, 王庆国, 等. 超高效液相色谱串联质谱法检测毒蕈中 5 种鹅膏多肽类毒素[J]. 疾病预防控制通报, 2018, 33(5): 84-87.

[35] Yoshioka N, Akamatsu S, Mitsuhashi T, et al. A simple method for the simultaneous determination of mushroom toxins by liquid chromatography-time-of-flight mass spectrometry[J]. Forensic Toxicol, 2013, 32(1): 89-96.

[36] 周贻兵, 李磊, 吴玉田, 等. 超高效液相色谱-串联质谱法测定野生蘑菇中的 3 种鹅膏毒肽[J]. 现代预防医学, 2018, 45(22): 4144-4147.

[37] Sgambelluri R, Epis S, Sassera D, et al. Profiling of amatoxins and phallotoxins in the genus lepiota by liquid chromatography combined with UV absorbance and mass spectrometry[J]. Toxicon, 2014, 6: 2336-2347.

[38] Xu X M, Cai Z X, Zhang J S, et al. Screening of polypeptide toxins as adulteration markers in the food containing wild edible mushroom by liquid chromatography-triple quadrupole mass spectrometry[J]. Food Control, 2017, 71: 393-402.

[39] Chung W C, Tso S C, Sze S T. Separation of polar mushroom toxins by mixed-mode hydrophilicandionic interaction liquid chromatography-electrospray ionization-mass spectrometry[J]. J Chromatogr Sci, 2007, 45(2): 104-111.

[40] Zhang S, Zhao Y F, Li H J, et al. A simple and high-throughput analysis of amatoxins and phallotoxins in human plasma, serum and urine using UPLC-MS/MS combined with PRiME HLB μ elutionplatform[J]. Toxins, 2016, 8(5): 128-141.

[41] Filigenzi M S, Poppenga R H, Tiwary A A K, et al. Determination of α-amanitin in serum and liver by multistage linear ion trap mass spectrometry[J]. J Agric Food Chem, 2007, 55(8): 2784-2790.

[42] Gonmori K, Minakata K, Suzuki M, et al. MALDI-TOF mass spectrometric analysis of a-amanitin, β-amanitin, and phalloidin in urine[J]. Forensic Toxicol, 2012, 30(2): 179-184.

[43] Jaeger A, Jeh F, FlescF, et al. Kinetics of amatoxins in human poisoning: therapeutic implications[J]. Clin Toxicol,1993, 31(1): 63-80.

[44] 肖绍震, 林锋, 傅武胜, 等. 血浆和尿液中 6 种鹅膏毒肽和鬼笔毒肽的超高效液相色谱-串联质谱法测定[J]. 食品科学, 2018, 39(22): 7-12.

[45] 郎乐, 王庆峰, 刘斌. 超高效液相色谱-串联质谱法测定野生蘑菇中的 6 种鹅膏肽类毒素[J]. 食品安全质量检测学报, 2019, 10(6): 1506-1510.

[46] 国家食品安全风险评估中心. 国家食品安全风险监测工作手册. 北京: 2017.

[47] 卯晓岚. 中国毒菌物种多样性及其毒素[J]. 菌物学报, 2006, 25(3): 345-363.

[48] Tsujikawa K, Mohri H, Kuwayama K, et al. Analysis of hallucinogenic constituents in *Amanita mushrooms* circulated in Japan[J]. Forensic Sci Int, 2006, 164(2-3): 172-178.

[49] Tsujikawa K, Kuwayama K, Miyaguchi H, et al. Determination of muscimol and ibotenic acid in *Amanita mushrooms* by high-performance liquid chromatography and liquidchromatography-tandem mass spectrometry[J]. J Chromatogr B, 2007, 852: 430-435.

[50] Stebelska K. Fungal hallucinogens psilocin, ibotenicacidandmuscimol: analytical methods and biologic activities[J]. Ther Drug Monit, 2013, 35(4): 420-442.

[51] Poliwoda A, Zielinska K, Halama, et al. Determination of muscimol and ibotenic acid in mushrooms of Amanitaceae by capillary electrophoresis[J]. Electrophoresis, 2014, 35: 2593-2599.

[52] 章轶哲, 孙承业, 李海蛟, 等. 一起蘑菇致急性中毒事件的现场调查与鉴定[J]. 中华急诊医学, 2016, 25(8): 1012-1015.

[53] Michelot D, Melendez-Howell L M. Amanitamuscaria: chemistry biology toxicology and ethnomycology[J]. Mycol Res, 2003, 107(2): 131-146.

[54] 林佶, 段志敏, 万玉萍, 等. GC/MSSIM 定性定量分析云南野生毒蝇菌中的毒蝇碱[J]. 中国卫生检验杂志, 2009, 19(9): 1988-1999.

[55] Stribrny J, Sokol M, Merova B, et al. GC/MS determination of ibotenic acid and muscimolin the urine of patients intoxicated with *Amanita pantherine*[J]. Int J Legal Med, 2012, 126: 519-524.

[56] Ginterová P, Sokolová B, Ondra P. Determination of mushroom toxins ibotenic acid, muscimol and muscarine by capillary electrophoresis coupled with electrospray tandem mass spectrometry[J]. Talanta, 2014, 25: 242-247.

[57] 林佶, 闵向东, 袁玥, 等. 超高效液相色谱-串联质谱法测定云南野生小豹斑鹅膏菌中的毒蝇碱和毒蝇母[J]. 现代预防医学, 2017, 44(22): 4066-4068, 4095.

[58] 卯晓岚. 中国大型真菌[M]. 郑州: 河南科学技术出版社, 2000.

[59] 刘源彬, 刘我鹏, 张茂银, 等. 亚稀褶红菇对小白鼠的毒性试验及其临床表现[J]. 海峡预防医学杂志, 1998, 4(4): 38-39.

[60] Matsuura M, Saikawa Y, Inui K, et al. Identification of the toxic trigger in mushroom poisoning[J]. Nat Chem Biol, 2009, 5(7): 465-467.

[61] Matsuura M, Kato S, Saikawa Y. Identification of cyclopropylacetyl-(R)-carnitine, a unique chemical marker of the fatally toxic mushroom *Russula subnigricans*[J]. Chem Pharm Bull, 2016, 64(6): 602-608.

[62] 刘我鹏. 两起毒蘑菇中毒病例报告. 中华预防医学杂志, 1983, 1-6: 383-384.

[63] 李海蛟, 余成敏, 姚群梅, 等. 亚稀褶红菇中毒的物种鉴定, 地理分布, 中毒特征及救治[J]. 中华急诊医学杂志, 2016, 25(6): 735-738.

[64] Li S, Mu M, Yang F, et al. *Russula subnigricans* poisoning: from gas tronintestinal symptoms to rhabdomyolysis[J]. Wildern Environ Med, 2015, 26(3): 380-383.

[65] 王晋鹏, 黄新文, 郑保健. 以横纹肌溶解为特征的急性毒蕈中毒临床分析[J]. 上海预防医学, 2015, 27(8): 516-517.

[66] 田慧敏, 刘铁志. DNA 分子标记技术在红菇分子鉴定中的应用进展[J]. 江苏农业科学, 2013, 41(4): 28-31.

[67] 尹军华, 张平, 龚庆芳, 等. 亚稀褶红菇和稀褶黑菇的 ITS 序列分析[J]. 菌物学报, 2008, 27(2): 237-242.

[68] 林锋. 有毒蘑菇分子条形码鉴别方法和蘑菇中毒事故调查分析研究[D]. 福州: 福建中医药大学硕士学位论文. 2019.

[69] 林锋, 庄东铭, 黄信有, 等. 应用 rDNA-内转录间隔区分子条形码技术调查福建省亚稀褶红菇中毒事件[J]. 中国食品卫生杂志, 2019, 31(3): 276-280.

（傅武胜 林 锋 方勤美 林 佶 张 烁 陈镜泽）

第八章　真菌毒素食物中毒检测技术

第一节　概　　况

真菌毒素（mycotoxins）是由真菌在适宜的环境条件下产生的具有生物毒性的次生代谢产物[1]。目前已知的真菌毒素有 400 多种，其中对人类危害大的有十几种，一般同时具有毒性强和污染严重的特点，主要包括黄曲霉毒素（aflatoxin，AFT）、赭曲霉毒素（ochratoxin，OT）、杂色曲霉毒素（sterigmatocystin，ST）、展青霉素（patulin，PAT）、玉米赤霉烯酮（zeralenone，ZEN）、伏马菌素（fumonisin，FB）、T-2 毒素（T-2 toxin）、脱氧雪腐镰刀菌烯醇（deoxynivalenol，DON）、3-硝基丙酸（3-nitropropionic acid，3-NPA）、麦角碱（ergot alkaloid，EA）等。近年来，随着人们研究的深入，一些隐蔽型真菌毒素（masked mycotoxin）也引起了人们的关注，如 3-乙酰基脱氧雪腐镰刀菌烯醇（3-acetyldeoxynivalenol，3-ADON）、15-乙酰基脱氧雪腐镰刀菌烯醇（15-acetyldeoxynivalenol，15-ADON）、去环氧脱氧雪腐镰刀菌烯醇（deepoxydeoxynivalenol，Deep-DON）、脱氧雪腐镰刀菌烯醇-3-葡萄糖苷（deoxynivalenol-3-glucoside，DON-3-glu）等。同时，链格孢霉毒素（alternaria toxin，AT）、白僵菌素（beauverin，BEA）和恩镰孢菌素（enniatin，ENN）等真菌毒素也越来越引起人们的重视，我们称之为新兴真菌毒素（emerging mycotoxin）。

真菌毒素污染是一个重要的食品安全问题。食品和饲料真菌毒素污染严重危害人畜健康及生命安全，并造成巨大的经济损失。摄入真菌毒素后可导致急、慢性中毒，主要表现为致癌性、致突变性、肝毒性、肾毒性、免疫毒性、神经毒性、致畸性及类雌激素样作用等。由真菌及真菌毒素污染食品原料或饲料而引起的人畜急性中毒或某些慢性疾病，统称为真菌毒素中毒症[2]。真菌毒素可通过多种途径污染食品：产毒真菌可直接感染谷物、水果、坚果等食品，从而造成真菌毒素污染；使用污染原料进行生产可导致加工食品被真菌毒素污染；此外，污染饲料中的真菌毒素迁移也会造成肉、蛋、奶等动物源性食品的污染，例如，奶牛摄入被 B 族或 G 族黄曲霉毒素污染的饲料后所产的奶里面即可能含有 M 族黄曲霉毒素。从有关报道来看，真菌毒素中毒主要见于黄曲霉毒素、单端孢霉烯族毒素（trichothecence，TC）、伏马菌素、玉米赤霉醇类毒素、3-硝基丙酸及麦角碱等真菌毒素引起的中毒[3]。发生于 17 世纪的麦角中毒，即“圣安东尼之火病（Ignis Sancti Antonii）”，是发现最早的真菌毒素中毒症，曾广泛发生于欧洲和远东地区。对真菌毒素进行广泛深入的研究，则是从 20 世纪 60 年代开始的。1960 年英国发生 10 万只火鸡中毒死亡事件，后从饲料中分离出黄曲霉毒素，此后引起人们对真菌毒素研究工作的高度重视。真菌毒素中毒往往有季节性或地区性，原因在于真菌的生长繁殖及产生毒素受温度、湿度变化的影响，一般说来，真菌生长旺盛则发生真菌毒素中毒的机会较大，是否发生中毒，还要看真菌所产毒素种类和含量，而这又与地区性有关[4]。真菌毒素是小分子有机化合物，在机体内不能产生抗体，也不能产生免疫。

由于真菌毒素对人类身体健康有严重危害性，许多国家和国际组织已对食品中真菌毒素限量标准做了规定[5]。欧洲食品科学委员会（SCF）对部分危害严重的真菌毒素进行每日最大摄入量的规定，详见表 8-1。

表 8-1　欧洲食品科学委员会规定的几种真菌毒素的每日最大摄入量

真菌毒素种类	每日最大摄入量/[μg/(kg·bw)]
赭曲霉毒素	0.01
脱氧雪腐镰刀菌烯醇	1.00
NIV	0.70
ZEN	0.20
HT-2	0.06
T-2	0.06
$FB_1+FB_2+FB_3$	2.00

目前，用于真菌毒素检测的方法主要有酶联免疫法（ELISA）、薄层色谱法（TLC）、高效液相色谱法（HPLC）、气相色谱法（GC）、气质联用法（GC-MS）和液质联用法（LC-MS/MS）等。由于真菌毒素性质各异、种类繁多，且每种检测方法都有各自适用范围和优缺点，因此需要根据具体情况来选择合适的检测方法。酶联免疫法虽操作简单、灵敏度高，但该方法检出结果易出现假阳性，须经其他方法确证。TLC 法是经典的分析方法，但由于操作烦琐，需要的有机溶剂较多，实验技巧不好掌握，很难得到满意的重现性和灵敏度，因此，TLC 法有逐步被 HPLC 法取代的趋势。GC 法和 GC-MS 法分离效能高、选择性好，然而对于一些高沸点、不易挥发的化合物，需复杂的衍生过程。HPLC 法因其灵敏度高、检测限低、自动化程度高等优点在国际上得到了最为广泛的应用。但是，采用此方法，对于一些无荧光和紫外吸收的真菌毒素，需要衍生化处理。LC-MS/MS 技术将液相良好的分离能力与质谱较强的定性能力相结合，为同时快速分析多种真菌毒素提供了新方向[6]。

第二节　黄曲霉毒素食物中毒检测技术

一、概述

（一）黄曲霉毒素

黄曲霉毒素是由黄曲霉、寄生曲霉等菌株产生的双呋喃环类毒素。其衍生物有约 20 种，是一类基本结构都含有二呋喃环和香豆素（氧杂萘邻酮）的化合物。黄曲霉毒素在紫外光下产生荧光，根据荧光颜色、RF 值及结构不同等分别命名为 B_1、B_2、G_1、G_2、M_1、M_2、P_1、R_1、GM 和毒醇等，常见的有 B 族和 G 族（即 AFT B_1、AFT B_2、AFT G_1、AFT G_2）及体内羟基化后的代谢产物 M 族，AFT M_1 被证实与 AFT B_1 摄入量呈剂量依附关系[7]。其中以 AFT B_1 的产量最高、毒性最大、致癌性最强，AFT G_1 和 AFT M_1 的毒性次之。在紫外线下，AFT B_1、AFT B_2 发蓝色荧光，AFT G_1、AFT G_2 发绿色荧光。黄曲霉毒素的相对分子质量为 312～346，难溶于水，易溶于甲醇、丙酮和氯仿等有机溶剂，但不溶于石油醚、己烷和乙醚；一般在中性及酸性溶液中较稳定，但在强酸性溶液中稍有分解。黄曲霉毒素纯品为无色结晶，热稳定性较好，不易受热分解，分解温度高达 280℃，紫外线对低浓度黄曲霉毒素具有一定的破坏性。B 族、G 族和 M 族的化学结构式见图 8-1。

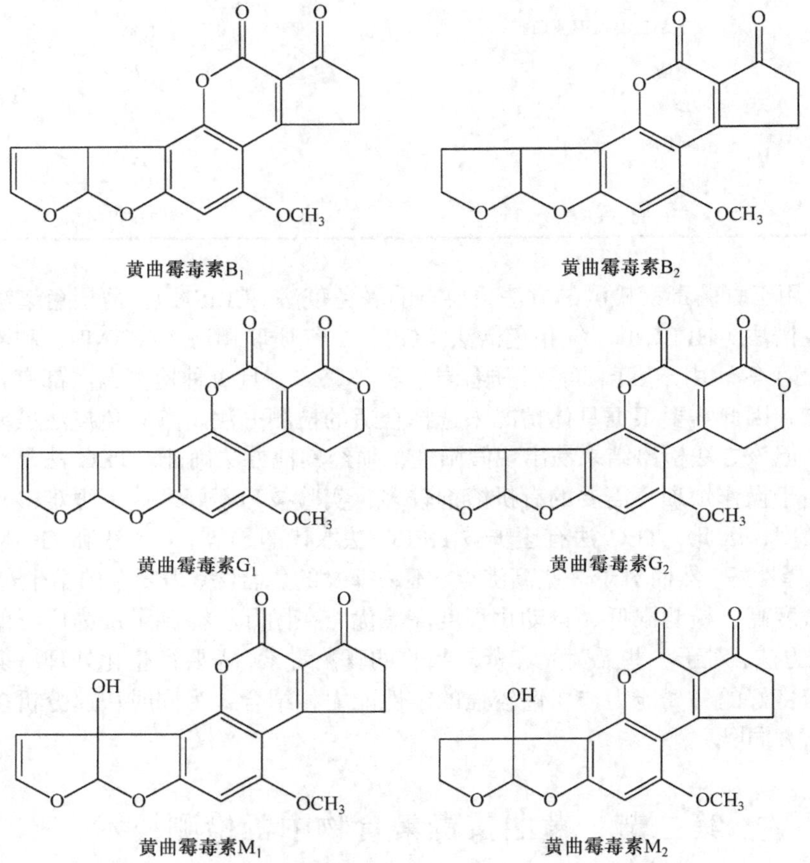

黄曲霉毒素B_1　　黄曲霉毒素B_2

黄曲霉毒素G_1　　黄曲霉毒素G_2

黄曲霉毒素M_1　　黄曲霉毒素M_2

图 8-1　黄曲霉毒素 B 族、G 族、M 族的结构式

黄曲霉毒素及其产生菌在自然界中分布广泛，在湿热地区的粮食中出现的概率最高，是真菌毒素中毒性最大、对人类健康危害极为突出的一类毒素。黄曲霉毒素能污染大部分粮食，特别容易污染花生、玉米、稻谷、大豆、小麦等。其中花生、玉米中黄曲霉毒素检出率较高。

就毒性而言，黄曲霉毒素是天然污染物中毒性最强的一种化学物质。其毒性因为种类的不同彼此间又有差异，毒性最高的为黄曲霉毒素 B_1，是氰化钾的 10 倍、砒霜的 68 倍[8]，具有较强的致癌性。1993 年，黄曲霉毒素 B_1 被国际癌症研究机构（IARC）划定为 I 类致癌物，属于剧毒物质[9]。根据急性毒性动物实验的推算，黄曲霉毒素 B_1 对小鼠的半数致死量（LD_{50}）为 9.0mg/kg 体重[10]。摄入后 20%可以从尿中排泄掉，大量摄入会导致急性中毒。持续微量摄入可引起慢性肝脏损害，诱发肝癌。如果是 B 型肝炎患者的话，摄入后会增加肝癌的发生概率。黄曲霉毒素诱发癌症的机制，主要是动物或人体摄入后，经过肝脏的代谢酶细胞色素 P450 的活化，与 DNA 形成复合体，而该复合体会阻碍 DNA 复制，进而激活细胞癌化的启动开关。

我国食品安全国家标准 GB2761—2017《食品中真菌毒素限量》中对玉米、大米、小麦等谷物及其制品、发酵豆制品、花生及其他坚果籽类、植物油、调味品、婴幼儿食品等均规定了黄曲霉毒素 B_1 的限量；对乳及乳制品、婴幼儿配方食品等规定了黄曲霉毒素 M_1 的限量[11]。

黄曲霉毒素的急性中毒主要是中毒性肝炎，表现为黄疸、呕吐、厌食、发烧、急性肝细胞坏死、肝出血、肝硬化、腹水及下肢水肿等。黄曲霉毒素的慢性中毒易发生在高温高湿、黄曲霉毒素污染严重的地区，表现类似雷耶氏症，例如，1963 年发现于泰国的神经系统疾病，曾导致儿童由于类似于雷耶氏症的急性脑病和内脏脂肪变性而死亡。据 WHO 报告，在 1998 年泰国东北部地区确诊的 23 名雷耶氏症患儿中有 22 人体内检出黄曲霉毒素。在这些患儿家里的食物样品中均发现较高含量的黄曲霉毒素。而 1974 年 10 月发生在印度西部的一起中毒事件，则是典型的黄曲霉毒素导致的急性中毒。印度西部以玉米为主食的 200 多个村庄，发生了因进食严重污染黄曲霉毒素的玉米引起的黄曲霉毒素中毒事件，持续两个多月，患者 397 例，死亡 106 例。从随机选择的病患家中采集的 5 份玉米样品中，均检出黄曲霉菌，黄曲霉毒素含量达 6.25～15.6mg/kg。采集的 7 个患者的血样中，2 个检出黄曲霉毒素 B_1。我国广西扶绥和江苏启东这两个原发性肝癌高发地区，在 20 世纪 60～70 年代以玉米为主食，一些地区玉米中黄曲霉毒素 B_1 的含量高达 53.8～303.0μg/kg，研究表明，黄曲霉毒素的高水平暴露，是肝癌发生的一个重要因素[12]。近年来，随着我国经济的不断发展，居民生活水平有了很大提高，一些过去以玉米为主食的地区改以大米为主食，鲜少有关黄曲霉毒素中毒的报道。

（二）主要中毒表现及处置措施

临床表现为短暂性发热、呕吐及厌食，继而出现黄疸。有些在 2～3 周内迅速出现腹水及下肢浮肿、脾脏增大变硬、胃肠道出血、昏迷甚至死亡。少数迅速发生侧支循环、明显腹壁静脉曲张。急性大剂量中毒的致死率很高，死亡一般突然发生，多数先有胃肠道大出血。对中毒患者，应进行催吐、洗胃、补液、利尿、保肝等对症支持治疗，重症患者按中毒性肝炎治疗。

一旦摄入黄曲霉毒素，还可以通过两种途径降低体内黄曲霉毒素的毒性和致癌性[13]。一是利用益生菌、腐殖酸、葡甘聚糖及其与无机吸附剂组成的复合物等吸附剂，形成黄曲霉毒素复合体，减少黄曲霉毒素在肠道的吸收；二是利用黄芩、丹参、姜黄素、黄酮、多酚等中药及其有效成分作用于药物代谢酶系统，调节黄曲霉毒素在体内的代谢。

二、黄曲霉毒素检测技术

黄曲霉毒素的检测方法，按检测性质可以分为筛选法和确证法。筛选法包括免疫学方法和微柱法；确证法包括薄层色谱法、液相色谱法及液相色谱-质谱联用法。

微柱筛选法是利用微柱层析管分离杂质和黄曲霉毒素，再利用黄曲霉毒素在波长365nm 紫外线下产生荧光的特征来测定黄曲霉毒素的含量。用来吸附杂质的氧化铝和用来吸附黄曲霉毒素的硅镁吸附剂填充组成微柱层析管，样品通过微柱层析管被分离后测其荧光强度，在线性范围内黄曲霉毒素的含量与其荧光强度成正比[14]，从而可以测定黄曲霉毒素的含量。由于黄曲霉毒素的类别（即 B_1、B_2、G_1 和 G_2）不能被微柱分离，因此本法只能检测黄曲霉毒素总量。

免疫学方法是依据抗原抗体高特异性结合的原理设计并发展起来的免疫学检测技术[15]，使用的有害试剂较少，具有灵敏度高、特异性强、检测限低、重现性好、选择性强、时间短等特点，在真菌毒素检测领域应用广泛。免疫学方法主要包括酶联免疫吸附法（ELISA）、免疫层析法和放射免疫分析法等。ELISA 法具有特异性强、灵敏度高（酶的高效催化作用）、简便快速、分析时间短、检测成本低等特点[16]，可以进行定性和定量测定，因而酶联免疫吸附法适用于大批量食品样品中黄曲霉毒素的测定；缺点是检测结果有一定程度的假阳性，阳性结果需要用确证法进一步确证。

薄层色谱法是检测黄曲霉毒素最常用的传统方法之一，该方法先用合适的提取剂从样品中提取出黄曲霉毒素，再利用层析法分离样品，即在薄层板上展开、层析和分离。黄曲霉毒素具有荧光性，即在 365nm 波长的紫外光照射下，黄曲霉毒素 B_1 和黄曲霉毒素 B_2 产生蓝色荧光，黄曲霉毒素 G_1 和黄曲霉毒素 G_2 产生绿色荧光。可用紫外灯照射薄层板，测定薄层板上显示的荧光强度进行定量分析。该方法所用设备简易、费用低廉，是大量样品分离和筛选的较好选择，属于定性和半定量分析。但该方法特异性不强，样品中存在的其他荧光物质会对测定产生干扰从而造成测定误差；且此法操作步骤多、样品前处理烦琐、灵敏度较低，如果提取和净化操作不当、效果不够理想会直接导致提取液中存在较多杂质进而影响斑点的荧光强度[17]。此外，这种检测方法大量使用氯仿、甲苯等有毒有机溶剂，会间接对操作人员的身体造成伤害，已经逐渐被其他方法替代。

目前国际上测定黄曲霉毒素普遍采用高效液相色谱法（HPLC）[18]。该方法是利用色谱柱将样品中目标物分离，荧光检测器测定。本方法采用保留时间定性，峰面积定量。高效液相色谱法可一次进样分离出多种黄曲霉毒素，具有灵敏度高、特异性强、准确度高、检测限低等优点，操作简便，适用于检测大批量样品。但由于黄曲霉毒素 B_1、G_1 在水溶液中会发生荧光猝灭现象，往往需要进行衍生后才能达到所需的检测要求。已报道的黄曲霉毒素衍生方法主要有柱前衍生法（三氟乙酸柱前衍生、碘柱前衍生）和柱后衍生法（光化学柱后衍生、电化学柱后衍生、溴和碘柱后衍生）。三氟乙酸柱前衍生的原理是在三氟乙酸的作用下，黄曲霉毒素 B_1、G_1 分子上的活性双键发生羟基化反应，生成荧光特性更强、更稳定的物质，可解决黄曲霉毒素 B_1、G_1 在水溶液中的荧光猝灭现象。其反应机制是将黄曲霉 B_1、G_1 分子结构中双呋喃环上的双键打开，加上一个羟基和氢。光化学柱后衍生是利用紫外光照射，使黄曲霉毒素 B_1、G_1 分子上的活性双键发生羟基化反应，生成荧光特性更强、更稳定的物质。其衍生前后结构的变化如图 8-2 所示。Waters 公司开发了利用超高效液相色谱（UPLC）检测黄曲霉毒素的方法包，采用大体积流通池的荧光检测器，无需进行柱前或者柱后衍生，样品处理完之后可以直接进样，更加简洁、方便。其原理与光化学柱后衍生相似，氙灯发出的高强度紫外光既是激发光，又能够使得黄曲霉毒素 B_1、G_1 分子上的活性双键发生羟基化反应[19]。

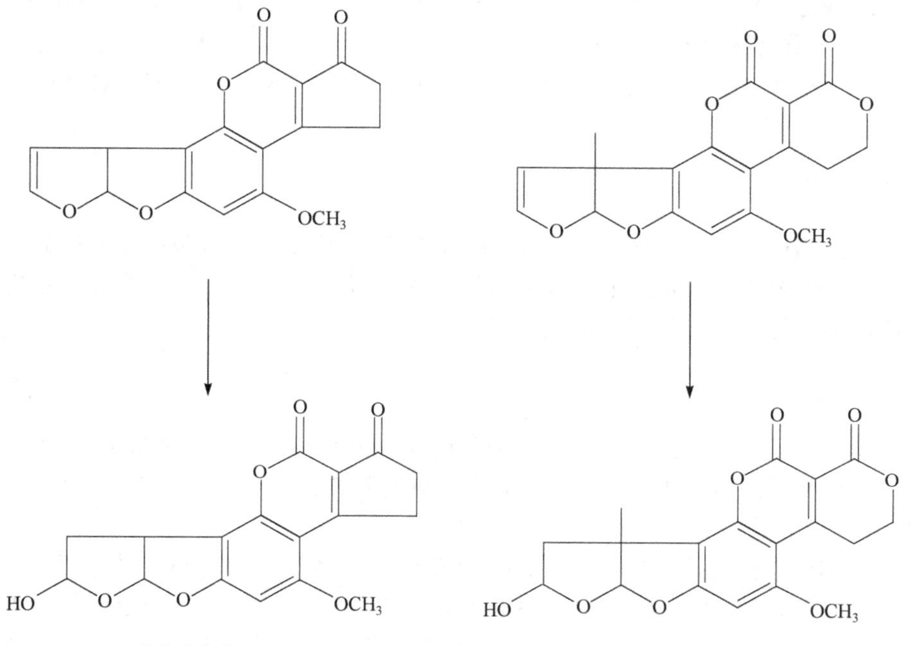

黄曲霉毒素B_1　　黄曲霉毒素G_1

图 8-2　黄曲霉毒素 B_1、G_1 衍生前后的化学式

液相色谱串联质谱法（HPLC-MS/MS）是一种集高效分离和多组分定性、定量于一体的方法，它既发挥了液相色谱对化合物的分离作用，又体现了质谱特异性、灵敏度，提供了组分分子质量及结构信息。HPLC-MS/MS 技术作为一种不需要衍生化即可检测的分析方法，成为检测微量真菌毒素比较常用的方法。近年来，由于超高效液相色谱技术的引进，色谱分离效案得到了较大的提高。Van Deemter 方程式表明，当填料粒径降低到 2.5μm 以下时，其分离效率和分离度均得到较大提高。因此，采用亚 2μm 颗粒的超高效液相色谱（UPLC）较普通高效液相色谱具有更高的分辨率、更快的分析速度、更好的选择性和专属性。随着分析效率、分析时间和灵敏度在质量控制及毒性分析等方面越来越重要，UPLC-MS/MS 技术必然扮演着越来越重要的角色[20]。

三、黄曲霉毒素检测实例

GB 5009.22—2016《食品安全国家标准 食品中黄曲霉毒素 B 族和 G 族的测定》规定了食品中黄曲霉毒素 B 族和 G 族检测的同位素稀释液相色谱-串联质谱法、高效液相色谱-柱前衍生法、高效液相色谱-柱后衍生法、酶联免疫吸附筛查法和薄层色谱法。为适用于黄曲霉毒素中毒样品应急检测快速准确的需要，本文建立了同位素稀释液相色谱-串联质谱法。为提高生物样品检测的灵敏度，采用免疫亲和柱进行中毒患者的生物样品净化。

（一）范围

本程序规定了食品、呕吐物、血液、尿液中 AFT B_1、AFT B_2、AFT G_1 和 AFT G_2 的液相色谱-串联质谱测定方法（LC-MS/MS）。

本程序适用于食品、呕吐物、血液、尿液中 AFT B_1、AFT B_2、AFT G_1 和 AFT G_2 含量的测定。

（二）原理

试样中的 AFT B_1、AFT B_2、AFT G_1 和 AFT G_2，用乙腈-水溶液提取或稀释，提取液用含吐温-20 的磷酸盐缓冲溶液稀释后，通过免疫亲和柱净化和富集，洗脱液经液相色谱分离，串联质谱检测，同位素内标法定量。

（三）试剂和材料

除非另有说明，本方法所用试剂均为分析纯，水为 GB/T6682—2008 规定的一级水。

乙腈、甲醇、乙酸铵为色谱纯，氯化钠、磷酸氢二钠、磷酸二氢钾、氯化钾、盐酸、吐温-20 等为分析纯。

需要配制的溶液有乙酸铵溶液（5mmol/L）、乙腈-水溶液（84∶16，*V*/*V*）、甲醇-水溶液（50∶50，*V*/*V*）、乙腈-甲醇溶液（50∶50，*V*/*V*）、10%盐酸溶液、磷酸盐缓冲溶液（PBS）、1%吐温-20 的 PBS 等。其中 PBS 溶液可以用商品化的试剂包配制。

标准品 AFT B_1、AFT B_2、AFT G_1、AFT G_2 及同位素内标 $^{13}C_{17}$-AFT B_1、$^{13}C_{17}$-AFT B_2、$^{13}C_{17}$-AFT G_1、$^{13}C_{17}$-AFT G_2 均要求纯度≥98%。用乙腈配制单标储备溶液（10μg/ml）、混合标准工作溶液（100ng/ml）及混合同位素内标工作液（10ng/ml）。单标储备溶液和同位素内标可以使用商品化的标准溶液。配制浓度点为 0.1ng/ml、0.5ng/ml、1.0ng/ml、2.0ng/ml、5.0ng/ml、8.0ng/ml、10.0ng/ml 的系列标准溶液。

黄曲霉毒素免疫亲和柱，冷藏保存，使用前恢复到室温；亲水性 PTFE 针式滤器（0.22μm）。

（四）仪器设备

液相色谱-串联质谱仪（带电喷雾离子源），天平（感量 0.01g 和 0.0001g），超声波，涡旋混合器，离心机（转速≥10 000r/min），固相萃取装置（带真空泵），pH 计。

（五）操作步骤

1. 样品提取

1）固体、植物油样品及呕吐物

称取 5g 试样（精确至 0.01g）于 50ml 离心管中，加入 20ml 乙腈-水溶液（84∶16，*V*/*V*），涡旋混匀，置于超声波下超声 30min，在 3000r/min 下离心 5min，准确移取上清液 4ml 于 50ml 离心管中，加入 200μl 同位素内标工作液（10ng/ml），用含 1%吐温-20

的 PBS 稀释至 50ml。

2）液体样品

称取 5g 试样（精确至 0.01g）于 50ml 离心管中，用乙腈-水溶液（84∶16，*V*/*V*）稀释至 20ml，涡旋混匀，在 3000r/min 下离心 5min，准确移取上清液 4ml 于 50ml 离心管中，加入 200μl 同位素内标工作液（10ng/ml），用含 1%吐温-20 的 PBS 稀释至 50ml。

3）血液、尿液

吸取 1ml 血液或尿液样品于 15ml 离心管中，加入 3ml 乙腈，涡旋混合 10min，于 10 000r/min 下离心 5min，取上清液于 50ml 离心管中，加入 200μl 同位素内标工作液（10ng/ml），用含 1%吐温-20 的 PBS 稀释至 50ml。

2. 样品净化

将低温下保存的免疫亲和柱恢复至室温。

将上述样液过免疫亲和柱，调节下滴速度，控制样液以 1～3ml/min 的速度稳定下滴。上样完毕，用 2×10ml 水淋洗免疫亲和柱。加入 2×0.5ml 甲醇洗脱亲和柱，控制下滴速度在 1～3ml/min，再加 2×0.5ml 水淋洗亲和柱，收集全部洗脱液和淋洗液至试管中，混合均匀。0.22μm 滤膜过滤，收集滤液于进样瓶中以备进样。

3. 液相色谱参考条件

色谱柱：BEH C_{18} 柱（100mm×2.1mm，填料粒径 1.7μm），或相当者；流速：0.3ml/min；柱温：40℃；进样体积：5μl。流动相 A 相为 5mmol/L 乙酸铵溶液；B 相为乙腈-甲醇溶液（50∶50）；梯度洗脱：32%B（0～0.5min），45%B（3～4min），100%B（4.2～4.8min），32%B（5.0～7.0min）。

4. 质谱参考条件

检测方式：多离子反应监测（MRM）；电离模式：ESI+；毛细管电压：3.5kV；离子源温度：150℃；脱溶剂气温度：500℃；脱溶剂气流量：900L/h；反吹气流量：30L/h；电子倍增电压：650V；碰撞室压力：3.0×10^{-3}mbar。

各黄曲霉毒素化合物离子质谱参数如表 8-2 所示，色谱图见图 8-3。

表 8-2　各黄曲霉毒素化合物质谱参数

化合物名称	母离子（*m*/*z*）	定量离子（*m*/*z*）	碰撞电压/eV	定性离子（*m*/*z*）	碰撞电压/eV
AFT B_1	313	285	22	241	38
$^{13}C_{17}$-AFT B_1	330	255	23	301	35
AFT B_2	315	287	25	259	28
$^{13}C_{17}$-AFT B_2	332	303	25	273	28
AFT G_1	329	243	25	283	25
$^{13}C_{17}$-AFT G_1	346	257	25	299	25
AFT G_2	331	245	30	285	27
$^{13}C_{17}$-AFT G_2	348	259	30	301	27

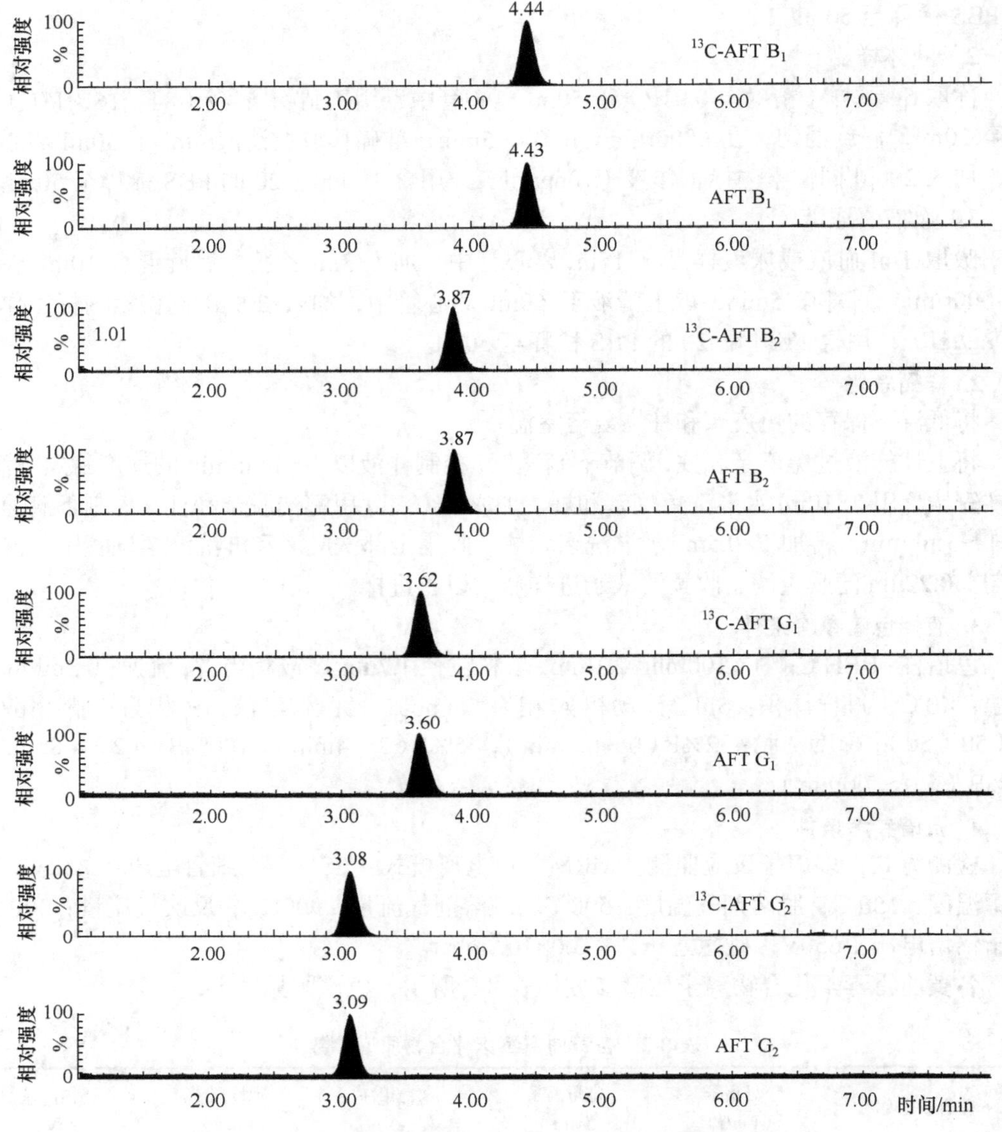

图 8-3　四种黄曲霉毒素及其同位素内标化合物的总离子流图（TIC）

（六）注意事项

（1）实验中涉及黄曲霉毒素等有毒物质，需要做好安全防护措施，必须要戴手套、在通风柜中操作。实验后，污染的玻璃和塑料器具用 5%次氯酸钠溶液浸泡处理。废液也应加次氯酸钠处理后排放。

（2）检测过程中应同时做空白和加标试验，空白应为未检出，加标回收率应在 70%～120%。

（3）结果超过线性范围时应适当稀释后再过柱净化处理。

（4）使用不同厂商的免疫亲和柱，操作方法可能略有差异，应按照供应商所提供的操作说明书进行操作。

（5）免疫亲和柱的选择：应注意所使用免疫亲和柱是适用于黄曲霉毒素 B_1 还是适用于四种黄曲霉毒素。

（七）灵敏度

食品样品中，AFT B_1 的检出限为 0.03μg/kg，定量限为 0.1μg/kg；AFT B_2 的检出限为 0.03μg/kg，定量限为 0.1μg/kg；AFT G_1 的检出限为 0.03μg/kg，定量限为 0.1μg/kg；AFT G_2 的检出限为 0.06μg/kg，定量限为 0.2μg/kg。

血液、尿液中，AFT B_1 的检出限为 0.03μg/L，定量限为 0.1μg/L；AFT B_2 的检出限为 0.03μg/L，定量限为 0.1μg/L；AFT G_1 的检出限为 0.03μg/L，定量限为 0.1μg/L；AFTG_2 的检出限为 0.06μg/L，定量限为 0.2μg/L。

第三节　伏马菌素食物中毒检测技术

一、概述

（一）伏马菌素

伏马菌素是由串珠镰刀菌、轮状镰刀菌、多育镰刀菌等在一定温度和湿度条件下繁殖所产生的次级代谢产物，是一类由不同的多氢醇和丙三羧酸组成的结构类似的双酯化合物[21]。自 1988 年南非与美国的研究人员首次从霉变的玉米中分离出伏马菌素 B_1（FB_1）以来，到目前为止，已经鉴定出的伏马菌素类似物有 28 种，它们被分为 4 组，即 A、B、C 和 P 组。B 组伏马菌素是野生型菌株产量最丰富的，其中以 FB_1 为主，占总量的 70%，同时 FB_1 的毒性也最强。它们的化学结构式如图 8-4 所示。粮食在加工、储存、运输过程中易受上述真菌污染，从而产生出伏马菌素，特别是当温度适宜时，更利于其生长繁

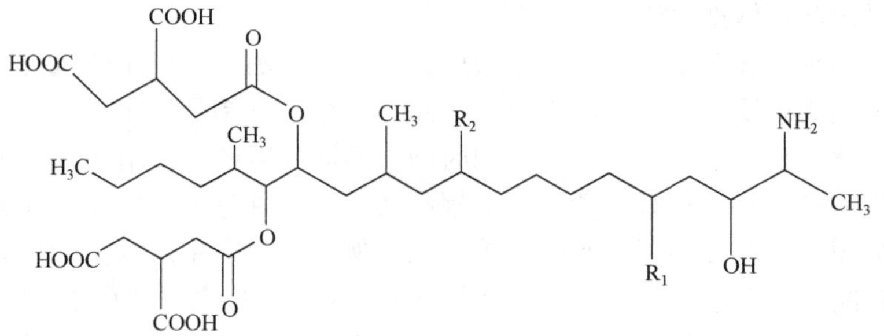

异构体	R_1	R_2	分子式
伏马菌素 B_1	OH	OH	$C_{34}H_{59}NO_{15}$
伏马菌素 B_2	OH	H	$C_{34}H_{59}NO_{14}$
伏马菌素 B_3	H	OH	$C_{34}H_{59}NO_{14}$
伏马菌素 B_4	H	H	$C_{34}H_{59}NO_{13}$

图 8-4　伏马菌素结构式

殖。伏马菌素纯品呈白色针状结晶，易溶于水、甲醇及乙腈-水中；对热稳定，不易被蒸煮破坏，100℃蒸煮 30min 也不能破坏其结构；酸水解后会失去丙三羧酸酯基，但其水解产物仍然有毒。伏马菌素通常溶解在乙腈-水（1∶1）中，在 250℃下可保存 6 个月。

有报道指出，伏马菌素对人、畜不仅是一种促癌物，而且完全是一种致癌物。动物试验和流行病学资料已表明，伏马菌素主要损害肝肾功能，被认为与马脑白质软化症（ELEM）、猪的肺水肿症候群（PPE）和人类食道癌等人畜疾病有关[22]。另外，伏马菌素还是一种慢性促癌剂，并能引起灵长类动物的动脉粥样硬化样改变。国际癌症研究机构（IARC）1993 年将其归类为 2B 类致癌物。神经鞘氨醇（sphingosine，So）和二氢神经鞘氨醇（sphinganine, Sa）均为神经鞘脂类的长链骨架，而伏马菌素与二者的结构极为相似。实验表明，伏马菌素是神经鞘脂类生物合成的抑制剂。伏马菌素的毒性作用机制可能是通过破坏鞘脂类的代谢或影响鞘脂类的功能来实现的[23]。1988 年，Marasas 等给马静脉注射 FB_1，剂量为每日 0.125mg/（kg·bw），观察到马在第 8 天出现明显的神经中毒症状，表现为精神紧张、淡漠、偏向一侧的蹒跚、震颤、共济失调、行动迟缓、下唇和舌轻度瘫痪、不能饮食等症状，第 10 天出现强直性痉挛。病理解剖发现脑部重度水肿，延髓髓质有早发的、两侧对称的斑点样坏死，脑白质软化改变，证实伏马菌素可以诱发马脑白质软化症[24]。1992 年，Wilson 和 Wang 等分别观察 FB_1 对小狗的毒性作用，发现 FB_1 不仅可导致肝细胞损伤、脑部白质软化直至死亡，还可造成肝、肺、肾中游离的神经鞘胺醇水平升高[25]。Yoshizawa 等调查了我国食管癌高发区河南林县玉米中伏马菌素的含量，发现该地区伏马菌素含量要远高于该省其他地区。邱茂峰等对我国食管癌高发区人群尿液中的 Sa/So 比值进行了调查，该比值是伏马菌素摄入体内的生物标记物，结果显示食管癌高发区 Sa/So 比值比其他地区显著偏高，这与 Yoshizawa 的调查结果相一致，进一步提示伏马菌素可能是诱发食管癌的重要因素之一[26]。虽然目前尚未有直接证据证明伏马菌素对人类健康产生负面影响，但随着人们生活水平的提高，提倡膳食多样化，包括玉米在内的粗粮摄入量增大，而玉米中伏马菌素检出比较普遍，经常有较高含量的样品，因此伏马菌素仍值得关注。

串珠镰刀菌是世界玉米产地中分布最广泛的一类真菌，其产生的伏马菌素在玉米及其制品中污染最为严重，其他如小麦及其制品、大米及其制品、坚果及药食同源中草药等也有污染。研究显示，伏马菌素在不同时间、不同地区的污染情况不尽相同。玉米中伏马菌素污染程度与种植地理位置、农业规范及玉米品种有关，也受收获前和收获期间的环境因素如温度、湿度、干旱和降雨等影响。例如，玉米中高水平的伏马菌素含量与前期干热、后期一段高湿天气有关。原粮中的伏马菌素含量也受储存条件的影响。例如，收获的原粮玉米在储存期间水分含量在 20%左右时，最适宜产伏马菌素的真菌生长，导致玉米中伏马菌素含量的增加。

美国食品药品监督管理局（FDA）于 2001 年发布了供人类食用的玉米和玉米产品伏马菌素的最高限量指导性公告，规定人类食用玉米中伏马菌素最高限量为 2mg/kg。欧盟于 2007 年拟定了新的规定，对未加工玉米及玉米制品中的伏马菌素都制定了最高限量。在 FAO/WHO 联合会上关于食品添加剂的会议（2001 年 2 月）中规定，伏马菌素对人体的安全剂量为每天摄入量按人体体重算 FB_1、FB_2、FB_3 量不超过 2μg/kg。2014 年 7 月在日内瓦举行的国际食品法典委员会（CAC）第37次会议上，通过了新的食品安全标准，将玉米中伏马菌素（FB_1+FB_2）的限量定为 4mg/kg，玉米粉与玉米制品中的限量定为2mg/kg。我国也拟制定伏马菌素的限量标准，并已公开征求意见，以伏马菌素总量（FB_1+FB_2+FB_3）计，规定玉米原粮中伏马菌素的限量为4mg/kg，玉米面（渣）中伏马菌素的限量为2mg/kg，玉米制品中伏马菌素的限量为1mg/kg，以玉米、玉米面（渣）为原料的婴幼儿谷类辅助食品中伏马菌素的限量为200μg/kg。

（二）主要中毒表现及处置措施

伏马菌素对马具有神经毒性，可引起猪肺水肿，并可诱发大鼠肝癌。在所有的动物实验中，伏马菌素均与肝脏损伤、某些脂类的水平改变（特别是鞘脂类改变）相关，还发现对很多实验动物肾脏有损伤。美国国家毒理学规划（USNTP）的大鼠、小鼠实验表明，肝、肾是伏马菌素的重要靶器官，大剂量暴露可导致快速死亡，低剂量长期暴露可诱发肝癌。马是对伏马菌素最敏感的种属，马的脑白质软化症是最常见的与伏马菌素有关的疾病。研究表明，华北地区食管癌高发与伏马菌素的长期暴露有关。

用产毒培养物喂饲马后，脑部病理学检查发现有明显的肝病样改变和延髓髓质水肿。给马静脉注射FB_1，用量为0.125mg/（kg·d），共7天，在第8天出现明显神经中毒症状，包括精神紧张、淡漠、偏向一侧的蹒跚、震颤、共济失调、行动迟缓、下唇和舌轻度瘫痪、不能进食水，在第10天出现强直性痉挛。病理解剖表明主要病理损伤为脑部重度水肿，延髓髓质有早发的、两侧对称的斑点样坏死，脑白质软化改变。产毒培养物除可诱发马脑白质软化症外，同时还可以引起猪肺水肿症候群、羊的肝病样改变和肾病、大鼠的肝坏死和心室内形成血栓等。

给大鼠腹腔注射FB_1（7.5mg/kg），FB_1被迅速吸收，20min后血浆内达到最大浓度，在体内半衰期为18min。24h尿样分析表明只有16%的FB_1以原型排出。

伏马菌素主要污染玉米及其制品，不用发霉的玉米加工食品、不食用发霉变质的玉米及其制品，可减少摄入伏马菌素的风险。

二、伏马菌素检测技术

目前，伏马菌素的检测多是针对FB_1和FB_2。常用的检测方法有酶联免疫法（ELISA）、荧光分光光度法、薄层色谱法、气相色谱法、液相色谱法、液相色谱-串联质谱联用法等。前处理方法主要是免疫亲和柱净化和阴离子交换柱净化。

目前ELISA法在伏马菌素的检测中应用比较广泛，它具有灵敏度高、特异性强、快速简便等优点，适用于大规模调查中样品的快速筛查。AOAC官方检测方法（2001.06）即采用酶联免疫吸附方法检测玉米中的伏马菌素（FB_1+FB_2+FB_3），样品用甲醇/水（7：3）提取后，以甲醇/水（1：9）1：80倍稀释，ELISA法检测。

TLC法是较早用于伏马菌素检测的一种方法，用硅胶板，经复合有机溶剂展开后，用甲氧基苯甲醛或水合茚三酮进行显色剂显色，可同时检测FB_1和FB_2。该法由于灵敏度相对较差、过程烦琐，已远远不能满足现代检测要求，同时，由于所需试剂大多毒性较大，现已很少有人再使用TLC法检测。

GC 法最早采用熔融石英毛细管气相色谱间接检测伏马菌素，通过酸性水解伏马菌素产生丙三羧酸，利用异丁醇与丙三羧酸的酯化作用验证该水解产物中含有丙三羧酸，从而证明伏马菌素的存在。以 GC 技术为基础检测伏马菌素，由于需要通过水解产生丙三羧酸、利用氨基衍生增强挥发度等实验步骤，近年来逐渐被以 HPLC 技术为基础的检测方法所取代。丙三羧酸也可以通过气相色谱-质谱联用方法进行检测。

HPLC 法是目前最常用于食品中伏马菌素检测的方法。伏马菌素分子结构中含有多个羧酸基团，极性较强，能溶解于水和极性溶剂中，因此样品较适合应用反相 HPLC 方法进行测定。因其本身没有特异的紫外吸收基团，也没有荧光特性，但它的自由氨基可与某些物质反应生成具有荧光的衍生物，从而用荧光检测器进行检测，柱前或柱后衍生，以柱前衍生应用较普遍，目前最常用的衍生剂为邻苯二甲醛（OPA）[27]。

潘红锋等用液相色谱-串联质谱联用法测定了玉米中的伏马菌素。样品经乙腈/水溶液（50：50，*V*/*V*）提取，SPE 柱净化、离心、吹干、定容和过滤之后进样，经 BEH C_{18} 柱（50mm×2.1mm，粒径 1.7μm）分离，选用 0.1%甲酸溶液和乙腈/甲醇（50：50，*V*/*V*）作为流动相，经梯度洗脱将 3 种伏马菌毒素完全分离。3 种伏马菌毒素的定量限分别为 3.08μg/kg（FB_1）、1.00μg/kg（FB_2）、0.45μg/kg（FB_3）[28]。

三、伏马菌素检测实例

GB 5009.240—2016《食品安全国家标准　食品中伏马毒素的测定》规定了食品中伏马菌素检测的免疫亲和柱净化-柱后衍生高效液相色谱法、高效液相色谱-串联质谱联用法、免疫亲和柱净化-柱前衍生高效液相色谱法。为适用于伏马菌素中毒样品应急检测快速准确的需要，本文建立了同位素稀释液相色谱-串联质谱法。为提高生物样品检测高灵敏度要求，采用免疫亲和柱进行中毒患者的生物样品净化。

（一）范围

本程序规定了食品、呕吐物、血液、尿液中伏马菌素的液相色谱-串联质谱测定方法（LC-MS/MS）。

本程序适用于食品、呕吐物、血液、尿液中伏马菌素含量的测定。

（二）原理

样品用乙腈-水溶液提取，经稀释后加入同位素内标，提取液用含吐温-20 的磷酸盐缓冲溶液稀释后，过免疫亲和柱净化，净化液中的伏马菌素经过高效液相色谱分离，串联质谱检测，同位素内标法定量。

（三）试剂和材料

除非另有说明，本方法使用的试剂均为分析纯，水为 GB/T 6682—2008 规定的一级水。

甲醇、乙腈、甲酸、乙酸为色谱纯，氯化钠、磷酸氢二钠、磷酸二氢钾、氯化钾为分析纯，吐温-20 为生化试剂。

需要配制的溶液有甲酸水溶液（0.1%）、乙腈-甲醇溶液（50：50，*V*/*V*）、乙腈-水溶液（50∶50，V/V）、乙腈-水溶液（20∶80，V/V）、甲醇-乙酸溶液（98∶2，V/V）、磷酸盐缓冲液（PBS）、吐温-20/PBS 溶液（0.1%）。

标准品伏马菌素 B_1、伏马菌素 B_2、伏马菌素 B_3 及同位素内标 $^{13}C_{34}$-伏马菌素 B_1、$^{13}C_{34}$-伏马菌素 B_2、$^{13}C_{34}$-伏马菌素 B_3，纯度≥98%。用乙腈-水溶液（50∶50，V/V）配制单标储备溶液（0.1mg/ml）、混合标准溶液（0.5μg/ml）及混合同位素标准溶液（100ng/ml）。配制 FB_1 浓度依次为 20ng/ml、80ng/ml、160ng/ml、240ng/ml、320ng/ml、400ng/ml 的系列混合标准工作溶液，每个标准工作溶液中含有 $^{13}C_{34}$-FB_1 25ng/ml、$^{13}C_{34}$-FB_2 和 $^{13}C_{34}$-FB_3 10ng/ml。

免疫亲和柱冷藏保存，使用前恢复到室温。亲水性 PTFE 针式滤器（0.22μm）。

（四）仪器和设备

液相色谱-串联质谱联用仪（带电喷雾离子源），涡旋混合器，高速离心机（转速≥10 000r/min），超声波振荡器，氮吹仪，粉碎机。

（五）分析步骤

1. 试样提取

1）固体、植物油样品及呕吐物

称取 5g 试样（精确至 0.01g）于 50ml 离心管中，加入 20ml 乙腈-水溶液（50∶50，V/V），涡旋混匀，置于超声波下超声 30min，在 3000r/min 下离心 5min，准确移取上清液 2ml 于 50ml 离心管中，加入 100μl 同位素内标工作液（100ng/ml），用 1%吐温-20 的 PBS 稀释至 50ml。

2）液体样品

称取 5g 试样（精确至 0.01g）于 50ml 离心管中，用乙腈-水溶液（50∶50，V/V）稀释至 20ml，涡旋混匀，在 3000r/min 下离心 5min，准确移取上清液 2ml 于 50ml 离心管中，加入 100μl 同位素内标工作液（100ng/ml），用 1%吐温-20 的 PBS 稀释至 50ml。

3）血液、尿液

吸取 0.5ml 血液或尿液样品于 15ml 离心管中，加入 1.5ml 乙腈，涡旋混合 10min，10 000r/min 下离心 5min，取上清液于 50ml 离心管中，加入 100μl 同位素内标工作液（100ng/ml），用 1%吐温-20 的 PBS 稀释至 50 ml。

2. 试样净化

将低温下保存的免疫亲和柱恢复至室温。

将上述样液过免疫亲和柱，调节下滴速度，控制样液以 1～3ml/min 的速度稳定下滴。上样完毕，用 2×10ml 水淋洗免疫亲和柱，1ml 甲醇-乙酸溶液洗脱免疫亲和柱三次，收集洗脱液，55℃下氮吹至干，加入 1ml 乙腈-水溶液（20∶80）溶解残渣。涡旋 30s，过 0.22μm 微孔滤膜后，收集于进样瓶中，待测。

注：由于不同厂商提供的免疫亲和柱操作程序可能不同，实际操作时，请参照厂商提供的操作说明和程序使用。

3. 仪器参考条件

1）液相色谱条件

色谱柱：BEH C_{18} 柱（100mm×2.1mm，粒径 1.7μm）或相当者；柱温：40℃；进样体积：5μl；流速：0.35ml/min；流动相 A 为甲酸水溶液（0.1%），B 为乙腈-甲醇溶液（50：50，*V/V*），梯度洗脱：0～2.3min，30%～70%B；2.3～4min，70%B；4～4.2min，70%～100%B；4.2～4.8min，100%B；4.8～5.0min，100%～30%B，平衡 2min，总运行时间 7min。

2）质谱参数

检测方式：多离子反应监测（MRM）；电离模式：ESI+；毛细管电压：3.5 kV；离子源温度：150℃；脱溶剂气温度：500℃；脱溶剂气流量：900L/h；反吹气流量：30L/h；电子倍增电压：650V；碰撞室压力：$3.0×10^{-3}$mbar。各伏马菌素化合物质谱条件参数见表 8-3，色谱质谱图见图 8-5。

表 8-3　各伏马菌素化合物质谱条件参数

毒素名称	母离子（*m/z*）	定量子离子（*m/z*）	碰撞电压/eV	定性子离子（*m/z*）	碰撞电压/eV
FB_1	722	352	25	334	35
FB_2	706	336	35	354	30
FB_3	706	336	35	354	30
$^{13}C_{34}$-FB_1	756	374	35	356	40
$^{13}C_{34}$-FB_2	740	358	35	376	30
$^{13}C_{34}$-FB_3	740	358	35	376	30

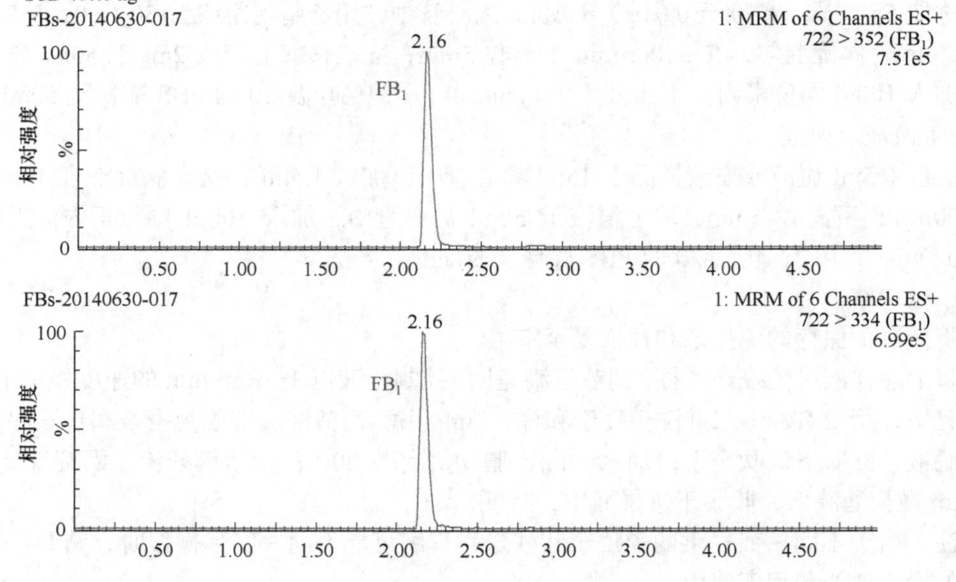

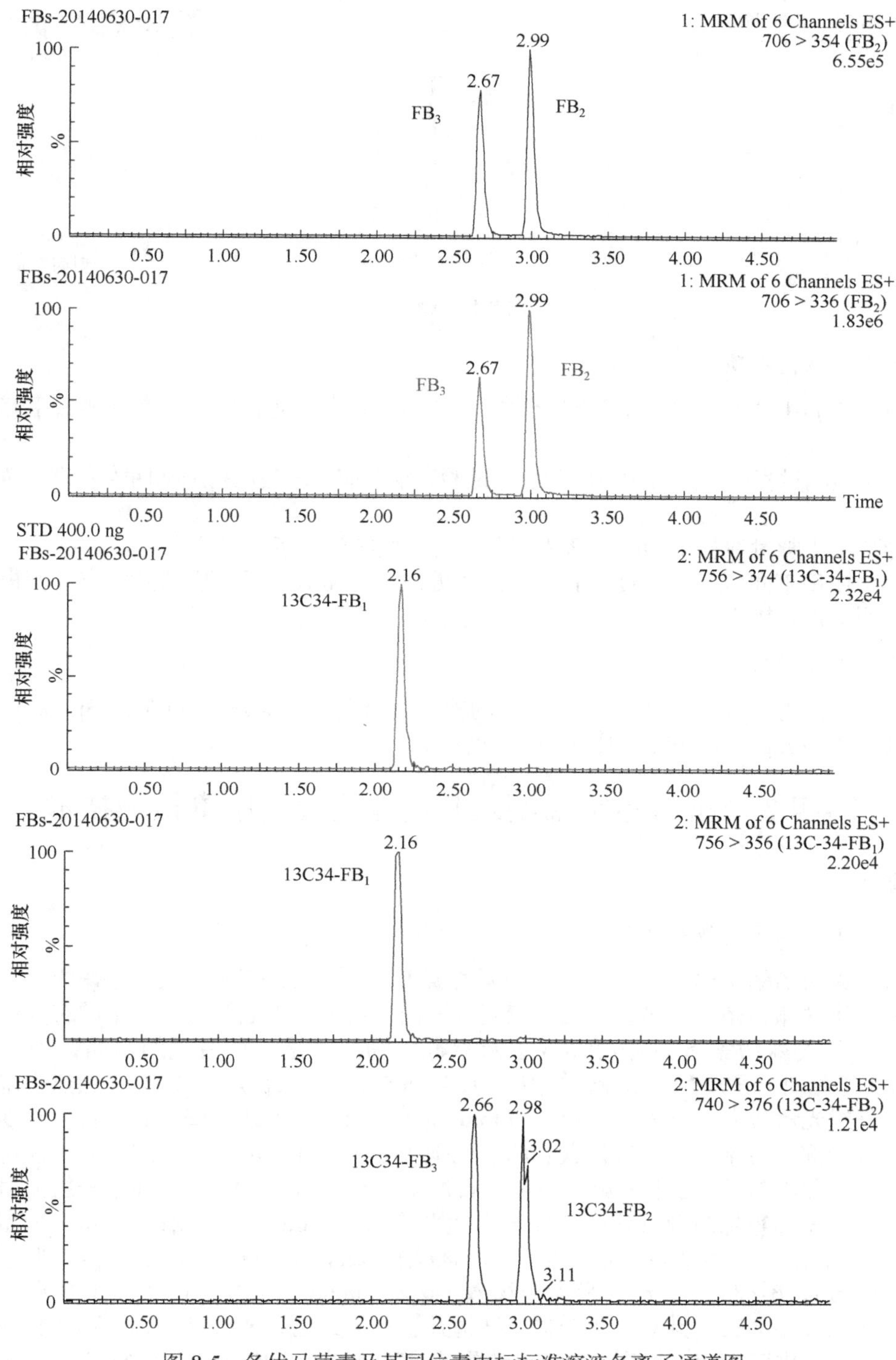

图 8-5　各伏马菌素及其同位素内标标准溶液各离子通道图

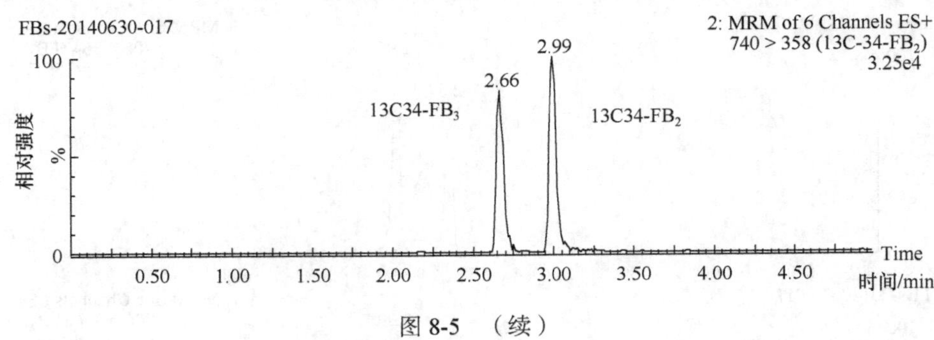

图 8-5 （续）

（六）注意事项

（1）实验中涉及伏马菌素等有毒物质，需要做好安全防护措施，必须要戴手套、在通风柜中操作。

（2）检测过程中应同时做空白和加标试验，空白应为未检出，加标回收率应在 70%～120%。

（3）结果超过线性范围时应适当稀释后再过柱净化处理。

（4）使用不同厂商的免疫亲和柱，操作方法可能略有差异，应按照供应商所提供的操作说明书进行操作。

（七）灵敏度

当称样量为 5g 时，FB_1、FB_2、FB_3 的检出限分别为 7μg/kg、3μg/kg、3μg/kg；定量限分别为 20μg/kg、10μg/kg、10μg/kg。

第四节 玉米赤霉烯酮及其代谢物食物中毒检测技术

一、概述

（一）玉米赤霉烯酮及其代谢物

玉米赤酶烯酮又称 F-2 毒素，是由禾谷镰刀菌、三线镰刀菌、尖子包镰刀菌、黄色镰刀菌、串珠镰刀菌、木贼镰刀菌、燕麦镰刀菌、雪腐镰刀菌等菌种产生的有毒代谢产物，是一种类雌激素真菌毒素[29]。玉米赤霉烯酮纯品是一种白色的结晶，分子式为 $C_{18}H_{22}O_5$，相对分子质量为 318，熔点为 164～165℃，对热稳定，120℃下加热也未见分解。紫外线光谱最大吸收为 236nm、274nm 和 316nm，红外线光谱最大吸收为 970nm。玉米赤霉烯酮不溶于水、二硫化碳和四氯化碳，溶于碱性水溶液、乙醚、苯、氯仿、二氯甲烷、乙酸乙酯、乙腈和乙醇，微溶于石油醚（沸点 30～60℃），在紫外线照射下呈蓝绿色。玉米赤霉烯酮及其代谢物以玉米赤霉烯酮（zearalenone，ZEN）和玉米赤霉醇（zearalanol，ZAL）为代表，还包括玉米赤霉酮（zearalanone，ZAN）、β-玉米赤霉醇（β-zearalanol，β-ZAL）、α-玉米赤霉烯醇（α-zearalenol，α-ZEL）和 β-玉米赤霉烯醇（β-zearalenol，β-ZEL）共 6 种化合物（结构式、分子式见表 8-4，代谢关系见图 8-6）。在哺乳动物体内玉米赤霉烯酮 C8 位上的酮基易被还原，生成 α-玉米赤霉烯醇和 β-玉米赤霉烯醇，它们都有与雌激素相似的结构，因此也具有雌激素活性，研究表明，α-玉米赤霉烯醇的雌激素活性是玉米赤霉烯酮的 3 倍，而 β-玉米赤霉烯醇的雌激素活性与玉米赤霉烯酮相似。

表 8-4　玉米赤霉烯酮及其类似物分子结构式及相关信息

毒素名称	结构式	分子式	相对分子质量	CAS 号
ZEN	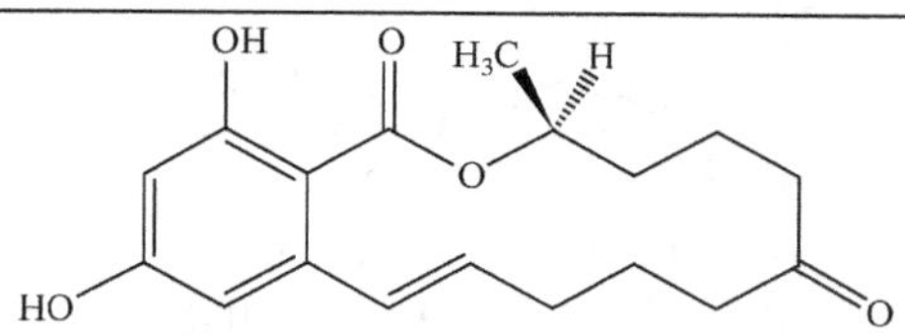	$C_{18}H_{22}O_5$	318.4	17924-92-4
ZAN	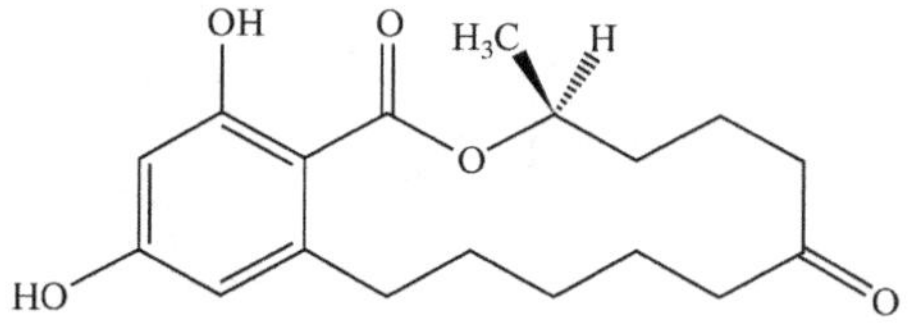	$C_{18}H_{24}O_5$	320.4	5975-78-0
ZAL	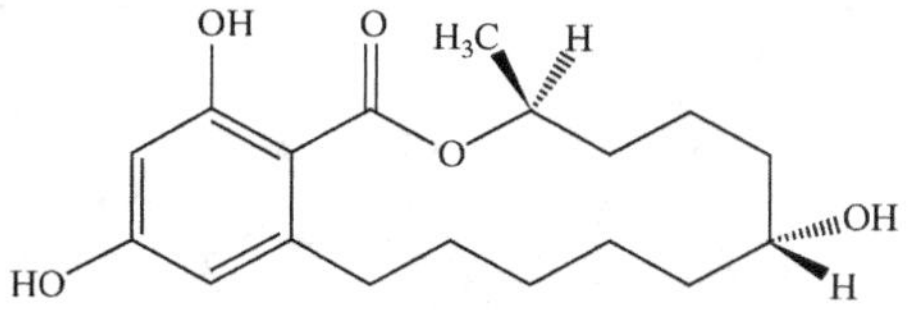	$C_{18}H_{26}O_5$	322.4	26538-44-3
α-ZEL	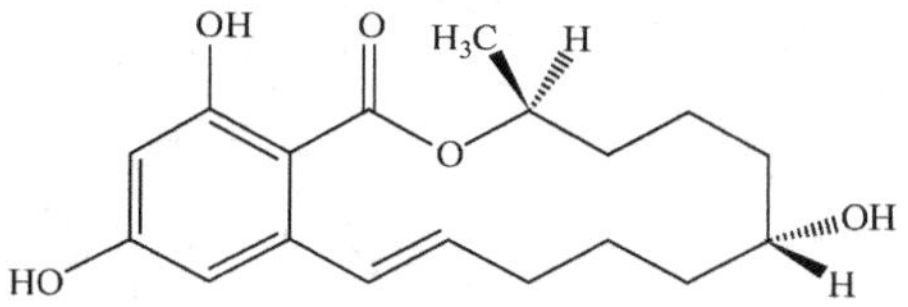	$C_{18}H_{24}O_5$	320.4	36455-72-8
β-ZAL	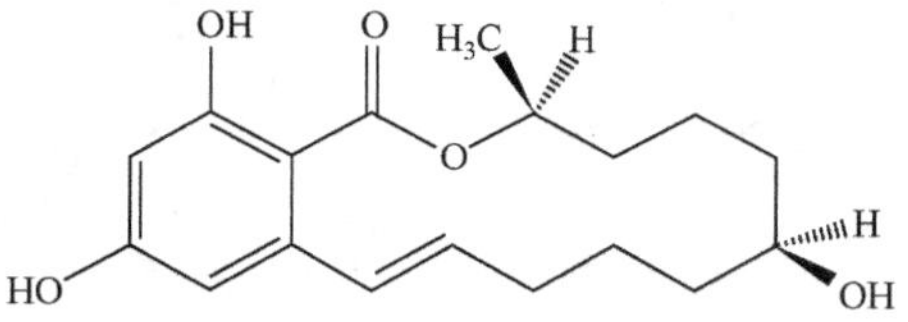	$C_{18}H_{26}O_5$	322.4	42422-68-4
β-ZEL	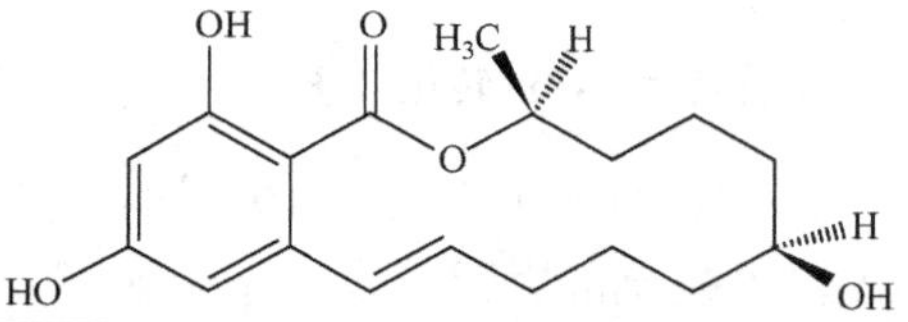	$C_{18}H_{24}O_5$	320.4	71030-11-0

玉米赤霉烯酮毒性有生殖毒性、肾脏毒性、免疫毒性、肝脏毒性和诱发肿瘤的形成。玉米赤霉烯酮对动物的生长发育及生殖系统有很强的影响和破坏作用，对肝脏器官也有严重的破坏作用。玉米赤霉烯酮及其代谢物与动物内源性雌激素 β-雌二醇有类似的化学结构，故可以与动物细胞内 β-雌二醇的受体结合而表现出毒性。研究表明，玉米赤霉烯酮及其代谢物与鼠子宫胞浆的 β-雌二醇受体的亲和力依次是 α-ZAL>α-ZEL>β-ZAL>ZEN>β-ZEL[30]，与雌激素受体的亲和力越强，则雌激素活性就越大，毒性也就越大。玉米赤霉烯酮的雌激素作用于生殖系统，可使家畜、家禽和实验小鼠产生雌性激素亢进症。妊娠期的动物（包括人）食用含玉米赤霉烯酮的食物可引起流产、死胎和畸胎，也可引起中枢神经系统的中毒症状，如恶心、发冷、头痛、神智抑郁和共济失调等。

1988～1989 年，内蒙古扎鲁特旗霍林郭勒乡哈日淖尔和北阿其郎吐两村发生了一种

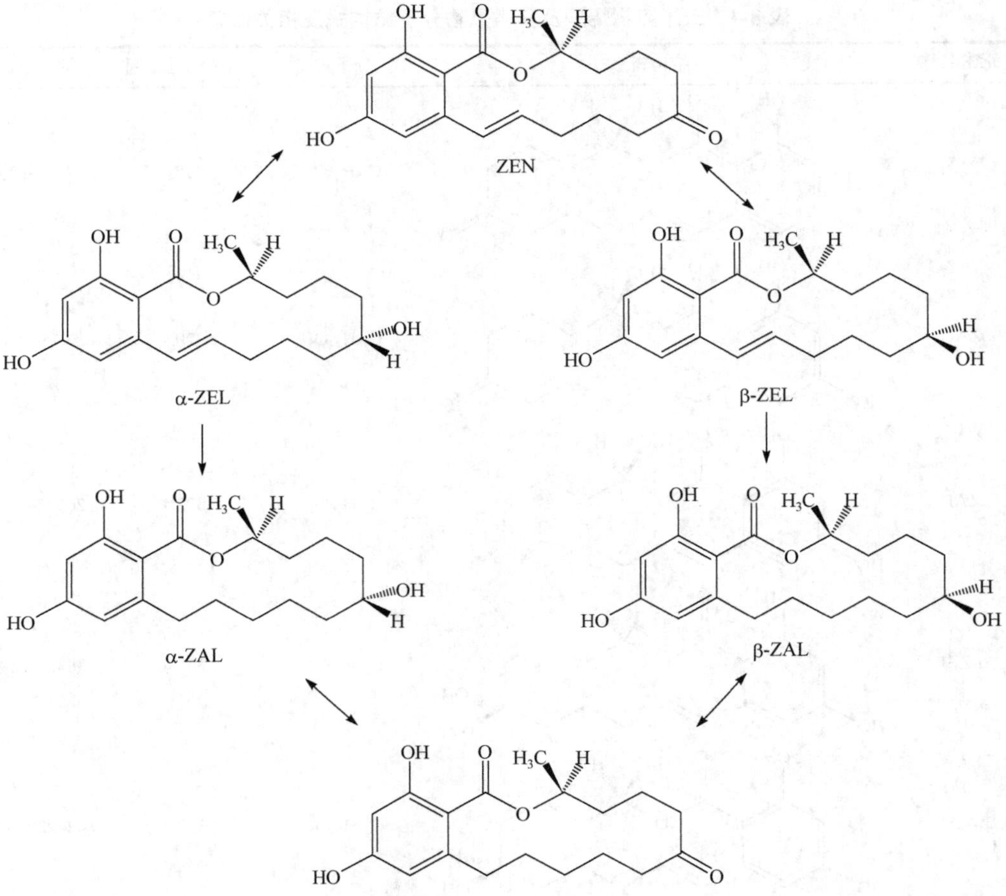

图 8-6　玉米赤酶烯酮及其代谢物的转化关系

不明原因乳房肿大症的流行。两村共有居民 140 户 711 人，从 1988 年 3 月至 1989 年 6 月共发生 92 例，其中男性 7 例，女性 85 例。病例的大部分发生于 1988 年 10 月至 1989 年 5 月间。与病区相毗邻的还有 3 个村，经调查均未发现病例。该病患者主要表现为乳房肿大和疼痛，女性患者还表现为月经紊乱。病区母猪也有乳房肿大，还有流产、死胎和产仔畸形现象。根据现场流行病学调查结果，认为人畜的发病均由食用自产荞麦所致。通过一系列的实验研究证明，病区荞麦确系病麦。它不仅表现在外观形态上的变化，而且霉菌及镰刀菌的侵染率也很高，并从中检测出玉米赤霉烯酮，含量为 75～200mg/kg，而非病区荞麦和小麦中未检出，因此认为“地方性乳房肿大症”的发生与荞麦中的玉米赤霉烯酮有关[31]。Tomaszewski 等在增生和有腺癌发生的妇女子宫内膜中检出了玉米赤霉烯酮，而正常子宫内膜中未检出，提示玉米赤霉烯酮对子宫腺癌的发生可能有一定作用[32]。顾威等通过检测 71 例性早熟女童外周血血清中玉米赤霉烯酮水平，分析玉米赤霉烯酮与性早熟的关系。研究采用高效液相色谱仪检测儿童血液中的玉米赤霉烯酮，发现性早熟患儿外周血清中玉米赤霉烯酮浓度显著高于正常对照组儿童，且在性早熟儿童中，玉米赤霉烯酮的检出率与子宫体积具有相关性；玉米赤霉烯酮污染还与研究对象的居住区域具有相关性，郊区高于城区[33]。

玉米赤霉烯酮通过霉变的玉米、小麦、高粱等食品摄入，主要表现为亚急性和慢性毒性，急性毒性相对较低，小鼠口服 LD_{50}>20 000 mg/（kg · bw），大鼠口服 LD_{50}>10 000mg/（kg · bw）[34]。多国设定了食物和饲料中玉米赤霉烯酮的最高限值。我国 GB 2761—2017《食品安全国家标准—食品中真菌毒素限量》设定了小麦、小麦粉及玉米、玉米面（渣）中玉米赤霉烯酮的限量为 60μg/kg。世界各国谷物及其制品普遍存在玉米赤霉烯酮污染情况[35]。

甄阳光等[36]对我国不同地理区域共上千个谷物原料及饲料样品进行玉米赤霉烯酮检测，结果显示我国多数地区均受到玉米赤霉烯酮的污染，且不同地理环境条件下玉米赤霉烯酮含量差别明显，全国 7 个地理区域中，华北地区和华中地区的玉米受到玉米赤霉烯酮污染的程度最深，东北地区小麦受到玉米赤霉烯酮污染的程度最深，这可能是由于华北和华中这两个地区的温度与湿度在玉米种植和收获时期适宜某些产毒镰刀菌生长及产毒，而东北地区的温度与湿度在小麦种植和收获时期适宜某些产毒镰刀菌生长及产毒；其他地区因为温度偏高或偏低，或者湿度条件不适宜产毒镰刀菌生长和产毒，所以这些地区的玉米赤霉烯酮含量相对较低，超标率也相对较小[37]。

（二）主要中毒表现及处置措施

玉米赤霉烯酮及其代谢物具有类雌激素作用，它除了对繁殖机能造成影响外，还具有肝毒性、肾毒性、免疫毒性、细胞毒性和遗传毒性，且对肿瘤的发生也有一定影响。玉米赤霉烯酮中毒症分为急性中毒和慢性中毒。在急性中毒的条件下，对神经系统、心脏、肾脏、肝和肺都会有一定的毒害作用。动物表现为兴奋不安、走路蹒跚、全身肌肉震颤、突然倒地死亡。同时还可发现黏膜发绀、体温无明显变化；动物呆立，粪便稀如水样，恶臭，呈灰褐色，并混有肠黏液；频频排尿，呈淡黄色；还表现为外生殖器肿胀、精神委顿、食欲减退、腹痛腹泻等特征。在剖检时还能发现淋巴结水肿，胃肠黏膜充血、水肿，肝轻度肿胀、质地较硬，色淡黄。在慢性中毒时，主要对母畜的毒害较大。玉米赤霉烯酮会导致母畜外生殖器肿大、充血，死胎和延期流产的现象大面积产生，并且伴有木乃伊胎现象。同时对公畜也会造成包皮积液、食欲不振、掉膘和生长不良的情况。玉米赤霉烯酮引起人中毒的症状主要表现无力、头痛、头晕、呕吐、腹泻和中枢神经系统的紊乱。

目前，对玉米赤霉烯酮中毒尚无特效药治疗，生产中应立即停止饲喂可疑饲料，并对饲料加以检测，确定饲料中是否含有玉米赤霉烯酮。对于急性中毒的动物，可采取静脉放血和补液强心的方法。对于慢性中毒的动物，首先要将霉变的饲料停喂，然后灌服绿豆苦参煎剂，静脉注射葡萄糖和樟脑磺酸钠，同时再肌注维生素 A、维生素 D、维生素 E 和黄体酮。对外阴部的治疗可用 0.1%高锰酸钾洗涤肿胀阴户，对于破溃处可用 3%碘酒擦拭。一般慢性中毒动物在治疗 3～12 个月后各项生理指标趋于正常，但在治疗过程中使用雄性激素和保胎素的方法效果不明显。

玉米赤霉烯酮在体内有一定的残留和蓄积，一般毒素代谢出体外的时间为半年之久，造成的损失大、时间长。所以，做好必要的防毒措施是十分必要的。

二、玉米赤霉烯酮及其代谢物检测技术

目前，玉米赤霉烯酮的检测方法大致分为化学检测方法和免疫学检测方法。化学检测方法包括薄层色谱法、气相色谱-质谱联用法、高效液相色谱法和液相色谱-质谱联用法；免疫学检测方法包括酶联免疫吸附测定法和免疫胶体金快速诊断技术。

王玉平等研制了 ELISA 快速检测试剂盒，采用间接竞争 ELISA 法，最低检出浓度为 1ng/ml，对玉米和小麦的平均加标回收率分别为 96.5%和 95.5%[38]。

美国官方分析化学师协会（AOAC）规定的 TLC 法（976.22），样品用三氯甲烷提取，用色谱硅胶柱层析净化，甲醇-三氯甲烷洗脱玉米赤霉烯酮，其检出限为 300 μg/kg，灵敏度不高。罗雪云等利用 TLC 法检测小麦、小麦制品及玉米中的玉米赤霉烯酮，在添加了玉米赤霉烯酮后，其回收率可达到 80%以上，但其也有步骤较烦琐、灵敏度不是很高等缺点[39]。

由于玉米赤霉烯酮本身具有较强的荧光特性，所以可以使用液相色谱荧光法检测。朱孟丽等利用 HPLC 测定饲料中玉米赤霉烯酮的方法，样品经乙腈-水提取，提取液通过净化柱、浓缩，色谱柱分离，荧光检测器检测，外标法定量。对添加 3 个浓度玉米赤霉烯酮的玉米样品进行加标回收实验，平均回收率为 88.5%～93.1%，变异系数为 1.5%～3.9%，最低检测限为 10μg/kg[40]。

陈必芳等利用气相色谱法检测饲料中的玉米赤霉烯酮，结果显示在 50～600ng/ml 浓度范围内与峰面积响应值有较好的线性关系，最低检测浓度为 50 ng，饲料中毒素在 100～500ng 时，其回收率均在 80%以上。饲料中玉米赤霉烯酮的检出率为 10.8%，检测值为 16.3～197μg/kg[41]。

孟娟等建立了粮食及其制品中 6 种玉米赤霉烯酮类物质的超高效液相色谱-串联质谱检测方法。样品用 84%（体积分数）乙腈水溶液提取，通过 ENVI-Carb 石墨化炭黑（GCB）固相萃取柱进行富集净化，用 6ml 二氯甲烷-甲醇（7∶3，*V*/*V*）溶液洗脱，采用 UPLC-MS/ MS 进行测定。以 α-玉米赤霉烯醇-d_4 为内标，6 种目标物的线性范围为 0.1～50μg/L，相关系数（R^2）大于 0.99，检出限为 0.1～0.2μg/kg[42]。

彭涛等在动物性食品中建立了玉米赤霉醇类物质的超高效液相色谱-串联质谱法。采用高效液相色谱-串联质谱方法（HPLC-MS/MS）同时测定了动物肝脏中 6 种玉米赤霉烯酮及其代谢物的残留量。酶解后的样品采用乙醚提取，经液-液分配（LLP）和 HLB 固相萃取（SPE）柱净化后，采用 HPLC-MS/MS 电喷雾电离（ESI-），多反应监测（MRM） 模式检测，基质匹配外标曲线定量。按照欧盟法规 2002/657/EC 的要求进行验证。在添加浓度 1～4μg/kg 范围内，方法回收率为 70%～90%；相对标准偏差小于 20%。6 种玉米赤霉烯酮及其代谢物的判断限（$CC_α$）为 0.17～0.31μg/kg，检测能力（$CC_β$）为 0.26～0.42μg/kg[43]。

三、玉米赤霉烯酮及其代谢物检测实例

《食品安全国家标准　食品中玉米赤霉烯酮的测定》（GB 5009.209—2016）规定了

食品中玉米赤霉烯酮检测的高效液相色谱法、荧光光度法、高效液相色谱-串联质谱联用法。GB/T21982—2008《动物源食品中玉米赤霉醇、β-玉米赤霉醇、α-玉米赤霉烯醇、β-玉米赤霉烯醇、玉米赤霉酮和玉米赤霉烯酮残留量检测方法　液相色谱-质谱/质谱法》规定了动物源食品中玉米赤霉烯酮及其代谢物的检测方法。为适用于玉米赤霉烯酮及其代谢物中毒样品应急检测快速准确的需要，本文建立了同位素稀释液相色谱-串联质谱法。为满足生物样品检测高灵敏度要求，采用免疫亲和柱进行中毒患者的生物样品净化。

（一）范围

本程序规定了食品、呕吐物、血液、尿液中玉米赤霉烯酮及其代谢物的液相色谱串联质谱测定方法（LC-MS/MS）。

本程序适用于食品、呕吐物、血液、尿液中玉米赤霉烯酮及其代谢物含量的测定。

（二）原理

试样中的玉米赤霉烯酮及其代谢物药物残留经β-葡萄糖苷酸酶、硫酸酯复合酶水解后，采用乙醚提取、免疫亲和柱净化后，串联液质联用技术检测，同位素稀释内标法定量。

（三）试剂和材料

除非另有规定，本方法所用试剂均为分析纯，水为GB/T6682—2008规定的一级水。所用试剂用时现配。

乙腈、甲醇为色谱纯，无水乙醚、三氯甲烷、乙酸、乙酸钠、磷酸、氢氧化钠等为分析纯，葡萄糖苷酸/硫酸酯复合酶。

需要配制的试剂有氢氧化钠溶液（5mol/L），磷酸-水溶液（1∶4，*V*/*V*），甲醇-水溶液（1∶1，*V*/*V*），乙腈-水溶液（1∶1，*V*/*V*），甲醇-乙腈溶液（1∶1，*V*/*V*），乙酸钠缓冲溶液（0.05mol/L）。

标准品玉米赤霉醇、β-玉米赤霉醇、α-玉米赤霉烯醇、β-玉米赤霉烯醇、玉米赤霉酮、玉米赤霉烯酮等，以及同位素内标D_4-玉米赤霉醇、D_4-β-玉米赤霉醇、^{13}C-玉米赤霉烯酮等，纯度≥98.0%。用乙腈配制玉米赤霉烯酮及其代谢物单标储备液（0.05mg/ml）、混合标准工作溶液（100ng/ml）、同位素内标标准储备液（1μg/ml）、混合同位素内标工作溶液（100ng/ml）。用乙腈-水溶液配成浓度为2ng/ml、4ng/ml、6ng/ml、8ng/ml、16ng/ml的标准系列溶液，其中含内标浓度为5ng/ml。

免疫亲和柱（玉米赤霉醇六项）冷藏保存，使用时恢复至室温。亲水性PTFE针式滤器（0.22μm）。

（四）仪器设备

液相色谱-串联质谱仪（带电喷雾离子源），天平（感量0.01g和0.000 01g），超声波振荡器，涡旋混合器，离心机（转速≥6000r/min），固相萃取装置（带真空泵），恒温振荡水浴。

（五）操作步骤

1. 样品提取

动物组织需要水解，称取 5g 试样（精确至 0.01g）于 50ml 具塞离心管中，加入 10ml 乙酸钠缓冲溶液和 0.025ml β-葡萄糖苷酸/硫酸酯复合酶，涡旋混匀，于 37℃水浴中振荡 12h。水解后加入 15ml 无水乙醚，振荡提取 5min，4000r/min 离心 2min，将上清液转移至浓缩瓶，再用 15ml 无水乙醚重复提取一次，合并上清液，40°C 以下旋转浓缩至近干，加入 1ml 乙腈复溶，再加入 100μl 同位素内标工作液（100ng/ml），用含 1%吐温-20 的 PBS 稀释至 20ml。

对于植物性食品，称取 5g 试样（精确至 0.01g）于 50ml 具塞离心管中，加入 20ml 乙腈-水溶液（84∶16，*V*/*V*），涡旋混匀，置于超声波下超声 30min，在 3000r/min 下离心 5min，准确移取上清液 4ml 于 50ml 离心管中，加入 100μl 同位素内标工作液（100ng/ml），用含 1%吐温-20 的 PBS 稀释至 20ml。

对于血液或尿液样品，吸取 1ml 血液或尿液样品于 15ml 离心管中，加入 3ml 乙腈，涡旋混合 10min，10 000r/min 下离心 5min，取上清液于 50ml 离心管中，加入 100μl 同位素内标工作液（10ng/ml），用 1%吐温-20 的 PBS 稀释至 20ml。

2. 净化

将上述样品提取液转入免疫亲和柱。调节下滴速度，控制样液以 1～3ml/min 的速度稳定下滴。上样完毕，用 2×10ml 水淋洗免疫亲和柱，抽干，加入 2×0.5ml 甲醇洗脱亲和柱，控制下滴速度为 1～3ml/min，收集洗脱液。洗脱液在 40°C 以下用氮气吹至近干。用 1.0ml 乙腈-水溶液复溶，涡旋，过滤，待测定。

3. 液相色谱-串联质谱参考条件

1）液相色谱条件

色谱柱：BEH C_{18} 柱（100mm×2.1mm，1.7μm），或等效柱；流速：0.3ml/min；柱温：40℃；进样体积：10μl；流动相：A 为水，B 为乙腈；洗脱梯度：30%～60%B（0～6.0min）；60%～95%B（6.0～6.1min）；95%B（6.1～7.0min）；95%～30%B（7.0～7.1min）。

2）质谱参考条件

检测方式：多离子反应监测（MRM）；电离模式：ESI−；毛细管电压：2.0 kV；离子源温度：150℃；脱溶剂气温度：500℃；脱溶剂气流量：900L/h；反吹气流量：30L/h；电子倍增电压：650V；碰撞室压力：3.0×10^{-3} mbar。

玉米赤霉烯酮及其代谢物质谱参数见表 8-5，色谱图见图 8-7。

表 8-5　玉米赤霉烯酮及其代谢物化合物质谱参数

化合物名称	母离子（*m*/*z*）	子离子（*m*/*z*）	驻留时间/s	锥孔电压/V	碰撞电压/eV
玉米赤霉醇	321	277*	0.025	40	25
	321	303	0.025	40	20
β-玉米赤霉醇	321	277*	0.025	44	25
	321	303	0.025	44	20
α-玉米赤霉烯醇	319	160	0.025	44	30
	319	275*	0.025	44	20
β-玉米赤霉烯醇	319	160	0.025	42	30

续表

化合物名称	母离子（m/z）	子离子（m/z）	驻留时间/s	锥孔电压/V	碰撞电压/eV
	319	275*	0.025	44	20
玉米赤霉酮	319	205	0.025	44	25
	319	275*	0.025	44	20
玉米赤霉烯酮	317	131	0.025	44	30
	317	175*	0.025	44	24

*为定量离子。

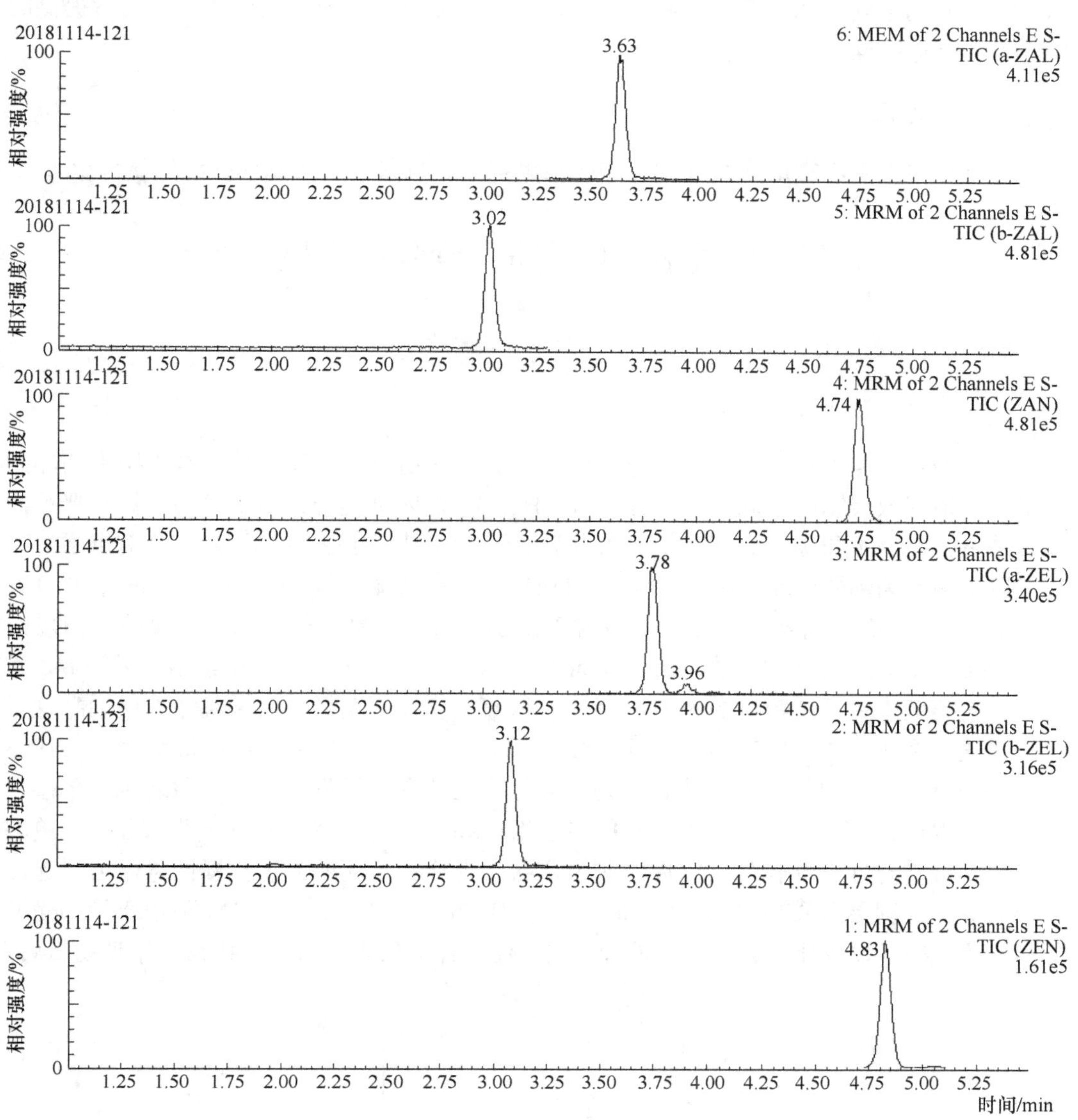

图 8-7　玉米赤霉烯酮及其代谢物标准溶液 LC-MS 总离子流图

从下往上依次为：玉米赤霉烯酮、β-玉米赤霉烯醇、α-玉米赤霉烯醇、玉米赤霉酮、β-玉米赤霉醇、α-玉米赤霉醇

（六）注意事项

（1）实验中涉及玉米赤霉烯酮等有毒物质，需要做好安全防护措施，必须要戴手套、在通风柜中操作。

（2）检测过程中应同时做空白和加标试验，空白应为未检出，加标回收率应在 70%～120%。

（3）结果超过线性范围时，应适当稀释后再过柱净化处理。

（4）使用不同厂商的免疫亲和柱，操作方法可能略有差异，应按照供应商所提供的操作说明书进行操作。

（七）灵敏度

本方法中玉米赤霉烯酮及其代谢物的检出限和定量限分别为 0.5μg/kg 和 1.5μg/kg。

第五节　单端孢霉烯族毒素食物中毒检测技术

一、概述

（一）单端孢霉烯族毒素

单端孢霉烯族类毒素是一类由镰刀菌产生的毒性物质的统称，其基本结构为四环的倍半萜，根据取代基的不同，可以分为 A、B、C、D 四种类型，污染较为常见和严重的主要是 A 型、B 型毒素[44]。A 型在 C-8 位置上不含羰基，包括 T-2 毒素、HT-2 毒素、二乙酰镳草镰刀菌烯醇（diacetoxyscirpenol，DAS）、新茄病镰刀菌烯醇（neosolaniol，NEO）；B 型在 C-8 位置上有羰基，脱氧雪腐镰刀菌烯醇及其乙酰化衍生物、雪腐镰刀菌烯醇（nivalenol，NIV）、镰刀菌烯酮（fusarenon X，FusX）等属于这一组（毒素结构见图 8-8）。其中与人类健康关系最密切的为 T-2 毒素、脱氧雪腐镰刀菌烯醇及雪腐镰刀菌烯醇这三种。在这一类毒素中，T-2 毒素的毒性最强，脱氧雪腐镰刀菌烯醇污染最为普遍。1973 年，FAO/WHO 将单端孢霉烯族毒素列为天然存在的食品最危险的污染源之一。单端孢霉烯族毒素可致癌、致畸、危害动物的造血组织和免疫器官，引起出血性综合征。单端孢霉烯族毒素急性毒性较强，以局部刺激症状、炎症甚至坏死为主。慢性毒性可引起白细胞减少，抑制蛋白质和 DNA 的合成。T-2、DON 及 NIV 的急性 LD_{50} 值由于给药途径不同，动物的半数致死量有一定的差异。皮下注射毒性较大，新生动物较成年动物敏感。

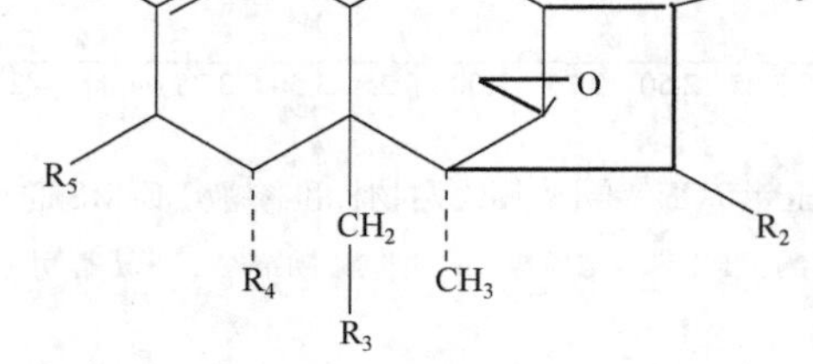

类型	化合物名称	英文缩写	R1	R2	R3	R4	R5
A 型	T-2 毒素	T-2	OH	OAc	OAc	H	—
	HT-2	HT-2	OH	OH	OAc	H	$OCOCH_2CH(CH_3)_2$
	二乙酰镳草镰刀菌烯醇	DAS	OH	OAc	OAc	H	—
	新茄病镰刀菌烯醇	NEO	OH	OAc	OAc	H	$OCOCH_2CH(CH_3)_2$
	脱氧雪腐镰刀菌烯醇	DON	OH	H	OH	OH	=O
	3-乙酰-脱氧雪腐镰刀菌烯醇	3-ADON	OAc	H	OH	OH	=O
B 型	15-乙酰-脱氧雪腐镰刀菌烯醇	15-ADON	OH	H	OAc	OH	=O
	雪腐镰刀菌烯醇	NIV	OH	OH	OH	OH	=O
	镰刀菌烯酮	FusX	OH	OAc	OH	OH	=O

图 8-8 A 型、B 型单端孢霉烯族类毒素结构示意图

对各种动物的急性毒性以 T-2 >NIV>DON。致呕吐是人和动物单端孢霉烯族毒素中毒的主要症状之一。从报道的结果来看，鸭雏、猫、鸽子对 T-2 敏感，而猪则对 DON 敏感。就皮肤毒性来说，DON 毒性较小，而 T-2 和 NIV 则有较强的致皮肤坏死作用。

T-2 纯品为白色针状结晶，分子式为 $C_{24}H_{34}O_9$，相对分子质量为 466.52，熔点 151.5℃，闪点 2℃，不易挥发，不溶于水和石油醚，但在丙酮、甲醇、乙醇、丙二醇、乙酸、氯仿、二甲基亚砜中有很高的溶解度。该毒素性质稳定，有很强的耐热性和紫外线耐受性，在食物生产和加工过程中高压灭菌不易灭活。HT-2 毒素是 T-2 毒素的代谢产物，分子式为 $C_{22}H_{32}O_8$，相对分子质量为 424.48。T-2 毒素在室温下相当稳定，放置 6～7 年或加热 100～200℃ 1h 仍毒力不减，但在碱性条件下次氯酸钠可使其失活。T-2 毒素可经口、皮肤、呼吸道及其他途径吸收入血而致全身中毒。T-2 毒素经吸收后可快速分布到全身组织器官，进入体内后消除很快，在许多动物体内 30min 至几小时内就检测不到 T-2 毒素原型，毒素在血中的半衰期仅有几分钟[45]。因此有人认为，T-2 毒素在体内的急慢性毒性作用主要由代谢产物所引起。一般认为，T-2 毒素结构中的环氧基团是其毒性基团，其体内主要代谢产物结构中的环氧环仍然存在，或多或少表现出毒性作用，当环氧环被打开后，毒素毒性作用基本消失[46]。T-2 毒素可通过多种途径对人和动物的多种组织和器官产生毒害作用，它主要作用于细胞分裂旺盛的组织器官。研究表明，T-2 毒素能够引起的毒性效应包括消化系统和肝脏毒性、骨系统损伤、基因与细胞毒性、血液系统毒性、免疫系统毒性、神经毒性和生殖发育毒性等。

脱氧雪腐镰刀菌烯醇纯品为白色针状结晶，分子式为 $C_{15}H_{20}O_6$，相对分子质量为 296.32，熔点为 151～153℃。不饱和酮基的存在使得其在短波紫外下有吸收峰，但与许多其他物质在此处的紫外吸收峰相重叠，属非特征性的，紫外辐射下不显荧光。脱氧雪腐镰刀菌烯醇易溶于极性的溶剂（如水、甲醇、乙醇、乙腈、丙酮和乙酸乙酯），不溶于正已烷、丁醇、石油醚。脱氧雪腐镰刀菌烯醇耐热、耐压，在弱酸中不分解。研究表明，脱氧雪腐镰刀菌烯醇在食品加工中，烘焙温度 210℃、油煎温度 140℃或煮沸，只能破坏 50%。脱氧雪腐镰刀菌烯醇在体内可能有一定的蓄积，但无特殊的靶器官，具有很

强的细胞毒性。人畜摄入了被脱氧雪腐镰刀菌烯醇污染的食物后，会导致厌食、呕吐、腹泻、发烧、站立不稳和反应迟钝等急性中毒症状，严重时损害造血系统造成死亡。另外，脱氧雪腐镰刀菌烯醇对免疫系统有影响，有明显胚胎毒性和一定致畸作用，可能有遗传毒性，但无致癌、致突变作用。根据它能引发动物呕吐的特征，又被称为呕吐毒素（vomitoxin，VT）。人食用了被脱氧雪腐镰刀菌烯醇污染的食品后，主要表现为恶心、腹泻、呕吐等症状。而动物常有的症状为体重减轻、厌食。小鼠经口的半致死量（LD_{50}）为 46～78mg/kg，毒性为中等毒性[47]。

雪腐镰刀菌烯醇相对分子质量为 312，熔点为 222～223℃，易溶于水、乙醇等溶剂，性质稳定，一般的烹煮烘烙加工和发酵方法均难以破坏该毒素，在食物加工过程中破坏较少，至少 80% 的毒素可迁移至人直接食用的食品中[48]。雪腐镰刀菌烯醇具有与脱氧雪腐镰刀菌烯醇相似的毒性，但其污染率及毒性相对较低。小鼠腹腔注射雪腐镰刀菌烯醇的半数致死量为 4.0mg/kg。鸭雏经口的致呕吐剂量是 1.0mg/kg，半数致死量是 4.1mg/kg[49]。

关于单端孢霉烯族毒素造成的人类食物中毒，全世界已有不少报道。雪腐镰刀菌烯醇可引起急性中毒，如赤霉病麦中毒症，临床症状以神经症状为主，一般病例表现为神色沉郁、迟钝或与兴奋、狂躁交替出现，视力减退或消失，口唇麻痹、吞咽困难、四肢麻痹、蹬地、打转等。1931～1947 年发生在苏联的食物中毒可能与摄食被镰刀菌污染的谷物有关，中毒者的主要表现为口腔、食管和胃的慢性损伤，严重的白细胞缺乏、骨髓再生障碍等；研究者从食物中分离出了镰刀菌。1985 年在我国河南淮阳发生的一起赤霉病麦中毒事故，共有 217 人食用病麦，101 人中毒，主要症状为恶心、呕吐、头痛、腹痛、腹泻等；从引起中毒的 14 份病麦中均检出脱氧雪腐镰刀菌烯醇。类似中毒现象 1987 年也曾在印度发生。1990 年，浙江桐乡发生部分居民误食 T-2 毒素污染的霉变大米，发生急性食物中毒事件。在 4～6 月期间，桐乡县各地先后发生 5 起食物中毒，共有 165 人食用了霉变大米，其中 97 人发病，潜伏期最短 5min，多数为 10～30min。患者有恶心、头昏、呕吐、畏寒、腹胀、腹痛等症状。霉变大米经霉菌分离和培养，发现三个中毒样品的霉菌污染异常严重，异孢镰刀菌、禾谷镰刀菌是优势菌群。从霉变大米中检出 T-2 毒素，含量为 180～420μg/kg[50]。

欧盟已制定标准对大多数真菌毒素的日摄取量做出限制，如脱氧雪腐镰刀菌烯醇毒素和雪腐镰刀菌烯醇毒素的每日耐受摄入量分别为 1.0μg/（kg · bw）和 0.7μg/（kg · bw），而 T-2 毒素和 HT-2 毒素的每日耐受摄入总量为 0.06μg/（kg · bw）[51]。由于毒性较大、粮食污染率高，国际上非常重视 T-2 毒素对人畜的危害，1987 年，联合国粮农组织和世界卫生组织即规定面粉、大米等禾谷类作物中 T-2 毒素含量不得超过 100 μg/（kg · bw）。征求意见稿《食品安全国家标准 食品中真菌毒素限量》规定了脱氧雪腐镰刀菌烯醇的限量，在大麦、小麦、燕麦、青稞、玉米等原料中为 2000 μg/（kg · bw），大麦米、小麦粉、麦片、玉米面（渣）中为 1000 μg/（kg · bw），婴幼儿谷类辅助食品中为 200 μg/（kg · bw）；但未对 T-2 毒素和雪腐镰刀菌烯醇设定限量。

（二）主要中毒表现及处置措施

单端孢霉烯族毒素引起的食物中毒，以脱氧雪腐镰刀菌烯醇、T-2 毒素、雪腐镰刀菌烯醇为主。

1. 脱氧雪腐镰刀菌烯醇

低剂量脱氧雪腐镰刀菌烯醇可引起动物的食欲下降、体重减轻、代谢紊乱等，大剂量可导致呕吐。人摄入被脱氧雪腐镰刀菌烯醇污染的谷物制成的食品后可能会引起呕吐、腹泻、头疼、头晕等以消化系统和神经系统为主要症状的真菌毒素中毒症，有的患者还有乏力、全身不适、颜面潮红、步伐不稳等似酒醉样症状（民间也称醉谷病）。症状一般在 2h 后可自行恢复，老人和幼童等特殊人群或大剂量中毒者的症状会加重。

脱氧雪腐镰刀菌烯醇常常与其他真菌毒素并存，毒素间协同作用使得中毒后的动物症状加剧。脱氧雪腐镰刀菌烯醇毒素与玉米赤霉烯酮常同时产生并相互增强其毒性作用。

脱氧雪腐镰刀菌烯醇中毒发生时首先要注意及时补充丢失的体液，可以喝大量的液体来补充丢失的体液。重度脱氧雪腐镰刀菌烯醇中毒会出现频繁呕吐，使用药物后恶心呕吐仍然没有好转，要跟医生及时联系。如果出现别的异常症状，如感觉头晕、发冷、口渴、乏力、腿抽筋、呼吸困难、心跳异常时，需要及早去医院治疗。

2. T-2 毒素

T-2 毒素急性中毒时，会出现中枢神经系统功能损伤，如反应迟钝、麻木、脑膜充血等，可以作为生物武器使用。最易受伤害的是消化道、淋巴系统及心血管系统，还可以抑制血凝集，导致人的红细胞溶血。T-2 毒素对不同动物的毒性有一定种属差异，新生或未成年动物比成年动物对毒素更敏感。典型临床经过分四期。第一期，食入有毒谷物之后数分钟到数小时。此时期出现原发病变，主要是口腔和胃肠道局部症状。患者感觉上消化道灼热，这是毒素对黏膜作用的结果。患者出现流涎、呕吐、腹痛、头痛、头晕、心动过速等症状。可能有发热和出汗，但体温不升高。该期持续 3～9 天。第二期，潜伏期（白细胞减少期），主要是骨髓和造血系统发生障碍，进行性白细胞减少，粒细胞减少，淋巴细胞相对增多。此外，还发生贫血，红细胞、血小板、血红蛋白减少，中枢神经系统和自主神经系统障碍，全身无力、眩晕、疲乏、头痛、心悸、轻度气喘，皮肤开始出现瘀点，表明开始转入第三期。该期持续 3～4 周，突然转入第三期，症状发展很快。第三期，躯干、两臂、两腿、面和头的皮肤上出现瘀点，瘀点从 1mm 到数厘米大小不等；毛细血管脆弱，任何小的创伤都能引起出血；口、舌、软腭和扁桃体黏膜出血；可能发生严重的鼻、胃和肠出血，口唇、手指、鼻、下颏、眼和口内出现坏死区；淋巴结常常肿大；附近结缔组织可能水肿很严重，以至患者不能张口；凝血因子减少，可能由于出血而死亡，由于肿胀而窒息，或者发生继发感染。第四期，恢复期，坏死区和出血的治疗需要 3～4 周，骨髓造血功能恢复正常需要 2 个月或更长时间。

迄今还没有对 T-2 毒素中毒的特异性防治办法。目前唯一有效的预防办法是避免接触或减少接触。唯一的治疗是对症和支持疗法：腹泻、失水、失血和由此引起的低血容量休克是 T-2 毒素中毒的严重后果，适当地经口或静脉输液、输血，维持水及电解质平衡，可使死亡率明显下降；皮肤损伤，在早期可进行湿敷或涂以皮质类固醇，出现水疱后按烧伤处理；出现明显的骨髓抑制、出血、感染时，可补充全血或其有效成分（如血小板和血细胞悬液）；其他如中枢神经系统机能障碍和肾功能衰竭时，对症处理；发生继发感染时，尤其是肺和皮肤，用抗生素治疗。

3. 雪腐镰刀菌烯醇

雪腐镰刀菌烯醇引起的急性中度，主要症状有恶心、呕吐、腹泻、头疼等。症状一般一天左右可自行消失，缓慢者一周左右不经治疗也可自愈。

二、单端孢霉烯族毒素检测技术

目前单端孢霉烯族类毒素常采用的检测方法基本上分为免疫学检测方法和化学检测方法两大类。免疫学检测方法主要为酶联免疫法（ELISA）。化学检测方法主要包括薄层色谱法、气相色谱法、高效液相色谱法及液相色谱-串联质谱联用法。ELISA 法和薄层色谱法一般是测定单一种类的毒素，而气相色谱法、高效液相色谱法及液相色谱-串联质谱联用法可以同时测定多种单端孢霉烯族类毒素。

对于脱氧雪腐镰刀菌烯醇的 ELISA 检测方法，分为直接法和间接法。直接 ELISA 法较为敏感，且干扰少、耗时短。GB 5009.111—2016《食品安全国家标准 食品中脱氧雪腐镰刀菌烯醇及其乙酰化衍生物的测定》中保留了 ELISA 法，当称取 5g 样品时，检出限为 200μg/kg。张银志等利用自己制备得到的 DON 酶标抗原及抗 DON 抗体，建立了检测食品中 DON 含量的直接竞争 ELISA 法，灵敏度达 0.56ng/ml[52]。计融等先后建立了 T-2 毒素间接竞争 ELISA 法和直接竞争 ELISA 法，并运用该方法，首次从引起食物中毒的大米中检出 T-2 毒素，其含量为 180～420μg/kg[53]。

TLC 法是最早建立的一种单端孢霉烯族毒素检测方法，具有简便、经济、设备简单等特点，但其灵敏度稍差，近年来应用较少。AOAC（986.17）用 TLC 法测定小麦中的 DON，Sokolovic 等采用 TLC 法对谷物和饲料中 T-2 和 DAS 进行了检测，回收率分别为 85%和 90%，最低检测限为 0.1mg/kg[54]。

GC 法具有灵敏性、高选择性、准确性和精确性等优点，可同时对 A、B 型单端孢霉烯族毒素进行检测。利用 GC 检测单端孢霉烯族毒素时，需要利用衍生试剂对单端孢霉烯族毒素进行衍生后再用 FID、ECD 或 MS 检测器进行检测。Cervero 等采用 FID 检测器，测定了 25 种谷物制品中 DON 和 T-2 的含量，回收率分别为 67%～85%、85%～96%[55]。Schothorst 等建立的 GC-FID 方法以三甲基硅烷（TMS）作为衍生试剂，以 α-氯醛糖作为内标物质，可以实现对包括 DON、NIV、3-ADON、FusX、T-2、HT-2、DAS 和 NEO 等在内的单端孢霉烯族毒素的分析[56]。Melchert 等建立了一种以棒曲霉素为内标物质，能同时定量检测 T-2、HT-2、DON、NIV、3-ADON 和 15-ADON 的气相色谱/离子阱质谱分析方法。该方法使用 EI、PCI 和 NCI 三种模式，对各种模式下的质谱参数和碎片离子进行了选择和优化。尽管在 NCI 模式下 HT-2 与 T-2 毒素不能完全分离，但在 MS/MS 条件下能将二者有效区分并实现定量。该方法的检测限为 10～50μg/kg，线性范围为 50～5000μg/kg[57]。

近年来，高效液相色谱/紫外检测（HPLC-UV）或荧光检测（HPLC-FLR）方法在单端孢霉烯族毒素的分析中也逐渐被使用。A 型单端孢霉烯族毒素由于不具备 B 型单端孢霉烯族毒素的共轭双键结构，因此 A 型单端孢霉烯族毒素不能使用 HPLC-UV 进行检测，而 HPLC-FLR 方法则需要对单端孢霉烯族毒素中的羟基进行柱前或柱后衍生后才能得以实现。Jimenez 等建立了香豆素-3-酰氯衍生，HPLC-FD 检测 T-2 毒素、HT-2 毒素、NEO 和 DAS 等四种 A 型单端孢霉烯族毒素的方法[58]。Marchelli 等在其工作的基础上，建立了能同时检测蛇型毒素、T-2 毒素、HT-2 毒素、DON、NIV、3-ADON、15-ADON、FusX 等 8 种单端孢霉烯族毒素的方法[59]。

由于液相色谱-串联质谱法较其他方法在检测限、灵敏度和选择性上更有优势，而且不需要衍生化处理，因此逐渐成为主要的分析手段。韩铮等用超高效液相色谱-串联质谱法（UPLC-MS/MS）同时检测了 DON、3-ADON、15-ADON、NIV、FusX 等 5 种单端孢霉烯族毒素的含量，检测限分布在 0.29～0.99μg/kg 之间，回收率为 88.5%～119.5%[60]。Santini 等利用液相色谱-大气压化学源三重四极杆串联质谱（HPLC-APCI-MS/MS）实现了对 NIV、DON、FusX、3-ADON、DAS、HT-2、T-2 和 NEO 等 8 种单端孢霉烯族毒素的同时检测。除 DAS、HT-2 外，其他 6 种毒素的线性范围为 10～1000μg/kg；DAS 的线性范围为 10～500μg/kg，HT-2 的线性范围为 10～250μg/kg[61]。

三、单端孢霉烯族毒素检测实例

GB 5009.111—2016《食品安全国家标准　食品中脱氧雪腐镰刀菌烯醇及其乙酰化衍生物的测定》规定了食品中脱氧雪腐镰刀菌烯醇及其乙酰化衍生物检测的同位素稀释液相色谱-串联质谱法、免疫亲和层析净化高效液相色谱法、薄层色谱测定法、酶联免疫吸附筛查法。GB 5009.118—2016《食品安全国家标准　食品中 T-2 毒素的测定》规定了食品中 T-2 毒素检测的免疫亲和层析净化液相色谱法、间接 ELISA 法、直接 ELISA 法。为适用于单端孢霉烯族毒素中毒样品应急检测快速准确的需要，本文建立了尿液中脱氧雪腐镰刀菌烯醇总量检测技术和单端孢霉烯族毒素检测技术。尿液中脱氧雪腐镰刀菌烯醇总量的测定，以葡萄糖醛酸酶对脱氧雪腐镰刀菌烯醇-葡萄糖醛酸代谢产物进行酶解，免疫亲和柱净化，同位素内标法定量，可以对尿液中脱氧雪腐镰刀菌烯醇总量进行测定。单端孢霉烯族毒素的测定，则能同时检测脱氧雪腐镰刀菌烯醇（DON）、去环氧-脱氧雪腐镰刀菌烯醇（Deep-DON）、3-乙酰脱氧雪腐镰刀菌烯醇（3-ADON）、15-乙酰脱氧雪腐镰刀菌烯醇（15-ADON）、雪腐镰刀菌烯醇（NIV）、脱氧雪腐镰刀菌烯醇-3-葡萄糖苷（DON-3-glu）、镰刀菌烯酮（FusX）、T-2 毒素、HT-2 毒素、二乙酰藨草镰刀菌烯醇（DAS）、新茄病镰刀菌烯醇（NEO）、疣孢青霉原（Verruculogen）等 12 种毒素，净化柱净化，同位素内标法定量。

（一）尿液中脱氧雪腐镰刀菌烯醇总量的测定

1. 范围

本程序规定了尿液中脱氧雪腐镰刀菌烯醇总量的测定方法。

2. 原理

在尿液中加入葡萄糖醛酸酶，将其中脱氧雪腐镰刀菌烯醇-葡萄糖醛酸代谢产物分解生成脱氧雪腐镰刀菌烯醇，样品经免疫亲和柱纯化后，以同位素稀释 LC-MS/MS 方法对脱氧雪腐镰刀菌烯醇进行定量。

3. 试剂和材料

除非另有说明，本方法所用试剂均为分析纯，水为 GB/T 6682—2008 规定的一级水。

甲醇为色谱纯；磷酸二氢钾、磷酸氢二钾、磷酸氢二钠、氯化钠、氯化钾等为分析纯；β-葡萄糖醛酸酶为生化制剂。

需要配制的试剂有磷酸盐缓冲溶液（75 mmol/L，pH6.8）、PBS 缓冲液（0.01mol/L，pH7.2～7.4）。

标准品脱氧雪腐镰刀菌烯醇及同位素内标 ^{13}C-脱氧雪腐镰刀菌烯醇，纯度≥98%。

用乙腈配制 DON、Deep-DON 标准储备液（1000ng/ml）、DON 标准使用液（10ng/ml）、Deep-DON 标准使用液（10ng/ml）、^{13}C-DON 标准使用液（1000ng/ml）。以 10%甲醇水溶液为定容液，配制成 DON、Deepoxy-DON 浓度为 0.1ng/ml、0.5ng/ml、1ng/ml、5ng/ml、10ng/ml、50ng/ml、100ng/ml 的标准工作液，其中 ^{13}C-DON 浓度均为 20ng/ml。

免疫亲和柱，有机相滤膜（0.22 μm 孔径）。

4. 仪器与设备

超高效液相色谱-三重四极杆串联质谱（带电喷雾离子源），分析天平（感量为 0.01g 和 0.0001g），离心机（转速大于 6000r/min），氮吹仪，涡旋混合器，pH 计。

5. 操作步骤

1）试样制备

取 1ml 离心（6000r/min，15 min，4℃）后的尿液样品，加入 20μl^{13}C-DON 标准使用液（1000ng/ml），使终浓度为 20ng/ml。调节样品 pH 到 6.8，加入 6000U β-葡萄糖醛酸酶（溶于 1.5ml 的 75mmol/L 磷酸盐缓冲液中），37℃振荡反应 18h。酶解后的样品离心（6000r/min，15min，4℃），上清液以 pH7.2 的 PBS 缓冲液稀释至 4ml，以免疫亲和柱进行净化，亲和柱使用方法建议按照产品说明书操作。以 4ml 甲醇洗脱亲和柱，氮吹至近干，以 250μl 甲醇-水（1∶9，*V*/*V*）复溶，0.22μm 滤膜过滤后，进行 LC-MS/MS 分析。

2）仪器参考条件

（1）液相色谱参考条件

色谱柱：ACQUITY UPLC BEH C_{18} 色谱柱（100mm×2.1mm，1.7μm），或性能相当者；流速 0.4ml/min；柱温：40℃；进样量：10μl；流动相：A 为去离子水，B 为甲醇。梯度洗脱：0～1min，10%B；1～3.5min，10%～40%B；3.5～4min，40%～90%B；4～5min，90%B；5～5.1min，90%～10%B；5.1～7min，10%B。

（2）质谱参考条件

离子源：ESI+；毛细管电压：3.0 kV；脱溶剂气流速：900 L/h；脱溶剂气温度：500℃；锥孔气流速：150L/h；碰撞气流速：0.15ml/min，多反应监测模式（MRM）。脱氧雪腐镰刀菌烯醇及代谢物质谱参数见表 8-6，色谱图见表 8-9。

表 8-6　脱氧雪腐镰刀菌烯醇及代谢物的质谱参数

化合物	母离子（*m/z*）	子离子（*m/z*）	锥孔电压/kV	碰撞电压/eV
DON	297.2	249.2*	36	8
		231.2		10
Deep-DON	281.2	233.2*	26	14
		109.1		8
^{13}C-DON	312.3	263.2*	20	8
		245.1		10

*表示定量离子。

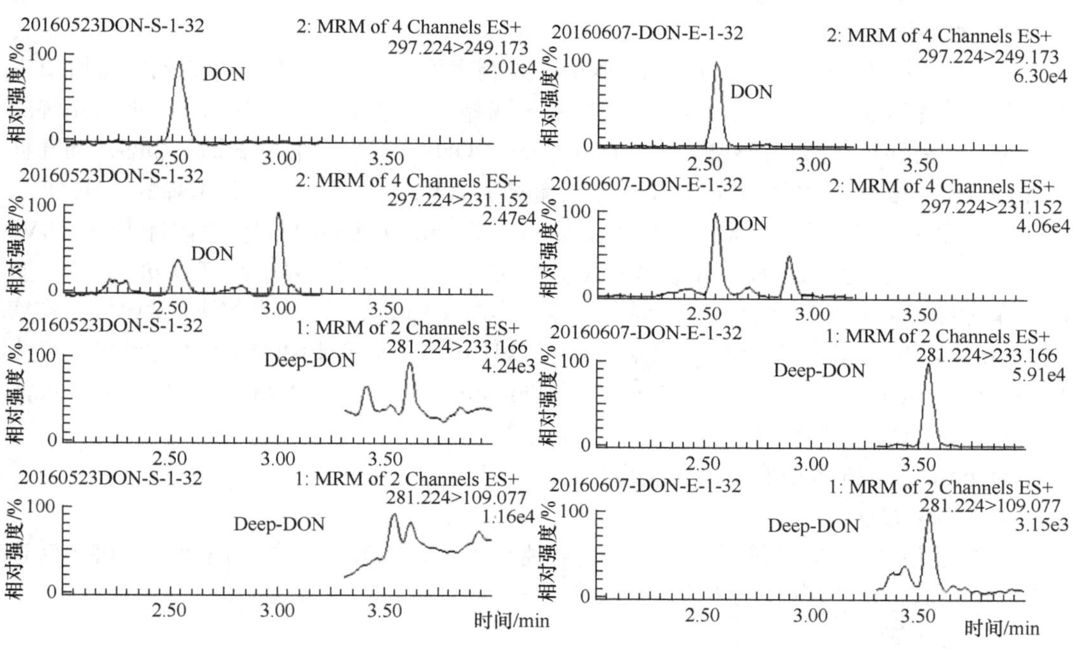

图 8-9　加标尿液样品中 LC-MS/MS 各离子通道图

左：未用β-葡萄糖醛酸酶处理；右：β-葡萄糖醛酸酶处理后

6. 检出限与定量限

本方法对尿液中脱氧雪腐镰刀菌烯醇的定量限为 0.1ng/ml。

（二）单端孢霉烯族毒素检测技术

1. 范围

本程序规定了食品、呕吐物、血液、尿液中单端孢烯霉族类真菌毒素的液相色谱-串联质谱测定方法（LC-MS/MS）。

本程序适用于食品、呕吐物、血液、尿液中脱氧雪腐镰刀菌烯醇（DON）、去环氧-脱氧雪腐镰刀菌烯醇（Deep-DON）、3-乙酰脱氧雪腐镰刀菌烯醇（3-ADON）、15-乙酰脱氧雪腐镰刀菌烯醇（15-ADON）、雪腐镰刀菌烯醇（NIV）、脱氧雪腐镰刀菌烯醇-3-葡萄糖苷（DON-3-glu）、镰刀菌烯酮（FusX）等 B 类单端孢烯霉族类，以及 T-2 毒素、HT-2 毒素、二乙酰蔗草镰刀菌烯醇（DAS）、新茄病镰刀菌烯醇（NEO）、疣孢青霉原

（Verruculogen）等 A 类单端孢烯霉族类真菌毒素含量的测定。

2. 原理

试样经乙腈-水溶液浸泡、超声波振荡提取，离心后，上清液经净化柱净化，浓缩定容后进液相色谱-串联质谱系统分析，同位素内标法定量。

3. 试剂和材料

除非另有说明，本方法所用试剂均为分析纯，水为 GB/T6682—2008 规定的一级水。

乙腈、甲醇、氨水、甲酸、乙酸铵为色谱纯。

需要配制的溶剂有乙腈-水提取液（84∶16，*V*/*V*）、乙腈-水溶液（20∶80，*V*/*V*）、0.01%氨水溶液、0.2%甲酸水溶液。

标准品脱氧雪腐镰刀菌烯醇（DON）、雪腐镰刀菌烯醇（NIV）、3-乙酰基脱氧雪腐镰刀菌烯醇（3-ADON）、15-乙酰基脱氧雪腐镰刀菌烯醇（15-ADON）、镰刀菌烯酮（FusX）、去环氧-脱氧雪腐镰刀菌烯醇（Deep-DON）、脱氧雪腐镰刀菌烯醇-3-葡萄糖苷（DON-3-glu）、T-2 毒素（T-2）、HT-2 毒素（HT-2）、新茄病镰刀菌烯醇（NEO）、二乙酰藨草镰刀菌烯醇（DAS）、疣孢青霉原（Verruculogen）及同位素内标 $^{13}C_{15}$-NIV、$^{13}C_{15}$-DON、$^{13}C_{15}$-3-ADON、$^{13}C_{24}$-T-2 毒素、$^{13}C_{22}$-HT-2 毒素均要求纯度≥98%。用乙腈配制单标储备溶液（100μg/ml）、混合标准工作液（10μg/ml）和混合同位素内标工作液（1μg/ml）。单标储备溶液和同位素内标可以使用商品化的标准溶液。配制浓度点为 10ng/ml、50ng/ml、100ng/ml、200ng/ml、500ng/ml、800ng/ml、1000ng/ml 的系列标准溶液，每个标准系列溶液中含有内标 100ng/ml。

Mycosep^{TM}226 多功能净化柱或相当者。

4. 仪器和设备

液相色谱-串联质谱联用仪（带电喷雾离子源），涡旋混合器，高速离心机（转速≥10 000r/min），超声波振荡器，氮吹仪，粉碎机。

5. 分析步骤

1）样品提取

（1）固体、植物油样品及呕吐物

准确称取 2.0g 样品至 50ml 的离心管中，加入乙腈-水（84∶16，*V*/*V*）10mL，涡旋 1min，超声 30min，离心 5min（10 000r/min）。

（2）血液、尿液

吸取 1ml 血液或尿液样品于 15ml 离心管中，加入 3ml 乙腈，涡旋混合 10min，10 000r/min 下离心 5min，上清液用乙腈-水（84∶16，*V*/*V*）稀释至 10mL。

2）样品净化

上述溶液过多功能净化柱，取续滤液 5ml 至氮吹瓶中，加入 200μl 混合同位素内标工作液。在 40～50℃下氮气吹干，用乙腈-水（20∶80，*V*/*V*）定容至 1ml，超声涡旋 30s，用 0.22μm 滤膜过滤至进样瓶中备用。

3）液相色谱参考条件

色谱柱：BEH C_{18} 柱（100mm×2.1mm，粒径 1.7μm）或相当者；柱温：40℃；进样体积：5μl；流速：0.35ml/min；流动相：A 为 0.01%氨水（ESI−）/0.2%甲酸水溶液（ESI+），

B 为乙腈；洗脱梯度：0～4min，5%～19%B；4～5min，19%～20%B；5～6.5min，20%～21%B；6.5～7min，21%～100%B；7～7.5min，100%B，7.5～7.8min，100%～5%B，平衡 2.2min，总运行时间 10min。

4）质谱参考条件

检测方式：多离子反应监测（MRM）；电离模式：ESI–/ESI+；毛细管电压：2.5kV（ESI–）/3.5kV（ESI+）；离子源温度：150℃；脱溶剂气温度：500℃；脱溶剂气流量：900L/h；反吹气流量：30L/h；电子倍增电压：650V；碰撞室压力：3.0×10^{-3}mbar。

各单端孢霉烯族毒素的质谱条件参数见表 8-7。

表 8-7　各 B 类单端孢霉烯族化合物的主要参考质谱参数

毒素种类	母离子（*m/z*）	锥孔电压/eV	定量离子（*m/z*）	碰撞电压/eV	定性离子（*m/z*）	碰撞电压/eV
NIV	311	22	281	10	205	22
DON	295	26	265	11	138	19
^{13}C-DON	310	26	279	10	261	16
3-ADON	337	24	307	15	173	9
15-ADON	337	20	150	23	219	11
FusX	353	26	263	13	187	19
Deep-DON	279	20	249	14	231	14
DON-3-glu	295	26	265	11	138	19
^{13}C-3-ADON	354	18	323	14	230	18
T-2	484	18	305	14	185	20
HT-2	425	18	263	12	245	12
DAS	384	20	307	11	105	31
NEO	400	20	185	21	215	19
VER	534	50	392	13	191	21
$^{13}C_{24}$-T-2	509	18	229	17	323	15

标准溶液色谱质谱图如图 8-10 所示。

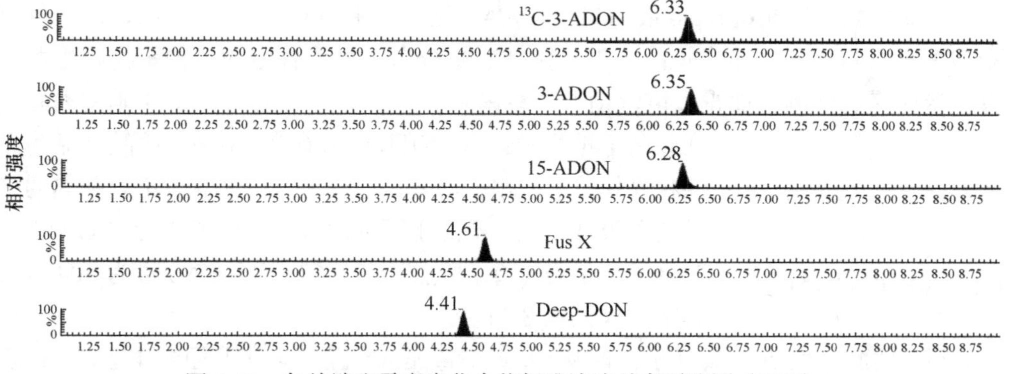

图 8-10　各单端孢霉毒素化合物标准溶液总离子流图（TIC）

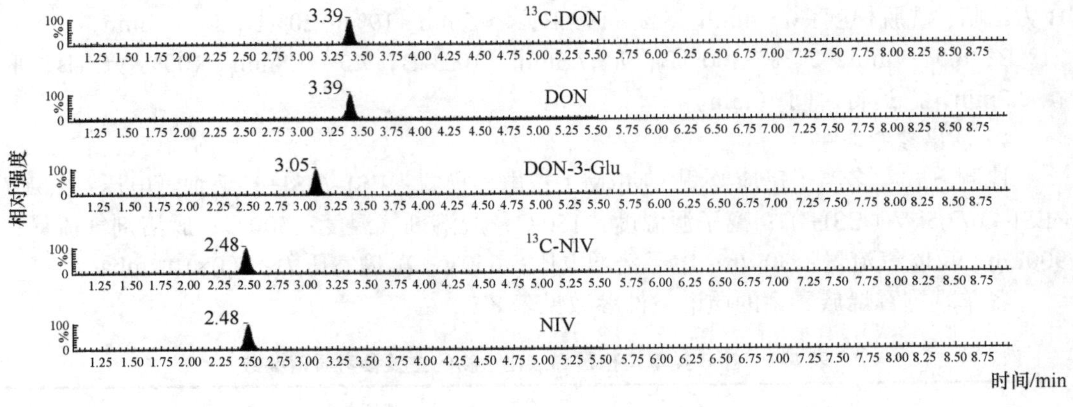

图 8-10　（续）

6. 注意事项

（1）实验中涉及脱氧雪腐镰刀菌烯醇等有毒物质，需要做好安全防护措施，必须要戴手套、在通风柜中操作。

（2）过净化柱时，注意控制过柱速度，不能过柱太快。

（3）过柱后的净化液氮吹时，应注意不要完全吹干，以免影响回收率。

（4）检测过程中应同时做空白和加标试验，空白应为未检出，加标回收率应在 70%～120%。

（5）结果超过线性范围时，应适当稀释后再过柱净化处理。

7. 灵敏度

方法中的各单端孢霉烯族类真菌毒素化合物检出限为 10μg/kg，定量限为 30μg/kg。

第六节　3-硝基丙酸检测技术

一、概述

（一）3-硝基丙酸

3-硝基丙酸（β-nitropropionic acid，3-NPA）是主要由节菱孢菌产生的有毒代谢产物，节菱孢菌是在自然界中不常见的一类真菌，它是分布于世界各地的一种植物腐生菌。黄曲霉、米曲霉、深酒色曲霉、链丝菌、放线菌和丝状菌等真菌也能合成 3-硝基丙酸，在某些高等植物中也有 3-硝基丙酸存在。3-硝基丙酸纯品为无色针状晶体，溶于水、乙醇、乙酸乙酯、丙酮、乙醚和热的三氯甲烷等极性溶剂，不溶于石油醚和苯。分子式为 $C_3H_5NO_4$，相对分子质量为 119，熔点 66.7～67.5℃，CAS 号为 504-88-1。其结构式见图 8-11。

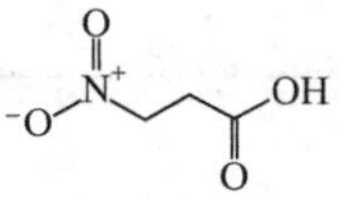

图 8-11　3-硝基丙酸结构式

3-硝基丙酸是变质甘蔗中毒的病因，儿童中毒尤为严重。3-硝基丙酸引起的中毒多发生于我国北方各省的每年冬春季节（2～4 月），国内多次发生因食用变质甘蔗引起的 3-

硝基丙酸中毒，自 1972 年我国首次报告以来，已发生于我国的 13 个省、自治区，大多是河北、河南、山东、辽宁等北方省份，并多次发生多人中毒，甚至造成人员死亡的后果[62, 63]。河北乐亭于 1974 年 3 月 2 日至 4 月 7 日发生一起食用变质甘蔗引起的中毒，中毒人数达 169 人，造成死亡 6 人的严重后果，并有 3 例重症患者有后遗症。山东淄博某区于 1983 年 3 月发生一起食霉变甘蔗引起的食物中毒事故，中毒者人数达 116 例，均为 16 岁以下，经对症治疗，113 例治愈，死亡 1 例，后遗失语及四肢瘫痪 2 例。近年来随着人们安全意识的增强，霉变甘蔗引起的中毒事件已经少见。

3-硝基丙酸对多种动物有毒性，主要靶器官为神经系统、肝、肾和肺等。对小鼠静注的半致死量（LD_{50}）为 50mg/kg，灌胃的 LD_{50} 对雄性为 100mg/kg、对雌性为 68mg/kg，3-硝基丙酸对动物属于中等毒性[64]。但对人类的毒性属于剧毒级，人类比啮齿动物的敏感性高约 5 倍[63]。目前尚无有关 3-硝基丙酸的限量要求。

（二）主要中毒表现及处置措施

3-硝基丙酸是一种嗜神经毒素，中毒主要表现为中枢神经系统受损。急性期的症状有呕吐、眩晕、阵发性抽搐、眼球偏侧凝视、昏迷，甚至死亡；后遗症主要为锥体外系的损害，主要症状有屈曲、扭转、痉挛，肢体强直，静止时张力减低等。

3-硝基丙酸中毒起病急，潜伏期长短不一，最短仅 10min，最长可达数小时。临床上无任何前驱症状，首发症状多为恶心、呕吐、腹痛等胃肠道症状，继而出现神经系统弥漫性损伤，如脑水肿、意识障碍等。此外，尚可有局灶性损害，表现为复视、失语、吞咽困难等。轻者很快痊愈，重症者消化道症状过后，很快出现阵发性、强直性抽搐。发作时头向后仰、牙关紧闭、角工反张，眼球向上凝视或翻转，面肌震颤，流涎、全身出汗、心动过速、大小便失禁，很快昏迷，或可死于呼吸衰竭。儿童中毒尤为严重，严重者可造成 1～3 日内死亡，幸存者常留有终生残疾的后遗症[65]。

3-硝基丙酸中毒尚无特殊的解毒药物，急性期可及早洗胃，予以脱水剂消除脑水肿，改善脑血循环，以及能量合剂、大量维生素 C 治疗，同时采取保护肝肾功能的措施及维持电解质平衡，后遗症期康复治疗及功能锻炼。

不食用霉变甘蔗，是预防 3-硝基丙酸中毒的最佳措施。当发现甘蔗色泽不正常，特别是肉质颜色发红、疏松、有霉酸味时不要食用。

二、3-硝基丙酸检测技术

目前，对于 3-硝基丙酸的检测对象是甘蔗及甘蔗制品。检测方法主要包括薄层色谱法、气相色谱法、气相色谱-质谱法、离子色谱法、液相色谱法及液相色谱-串联质谱联用法等。净化方法主要是固相萃取柱净化，包括使用离子交换柱、PSA 柱及氨基柱等。薄层色谱法烦琐费时、灵敏度低；气相色谱法需要衍生，操作烦琐。现在多用液相色谱法及液相色谱-串联质谱法检测。

胡文娟等建立了测定甘蔗及甘蔗样品中 3-NPA 的薄层色谱测定法，检出限为 2μg/kg，其回收率范围为 80.0%～106.0%[66]。我国卫生健康委员会（原卫计委）在 WS/T 10—1996《变质甘蔗食物中毒诊断标准及处理原则》中用薄层色谱法测定可疑中毒样品中的 3-硝基丙酸，检出限为 0.2μg[65]。刘勇等用气相色谱法测定了血浆中 3-NPA，该方法灵敏度为 2ng，回收率为（99.23±6.38）%[67]。江涛等用液相色谱法测定了 3-NPA，紫外 210nm 检测，检测限为 10.0μg/kg[68]。刘红河用超高效液相色谱-串联质谱法测定了中毒样品中 3-硝基丙酸，以 PSA 固相萃取柱进行富集和净化处理，在甘蔗、呕吐物、血清、尿液中的检测限分别为 0.30μg/kg、0.06μg/kg、0.30μg/kg、0.06μg/kg[69]。邵国建等用离子色谱法测定了甘蔗中的 3-NPA，氨基柱净化，检出限为 0.03mg/kg[70]。张晓艺等用离子色谱-三重四极杆质谱联用法测定了血浆和尿液中 3-NPA，固相支持液液萃取（SLE）净化，检测限为 0.1μg/L。[71]

三、3-硝基丙酸检测实例

（一）范围

本程序规定了甘蔗、呕吐物、血液、尿液中 3-硝基丙酸的液相色谱串联质谱测定方法（LC-MS/MS）。

本程序适用于甘蔗、呕吐物、血液、尿液中 3-硝基丙酸含量的测定。

（二）原理

试样中的 3-硝基丙酸用乙腈提取，提取液用 PSA（乙二胺基-N-丙基）柱净化，液相色谱-串联质谱法测定，外标法定量。

（三）试剂和材料

甲醇、乙腈、甲酸、氨水为色谱纯，氯化钠、无水硫酸钠为分析纯。

需配制的溶液有甲酸水溶液（0.1%）、氨化甲醇（10%）、甲醇-水溶液（90%）。

标准品 3-硝基丙酸纯度≥98%。用乙腈配制标准储备液（1.0mg/ml）和标准工作溶液（10μg/ml）。

PSA 小柱（500mg，6ml），亲水性 PTFE 针式滤器（0.22μm）。

（四）仪器和设备

液相色谱-串联质谱仪（带电喷雾离子源），天平（感量 0.01g 和 0.000 01g），超声波，涡旋混合器，离心机（转速≥6000 r/min），固相萃取装置（带真空泵），均质器。

（五）分析步骤

1. 样品制备

将甘蔗去皮，均质，分成 2 份作为试样，分别装入洁净的容器内，密封，标识后置于 4℃下避光保存。

血液、尿液，−20℃以下保存。

2. 试样提取

甘蔗样品，取 1.0g 均质好的试样，置于 50ml 离心管中，加入 20.0ml 乙腈，振荡 20min，加入 1g 氯化钠，振荡 10min，于 4000r/min 条件下离心 5min，取上清液，过预先装有 5.0g 无水硫酸钠的滤纸，滤液待净化。

血液，取 1.0ml，置于 50ml 离心管中，加入 20.0ml 乙腈，振荡 20min，加入 1g 氯化钠，振荡 10min，于 4000r/min 条件下，离心 5min，取上清液，过预先装有 5.0g 无水硫酸钠的滤纸，滤液待净化。

尿液，取 5.0ml，置于 50ml 离心管中，加入 20.0ml 乙腈，振荡 20min，加入 3g 氯化钠，振荡 10min，于 4000r/min 条件下，离心 5min，取上清液，过预先装有 5.0g 无水硫酸钠的滤纸，滤液待净化。

呕吐物，取 5.0g，置于 50ml 离心管中，加入 20.0ml 乙腈，振荡 20min，加入 3g 氯化钠，振荡 10min，于 4000r/min 条件下，离心 5min，取上清液，过预先装有 5.0g 无水硫酸钠的滤纸，滤液待净化。

3. 试样净化

将上一步骤的滤液过柱（PSA 柱预先用 6ml 乙腈活化平衡），10ml 甲醇-水溶液（9∶1，*V/V*）淋洗，2×3ml 氨化甲醇（1∶9，*V/V*）洗脱，40℃下氮气吹干，1ml 甲酸水溶液（0.1%）复溶，过微孔滤膜后液相色谱测定。

4. 仪器参考条件

1）液相色谱条件

色谱柱：HSS T3 柱（100mm×2.1mm，填料粒径 1.8μm），或相当者；流速：0.3ml/min；柱温：40℃；进样体积：10μl。流动相 A 为水；B 为乙腈；梯度洗脱：3%～10%B（0～0.5min），10%～95%B（0.5～2min），95%B（2～3min），95%～3%B（3.0～3.1min），3%B（3.1～6 min）。

2）质谱参数

检测方式：多离子反应监测（MRM）；电离模式：ESI-；毛细管电压：2.0kV；离子源温度：150℃；脱溶剂气温度：500℃；脱溶剂气流量：900L/h；反吹气流量：30L/h；电子倍增电压：650V；碰撞室压力：3.0×10^{-3}mbar。

3-硝基丙酸质谱条件参数见表 8-8，色谱质谱图见图 8-12。

（六）注意事项

（1）实验中涉及 3-硝基丙酸等有毒物质，需要做好安全防护措施，必须要戴手套、在通风柜中操作。

（2）检测过程中应同时做空白和加标试验，空白应为未检出，加标回收率应在 70%～120%。

（3）结果超过线性范围时应适当稀释后进样。

（4）由于 3-硝基丙酸具有较强的亲水性，在反相 C_{18} 色谱柱上保留较弱。本方法中使用了对极性化合物保留能力比较强并耐受纯水相的 HSS T3 色谱柱。

表 8-8　3-硝基丙酸质谱条件参数

毒素名称	母离子（*m/z*）	定量子离子（*m/z*）	碰撞电压/eV
3-硝基丙酸	118	46	5

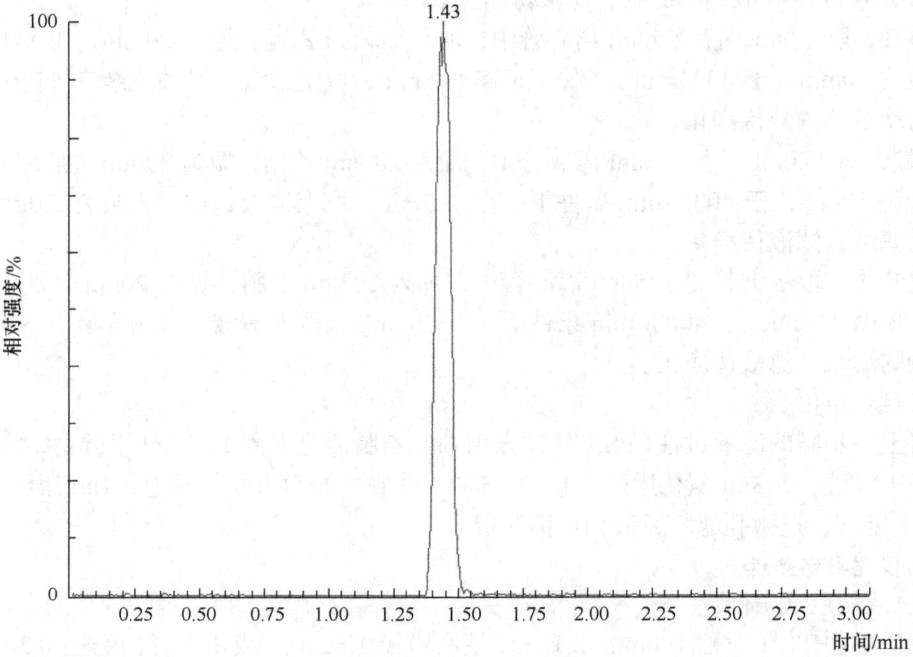

图 8-12　3-硝基丙酸标准溶液总离子流图（TIC）

（七）灵敏度

3-硝基丙酸的检出限为 10μg/kg，定量限为 30μg/kg。

第七节　真菌毒素多组分检测技术

一、概述

（一）真菌毒素多组分

大量研究发现，在植物的生长代谢过程及粮食加工过程中，真菌毒素分子在自然条件下可与葡萄糖、丙二酸或谷胱甘肽等极性较强的基团结合而生成隐蔽型真菌毒素。由于毒素结构发生改变，现有的常规检测手段往往不能有效地检测隐蔽型真菌毒素是否存在。据了解，隐蔽型真菌毒素通常与其原型同时存在于食品中，在进入人或动物体内后，经水解、氧化还原等代谢过程可释放出有毒的毒素原型分子，从而给食品安全、人或动物健康造成严重隐患[72]。常见的能产生隐蔽型真菌毒素的主要有单端孢霉烯族、玉米赤霉烯酮类和伏马毒素，它们可以产生 DON-3-glu、T-2-glu、HT-2-glu、ZEN-14-glu、ZEN-16-glu、HFB_1 等[73-78]。

链格孢霉毒素（alternaria toxin，AT）、白僵菌素（beauverin，BEA）和恩镰孢菌素（enniatin，ENN）等真菌毒素也越来越引起人们的重视，我们称之为新兴真菌毒素（emerging mycotoxin）。链格孢霉毒素常见的有链格孢酚（alternariol，AOH）、链格孢酚甲基醚（alternariolmethyl ether，AME）、细交链孢菌酮酸（tenuzonic acid，TeA）、链格孢霉素（altenuene，ALT）和腾毒素（tentoxin，TEN）。恩镰孢菌素主要为 ENNA、ENNA1、ENNB 和 ENNB1[79, 80]。

自然界中真菌毒素的污染往往不是单一种类毒素污染，而是多种毒素同时污染。不同种类的真菌可共存，并且大多数真菌可产生一种以上的真菌毒素。经常会发生多种真菌毒素同时检出的情况，例如，1982 年美国中西部收获的小麦，由于在田间受到镰刀菌感染引起小麦赤霉病，麦粒中检出了高浓度的脱氧雪腐镰刀菌烯醇，同时还检出了玉米赤霉烯酮和黄曲霉毒素，说明存在多种不同的霉菌的感染，可能是镰刀菌首先感染，当小麦在田间干燥时，黄曲霉不再受到镰刀菌的抑制而生长产毒。1991 年发生在我国河南省南部、东部因食用霉变小麦而引起的赤霉病麦食物中毒，也在样品中检出了高含量的 T-2 毒素、脱氧雪腐镰刀菌烯醇和黄曲霉毒素 B_1。

真菌毒素具有协同和叠加效应，也就是说，当多种真菌毒素共同存在时，它们所产生的毒害作用要远远大于单一种类毒素的毒害作用。因此，看上去浓度比较低的某种真菌毒素，当与其他种类的真菌毒素共同存在时，其影响也不容忽视。因此，有必要关注食品中多种真菌毒素共同存在的情况。

（二）主要中毒表现及处置措施

目前，对于新兴毒素的毒性研究数据相对缺乏，可得到的毒性数据显示白僵菌素具有一定的细胞毒性、免疫毒性、血液毒性，而其基因毒性仍存在争议。细胞毒性是恩镰孢菌素较明显的毒性特点，恩镰孢菌素对不同的细胞显示不同诱导细胞凋亡的能力。ENNB 体外对肝细胞毒性大于黄曲霉毒素 B_1。ENNB 对血小板祖细胞有抑制作用，可诱导体内血小板产生的减少，因此对凝血有不利影响。此外，ENNB 还可扰乱人红细胞祖细胞分化。ENNA 对 Wistar 大鼠表现出免疫毒性。

大多数交链孢毒素的急性毒性较低，AOH 和 AME 对小鼠的 LD_{50}>100 mg/kg。AOH、AME 具有遗传毒性和致突变性，AOH 可引发小鼠鳞状细胞瘤。TeA 能与其他真菌毒素协同作用，产生急性毒性。美国国家职业安全及健康组织（NIOSH）1979 年将 TeA 列入 *Registry of Toxic Effects of Chemical Substance*[81]。TeA 被认为是最重要的链格孢霉毒素。研究发现食品中交链孢毒素污染率高的地区食管癌发病率也较高，因此认为中国一些地区食管癌高发可能与进食被交链孢毒素污染的谷类食品有关。

二、真菌毒素多组分检测技术

HPLC-MS/MS 成为近年来多种真菌毒素检测的主流趋势，主要有低分辨率的 LC-MS/MS 法（最常用），以及高分辨率的 LC-TOF-MS 法和 LC-Orbitrap-MS 法。

任一平等建立了食品和饲料中 17 种真菌毒素的 LC-MS/MS 法，样品经 MycoSep226 多功能净化柱净化，玉米赤霉酮作为内标，17 种真菌毒素的定量限为 0.01～0.70μg/kg[82]。

Pizzutti 等采用 dSPE 样品前处理方法、UPLC-MS/MS 法对红酒中 36 种真菌毒素进行检测，35 种真菌毒素的平均回收率为 70%～120%[83]。Jia 等采用超高效液相色谱-四极杆-静电场轨道肼（LC-Orbitrap-MS）技术对牛奶中的 58 种真菌毒素进行检测分析，定量限为 0.001～0.92μg/kg[84]。

中国发布的行业标准 SN/T 3136—2012《出口花生、谷类及其制品中黄曲霉毒素、赭曲霉毒素、伏马毒素 B_1、脱氧雪腐镰刀菌烯醇、T-2 毒素、HT-2 毒素的测定》规定了 9 种真菌毒素的检测方法，采用免疫亲和柱净化，液相色谱-串联质谱法检测，基质匹配外标法定量，检测限为 0.5～10μg/kg。

三、真菌毒素多组分检测实例

本标准操作程序规定了膳食、呕吐物、血液、尿液中黄曲霉毒素等 43 种真菌毒素的固相萃取柱净化-液相色谱-串联质谱测定方法。根据化合物酸碱性以及极性强弱，本方法将 43 种真菌毒素化合物分为三组进行定性定量测定：包括黄曲霉毒素、单端孢霉烯族、玉米赤霉醇类化合物在内的 26 种常见真菌毒素（多组分 I 组），包括赭曲霉素和伏马菌素在内的 5 种酸性真菌毒素（多组分 II 组），包括交链孢毒素和恩镰孢菌素在内的 9 种新兴真菌毒素（多组分 III 组）。

（一）常见真菌毒素（多组分 I 组）的测定

1. 适用范围

本标准操作程序适用于膳食、呕吐物、血液、尿液中黄曲霉毒素 $B_1/B_2/G_1/G_2/M_1/M_2$、脱氧雪腐镰刀菌烯醇（DON）、雪腐镰刀菌烯醇（NIV）、镰刀菌烯酮（FusX）、3-乙酰基脱氧雪腐镰刀菌烯醇（3-ADON）、15-乙酰基脱氧雪腐镰刀菌烯醇（15-ADON）、脱氧雪腐镰刀菌烯醇-3-葡萄糖苷（DON-3-glu）、去环氧化脱氧雪腐镰刀菌烯醇（Deep-DON）、玉米赤霉烯酮（ZEN）、玉米赤霉酮（ZAN）、α-玉米赤霉烯醇（α-ZEL）、β-玉米赤霉烯醇（β-ZEL）、α-玉米赤霉醇（α-ZAL）、β-玉米赤霉醇（β-ZAL）、T-2/HT-2 毒素、串珠镰刀菌素（MON）、展青霉素（PAT）、新茄病镰刀菌烯醇（NEO）、二乙酰藨草镰刀菌烯醇（DAS）、杂色曲霉毒素（SMC）26 种真菌毒素的测定。

2. 原理

试样中的 26 种真菌毒素在加入一定浓度 ^{13}C 标记真菌毒素同位素标准溶液后，用乙腈-水溶液提取，提取液经离心、过滤后，取上清液过固相萃取柱净化，液相色谱-串联质谱仪多反应监测模式（正离子模式或负离子模式）测定，内标法结合基质匹配标准曲线外标法定量。

3. 试剂和材料

除另有规定外，所用试剂均为分析纯，水为 GB/T 6682—2008 规定的一级水。

乙腈、甲醇、甲酸均为色谱纯。

需要配制的试剂有乙腈-水溶液（84∶16，*V/V*），0.2%甲酸水溶液，乙腈-甲醇溶液（50∶50，*V/V*）。

标准品黄曲霉毒素 B_1、黄曲霉毒素 B_2、黄曲霉毒素 G_1、黄曲霉毒素 G_2、黄曲霉毒

素 M_1、黄曲霉毒素 M_2、脱氧雪腐镰刀菌烯醇、雪腐镰刀菌烯醇、镰刀菌烯酮、3-乙酰基脱氧雪腐镰刀菌烯醇、15-乙酰基脱氧雪腐镰刀菌烯醇、玉米赤霉烯酮、玉米赤霉酮、α-玉米赤霉烯醇、β-玉米赤霉烯醇、α-玉米赤霉醇、β-玉米赤霉醇、T-2 毒素、HT-2 毒素、串珠镰刀菌素、展青霉素、脱氧雪腐镰刀菌烯醇-3-葡萄糖苷、去环氧脱氧雪腐镰刀菌烯醇、新茄病镰刀菌烯醇、二乙酰藨草镰刀菌烯醇、杂色曲霉毒素，以及同位素 $^{13}C_{17}$-黄曲霉毒素 B_1、$^{13}C_{17}$-黄曲霉毒素 B_2、$^{13}C_{17}$-黄曲霉毒素 G_1、$^{13}C_{17}$-黄曲霉毒素 G_2、$^{13}C_{17}$-黄曲霉毒素 M_1、$^{13}C_{24}$-T-2 毒素、$^{13}C_{22}$-HT-2 毒素、$^{13}C_{18}$-玉米赤霉烯酮、$^{13}C_{15}$-脱氧雪腐镰刀菌烯醇、$^{13}C_{15}$-3-乙酰基脱氧雪腐镰刀菌烯醇、$^{13}C_{15}$-雪腐镰刀菌烯醇、$^{13}C_7$-展青霉素、$^{13}C_{19}$-二乙酰藨草镰刀菌烯醇、$^{13}C_{18}$-杂色曲霉毒素，纯度≥98%。

用乙腈分别溶解或稀释 26 种真菌毒素的粉末（或液体）标准品，按照表 8-9 配制 26 种真菌毒素单标标准储备液，在–20℃保存。

表 8-9　26 种真菌毒素单标溶液配制浓度

化合物名称	浓度/（μg/ml）	化合物名称	浓度/（μg/ml）
黄曲霉毒素 B_1	2	雪腐镰刀菌烯醇	100
黄曲霉毒素 B_2	0.5	脱氧雪腐镰刀菌烯醇	100
黄曲霉毒素 G_1	2	镰刀菌烯酮	100
黄曲霉毒素 G_2	0.5	3-乙酰基脱氧雪腐镰刀菌烯醇	100
黄曲霉毒素 M_1	0.5	15-乙酰基脱氧雪腐镰刀菌烯醇	100
黄曲霉毒素 M_2	0.5	脱氧雪腐镰刀菌烯醇-3-葡萄糖苷	50
杂色曲霉毒素	100	二乙酰藨草镰刀菌烯醇	100
玉米赤霉烯酮	100	去环氧脱氧雪腐镰刀菌烯醇	50
玉米赤霉酮	10	展青霉素	100
α-玉米赤霉烯醇	10	T-2 毒素	100
β-玉米赤霉烯醇	10	HT-2 毒素	100
α-玉米赤霉醇	10	串珠镰刀菌素	100
β-玉米赤霉醇	10	新茄病镰刀菌烯醇	100

分别移取一定体积的 26 种真菌毒素单一标准储备液于 10ml 容量瓶中，用乙腈定容至刻度，得混合标准中间液，–20℃保存，各毒素浓度详见表 8-10。

表 8-10　26 种真菌毒素化合物混合标准储备液配制浓度

化合物名称	浓度/（ng/ml）	化合物名称	浓度/（ng/ml）
黄曲霉毒素 B_1	100	雪腐镰刀菌烯醇	5000
黄曲霉毒素 B_2	25	脱氧雪腐镰刀菌烯醇	5000
黄曲霉毒素 G_1	100	镰刀菌烯酮	5000
黄曲霉毒素 G_2	25	3-乙酰基脱氧雪腐镰刀菌烯醇	5000

续表

化合物名称	浓度/（ng/ml）	化合物名称	浓度/（ng/ml）
黄曲霉毒素 M_1	25	15-乙酰基脱氧雪腐镰刀菌烯醇	5000
黄曲霉毒素 M_2	25	脱氧雪腐镰刀菌烯醇-3-葡萄糖苷	2500
杂色曲霉毒素	5000	二乙酰藨草镰刀菌烯醇	5000
玉米赤霉烯酮	5000	去环氧脱氧雪腐镰刀菌烯醇	2500
玉米赤霉酮	500	展青霉素	5000
α-玉米赤霉烯醇	500	T-2 毒素	5000
β-玉米赤霉烯醇	500	HT-2 毒素	5000
α-玉米赤霉醇	500	串珠镰刀菌素	5000
β-玉米赤霉醇	500	新茄病镰刀菌烯醇	5000

分别移取一定体积的各真菌毒素同位素标准溶液于 10ml 容量瓶中，用乙腈稀释定容至刻度，充分混匀后于−20℃避光保存。14 种同位素内标浓度详见表 8-11（注：使用前要恢复至室温并用涡旋混合器充分混匀）。

表 8-11　14 种真菌毒素同位素混合内标配制浓度

化合物名称	浓度/（ng/ml）	化合物名称	浓度/（ng/mL）
$^{13}C_{17}$-黄曲霉毒素 B_1	25	$^{13}C_{15}$-雪腐镰刀菌烯醇	500
$^{13}C_{17}$-黄曲霉毒素 B_2	25	$^{13}C_{22}$-HT-2 毒素	500
$^{13}C_{17}$-黄曲霉毒素 G_1	25	$^{13}C_{24}$-T-2 毒素	50
$^{13}C_{17}$-黄曲霉毒素 G_2	25	$^{13}C_{18}$-玉米赤霉烯酮	150
$^{13}C_{17}$-黄曲霉毒素 M_1	25	$^{13}C_{7}$-展青霉素	500
$^{13}C_{15}$-脱氧雪腐镰刀菌烯醇	500	$^{13}C_{19}$-二乙酰藨草镰刀菌烯醇	500
$^{13}C_{15}$-3-乙酰基脱氧雪腐镰刀菌烯醇	500	$^{13}C_{18}$-杂色曲霉毒素	500

准确移取混合标准储备液适量，用 10%乙腈-水溶液（含 0.2%甲酸）逐级稀释，配制成不同浓度点的混合标准曲线系列溶液，每个标准溶液中均加入 20μl 的混合同位素内标，配制成脱氧雪腐镰刀菌烯醇含量为 0.5ng/ml、1ng/ml、2ng/ml、5ng/ml、10ng/ml、20ng/ml、50ng/ml、100ng/ml、200ng/ml、500ng/ml 的系列标准溶液。

4. 仪器和设备材料

超高效液相色谱-串联质谱仪（配有电喷雾离子源），高速离心机（转速≥10 000r/min），天平（感量 0.1mg 和 0.0001g），涡旋混合器，超声波/涡旋振荡器或摇床，移液器（量程 1～10μl、10～100μl 和 100～1000μl），分液器（量程 10～100ml），样品筛（0.5～1mm 孔径），氮吹仪，带盖离心管（50ml 和 1.5ml）。

5. 操作步骤

1）试样制备

谷物及其制品：采样量需大于 1kg，用高速粉碎机将其粉碎，过筛，使其粒径小于 0.5～1mm 孔径试验筛，混合均匀后缩分至 100g，储存于样品瓶中，密封保存，供检测用。

2）样品提取和净化

准确称取样品 2g（水和饮料 2ml）于 50ml 的离心管中，分别加入 40μl 同位素内标后，再加入 9ml 乙腈-水（86：14，*V*/*V*）溶液，室温下浸泡 0.5 h，超声波超声 0.5 h，9000r/min 下离心 10min。取上清液，待净化。

准确吸取上层清液 5ml 过 MycoSep 226 净化柱，用 3ml 甲醇洗脱净化柱，抽干后合并洗脱液于 10ml 试管中，用氮气在 40℃下吹干。加入 100μl 乙腈，涡旋 30s，再加入 900μl 0.2%的甲酸水溶液。混合液涡旋 30s 后，10 000r/min 下离心 2min，取上清液待进样。

3）液相色谱-串联质谱参考条件

（1）液相色谱条件

液相色谱柱：BEH Shield RP C_{18} 柱（150mm×2.1mm；1.7μm），或等效柱；柱温：40℃；进样量：5μl；流速：0.4ml/min；流动相：A 相为水溶液，B 相为乙腈-甲醇（50：50，*V*/*V*）。梯度洗脱程序见表 8-12。

表 8-12　液相色谱梯度洗脱程序

时间/min	流速/（ml/min）	A/%	B/%
0.0	0.4	95	5
1.0	0.4	95	5
4.0	0.4	82	18
6.0	0.4	80	20
8.0	0.4	80	20
9.0	0.4	75	25
11.5	0.4	40	60
13.0	0.4	20	80
14.0	0.4	0	100
15.5	0.4	0	100
16.0	0.4	95	5
19.0	0.4	95	5

（2）质谱参考条件

离子源：ESI-/ESI+；检测模式：多反应监测（MRM）；质谱仪器参数见表 8-13。

表 8-13　正/负离子模式质谱条件中离子源气与化合物的参数

	负离子模式		正离子模式	
	质谱参数	数值	质谱参数	数值
离子源/气	CAD	9	CAD	9
	CUR/psi	20.0	CUR/psi	20.0
	GS1/psi	50.0	GS1/psi	50.0
	GS2/psi	40.0	GS2/psi	40.0
	IS/V	−4500.0	IS/V	5500.0
	TEM/℃	550.0	TEM/℃	550.0
化合物	EP	−10.0	EP	10.0
	CXP	−12.0	CXP	12.0

26 种真菌毒素及其同位素内标的质谱条件参数见表 8-14，谱图见图 8-13。

6. 注意事项

（1）实验中涉及黄曲霉毒素等有毒物质，需要做好安全防护措施，必须要戴手套、在通风柜中操作。

（2）检测过程中应同时做空白和加标试验，空白应为未检出，加标回收率应在 70%～120%。

（3）结果超过线性范围时应适当稀释后再过柱净化处理。

（4）由于有的化合物没有商品化同位素内标，因此无法做到 26 种真菌毒素化合物全部采用同位素内标法定量检测。仅其中 DON、NIV、3-ADON、ZEN、T-2、HT-2、PAT、AFT B_1、AFT B_2、AFT M_1、AFT G_1、AFT G_2、SMC、DAS 使用其对应的同位素内标 ^{13}C-DON、^{13}C-NIV、^{13}C-3-ADON、^{13}C-ZEN、^{13}C-T-2、^{13}C-HT-2、^{13}C-PAT、^{13}C-AFT B_1、^{13}C-AFT B_2、^{13}C-AFT M_1、^{13}C-AFT G_1、^{13}C-AFT G_2、^{13}C-SMC、^{13}C-DAS 进行定量分析；ZAN、α-ZEL、β-ZEL、α-ZAL、β-ZAL 使用 ^{13}C-ZEN 作为内标进行定量分析；Deep-DON、DON-3-glu、FusX 使用 ^{13}C-DON 作为内标进行定量分析；15-ADON 使用 ^{13}C-3-ADON 作为内标进行定量分析；AFT M_2 使用 ^{13}C-AFT M_1 作为内标进行定量分析；NEO 使用 ^{13}C-DAS 作为内标进行定量分析；MON 使用 ^{13}C-AFT B_1 作为内标进行定量分析。也可对 ZAN、α-ZEL、β-ZEL、α-ZAL、β-ZAL、Deep-DON、DON-3-glu、FusX、15-ADON、AFT M_2、NEO、MON 等采用基质匹配曲线外标法定量。

表 8-14　26 种真菌毒素化合物及 14 种同位素内标的质谱参数及检出限

真菌毒素化合物	母离子（*m/z*）	去簇电压/V	定量离子（*m/z*）	碰撞电压/eV	定性离子（*m/z*）	碰撞电压/eV	离子化模式	检出限/（μg/kg）
NEO	400.1（+NH_4^+）	30	305.1	17	215.2	23	ESI+	0.02
AFT M_2	331.0（+H）	120	257.0	42	245.0	44	ESI+	0.004
AFT M_1	329.2（+H）	135	259.1	35	273.2	32	ESI+	0.004
AFT G_2	331.0（+H）	120	245.0	44	257.0	42	ESI+	0.004

续表

真菌毒素化合物	母离子（m/z）	去簇电压/V	定量离子（m/z）	碰撞电压/eV	定性离子（m/z）	碰撞电压/eV	离子化模式	检出限/（μg/kg）
AFT G_1	329.1（+H）	125	311.1	33	245.3	38	ESI+	0.004
AFT B_2	315.0（+H）	120	287.1	40	259.2	38	ESI+	0.002
AFT B_1	313.1（+H）	120	240.9	55	284.9	28	ESI+	0.002
DAS	384.2（+NH_4^+）	20	307.1	15	247.1	20	ESI+	0.04
HT-2	447.1（+NH_4^+）	100	345.0	25	285.1	28	ESI+	0.08
T-2	489.1（+Na）	150	387.2	30	245.1	36	ESI+	0.04
SMC	325.1（+H）	120	310.0	35	280.9	52	ESI+	0.002
MON	97.0（−Na）	−40	40.8	−21	—	—	ESI−	0.8
DON	297.1（+H）	40	231.0	20	249.0	15	ESI+	0.2
NIV	371.2（+CH_3COO^-）	−20	—	—	281.0	-13	ESI−	0.1
	311.2（−H）	−20	281.0	−20	—	—		
3-ADON	339.1（+H）	60	137.1	15	231.1	20	ESI+	0.2
15-ADON	337.1（−H）	−20	150.1	−20	277.1	−12	ESI−	0.1
FusX	353.4（−H）	−50	262.9	−15	204.6	−18	ESI−	0.2
ZEN	317.2（−H）	−140	175.1	−40	131.3	−35	ESI−	0.02
ZAN	319.3（−H）	−130	275.0	−25	205.0	−28	ESI−	0.02
α-ZEL	319.3（−H）	−135	274.9	−30	160.0	−39	ESI−	0.01
β-ZEL	319.2（−H）	−150	275.3	−25	169.8	−40	ESI−	0.04
α-ZAL	321.2（−H）	−150	277.0	−30	303.2	−30	ESI−	0.02
β-ZAL	321.2（−H）	−155	277.3	−30	303.1	−30	ESI−	0.01
PAT	152.8（−H）	−60	109.0	−12	81.0	−16	ESI−	1
Deep-DON	281.1（+H）	30	233.0	20	109.0	17	ESI+	0.2
DON-3-glu	517.4（+CH_3COO^-）	−60	457.3	−20	—	—	ESI−	0.1
	457.0（+H）	−100	—	—	427.0	-20		
^{13}C-AFT B_1	330.3（+H）	115	301.2	31	255.2	57	ESI+	-
^{13}C-AFT B_2	332.0（+H）	100	303.2	38	273.1	45	ESI+	-
^{13}C-AFT G_1	346.3（+H）	70	328.2	30	257.1	40	ESI+	-
^{13}C-AFT G_2	348.2（+H）	55	330.2	39	259.3	45	ESI+	-
^{13}C-AFT M_1	346.1（+H）	100	288.1	32	273.0	30	ESI+	-
^{13}C-3-ADON	356.3（+H）	60	245.2	15	145.2	45	ESI+	-
^{13}C-DAS	403.2（+NH_4^+）	30	244.3	23	213.2	24	ESI+	-

续表

真菌毒素化合物	母离子（m/z）	去簇电压/V	定量离子（m/z）	碰撞电压/eV	定性离子（m/z）	碰撞电压/eV	离子化模式	检出限/（μg/kg）
^{13}C-SMC	343.3（+H）	100	297.2	35	327.0	50	ESI+	-
^{13}C-HT-2	469.3（+NH_4^+）	120	362.2	29	300.3	26	ESI+	-
^{13}C-T-2	513.1（+Na）	163	406.3	33	334.2	32	ESI+	-
^{13}C-DON	312.2（+H）	60	263.2	17	245.1	15	ESI+	-
^{13}C-NIV	326.1（−H）	−67	295.1	−15	—	—	ESI−	-
^{13}C-ZEN	335.0（−H）	−150	185.2	−30	140.0	−35	ESI−	-
^{13}C-PAT	160.1（−H）	−160	115.0	−13	86.2	−15	ESI−	-

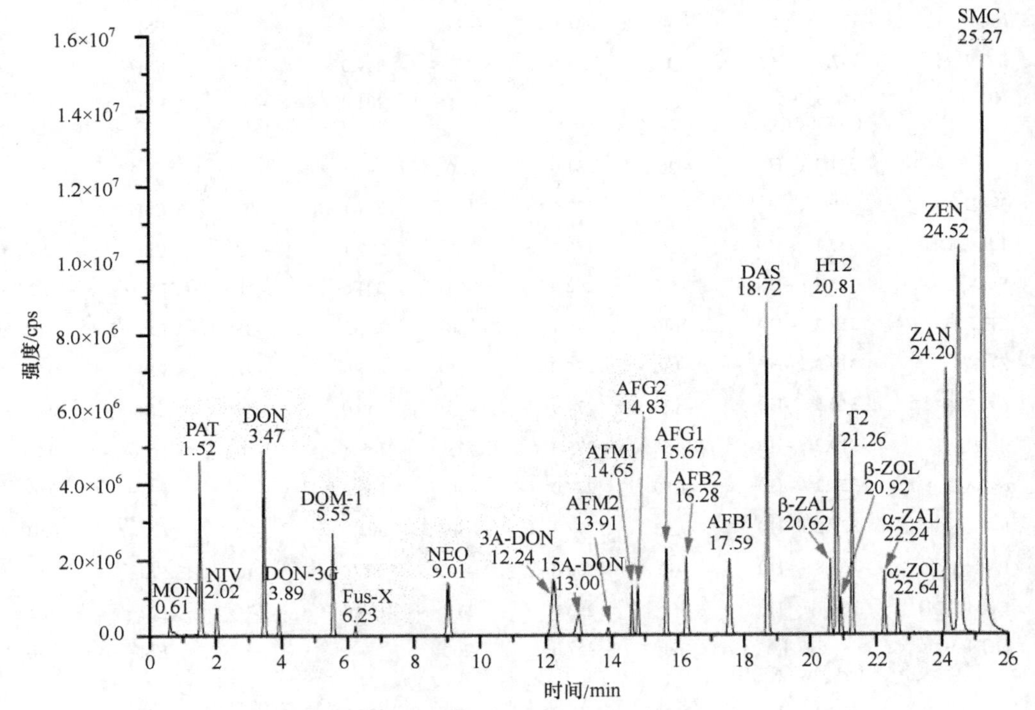

图 8-13　26 种真菌毒素离子流色谱图

7. 灵敏度

26 种真菌毒素化合物的检出限见表 8-14。

（二）酸性真菌毒素的测定（多组分 II 组）

1. 适用范围

本标准操作程序适用于膳食、呕吐物、血液、尿液中赭曲霉毒素 A/B、伏马菌素 $B_1/B_2/B_3$ 这 5 种真菌毒素的测定。

2. 原理

试样中的 5 种真菌毒素在加入一定浓度 ^{13}C 标记真菌毒素同位素标准溶液后，用乙腈-水溶液提取，经离心、过滤后，取上清液过固相萃取柱净化，液相色谱-串联质谱仪多反应监测模式（正离子模式或负离子模式）测定，同位素内标法定量。

3. 试剂和材料

除另有规定外，所用试剂均为分析纯，水为 GB/T 6682—2008 规定的一级水。

乙腈、甲醇、甲酸为色谱纯。

需要配制的试剂有乙腈-水溶液（50∶50，*V/V*）,甲醇-水溶液（75∶25，*V/V*），0.2%甲酸水溶液，1%甲酸-甲醇溶液。

标准品伏马菌素 B_1、伏马菌素 B_2、伏马菌素 B_3、赭曲霉毒素 A、赭曲霉毒素 B，以及同位素内标 $^{13}C_{34}$-伏马菌素 B_1、$^{13}C_{34}$-伏马菌素 B_2、$^{13}C_{34}$-伏马菌素 B_3、$^{13}C_{20}$-赭曲霉毒素 A，纯度≥98%。

用乙腈分别溶解或稀释 5 种真菌毒素的粉末（或液体）标准品，按照表 8-15 配制 5 种真菌毒素单标标准储备液，在−20℃保存。

表 8-15　5 种真菌毒素单标标准溶液配制浓度

化合物名称	浓度/（μg/ml）
伏马菌素 B_1	50
伏马菌素 B_2	50
伏马菌素 B_3	50
赭曲霉毒素 A	10
赭曲霉毒素 B	10

分别移取一定体积的 5 种真菌毒素单一标准储备液于 10ml 容量瓶中，用乙腈定容至刻度，得混合标准中间液，–20℃保存，各毒素浓度详见表 8-16。

表 8-16　5 种真菌毒素混合标准储备液配制浓度

化合物名称	浓度/（μg/ml）
伏马菌素 B_1	2.5
伏马菌素 B_2	2.5
伏马菌素 B_3	2.5
赭曲霉毒素 A	0.5
赭曲霉毒素 B	0.5

分别移取一定体积的 4 种各真菌毒素同位素标准溶液于 10ml 容量瓶中，用乙腈稀释定容至刻度，充分混匀后于–20℃避光保存。4 种同位素内标浓度详见表 8-17（注：使用前要恢复至室温并用涡旋混合器充分混匀）。

表 8-17　4 种真菌毒素同位素混合内标配制浓度

化合物名称	浓度/（μg/ml）	化合物名称	浓度/（μg/ml）
$^{13}C_{34}$-伏马菌素 B_1	250	$^{13}C_{34}$-伏马菌素 B_2	250
$^{13}C_{34}$-伏马菌素 B_3	500	$^{13}C_{20}$-赭曲霉毒素 A	500

准确移取混合标准储备液适量，采用 10%乙腈-水溶液（含 0.2%甲酸）逐级稀释，配制成不同浓度点的混合标准曲线系列溶液，每个标准溶液中均加入 40μl 的混合同位素内标。配制成赭曲霉毒素 A 含量为 0.005ng/ml、0.01ng/ml、0.02ng/ml、0.05ng/ml、0.1ng/ml、0.2ng/ml、0.5ng/ml、1ng/ml、2ng/ml、5ng/ml、10ng/ml、20ng/ml、50ng/ml 的系列标准溶液。

4. 仪器和设备材料

超高效液相色谱-串联质谱仪（配有电喷雾离子源），高速离心机（转速≥10 000r/min），天平（感量 0.1mg 和 0.0001g），涡旋混合器，超声波/涡旋振荡器或摇床，移液器（量程 1～10μl、10～100μl 和 100～1000μl），分液器（量程 10～100ml），样品筛（0.5～1mm 孔径），氮吹仪，固相萃取仪，高速粉碎机（10 000r/min）转速，带盖离心管（50ml 和 1.5ml）。

5. 操作步骤

1）试样制备

谷物及其制品：采样量需大于 1kg，用高速粉碎机将其粉碎，过筛，使其粒径小于 0.5～1mm 孔径试验筛，混合均匀后缩分至 100g，储存于样品瓶中，密封保存，供检测用。

2）样品提取和净化

准确称取样品 2g（水和饮料 2ml）于 40ml 的离心管中，加入适量同位素内标后，在 10ml 乙腈/水溶液（50∶50，*V*/*V*）浸泡 1h，采用高速均质机均质 5min，9000r/min 下离心 10min。准确吸取上层清液 5ml 用 NaOH 溶液（0.1mol/L）调 pH 至 6～9，与 10ml 甲醇-水溶液（75∶25，*V*/*V*）混合。

将全部溶液过 MultiSep 211Fum 固相萃取柱，10ml 甲醇-水溶液（75∶25，*V*/*V*）淋洗，10ml 含 1%甲酸的甲醇溶液洗脱，洗脱液在 40℃下氮气吹干，用 1ml 乙腈-含 0.2%的甲酸水溶液（1∶9，*V*/*V*）定容，涡旋 30s 后，10 000r/min 下离心 2min，取上清液待进样。

3）液相色谱-串联质谱参考条件

（1）液相色谱条件

液相色谱柱：Waters CORTECS UPLC® C_{18} Column（2.1mm ×100mm，1.6μm），或等效柱，柱温：50℃，进样量：5μl，流速：0.4ml/min，流动相：A 相为 0.2%甲酸水溶液；B 相为乙腈，梯度洗脱程序见表 8-18。

表 8-18　液相色谱梯度洗脱程序

时间/min	流速/（ml/min）	A/%	B/%
0.0	0.4	70	30
2.0	0.4	40	60
4.0	0.4	20	80
4.1	0.4	0	100

续表

时间/min	流速/（ml/min）	A/%	B/%
6.0	0.4	0	100
6.1	0.4	70	30
9.0	0.4	70	30

（2）质谱参考条件

离子源：ESI+；检测模式：多反应监测（MRM），具体参数见表 8-19。

表 8-19 正离子模式质谱条件中离子源气与化合物的参数

	质谱参数	数值
离子源/气	CAD	9
	CUR/psi	25.0
	GS1/psi	55.0
	GS2/psi	65.0
	IS/V	5500.0
	TEM/℃	550.0
化合物	EP	10.0
	CXP	12.0

5 种真菌毒素及其同位素内标的质谱条件参考表 8-20，色谱质谱图见图 8-14。

表 8-20 5 种真菌毒素的质谱参数及其检出限

毒素化合物	离子加和方式	母离子（*m/z*）	子离子（*m/z*）	碰撞电压/eV	去簇电压/V	检出限/（μg/kg）
OTA	[M+H]+	404.1	239.1*	34	50	0.004
			358.1	21	50	
OTB	[M+H]+	371.1	205.9*	31	40	0.004
			188.1	35	40	
FB_1	[M+H]+	722.3	704.2*	41	40	0.01
			334.3	55	40	
FB_2	[M+H]+	707.2	689.3*	40	50	0.02
			337.4	52	50	
FB_3	[M+H]+	707.2	337.3*	50	50	0.02
			355.3	46	50	
^{13}C-OTA	[M+H]+	424.1	250.0*	34	50	-
			377.3	20	50	
^{13}C-FB_1	[M+H]+	756.3	738.5*	56	50	-
			356.4	43	50	
^{13}C-FB_2	[M+H]+	740.4	358.4*	53	50	-
			722.4	42	50	
^{13}C-FB_3	[M+H]+	740.4	358.3*	53	75	-
			376.4	47	75	

*表示定量子离子。

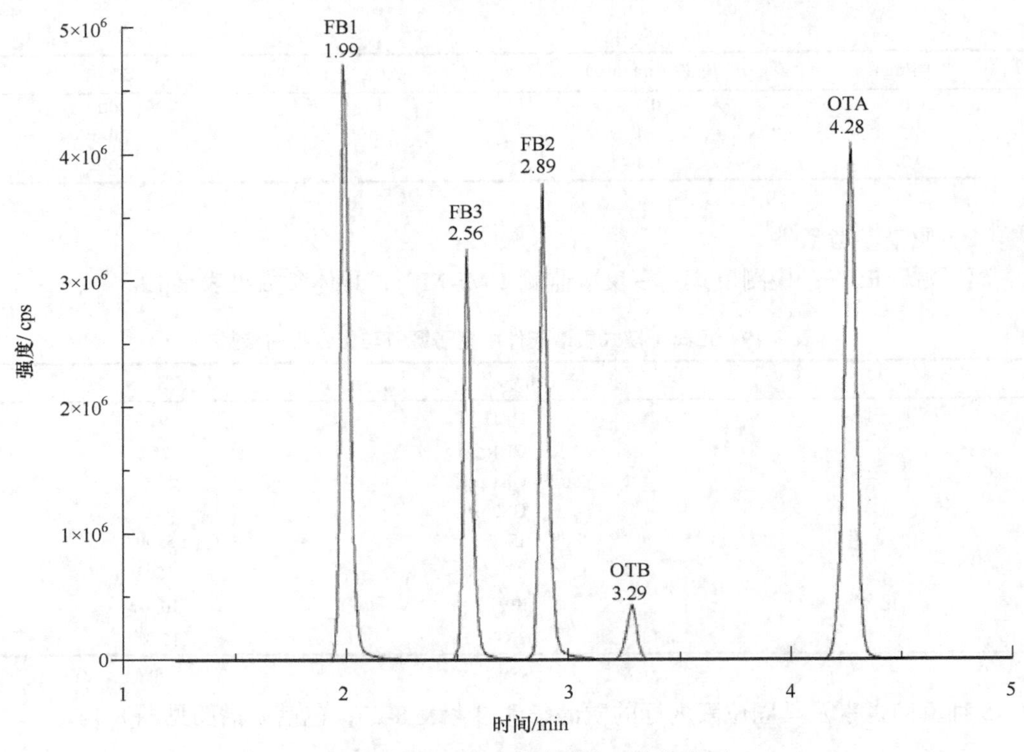

图 8-14　5 种酸性真菌毒素离子流色谱图

6. 注意事项

（1）实验中涉及伏马菌素等有毒物质，需要做好安全防护措施，必须要戴手套、在通风柜中操作。

（2）检测过程中应同时做空白和加标试验，空白应为未检出，加标回收率应在 70%～120%。

（3）结果超过线性范围时应适当稀释后再过柱净化处理。

（4）FB_1、FB_2、FB_3 分别采用一一对应的同位素内标 ^{13}C-FB_1、^{13}C-FB_2 和 ^{13}C-FB_3 进行定量分析；OTA 与 OTB 均使用 ^{13}C-OTA 作为内标进行定量分析。

7. 灵敏度

各伏马菌素和赭曲霉毒素真菌毒素化合物的检出限见表 8-20。

（三）新兴真菌毒素的测定（多组分 III 组）

1. 适用范围

本标准操作程序适用于膳食、呕吐物、血液、尿液中链格孢酚（AOH）、交链孢酚甲基醚（AME）、细交链孢菌酮酸（TeA）、腾毒素（TEN）、交链孢烯（ALT）、恩镰孢菌素（ENNA1、ENNA、ENNB1、ENNB）、白僵毒素（BEA）、橘青霉素（CIT）、环匹阿尼酸（CPA）的测定。

2. 原理

试样中的 12 种真菌毒素在加入一定浓度 ^{13}C 标记真菌毒素同位素标准溶液后，用甲醇乙腈-磷酸水溶液提取，提取液经离心、过滤后，取上清液过固相萃取柱净化，液相色谱-串联质谱仪多反应监测模式（正离子模式或负离子模式）测定，内标结合基质匹配标准曲线法定量。

3. 试剂和材料

除另有规定外，所用试剂均为分析纯，水为 GB/T 6682—2008 规定的一级水。

乙腈、甲醇、碳酸氢铵为色谱纯；无水磷酸二氢钠、磷酸为分析纯。

需要配制的试剂有 0.05mol/L 磷酸二氢钠溶液（pH3.0）、20%甲醇溶液、碳酸氢铵溶液（10.0mmol/L）。样品提取液为乙腈-甲醇-磷酸二氢钠溶液（pH3.0）的混合溶剂（乙腈：甲醇：磷酸二氢钠溶液=45：10：45，*V*/*V*/*V*）。

标准品细交链孢菌酮酸、交链孢酚、交链孢酚单甲醚、腾毒素、链格孢霉素、白僵菌素、恩链孢菌素 B_1、恩链孢菌素 B_2、恩链孢菌素 A_1、恩链孢菌素 A_2、环匹阿尼酸、橘青霉素，以及同位素内标 $^{13}C_{10}$-细交链孢菌酮酸、D_3-腾毒素、$^{13}C_{13}$-橘青霉素，纯度≥98%。

用乙腈分别溶解或稀释 12 种真菌毒素的粉末（或液体）标准品，按照表 8-21、表 8-22 配制 12 种真菌毒素单标标准储备液和混标溶液。

表 8-21 12 种真菌毒素单标溶液配制浓度

化合物名称	浓度/（μg/ml）	化合物名称	浓度/（μg/ml）
细交链孢菌酮酸	100	白僵菌素	100
交链孢酚	100	恩镰孢菌素 B_1	100
交链孢酚单甲醚	100	恩镰孢菌素 B	100
腾毒素	100	恩镰孢菌素 A_1	100
链格孢霉素	100	恩镰孢菌素 A	100
桔青霉素	100	环匹阿尼酸	100

表 8-22 12 种真菌毒素混合标准储备液配制浓度

化合物名称	浓度/（μg/ml）	化合物名称	浓度/（μg/ml）
细交链孢菌酮酸	5	白僵菌素	5
交链孢酚	5	恩镰孢菌素 B_1	5
交链孢酚单甲醚	5	恩镰孢菌素 B	5
腾毒素	5	恩镰孢菌素 A_1	5
链格孢霉素	5	恩镰孢菌素 A	5
桔青霉素	5	环匹阿尼酸	5

分别移取适量 3 种同位素内标储备液，配制成浓度为 500ng/ml 的混合同位素内标工作液（注：使用前要恢复至室温并用涡旋混合器充分混匀）。

准确移取混合标准储备液适量，采用 10%乙腈-水溶液逐级稀释，配制成不同浓度点的混合标准曲线系列溶液，每个标准溶液中均加入 40μl 的混合同位素内标。配制成细交链孢菌酮酸含量为 0.05ng/ml、0.1g/ml、0.2ng/ml、0.5ng/ml、1ng/ml、2ng/ml、5ng/ml、10ng/ml、20ng/ml、50ng/ml、100ng/ml、200ng/ml、500ng/ml 的系列标准溶液。

4. 仪器和设备材料

超高效液相色谱-串联质谱仪（配有电喷雾离子源），高速离心机（转速≥10 000r/min），天平（感量 0.1mg 和 0.0001g），涡旋混合器，超声波/涡旋振荡器或摇床，移液器（量程 1～10μl、10～100μl 和 100～1000μl），分液器（量程 10～100ml），氮吹仪，固相萃取仪，高速粉碎机（转速 10 000r/min），带盖离心管（50ml 和 1.5ml）。

5. 操作步骤

1）试样制备

谷物及其制品：采样量需大于 1kg，用高速粉碎机将其粉碎，过筛，使其粒径小于 0.5～1mm 孔径试验筛，混合均匀后缩分至 100g，储存于样品瓶中，密封保存，供检测用。

2）样品提取和净化

称取 2g 试样（精确至 0.001g）于 50ml 离心管中，加入 40μl 同位素混标，加入 9ml 样品提取液，漩涡 30s 混匀，室温下振荡提取 30min，然后超声提取 30min，冷却至室温，于 9000r/min 低温（4℃）离心 10min，准确移取 5.0ml 上清液于另一 50ml 离心管中，加入 15ml 0.05mol/L 磷酸二氢钠溶液（pH3.0），涡旋混匀，待净化。

HLB 固相萃取柱依次用 5ml 甲醇和 5ml 水活化。将稀释后的样品提取液全部过柱，再用 5ml 20%甲醇溶液淋洗，于负压状态下抽干柱子 5min。依次用 5ml 甲醇和 5ml 乙腈洗脱，抽干柱子，合并洗脱液于小试管中，于 45℃水浴中氮吹至近干，复溶于 1ml 乙腈-水溶液（1∶9，*V*/*V*）中，混合涡旋 30s，于 10 000r/min 低温（4℃）离心 2min，上清液供 LC-MS/MS 分析。

3）液相色谱-串联质谱参考条件

（1）液相色谱条件

液相色谱柱：Waters CORTECS UPLC® C_{18} （2.1mm×100mm，1.6μm），或等效柱；柱温：50℃；进样量：5μl；流速：0.4ml/min；流动相：A 相为 0.01%的氨水+5mmol/L 的乙酸铵水溶液；B 相为乙腈；梯度洗脱程序见表 8-23。

表 8-23　液相色谱梯度洗脱程序

时间/min	流速/（ml/min）	A/%	B/%
0.0	0.4	92	8
1.0	0.4	90	10
4.0	0.4	65	35
6.0	0.4	26	74
7.5	0.4	26	74
8.0	0.4	0	100
10.0	0.4	0	100
10.1	0.4	92	8
12.0	0.4	92	8

（2）质谱参考条件

离子源：ESI−/ESI+；检测模式：多反应监测（MRM），质谱离子源参数见表 8-24，12 种真菌毒素及其同位素内标的质谱条件参考表 8-25，色谱图见图 8-15。

表 8-24　正/负离子模式质谱条件中离子源气与化合物的参数

	负离子模式		正离子模式	
	质谱参数	数值	质谱参数	数值
离子源/气	CAD	10	CAD	10
	CUR/psi	20.0	CUR/psi	20.0
	GS1/psi	65.0	GS1/psi	65.0
	GS2/psi	50.0	GS2/psi	50.0
	IS/V	−4500.0	IS/V	5500.0
	TEM/℃	600.0	TEM/℃	600.0
化合物	EP	−10.0	EP	10.0
	CXP	−12.0	CXP	12.0

6. 注意事项

（1）实验中涉及链孢毒素等有毒物质，需要做好安全防护措施，必须要戴手套、在通风柜中操作。

（2）检测过程中应同时做空白和加标试验，空白应为未检出，加标回收率应在 70%～120%。

（3）结果超过线性范围时，应适当稀释后再过柱净化处理。

（4）其中 TeA、TEN 和 CIT 使用其对应的同位素内标 ^{13}C-TeA、D_3-TEN 和 ^{13}C-CIT 进行定量分析；其余 9 种真菌毒素化合物采用基质匹配曲线外标法定量分析。

7. 灵敏度

12 种真菌毒素化合物的检出限见表 8-25。

表 8-25　12 种真菌毒素的质谱参数及其检出限

毒素化合物	离子加和方式	母离子（*m/z*）	子离子（*m/z*）	碰撞电压/eV	去簇电压/V	检出限/（μg/kg）
AOH	[M+H]+	258.8	185.1*	43	150	0.2
			213.0	37	150	
ALT	[M+H]+	292.9	275.1*	13	30	0.1
			257.0	25	30	
AME	[M-H]−	270.9	256.0*	−29	−110	0.04
			228.0	−39	−110	
TeA	[M-H]−	196.2	139.0*	−28	−50	0.04
			112.2	−34	−50	
TEN	[M+H]+	415.3	312.2*	29	120	0.02
			301.9	19	120	

续表

毒素化合物	离子加和方式	母离子（m/z）	子离子（m/z）	碰撞电压/eV	去簇电压/V	检出限/（μg/kg）
BEA	[M+H]+	784.5	244.2*	38	220	0.01
			262.3	34	220	
$ENNA_1$	[M+H]+	668.2	210.0*	32	200	0.02
			228.2	33	200	
ENNA	[M+H]+	682.3	210.0*	34	220	0.02
			228.2	37	220	
ENNB	[M+H]+	640.3	196.4*	34	180	0.01
			214.2	33	180	
$ENNB_1$	[M+H]+	654.4	196.0*	33	180	0.02
			214.1	35	180	
CPA	[M-H]–	344.9	140.0*	–28	–50	0.02
			154.0	–36	–50	
CIT	[M+H]+	250.9	233.1*	40	50	0.04
			205.1	37	50	
^{13}C-TeA	[M-H]–	198.2	141.0*	–28	–50	
			114.0	–36	–50	
D_3-TEN	[M+H]+	440.2	404.0*	35	140	
			412.4	37	140	
^{13}C-CIT	[M+H]+	264.2	246.2*	24	60	
			217.1	38	60	

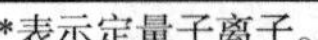
*表示定量子离子。

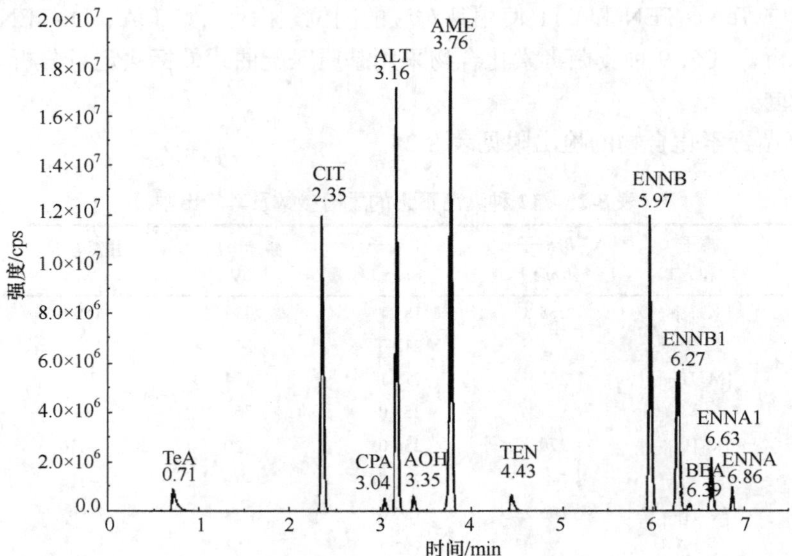

图 8-15　12 种新兴真菌毒素离子流色谱图

参 考 文 献

[1] 吴永宁. 食品中真菌毒素检测方法标准操作教程[M]. 北京: 中国质检出版社/中国标准出版社, 2018.
[2] 陈绍辉. 真菌及其毒素中毒的研究[J]. 中国饮食卫生与健康，2005, 3(1): 38-39.
[3] Ayofemi Olalekan Adeyeye S. Aflatoxigenic fungi and mycotoxins in food: a review[J]. Critical Reviews in Food Science and Nutrition, 2020, 60(5): 709-721.
[4] 刘翊中. 真菌毒素与食物中毒[J]. 西北民族大学学报(自然科学版), 2003, 24(3): 49-51.
[5] 袁莎, 张志强, 张立实. 我国食品污染物限量标准与 CAC 标准的比较研究[J]. 现代预防医学, 2005, 32(6): 587-589.
[6] Krska R, Schubert-Ullrich P, Molinelli A, et al. Mycotoxin analysis: an update[J]. Food Addit Contam, 2008, 25(2): 152-163.
[7] Groopman J D, Kensler T W. Molecular biomarkers for human chemical carcinogen exposure[J]. Chem Res Toxicol, 1993, 6(6)：764-770.
[8] 李培武, 马良, 杨金娥, 等. 粮油产品黄曲霉毒素 B1 检测技术研究进展[J]. 中国油料作物学报, 2005, 27 (2): 77-81.
[9] Food and Agriculture Organization of the United Nations(FAO). Worldwide Regulations for Mycotoxins in Food and Feed in 2003, Rome, 2004.
[10] 苗伍阳. 黄曲霉毒素介绍[J]. 河南预防医学杂志, 1975, 1: 58-69.
[11] 中华人民共和国国家卫生和计划生育委员会/国家食品药品监督管理总局，GB 2761–2017　食品安全国家标准 食品中真菌毒素限量 [S]．北京：中国标准出版社，2017.
[12] 孙桂菊, 钱耕荪, 金锡鹏, 等. 肝癌高发地区人群黄曲霉毒素暴露水平的评估[J]. 东南大学学报(医学版), 2002, 21(1):118-122.
[13] 罗自生, 秦雨, 徐艳群, 等. 黄曲霉毒素的生物合成、代谢和毒性研究进展[J]. 食品科学, 2015, 36(3):250-257.
[14] 石达友, 刘念, 郭铭生, 等. 中药防治动物黄曲霉毒素中毒与机理研究[J]. 中兽医医药杂志, 2010, 2: 27-28.
[15] 许保疆, 陈陆, 游一, 等. 抗猪瘟病毒单克隆抗体的制备及其生物学特性鉴定[J]. 华北农学报, 2009, 24(3): 64-68.
[16] 兰珊珊, 刘宏程, 梅文泉, 等. 酶联免疫法测定不同食用植物油中黄曲霉毒素 B1[J]. 粮食与油脂, 2010, 4: 39-41.
[17] 梁志华, 黄捷玲, 陈伟东, 等. 黄曲霉毒素 B1 的检测方法[J]. 职业与健康, 2003, 19(3): 41-42.
[18] 冯靓, 蔡增轩, 谭莹, 等. HPLC 同时测定食品中黄曲霉毒素 B1, B2, G1, G2 [J]. 中国卫生检验杂志, 2007, 17(3):511-513.
[19] 胡佳薇, 田丽, 王敏娟, 等. 超高效液相色谱-大体积流通池荧光法检测食品中的 4 种黄曲霉毒素[J]. 中国卫生检验杂志, 2017, 27(8): 1109-1111.
[20] Ren Y, Zhang Y, Shao S, et al. Simultaneous determination of multi-component mycotoxin contaminants in foods and feeds by ultra-performance liquid chromatography tandem mass spectrometry[J]. J Chromatogr A, 2007, 1143 (1-2): 48-64.
[21] Ross P F, Rice L G, Osweiler G D, et al. A review and update of animal toxicoses associated with fumonisin-contaminated feeds and production of fumonisins by Fusarium isolates[J]. Mycopathologia, 1992, 117: 109-114.
[22] Sydenham E W, Thiel P G, Maras as W F O, et al. Natural occu rrence of som e fusarium mycotoxins in corn from low and high esophageal cancer prevalence areas of the Transkei Southern Africa[J]. J Agric Food Chem, 1990, 8: 1990.

[23] Wang E, Norred W P, Bacon C W, et al. Inhibiti on of sphingolipid bi os ynthesis by fumonisins[J]. J Biol Chem, 1991, 266(22): 14486.

[24] Marasas W F O, Kellerman T S , Gelderblom W C A, et al. Leukoenciphalomalacia in a horse induced by fumonisin B1 isolated from fusarium moniliforme[J]. Onderst epoort J Vet Res, 1988, 55: 197-203.

[25] Wang E, Ross E, Wilson T M, et al.Increases in serum sphingosine and spinganine and decreases in complex sphingolipids in ponies fiven feed containing fumonisins,mycotoxins produced by Fusarium monili forme[J]. J Nutr,1992, 122 :1706-1716.

[26] 邱茂锋, 刘秀梅, 王玉华, 等. 某食管癌高发区人群伏马菌素摄入量及尿二氢神经鞘氨醇/ 神经鞘氨醇比值的调查[J]. 卫生研究, 2001, 30(6):365-367.

[27] 王军淋, 胡玲玲, 蔡增轩, 等. 超高压液相色谱法同时检测玉米中的伏马菌素 B1、B2、B3[J]. 食品安全质量检测学报, 2013 , 4(1):1-10.

[28] 潘红锋, 任一平, 赖世云, 等. 应用串联液质技术检测玉米中伏马菌毒素的研究[J]. 中国卫生检验杂志, 2009(3): 467-470.

[29] Hidy P H, Baldwin R S, Greasham R L, et al. Zearalenone and some derivatives: production and biological activities [J]. Advanees in Applied Microbiology, 1977, 22: 59-82.

[30] Tashiro F, Kawabata Y, Naoi M, et al. Zearalenone-estrogen receptor interaction and RNA synthesis in rat uterus. Medical Mycology, New York: Gustav Fisher Verlag, 1980: 311-320.

[31] 张永红, 朱少兵, 佟伟军, 等. “地方性乳粉肿大症”病区荞麦中镰刀菌的分离和毒素测定[J]. 中华预防医学杂志, 1995, 29(5):273-275.

[32] Tomaszewski J, Miturski R, Semczuk A, et al.Tissue zearalenone concentration in normal, hyperplastic and neoplastic human endometrium[J].Ginekol Pol, 1998 , 69: 363-366.

[33] 顾威, 沈卫星, 石星, 等. 玉米赤霉烯酮污染与女童性早熟的相关性[J]. 中华实用儿科临床杂志, 2014, 29(12): 923-926.

[34] WHO. Evaluation of certain food additives and contaminants：Fify-third report of the Joint FAO/WHO Expert Committee on Food Additives. Geneva：World Health Organ Tech Rep Ser 896, 2000：1-168.

[35] 马传国, 王英丹. 玉米赤霉烯酮污染状况及毒性的研究进展[J]. 河南工业大学学报: 自然科学版, 2017, 38(1): 122-128.

[36] 甄阳光. 我国主要饲料原料及产品中镰刀菌毒素污染及分布规律的研究[D]. 雅安: 四川农业大学硕士学位论文, 2009.

[37] 李荣涛, 谢刚, 付鹏程, 等. 小麦和玉米中玉米赤霉烯酮污染情况初探(I)[J]. 粮食储藏, 2004, 33(5): 36-38.

[38] 王玉平, 计融, 江涛, 等. 玉米赤霉烯酮 ELISA 定量检测试剂盒研制[J] .卫生研究, 2005, 35(2): 221 -224.

[39] 罗雪云, 胡霞, 李玉伟. 小麦及小麦制品中玉米赤霉烯酮的薄层色谱法测定[J]. 卫生研究. 1993, 22 (2):112-115.

[40] 朱孟丽, 鼓聪, 洪振涛. 高效液相色谱法对饲料中玉米赤霉烯酮的测定[J]. 饲料工业, 2007, 28(1):37 -38.

[41] 陈必芳, 李兰. 饲料中镰刀菌毒素 DON、T-2 和 ZEN 气相色谱测定方法研究[J]. 中国饲料, 1995(10):32-34.

[42] 邵兵, 孟娟, 张晶, 等. 固相萃取-超高效液相色谱-串联质谱法检测粮食及其制品中的玉米赤霉烯酮类真菌毒素[J]. 色谱, 2010, 28(6): 601-607.

[43] 彭涛, 李晓娟, 陈冬东, 等. 高效液相色谱-串联质谱法同时测定动物肝脏中玉米赤霉醇及其类似物残留量[J]. 分析化学, 2010, 38(4): 469-474.

[44] 薛华丽, 毕阳, 王毅, 等. 单端孢霉烯族毒素毒性、检测和脱毒研究进展[J]. 食品科学, 2013, 34(17): 350-355.

[45] Sintov A. Pharmacokinetics and protein binding of trichothecene mycotoxins T-2 toxin and HT-2 toxin in dogs[J]. Toxicon, 1988, 26: 153.

[46] Swans on S P. The role of intestinal microflora in the metabolism of trichothecene mycotoxins[J]. Food & Chemical Toxicology, 1988, 26: 823.

[47] James J, Pestk A. Deoxynivalenol: toxicity, mechanisms and animal health risks[J]. Animal Feed Science and Technology, 2007, 137(3/4):283-298.

[48] 赵瑞琦, 曹峻岭. 真菌毒素 NIV 研究进展[J]. 国外医学-医学地理分册, 1999, 20(4): 166-169.

[49] 徐达道. 赤霉病麦中毒研究[J]. 微生物学通报, 1982; (2): 79-82.

[50] 封剑楠, 王志刚. 污染镰刀菌及 T-2 毒素的霉大米食品中毒[J]. 中华预防医学杂志, 1992, 26(5) : 284-286.

[51] Scientific Committee on Food，Opinion of the Scientific Committee on Food on Fusarium toxins - Part 6: Group Evaluation of T-2 Toxin, HT-2 Toxin, Nivalenol and Deoxynivalenol，Brussel：European Commission，2002：1-12.

[52] 张银志, 金萍, 孙秀兰, 等. 脱氧雪腐镰刀菌烯醇(DON)直接竞争 ELISA 方法的建立[J]. 食品与生物技术学报, 2012, 31(1): 28-32.

[53] 计融, 阳传和, 罗雪云, 等. 单克隆抗体酶联免疫法测定谷物中 T-2 毒素的研究[J]. 单克隆抗体通讯, 1992, 8(1): 12-16.

[54] Sokolovic M, Simpraga B. Survey of trichothecene mycotoxins in grains and animal feed in Croatia by thin layer chromatography[J]. Food Control, 2006, 17: 733-740.

[55] Cervero C M, Angeles C M, Montes R, et a1. Determination of trichothecenes, zearalenone and zearalenols in commercially available corn-based foods in Spain[J]. Revista Iberoamericana Micologa, 2007, 24: 52-55.

[56] Schothorst R C, Jekel A A. Determination of trichothecenes in wheat by capillary gas chromatography with flameionisat ion detection[J] .Food Chemistry, 2001, 73：111-117.

[57] MelchertH U, Pabel E. Reliable identification and quantification of trichothecenes and other mycotoxins by electron impact and chemical ionization-gas chromatography-mass spectrometry, using anion-trap system in the multiple mass spectrometry mode Candidate reference method for complex matrices[J]. J Chromatogr A, 2004, 1056：195-199.

[58] Jimenez M, Mateo J J, Mateo R. Determination of typeA trichothecenes by high- performance liquid chromatography with coumarin-3-carbonyl chloride derivatisation and fluorescence detection [J]. J Chromatogr A, 2000, 870：473-481.

[59] Dall Asta C, Galaverna G, Biancardi A, et al. Simultaneous liquid chromatography- fluorescence analysis of type A and type B Trichothecenes as fluorescent derivatives via reaction with coumarin-3-carbonyl chloride[J]. J Chromatogr A, 2004, 1047：241-247.

[60] Han Z, Liu X S, Ren Y P, et al. A rapid metllod with ultra-high-performanc liquid chromatography-tandem mass spectrometry forsimultaneous determination of five type B trichothecenes in traditional Chinese medicines[J]. Journal of Separation Science, 2010, 33: 1923-1932.

[61] Santini A, Ferracane R, Somma M C, et al. Multitoxin extraction and detection of trichothecenes in cereals:an improved LC-MS/MS approach[J]. J Sci Food Agric, 2009, 89：1145-1153.

[62] 贾克玉, 张双福, 付瑾, 等. 重症霉变甘蔗中毒 39 例[J]. 实用儿科临床杂志, 1996, 11(5) : 318.

[63] 刘兴玠, 李秀芳, 孙艳洁, 等. 变质甘蔗中毒的预防研究 I.流行病学的调查分析[J]. 卫生研究, 1993, 22(1): 31-33.

[64] 陈晓明, 胡文娟, 陈君石, 等. 天然毒素 3-硝基丙酸的研究现状][J]. 国外医学卫生学分册, 1988, 3 : 158-161.

[65] 中华人民共和国卫生部，WS/T 10—1996 变质甘蔗食物中毒诊断标准及处理原则 [S] ，北京：中国标准出版社，1997：1-3.

[66] 胡文娟, 王玉华, 陈晓明, 等. 甘蔗及甘蔗汁中 3-NPA 的薄层色谱测定法[J]. 卫生研究, 1988, 17 (5) : 39-42.

[67] 刘勇, 吴南, 吴永宁, 等. 3-硝基丙酸的气相色谱-热能检定器测定法及其在大鼠体内的毒物代谢动力学研究[J]. 卫生研究, 1993, 22(1): 35-38.

[68] 江涛, 张庆林, 罗雪云. 3-硝基丙酸的高效液相色谱分析[J]. 卫生研究, 1999, 28(5): 300-302.

[69] 刘红河, 刘桂华, 康莉, 等. 超高效液相色谱-串联质谱法测定中毒样品中 3-硝基丙酸[J]. 卫生研究, 2016, 45(1): 56-60.

[70] 邵国健, 姚建花, 朱文涛. 固相萃取-离子色谱法测定甘蔗中 3-硝基丙酸[J]. 中国卫生检验杂志, 2016, 26 (15):2154-2156.

[71] 张晓艺, 张秀尧, 蔡欣欣, 等. 离子色谱-三重四极杆质谱联用法测定血浆和尿液中 3-硝基丙酸[J]. 中国食品卫生杂志, 2020, 32(2):149-154.

[72] 余佃贞, 田 野, 武爱波. 粮食中隐蔽型真菌毒素污染的研究进展[J]. 食品安全质量检测学报, 2018, 9(2):349-354.

[73] Broekaert N, Devreese M, Van B T, et al. In vivo contribution of deoxynivalenol-3-beta-D- glucoside to deoxynivalenol exposure in broiler chickens and pigs: oral bioavailability, hydrolysis and toxicokinetics [J]. Arch Toxicol, 2017, 91(2): 699-712.

[74] Dellafiora L, Perotti A, Galaverna G, et al. On the masked mycotoxin zearalenone-14- glucoside. Does the mask truly hide? [J]. Toxicon, 2016,111: 139-142.

[75] Paris M P K, Schweiger W, Hametner C, et al. Zearalenone-16-O-glucoside:a new masked mycotoxin [J]. J Agric Food Chem, 2014, 62(5):1181-1189.

[76] Lattanzio V M, Visconti A, Haidukowski M, et al. Identification andcharacterization of new Fusarium masked mycotoxins, T2 and HT2glycosyl derivatives, in naturally contaminated wheat and oats by liquidchromatography-high-resolution mass spectrometry[J]. J Mass Spectrom, 2012, 47(4): 466-475.

[77] Seiferlein M, Humpf H U, Voss K A, et al. Hydrolyzed fumonisins HFB1and HFB2 are acylated in vitro and in vivo by ceramide synthase to formcytotoxic N-acyl-metabolites [J]. Mol Nutr Food Res, 2007, 51(9):1120-1130.

[78] Berthiller F, Crews C, Dall A C, et al. Masked mycotoxins: a review [J].Mol Nutr Food Res, 2013, 57(1): 165-186.

[79] 杨欣. 链格孢霉毒素研究进展[J]. 国外医学卫生学分册, 2000, 27(3):182-185.

[80] 韩小敏, 李凤琴, 徐文静. 食品中白僵菌素和恩镰孢菌素的污染情况及分析方法研究进展[J]. 中国食品卫生杂志, 2017, 29(4):508-513.

[81] Sweet DV. Registry of Toxic Effects of Chemical Substance，Cincinnati：National Institute for Occupational Saftey and Health，1980: 1-186.

[82] Ren Y, Zhang Y, Shao S, et al. Simultaneous determination of multi-component mycotoxin contaminants in foods and feeds by ultra-performance liquid chromatography tandem mass spectrometry[J]. Journal of chromatography A, 2007, 1143(1-2):48-64.

[83] Pizzutti I R, de Kok A, Scholten J. Development, optimization and validation of a multimethod for the determination of 36 mycotoxins in wines by liquid chromatography-tandem mass spectrometry [J].

Talanta,2014, 129: 352-363.
[84] Jia W, Chu X, Ling Y, et al. Multi-mycotoxin analysis in dairy products by liquid chromatography coupled to quadrupoleorbitrap mass spectrometry [J]. J Chromatogr A, 2014, 1345: 107-114.

（邱楠楠　许娇娇　蔡增轩）

第九章　海洋生物毒素食物中毒检测技术

第一节　概　　述

海洋生物毒素主要由海洋中的微生物或藻类产生，可根据化学结构将海洋生物毒素大致分为多肽类毒素、聚醚类毒素、生物碱类毒素等。它们通过食物链在海洋动物中富集，人摄入一定量后即可中毒，中毒事件多发生于含有毒藻类的赤潮期间。海洋生物毒素可以根据毒性作用机制分为麻痹性贝类毒素（paralytic shellfish toxin，PST）、腹泻性贝类毒素(diarrhetic shellfish toxin，DST)、神经毒性贝类毒素（neurotoxic shellfish toxin，NST）和失忆性贝类毒素（amnesic shellfishtoxin，AST）。我国引起中毒最多的海洋生物毒素主要为河豚毒素和腹泻性贝类毒素。近年来，随着赤潮污染，我国沿海部分省份出现麻痹性贝类毒素中毒事件。由于腹泻性贝类毒素污染的贝类中往往伴随着其他毒素，如虾夷扇贝毒素、蛤毒素等，这些毒素具有与腹泻性贝类毒素相似的官能团和理化性质，检测时能同时被提取出来，区别于水溶性强的麻痹性贝类毒素，统称为脂溶性贝类毒素。有毒赤潮藻类还可能产生另一种脂溶性环状聚醚类毒素雪卡毒素（又名西加毒素，ciguatoxin)，此类毒素会在石斑鱼等珊瑚礁鱼类中富集，我国南方沿海曾出现过雪卡毒素中毒事件。

第二节　河豚毒素检测技术

一、概述

（一）河豚毒素

河豚毒素（tetrodotoxin，TTX，$C_{11}H_{17}O_8N_3$，相对分子质量为319）是由变形杆菌属、弧菌属、假单胞菌属、交替单胞菌放线菌属等细菌所产生的生物碱类海洋生物毒素[1,2]。1964～1965年，Goto、Tsuda和Woodward 等三个科研团队分别独立鉴定了TTX的化学结构式（图9-1）。TTX分子结构中含有多个羟基，具有很强的水溶性。TTX在中性或酸性条件下化学性质稳定，一般烹调手段难以破坏。

作为天然的生物毒素，TTX拥有多种衍生物或结构类似物，如图9-1所示，在河豚、织纹螺、蝾螈等动物中都发现了多种TTX的类似物[1-3]。目前只有TTX有市售的标准品，其他类似物受到标准品限制，无法定量检测，也很难确定其毒性，不过有文献根据半定量的结果，发现只有11-oxo-TTX的毒性与TTX的接近，其他类似物的毒性均远低于TTX。我国GB 5009.206—2016《食品安全国家标准水产品中河豚毒素的测定》也只规定了TTX的检测方法，未包含其他TTX类似物的测定。

TTX 为白色结晶，无臭无味，微溶于水，不溶于有机溶剂；对酸作用稳定，对碱极不稳定；没有确定熔点，220℃以上炭化。TTX 的结构特征是有 1 个碳环、1 个胍基、6 个羟基、在 C-5 和 C-10 位有一个半醛糖内酯连接着的分开的环；在胰液酶、唾液淀粉酶、乳化酶、糖转化酶等酶类存在下不分解；只溶于酸性水或醇溶液，在碱水溶液中易分解，在 5%氢氧化钾溶液中于 90～100℃下可分解成黄色结晶 2-氨基-羟甲基-8-羟基-喹唑啉。

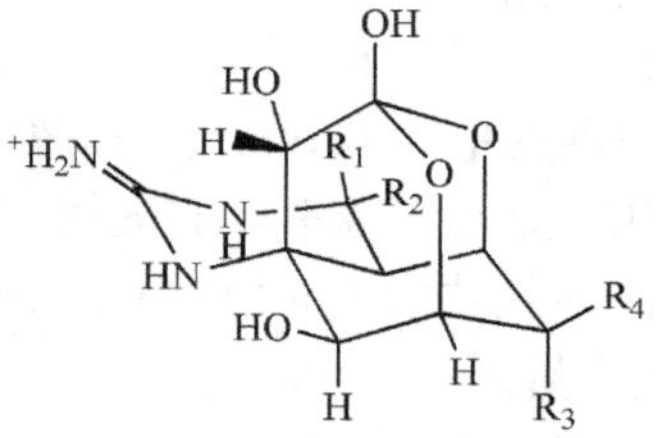

	R_1	R_2	R_3	R_4
TTX	H	OH	OH	CH_2OH
4-epiTTX	OH	H	OH	CH_2OH
11-deoxyTTX	H	OH	OH	CH_3
11-norTTX-6(S)-ol	H	OH	OH	H
11-norTTX-6(R)-ol	H	OH	H	OH
11-oxoTTX	H	OH	OH	$CH(OH)_2$

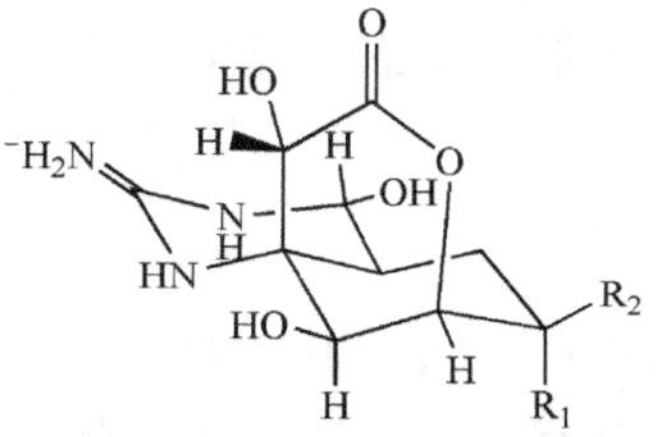

	R_1	R_2
5-deoxyTTX	OH	CH_2OH
5,6,11-trideoxyTTX	H	CH_3

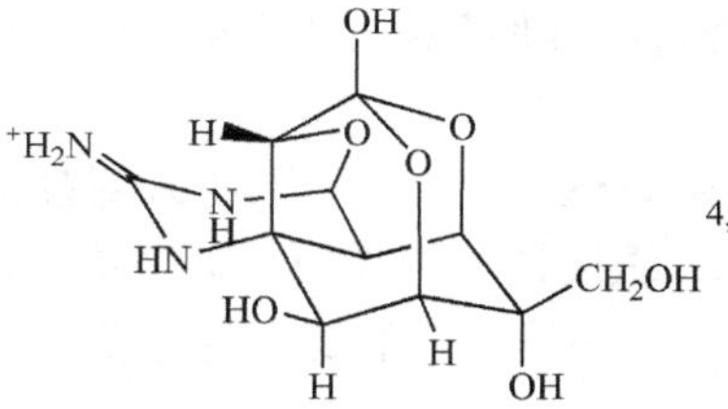

4,9-anhydroTTX

图 9-1　TTX 及其类似物结构式

TTX 是目前自然界中发现毒性最大的非蛋白类神经毒素之一，小鼠经口半数致死剂量（LD_{50}）为 334μg/kg，腹腔注射（i.p.）的 LD_{50} 为 8～10μg/kg[4]。日本规定河豚肌肉及内脏中的限量值为 2200μg/kg（以 TTXeq 计），目前，我国尚无相关限量标准。

TTX 最早在河豚中被发现，毒素的名称也由此而来，随着更多中毒事件的发生，以及化学结构鉴定水平的提高，已经发现 142 种生物含有 TTX。能导致 TTX 中毒的主要动物种类为河豚、织纹螺、虾虎和圆尾鲎等。文献报道在法国大法螺、新西兰海蛤蝓、蝾螈、红蟹、蟾蜍等动物中也存在高浓度的 TTX[1-3]。其他含有 TTX 的动物还有贻贝等，此类食品 TTX 毒素水平较低，未见有 TTX 中毒案例报道。有文献报道人工养殖河豚体内毒素可以控制在较低水平，养殖红鳍东方鲀和养殖暗纹东方鲀加工经营已经取得了农业部和国家食品药品监督管理总局许可（农办渔[2016]53 号）。河豚在生殖季节 TTX 含量较高，且雌性的毒性大于雄性；在河豚不同部位中，TTX 含量高低次序为：卵巢>脾脏>肝脏>血液>眼睛>鳃耙>皮肤>精巢。

最早的 TTX 中毒事件可追溯到 5000 年前的东南亚和古埃及。我国在 20 世纪常出现食用河豚中毒的事件，近年来，随着监管和预警措施的不断加强，食用河豚导致 TTX 中毒的报道逐渐减少，但是由于饮食习惯等因素影响，沿海部分地区因食用织纹螺而导致TTX中毒的案例时有报道。PST与TTX中毒均表现为神经麻痹症状，织纹螺中毒曾经一度被认为是由PST引起的，这也提示在中毒病因筛查时，需要区分TTX和PST，尤其是剂量-效应相关研究，能为两者同时存在时的病因鉴定提供依据。织纹螺和河豚等动物所含TTX水平会随着季节和地域的变化而存在差异，普通消费者很难把握什么时候不能吃、什么地方产的水产品毒素含量高，因此，我国已经禁止捕捞和销售此类水产品。

TTX能选择性地阻断神经元上的钠离子通道，造成神经麻痹，从而引起中毒，甚至死亡。TTX的成人最小致死剂量为2mg，最小中毒剂量为0.2mg[5]。河豚中毒素最高可以达到几百mg/kg，有文献报道因食用几克至十几克此类河豚中毒的案例。Lin和Hwang统计发现，1991～2011年的近20年中，我国台湾地区共发生TTX中毒事件58起、192病例，平均病死率为11.46%，而单起事件的病死率最高达50%[6]。

近年来，在烤鱼片中发现较高浓度的TTX，且有中毒案例报道，此类食品中的TTX可能来自于原料鱼，如马面鱼等，也可能在加工中混入了河豚制品，需要加工企业、市场监管和消费者引起高度关注。

（二）主要中毒表现及处置措施[3,7]

TTX中毒的潜伏期最短约为10min，最长可达6h以上，中毒早期除了恶心、呕吐、腹痛、腹泻等消化道症状，还有明显的神经系统症状，如嘴唇发麻、指端麻木，继而全身麻木等，严重者出现运动神经麻痹、四肢瘫痪、呼吸困难甚至衰竭而死亡，还可能伴有血压下降、心律失常等循环系统症状。

TTX中毒目前没有特效解毒药，应及早进行催吐、洗胃等排毒及对症治疗。

TTX只存在于特定的水产品中，如河豚、织纹螺、虾虎鱼、圆尾鲎等，因此，预防河豚毒素中毒最有效的方法是发布消费预警，提醒消费者不要食用此类水产品。

二、河豚毒素检测技术

海产品中天然存在的河豚毒素包括多个类似物，但由于标准的限制和毒性的差异，目前的检测方法主要针对毒性最大的TTX。TTX的检测方法，包括小鼠生物法、酶联免疫法（ELISA）、气相色谱-质谱联用法、液相色谱-柱后衍生-荧光检测法、液相色谱-串联质谱法和液相色谱-高分辨质谱法等方法[1,4]。小鼠生物法属于经典方法，一直沿用至今，但在TTX与PST共存时，无法确定具体毒素种类；ELISA法可以用于快速筛选，但假阳性率较高；气相色谱-质谱联用法需要采用两步化学反应，操作复杂，重现性差；液相色谱法定量准确，但仪器分析时间长、灵敏度低，不适合生物样品中痕量TTX的测定，且定性较差；亲水作用色谱柱的应用，解决了强极性的TTX的色谱分离问题，使得液相色谱-串联质谱法成为目前TTX定性定量检测最理想的手段；液相色谱-高分辨质谱法在TTX类似物定性确证方面存在优势，但在灵敏度和定量检测方面略逊于液相色谱-串联质谱法。

（一）小鼠生物法

小鼠生物法是第一个TTX检测方法，也是水产品中TTX检测最经典的方法，一直沿用至今。小鼠生物法最早于1951年由Hashimoto和Migita提出，并在1966年由McFarran

将此方法标准化。该方法主要根据取样量、小鼠注射含毒素的提取液后的死亡时间，查出鼠单位，并按小鼠体重校正鼠单位，计算确定 TTX 含量。我国 GB 5009.206—2016《食品安全国家标准　水产品中河豚毒素的测定》第一法采用此方法。小鼠生物法检测的是样品中 TTX 及其类似物的总量，而液相色谱-串联质谱法等只检测 TTX，因此，两者的检测结果之间可能会存在差异。小鼠生物法对同样具有神经系统毒性的 PST 也有阳性反应，因此，小鼠生物法无法区分是 TTX 还是 PST 中毒。

（二）ELISA 法

TTX 与定量的特异性抗体反应，多余的游离抗体则与酶标板内的包被抗原结合，然后加入酶标二抗与酶标板上的抗体结合，加入底物后显色，与标准曲线比较来测定 TTX 含量。我国 GB 5009.206—2016《食品安全国家标准　水产品中河豚毒素的测定》第四法采用此方法。ELISA 法可以用于快速筛查 TTX，但结果假阳性较高，且无法检测其他 TTX 类似物，筛选得到的阳性样品需要通过仪器法确证。此外，ELISA 法必须尽可能防止假阴性结果的出现，需要验证每批次的准确率。

（三）气相色谱-质谱联用法

TTX 及其类似物在碱性条件下水解成 2-氨基-6-羟甲基-8-羟基喹唑啉，然后经提取浓缩后硅烷化衍生、气相色谱-质谱联用法测定（图 9-2）。该方法需要用到两步化学反应，操作烦琐，重现性较差，应用较少。

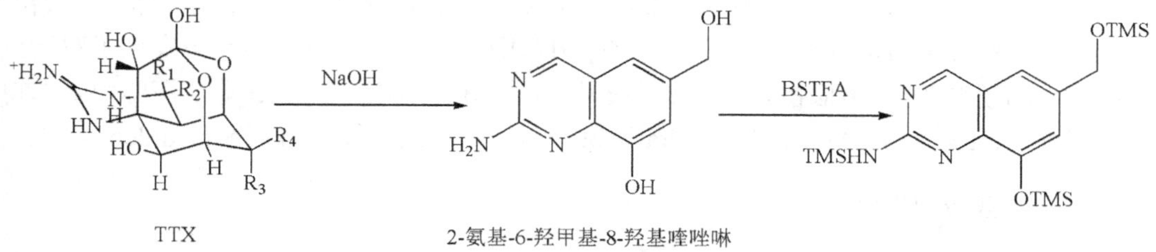

TTX　　NaOH　　2-氨基-6-羟甲基-8-羟基喹唑啉　　BSTFA

图 9-2　气相色谱-质谱联用法检测 TTX 化学反应过程

（四）液相色谱-柱后衍生-荧光检测法

提取净化后的 TTX 及其类似物经含离子对试剂的流动相的 C_{18} 柱分离，柱后衍生化后荧光检测器测定，柱后衍生的化学反应与气相色谱-质谱联用法碱水解反应一样，主要采用氢氧化钠水解 TTX，形成 2-氨基-6-羟甲基-8-羟基喹唑啉后测定（图 9-2）。我国 GB 5009.206—2016《食品安全国家标准　水产品中河豚毒素的测定》第三法采用此方法，色谱分离用的离子对试剂为庚烷磺酸钠。有文献采用 60mmol/L 七氟丁酸铵+1mmol/L 乙酸铵（pH5）作为离子对试剂，实现了蟾蜍和蝾螈中 TTX 及其类似物的分离。

（五）液相色谱-串联质谱法

液相色谱-串联质谱法是目前 TTX 及其类似物定性定量检测最有效的方法，不仅适用于河豚、织纹螺等水产品及烤鱼片等水产品制品中 TTX 的检测，也适用于只含痕量毒素的血、尿等生物样品。该技术充分发挥了液相色谱的高分离能力、串联质谱的高灵敏度和高效定性确证优点，能实现复杂基质中痕量毒素的快速测定。但是传统 C_{18} 柱对强极性的 TTX 基本没有保留能力，限制了这一技术的应用。而亲水作用色谱柱的应用，解决了色谱保留的难题，实现了复杂基质中 TTX 及其类似物的高效分离。我国 GB 5009.206—2016《食品安全国家标准　水产品中河豚毒素的测定》第二法采用此方法。

TTX 质谱检测的关键是基体抑制效应的控制，目前主要采用固相萃取来净化样品，以降低提取物对质谱检测的基质效应。所采用的固相萃取柱包括 C_{18} 柱、聚合物基质阳离子交换柱（MCX 或 PCX）和免疫亲和柱等，C_{18} 柱只能去除脂溶性样品基质，对与 TTX 共存的水溶性样品基质没有净化效果。阳离子交换柱能有效去除样品基质中的水溶性和脂溶性干扰物，实现水产品和生物样品中 TTX 及其类似物的有效净化，但是样品基质中大量存在的含氨基的物质能与 TTX 竞争吸附位点，造成净化样品容量有限，难以起到富集的效果，生物样品中的灵敏度不如免疫亲和柱。免疫亲和柱能专一性地吸附 TTX，净化后的提取液质谱检测时基本没有基质效应，适合生物样品中痕量水平 TTX 的检测，但是其不能吸附 TTX 类似物，所以无法实现此类物质的检测；另外，受柱容量的限制，对于高浓度中毒样品，TTX 的实际含量容易被低估，需要多次稀释重新过柱净化后才能得到准确结果，操作较烦锁。

（六）液相色谱-高分辨质谱法

该法采用高分辨质谱获得被测毒素母离子和子离子的精确质量数，在没有标准品的情况下，定性确证可能存在的 TTX 类似物。应用这一技术，Rodriguez 等发现了双壳贝类中存在的新型 TTX 类似物（相对分子质量 265）。Bane 等和 Puilingi 等从河豚中筛选得到了多种 TTX 类似物，Yotsu-Yamashita 等第一次从海产品中筛选得到 5,11-dideoxy TTX。

三、河豚毒素检测实例

GB 5009.206—2016《食品安全国家标准　水产品中河豚毒素的测定》规定了水产品中河豚毒素检测的小鼠生物法、液相色谱-串联质谱法、液相色谱-柱后衍生-荧光检测法和 ELISA 法。为实现河豚毒素中毒样品应急检测快速、准确的需要，本文采用阳离子交换柱净化法，建立了适合于中毒样品检测的液相色谱-串联质谱法。为提高生物样品检测高灵敏度要求，采用免疫亲和柱进行中毒患者的生物样品净化。

（一）水产品及其制品中河豚毒素检测

1. 原理

水产品及其制品中含有的河豚毒素经酸性甲醇提取，阳离子交换柱净化，液相色谱-串联质谱法测定，外标法定量。

河豚毒素（TTX）的检出限（LOD）为 5μg/kg，定量限（LOQ）为 20μg/kg。方法线性范围：50～5000μg/kg。

2. 试剂和材料

除非另有说明，所用试剂均为分析纯，水为GB/T6682—2008规定的一级水。

甲醇、乙腈、甲酸和乙酸（色谱纯），甲酸铵、盐酸、氨水，1%乙酸/90%甲醇/水溶液，0.5%甲酸水溶液，1%盐酸/甲醇溶液，0.5%甲酸/甲醇溶液，85%乙腈/水。

10mmol/L甲酸-5mmol/L甲酸铵缓冲液：称取0.46g甲酸和0.315g甲酸铵于100ml水中，搅拌溶解后以水稀释至1L。

阳离子交换柱，60mg/3ml，用前依次以2ml 0.5%甲酸溶液、2ml 0.5%甲酸/甲醇活化，保持柱体湿润。

河豚毒素：纯度≥98%。用50%甲醇/水配制浓度为100mg/L的标准储备液和1mg/L的标准使用液。

基质匹配校准溶液：取5μl、10μl、20μl、50μl、200μl、500μl标准使用液，分别加到6份0.5ml河豚毒素阴性的样品提取液中（相当于50～5000μg/kg），分别加入0.5ml水后，按步骤“4）净化”进行阳离子交换柱净化后测定。

3. 仪器和设备

液相色谱-串联四极杆质谱仪，配有电喷雾离子源。组织捣碎机，固相萃取装置，离心机（转速达4000r/min和14 000r/min）。

4. 试样的制备与处理

制样操作过程中应防止样品受到污染或发生残留物含量变化。由于河豚毒素为剧毒物质，对于可能含有河豚毒素的产品，应避免直接接触或误食，相关的器皿和器具可以采用4%碳酸钠溶液浸泡加热去毒处理。

1）试样制备

取有代表性样品的可食部分250～500g，剪成小块，放入组织捣碎机粉碎，装入清洁容器内，并标明标记。

2）试样保存

试样于−18℃以下保存。

3）试样提取

称取约2g（精确到0.01g）均匀的样品置于50ml塑料试管中，加入10ml 1%乙酸/90%甲醇水溶液，涡旋振荡2min，40℃水浴超声提取15min，8000r/min离心2min，取上清液0.5ml于2ml塑料离心管中，加入0.5ml水，混匀后于14 000r/min离心2min，取上清液待净化。

4）净化

取上一步骤所得的上清液1ml以约1ml/min的流速过柱，依次用2ml的0.5%甲酸/甲醇溶液、2ml的0.5%甲酸水溶液和1ml的0.5%甲酸/甲醇溶液淋洗除杂，最后用2ml的1%盐酸甲醇溶液洗脱，洗脱液于50℃水浴浓缩近干，加入85%乙腈/水1ml溶解残渣，于14000r/min离心2min后，供液相色谱-串联质谱仪测定。

5. 测定条件

1）液相色谱参考条件

色谱柱：XBridge Amide柱，1.7μm，2.1mm×100mm，或相当者；柱温：30℃；流速：

0.35ml/min；进样量：5μl。流动相：A 为 10mmol/L 甲酸-5mmol/L 甲酸铵缓冲液；B 为乙腈；洗脱梯度 0～4min：85%～60%B；4～6min：60%B；6～6.5min：60%～85%B；6.5～9min：85%B。

2）串联质谱条件

离子源：电喷雾离子源（ESI）；正离子模式；离子源接口电压：4.5kV；雾化气：氮气，3.0L/min；干燥气：氮气，10L/min；加热气：空气，10L/min；碰撞气：氩气；脱溶剂管温度：250℃；加热块温度：350℃；接口温度：250℃。扫描方式：多反应监测（MRM）；定量离子对、定性离子对、碰撞电压见表 9-1。

表 9-1　河豚毒素定性离子对、定量离子对和碰撞电压

化合物	定量离子对（碰撞电压/eV）	定性离子对（碰撞电压/eV）
河豚毒素	320/162（40）	320/302（25）

6. 注意事项

（1）受填料规格、装柱工艺等影响，净化柱使用前需要测试洗脱曲线和回收率，流速应控制在 1 滴/s 为宜。

（2）净化后的洗脱液为盐酸溶液，氮吹后应立即擦除氮吹仪表面附着的盐酸，防止生锈。

（3）实验中涉及河豚毒素等有毒物质和盐酸等挥发性物质，需要做好安全防护措施，必须要戴手套、在通风柜中操作。

（4）检测过程中应同时做空白和加标试验，空白应为未检出，加标回收率应在 70%～120%。

（5）结果超过线性范围时，应用定容溶剂适当稀释进样溶液。必要时可根据第一次测定值，适当减少称样量后测定。

7. 色谱图

河豚肌肉和织纹螺中河豚毒素色谱图见图 9-3 和图 9-4。

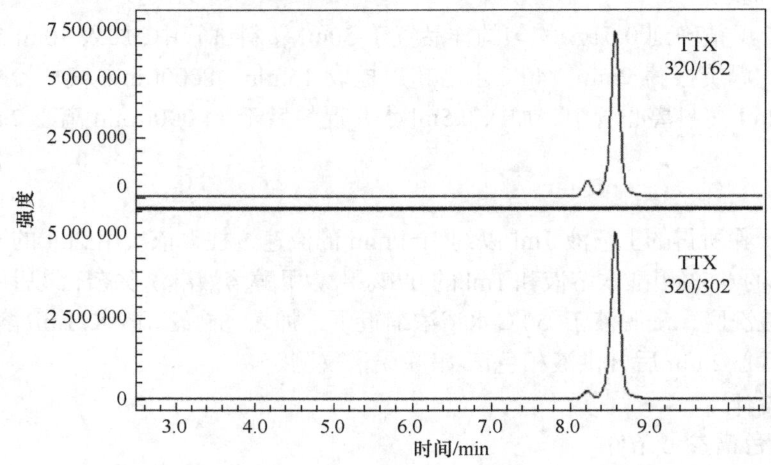

图 9-3　河豚肌肉中河豚毒素（19.2mg/kg）

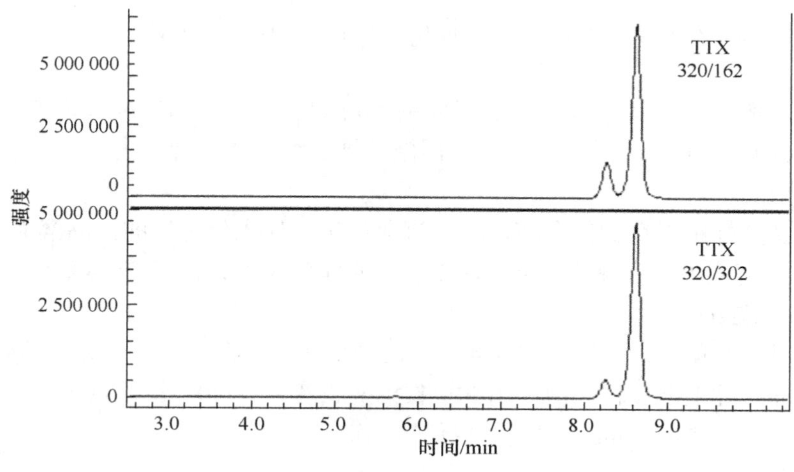

图 9-4　织纹螺中河豚毒素（21.6mg/kg）

（二）生物样品中河豚毒素检测

河豚毒素进入人体后主要以原型物的形式存在，中毒患者生物样品中的毒素也主要检测河豚毒素。

1. 原理

血液（血浆或血清）、尿液和胃内容物经磷酸盐缓冲液稀释，样品中 TTX 经免疫亲和柱净化后，高效液相色谱-串联质谱仪测定，外标法定量。

生物样品中河豚毒素（TTX）的检出限（LOD）为 0.2ng/ml，定量限（LOQ）为 1ng/ml。方法线性范围：1～200ng/ml。

2. 试剂和耗材

除非另有说明，所用试剂均为分析纯，实验用水符合 GB/T 6682—2008 规定的一级水。

甲醇、乙腈、甲酸和乙酸（色谱纯），十二水合磷酸氢二钠，二水合磷酸二氢钠，0.1%甲酸/乙腈溶液，2%乙酸-甲醇溶液。

0.1mol/L PBS 溶液（pH7.3）：称取十二水合磷酸氢二钠 6.45g，二水合磷酸二氢钠 4.25g，用水溶解，定容至 500ml。

河豚毒素免疫亲和柱（1000ng，3ml）：2～8℃储存，使用前需回至室温。

河豚毒素：纯度≥98%。用 50%甲醇/水配制浓度为 100mg/L 的标准储备液。用 0.1%甲酸/乙腈溶液稀释成浓度为 1mg/L 标准工作溶液，再用此溶液配制浓度为 1～100.0μg/L 的标准系列后测定。

3. 仪器设备

超高效液相色谱-串联质谱联用仪（配有电喷雾离子源），高速粉碎机，氮吹仪，冷冻离心机（转速 9500r/min）。

4. 试样制备与处理

1）试样制备

取血样（血清或血浆）、尿样或胃内容物 1ml 于 2ml 离心管中，14 000r/min 离心 5min

待测。剩余样品装入洁净容器内并标明标记。试样于-18℃以下保存。

2）提取

从上一步离心管中取 0.5ml 上清液转移 10ml 具塞聚丙烯塑料离心管中，加入 4.5ml PBS 溶液，14 000r/min 离心 5min，或者用微纤维滤纸过滤，待净化。

3）净化

将免疫亲和柱中封存的保存液以自然流速放出。加入处理后的样品溶液，使液体以 1～2 滴/s 的速度流出。待液体排干，用 6ml 纯水洗涤 1 次，流速 2～3 滴/s。

4）洗脱和浓缩

待液体排干，免疫亲和柱内加入 4ml 2%乙酸-甲醇溶液，洗脱流速 1 滴/s，必要时用洗耳球轻压净化柱上部以排气泡，用试管收集洗脱液，于 40℃氮吹近干，加 0.1%甲酸-乙腈定容到 1ml，过 0.22μm 滤膜后，供仪器测定。

5. 测定条件

1）液相色谱参考条件

色谱柱：XBridge Amide 柱，1.7μm，2.1mm × 100mm，或相当者；柱温：30℃；流速：0.35ml/min；进样量：5μl。流动相：A 为 10mmol/L 甲酸-5mmol/L 甲酸铵缓冲液；B 为乙腈；洗脱梯度：0～4min：85%～60%B；4～6min：60%B；6～6.5min：60%～85%B；6.5～9min：85%B。

2）串联质谱条件

离子源：电喷雾离子源（ESI）；正离子模式；离子源接口电压：4.5kV；雾化气：氮气，3.0L/min；干燥气：氮气，10L/min；加热气：空气，10L/min；碰撞气：氩气；脱溶剂管温度：250℃；加热块温度：350℃；接口温度：250℃。扫描方式：多反应监测（MRM）；定量离子对、定性离子对、碰撞电压见表 9-1。

6. 注意事项

（1）免疫亲和柱 2～8℃储存，不得冻存，使用前应在室温（22～25℃）平衡约 1h。

（2）当样品中待测毒素的含量接近或者超过线性范围时，需要适当稀释后进样测定；免疫亲和柱的柱容量是 1000ng，当样品中待测毒素的含量除以稀释倍数高于柱容量的一半时，需要适当降低上样液体积，重新检测。

（3）免疫亲和柱要求的上样溶液需在 pH6～8，若偏离此范围，需要用盐酸或氢氧化钠调节 pH。

（4）检测时或检测前，需要用加标样品或者标准品同时测试免疫亲和柱对 TTX 的保留能力，防止柱子失活造成假阴性而导致结果误判。

（5）实验中涉及河豚毒素等有毒物质和乙腈等挥发性物质，需要做好安全防护措施，必须要戴手套、在通风柜中操作。

（6）检测过程中应同时做空白和加标试验，空白应为未检出，加标回收率应在 70%～120%。

7. 色谱图

标准溶液和血浆中河豚毒素色谱图见图 9-5 和图 9-6。

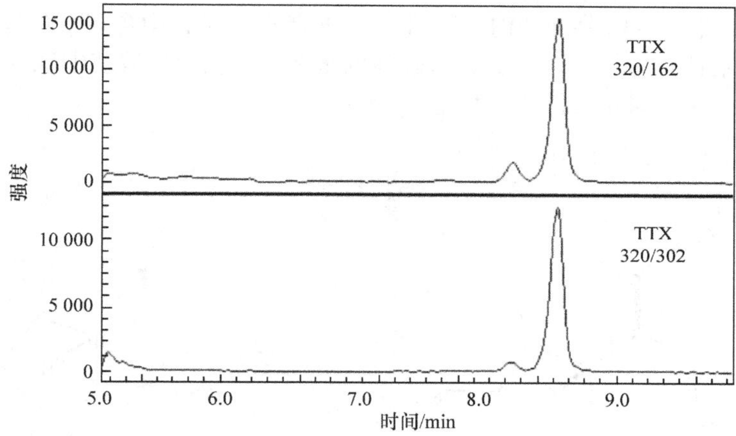

图 9-5　河豚毒素标准溶液（1ng/ml）

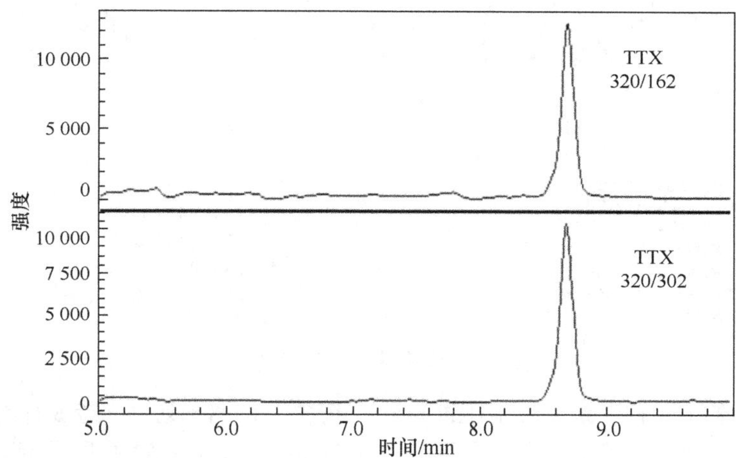

图 9-6　河豚中毒血浆中河豚毒素（0.88ng/ml）

第三节　麻痹性贝类毒素检测技术

一、概述

（一）麻痹性贝类毒素

麻痹性贝类毒素（paralytic shellfish toxin，PST）主要是由亚历山大藻等甲藻类所产生的生物碱类海洋生物毒素，贝类通过滤食此类藻类而在体内富集 PST，在含毒藻的赤潮期间，贝类体内富集的毒素甚至能达到致命的浓度。PST 可以根据结构分为：①氨基甲酸酯类毒素（carbamate toxins），包括石房蛤毒素（saxitoxin，STX）、新石房蛤毒素（neosaxitoxin，NEO）和膝沟藻毒素组（gonyautoxins，GTX，包括 GTX1、GTX2、GTX3 和 GTX4）；②*N*-磺酰氨甲酰基类毒素组（*N*-sulfocarbamoyl toxins），包括 C1、C2、C3、C4、GTX5（B1）和 GTX6（B2）；③脱氨甲酰基类毒素（decarbamoyltoxins），包括 decarbamoylsaxitoxin（dcSTX）、decarbamoylneosaxitoxin（dcneoSTX）、decarbamoylgony autoxins1-4（dcGTX1-4）[8]。结构式见图 9-7。PST 分子结构中含多个羟基和亚胺基团，部分类似物含有磺酸基团，因此其具有较强的水溶性，在酸性溶液中稳定，且一般烹调手段难以破坏，但在碱性溶液中不稳定。

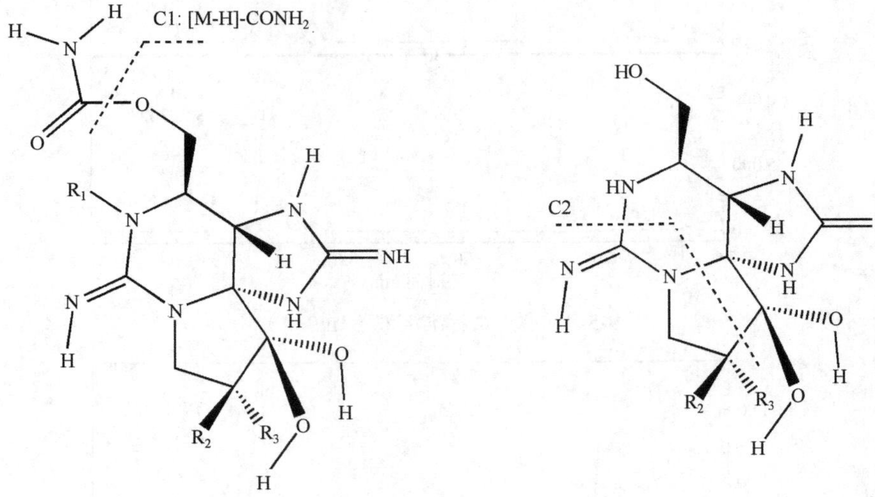

Saxitoxins and Gonyautoxins
STX: R_1, R_2 and R_3=H
NEO: R_1=OH, R_2 and R_3=H
GTX1: R_1=OH, R_2=H, R_3=OSO_3^-
GTX4: R_1=OH, R_2=OSO_3^-, R_3=H
GTX2: R_1=H, R_2=H, R_3=OSO_3^-
GTX3: R_1=H, R_2=OSO_3^-, R_3=H

decarbamoyl toxins
dcGTX: R_2 and R_3=H
dcGTX2: R_2=H, R_3=OSO_3^-
dcGTX3: R_2=OSO_3^-, R_3=H

图 9-7　麻痹性贝类毒素结构式

PST 能高选择性和高亲和性地阻断神经兴奋膜上钠离子通道，造成神经肌肉的麻痹，严重时导致呼吸和心血管的抑制，是目前最受关注的能引起死亡的贝类毒素[8-11]。PST 中毒性最大的是氨基甲酸酯类毒素，如 STX，口服 LD_{50} 为 5.7μg/kg，成人一次摄入 1～4mg 就可致死亡。欧盟根据小鼠生物法，以 STX 盐酸盐的毒性为基准，得出以 STX（STXeq，表 9-2）计的各 PST 毒性当量，并规定了食品中 PST 的限量值为 0.8mg/kg STXeq[12]。

表 9-2　麻痹性贝类毒素毒性因子与欧盟限量值

毒素	毒性因子	欧盟限量值
GTX1	0.99	0.8mg/kg STXeq
GTX4	0.73	
GTX2	0.36	
GTX3	0.64	
dcGTX2	0.65	
dcGTX3	0.75	
GTX5	0.06	
neoSTX	0.92	
dcSTX	0.51	
STX	1	

含 PST 的海产品主要为双壳贝类，如淡菜（北方叫海虹）、贻贝、牡蛎、扇贝等[8,10]。Jen 等在台湾疣织纹螺中既检测到了 TTX，也发现了 PST，但 PST 的含量只占两种毒素总含量的 10%，相关中毒事件还是由占总毒素含量 90%的 TTX 所引起。Nakatani 等在日本水纹尖鼻鲀中也同时发现了 TTX 和 PST，PST 含量只占总毒素含量的 4%。Ho 等在台湾珊瑚礁蟹也发现了 PST 的存在。

第一起有记录的 PST 中毒事件发生于 1798 年的加拿大，随着对其结构和毒性的进一步研究，越来越多的中毒事件被发现和报道。研究发现，非赤潮期双壳贝类中 PST 的含量很低，并不足以引起中毒，甚至远低于欧盟限量值，而在赤潮期，如果存在含毒素的藻类的大量繁殖，贝类滤食并富集了此类毒素后才能引起中毒[13]。目前，我国 PST 中毒事件报道较少，但是 2016 年和 2017 年赤潮期间先后在河北和福建出现误食贻贝导致 PST 中毒事件。

（二）主要中毒表现及处置措施

PST 中毒的潜伏期一般为 0.5～2h，主要取决于摄入麻痹性贝类毒素种类和剂量，中毒早期除了恶心、呕吐、腹痛、腹泻等消化道症状，还有明显的神经系统症状，如嘴唇发麻等，继而全身麻木等，严重者出现运动神经麻痹、四肢瘫痪、呼吸困难甚至衰竭而死亡。

PST 中毒目前没有特效解毒药，应及早进行催吐、洗胃等排毒及对症治疗。

PST 主要存在于双壳贝类，且非赤潮期毒素水平较低，只有在赤潮期贝类体内可能达到中毒剂量的浓度，我国东南部沿海赤潮高发期在 5～6 月，东北部沿海可能略早一点。因此，预防 PST 中毒最有效的方法是在赤潮期发布消费预警，提醒消费者谨慎食用双壳贝类；同时做好市场监测，加强对食源性贝类的管理，防止被毒素污染的贝类进入流通市场。

二、麻痹性贝类毒素检测技术

PST 的检测方法包括小鼠生物法和酶联免疫法（ELISA）等生物法，以及液相色谱-柱前或柱后衍生-荧光检测法、液相色谱-串联质谱法和液相色谱-高分辨质谱法等仪器方法[14]。小鼠生物法是最早也是最经典的检测方法，一直沿用至今，能够检测到所有产生神经麻痹作用的毒素的总量；ELISA 法可以用于快速筛选，但存在假阳性较高的缺点，且对不同 PST 的亲和力存在差异，不能反映样品中总体毒素含量水平；液相色谱法是贝类中 PST 检测的另外一个经典方法，具有定量准确的优点，但仪器分析时间长、灵敏度低，不适合生物样品中痕量毒素的测定，且需要用到柱前或柱后衍生化；亲水作用色谱柱的应用，解决了强极性的 PST 的色谱分离问题，使得液相色谱-串联质谱法逐渐成为 PST 定性定量检测最理想的手段；液相色谱-高分辨质谱法在 PST 新的类似定性确证方面存在优势，但在灵敏度和定量检测方面略逊于液相色谱-串联质谱法。

（一）小鼠生物法

小鼠生物法是最早也是最经典的贝类中 PST 检测方法，1959 年由 AOAC 将其标准化。根据小鼠腹腔注射贝类提取液后的死亡时间，查出鼠单位，并按小鼠体重，校正鼠单位（corrected mouse unit，CMU），计算确定每 100g 样品中 PST 的鼠单位。以石房蛤毒素作为标准，将鼠单位换算成毒素的微克数，计算确定每 100g 贝肉内的 PST 微克数。

所测定结果代表存在于贝肉内各种化学结构的 PST 毒素总量。我国 GB 5009.213—2016《食品安全国家标准　贝类中麻痹性贝类毒素的测定》第一法采用此方法。小鼠生物法检测的是样品中 PST 的总量，液相色谱法或液相色谱-串联质谱法等仪器方法是根据标准溶液逐个定量，因标准品种类和贝类中存在毒素种类的差异，小鼠生物法的结果有时会与仪器法存在出入。小鼠生物法因动物伦理等因素，将逐渐被仪器法等所替代。

（二）ELISA 法

该方法的测定基础是竞争性酶联免疫吸附试验反应：游离麻痹性贝类毒素与麻痹性贝类毒素酶标记物竞争麻痹性贝类毒素抗体，同时麻痹性贝类毒素抗体与捕捉抗体连接。没有被结合的酶标记物在洗涤步骤中被除去。结合的酶标记物将无色的发色剂转化为蓝色的产物。加入反应停止液后使颜色由蓝色转变为黄色。在特定波长的酶标仪测量微孔溶液的吸光度值，样品中的麻痹性贝类毒素溶液与吸光度值成反比，按绘制的校正曲线定量计算。GB 5009.213—2016《食品安全国家标准　贝类中麻痹性贝类毒素的测定》第二法采用此方法。因为抗体对不同 PST 的亲和力差异较大，目前的 ELISA 试剂只能用于快速筛查特定的一种或几种 PST，结果不能反映样品中实际存在的毒素总量，有时甚至出现假阴性。同时也需要防止假阳性结果，筛选得到的阳性样品需要通过仪器法确证。ELISA 法必须尽可能地防止假阴性结果的出现，需要验证每批次的准确率。

（三）液相色谱-荧光检测法

2005 年，AOAC 将柱前氧化-液相色谱-荧光检测法标准化，用于检测毒素总量，但因其无法实现单个组分的定量；2011 年，又推出柱后衍生化-液相色谱-荧光检测法[10]，这个方法成为继小鼠生物法后又一个贝类中 PST 的经典检测方法。GB 5009.213—2016《食品安全国家标准　贝类中麻痹性贝类毒素的测定》第三法采用此方法，试样中的毒素用 0.1mol/L 的盐酸提取，离心后，将上清液过 C_{18} 固相萃取柱净化，再经过相对分子质量 10 000 的分子筛超滤离心管过滤，滤液用高效液相色谱进行分离，经在线柱后衍生反应后，进行荧光检测，外标法定量。因 C_{18} 柱对 PST 基本没有保留能力，色谱分离时使用了离子对试剂庚烷磺酸钠作为辅助分离试剂，来实现 PST 各组分的有效分离。该方法定量准确，适合贝类中 PST 的检测，但是易于受基质的干扰，且受灵敏度限制，不适合生物样品中痕量 PST 的检测。

（四）液相色谱-串联质谱法

亲水作用色谱柱的应用，解决了色谱保留的难题，实现了复杂基质中 PST 各异构体间的高效分离，使得液相色谱-串联质谱法逐渐成为 PST 定性定量检测较为有效的方法，不仅适用于贝类，也适用于只含痕量毒素的血、尿等生物样品。GB 5009.213—2016《食品安全国家标准　贝类中麻痹性贝类毒素的测定》第四法采用此方法。

PST 质谱检测的关键是样品净化和检测基质效应的控制。文献主要采用固相萃取前处理技术来净化样品，包括保留型和非保留型两种。C_{18} 固相萃取柱属于非保留型，净化时 PST 直接经过 C_{18} 固相萃取小柱，只有脂溶性样品基质保留在小柱中，大部分水溶性的样品基质会随着 PST 一起洗脱下来，此类基质在后续色谱分离时可能会与 PST 共流出而进入质谱，干扰测定，Foss 等通过实验证明 C_{18} 小柱净化对于减少仪器背景干扰和改善 PST 的质谱检测没有帮助。STX 的阳离子交换固相萃取净化法属于保留型，糖等非离子型、氨基酸等弱保留的水溶性样品基质可以被有效去除，但是阳离子交换法只能净化 STX、NEO 和 dcSTX 等毒素，对于含磺酸基的 GTX 等毒素没有保留，限制了其在多组分检测中的应用。为实现多组分检测，文献采用 C_{18}/COOH 复合功能净化柱或硅胶加离子交换两步净化的方法，这些方法操作相对烦琐，不能满足中毒应急检测快速响应的要求。

（五）液相色谱-高分辨质谱法

该法采用高分辨质谱获得被测毒素母离子和子离子的精确质量数，在没有标准品的情况下，定性确证可能存在的 TTX 类似物。Lajeunesse 等采用 LC-QTOF 从加拿大蓝藻中发现了 STX 的两个类似物 LWTX-1 和 LWTX-6，Chen 等和 Mattarozzi 等分别建立了海藻中多种 PST 的高分辨质谱筛查方法。

三、麻痹性贝类毒素检测实例

GB 5009.213—2016《食品安全国家标准　贝类中麻痹性贝类毒素的测定》规定了牡蛎、扇贝等贝类及其制品中麻痹性贝类毒素检测的小鼠生物法、酶联免疫吸附方法、液相色谱法和液相色谱-串联质谱法。为实现麻痹性贝类毒素中毒样品应急检测快速准确需要，本文提供了适合于贝类及其制品、血液、尿液中石房蛤毒素和脱氨甲酰基类毒素等麻痹性贝类毒素检测的液相色谱-串联质谱法。

麻痹性贝类毒素是多类天然结构类似物的总称（图 9-7），中毒事件发生时，需要同时测定可疑食物中这些结构类似物以综合评估其总的毒性。毒素进入人体后主要以原型物形式存在，中毒患者生物样品中的毒素也主要检测这些原型物。

1. 原理

贝类及其制品、血尿等生物样品中石房蛤毒素（saxitoxin，STX 和 neosaxitoxin，neoSTX）、膝沟藻毒素（gonyautoxin，GTX1，GTX2，GTX3 和 GTX4）和脱氨甲酰基类毒素（decarbamoyltoxins，dcSTX，dcGTX2，dcGTX3）等麻痹性贝类毒素经 0.5%乙酸加热提取，石墨化炭黑固相萃取柱净化后，液相色谱-串联质谱检测，外标法定量。

方法检出限和定量限：贝类中均分别为 20μg/kg 和 50μg/kg；血和尿中均分别为 2μg/kg 和 5μg/kg。方法线性范围：1～200ng/ml。

2. 试剂和材料

除非另有说明，所用试剂均为分析纯，水为 GB/T6682—2008 规定的一级水。

乙腈、乙酸、甲酸（色谱纯），甲酸铵，氨水（浓度 25%～28%），0.8%乙酸，20%乙腈/水溶液，0.5%乙酸/水溶液，0.1%氨水溶液。

10mmol/L 甲酸-5mmol/L 甲酸铵缓冲液：称取 0.46g 甲酸和 0.315g 甲酸铵于 100ml 水中，搅拌溶解后以水稀释至 1L。

GTX1、GTX 4、GTX2、GTX 3、dcGTX2、dcGTX 3、neoSTX、STX、dcSTX 有证标准溶液。使用时用水配制成约 500ng/ml 的标准使用液，再用基质空白液配制成 1～200ng/ml 的系列工作溶液。

固相萃取柱：Supelco ENVI-Carb 250mg/3ml，或相当者。使用前用2ml 0.8%乙酸-20%乙腈水溶液、2ml 0.1%氨水溶液活化，并保持柱床湿润。

3. 仪器和设备

液相色谱-串联四极杆质谱仪，配有电喷雾离子源；组织捣碎机；固相萃取装置；水浴加热器或恒温烘箱；离心机，转速达4000r/min和14 000r/min。

4. 试样的制备与处理

1）试样制备

贝类：取有代表性样品的可食部分250～500g，剪成小块，放入组织捣碎机粉碎，装入清洁容器内，并标明标记，−18℃以下保存。

血液（血浆或血清）、尿液，−18℃以下保存。

2）试样提取

贝类：称取2g（精确到0.01g）试样于10ml离心管中，加入8ml 0.5%乙酸水溶液，涡旋混合90s，超声提取5min。将离心管密封置于沸水中煮沸5min（或者110℃烘箱放置10min），取出置于流水下迅速冷却至室温。10 000r/min离心5min，取上清液1ml于2ml离心管中，加入5μl氨水，涡旋混匀。待净化。

血尿等生物样品：取约1ml样品，14 000r/min离心5min，待净化。

3）净化

将0.25ml贝类提取液（或0.5ml血尿等生物样品）加到固相萃取柱中，待流干后再用700μl超纯水淋洗，正压挤干或抽干约5s，弃去所有流出液，最后用0.8%乙酸-20%乙腈水溶液2ml洗脱，正压挤干或抽干约5 s，洗脱液全部收集于5ml离心管，混匀，过0.22μm滤膜，供液相色谱-串联质谱测定。

5. 测定条件

1）液相色谱参考条件

色谱柱：X Bridge Amide柱，1.7μm，2.1mm × 100mm，或相当者；柱温：30℃；流速：0.4ml/min；进样量：5μl。流动相：A为10mmol/L甲酸-5mmol/L甲酸铵缓冲液；B为乙腈；洗脱梯度：0～4min，85%B～40%B；4～4.5min，40%B；4.5～5min，40%～85%B；5～8min，85%B。

2）串联质谱条件

离子源：电喷雾离子源（ESI）；正离子模式；离子源接口电压：4.5kV；雾化气：氮气，3.0L/min；干燥气：氮气，10L/min；加热气：空气，10L/min；碰撞气：氩气；脱溶剂管温度：250℃；加热块温度：350℃；接口温度：250℃。扫描方式：多反应监测（MRM）；定量离子对、定性离子对、碰撞电压见表9-3。

表9-3　定性离子对、定量离子对、碰撞电压

毒素	ESI	母离子（*m/z*）	子离子a（*m/z*）	碰撞电压/eV
NEO	+	316.2	298.2/220.1	−21/-25
STX	+	300.2	204.1/138.1	−23/-30
dcSTX	+	257.2	126.1/222.1	−21/-20
dcGTX2&3	—	351.2	333.2/164.1	15/29

续表

毒素	ESI	母离子（m/z）	子离子 a（m/z）	碰撞电压/eV
GTX2&3	—	394.2	333.2/351.2	21/18
GTX1&4	—	410.2	367.2/349.2	16/21

a 第一个为定量离子。

6. 注意事项

（1）不同仪器公司生产的 LC-MS 对麻痹性贝类毒素的离子化效率差异较大，如果灵敏度与本方法出入较大，可以考虑减少流动相中酸浓度，文献中也有 2mmol/L 甲酸铵、3.6mmol/L 甲酸的报道。

（2）若灵敏度不够，可以将 SPE 柱上样体积增加到 500μl，或进样体积增加到 10μl。

（3）毒素在质谱 ESI 源采集时，既有正离子也有负离子，如果所用仪器正负离子不能同时切换时，可以正、负离子分别进样检测。

（4）不同仪器的离子化机理存在差异，如果 GTX 的负离子响应不高，可以采用正离子监测。

（5）标准溶液浓度以所购标准证书为准。

（6）实验中涉及贝类毒素等有毒物质和乙腈等挥发性物质，需要做好安全防护措施，必须要戴手套、在通风柜中操作。

（7）检测过程中应同时做空白和加标试验，空白应为未检出，加标回收率应在 70%～120%。

7. 色谱图

基质加标麻痹性贝类毒素色谱图见图 9-8～图 9-10。

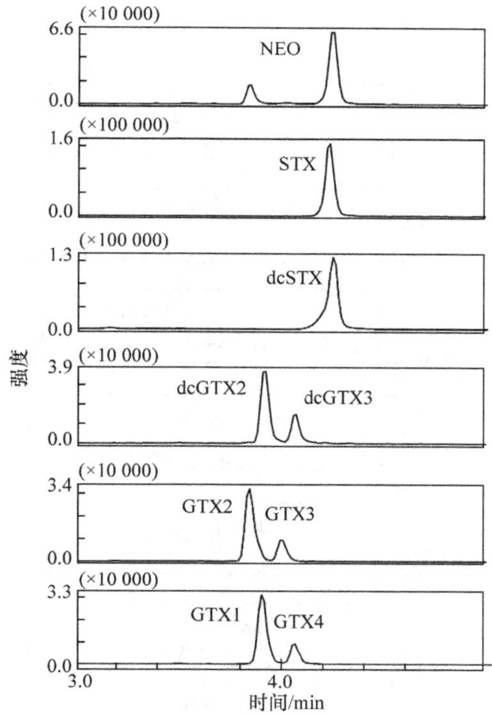

图 9-8　麻痹性贝类毒素基质加标色谱图

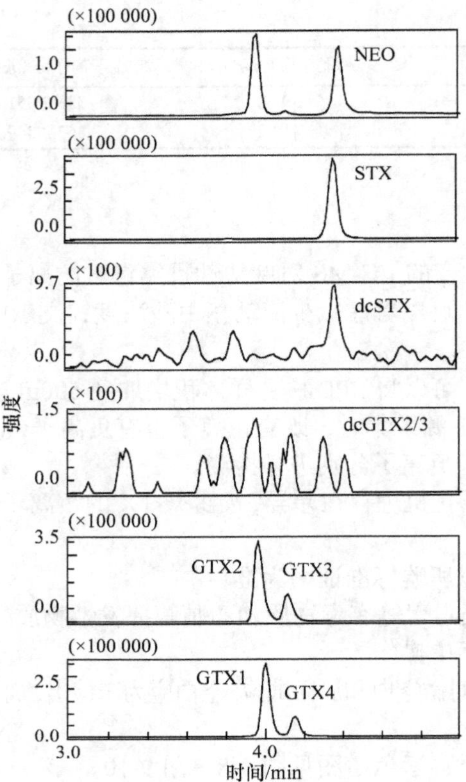

图 9-9　贻贝（海虹）中麻痹性贝类毒素色谱图

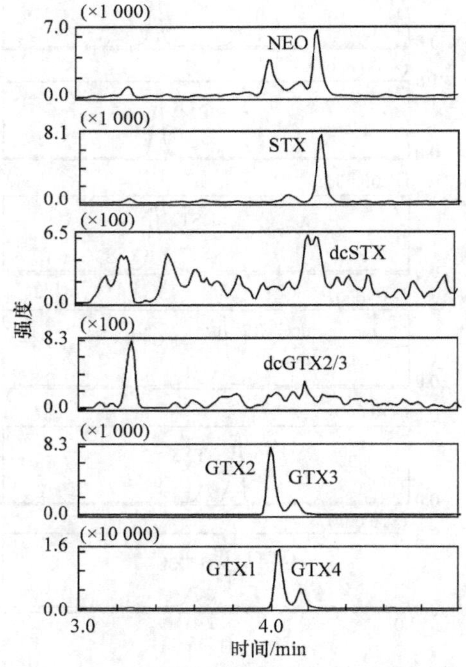

图 9-10　尿中麻痹性贝类毒素色谱图

第四节　脂溶性贝类毒素检测技术

一、概述

（一）脂溶性贝类毒素

脂溶性贝类毒素主要是由鳍藻属和原甲藻属藻类产生的多环醚类物质[15-17]。区别于麻痹性贝类毒素等水溶性毒素，脂溶性贝类毒素是一类脂溶性物质，不溶于水，易溶于甲醇、乙醇、丙酮等有机溶剂，包括能引起腹泻性中毒的腹泻性贝类毒素（diarrhetic shellfish toxin，DST）、蛤毒素（pectenotoxin，PTX）、虾夷扇贝毒素（yessotoxin，YTX）、含氮杂螺环酸的原多甲藻酸类毒素（azaspiracidtoxin，AZA）、螺旋形亚胺化合物（gymnodimine，GYM）等。作为天然海洋生物毒素，存在很多结构和毒性相近的类似物。其中，DST 相关的毒素主要包括鳍藻毒素（dinophysis toxin，DTX）和大田软海绵酸（okadaic acid，OA）两大类。DTX 又包括 DTX1、DTX2 和 DTX3，DTX3 为 7-*O*-acyl-DTX1。PTX 包括 PTX1～10 等近 10 种类似物。YTX 包括 YTX、HomoYTX、45OH-YTX、45 OH-HomoYTX 等。AZA 已发现有十多种结构类似物。FAO/IOC/WHO 于 2004 年 3 月在都柏林举行的关于贝类生物毒素会议上，重新按化学结构将贝类生物毒素分为 8 组，包括原多甲藻酸（azaspiracid）、短裸甲藻毒素（brevetoxin）、环状亚胺类（cyclic imines）、软骨藻酸（domoic acid）、大田软海绵酸（okadaic acid）、蛤毒素（pectenotoxin）、石房蛤毒素（saxitoxin）和虾夷扇贝毒素（yessotoxin）[12]，相关的毒素结构见图 9-11。本方法所涉及的毒素主要根据标准品的可获得性、毒性和国内中毒事件主要发现的毒素等来选择，具体见表 9-4，其中 PTX1、45 OH-YTX、45 OH-HomoYTX 等因为没有市售标准品，没有包括在本方法中。

OA 的小鼠 LD_{50} 为 20μg/kg（i.p.），OA 和 DTX1 对成人的最小中毒剂量分别为 48μg 和 38.4μg。考虑到各毒素毒性差异，欧盟根据 FAO/IOC/WHO 分类，以小鼠生物法为基准，计算出了各毒素的毒性当量，并以当量浓度的形式规定了相应的限量值[12]，具体见表 9-4。

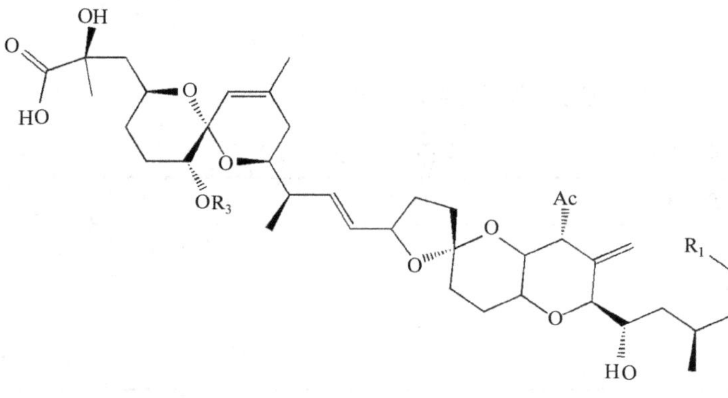

	R_1	R_2	R_3
OA	CH_3	H	H
DTX1	CH_3	CH_3	H
DTX2	H	CH_3	H
DTX3	H/CH_3	H/CH_3	Acy1

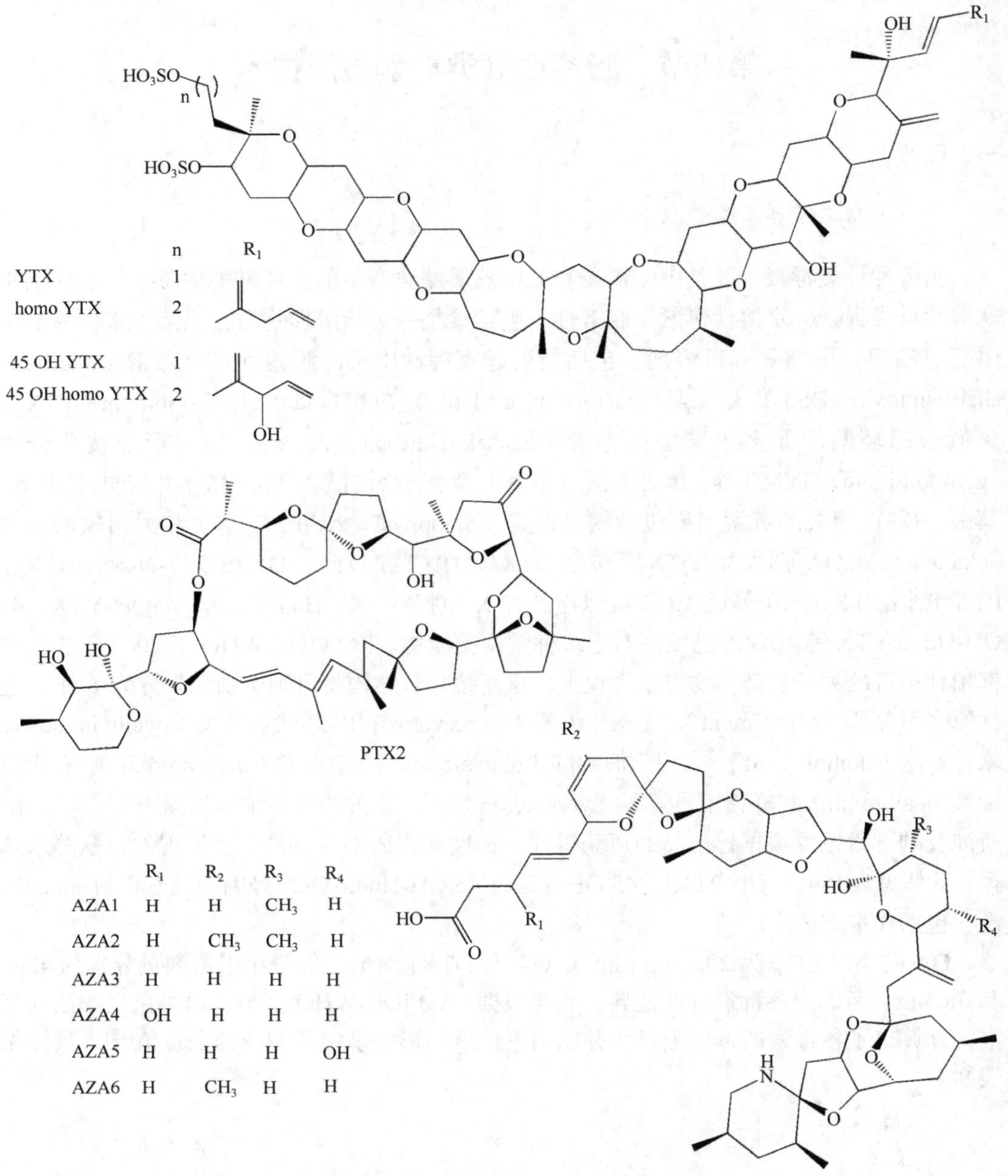

	n	R_1
YTX	1	
homo YTX	2	
45 OH YTX	1	
45 OH homo YTX	2	OH

PTX2

	R_1	R_2	R_3	R_4
AZA1	H	H	CH_3	H
AZA2	H	CH_3	CH_3	H
AZA3	H	H	H	H
AZA4	OH	H	H	H
AZA5	H	H	H	OH
AZA6	H	CH_3	H	H

图 9-11　脂溶性贝类毒素结构式

表 9-4　脂溶性贝类毒素毒性当量因子与欧盟限量值

毒素组	毒素名称	当量因子	欧盟限量值
OA 类	OA	1	0.16mg/kg OA 当量
	DTX1	1	
	DTX2	0.6	
PTX 类	PTX2	1	未规定

续表

毒素组	毒素名称	当量因子	欧盟限量值
PTX 类	PTX1	1	
AZA 类	AZA1	1	0.16mg/kg AZA 当量
	AZA2	1.8	
	AZA3	1.4	
YTX 类	YTX	1	1mg/kg YTX 当量
	Homo YTX	1	
	45 OH-YTX	1	
	45 OH-homo YTX	0.5	

含脂溶性贝类毒素的海产品主要为双壳贝类，如淡菜（北方叫海虹）、贻贝、牡蛎、扇贝等。

有记录的贝类导致的腹泻性中毒出现在 20 世纪 60 年代的荷兰。20 世纪 70 年代，日本的 Yasumoto 研究小组发现了腹泻性贝类毒素。我国导致脂溶性贝类毒素中毒主要是 DST，包括 OA 和 DTX 两大类[18]，2011 年 5 月赤潮期间，在浙江和福建沿海地区就曾出现腹泻性贝类毒素中毒的群体性事件。也有文献报道在导致中毒的贻贝中同时发现了高浓度的 PTX。历年监测结果发现，非赤潮期双壳贝类中脂溶性贝类毒素的含量很低，不足以引起中毒，甚至远低于欧盟限量值，而在赤潮期间，含毒素的藻类大量繁殖，贝类滤食并富集了此类毒素后才能引起中毒。近年来随着赤潮期间及时的风险监测和消费预警，相关中毒事件已较少发生。

（二）主要中毒表现及处置措施

脂溶性贝类毒素中毒的潜伏期为 1～20h 不等，主要取决于摄入毒素的量，多集中在 4h 以内，一般 3 天后治愈，且预后良好。中毒症状主要表现为腹泻、呕吐、呕心、腹疼等，一般不会致命[19]。

脂溶性贝类毒素中毒目前没有特效解毒药，应及早进行催吐、洗胃等排毒及对症治疗。

脂溶性贝类毒素主要存在于双壳贝类，且非赤潮期毒素水平较低，只有在赤潮期贝类体内可能达到中毒剂量的浓度。我国东南部沿海赤潮高发期在 5～6 月，东北部沿海可能略早一点。因此，预防脂溶性贝类毒素中毒最有效的方法是在赤潮期发布消费预警，提醒消费者谨慎食用双壳贝类；同时做好市场监测，防止被毒素大量污染的贝类进入流通市场。

二、脂溶性贝类毒素检测技术

脂溶性贝类毒素的检测方法包括小鼠生物法和酶联免疫法（ELISA）等生物法，以及液相色谱-串联质谱法[20]和液相色谱-高分辨质谱法等仪器方法。小鼠生物法是最早也是最经典检测方法，一直沿用至今，能够检测到毒素的总量；ELISA 法可以用于快速筛选，但存在假阳性，且对不同毒素的亲和力存在差异，不能反映样品中总体毒素含量水平；脂溶性贝类毒素主要为聚醚结构，缺少适合紫外线或荧光检测的官能团，因此，液相色谱检测方法不是很适合；目前液相色谱-串联质谱法是脂溶性贝类毒素仪器检测的最佳方法，能够得到定性定量检测结果；液相色谱-高分辨质谱法在脂溶性贝类毒素新的类似物定性确证方面存在优势。

（一）小鼠生物法

小鼠生物法是最早也是最经典的贝类中脂溶性贝类毒素检测方法。GB 5009.212—2016《食品安全国家标准　贝类中脂溶性贝类毒素的测定》第一法采用此方法，贝类中的毒素经有机溶剂提取，浓缩后，小鼠腹腔注射，观察小鼠存活情况，计算毒力。小鼠生物法检测的是样品中毒素的总量，液相色谱-串联质谱法等仪器方法是根据标准溶液逐个定量，因标准品种类和贝类中存在毒素种类的差异，小鼠生物法的结果有时会与仪器法存在出入。

（二）ELISA 法

GB 5009.212—2016《食品安全国家标准　贝类中脂溶性贝类毒素的测定》第二法采用此方法，根据竞争性酶联免疫反应，游离 DST 与其酶标记物竞争抗体。没有被结合的酶标记物在洗涤步骤中被除去。将酶底物和显色剂加入到孔中并且孵育。结合的酶标记物将无色的发色剂转化为蓝色的产物。加入反应终止液后使颜色由蓝色转变为黄色。用酶标仪在特定波长下测量微孔溶液的吸光度值，试样中的腹泻性贝类毒素含量与吸光度值成反比，按绘制的标准曲线定量计算。因为抗体对不同毒素的亲和力差异较大，目前的 ELISA 试剂只能用于快速筛查特定的一种或几种毒素，结果不能反映样品中实际存在的毒素总量，有时甚至出现假阴性。同时也需要防止假阳性结果，筛选得到的阳性样品需要通过仪器法确证。ELISA 法必须尽可能地防止假阴性结果的出现，需要验证每批次的准确率。

（三）液相色谱-串联质谱法

脂溶性贝类毒素可以用常规 C_{18} 色谱柱高效分离，因此液相色谱-串联质谱法的应用较广泛，是目前脂溶性贝类毒素定性定量检测最有效的方法，它不仅适用于贝类，也适用于只含痕量毒素的尿等生物样品[15,17]。GB 5009.212—2016《食品安全国家标准　贝类中脂溶性贝类毒素的测定》第三法采用此方法。

脂溶性贝类毒素种类较多，结构差异较大，其中的腹泻性贝类毒素和虾夷扇贝毒素需要用到电喷雾源的负离子模式监测，AZA 和 PTX 需要用到正离子源监测。文献有使用铵盐作流动相，但为保证负离子部分的灵敏度，推荐使用氨水作为流动相。

脂溶性贝类毒素的样品净化主要采用反相的 C_{18} 或 HLB 固相萃取前处理技术。因脂溶性贝类毒素脂溶性较强，色谱保留较强，有文献经溶剂提取后直接用仪器测定贝类中的毒素，也能得到准确的结果。

对于 DST，存在脂肪酸结合态的类似物。有文献采用直接检测的方式来分析结合态的脂肪酸组成，但脂肪酸异构体较多，直接测定容易漏检，也找不到合适的标准品，目前只是定性检测。采用氢氧化钠皂化法，可以断裂结合态的酯键，采用液相色谱-串联质谱法可以检测游离态 DST 类的总量。

（四）液相色谱-高分辨质谱法

该法采用高分辨质谱获得被测毒素母离子和子离子的精确质量数，在没有标准品的情况下，定性确证可能存在的脂溶性贝类毒素类似物。

三、脂溶性贝类毒素检测实例

GB 5009.212—2016《食品安全国家标准　贝类中腹泻性贝类毒素的测定》规定了贝类及其制品（不包括盐渍制品）中腹泻性贝类毒素检测的小鼠生物法、酶联免疫吸附方法和液相色谱-串联质谱法。GB 5009.198—2016《食品安全国家标准　贝类中失忆性贝类毒素的测定》规定了贝类及其制品（不包括盐渍制品）中检测的酶联免疫吸附法、液相色谱法和液相色谱-串联质谱法。GB 5009.261—2016《食品安全国家标准　贝类中神经性贝类毒素的测定》规定了贝类及制品中神经性贝类毒素检测的小鼠生物测定方法。此类毒素中毒主要表现为腹泻等症状，但实际样品检测时发现可能还同时存在其他脂溶性贝类毒素，为满足应急检测需要，本文提供了适合于贝类样品、血液、尿液中大田软海绵酸（OA）、鳍藻毒素（DTX1、DTX2）、蛤毒素（PTX2）、虾夷扇贝毒素（YTX，homoYTX）及原多甲藻酸毒素（AZA1、AZA2、AZA3）等多类脂溶性贝类毒素检测的液相色谱-串联质谱法，以快速确定中毒样品中的毒素类型和总的毒性。中毒事件发生时，贝类毒素进入人体后主要以原型物形式存在，中毒患者生物样品的毒素主要检测原型物。

1. 原理

贝类：样品经甲醇提取、过滤后，用液相色谱-串联质谱测定游离态的毒素（PTX2、AZA1、AZA2、AZA3、YTX、HomoYTX、OA、DTX1 和 DTX2）。当 OA、DTX1 或 DTX2 阳性时，采用碱水解将酯化的 OA 和 DTX 转化成游离态的 OA、DTX1 及 DTX2，过 C_{18} 柱净化后用液相色谱-串联质谱测定总 OA 类毒素含量，外标法定量。

血、尿和胃内容物：样品经 C_{18} 固相萃取小柱净化，用液相色谱-串联质谱测定脂溶性贝类毒素，外标法定量。

贝类中检出限和定量限均分别为 10μg/kg 和 30μg/kg，血、尿中检出限和定量限均分别为 0.5μg/kg 和 1.5μg/kg。方法线性范围：3～200ng/ml。

2. 试剂和材料

除非另有说明，所用试剂均为分析纯，水为 GB/T6682—2008 规定的一级水。

乙腈、甲醇（色谱纯），氢氧化钠，盐酸，氨水（浓度 25%～28%，优级纯）。2.5mol/L 盐酸，2.5mol/L 氢氧化钠溶液，0.01%氨水溶液，20%甲醇/水，0.2%氨水甲醇。

OA、DTX1、DTX2、AZA1、AZA2、AZA3、PTX2、YTX、HYTX 有证标准溶液。使用时用空白基质配制成约 200ng/ml 的标准使用液，再用基质空白液配制成 3～200ng/ml 的系列工作溶液。

C_{18} 固相萃取柱，200mg/3ml，或相当者。使用前依次用 2ml 甲醇和 2ml 水活化，并保持柱床湿润。

3. 仪器和设备

液相色谱-串联四极杆质谱仪，配有电喷雾离子源。组织捣碎机，固相萃取装置，离心机：转速达 4000r/min 和 14 000r/min。

4. 试样的制备与处理

1）试样制备

贝类：取有代表性样品的可食部分约 250～500g，剪成小块，放入组织捣碎机粉碎，装入清洁容器内，并标明标记，−18℃以下保存。

血液（血浆或血清）、尿液，−18℃以下保存。

2）试样提取

贝类：准确称取（2±0.01）g 样品于 10ml 离心管中，加入 9ml 甲醇，涡旋混匀 1min，超声 5min，8000r/min 离心 5min。取上清液至 20ml 玻璃刻度离心管中，残渣再用 9ml 甲醇重复提取 1 次，合并上清液用甲醇定容至 20ml。

血尿等生物样品：取 1ml 样品，加水 1ml 和盐酸（2.5mol/L）溶液 10μl，14 000r/min 离心 5min，待净化。

3）贝类游离毒素分析

取定容的提取液，用孔径为 0.22μm 的有机滤膜过滤，用于测定游离态的 OA、DTX1、DTX2、PTX2、AZA1、AZA2、AZA3、HYTX 和 YTX。

4）OA 类毒素（OA、DTX1、DTX2）总量的测定

当游离的 OA、DTX1 和 DTX2 均未检出时，不需测定总量。当三者有一种或多种检出时，需经过碱皂化后测定其总量。

取 1ml 上述提取液于 10ml 具塞塑料试管中，加入 125μl 2.5mol/L 氢氧化钠溶液，混匀后加盖密封，于 76℃恒温反应 40min。试管流水冷却至室温后，加入 125μl 2.5mol/L 盐酸和 2.5ml 水，混匀，于 8000r/min 离心 5min。上清液待净化。

5）净化

将贝类皂化后所得上清液或血尿等生物样品上清液加到固相萃取柱中，用 2ml 20% 甲醇水淋洗除杂，并弃去全部流出液，最后用 2ml 0.2%氨水甲醇溶液洗脱被测物，贝类样品用孔径为 0.2μm 的有机滤膜过滤，液质联用仪测定；血尿等生物样品净化后的洗脱液于 40℃氮气吹近干，加入 50%甲醇水溶液 1ml 溶解残渣，用孔径为 0.2μm 的有机滤膜过滤，液质联用仪测定。

5. 测定条件

1）液相色谱参考条件

色谱柱：XBridgeBEH C_{18}，150mm × 2.1mm，粒径 2.5μm 或相当色谱柱（要求 pH 最高耐受值到 12）。柱温：30℃；流速：0.35ml/min；进样量：5μl。流动相：A 为 0.01% 氨水，B 为乙腈；洗脱梯度：0～2min：20%～30%B；2～6min：30%～90%B；6～10min：90%B；10～10.5min：90%～20%B；10.5～15min：20%B。

2）串联质谱条件

离子源：电喷雾离子源（ESI）；正离子模式；离子源接口电压：4.5kV；雾化气：氮气，3.0L/min；干燥气：氮气，10L/min；加热气：空气，10L/min；碰撞气：氩气；脱溶剂管温度：250℃；加热块温度：400℃；接口温度：300℃。扫描方式：多反应监测（MRM）；定量离子对、定性离子对、碰撞电压见表 9-5。

表 9-5　贝类毒素定量离子对、定性离子对、碰撞电压

目标物	电离模式	定量离子对（m/z）	碰撞电压/eV	定性离子对（m/z）	碰撞电压/eV
AZA-1	正离子	842.5/824.5	33	842.5/806.5	41
AZA-2	正离子	856.5/838.5	31	856.5/820.4	44
AZA-3	正离子	828.5/810.5	33	828.5/792.5	43
PTX-2	正离子	876.5/805.4	30	876.5/823.4	30
OA	负离子	803.5/255.1	-47	803.5/113.1	-55
DTX2	负离子	803.5/255.1	-47	803.5/113.1	-55
DTX1	负离子	817.5/255.1	-48	819.4/113.1	-55
YTX	负离子①	570.4/467.2	-32	570..4/396.2	-32
HomoYTX	负离子①	577.3/474.4	-30	577.3/509.3	-23
YTX	负离子②	1141.5/1061.7	-36	1141.5/855.5	-55
HomoYTX	负离子②	1155.5/1075.5	-36	1155.5/869.5	-55

注：①表示双电荷离子；②YTX 类单电荷的定性离子对响应很弱，建议采用双电荷。

6. 注意事项

（1）OA 与 DTX2 属同分异构体，具有相同的分子质量和二级质谱碎片，必须通过色谱分离，分离度要求至少>1.0。

（2）本方法采用稀氨水作为流动相，要求色谱柱 pH 最高耐受值到 11，pH 最高耐受值为 12 的柱子更好。

（3）本方法涉及的毒素在质谱 ESI 源采集时，既有正离子也有负离子，如果所用仪器正、负离子不能同时切换，可以正、负离子分别进样检测。

（4）实验中涉及贝类毒素等有毒物质和甲醇等挥发性物质，需要做好安全防护措施，必须要戴手套、在通风柜中操作。

（5）检测过程中应同时做空白和加标试验，空白应为未检出，加标回收率应在 70%～120%。

7. 色谱图

脂溶性贝类毒素总离子流色谱图见图 9-12。

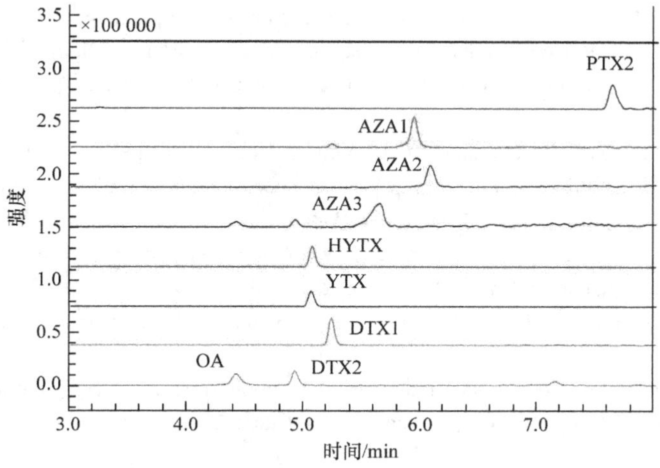

图 9-12　脂溶性贝类毒素总离子流色谱图

参考文献

[1] Pratheepa V, Vasconcelos V. Microbial diversity associated with tetrodotoxin production in marine organisms[J].Environ Toxicol Pharmacol, 2013, 36:1046-1054.

[2] Lorentz M N, Stokes A N, Rossler D C, et al. Tetrodotoxin[J]. Curr Biol, 2016, 26: 870-872.

[3] Bane V, Lehane M, Dikshit M, et al. Tetrodotoxin: chemistry toxicity source distribution and detection[J]. Toxins(Basel), 2014, 6: 693-755.

[4] Zimmer T. Effects of tetrodotoxin on the mammalian cardiovascular system[J]. Mar Drugs, 2010, 8: 741-762.

[5] Katikou P,Georgantelis D,Sinouris N, et al. First report on toxicityassessment of the lessepsian migrant pufferfish lagocephalussceleratus (Gmelin, 1789) fromEuropean waters (Aegean Sea, Greece)[J]. Toxicon, 2009, 54: 50-55.

[6] Lin W F, Hwang D F. Analysis of poisoning cases, monitoring and risk warning for marine toxins (TTX, PSP and CTXs) in taiwan[J]. J Food Drug Anal, 2012, 20: 764-771.

[7] 孙承业. 突发事件卫生应急培训教材：中毒事件处置.北京：人民卫生出版社, 2013.

[8] Jansson D, Astot C. Analysis of paralytic shellfish toxins, potential chemical threat agents, in food using hydrophilic interaction liquid chromatography-mass spectrometry[J]. J Chromatogr A, 2015, 1417: 41-48.

[9] Mihali T K, Kellmann R, Neilan B A. Characterisation of the paralytic shellfish toxin biosynthesis gene clusters in Anabaena circinalis AWQC131C and *Aphanizomenon* sp. NH-5[J]. BMC Biochem, 2009, 10: 8.

[10] Burrell S, Crum S, Foley B, et al. Proficiency testing of laboratories for paralytic shellfish poisoning toxins in shellfish by QUASIMEME: a review[J]. Trends Anal Chem, 2016, 75: 10-23.

[11] Wang D Z, Zhang S F, Zhang Y, et al. Paralytic shellfish toxin biosynthesis in cyanobacteria and dinoflagellates: a molecular overview[J]. J Proteomics, 2016, 135: 132-140.

[12] European Food Safety Authority. Marine biotoxins in shellfish - Saxitoxin group. Scientific opinion of the panel on contaminants in the food chain[J].Eur Food Safety Authority J, 2009: 1-76.

[13] Vale P, Botelho M J, Rodrigues S M, et al. Two decades of marine biotoxin monitoring in bivalves from Portugal (1986-2006): a review of exposure assessment[J]. Harmful Algae, 2008, 7: 11-25.

[14] Cusick K D, Sayler G S. An overview on the marine neurotoxin, saxitoxin: genetics, molecular targets, methods of detection and ecological functions[J]. Mar Drugs, 2013, 11: 991-1018.

[15] These A, Scholz J, Preiss-Weigert A. Sensitive method for the determination of lipophilic marine biotoxins in extracts of mussels and processed shellfish by high-performance liquid chromatography-tandem mass spectrometry based on enrichment by solid-phase extraction[J]. J Chromatogr A, 2009, 1216: 4529-4538.

[16] Fux E, Bire R, Hess P. Comparative accumulation and composition of lipophilic marine biotoxins in passive samplers and in mussels (*M. edulis*) on the West Coast of Ireland[J]. Harmful Algae, 2009, 8: 523-537.

[17] McCarron P, Giddings S D, Quilliam M A. A mussel tissue certified reference material for multiple phycotoxins. Part 2: liquid chromatography-mass spectrometry, sample extraction and quantitation procedures[J]. Anal Bioanal Chem, 2011, 400: 835-846.

[18] Li A F, Ma J G, Cao J J, et al. Toxins in mussels (*Mytilus galloprovincialis*) associated with diarrhetic shellfish poisoning episodes in China[J]. Toxicon, 2012, 60: 420-425.

[19] Grattan L M, Holobaugh S, Morris J G. Harmful algal blooms and public health[J]. Harmful Algae, 2016, 57: 2-8.

[20] Christian B, Luckas B. Determination of marine biotoxins relevant for regulations: from the mouse bioassay to coupled LC-MS methods[J]. Anal Bioanal Chem, 2008, 391: 117-134.

（徐小民）

第十章　植物性毒素食物中毒检测技术

第一节　概　　述

地球上的动物生命主要由具有光合作用的绿色植物来维持的，这些植物能够将二氧化碳和水转化成基本的营养素（初级代谢产物），即碳水化合物、蛋白质和脂肪。然而，植物的光合过程并不局限于产生基本营养素，它还会产生其他多种有机化合物（次生代谢物）。目前已知大多数次生代谢物对维持植物生命是必不可少的，它们中大部分具有抵抗细菌、病毒和真菌攻击的防御作用，类似于动物的免疫系统，有的还具有对食草动物的防御作用，特别是昆虫和哺乳动物。这些化合物包括生物碱类、糖苷类、脂类、酚类和许多其他类型的化学物质，它们中有些毒性不大，仅起驱避作用，但有些是剧毒的。常见的滥用药物，如可卡因、吗啡和大麻素等都属于植物性毒素。许多被证明有毒的植物化学成分还存在于人类食物中，例如，黑胡椒中黄樟素为致癌物质，马铃薯中的α-卡茄碱和α-龙葵碱为胆碱酯酶抑制剂和可能的致畸剂。许多植物性毒素具有生物活性，是中草药或植物药中起治疗作用的有效成分，但摄入剂量过高可能会引起中毒，因此中毒与摄入剂量密切相关，即所谓的剂量-效应关系，例如，正常马铃薯含有低含量的α-卡茄碱和α-龙葵碱等，不会引起中毒，而发芽的马铃薯中α-卡茄碱和α-龙葵碱的含量会增高，就有可能引起中毒。

我国植物资源丰富，高等植物约有 35 000 余种，可食用植物约有 2000 余种，药用植物约有 11 000 余种。其中有毒植物约有 1300 种，分布于 140 科，以毛茛科、杜鹃花科、大戟科、茄科、天南星科、豆科中有毒植物的数量最多。近年来，随着食品安全问题受到广泛关注，人们崇尚采食野生植物，追求“无污染”、“纯天然”的食物，由植物引起的食物中毒事件时有发生，引起中毒的植物种类也越来越多。有文献统计了 2004～2013 年我国国家突发公共卫生事件报告管理信息系统报道的中毒事件，植物性食物中毒共发生 660 起，累计报告中毒 17 955 人，死亡 196 人，病死率为 1.1%。已知的引起中毒的植物分布于 19 科 31 属，其中菜豆引起的中毒事件起数和中毒人数最多；乌头、油桐、蓖麻子、发芽马铃薯、钩吻等引起的事件起数和中毒人数分别占事件总起数和总中毒人数的 24.5%和 19.1%，乌头引起的中毒死亡人数最多，病死率为 15.1%，乌头、油桐、蓖麻子、钩吻、苦葫芦、麻风果、马桑果、野八角等引起的中毒事件多由误认误食引起[1]。

植物性食物中毒是指摄入植物性毒素而引起的食物中毒，引起中毒的食品主要有三类：①将天然含有有毒成分的植物或其加工制品当作食品（如桐油、大麻油等）；②将在加工过程中未能破坏或除去有毒成分的植物当作食品（如木薯、苦杏仁等）；③在一定条件下，产生了大量有毒成分的可食植物性食品（如发芽马铃薯等）[2]。

要列出所有有毒植物的名录是不切实际的，因为有太多的植物含有有毒成分。欧洲食品安全局（EFSA）也日益关注植物性毒素的危害，已发表了一些关于植物性毒素的科学观点，并列出了 900 多种含有有毒、易成瘾、有精神作用或其他有毒有害作用物质的植物名录[3,4]。然而，实际上只有少部分植物会引起人类急性中毒，加上商品化的植物毒素标准物质很少，限制了一些检测方法的建立和使用，如液相色谱-三重四极杆质谱法等。另外，限于篇幅，本章仅对笔者实验室已经建立的，又在实际中毒检测中经过验证的比较成熟的检测方法进行介绍，主要有生物碱类（乌头碱类、马铃薯糖苷类、莨菪碱类、秋水仙碱、雷公藤生物碱类）、萜类（莽草毒素、马桑内酯类、葫芦素等）、强心苷类（夹竹桃苷类）、黄酮类（鱼藤酮），同时也概括了一些植物多毒素检测方法。有关更多植物性毒素的检测方法有待于今后不断完善和补充。

第二节　生物碱类化合物检测技术

生物碱（alkaloid）是指一类含氮的碱性有机化合物，存在于自然界中（一般指植物界，但动物界也有存在），有类似碱的性质。大多数生物碱有比较复杂的环状结构，氮原子多在环内，大部分有显著的生理活性，是一类重要的中草药有效成分。大多数生物碱呈碱性，有一定的旋光性，多呈苦味，能与酸生成盐，少数为中性（如秋水仙碱等），也有酸性（如茶碱和可可豆碱），也有酸碱两性（如吗啡和槟榔次碱）。生物碱种类很多，是由不同的氨基酸或其衍生物合成而来，是次级代谢物之一，广泛存在于罂粟科、防己科、茄科、豆科、毛茛科、小蘗科、茜草科等植物中。许多生物碱对人体具有强烈的生理或毒理作用，可引起中毒，常见的有毒生物碱有乌头碱、茄碱、阿托品、秋水仙碱、钩吻碱、雷公藤碱、士的宁、毒芹碱、吗啡等。中毒原因多为用药过量及误食，也有自杀或他杀引起的。

一、乌头生物碱类检测技术

（一）概述

乌头生物碱类（aconitum alkaloid）为存在于毛茛科（Ranunculaceae）乌头属（*Aconitum*）植物中的二萜生物碱类，目前已从乌头属植物中分离得到 400 多个二萜生物碱类化合物，按其结构可分 C_{18}、C_{19}、C_{20} 三大类。C_{19} 类属于去甲二萜生物碱，有 1～2 个可酯化的醇羟基，酯基多由乙酸、苯甲酸及其衍生物组成，其中双酯型生物碱（乌头碱类）剧毒，为此类植物的主要毒性成分，如乌头碱、新乌头碱、次乌头碱和结乌头根碱等，其含有的酯键易水解生成极性更大的苯甲酰单酯类生物碱（苯甲酰乌头原碱类）和不带酯键的氨基醇类生物碱（乌头原碱类），毒性也随之降低。苯甲酰乌头原碱类和乌头原碱类为乌头碱类主要代谢产物，这也是人体代谢解毒的机制[5]，它们的化学结构见图 10-1，不同给药途径小鼠的 LD_{50} 值见表 10-1。乌头生物碱类溶于无水乙醇、甲醇、乙酸乙酯、乙醚和水，微溶于石油醚[6]。

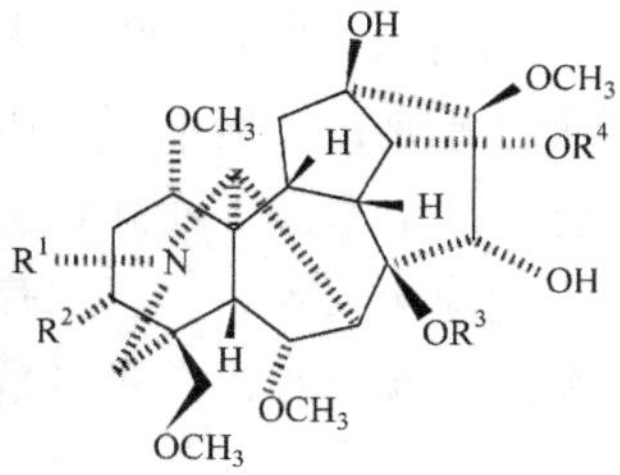

英文名称	中文名称	R1	R2	R3	R4
Aconitines	**乌头碱类**				
Aconitine	乌头碱	C_2H_5	OH	$COCH_3$	COC_6H_5
Mesaconitine	中乌头碱	CH_3	OH	$COCH_3$	COC_6H_5
Hypaconitine	次乌头碱	CH_3	H	$COCH_3$	COC_6H_5
Jesaconitine	结乌头根碱	C_2H_5	OH	$COCH_3$	$COC_6H_4OCH_3$
Benzoylaconines	**苯甲酰乌头原碱类**				
Benzoylaconine	苯甲酰乌头原碱	C_2H_5	OH	H	COC_6H_5
Benzoylmesa conine	苯甲酰中乌头原碱	CH_3	OH	H	COC_6H_5
Benzoylhypaconine	苯甲酰次乌头原碱	CH_3	H	H	COC_6H_5
14-anisoylaconine	14-茴香酰乌头原碱	C_2H_5	OH	H	$COC_6H_4OCH_3$
Aconines	**乌头原碱类**				
Aconine	乌头原碱	C_2H_5	OH	H	H
Mesa conine	中乌头原碱	CH_3	OH	H	H
Hypaconine	次乌头原碱	CH_3	H	H	H

图 10-1　乌头生物碱类化学结构

表 10-1　不同给药途径小鼠的 LD_{50} 值　[单位：mg/(kg · bw)]

英文名称	中文名称	口服	皮下注射	腹腔注射	静脉注射
Aconitine	乌头碱	1.8	0.270	0.380	0.12
Mesaconitine	中乌头碱	1.9	0.204	0.213	0.10
Hypaconitine	次乌头碱	5.8	1.190	1.100	0.47
Jesaconitine	结乌头根碱	1.0～2.0	0.2～0.25	—	—
Benzoylaconine	苯甲酰乌头原碱	1500	280	70	23
Benzoylmesaconine	苯甲酰中乌头原碱	810	230	240	21
Benzoylhypaconine	苯甲酰次乌头原碱	830	130	120	23
Mesaconine	中乌头原碱	—	—	300～330	—
Aconine	乌头原碱	—	—	—	120

乌头属植物全球约有 350 余种，主要分布于亚洲，其次为欧洲和北美洲的亚热带和温带地区。我国乌头属植物约有 170 余种，分布于除海南省以外的各省份，大多数分布于西南地区。乌头属植物是传统的药用植物，我国约有 36 种可供药用，中药中的川乌、草乌、附子、关白附、雪上一枝蒿、狼毒等都是该属植物。作为传统中药材，乌头类有祛风除湿、温经止痛和解热的功效，常用于治疗风寒湿痹、关节疼痛、心腹冷痛等病症。

现代药理研究表明乌头生物碱类有镇痛、麻醉、消炎等作用[7]。

乌头生物碱类具有神经毒性和心血管毒性，在神经方面先兴奋、麻痹感觉神经和中枢神经，其次是兴奋、麻痹胆碱能神经和呼吸中枢，出现一系列胆碱能神经 M 样和 N 样中毒症状，最后由于呼吸麻痹和中枢抑制而死亡。对于心血管系统，能强烈兴奋迷走神经，使节后纤维释放大量的乙酰胆碱，从而降低了窦房结的自律性和传导性，延长其绝对和相对不应期，使心房和心室内异位节律点兴奋性增强，产生了各种心律失常。另外，乌头生物碱类还会直接作用于心肌，诱导心肌细胞钠离子通道开放，加速钠离子内流，促使细胞去极化，引发心律失常（包括扭转型室性心动过速，甚至室颤）而死亡。由于毒性极强，人口服乌头碱 0.2mg 就会引起中毒，3～4mg 即可使成年人死亡，且治疗量与中毒量或致死量接近，临床使用不当、误服、自杀、他杀都会引起中毒，严重者危及生命[8]。

乌头生物碱类吸收快，排泄也快，在体内贮留时间短，主要由尿液排出体外。其在体内代谢迅速，血液中半衰期仅有 2min，中毒 1 天后血液中就不能检出，而在尿液中甚至于中毒的第 7 天还能检出。乌头生物碱类中毒死亡较快，一般在 4～6h 内死亡。有研究报道患者在摄食 4h 后中毒死亡，对其进行尸体解剖并对器官进行检测，获得了人体器官中乌头生物碱类的分布情况，结果显示在肝脏右叶最高，其次是肝脏左叶、肾脏、心脏、右肺、左肺、腰大肌、脂肪组织（腰大肌周围）、小脑和大脑。特别是在肝脏和肾脏中，发现了非常高浓度的乌头生物碱类，提示肝脏和肾脏样品可用于中毒检测[9]。

古今中外乌头类中毒案例不胜枚举，据不完全统计，1958～1992 年我国因乌头类药物引起的中毒报道有 199 篇，发病 2604 例，其中死亡 39 人[10]；2004～2013 年发病 417 例，死亡 63 人。

2012 年，本实验室检测了一起由乌头类药酒引起的中毒事件[11]。2012 年 7 月 2 日，浙江省温州市发生一起误服掺有乌头类药酒的杨梅白酒引起中毒事件，共有 6 人中毒。家中聚餐在 18：00～19：00，发病 6 人均饮用了自制的“杨梅酒”，其中 1 人最先发病于 19：30，出现了口舌和四肢麻木、头晕出汗、面色苍白、四肢厥冷、胸闷、心前区压迫感等症状，自述有电击样感觉。余下病例至 22：05 相继出现了上述症状。心电图提示，频发室性早博、室性心动过速，其中 3 名患者症状较严重，曾出现心跳停止，医生给予催吐、导泻、抗心律失常和对症治疗，病情稳定，无死亡病例。根据患者临床表现和现场流行病学调查，初步判断为乌头类中毒。

次日，实验室采用超高效液相色谱-三重四极杆质谱联用法对 4 名病情较重患者的尿液、全血及其中 2 位的洗胃液进行检测，检测结果见表 10-2，并从剩余的“杨梅酒”中检出了乌头碱、新乌头碱和次乌头碱，其含量分别为 38.2mg/L、0.6mg/L 和 1.8mg/L。

从表 10-2 可知尿液中 3 种乌头生物碱中乌头碱的含量最高，全血中 3 种乌头生物碱含量相对较低，可能是由于全血样品是次日上午 9 点多采集，与患者发病时间相隔 12h，毒药大部分经代谢降解。

表 10-2　中毒患者尿液、全血和洗胃液中 3 种乌头生物碱的浓度

病例	年龄	性别	尿液/（μg/L）			全血/（μg/L）			洗胃液/（μg/L）		
			乌头碱	中乌头碱	次乌头碱	乌头碱	中乌头碱	次乌头碱	乌头碱	中乌头碱	次乌头碱
1	48	男	545	6.0	22	0.29	0.08	0.08	67	3.0	3.8
2	50	男	350	4.5	16	0.17	0.06	0.04	56	2.2	2.2
3	43	女	131	1.5	6.6	0.38	0.06	0.04	-	-	-
4	50	男	43.0	0.5	1.8	0.08	0.05	0.04	-	-	-

对保存超过 6 年的中毒 1 号病例的血浆和尿液留样样品重新检测，分别测得苯甲酰乌头原碱的浓度为 0.47μg/L 和 26.4μg/L（当时缺少标准物质没有测定此项目）。血浆样品中乌头碱、中乌头碱和次乌头碱均未检出，尿液样品中乌头碱为 12.7μg/L，中乌头碱和次乌头碱均未检出。可见样品中乌头碱、中乌头碱和次乌头碱可能被内源性酯类水解酶代谢分解，但其代谢产物苯甲酰乌头原碱类还是比较稳定，能够被检出。

（二）主要中毒表现及处置措施

乌头生物碱类在摄入数分钟至半小时内出现神经系统和心血管系统症状，如心悸、胸闷、气急、血压下降、口唇或四肢乃至全身麻木、头晕耳鸣、视力模糊、痛温觉减退或过敏，严重者运动失调、抽搐、昏迷、出汗、流涎、呼吸不规则、瞳孔缩小、大小便失禁。全身发麻，尤以指端和口唇最为明显，是乌头类中毒的特征症状。心电图呈多型性改变，有紊乱性心律失常（窦性心律过缓、房室传导阻滞、室颤）。

乌头生物碱类在体内无蓄积，一般经治疗后 24h 内心律复常，症状好转，或因心律失常或呼吸中枢麻痹而死亡。乌头类中毒缺乏特效解毒药，应及时明确诊断，采用紧急救治措施，及时有效纠正心律失常，防止低血压和心源性休克。中毒早期应催吐、洗胃、导泻、补液促排泄，应用阿托品和异丙肾上腺素纠正心律失常，对严重心动过缓、传导阻滞者立即给予阿托品，反复注射，疗效不佳者加用异丙肾上腺素。室颤、室扑、尖端扭转型心律失常、多形性室速者反复电复律，复律后静滴利多卡因或胺碘酮维持。必要时进行血液净化，双酯型二萜生物碱亲酯性大，通过活性炭吸附、血液灌流可以清除。

（三）检测方法

生物样本中乌头生物碱类的测定已有多篇文献报道，有液相色谱法[12]、气相色谱-质谱联用法（GC/MS）法[13]、液相色谱-三重四极杆质谱联用法[14-16]、液相色谱-高分辨质谱联用法[17,18]等 。液相色谱法灵敏度低；GC/MS 联用法样品处理后需用 1%三甲基氯硅烷-*N*,*O*-双（三甲基硅烷基）三氟乙酰胺（1% TMCS-BSTFA）衍生，反应时间长，操作烦琐。液相色谱-三重四极杆质谱联用法操作简单、灵敏度高，非常适合于应急检测。

1. 液相色谱法

有报道采用高效液相色谱法测定人血浆中的乌头碱浓度，血浆样品在碱性条件下用乙醚萃取，萃取液氮吹后溶于甲醇，反相色谱柱为 Hypersil ODS2（5μ）（4.6mm×200mm），流动相为 0.005mol/L 溴化四丁铵:乙腈（70∶30，*V*/*V*），检测波长为 235nm，方法检出限为 0.1μg/ml[12]。

2. 气相色谱-质谱联用法

Ito 等人报道了气相色谱-质谱联用法测定血清中乌头碱、中乌头碱、次乌头碱及其水解产物苯甲酰乌头原碱、苯甲酰中乌头原碱、苯甲酰次乌头原碱、乌头原碱、中乌头原碱和次乌头原碱，血清样品经甲醇沉淀去除蛋白质，甲醇提取液氮气吹干，残渣溶于乙腈，乙腈溶解液上硅胶固相萃取柱，依次用氯仿、乙酸乙酯淋洗，再用氯仿-二乙胺（1∶1，*V*/*V*）洗脱，洗脱液氮气吹干，残渣溶于吡啶，再加入 1 %三甲基氯硅烷-*N*,*O*-双(三甲基硅烷基）三氟乙酰胺室温反应过夜。GC-MS 选择离子（SIM）模式检测，方法检出限均为 10ng/ml[13]。

3. 液相色谱-三重四极杆联用法

已有多篇文献采用液相色谱-三重四极杆联用法测定生物体液中乌头生物碱类，Usui 等人报道血清和尿液中乌头碱、中乌头碱、次乌头碱、结乌头根碱、苯甲酰乌头原碱、苯甲酰中乌头原碱、苯甲酰次乌头原碱、14-*O*-anisoylaconine、乌头原碱、中乌头原碱和乌头原碱等 11 种生物碱的测定方法，血清和尿液样品采用 MCX 固相萃取柱净化，反相色谱柱分离，甲醇-10mmol/L 甲酸铵梯度洗脱，多反应监测触发的增强子离子扫描方式（MRM-IDA-EPI）检测，血清中 11 种生物碱的检出限为 0.04～0.23ng/ml，尿液中检出限在 0.09～0.38 ng/ml 范围内。该法已应用于实际中毒样品的检测[16]。

4. 液相色谱-高分辨质谱联用法

Kaneko 等人采用 LC-TOFMS 测定人血浆和乌头块茎中乌头碱、中乌头碱、次乌头碱、结乌头根碱的含量，BondElut Certify HF （130mg/3ml）先依次用 5ml 甲醇、5ml 水、5ml 甲醇、5ml 100mmol/L 磷酸缓冲液（pH5.5）活化，1ml 血浆中加入 200ng 甲基牛扁碱（内标）、1ml 500mmol/L 磷酸缓冲液（pH5.5）和 3ml 水，上样，分别用 1ml 的 1mol/L 乙酸和 5ml 40%甲醇水溶液进行淋洗，再用 3ml 2%氨水的乙酸乙酯洗脱，洗脱液氮气吹干，溶于 50μl 流动相，进样 5μl，方法的检出限为 0.2～0.5ng/ml[17]。Tan 等人采用 LC-TOFMS 代谢组学技术，建立了大鼠口服乌头提取物后尿中乌头类生物碱及其代谢产物的筛查和分析方法。通过调节碰撞电压产生结构相关的碎片离子，筛选出 24 种母体成分和 10 种代谢产物，为进一步研究乌头根茎的毒理学、药理学和法医学提供了科学依据[18]。

（四）检测实例

可采用气-质联用法和液-质联用法进行乌头生物碱及其水解产物的测定，但气-质联用法需要进行衍生后测定，反应时间长，操作较烦琐。液-质联用法操作简单，灵敏度高，适合中毒的应急检测。本文提供了乌头生物碱类及其水解产物检测的气-质联用法和液-质联用法，适合于中毒食物样品及血液、尿液等生物样品的检测。

1. 气相色谱-质谱联用法测定生物样品中 11 种乌头生物碱类及其水解产物[13]

1）原理

血清样品经甲醇沉淀去除蛋白质，提取物再经硅胶固相萃取柱净化，然后用 *N*,*O*-双

（三甲基硅烷基）三氟乙酰胺（BSTFA）/吡啶衍生化。GC/MS 选择离子模式检测，方法检出限均为 2ng/ml，定量限均为 5ng/ml，线性范围为 5～350ng/ml。

2）试剂和材料

除非另有说明，所用试剂均为分析纯，水为 GB/T 6682—2008 规定的一级水。

氯仿、乙酸乙酯、乙腈和甲醇（液相色谱溶剂级），二乙胺，吡啶，1%三甲基氯硅烷-*N*,*O*-双（三甲基硅烷基）三氟乙酰胺（1% TMCS-BSTFA），Bond Elut Silica 固相萃取柱。

乌头碱、中乌头碱、次乌头碱及水解产物苯甲酰乌头原碱、苯甲酰中乌头原碱、苯甲酰次乌头原碱、乌头原碱、中乌头原碱和次乌头原碱标准物质，溶于乙腈配成 1000μg/ml 标准储备溶液，再稀释成 11 种混合标准工作液（1.0μg/ml）。

3）仪器和设备

气相色谱-质谱联用仪，配有 EI 源。

4）试样制备与处理

吸取 1.00ml 全血、血清和尿液样品于 50ml 离心管中，加入 10ml 甲醇，涡旋混匀 30s，10 000r/min 离心 5min，吸取上清液，沉淀重复提取 1 次，合并提取液，40℃浓缩至干，残渣溶于 0.25ml 乙腈，Bond Elut SI 固相萃取柱先用 5ml 正己烷活化，乙腈处理液上样，再用 0.25ml 乙腈清洗容器，上样，分别用氯仿和乙酸乙酯各 10ml 淋洗，再用 20ml 二乙胺-氯仿（1∶1，*V*/*V*）洗脱，洗脱液减压浓缩至干，残渣溶于 50μl 吡啶，再加入 50μl of 1 %TMCS-BSTFA，60℃反应 1h，衍生液直接进样 1μl。

分别吸取 5μl、10μl、25μl、50μl 和 100μl 混合标准工作液（1.0μg/ml），氮气吹干，溶于 50μl 吡啶，再加入 50μl 1%TMCS-BSTFA，60℃反应 1h，衍生液直接进样 1μl。

5）测定条件

（1）色谱条件　色谱柱：DB-5 毛细柱（15m × 0.25mm ID）；柱温 250℃保持 1min，以 16℃/s 的升温速率升至 320℃；载气为氦气，25cm/s 的线速度；进样口和传输线温度均为 320℃，离子源温度 250℃。

（2）质谱条件 EI 电离能量 70eV，灯丝电流 300μA，选择离子监测模式，监测 *m*/*z* 698.4（乌头碱）、*m*/*z* 684.3（中乌头碱）、*m*/*z* 596.3（次乌头碱）和 *m*/*z* 728.4（结乌头根碱）[基峰，M-CH_3COOH-OCH_3]$^+$，*m*/*z* 788.4（苯甲酰乌头原碱）、*m*/*z* 756.4（乌头原碱）、*m*/*z* 774.4（苯甲酰中乌头原碱）、*m*/*z* 742.4（中乌头原碱）、*m*/*z* 686.4（苯甲酰次乌头原碱）和 *m*/*z* 654.4（次乌头原碱）[基峰，M-OCH_3]$^+$。

6）注意事项

（1）若只用 BSTFA 作为衍生剂，乌头碱、中乌头碱、次乌头碱和结乌头根碱能生成单一产物，而苯甲酰乌头原碱类和乌头原碱类则有多个产物，加入 1% TMS 能够确保都会生成可重复的单一产物。

（2）在本衍生条件下，乌头碱、中乌头碱和结乌头根碱生成双-TMS 衍生物，而次乌头碱生成单-TMS 衍生物；苯甲酰乌头原碱和苯甲酰中乌头原碱生成三-TMS 衍生物，苯甲酰次乌头原碱生成双-TMS 衍生物；乌头原碱和中乌头原碱生成四-TMS 衍生物，次乌头原碱生成三-TMS 衍生物。

（3）固相萃取柱洗脱液随着时间会颜色加深（棕色），这是由于二乙胺氧化所引起的，不影响测定结果，洗脱液在室温至少稳定 1 周。

（4）每种乌头生物碱衍生后色谱图上会有一个大峰和一个小峰，这是进样分离过程中异构化所致，定量时这两个峰面积要相加。

7）色谱图

血清样品加标乌头类生物碱及其水解产物色谱图见图 10-2。

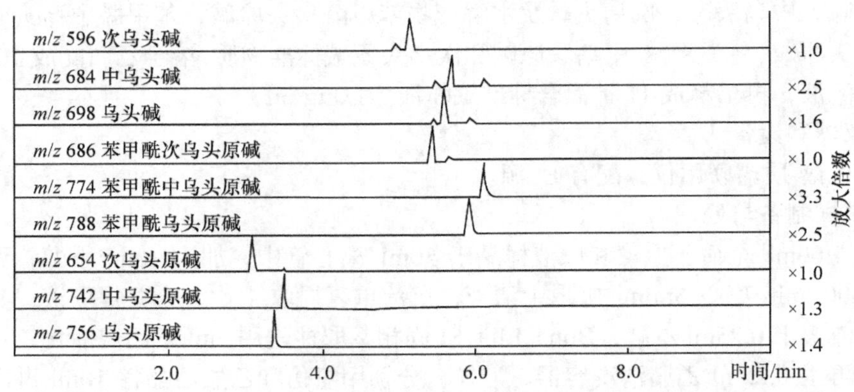

图 10-2 血清样品加标乌头类生物碱及其水解产物色谱图[13]（加标浓度为 50ng/ml）

2. 超高效液相色谱-三重四极杆质谱联用法测定生物样品中 3 种乌头生物碱[19]

1）原理

中毒食物和呕吐物用 0.1mol /L 盐酸溶液提取，用梯度初始流动相稀释；药酒和洗胃液用梯度初始流动相稀释；尿液样品直接进样，全血样品经乙腈-甲醇（9∶1，*V/V*）沉淀蛋白，乌头碱、中乌头碱和次乌头碱在 BEH C_8 色谱柱上实现分离，以甲醇和 5.0mmol/L 碳酸氢铵水溶液作为流动相进行梯度洗脱，电喷雾正离子多反应监测模式检测，以那可丁作为内标的基质标准内标法定量。

方法的检出限和定量限：尿液和全血中 3 种乌头生物碱检出限分别为 0.02μg/L 和 0.04μg/L，定量限分别为 0.05μg/L 和 0.1μg/L，线性范围为 0.1～50μg/L。

2）试剂和材料

除非另有说明，所用试剂均为分析纯，水为 GB/T 6682—2008 规定的一级水。

乙腈、甲酸和甲醇（液相色谱溶剂级），碳酸氢铵。

乌头碱、中乌头碱、次乌头碱和那可丁标准物质，溶于乙腈配成 1000μg/ml 标准储备溶液和 3 种混合标准工作液（1.0μg/ml）；那可丁内标工作液（1.0μg/ml）。

3）仪器和设备

超高效液相色谱-串联四极杆质谱仪，配有电喷雾离子源。

4）试样制备与处理

（1）可疑食品和呕吐物

称取 1.00g（精确到 0.01 g）样品于 50ml 离心管中，加 20ml 的 0.1 mol /L 盐酸溶液，均质，超声提取 5min，10 000r/min 离心 5min，取 100μl 上清液于 10ml 容量瓶中加梯度初始流动相至刻度，混匀，过 0.22μm 滤膜待测；若浓度太高，稀释后再测。

（2）药酒和洗胃液

用梯度初始流动相稀释后，过 0.22μm 滤膜待测。

（3）尿液样品

吸取 1.00ml 尿液置于 2ml Eppendorf 离心管中，加入 40μl 100μg/L 那可丁内标液，混匀，过 0.22μm 滤膜，滤液待测。

在 6 只 2ml Eppendorf 管中分别加入适量标准溶液，加入空白尿液至 1.0ml，使 3 种乌头生物碱的浓度分别为 0.1μg/L、0.2μg/L、0.5μg/L、1.0μg/L、10μg/L 和 50μg/L，加入 40μl 的 100μg/L 那可丁内标液，与样品一起处理，制成基质标准工作曲线。

（4）全血样品

取 100μl 全血于 Eppendorf 管中，加入 8μl 100μg/L 那可丁内标液，混匀，再加入 700μl 乙腈-甲醇（9：1，*V*/*V*），旋涡混匀，静置 3min，10 000r/min 离心 5min，取上清液于 50℃水浴中氮气吹干，加入 200μl 初始流动相溶解残渣，过 0.22μm 滤膜，滤液待测。

在 6 只 Eppendorf 管中分别加入适量标准溶液和内标物，再加入 100μl 空白全血，使全血中 3 种的乌头生物碱的浓度分别为 0.1μg/L、0.2μg/L、0.5μg/L、1.0μg/L、10μg/L 和 50μg/L，内标物含量为 4μg/L，旋涡混匀，与样品一起处理，制成基质标准工作曲线。

5）测定条件

（1）色谱条件

色谱柱：Acquity UPLC BEH C_8 色谱柱（50mm×2.1mm，1.7μm，Waters 公司），配在线过滤器；流动相 A 为甲醇，流动相 B 为 5.0mmol/L 碳酸氢铵水溶液；梯度洗脱程序：在 3.50min 内由 45%A 线性梯度至 65%A，再在 0.10min 内线性梯度至 95%A，保持 1.90min 后，流动相在 0.10min 内回到 45%A，并平衡 1.40min；流速：0.3ml/min；柱温：50℃；进样量 10μl。

（2）质谱条件

采用电喷雾离子源正离子多反应监测（MRM）模式。ESI 毛细管电压：1.0kV；离子源温度：120℃；脱溶剂温度：400℃；锥孔反吹气流量：50L/h，脱溶剂气流量：500L/h，碰撞室氩气压力：0.368Pa；其他参数详见表 10-3。

表 10-3　质谱的 MRM 参数

化合物	监测离子对（*m*/*z*）	锥孔电压/V	碰撞电压/eV	保留时间/min
乌头碱	646.4>586.4*	55	35	3.12
	646.4>105.1		63	
中乌头碱	632.3>572.4*	60	34	2.89
	632.3>354.3		42	
次乌头碱	616.3>556.4*	52	33	2.58
	616.3>524.4		39	
那可丁(IS)	414.1>353.0*	35	20	2.65

*表示定量离子对。

运行开始时，色谱柱流出液经六通切换阀切换至废液中直到 2.20min，质谱开始采集数据直到 3.50min 结束，同时六通切换阀又将柱流出液切换至废液中。

6）注意事项

（1）对于乌头生物碱类中毒，除检测乌头碱、中乌头碱、次乌头碱原型毒物外，最好还要检测苯甲酰乌头原碱、苯甲酰中乌头原碱、苯甲酰次乌头原碱等代谢产物，因为原型毒物在血液中半衰期短，而这些代谢产物在血液和尿液中存留时间长，化学稳定性好，样品保存期长。

（2）在室温下，乌头碱、中乌头碱、次乌头碱等双酯型二萜类生物碱在水和稀甲醇水溶液中不稳定，易发生水解而降解，故需低温保存。

（3）尿液采用高速离心后直接进样法，3 种乌头生物碱的尿液基质标准与溶剂标准相比较，基质抑制率为 8%～17%；全血经蛋白沉淀后 3 种乌头生物碱的基质抑制率为 12%～20%，提取回收率为 53%～67%。

（4）若无那可丁标准品，也可采用基质标准外标法定量。

（5）由于血液中含有酯酶，可以水解双酯型生物碱和苯甲酰单酯类生物碱，为防止血液样品中这类毒物进一步代谢，采样后应立即加入酶活性阻断剂终止酶的活性，如加入 1%氟化钠。

7）色谱图

空白尿液加标样品色谱图见图 10-3。

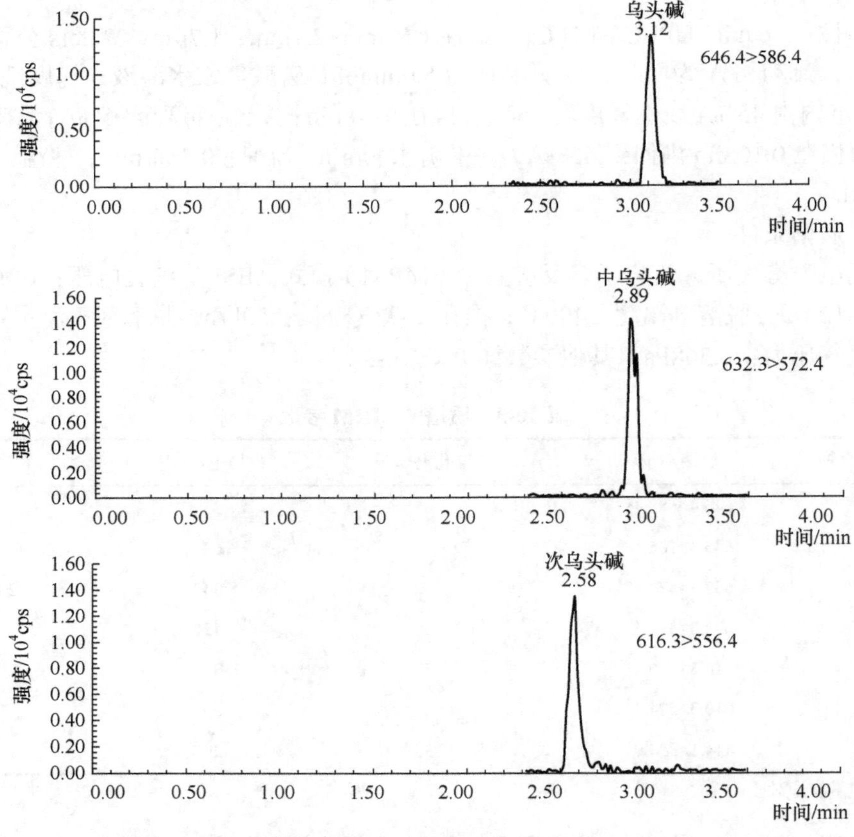

图 10-3　空白尿液加标样品色谱图（加标浓度均为 0.1μg/L）

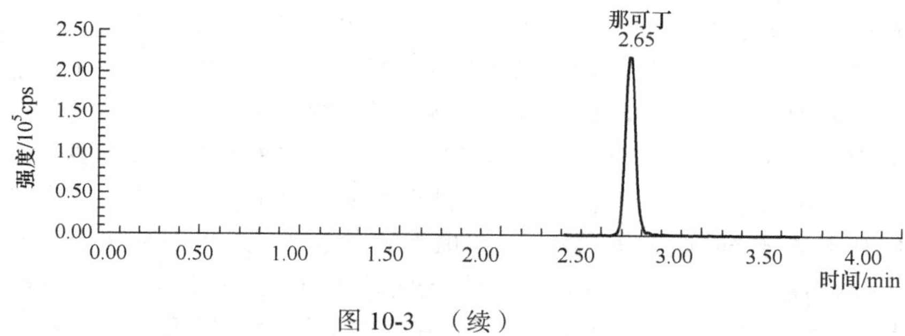

图 10-3　（续）

二、马铃薯糖苷生物碱检测技术

（一）概述

茄科（Solanaceae）有许多重要经济作物，包括烟草、甜椒、茄子、番茄和马铃薯（土豆）。其中最重要的是马铃薯，为世界第四大粮食作物，仅次于玉米、小麦和大米，也是世界头号非谷物类粮食产品，2007 全球年产量约 3.2 亿吨。马铃薯是能源（淀粉）和优质蛋白质的主要且廉价的食物来源，但马铃薯含有有毒糖苷生物碱（glycoalkaloid），它们会抑制胆碱酯酶活性及破坏细胞膜，从而影响消化系统和肝脏等器官。历史上，茄碱在 1843 年就被分离出来的，是最先被分离的生物碱之一，也是第一个糖苷生物碱；1954 年，Kuhn 研究发现所谓“茄碱”实际上是α-龙葵碱（α-茄碱）（α-solanine）和α-卡茄碱（α-chaconine）两种化合物的混合物，目前已在 300 多种茄科植物中分离并鉴定了 100 多种这类化合物。现在，糖苷生物碱通常是指在茄科和百合科发现的甾体糖苷生物碱。马铃薯糖苷生物碱（potato glycoalkaloid，PGA）又称茄科糖苷生物碱(solanum glycoalkaloid，SGA)，是马铃薯中生物碱的总称，主要成分有α-龙葵碱和α-卡茄碱等，约占块茎总生物碱的 95%；茄啶（solanidine）为它们的苷元，在马铃薯中含量较低，是α-龙葵碱和α-卡茄碱在人体内的代谢产物，它们的化学结构见图 10-4。α-龙葵碱和α-卡茄碱几乎不溶于水、乙醚和石油醚，而溶于甲醇、乙醇、丙酮等，对碱较稳定，pH 大于 8 时会沉淀，与稀酸加热水解最终生成苷元（茄啶）和相应的糖。茄啶溶于苯、氯仿，微溶于甲醇和乙醇，几乎不溶于水和乙醚[20]。

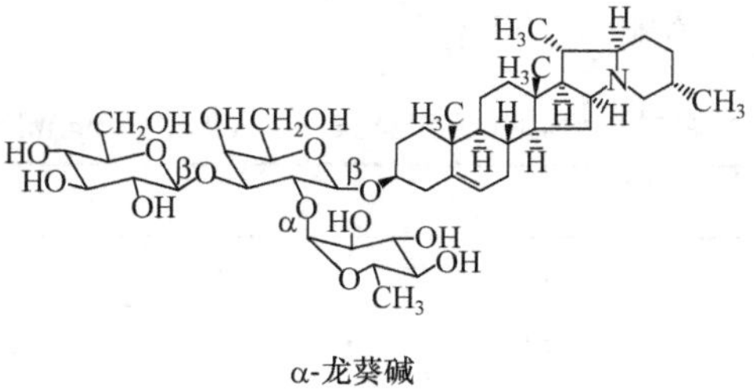

α-龙葵碱

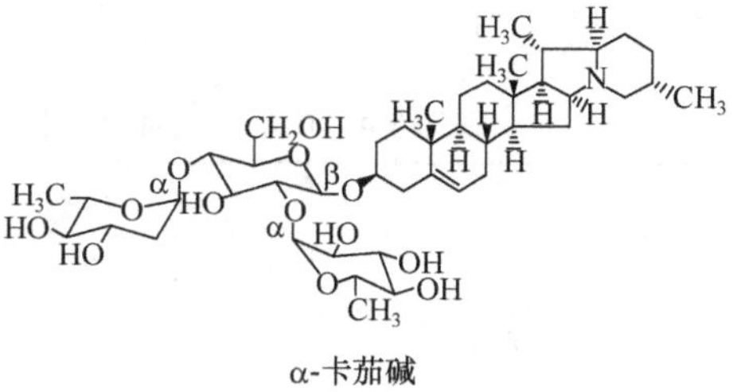

α-卡茄碱

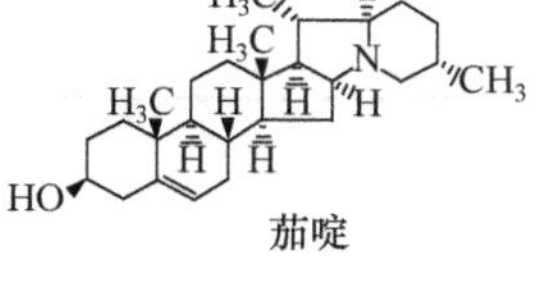

茄啶

图 10-4　α-龙葵碱、α-卡茄碱和茄啶的化学结构

新鲜马铃薯块茎中糖苷生物碱含量较低，在 10～150mg/kg 范围内，目前认为含量在 200mg/kg 以下可以安全食用。如果马铃薯的生长、采收、运输和储藏条件不利，会造成其生物碱含量增高，如光线照射、温度过高或机械性损伤等，尤其在发芽后，幼芽和芽眼部分的生物碱含量会增高，可达 300～500mg/kg，误食常会引起中毒。α-龙葵碱、α-卡茄碱和茄啶不溶于水，水煮、烘焙、微波等烹调方法不会将其破坏，高温油炸可引起破坏而使其含量显著降低。马铃薯总生物碱人的中毒剂量约为 2mg/（kg · bw），3～6mg/（kg · bw）的剂量可能会危及生命，毒性与士的宁相当。α-龙葵碱和α-卡茄碱的半衰期较长，分别为 44h 和 21h，提示如果人们每天食用马铃薯及制品有可能会导致这些生物蓄积，对健康产生不良的影响。马铃薯糖苷生物碱中α-卡茄碱的毒性较大[21-24]。

国内有关畜禽食用发芽马铃薯发生中毒报道较多，中毒畜禽品种有牛、奶牛、猪、羊、鹅等，可能是知道发芽马铃薯有毒，人不敢食用，用来喂养畜禽，结果引起了中毒。人食用发芽马铃薯发生中毒事件也有报道。

王庆宜等报道了 1 例食用发芽马铃薯中毒致死事件：某学生（12 岁）入院前 3 天内，连续进食烧烤发芽马铃薯共约 10 余斤①（未吃其他食物），2 天前有头痛，轻微腹痛，入院前 8h 后出现恶心、频繁呕吐等症状，呕吐物为所食马铃薯，腹泻 1 次，伴抽搐，呼吸暂停 4 次。入院治疗后 8h 由于房室传导阻滞致心搏骤停，经抢救无效死亡[25]。

淮瑾等报道了某工程队 40 人因食用未炒熟的发芽土豆相继出现上腹痛、恶心、频繁呕吐、腹泻、头晕乏力等消化道症状。土豆经检测龙葵素阳性[26]。

李永华报道了发芽马铃薯急性中毒致心肌损害 1 例，患者在发病前一天晚上进食发芽马铃薯，6h 后发病，出现全身发麻、咽部发痒、呼吸困难、恶心、呕吐等症状，24 h 后神志不清。心电图检查发现，心肌损害较为突出，心率增快，心律不齐，快速房颤、室性早博，心肌酶谱升高[27]。

余晖等报道了发芽马铃薯急性中毒致多器官损害的病例，患者心肌损害表现尤为突出，快速心律失常及心肌酶谱显著升高[28]。

2017 年 5 月 22 日，沈阳某医院急诊科医生请求检测血液和尿液中马铃薯生物碱，原因是 5 月 21 日当地某老农因食用发芽马铃薯发生中毒，出现恶心、呕吐、腹泻、神志不清、口吐白沫等症状，入院时呼吸微弱，气管插管抢救，血浆置换。24 日收到样品，25 日采用超高效液相三重四极杆质谱联用法进行检测，结果见表 10-4。

表 10-4　中毒患者血液和尿液中马铃薯生物碱测定结果　（单位：ng/ml）

样品名称	α-龙葵碱	α-卡茄碱	茄啶
中毒 4h 血清	3.3	7.8	3.1
血浆置换后血清（中毒 24h）	2.1	5.0	3.6
中毒 2d 后全血	0.63	2.5	0.81
中毒 2d 后尿液	0.70	1.5	0.1

① 1 斤=500g

入院后进行血浆置换 2000ml，按人体全血总量 5000ml 计，血浆置换后α-龙葵碱的理论计算值为 1.98ng/ml，α-卡茄碱的理论计算值为 4.68ng/ml，与实测值比较接近。茄啶不下降反而上升的原因，可能是由于茄啶为α-龙葵碱和α-卡茄碱等代谢产物。患者于入院后第 4 天治愈出院。

需要提示的是，保存近 2 年的血浆和尿液留样重新检测可见，血浆中α-龙葵碱的浓度为 1.11μg/L、α-卡茄碱浓度为 3.32μg/L、茄啶未检出，尿液样品中α-龙葵碱的浓度为 0.62μg/L、α-卡茄碱浓度为 0.75μg/L、茄啶未检出，虽低于原来的结果，但依然能够检出，说明样品中α-龙葵碱和α-卡茄碱比较稳定。

（二）主要中毒表现及处置措施

中毒者有发芽马铃薯食用史，食用后一般几十分钟至数小时发病。首先出现消化道症状，如咽喉部和口腔有灼烧感和痒感，继而上腹部有灼烧感和疼痛，并有恶心、呕吐、腹痛和腹泻等，还由于抑制乙酰胆碱酯酶的活性出现神经系统症状，如耳鸣、畏光、头痛、头晕、发热、烦躁不安、谵妄、昏迷、瞳孔散大、全身痉挛、呼吸困难，还可引起溶血，严重者意识丧失、呼吸麻痹或心力衰竭而死亡[21,29]。偶发肠源性青紫病。心电图检查有心肌损害，心率增快，心律不齐，快速房颤、室性早博，心肌酶谱升高。

目前，马铃薯糖苷生物碱中毒无特效解毒药，应及时明确诊断，采用紧急救治措施，对症治疗，缓解中毒症状。中毒时间不久者应催吐、洗胃、导泻、补液促排泄。剧烈呕吐、腹痛和腹泻时，可应用阿托品。 如出现肠源性青紫病的症状，可应用葡萄糖、维生素 C 及亚甲蓝治疗。禁用肾上腺素。有抽搐者给予镇静剂，呼吸困难者吸氧，呼吸浅表者可注射呼吸中枢兴奋剂，呼吸麻痹者可作气管插管或气管切开并施行机械通气。

（三）检测方法

1. 马铃薯样品中生物碱的检测方法

马铃薯样品中生物碱的检测方法报道较多，主要有液相色谱-紫外检测法[30,31]、气相色谱-质谱联用法[32]、MALDI-TOF/MS 法[33]、酶联免疫分析法[34]、液相色谱-质谱联用法[35-39]。

肖文军等采用高效液相色谱-紫外检测法测定马铃薯中α-茄碱，称取 3.0g 马铃薯粉加入 100ml 乙醇-乙酸混合液（10∶3，*V*/*V*）回流提取 4h，过滤浓缩至浸膏状，加入 30ml 1% H_2SO_4 溶解，过滤。调节滤液至 pH10.5，4℃静置过夜，以 4000r/min 离心 30min，弃上清液，沉淀用甲醇溶解并定容至 5ml，过 0.45mm 滤膜，待测。分析柱为 Wondasil C_{18} 色谱柱（150mm×4.6mm，5mm），流动相为 0.4% H_3PO_4-30%乙腈（76∶24，*V*/*V*），流速 0.8ml/min，柱温 30℃，进样体积 10μl，检测波长为 210nm。在此条件下能够分离α-茄碱和α-卡茄碱，α-茄碱的检出限约为 0.3mg/kg[31]。

Laurila 等报道了糖苷类生物碱苷元茄啶（solanidine）、demissidine、solasodine、soladulcidine、tomatidenol 和 tomatidine 的气-质联用检测方法：100mg 植物叶干粉用 5%乙酸超声提取 15min，提取液冷冻干燥，用 1mol/L HCl 70℃水解 3h，加入氨水调碱性，氯仿萃取，萃取液氮气吹干，*N*-甲基-*N*-（三甲基硅烷基）三氟乙酰胺（MSTFA）硅烷化，气-质联用选择离子（SIM）模式检测[32]。

Zywicki 等人采用液相色谱-质谱联用法测定马铃薯中α-龙葵碱和α-卡茄碱，120mg样品中加入 2ml 氯仿：甲醇：水（2：5：2，*V*/*V*/*V*），匀质，振荡提取 5min，高速离心，移取上清液，进样分析。分析柱为 Hyperclone ODS（C_{18}）色谱柱（100mm×2mm，3μm），流动相为 0.1%甲酸水溶液-0.1%乙腈，梯度洗脱，电喷雾正离子方式多反应监测（MRM）模式下检测。还对反相色谱分离和亲水色谱（Hilic）分离进行比较，结果表明反相色谱分离更优[35]。Sheridan 等还利用超高效液相色谱质谱联用法测定宠物食品中α-龙葵碱和α-卡茄碱的含量[39]。DB51/T 1881—2014 采用液相色谱-串联质谱法测定马铃薯中α-龙葵碱的含量。

2. 生物样品中生物碱的检测方法

目前有关生物样品中的α-龙葵碱、α-卡茄碱和茄啶检测方法报道很少，只有液相色谱法[40]和超高效液相色谱-三重四极杆质谱法[41]。

1）液相色谱法

有报道采用液相色谱-紫外检测法测定血清样品中马铃薯糖苷生物碱，由于待测物不含发色团，只能在低波长紫外检测，灵敏度低且干扰严重，血清样品需经固相萃取、离线氰丙基液相色谱富集和纯化，然后再经硅胶柱液相色谱分离，UV200nm 检测，检出限为 0.3ng/ml，但操作烦琐、检测周期长，4 天时间才能完成 20 份样品的检测[40]。

2）超高效液相色谱-三重四极杆质谱联用法

张秀尧等采用超高效液相色谱-串联质谱法检测血浆和尿液中的α-龙葵碱、α-卡茄碱和茄啶。样品经 2%甲酸水液等量稀释，再经 MCX 固相萃取柱净化，以 0.1%甲酸乙腈和 0.05%甲酸的 5mmol/L 乙酸铵水液作为流动相进行梯度洗脱，在 UPLC BEH C_{18} 柱上实现分离，正离子 ESI-MS/MS MRM 方式检测。血浆和尿液中平均加标回收率分别为 82%～112%和 96%～114%，相对标准偏差为 4.0%～16%和 2.7%～17%（*n*=6），样品的定量限均为 0.3ng/ml。该方法简单、准确、灵敏，适合于马铃薯中毒检测[41]。

（四）检测实例[41]

本文采用超高效液相色谱-三重四极杆质谱法进行α-龙葵碱、α-卡茄碱和茄啶检测，适合于可疑食物、呕吐物、血浆和尿液样品的测定。

1. 原理

可疑食物和呕吐物用 0.1%甲酸-甲醇（1：1，*V*/*V*）溶液超声提取，提取液过 0.2μm 滤膜，滤液直接进样测定；血浆或尿液样品用 2%甲酸水液等量稀释，再经 MCX 固相萃取柱净化，以 0.1%甲酸乙腈和 0.05%甲酸的 5mmol/L 乙酸铵水液作为流动相进行梯度洗脱，在 UPLC BEH C_{18} 柱上实现分离，正离子 ESI-MS/MS MRM 方式检测，基质标准外标法定量。

方法的检出限和定量限：血浆或尿液中α-龙葵碱、α-卡茄碱和茄啶检出限均为 0.1μg/L，定量限均为 0.3μg/L，线性范围为 0.3～100μg/L。

2. 试剂和材料

除非另有说明，所用试剂均为分析纯，水为 GB/T 6682—2008 规定的一级水。

乙腈、甲酸和甲醇（液相色谱溶剂级），乙酸铵。固相萃取柱（MCX），30mg/1ml。

α-龙葵碱、α-卡茄碱和茄啶标准物质，溶于乙腈，配成 1000μg/ml 标准储备溶液和混合标准工作液（1.0μg/ml）。

3. 仪器和设备

超高效液相色谱-串联四极杆质谱仪，配有电喷雾离子源。

4. 试样制备与处理

1）可疑食品和呕吐物

称取 1.00g（精确到 0.01g）样品于 50ml 离心管中，加 20ml 0.1%甲酸-甲醇（1∶1，*V*/*V*）溶液，均质，超声提取 20min，10 000r/min 离心 5min，取 200μl 上清液于 10ml 容量瓶中加梯度初始流动相至刻度，混匀，过 0.22μm 滤膜，待测。若浓度太高，稀释后再测。

2）血浆或尿液样品

取 250μl 血浆或尿液样品加入 250μl 2%甲酸，涡旋混匀，待净化，MCX 固相萃取柱依次用 1.0ml 甲醇液和 1.0ml 水活化，以 1.0ml/min 流速上样 500μl 样品处理液，分别再用 1.0ml 的 2%甲酸水液和 1.0ml 的甲醇淋洗（3.0ml/min），抽干，3ml 含 5%氨水的乙腈-甲醇溶液（6∶4，*V*/*V*）洗脱（2.0ml/min），洗脱液于 55℃氮气吹干，溶于 500μl 20%甲醇，过 0.22μm 滤膜，待测。

在 6 只 Eppendorf 离心管中分别加入适量标准溶液，加入空白尿液或血浆至 250μl，使 3 种的待测物的浓度分别为 0.3μg/L、0.5μg/L、1.0μg /L、5.0μg/L、20μg/L 和 100μg/L，加入 250μl 2%甲酸，涡旋混匀，取 500μl 样品处理液上 MCX 固相萃取柱，与样品一起处理，制成基质标准工作曲线。

5. 测定条件

1）色谱条件

Acquity UPLC BEH C_{18} 色谱柱（50mm×2.1mm，1.7μm，Waters 公司），VanGuard BEH C_{18} 保护柱（5mm×2.1mm，1.7μm，Waters 公司）；流动相 A 为 0.1%甲酸乙腈，流动相 B 为含 0.05%甲酸的 5mmol/L 乙酸铵水液。梯度洗脱程序：在 1.50min 内，流动相由 25%A 线性梯度至 40%A，然后在 1.00min 内，再线性梯度至 55%A，先在 0.1min 内快速升至 95%A 并保持 1.40min，流动相在 0.1min 内又回到 25%A，平衡 1.40min；流速：0.3ml/min；柱温：45℃；进样体积：10μl。

2）质谱条件

电喷雾离子源正离子多反应监测（MRM）模式。ESI 毛细管电压：3.0kV；离子源温度：120℃；锥孔反吹气流量：50L/h；脱溶剂温度：380℃；脱溶剂气流量：500L/h；碰撞室氩气压力：0.352Pa。其他质谱参数详见表 10-5。

运行开始时，色谱柱流出液经六通切换阀切换至废液中直到 1.20min，质谱开始采集数据直到 2.5min 结束，同时六通切换阀又将柱流出液切换至废液中。

表 10-5　质谱的 MRM 参数

化合物	保留时间/min	监测离子对（m/z）	锥孔电压/V	碰撞电压/eV
α-龙葵碱	1.42	868.7>722.8	90	70
		868.7>98.2*		80
α-卡茄碱	1.45	852.8>706.8	90	70
		852.8>98.2*		85
茄啶	2.38	398.5>98.1*	45	45

*表示定量离子对。

6. 注意事项

（1）配制标准储备液时，茄啶比较难溶解，可先溶于少量吡啶，然后再加入乙腈。

（2）采用本法尿液中α-龙葵碱、α-卡茄碱和茄啶的基质效应分别为 122%、115%和124%，提取回收率分别为 92%、95%和 78%；血浆中基质效应分别为 121%、120%和 122%，提取回收率分别为 88%、84%和 76%。

7. 色谱图

空白血浆加标样品色谱图见图 10-5。

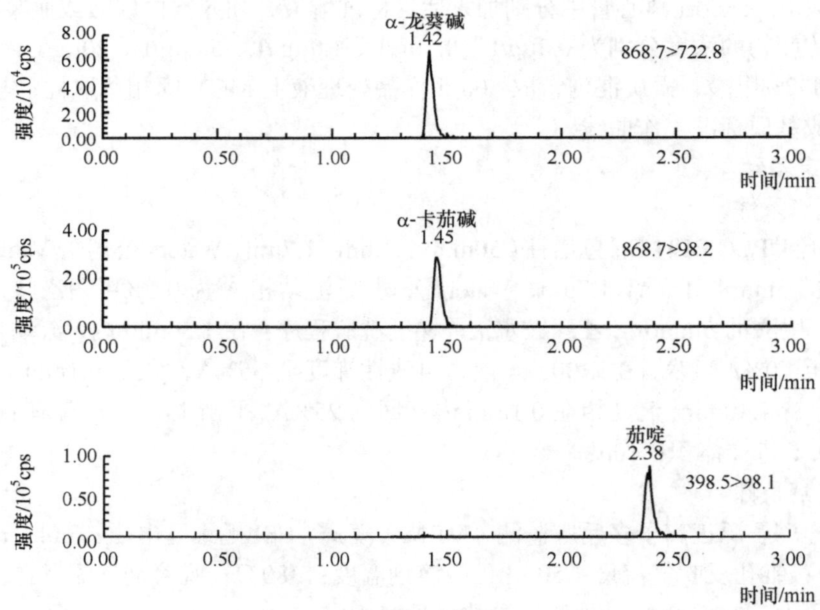

图 10-5　空白血浆加标样品色谱图（加标浓度为 10ng/ml）

三、颠茄生物碱检测技术

（一）概述

莨菪烷生物碱类（tropane alkaloid）可分为颠茄生物碱类（belladonna alkaloid）和古

柯生物碱类（coca alkaloid）。颠茄生物碱类主要存在于茄科曼陀罗属（*Datura*）、颠茄属（*Atropa*）、赛莨菪属（*Scopolia*）、山莨菪属（*Anisodus*）和天仙子属（*Hyoscyamus*）等许多植物中，这些植物分布于世界各地，其中许多为中药、植物药或民间草药。

曼陀罗（*Datura stramonium* L.）为茄科曼陀罗属一年生草本或半灌木状植物，别名洋金花、醉仙桃、山茄、大喇叭花等，其种子为曼陀罗籽，外形扁平、近肾形，长约5mm，成熟呈黑色，见图10-6。曼陀罗全株有毒，以种子毒性最大，有毒成分主要有莨菪碱（*l*-hyoscyamine）、东莨菪碱（scopolamine）和山莨菪碱（anisodamine）等，其化学结构示于图10-7,新鲜植物中存在的莨菪碱在提取过程中往往会消旋化成阿托品(Atropine，*d*，*l*-hyoscyamine)。曼陀罗原产于墨西哥，现广泛分布于世界温带至热带地区，我国各地均有分布。

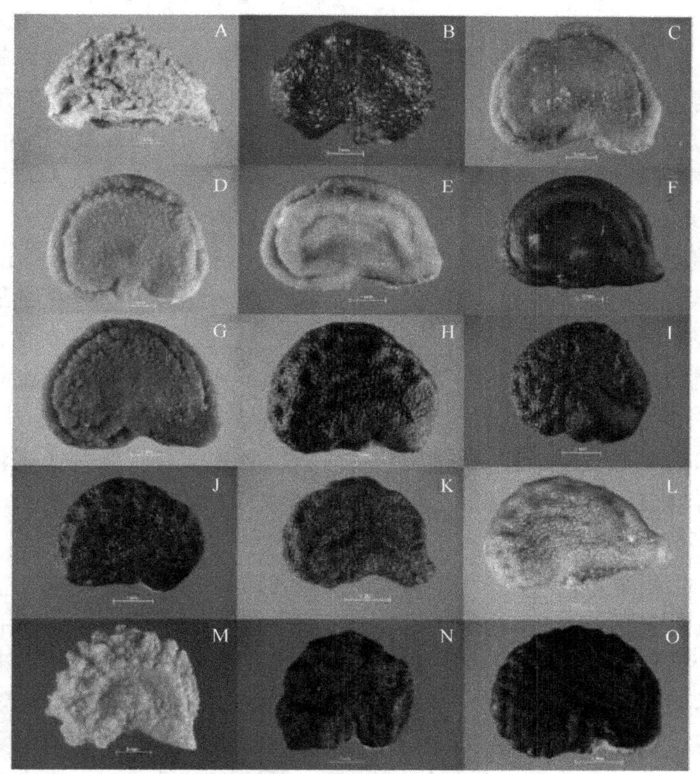

图10-6　曼陀罗属种子（引自GB 2715—2016）

颠茄（*Atropa belladonna* L.，deadly nightshade）全株有毒，生物碱含量为0.3%～1%，莨菪碱或阿托品占总生物碱含量的90%～95%，东莨菪碱仅占5%～10%。

含颠茄生物碱的有毒植物还有东莨菪、莨菪（天仙子）、山莨菪等[42,43]。

颠茄生物碱类纯品为无色或白色结晶，味苦，难溶于水，易溶于甲醇、乙醇、氯仿和乙醚，其无机酸盐极易溶于水，可溶于甲醇、乙醇，难溶于氯仿和乙醚等，在碱性条件下易水解成相应的醇和酸。

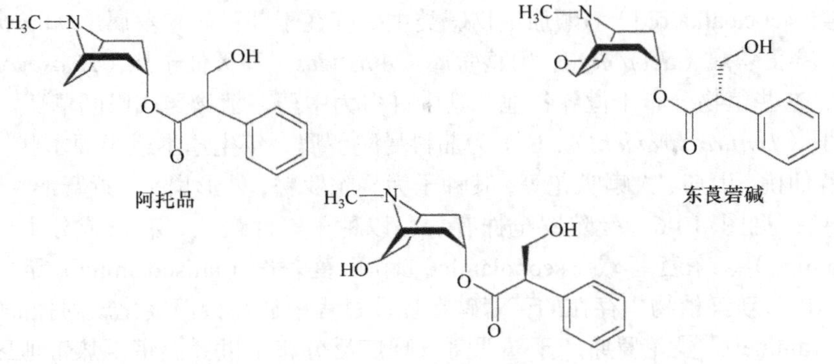

图 10-7　阿托品、东莨菪碱和山莨菪碱的化学结构

阿托品属于抗胆碱药，为 M 型胆碱能受体阻断剂，有抑制各种腺体的分泌功能，用于抢救感染中毒性休克、有机磷农药中毒等，用于治疗肠胃痉挛引起的疼痛、胃及十二指肠溃疡，对眼睛有散瞳和调节麻痹作用。阿托品大鼠经口 LD_{50} 为 750mg/（kg · bw），血浆蛋白结合率约为 50%，血浆半衰期为 2～4h，但有毒剂量个体差异显著，死亡发生剂量为 50～100mg，但 10mg 的剂量对儿童或易感个体可能也是致命的。一名男子在摄入了未知量的硫酸阿托品片后引起死亡，血液和尿液中分别含有 0.2mg/L 和 1.5mg/L 的阿托品。波斯湾危机期间，以色列意外地给 240 名儿童注射了作为化学战剂解毒剂的阿托品，20 名（8%）儿童出现严重阿托品化的症状，但没有死亡病例发生，其中 6 名儿童血清中阿托品的浓度在注射后 1h 内达到 6.2～61μg/L。东莨菪碱能阻断 M 型胆碱受体，对呼吸中枢有兴奋作用，中枢作用以抑制为主，能抑制腺体分泌，对大脑有镇静催眠作用，半衰期为 8h。山莨菪碱结构和阿托品相似，但对中枢神经的副作用较小，而常被用作 M 型胆碱受体阻断剂，用于感染中毒休克、急性肾炎、风湿性关节炎、肠胃炎症、惊厥和肺损伤等疾病的治疗，半衰期为 2.5h[44-46]。

中毒多见于儿童误食曼陀罗、莨菪等植物的花和果实所致，也有过量使用阿托品或颠茄浸膏、洋金花或曼陀罗籽药酒等引起中毒。若粮食中混入曼陀罗籽，食用后也会引起中毒。

颠茄生物碱毒性作用主要是对中枢神经先兴奋后抑制，阻断乙酰胆碱反应，中毒后呈现交感神经高度兴奋状态，可刺激大脑细胞发生强烈的骚动，刺激脊髓神经反射系统，发生抽搐和痉挛。颠茄生物碱的中毒症状出现迅速，可持续数小时或数天。中毒症状在食后 30min，最快 20min 出现，最迟不超过 3h，死亡率较低，多发生在 24h 内。阿托品血浆治疗浓度为 5～70μg/L，致死血药浓度大于 2mg/L[47]。

据美国中毒控制中心报告，2005 年全美有 975 起抗胆碱能植物中毒事件发生，2007 年有 938 起发生，均未发生死亡 [48]。

张虎对 2013 年 1 月至 2016 年 5 月发生的 32 例急性曼陀罗中毒患者的临床诊治进行总结，中毒原因有误食曼陀罗叶 14 例、误服曼陀罗籽 1 例、过量饮用曼陀罗浸液（药酒）4 例、外敷曼陀罗膏 8 例、过量吸入曼陀罗花烟 5 例，治愈率 100%[49]。

李敬伟等对 2008～2012 年收治的 21 例因服用曼陀罗籽酒引起的中毒病例进行分析总结，临床表现均为急性起病，在饮酒后 10min 至 2h，平均发病时间 55min；饮酒量 10～

50ml。其中表现为谵妄 10 例，反应迟钝 7 例，尿潴留 4 例，抽搐发作 3 例，瞳孔扩大、光反射迟钝 18 例，颜面潮红 14 例，构音障碍 4 例，混合性失语 4 例，病理征阳性 2 例。实验室检查血常规、血气分析未见异常；血生化检查，轻度天冬氨酸转氨酶升高 3 例。心电图检查，窦性心动过速 17 例。头颅 CT 显示腔隙性脑梗死 6 例；MRI 检查均无新鲜梗死灶；脑电图检查无异常。通过洗胃、导泻，严重者皮下注射新斯的明，再对症支持治疗，加强补液，适当用利尿和镇静药物，患者均在 48 h 后中毒症状完全消失、痊愈[50]。

黄海云等对 2013 年 1 月至 2016 年 6 月收治的 9 例曼陀罗中毒患儿进行临床分析，中毒原因为误食曼陀罗花朵，经治疗后全部治愈出院，无后遗症，住院天数为 3～11d[51]。

2014 年 7 月 5 日上午 7：30 左右，温州市某居民一家三口食用稀饭（由党参 2 支、桂圆肉 50g、小米 50g、玉米片 50g、剩饭 1 小碗烧成），15～30min 后陆续出现头晕、口干、吞咽困难、瞳孔扩大，心跳加快，视物略模糊、步态不稳等症状。9：30 赴医院就诊，医生初步诊断为阿托品中毒，午后出现部分记忆丧失，胡言乱语。经补液和大量饮水后，症状减轻，但头晕口干仍持续 2～3d。7 月 7 日早上送来血样，采用液质联用法还能检出极微量的阿托品和东莨菪碱等，确定为食物中混有曼陀罗属种子引起的中毒。事后从小米中查出曼陀罗属种子，每千克含 23 颗。

（二）主要中毒表现及处置措施

中毒临床表现为副交感神经抑制症状，中毒初期出现口咽发干、吞咽困难、心跳加快、瞳孔散大，皮肤潮红、心率增快、发烧等症状，继而出现谵妄、幻觉、躁动、抽搐、意识障碍等精神症状，严重者会昏睡、呼吸浅慢、血压下降，以至发生休克、昏迷和呼吸麻痹而死亡。

中毒时间不久者，应催吐、洗胃、导泻排出毒物，轻者口服补液，重者予以大量输液，适当利尿，促进毒物排泄。轻度中毒给予毛果芸香碱，直至口干症状消失。严重者应用特异性解毒剂新斯的明皮下注射或肌肉注射，直至中毒症状消失。对症支持治疗，烦躁不安或惊厥时可给予氯丙嗪、水合氯醛、苯巴比妥、安定等镇静剂，但忌用吗啡或长效巴比妥类，以防增加中枢神经的抑制作用。

（三）检测方法

目前测定生物样品中阿托品和东莨菪碱的检测方法主要有液相色谱-紫外检测法[52,53]、气相色谱-质谱联用法[54]和液相色谱-质谱联用法[55,56]等；山莨菪碱的测定方法有液相色谱-线性离子阱质谱联用法[57]。

金鸣等采用液相色谱紫外检测法测定人血和尿中的阿托品，取 0.5ml 血和尿样于离心试管中，加入 2.5mol/L 高氯酸 20μl 混匀沉淀蛋白，12 000r/min 高速离心 10min，直接吸取上层清液 20μl 进样检测。分析柱为 Hypersil ODS2 色谱柱（4.6mm×200mm，5μm）；流动相：0.05mol/L 磷酸二氢钠（其中含 0.01mol/L 庚烷磺酸钠，用磷酸调 pH 2.9）-甲醇（60∶40，*V*/*V*）；检测波长：243nm；流速：1ml/min；进样量：20μl。检出限为 0.2mg/L。实际分析结果显示，尿液中阿托品浓度高于血液中浓度，但由于尿中杂质含量较多，常需稀释后再测定[52]。

Namera 等人报道了气-质联用法测定血清和尿液中莨菪烷类生物碱，0.5ml 血清和尿液样品加入 0.5μg 阿托品-d_3，再加入 1.0ml 硼砂缓冲液（100mmol/L，pH10）混合，上 Extrelut 柱，15min 后再用 10ml 二氯甲烷洗脱，洗脱液氮气吹干，残渣中加入 50μl 1% TMCS-BSTFA，80℃反应 15min，衍生完成后加入 100μl 二氯甲烷，气-质联用法选择离子监测模式检测，阿托品-d_3 内标法定量，检测浓度为 10～5000ng/ml，血清和尿液中莨菪碱及东莨菪碱检出限均为 5ng/ml[54]。

Chen 等人采用液相色谱-离子阱质谱法($LC-MS^n$）分别研究了阿托品和东莨菪碱在大鼠体内代谢情况，对大鼠尿液中代谢产物进行了结构鉴定和解析，推断并确定阿托品在大鼠体内的主要代谢途径和主要代谢产物，大鼠以 25mg/（kg · bw）的剂量经口灌胃阿托品，阿托品原型在 106h 内可检出[58]。大鼠以 55mg/（kg · bw）的剂量经口灌胃东莨菪碱，东莨菪碱原型在 106h 内也可检出[59]。

Bjornstad 等采用液-质联用法测定了尿液中 10 种植物源心理活性物质（包括阿托品和东莨菪碱），在 50μl 尿液中加入 150μl 内标物的水溶液，混匀，直接进样 10μl，经反相液相色谱分离，在电喷雾正离子 MRM 模式下进行检测，阿托品和东莨菪碱的检出限分别为 2μg/L 和 10μg/L[55]，并应用于 103 例患者尿液的分析[60]。

Beyer 等采用液-质联用法检测人血浆中 9 种有毒生物碱，1.0ml 血浆中加入 2.0ml 5mmol/L 甲酸铵（pH 3）和内标物，混匀，离心，上清液上样 Bond Elute Certify 固相萃取柱（130mg/3ml，依次用 1ml 甲醇和 1ml 水活化），再分别用 1ml 水、1ml 0.01mol/L HCl 和 2ml 甲醇淋洗、抽干，1.0ml 2%氨水甲醇溶液洗脱，洗脱液氮气吹干，残渣溶于 0.10ml 5mmol/L 甲酸铵（pH 3），进样 10μl，基质工作曲线内标法定量，阿托品和东莨菪碱的检出限均为 0.05μg/L[56]。

（四）检测实例

实验室常用气相色谱-质谱联用法和液相色谱-质谱联用法进行莨菪碱的检测。本文提供了中毒食物、呕吐物、血浆和尿液中阿托品、东莨菪碱和山莨菪碱检测方法。

1. 气相色谱-质谱联用法

1）原理

中毒食物、呕吐物和胃液等样品在碱性条件下用氯仿萃取，萃取液浓缩后进样，通过气-质联用法全扫描和选择离子监测模式检测莨菪碱，外标法定量。

方法的检出限和定量限：选择离子监测模式检出限为 0.05mg/L，定量限为 0.2mg/L，线性范围为 0.2～20mg/L。

2）试剂和材料

除非另有说明，所用试剂均为分析纯，水为 GB/T 6682—2008 规定的一级水。

氯仿（液相色谱溶剂级），碳酸钠，无水硫酸钠；阿托品标准物质：精确称量适量标准物质溶于乙腈，配成 100μg/ml 标准储备溶液，保存于–35℃冰箱。

3）仪器和设备

气相色谱质谱联仪，配有 EI 源。

4）试样制备与处理

（1）固体样品取样 2～3g，研磨，加水适量，超声振荡，取上清液。用碳酸钠调节

pH 至碱性，分别用三氯甲烷 1.0ml 提取 3 次，合并有机层，用无水硫酸钠脱水后浓缩至 0.5ml。

（2）液体样品取样 2～3ml，用碳酸钠调节 pH 至碱性，分别用三氯甲烷 1.0ml 提取 3 次，合并有机层，用无水硫酸钠脱水后浓缩至 0.5ml。

5）测定条件

（1）色谱条件

色谱柱：DB-5MS 熔融毛细管柱（30m × 0.25mm × 0.25μm）。

柱温：50℃，2min；50～280，20℃/min；280℃，5min；进样口温度：250℃；传输线温度：280℃；

载气：高纯氦气；柱前压：15psi，不分流进样；进样量：1.0μl。

（2）质谱条件

质谱条件：EI 源，70eV；扫描范围 30～300amu，或选择离子监测：*m*/*z*289，*m*/*z*124 和 *m*/*z*83。

6）注意事项

（1）液体样品，如呕吐物、汤、胃液等，氯仿提取时易乳化，可加入适量氯化钠振荡提取，必要时可离心分层。

（2）高浓度样品可用全扫描，更有利于确证。低浓度样品可用选择离子监测模式。

7）色谱图

莨菪碱和样品的总离子流图见图 10-8。

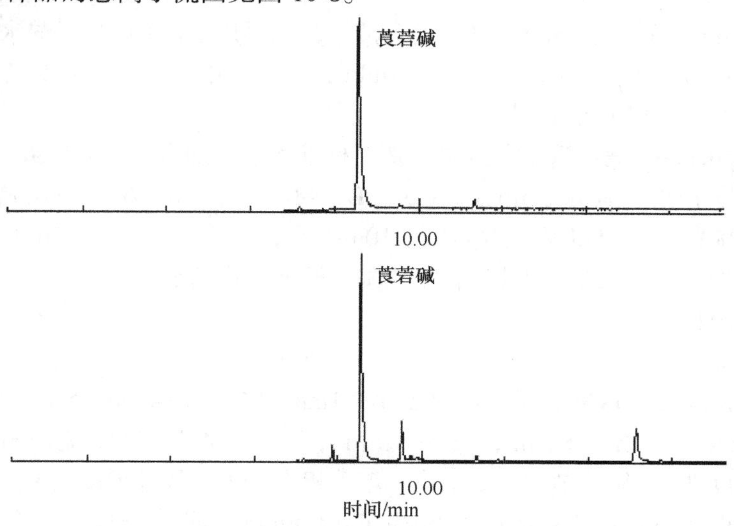

图 10-8　莨菪碱的总离子流图（A）和样品的总离子流图（B）

2. 液相色谱三重四极杆质谱联用法

1）原理

中毒食物和呕吐物用 0.1%甲酸-甲醇（1∶1，*V*/*V*）溶液超声提取，提取液过 0.2μm 滤膜，滤液直接进样测定；血浆或尿液样品用 2%甲酸水液等量稀释，经 MCX 固相萃取柱净化，以甲醇和 0.05%氨水溶液作为流动相进行梯度洗脱，在 UPLC CSH C_{18} 柱上实现分离，正离子电喷雾多反应监测模式检测，基质标准内标法定量。

检出限和定量限：血浆或尿液中阿托品、东莨菪碱和山莨菪碱检出限均为 0.1μg/L，定量限均为 0.3μg/L，线性范围为 0.3～100μg/L。

2）试剂和材料

除非另有说明，所用试剂均为分析纯，水为 GB/T 6682—2008 规定的一级水。

甲酸和甲醇（液相色谱溶剂级）；氨水；固相萃取柱（MCX），30mg/1ml。阿托品、东莨菪碱、山莨菪碱和阿托品-d_5：精确称量适量标准物质溶于乙腈，配成 100μg/ml 标准储备溶液，保存于−35℃冰箱。再稀释成阿托品、东莨菪碱和山莨菪碱混合标准工作液（1.0μg/ml）和阿托品-d_5 内标工作液（0.10μg/ml）。

3）仪器和设备

超高效液相色谱-串联四极杆质谱仪，配有电喷雾离子源。

4）试样制备与处理

（1）可疑食品和呕吐物

称取 1.00g（精确到 0.01g）样品于 50ml 离心管中，加 20ml 0.1%甲酸-甲醇（1∶1）溶液，均质，超声提取 20min，10 000r/min 离心 5min，取 200μl 上清液于 10ml 容量瓶中加梯度初始流动相至刻度，混匀，过 0.22μm 滤膜，待测；若浓度太高，稀释后再测。

（2）血浆或尿液样品

取 250μl 血浆或尿液样品置于 Eppendorf 离心管中，加入 250μl 2%甲酸和 25μl 阿托品-d_5（0.10μg/ml），涡旋混匀，待净化，MCX 固相萃取柱依次用 3ml 甲醇液和 3ml 水活化，以 1.0ml/min 流速上样 500μl 样品处理液，分别再用 3ml 的 1%甲酸水液、3ml 甲醇和 3ml 20%甲醇 5%氨水淋洗，抽干，用 4ml 的 5%氨水甲醇洗脱，50℃氮气吹干，溶于 500μl 20%甲醇，过 0.22μm 滤膜，待测。

在 6 只 Eppendorf 离心管中分别加入适量标准溶液，加入空白尿液或血浆至 250μl，使 3 种待测物的浓度分别为 0.3μg/L、0.5μg/L、1.0μg/L、5.0μg/L、20μg/L 和 100μg/L，加入 250μl 2%甲酸和 25μl 阿托品-d_5（0.10μg/ml），涡旋混匀，取 500μl 样品处理液上 MCX 固相萃取柱，与样品一起处理，制成基质标准工作曲线。

5）测定条件

（1）色谱条件

Acquity UPLC CSH C_{18} 色谱柱（100mm×2.1mm，1.7μm，Waters 公司），VanGuard CSH C_{18} 保护柱（5mm×2.1mm，1.7μm，Waters 公司）；流动相 A 为甲醇，流动相 B 为含 0.05%氨水溶液；梯度洗脱程序：在 5.00min 内，流动相由 25%A 线性梯度至 90%A，在 0.1min 内快速升至 95%A 并保持 1.90min，流动相在 0.1min 内又回到 25%A，平衡 1.90min；流速：0.3ml/min；柱温：45℃；进样体积：10μl。

（2）质谱条件

电喷雾离子源正离子多反应监测(MRM）模式。ESI 毛细管电压：3.0kV；离子源温度：110℃；锥孔反吹气流量：50L/h；脱溶剂温度：380℃；脱溶剂气流量：500L/h；碰撞室氩气压力：0.352Pa。其他质谱参数详见表 10-6。

表 10-6　质谱的 MRM 参数

化合物	保留时间/min	监测离子对（*m/z*）	锥孔电压/V	碰撞电压/eV
阿托品	4.41	289.9>93.0	40	30
		289.9>124.0*		25
阿托品-d_5	4.40	295.0>124.0*	40	25
东莨菪碱	3.14	303.9>138.0*	26	25
		303.9>156.0		16
山莨菪碱	2.79	305.9>91.0	30	33
		305.9>140.0*		26

*表示定量离子对。

运行开始时，色谱柱流出液经六通切换阀切换至废液中直到 2.40min，质谱开始采集数据直到 5.00min 结束，同时六通切换阀又将柱流出液切换至废液中。

6）注意事项

颠茄生物碱类在人体内半衰期短，样品要尽快检测，特别是血液样品，尽管冷藏保存，血液中酯酶还会水解待测物。为防止血液样品中此类毒物进一步代谢分解，采样后应立即加入酶活性阻断剂终止酶的活性，如加入 1%氟化钠。

7）色谱图

血浆加标样品色谱图见图 10-9。

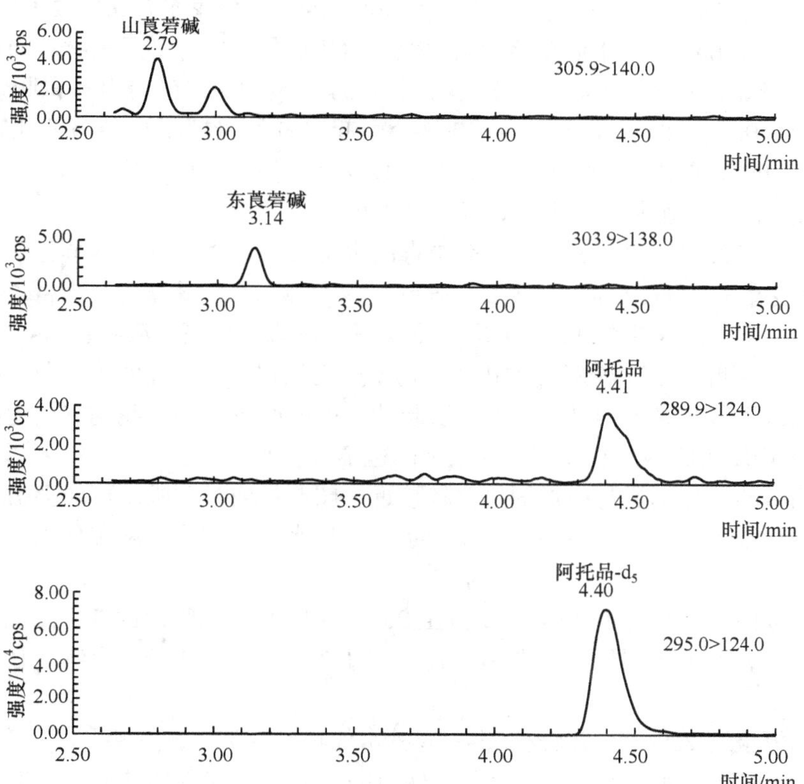

图 10-9　血浆加标样品的 MRM 色谱图（加标浓度为 0.3ng/ml）

四、秋水仙碱检测技术

（一）概述

秋水仙碱(colchicine)最早是从百合科秋水仙属植物秋水仙(*Colchicum autumnale* L.）球茎中分离出的一种生物碱，目前已发现 40 多种类似生物碱。秋水仙碱为中性有机胺类生物碱，化学结构见图 10-10，CAS 64-86-8，分子式为 $C_{22}H_{25}NO_6$，黄色针状结晶，熔点 157℃；可溶于水、甲醇和乙醇，易溶于氯仿；pK_a 12.35 （20℃），Log P 2.96，味苦，有毒。

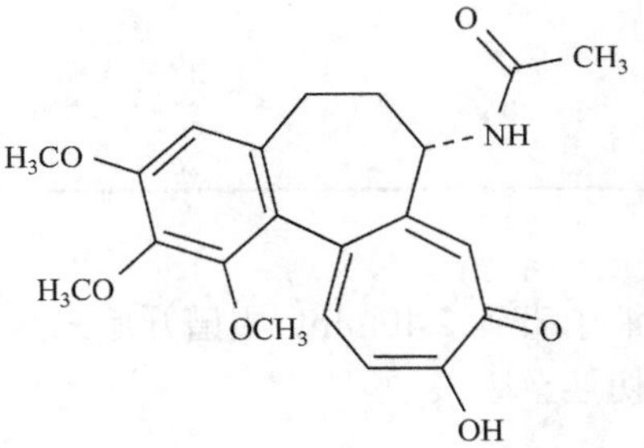

图 10-10　秋水仙碱化学结构

秋水仙碱可以抑制细胞有丝分裂，破坏纺锤体，使染色体停滞在分裂中期，被广泛应用于细胞学、遗传学和植物育种学。在医学上，秋水仙碱可用于治疗急性痛风、遗传性疾病、家族性地中海热和 Bacht 综合征等。

秋水仙碱口服胃肠道吸收迅速，服药后 60～120min 血药浓度达到峰值，口服 2mg 血药峰值为 2.2ng/ml，血浆半衰期 10～32min，血浆蛋白结合率为 30%～50%，在白细胞、肾、肝、脾和肠道内浓度高，主要在肝内代谢，由胆汁和小肠排泄，10%～30%以原型经肾脏排泄，可能产生延缓性蓄积作用。秋水仙碱的治疗血药浓度为 0.3～2.4ng/ml，在 24h 内摄入不宜超过 6mg。秋水仙碱治疗指数低，治疗剂量与中毒剂量重叠：当摄入量超过 0.5mg/（kg · bw）时病死率高；剂量小于 0.5mg/（kg · bw）也会出现胃肠道紊乱和凝血功能障碍；0.5～0.8mg/（kg · bw）剂量会引起患者骨髓抑制和 10%的死亡率；超过 0.8mg/（kg · bw）可引起急性中毒死亡[61]。接受秋水仙碱治疗的哺乳期母亲乳汁中也含有秋水仙碱，浓度与血浆中秋水仙碱浓度呈正相关。

国内有许多关于进食鲜黄花菜引起中毒的报道，并认为中毒是鲜黄花菜中秋水仙碱引起的。黄花菜（*Hemerocallis citrina* Baroni），又名金针菜、萱草等，为百合科萱草属多年生草本植物萱草的大花蕾或刚开的鲜花，汤敏娜等人采用高效液相色谱-四极杆飞行时间质谱联用法检测了 156 份新鲜黄花菜，均未检出秋水仙碱，证实了黄花菜中不含秋水仙碱，传统认为黄花菜中毒是秋水仙碱引起的结论值得商榷[62]。我们采用超高效液相色谱-三重四极杆质谱联用法验证了黄花菜干品也不含秋水仙碱。

秋水仙碱的治疗剂量与中毒剂量比较接近，超剂量或长期服用可能会引起中毒。引起秋水仙碱食物中毒的原因主要是误食秋水仙或秋水仙属植物。利用秋水仙碱自杀、他杀也偶有发生。

肖章武等回顾性分析了 2014 年 1 月至 2017 年 11 月期间收治的 5 例急性重症秋水仙碱中毒的病例，均为大剂量服毒自杀，其中男性 2 例、女性 3 例，最终死亡 3 例，治愈 2 例[63]。

王琦玮等报道 2004 年某高校发生一起秋水仙碱投毒事件，患者出现头昏、呕吐、腹泻等症状，入院次日实验室检查显示谷草转氨酶（AST）、谷丙转氨酶（ALT）、乳酸脱氢酶（LDH）、碱性磷酸酶（ALP）、脂肪酶（LIP）、总胆汁酸（TBA）、肌酸激酶（CK）、肌酸激酶同工酶（CK-MB）及尿淀粉酶（UAMS）水平均显著升高。入院第 3 天，CT 检查提示胰腺水肿、右下肺实变、双侧胸腔积液；入院第 8 天，腹部 X 线片提示肠梗阻；入院第 12 天开始严重脱发。以上检查结果表明存在多器官功能损害，且特征典型。经治疗后，患者好转出院[64]。

Danel 等报道 1 例 44 岁成年人误食 40 朵秋水仙花，摄入后 2h 出现恶心、呕吐、腹痛，14h 后出现腹泻，采用液相色谱-质谱联用法进行检测，秋水仙碱在血浆中的峰值出现在摄入后 13h，浓度为 4.34 ng/ml，在红细胞中的峰值出现在摄入后 16h，浓度为 5.43 ng/ml[65]。

Dehon 等报道 1 例 42 岁男性成年人服用秋水仙碱药片自杀事例。服用后 24h，血浆中秋水仙碱浓度为 4.5ng/ml。尸体解剖后对器官进行液相色谱法检测，肾脏中秋水仙碱浓度最高为 396ng/g，肝脏为 347ng/g，心脏为 334ng/g，肺（58ng/g）、肌肉（10ng/g）和脑（5ng/g）中秋水仙碱浓度较低 [66]。

Wehner 等报道一对夫妻将秋水仙全株误认为是野蒜，食用后引起中毒死亡的报告，经 LC-MS/MS 检测，丈夫的心血中秋水仙碱的浓度为 36.6ng/ml，股动脉血中为 22.7ng/ml；妻子心血中秋水仙碱的浓度为 98.3ng/ml，股动脉血中为 78.4 ng/ml，尿液中为 783ng/ml[67]。

（二）中毒表现及处置措施

秋水仙碱有剧毒，摄入后 2～5h 出现中毒症状，包括口渴和喉咙有烧灼感、发热、呕吐、腹泻、腹疼和肾衰竭，严重者伴有呼吸衰竭而死亡。临床表现有以下几个方面。①消化道反应：恶心、呕吐、腹泻、腹痛，胃肠反应是严重中毒的前驱症状；②骨髓毒性反应：主要是对骨髓的造血功能有抑制作用，导致白细胞减少、再生障碍性贫血等；③肝脏损害：可引起肝功能异常，严重者可发生黄疸；④肾脏损害：可见少尿、蛋白尿、血尿、酮体尿等；⑤其他副作用：脱发、皮肤过敏、精神抑郁等。但要注意排除急性胃肠炎、细菌性痢疾及原发的血液性疾病等。

中毒时间不久者，应催吐、洗胃、导泻和补液促排泄。对症治疗措施：保护心、肝、肾功能；根据病情必要时给予吸氧、机械通气、升白细胞药物、营养支持，肌群颤动者可缓慢静脉注射 10%葡萄糖酸钙等。严重者可血液透析或腹膜透析。

（三）检测方法

生物样品中秋水仙碱的检测方法早期有液相色谱法[68,69]，随后发展建立了高灵敏度的液相色谱-质谱联用法[70-72]。

Lhermitte 等报道了液相色谱紫外检测法测定人血浆和尿液中秋水仙碱的检测方法，血浆和尿液在碱性条件下用二氯甲烷萃取，萃取液经溶剂转换后，进样 50μl，反相液相色谱分离，UV254nm 下检测，血浆和尿液中秋水仙碱的检出限分别达 5ng/ml 和 0.5ng/ml。由于紫外检测法灵敏度比较低，采用浓缩和大体积进样，方法定性能力较差[68]。

Kovvasu 等建立了 LC-MS/MS 测定人血浆中秋水仙碱的检测方法，200μl 样品加入 25μl 内标物，经等量水稀释，过 Strata X 固相萃取柱（30mg/1ml）净化，液-质联用法测定，同位素内标法定量，方法检出限为 0.04ng/ml[72]。该方法准确、灵敏。

（四）检测实例[72]

目前，实验室主要采用液相色谱质谱联用法进行生物样品中秋水仙碱的检测。本文提供了中毒食物、呕吐物、血浆和尿液中秋水仙碱检测的液相色谱-质谱联用法。

1. 原理

中毒食物和呕吐物用甲醇-水（1∶1，*V*/*V*）溶液超声提取，提取液过 0.2μm 滤膜，滤液直接进样测定；血浆或尿液样品用水液等量稀释，再经 Strata-X 固相萃取柱净化，以甲醇和 5mmol/L 乙酸铵溶液作为流动相进行梯度洗脱，在 UPLC BEH C_{18} 柱上实现分离，正离子 ESI-MS/MS MRM 方式检测，同位素内标法定量。

检出限和定量限：血浆或尿液中秋水仙碱检出限均为 0.1μg/L，定量限均为 0.3μg/L，线性范围为 0.3～20μg/L。

2. 试剂和材料

除非另有说明，所用试剂均为分析纯，水为 GB/T 6682—2008 规定的一级水。

乙腈（液相色谱溶剂级），乙酸铵，固相萃取柱（Strata-X），30mg/ml。秋水仙碱标准物质、秋水仙碱-d_6 同位素内标。标物和内标物溶于乙腈，配成 100μg/ml 标准储备溶液，再稀释成标准工作液（1.0μg/ml）和内标工作液（0.05μg/ml）。

3. 仪器和设备

超高效液相色谱-串联四极杆质谱仪，配有电喷雾离子源。

4. 试样制备与处理

1）可疑食品和呕吐物

称取 1.00g（精确到 0.01g）样品于 50ml 离心管中，加 20ml 甲醇-水（1∶1，*V*/*V*）溶液，均质，超声提取 20min，10 000 r/min 离心 5min，上清液过 0.22μm 滤膜，滤液待测；若浓度太高，稀释后再测定。

2）血浆或尿液样品

取 200μl 血浆或尿液样品置于 Eppendorf 离心管中，加入 25μl 秋水仙碱-d_6（0.05μg/ml）和 250μl 水，涡旋混匀，待净化，Strata-X 固相萃取柱依次用 1ml 甲醇液和 1ml 水活化，以 1.0ml/min 流速上样 500μl 样品处理液，分别再用 1ml 水液淋洗，抽干，0.5ml 80%甲醇洗脱，50℃氮气吹干，溶于 500μl 20%甲醇，过 0.22μm 滤膜，待测。

在 6 只 Eppendorf 离心管中分别加入适量标准溶液，加入 25μl 秋水仙碱-d_6（0.1μg/ml），再加入 20%甲醇至 500μl，使秋水仙碱的浓度分别为 0.3μg/L、0.5μg/L、1.0μg/L、2.0μg/L、5.0μg/L 和 20μg/L，制成溶剂标准曲线。

5. 测定条件

1）色谱条件

Acquity UPLC BEH C_{18} 色谱柱（100mm×2.1mm，1.7μm，Waters 公司），VanGuard BEH C_{18} 保护柱（5mm×2.1mm，1.7μm，Waters 公司）；流动相 A 为甲醇，流动相 B 为 5mmol/L 甲酸铵水溶液；梯度洗脱程序：在 3.00min 内，流动相由 25%A 线性梯度至 78%A，在 0.1min 内快速升至 95%A 并保持 1.90min，流动相在 0.1min 内又回到 25%A，平衡 1.90min；流速：0.3ml/min；柱温：45℃；进样体积：10μl。

2）质谱条件

电喷雾离子源正离子多反应监测（MRM）模式检测。离子化电压（IS）：5000V；离子源温度（TEM）：500℃；气帘气（CUR）压强：40psi；喷雾气（GS1）压强：60psi；辅助加热气压强（GS2）：60psi；碰撞器（CAD）：Medium。其他质谱参数详见表 10-7。

表 10-7 质谱的 MRM 参数

化合物	保留时间/min	监测离子对（*m/z*）	去簇电压/V	碰撞电压/eV
秋水仙碱	2.88	400.2>358.0*	120	30
		400.2>310.0		35
秋水仙碱-d_6	2.88	406.2>362.0*	120	30

*表示定量离子对。

运行开始时，色谱柱流出液经六通切换阀切换至废液中直到 2.40min，质谱开始采集数据直到 3.00min 结束，同时六通切换阀又将柱流出液切换至废液中。

6. 注意事项

如果没有秋水仙碱-d_6 同位素内标，可采用基质标准外标法定量

7. 色谱图

标准溶液的色谱图见图 10-11。

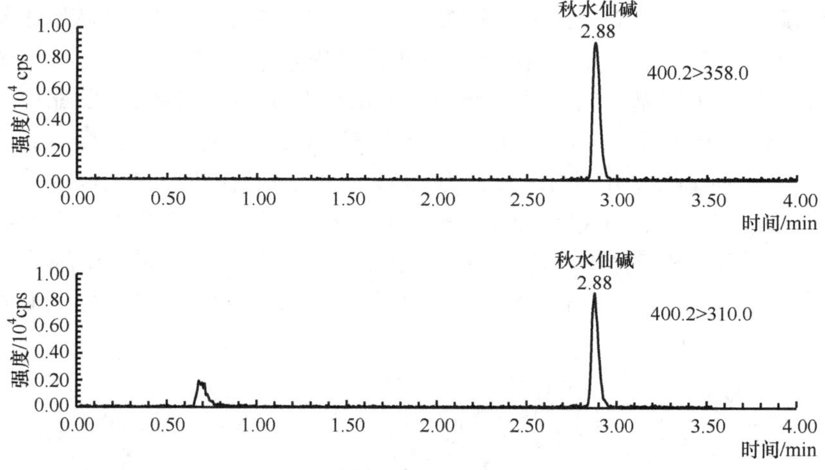

图 10-11 标准溶液（0.1ng/ml）的 MRM 色谱图

五、雷公藤生物碱检测技术

（一）概述

雷公藤是我国重要的传统天然药物资源，为卫矛科雷公藤属藤本植物，在我国共有 3 种，包括：雷公藤（*Tripterygium wilfordii* Hook f.），主产于长江中下游；昆明山海棠（*Tripterygium hypoglaucum* Hutch），其形态与雷公藤相似，主产于长江流域至西南地区；东北雷公藤（*Tripterygium regelii* Sprague et Takeda），主产于我国东北地区[73]。雷公藤被广泛用于治疗类风湿性关节炎等自身免疫性疾病，其见效快，几乎没有可完全替代其作用的其他类似中药，在临床医学中普遍使用及民间偏方自用。虽然雷公藤生物成分在临床上的疗效确切，但其治疗指数较低、毒性大，据 2012 年国家食品药品监督管理局发布

的雷公藤制剂不良反应信息通报，市面上最常用的雷公藤多苷片总不良反应发生率为58.1%，雷公藤是近半个世纪以来引起中毒事件最多的中草药之一[74]。雷公藤的花、果、茎、叶和根均有毒，该植物对人毒性大，有“三片叶（生）致死”的说法，以根皮及嫩芽的毒性最大，故被称为“山砒霜”、“断肠草”。给大鼠腹腔注射雷公藤根皮和根心提取物时，LD_{50}分别为3.92g/（kg·bw）、7.25g/（kg·bw）[75]。经小鼠腹腔和经口给药雷公藤甲素时，LD_{50}分别为0.73mg/（kg·bw）、0.79mg/（kg·bw）[76]；雷公藤红素具有抗癌作用，小鼠的LD_{50}为4.9mg/（kg·bw）[77]。

雷公藤化学成分较为复杂，自1936年雷公藤中第一个组分雷公藤红素（celastrol）被发现以来，至今从中已分离出300多种化合物，其中100多种被证实具有生物活性，这些既是有效成分，又是毒性成分[73,74]。其中，萜内酯是雷公藤的主要毒性成分，主要分为倍半萜类、二萜类、三萜类物质。目前研究较多的成分有二萜类雷公藤甲素、雷公藤内酯酮，三萜类雷公藤内酯甲，以及属于大环内酯类的生物碱雷公藤次碱、雷公藤晋碱等[78]，其分子结构见图10-12。雷公藤甲素（triptolide），又称雷公藤内酯、雷公藤内酯醇，分子式为$C_{20}H_{24}O_6$，相对分子质量为360.4，为具有松香烷结构的二萜类三环氧内酯化合物，是雷公藤毒素中毒性最大的成分。雷公藤内酯酮（triptonide），又名雷藤酮、雷公藤羰内酯，分子式为$C_{20}H_{22}O_6$，相对分子质量为358.39，与雷公藤甲素同属环氧二萜内酯化合物，二者仅一个官能团不同，即雷公藤甲素第14位碳原子连接羟基，而雷公藤内酯酮在该位置为羰基。雷公藤内酯甲（wilforlide A），又称雷公藤酯甲，分子式为$C_{30}H_{46}O_3$，相对分子质量454.68，属于木栓烷型三萜类化合物；雷公藤红素，又名南蛇藤素，分子式为$C_{29}H_{38}O_4$，相对分子质量为450.61，为三萜类物质。雷公藤次碱（wilforine），又称雷公藤定碱，分子式为$C_{43}H_{49}NO_{19}$，相对分子质量883.84；雷公藤晋碱（wilforgine），分子式为$C_{41}H_{47}NO_{19}$，相对分子质量857.81，均属于大环内酯生物碱。雷公藤春碱（wilfortrine）为倍半萜类物质，分子式为$C_{41}H_{47}NO_{20}$，相对分子质量为873.3。除了雷公藤红素为红色

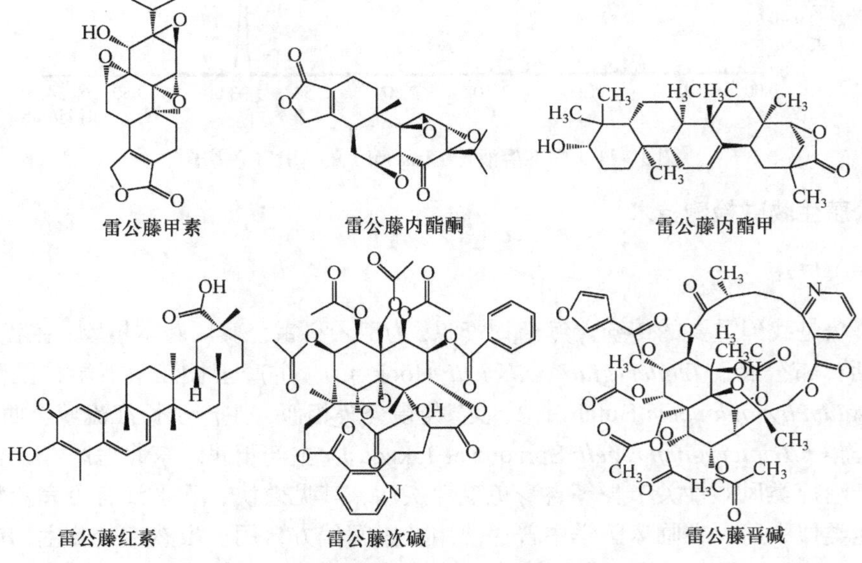

图10-12　雷公藤萜内酯及生物碱的结构图

外，该类物质纯品均为白色针状晶体，性质稳定，极性小，难溶于水，易溶于甲醇、二甲基亚砜、无水乙醇、乙酸乙酯和氯仿等溶剂。

蜂蜜是由蜜蜂的自身分泌物与采集植物花蜜、蜜露或分泌物充分混合后，酿造而成的天然浓稠甜物质，是一种深受大众所喜爱的传统天然保健食品。雷公藤的蜜腺袒露在花盘上，沁蜜较多，蜜蜂一般不采这种花蜜，但遇到大旱之季，其他植物沁蜜减少时，蜜蜂就会采集有毒的雷公藤花蜜或者花粉，带回蜂巢，生产出有毒蜂蜜，轻者蜜蜂自身出现中毒，重者引起食用蜂蜜的人发生中毒。引发中毒的蜂蜜基本都呈褐色或红褐色，口尝有苦涩感。自 1957 年有蜂蜜中毒报道以来，福建、重庆 、广西、广东、云南、贵州、湖北、湖南等诸多省份暴发了蜂蜜中毒事件[79-82]。我国 GB14963—2011《食品安全国家标准 蜂蜜》明确规定蜜蜂采集植物的花蜜、分泌物或蜜露应安全无毒，不得来源于雷公藤等有毒蜜源植物，但并无毒性成分的具体限量指标，也缺乏测定其中所含雷公藤等有关生物毒素的标准化方法。

长期以来全国各地有毒蜂蜜引起的食物中毒事故中，除了少数中毒原因通过孢粉学等得到初步证实外，大部分原因不明或者停留于推测。1972 年福建建宁县首次报道了疑似雷公藤蜂蜜引起的重大食物中毒事件[79]，导致 33 人中毒，其中 5 人死亡；同年，广西龙胜县、湖南黔阳县和城步县也发生了疑似食用雷公藤蜂蜜引起的食物中毒事故。时隔 40 年后的 2014 年 6 月 13 日，在福建建宁县相邻的泰宁县发生了一起食用蜂巢引起的中毒事故[80]，造成 19 位村民中毒，其中 3 人死亡，在蜂巢中观察到了雷公藤和博落回的花粉，并检出雷公藤甲素含量为 18.5μg/kg [83]。2015 年 7 月 31 日，湖北恩施也发生了类似的蜂蜜中毒事故，导致 22 人中毒，其中 4 人死亡，并被认定为由雷公藤毒蜜所引起[82]，在引起中毒的蜂蜜样品中检出雷公藤甲素含量为 60～670μg/kg[84]，来自当地未发生中毒地区的蜂蜜则无此毒素。对采自有毒蜜源植物分布地区和邻近地区的 46 个蜂蜜样品进行测定，雷公藤甲素的检出率为 34.8%（16/46），检出值为 9.05～236μg/kg[85]；采用 HPLC 法测得山海棠蜂蜜样品中雷公藤甲素的含量为 610μg/kg[86]。

（二）中毒表现及预防措施

据临床观察，雷公藤与昆明山海棠引起的中毒症状相似，一般在 2h 后出现，潜伏期为 3～5h，中毒初期主要表现为腹痛、腹泻、恶心、呕吐、头晕、头痛等症状，易引起胃肠道黏膜充血、水肿、出血、坏死、脱落细胞、黏膜下层和肌层中性粒细胞浸润，此时给予保肝、营养心肌、激素治疗等处理能取得一定效果；毒素被吸收后会损伤中枢神经系统，引起视丘、中脑、延脑、小脑及脊髓的严重不良性改变，并损伤肝、心、肾等重要器官，引起出血、坏死，严重者须进行血液透析治疗抢救生命[87,88]。中毒死亡通常在 4 天内发生，大剂量中毒主要因心肌损害导致心跳停止而迅速死亡，小剂量中毒因肾功能衰竭死亡，因此死亡较慢。

目前对蜂蜜中毒尚缺少特效疗法，若处理不慎，患者死亡率亦较高，因此预防毒蜜中毒十分重要。此外，发生蜂蜜中毒事件的地点多属于偏远山区，当地群众食品安全意识薄弱，就医意识不强，医疗救治能力有限，一旦发生蜂蜜中毒后往往会造成比较严重的后果。因此，在蜂蜜中毒多发地区开展广泛的食品安全宣传教育，加强市售散装蜂蜜的监管，特别要强化 6～8 月蜂蜜中毒事件高发期的监管，提高基层医疗机构对食用蜂蜜中毒事件的意识和应急处置能力，是预防蜂蜜中毒事件的有效措施。

（三）检测方法

目前雷公藤毒素的检测方法多为高效液相色谱法及其串联质谱法等仪器方法，检测的样品多为雷公藤药材及中成药，而对于蜂蜜及生物样品中雷公藤毒素的检测方法相对较少。

1. 蜂蜜中雷公藤毒素检测技术研究进展

蜂蜜主要由水和单糖构成，还含有蜜蜂代谢所形成的各类物质，因此其基质也较为复杂。为减少基质对仪器的污染和确保分析结果的可靠，一般需要将样品净化处理后再进样分析，主要的净化方法有乙酸乙酯和石油醚为溶剂的液-液萃取法[86]、固相萃取净化法[83,84,89,90]和离心分散固相萃取为基础的 QuEChERS 法[84,85,91]。液-液萃取法消耗溶剂量大，固相萃取法的基质干扰较小，盐析法消耗试剂虽最少，但 QuEChERS 粉包中加入的 NaCl、$MgSO_4$ 等难挥发性盐可能会污染离子源。

蜂蜜中雷公藤毒素的检测方法有近红外光谱化学法、高效液相色谱-紫外检测法（LC/PDA）和高效液相色谱-质谱联用法（LC/MS/MS）等。闫继红[92]等将近红外光谱化学方法用于蜂蜜中雷公藤生物碱的定性检测。郭艳红等[86]建立了测定昆明山海棠蜂蜜中雷公藤甲素的 HPLC 法，25g 的样品加水提取后，经 40ml 乙酸乙酯、石油醚液-液萃取并浓缩后，经中性氧化铝固相柱净化，浓缩液经 C_{18} 柱分离，以乙腈-水（30∶70，*V/V*）等度洗脱后，在 218nm 下检测。该法所用样品量大、有机溶剂消耗较多、灵敏度不高，适用于雷公藤甲素含量较高的样品。更多研究采用灵敏度高的 LC/MS/MS 法[83-85,89,91]，蜂蜜中雷公藤甲素的检出限为 0.3～2μg/kg；雷公藤红素、雷公藤次碱的定量限为 0.01～0.05μg/kg。王芳[83]建立了同时测定蜂蜜中 3 种萜内酯（雷公藤甲素、雷公藤内酯酮、雷公内酯甲）和 2 种生物碱（雷公藤次碱、雷公藤晋碱）的定量方法，并用于野生蜂蜜的调查研究。用 LC/MS/MS 测定雷公藤毒素时，一般存在基质效应，应采用基质匹配标准曲线。

2. 血液、尿液中雷公藤毒素检测技术研究进展

生物样品中雷公藤有毒成分的提取主要采用固相萃取[84,93]的方法，也有用沉淀蛋白法、液-液萃取法[90,93,94]。薛云云等[92]用乙酸乙酯提取大鼠血浆中的雷公藤红素，Chen 等[96]用乙酸乙酯提取人血中雷公藤甲素，回收率为 81.5%～88.1%。施跃锦等[97]用 Oasis MCX 萃取小柱对尿液中痕量雷公藤春碱进行净化、Cai 等[98]用 MCX 萃取小柱净化人血浆样品来测定雷公藤碱戊。

血液、尿液中雷公藤毒素的检测方法有 HPLC[95]和 LC/MS/MS 法[84,93-100]。薛云云等[96]建立了 HPLC 测定大鼠血浆中雷公藤红素的方法，150μl 血浆经 1.0ml 乙酸乙酯萃取 3 次后浓缩进样，使用 C_{18} 色谱柱分离，用甲醇∶10%乙酸（92∶8，*V/V*）洗脱，紫外检测器波长为 425nm，以大黄素为内标定量，定量限为 0.05μg/ml。Sun 等[100]采用超声辅助离子液体液-液微萃取法建立了雷公藤红素的 HPLC 检测法，检出限为 1.5μg/L。

血、尿等生物样品干扰多，且需要更低的检出限，因此最主要的方法为 LC/MS/MS 法。Chen 等[96]采用 APCI 源，首次建立了人血中雷公藤甲素的检测方法，检测限为 0.5ng/ml。翟金晓和刘伟[94]报道了测定雷公藤甲素、雷公藤内酯甲的方法：取 0.4ml 血液、尿液或 0.4g 肝组织匀浆经 3ml 乙酸乙酯提取后，浓缩液经 Allure PFP Propyl 色谱柱（100mm×2.1mm，5μm）

分离，用甲醇和 20mmol/L 乙酸铵缓冲液的流动相洗脱，用 ESI$^+$离子化，以纳洛酮为内标物，检出限为 2μg/kg。乙酸乙酯的萃取效果优于乙醚的效果，提取时的回收率为 61.1%～103%，基质效应为 76.7%～106%，样品在−20℃下保存 1 个月后毒素仍保持稳定。Wang 等[90]以甲基叔丁基醚为萃取剂，采用 APCI$^+$离子源，以雷公藤红素为内标物，建立了测定血浆中雷公藤内酯甲的方法，并用于药代动力学研究，定量限为 10ng/ml。金米聪等[93]用 APCI 源建立了人全血和尿样中雷公藤红素的测定方法，200μl 全血经 1ml 乙酸乙酯萃取、浓缩后进样；对于尿样，应先用乙酸酸化后再经 HLB 柱净化；待测液以含 0.05%乙酸的 5mmol/L 乙酸铵缓冲溶液：甲醇（25：75，*V/V*）洗脱，以氢化可的松为定量内标，血液、尿液中雷公藤红素的检出限分别为 1.0ng/ml、0.07ng/ml。研究表明，大鼠尾静脉给药后雷公藤红素几乎在 30min 内全部被代谢完，口服给药后在血浆中无法检出。施跃锦等[97,101]建立了尿液和大鼠血浆中痕量雷公藤春碱的测定方法，检出限分别为 0.07μg/L、0.02μg/L。Cai 等[95]用 APCI 离子源建立了测定人血浆中雷公藤碱戊的方法，检出限为 0.5μg/L。王芳[83]建立了同时测定血、尿中 3 种萜内酯（雷公藤甲素、雷公藤内酯酮、雷公内酯甲）和 2 种生物碱（雷公藤次碱、雷公藤晋碱）的定量方法，并用于大鼠毒代谢动力学的研究。

（四）检测实例[83]

目前我国缺乏食品、生物样品中雷公藤毒素检测的标准化方法。根据中毒发生情况，待测样本可能有蜂蜜等疑似中毒食品样品和中毒患者的血、尿等生物样品，蜂蜜中雷公藤毒素多以原型化合物存在，以雷公藤甲素毒性最强，在生物样本中雷公藤毒素在体内消除较快，约 8h 消除完全，且在 0.5～3h 内毒素浓度基本达到最大值，因此根据这些样品的特性，本文采用了两套前处理方法：对于蜂蜜样品，采用中性氧化铝柱净化法；对于血、尿等生物样品，应采用亲水亲脂平衡型柱填料（HLB 柱）净化法，获得的浓缩液采用 UPLC-MS/MS 法检测。

1. 蜂蜜中 5 种雷公藤毒素的检测方法

本方法规定了蜂蜜及其制品中 5 种雷公藤毒素测定的超高效液相色谱-串联质谱法操作步骤，适用于蜂蜜及其制品中雷公藤毒素的定量测定与定性确证。

1）原理

蜂蜜及其制品中的雷公藤毒素经乙酸乙酯提取，用中性氧化铝固相萃取柱净化后，再用高效液相色谱-串联质谱法检测，以氢化可的松为内标，采用标准曲线法定量。雷公藤甲素、雷公藤内酯酮、雷公藤内酯甲的检出限分别为 1.5μg/kg、1.0μg/kg、2.5μg/kg，定量限分别为 5.0μg/kg、3.0μg/kg、7.5μg/kg；雷公藤次碱、雷公藤晋碱的检出限为 0.1μg/kg，定量限为 0.3μg/kg。雷公藤内酯甲的线性范围为 10～300ng/ml，其他 4 种毒素的线性范围为 5～150ng/ml。

2）试剂及材料

除非另有说明，所用试剂均为分析纯，水为 GB/T6682—2008 规定的一级水。

雷公藤甲素（CAS：38748-32-2）、雷公藤内酯酮（CAS：38647-11-9）、雷公藤内酯甲（CAS：84104-71-2）、雷公藤次碱（CAS：34157-83-0）、雷公藤晋碱（CAS：37239-47-7）、氢化可的松（CAS：50-23-7，用作定量内标）纯度均不低于 98%。甲醇、乙酸乙酯（色

谱纯）；中性氧化铝（200 目，即粒径为 74μm）；甲酸（纯度≥98%）。

中性氧化铝固相萃取柱（4g/45ml，福州勤鹏生物科技公司），使用前用 10ml 乙酸乙酯活化。制备含雷公藤甲素、雷公藤内酯酮、雷公藤内酯甲、雷公藤次碱和雷公藤晋碱的混合标准溶液，以氢化可的松作为内标。为降低基质效应影响，制备基质匹配的系列标准溶液。

3）仪器与设备

超高效液相色谱质谱仪、旋转蒸发仪等。

4）试样制备与处理

（1）样品提取

准确称取蜂蜜样品 3.00g 于 50ml 塑料离心管中，精密移取 200μl 500ng/ml 氢化可的松内标溶液，加入 10ml 水和 5ml 乙酸乙酯，涡旋 30s 后，再超声 5min，以 3750r/min 转速离心 5min，上层溶液转移至另一支 50ml 离心管中，用 5ml 乙酸乙酯重复萃取一次，合并两次提取液。

（2）提取液净化

将上述提取液全部转移至预先活化好的中性氧化铝柱中，用 250ml 鸡心瓶收集流出液，并用 5ml 乙酸乙酯洗脱，用该鸡心瓶一并收集洗脱液。

（3）洗脱液浓缩

将合并的流出液和净化液于 40℃减压浓缩至近干，然后加入 2ml 甲醇，并多次洗涤鸡心瓶内壁，涡旋片刻并静置 30s 后，取 1.0ml 溶液过 0.22μm 微孔滤膜，滤液供仪器测定。

5）参考仪器条件

（1）色谱条件

BEH C_8 反相色谱柱（100mm×2.1mm，1.7μm）；柱温：40℃；流动相 A 为含 0.1%甲酸的水溶液，B 为含 0.1%甲酸的甲醇；梯度洗脱条件见表 10-8；进样体积：10μl。

表 10-8　梯度洗脱条件

时间/min	流速/（ml/min）	A/%	B/%
0.0	0.25	70	30
1.0	0.25	30	70
2.0	0.25	30	70
3.0	0.25	5	95
5.0	0.25	5	95
5.5	0.25	70	30
10.0	0.25	70	30

（2）质谱条件

电喷雾离子化源（ESI^+），M+H 正离子模式；喷雾电压（IS）：5500V；雾化气压力（GSI，空气）：3.79Pa；气帘压力（CUR，氮气）：2.07Pa；碰撞气压力（CAD，氮气）：0.55Pa；入口电压（EP）：10V；出口电压（CXP）：5V；离子源温度（TEM）：650℃；多反应监测（MRM）模式，监测离子对及质谱参数见表 10-9。

表 10-9　雷公藤毒素及内标物测定的质谱参数

名称	母离子（m/z）	子离子（m/z）	去簇电压/V	碰撞电压/eV
雷公藤甲素	361.2	145.5*	172	41
		104.8	172	50
雷公藤内酯酮	359.5	143.0*	180	44
		104.9	180	53
		409.5*	220	18
雷公藤内酯甲	455.8	437.3	220	16
		86.1	253	54
雷公藤次碱	868.3	686.3*	268	45
		105	268	76
雷公藤晋碱	858.2	840.5*	250	36
		684.4	250	43
氢化可得松（内标）	363.2	327.2*	140	23
		121.2	140	35

*表示定量离子对。

6）注意事项

（1）受填料规格、装柱工艺等的影响，不同来源的氧化铝固相萃取柱在使用前可能需要测定雷公藤毒素的回收率，必要时调整洗脱溶剂的体积，流速应控制在约 1 滴/s 为宜。

（2）基质效应考察，纯溶剂和蜂蜜基质制作的标准曲线，除雷公藤次碱和雷公藤晋碱二者保持重合外，其他三种毒素均存在显著性差异，因此本研究选择采用基质液制备标准曲线，增加了数据的可靠性。

（3）在测试过程中，如遇到疑似蜂蜜中毒，其中的雷公藤毒素含量可能较高，必要时可将样品用水稀释后再净化。

（4）有结晶析出的蜂蜜，将样品瓶盖拧紧后，置于不超过 60℃的水浴中温热，待样品全部融化后再混匀称样。

（5）对于需要快速应急处置的中毒事故，也可直接将蜂蜜用甲醇稀释后进样，尽快获得初步的结果，但仍然应按照本实例步骤进行样品的预处理，以减少基质抑制效应，避免低浓度样品被误判为未检出毒素。

7）色谱图

以蜂蜜为基质，加标浓度为 50ng/ml 的 5 种雷公藤毒素及内标的色谱图见图 10-13。2017 年 5 月在福建省三明市雷公藤种植基地进行养蜂试验，在人工干预酿制的蜂蜜中检测出雷公藤甲素、雷公藤次碱、雷公藤晋碱，其含量分别为 62.0μg/kg、7.75μg/kg、3.12μg/kg，相关色谱图见图 10-14。

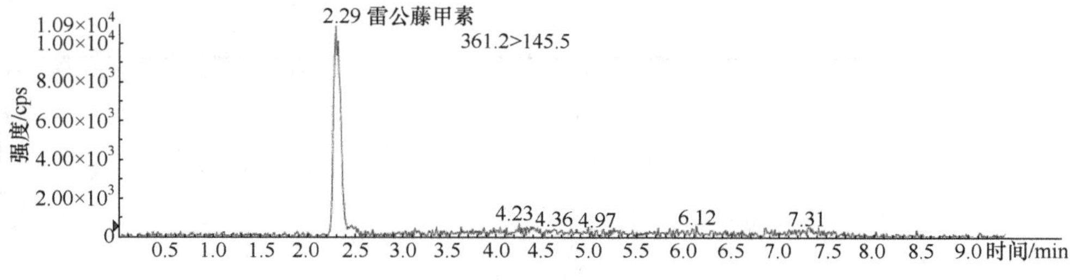

图 10-13　加标蜂蜜样品中 5 种雷公藤毒素及内标（50ng/ml）的色谱图

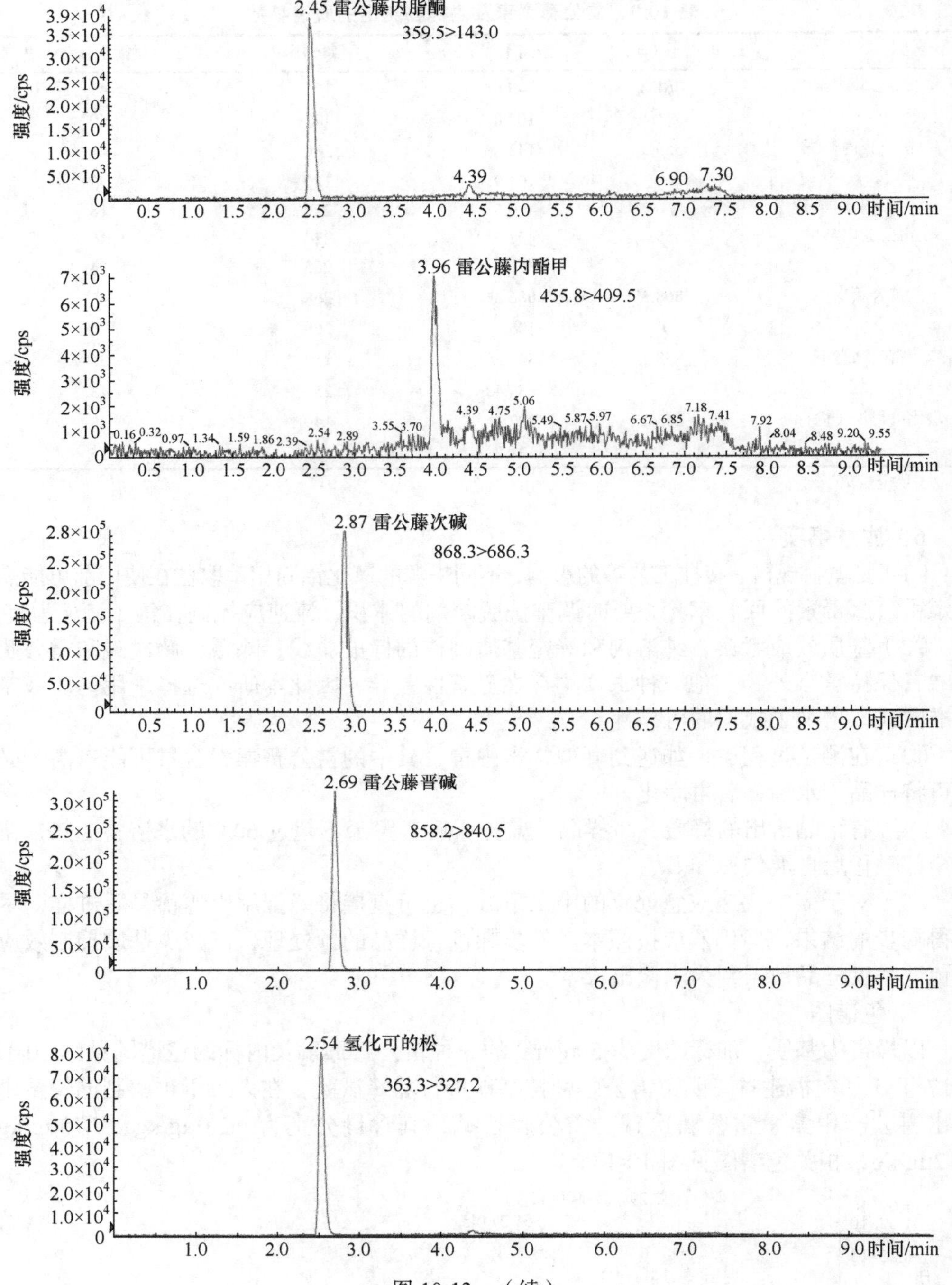
2.45 雷公藤内脂酮
359.5>143.0
3.96 雷公藤内酯甲
455.8>409.5
2.87 雷公藤次碱
868.3>686.3
2.69 雷公藤晋碱
858.2>840.5
2.54 氢化可的松
363.3>327.2
强度/cps
时间/min

图 10-13 （续）

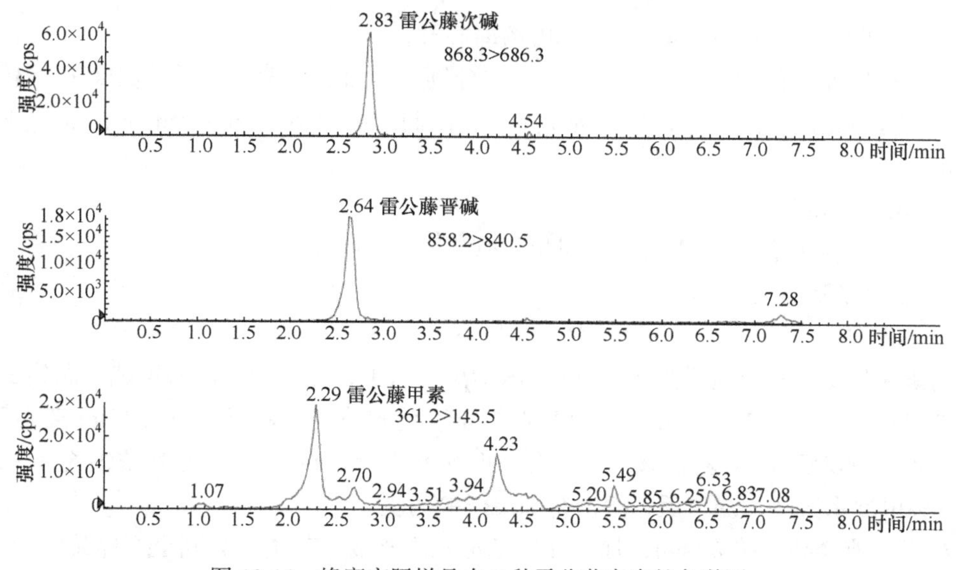

图 10-14　蜂蜜实际样品中 3 种雷公藤毒素的色谱图

2. 生物样本中雷公藤毒素检测实例

国内外未见中毒样品中此类物质的标准化检测方法，为了预防控制雷公藤及有毒蜂蜜引起中毒事故，因此有必要建立此类物质的检测方法。本方法规定了血液、尿液类生物样品中 5 种雷公藤毒素测定的超高效液相色谱-串联质谱法操作步骤，样品提取后经 HLB 柱净化后，UPLC/MS/MS 测定，适用于生物样品中雷公藤毒素的定性确证与定量测定。

1）原理

血液、尿液类生物样品中的雷公藤毒素经乙酸乙酯提取，提取液用亲水亲脂平衡型固相萃取柱（HLB 柱）净化后，超高效液相色谱-串联质谱法检测，外标法定量。不同毒素的检出限和定量限见表 10-10。

表 10-10　5 种雷公藤毒素的检出限和定量限及线性范围

毒素名称	检出限/（μg/L）		定量限/（μg/L）		线性范围/（μg/L）	
	全血	尿液	全血	尿液	全血	尿液
雷公藤甲素	2	8	7	24	20～200	30～200
雷公藤内酯酮	3.5	10	12	30	20～200	30～200
雷公藤内酯甲	6	15	18	45	50～500	75～500
雷公藤次碱	1	3	3	9	20～200	30～200
雷公藤晋碱	1	3	3	9	20～200	30～200

2）试剂与材料

血液、尿液；HLB 固相萃取小柱（100mg/6ml），使用前分别用 3ml 甲醇、3ml 水平衡活化；滴管（1ml 和 5ml）；15ml 聚丙烯离心管。

基质标准曲线的制备：根据待测样品，分别取全血、尿液按照样品前处理步骤制得不含雷公藤毒素的基质溶液，以此为稀释液，配制浓度为 5～150ng/ml 的标准系列，上机测定。

3）仪器与设备

超高效液相色谱-串联质谱仪，固相萃取装置，氮吹仪等。

4）试样的制备与处理

（1）提取

精确移取 200μl 全血样品于 15ml 聚丙烯离心管中，加入 2ml 乙酸乙酯，涡旋 30s 后超声 5min；然后以 3750r/min 的转速离心 5min，将上清液转移至另一支 15ml 离心管中，加入乙酸乙酯对下层重复萃取一次，合并两次萃取液，在 50℃下氮吹浓缩至干；加入 2ml 50%甲醇水溶解，混匀后，溶液待 HLB 柱净化。

对于尿液样品，移取 2ml，加入 4ml 乙酸乙酯萃取，其他步骤同全血样品的操作。

（2）净化

将上述待净化液全部转入活化后 HLB 萃取柱中，待液体不再流后，加入 3ml 30%甲醇水溶液淋洗，弃去淋洗液，再用 3ml 甲醇洗脱，收集洗脱液于 40℃下氮吹至干。准确加入 200μl 甲醇复溶，涡旋混匀，以 10 000r/min 的转速离心 5min，将上清液小心转移至带 200μl 玻璃内衬管的进样瓶中，待 UPLC/MS/MS 测定。

5）参考仪器条件

BEH C_{18} 色谱柱（100mm × 2.1mm，1.7μm）；柱温：40℃；流动相 A 为含 0.1%甲酸的水溶液，B 为含 0.1%甲酸的甲醇；梯度洗脱条件见表 10-8；进样体积：10μl。质谱条件见 P_{352} 的（2）质谱条件。

6）注意事项

（1）本实验的实验对象为生物样本，实验前应做好必要的个人防护，如手套、护目镜等；实验过程中，禁止没有防护直接接触样本，若样本或试剂不慎喷洒到身体上或误吸、误饮，立即用大量清水冲洗，必要时送医就诊。

（2）受填料规格、装柱工艺等的影响，不同来源的 HLB 柱在使用前可能需要测定雷公藤毒素的回收率，必要时调整洗脱溶剂的体积，流速应控制在约 1 滴/s 为宜。

（3）基质效应考察，因纯溶剂与血液、尿液基质制作的标准曲线，除雷公藤次碱和雷公藤晋碱二者保持重合外，其他三种毒素均存在显著性差异，因此本研究建议采用基质液作标准曲线，以增加测定结果的可靠性。

7）色谱图

以净化后的全血、尿液为基质，配制浓度为 50ng/ml 的 5 种雷公藤毒素，其色谱图见图 10-15。

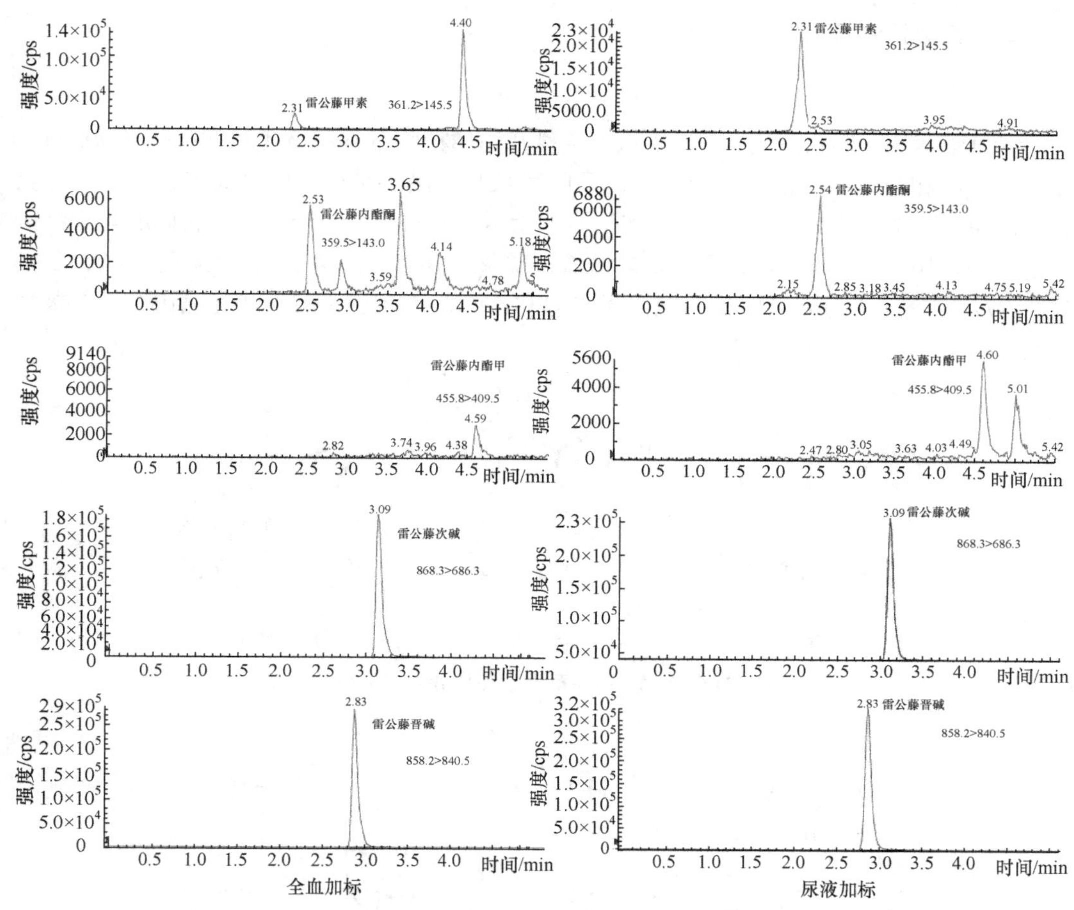

图 10-15　全血和尿液加标样品中 5 种雷公藤毒素（50ng/ml）的色谱图

雷公藤甲素、雷公藤内酯酮、雷公藤内酯甲保留时间分别为 2.30min、2.53min、4.59min

第三节　萜类化合物检测技术

萜类化合物是指由甲戊二羟酸衍生且分子式符合（C_5H_8）$_n$通式的衍生物。自然界存在的萜类化合物都是异戊二烯的聚合物或其衍生物，根据异戊二烯单位的数目，可分为半萜（n=1）、单萜（n=2）、倍半萜（n=3）、二萜（n=4）、二倍半萜（n=5）、三萜（n=6）、四萜（n=8）等。萜类化合物广泛存在于自然界，高等植物、真菌、微生物、昆虫及海洋生物都有萜类成分的存在。萜类化合物是中草药中一类比较重要的化合物，许多这类化合物是中草药中的有效成分，例如，青蒿素为倍半萜内酯，有抗疟原虫作用；穿心莲内酯为二萜类内酯化合物，有清热解毒、消炎止痛作用；人参皂苷为三萜皂苷，有兴奋中枢神经、抗疲劳、改善记忆与学习能力、延缓衰老、抗肿瘤作用。同时，萜类中一些化合物还是重要的天然香料，是化妆品和食品工业不可缺少的原料。有许多萜类化合物生理活性非常强，极易引起中毒，如莽草毒素类、马桑内酯类、葫芦素类、雷公藤内酯类和冬凌草素类等。

一、莽草毒素检测技术

（一）概述

莽草毒素（anisatin）是 1965 年从木兰科八角属植物日本莽草（*Illicium anisatum* L.）种子中提取和分离出的倍半萜内酯，此后陆续从其同属多种植物中分离出倍半萜内酯类成分，如新莽草毒素（neoanisatin）和伪莽草毒素（pseudoanisatin）等，它们的化学结构示于图 10-16，立体结构与河豚毒素相似，见图 10-17。莽草毒素为无色针晶，CAS 5230-87-5，分子式为 $C_{15}H_{20}O_8$，能溶于甲醇和乙醇，易溶于乙酸乙酯和氯仿等中等极性溶剂，不溶于水和石油醚[102]。

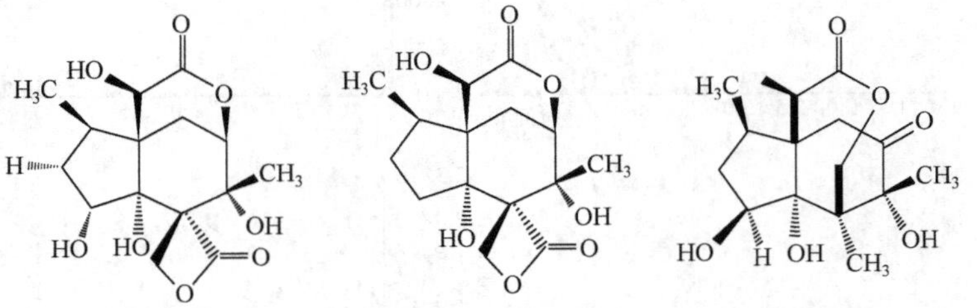

莽草毒素　　新莽草毒素　　伪莽草毒素

图 10-16　莽草毒素、新莽草毒素和伪莽草毒素的化学结构

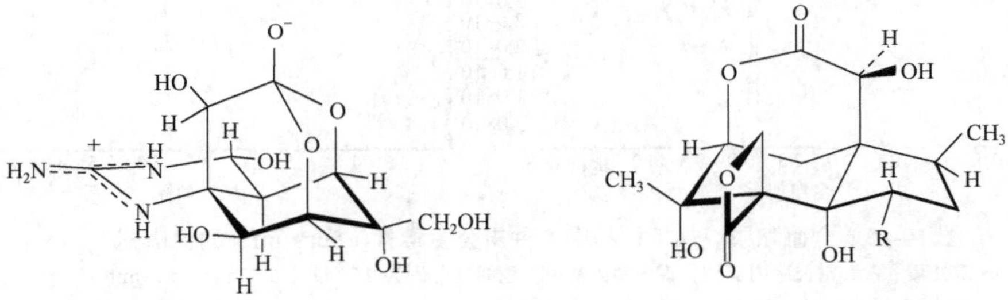

河豚毒素
小鼠腹腔注射LD_{50}：8μg/(kg·bw)

		小鼠腹腔注射LD_{50}
莽草毒素	R=OH	1mg/(kg·bw)
新莽草毒素	R=H	1mg/(kg·bw)

图 10-17　莽草毒素和河豚毒素的立体结构

莽草毒素为γ-氨基丁酸受体非竞争性拮抗剂，小鼠腹腔注射可引起惊厥而死亡，LD_{50} 为 0.76mg/（kg · bw）。莽草毒素中毒会引起消化系统和神经系统的症状，表现为直接刺激消化道黏膜，可兴奋间脑、延髓及神经末梢，作用于呼吸及血管运动中枢，大剂量时对大脑及脊髓的作用是先兴奋、后麻痹[103]。

八角茴香为木兰科八角属植物八角茴香（*Illicium verum*）的果实，属少常用中药，有温阳散寒、逆气止痛的功能，用于寒疝腹痛、肾虚腰痛、胃寒呕吐、脘腹冷痛等病症，民间和食品加工业常用于调味调香。由于同属植物果实的形态相似，八角茴香有许多伪品，如红茴香、多蕊红茴香、莽草、野八角、短柱八角、地枫皮等，有的具有毒性，误用会引起中毒，特别是日本莽草（*Illicium anisatum* L.）毒性较大。八角茴香果实为聚合果，由 8～9 个蓇葖果排成一轮，每个蓇葖果顶端没有钩状尖头，稍尖的呈钝头，但绝没有小弯曲钩，气芳香，味辛、甜；而伪品往往由多于 8～9 个蓇葖果组成，蓇葖果顶端有钩状尖头，有的气味浓烈。八角茴香和红茴香的果实见图 10-18。当八角茴香混入伪品，或伪品研磨成粉状掺入八角茴香粉，食用之后会引起中毒。据研究，八角属植物均含有莽草毒素等倍半萜内酯成分，只是八角茴香中含量比较低，一般情况下不会引起中毒，而有的伪品中含量高，极易引起中毒[104]。

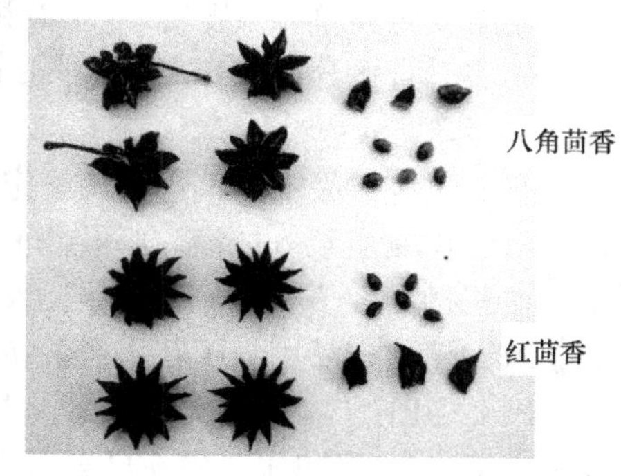

图 10-18　八角茴香和红茴香的形态

国内报道多为误食有毒植物红茴香引起中毒，国外报道多系误食掺有八角茴香伪品的茶引起中毒。有报道，加勒比裔和拉美裔美国人习惯将八角茴香制成茶，用于治疗婴儿腹绞痛，结果在 2 年时间内引起 7 名 2～12 周龄的婴儿中毒，调查发现有的是过量摄入八角茴香，有的是摄入掺有日本莽草的八角茴香，或二者兼而有之[105]。饮用八角茴香茶引起中毒在其他欧美国家也有报道，如 2011 年荷兰有人饮用了混合草药茶引起中毒，调查结果是日本莽草作为八角茴香掺入茶中[106]。

江树弟等报道一起误食山大茴（红茴香）引起 36 例中毒的事件，原因是将山大茴误认为大茴，食用后引起群体中毒，经治疗全部痊愈[107]。

罗土光等对 1994 年 1 月至 2002 年 11 月期间收治的 44 例由红茴香引起的急性中毒病例进行报道，原因是误将红茴香果实粉作为调味香料加入米粉中，患者误食由这种米粉油炸成的糍粑而引起中毒，全部病例 2～5d 治愈[108]。

2010 年 4 月，温州市泰顺县发生一起误饮山木蟹（红茴香植物的根）药酒（民间外用治疗跌打损伤）引起 3 人中毒的事件，本实验室从药酒中检出莽草毒素，其含量为 113mg/L。同时对市售 1 份红茴香、2 份八角茴香和 1 份五香粉进行检测，莽草毒素的含量分别为：645mg/kg、191μg/kg、92μg/kg 和 18μg/kg[109]。

（二）中毒表现及处置措施

一般食用后 30min 至数小时内出现胃肠道和神经系统症状，如恶心、呕吐、腹痛、腹泻、四肢麻木、心律失常、呼吸急促、出汗，严重者四肢抽搐、角弓反张、惊厥等癫痫样症状，呼吸浅表、血压下降、尿少甚至尿闭、昏迷，最终可死于呼吸衰竭。

中毒时间不久者，应催吐、洗胃、补液促排泄；可用高锰酸钾溶液或活性炭混悬液洗胃，50%硫酸镁 50ml 导泻。立即补液，适当利尿加速毒物排泄。应用阿托品抑制腺体分泌和平滑肌过度紧张，阻断迷走神经对心肌的影响及兴奋中枢的作用。发生抽搐、角弓反张、惊厥等中枢神经兴奋症状时，可用镇静剂及抗癫痫药物治疗。呼吸困难时，给予尼可刹米与山梗菜碱，交替使用，吸氧，必要时行人工呼吸。其他症状对症治疗，维持水、电解质及酸碱平衡。必要时，血液灌流清除毒物。

（三）检测方法

为了控制八角茴香品质和鉴别伪品，可采用热解析-气质联用法测定挥发油特征成分[110]，利用荧光显微镜和扫描电镜进行显微结构鉴别[111]，采用 PCR 技术对核酸片段进行分析[112]，使用薄层层析法对植物中黄酮类和酸性成分进行分析，结合液相色谱-串联质谱联用法测定莽草毒素[113]，或用液相色谱-串联质谱联用法测定莽草毒素[114]，最近有报道采用实时直接分析（direct analysis of real time，DART）-高分辨质谱联用快速鉴定药材和茶中莽草毒素[115,116]。

有关生物样品中莽草毒素的测定仅有 1 篇报道，方法采用超高效液相色谱-三重四极杆质谱法检测血浆、尿液、呕吐物和药材等中八角属植物有毒倍半萜内酯标志物莽草毒素。血浆样品经多重机制杂质吸附萃取净化柱净化、尿液样品经硅藻土柱吸附叔丁基甲醚萃取、植物样品用叔丁基甲醚液-液萃取净化，以水和甲醇作为流动相进行梯度洗脱，在 UPLC BEH C_{18} 柱上实现分离，电喷雾负离子多反应监测方式检测。一次进样分析时间为 5min。血浆和尿液中莽草毒素检出限为 0.5μg/L[109]。

（四）检测实例[109]

本文提供了食品、呕吐物、全血和尿液中莽草毒素检测的超高效液相色谱-串联质谱联用的测定方法。

1. 原理

药材和药酒用甲醇提取，用梯度初始流动相稀释；可疑食品、呕吐物用甲醇提取，多重机制杂质吸附萃取净化柱净化；血浆样品经多重机制杂质吸附萃取净化柱净化，尿液样品经硅藻土柱吸附叔丁基甲醚萃取净化，BEH C_{18} 色谱柱分离，以甲醇和水溶液作为流动相进行梯度洗脱，电喷雾负离子多反应监测模式检测，基质工作曲线外标法定量。

方法的检出限和定量限：尿液和全血中莽草毒素检出限均为 0.5μg/L，定量限均为 2μg/L，线性范围为 2～100μg/L。

2. 试剂和材料

除非另有说明，所用试剂均为分析纯，水为 GB/T 6682—2008 规定的一级水。

乙腈、甲醇和叔丁基甲醚（液相色谱溶剂级），Cleanert MAS-B 萃取柱（60mg/ml），Cleanert SLE 萃取柱（200mg/3ml）。

莽草毒素标准物质（市售或自行制备）溶于乙腈，配成 1000μg/ml 标准储备溶液，再稀释成标准工作液（1.0μg/ml）。

莽草毒素制备方法：150g 红茴香的果实经石油醚脱脂、甲醇提取，提取物浓缩除去甲醇，残渣溶于水再用乙酸乙酯萃取，萃取物经硅胶柱多次层析，氯仿-甲醇（97∶3，V/V）流脱，得无色针晶（30mg）。ESI-质谱图见图 10-19。^{1}HNMR 谱（CD_3OD，500MHz）δ：0.998（1H，d，J=7.5Hz，15-H），1.503（1H，s，12-H），1.72～1.97（2H，m，2α，2β-H），2.479（1H，dd，J=3.5/14.5Hz，8α-H），2.494（1H，m，1-H），4.031（1H，d，J=6.5Hz，14α-H），4.188（1H，s，10-H），4.217（1H，dd，J=3.5/2.0Hz，7-H），4.472（1H，d，J=6.5Hz，14β-H），4.85（1H，dd，J=9.6/4.8Hz，3β-H）；^{13}CNMR 谱（CD_3OD，125MHz）δ：13.56，21.77（q，15-C，12-C），27.93，41.93，65.65（t，8-C，2-C，14-C），38.12，70.62，71.99，82.53（d，1-C，10-C，3-C，7-C），51.19，65.54，75.41，82.53，85.71，169.55，176.05（s，9-C，5-C，6-C，7-C，4-C，13-C，11-C）。

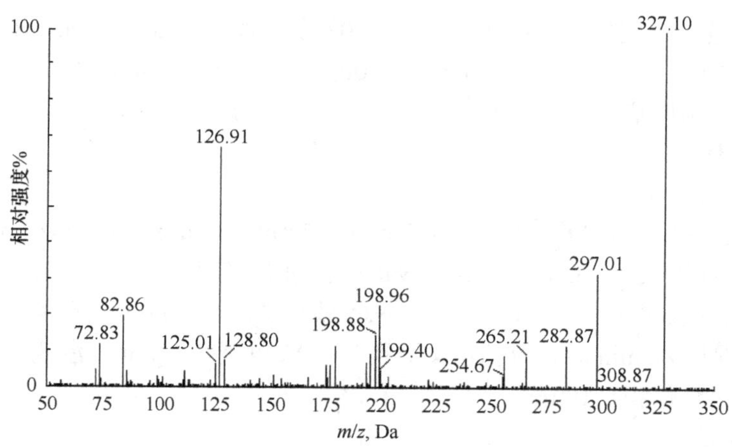

图 10-19　莽草毒素的子离子扫描图谱

3. 仪器和设备

超高效液相色谱-串联四极杆质谱仪，配有电喷雾离子源。

4. 试样制备与处理

1）伪品药材和药酒

称取 1.00g 已粉碎均质的药材样品于 50ml 具塞离心管中，加入 10ml 甲醇，用 IKA 均质机均质 1min，超声提取 30min，10 000r/min 离心 5min，取 100μl 上清液用 10%甲醇水液定容至 10ml，过 0.20μm 滤膜，稀释至合适浓度，待测。

吸取 1.00ml 药酒用 10%甲醇水液稀释至 10.0ml，过 0.20μm 滤膜，用 10%甲醇水液稀释至合适浓度，待测。

2）可疑食品和呕吐物

称取 1.00g 均匀样品于 50ml 具塞离心管中，加入 10ml 甲醇，超声提取 10min，10 000r/min 离心 5min，吸取 2.0ml 上清液于 50℃氮气吹干，加入 200μl 水溶解残渣（必要时用 1ml 正己烷脱酯 1 次），吸取 100μl 处理液加至 MAS-B 柱中，按全血样品处理方法操作。

3）全血样品

选用口径合适的试管，将 Cleanert MAS-B 柱架在试管中，先用 1ml 乙腈活化柱子，吸取 200μl 血浆加至 MAS-B 柱中，快速加入 800μl 乙腈-甲醇混合液（9∶1，*V*/*V*），将架有 MAS-B 柱的试管涡旋 15s，静置 3min 以上，置于离心机中 1500r/min 离心 5min，溶剂从 MAS-B 柱内流出收集于试管中，50℃氮气吹干，加入 100μl 10%甲醇水液，涡旋 15s，过 0.20μm 滤膜，转移至微量进样瓶中，待测。

在 6 只 MAS-B 柱中各加入 100μl 空白血浆，再分别加入适量标准溶液，使莽草毒素的浓度分别为 2.0μg/L、5.0μg/L、10μg/L、20μg/L、50μg/L、100μg/L，涡旋 15s，放置 30min 后与样品一起处理，制作基质标准工作曲线。

4）尿液样品

吸取 200μl 尿液加至 Cleanert SLE 柱中，静置 5min 以上，将 2.1ml 叔丁基甲醚分 3 次加入，在重力作用下进行洗脱，洗脱液 50℃氮气吹干，加入 100μl 10%甲醇水液复溶，过 0.20μm 滤膜，转移至微量进样瓶中，待测。

在 6 只试管中分别加入适量标准溶液，50℃氮气吹干，加入 1.0ml 尿液使莽草毒素的浓度分别为 2.0μg/L、5.0μg/L、10μg/L、20μg/L、50μg/L、100μg/L，放置 30min 后与样品一起处理，制作基质标准工作曲线。

5. 测定条件

1）色谱条件

ACQUITY UPLC BEH C_{18} 色谱柱（50mm×2.1mm，1.7μm，Waters 公司），VanGuard BEH C_{18} 保护柱（5mm×2.1mm，1.7μm，Waters 公司）；流动相 A 为甲醇，流动相 B 为水；梯度洗脱程序：在 3.0min 内，流动相由 10%A 线性梯度至 40%A，然后在 0.1min 内快速升至 95%A，保持 0.9min 后，流动相又回到 10%A，并平衡 1min；流速：0.300ml/min；柱温：45℃；进样体积：10μl。

2）质谱条件

电喷雾离子源负离子多反应监测（MRM）模式。ESI 毛细管电压：−2.7kV；离子源温度：120℃；锥孔反吹气流量：50L/h；脱溶剂温度：380℃；脱溶剂气流量：500L/h；碰撞室氩气压力：0.352Pa；锥孔电压：28V；母离子为 326.9*m/z*；子离子分别为 296.9（定性离子）和 126.8（定量离子），其碰撞电压分别为 12eV 和 14eV。

运行开始时，色谱柱流出液经六通切换阀切换至废液中直到 1.80min，质谱开始采集数据直到 2.7min 结束，同时六通切换阀又将柱流出液切换至废液中。

6. 注意事项

（1）电喷雾负离子模式下测定，甲醇水系统作为流动相灵敏度最高。

（2）采用本法样品前处理后，血浆和尿液样品存在着基质增强效应，约增强了 20%。

7. 色谱图

尿液加标样品色谱图见图 10-20。

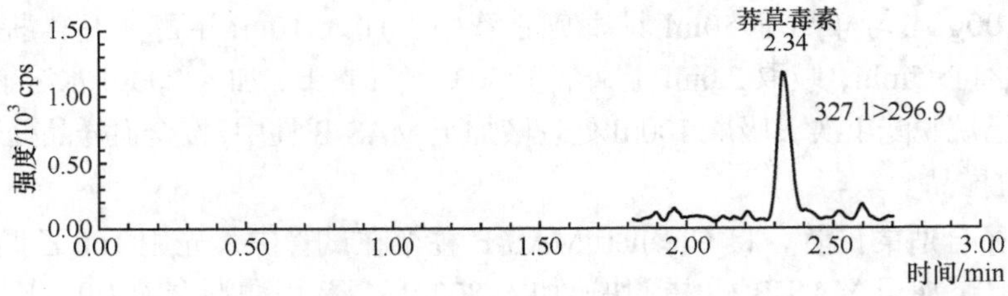

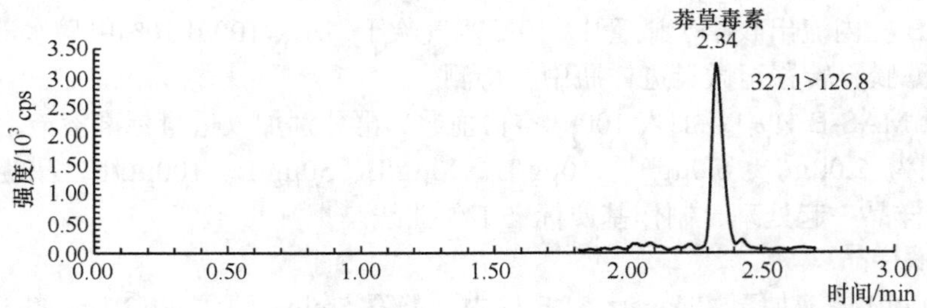

图 10-20　尿液加标样品（2ng/ml）的 MRM 色谱图

二、马桑内酯类检测技术

（一）概述

马桑内酯类（coriaria lactones）主要有马桑内酯（马桑毒素，coriamyrtin）、羟基马桑内酯（吐丁内酯，tutin）、马桑亭（coriatin）、马桑宁（corianin）等，是从马桑科马桑属植物中提取分离的倍半萜内酯类化合物，为马桑的毒性成分，化学结构见图 10-21，均为无色结晶，可溶于水、甲醇、乙醇，易溶于乙酸乙酯、叔丁基甲醚、氯仿、乙醚等。马桑内酯和羟基马桑内酯等为 γ-氨基丁酸（GABA）受体拮抗剂，小鼠皮下注射马桑根煎剂、叶煎剂、茎煎剂的半数致死量（LD_{50}）分别为 25g/（kg · bw）、9.75g/（kg · bw）和 20 g/（kg · bw）。羟基马桑内酯的 LD_{50} 为 3.2 mg/（kg · bw），小鼠肌内注射马桑内酯的 LD_{50} 为 1.75 mg/（kg · bw）。小鼠肌内注射马桑内酯致惊厥的半数有效量（ED_{50}）为 0.36 mg/（kg · bw）。马桑内酯类化合物对精神分裂症疗效显著，尤其是羟基马桑毒素疗效最好。马桑内酯类又有致癫痫作用，能够刺激延脑，兴奋呼吸中枢、血管运动中枢及迷走神经中枢，增强脊髓反射，产生惊厥[117]。

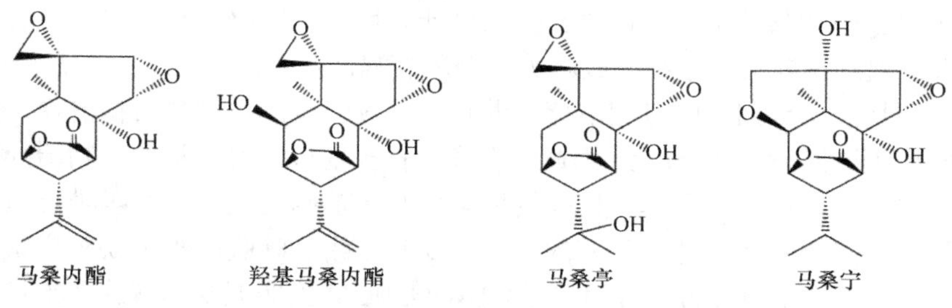

图 10-21　马桑内酯、羟基马桑内酯、马桑亭和马桑宁的化学结构

马桑（*Coriaria sinica* Maxim）是马桑科马桑属灌木植物，主要分布于我国西北、西南等地，全株有毒，尤以未成熟的果实毒性最大。马桑果为豌豆大小，未成熟时为绿色，成熟时由鲜红色渐变为紫黑色，外形酷似桑葚，味微甜，常被儿童采食引起中毒，人误食马桑青果 15～60g 即可中毒。同时，马桑属植物又是新西兰广泛分布的有毒原生植物，若蜜蜂采集到以马桑汁液为生的澳洲广翅蜡蝉（*Scolypopa australis*）所分泌的蜜露，则蜂蜜可能有毒，人食用这种蜂蜜就有可能引起中毒。马桑中毒潜伏期为 0.5～3h，轻者会有恶心、呕吐、胸闷、腹部不适、头昏和嗜睡等症状，可自行恢复；重者则反复呕吐、头晕、心悸、全身发麻、突然昏迷而进入抽搐期，严重者呼吸衰竭、心跳骤停而死亡。误食马桑后其毒素很快由小肠吸收到达肝脏，并循环至全身。吸收后的毒素小部分由肾脏排出，大部分在体内较快代谢分解[118,119]。

国内马桑果中毒报道较多，多为儿童误食所致。新西兰报道含有羟基马桑内酯的毒蜂蜜引起中毒，澳新食品标准局（FSANZ）于 2014 年 11 月 4 日发布标准通知公告 23-14，提出了羟基马桑内酯在所有蜂蜜中的最大限量值为 0.7mg/kg。

王会礼报道了 2011 年 2 月至 2014 年 2 月云南省绥江县某医院收治的 60 例马桑果中毒患者抢救情况，其中男 35 例、女 25 例，年龄 3～10 岁，平均年龄 5 岁，经治疗后所有患儿均成功治愈，住院时间为 1～4d，平均住院时间为 2.5d。出院后，患儿均未出现后遗症[120]。

刘绘清报道了 1994 年 1 月至 2001 年 1 月期间四川绵阳地区收治抢救的 40g 及以下的马桑果中毒患者 62 例，其中男 45 例、女 17 例；年龄 5～24 岁，其中 5～14 岁的 50 例，15 岁以上的 12 例；误食马桑果量 40g 及以下的 20 例，50～80g 的 30 例，80～200g 的 12 例，治愈 54 例，死亡 8 例，死亡原因为就诊时间较晚（1～3d），就诊时出现持续抽搐 0.5～1h/次，深度昏迷、发热，心率高达 160 次/min，抢救 6～12h 后因呼吸心搏停止死亡[121]。

2008 年 3 月新西兰发生一起食用蜂蜜引起的中毒，共有 22 人发病，调查结果显示该蜂蜜被有毒植物污染，采用 LC-MS/MS 法检测 13 份蜂蜜样品，有 10 份检出羟基马桑内酯和其代谢产物羟基吐丁（hydroxytutin），仅 1 份检出 hyenanchin[122]。

（二）中毒表现及处置措施

临床表现恶心、呕吐、头昏、乏力、出汗、流涎、反复抽搐、昏迷、呼吸加快、心率紊乱等中毒症状，并可引起肝损伤、肾损伤、心肌损伤、细胞凋亡及细胞毒作用。其病理变化主要是脑和肺的水肿，神经系统的变性和坏死，肝严重水样变性，心肌间质充血和水肿及心肌纤维断裂，最终导致呼吸、循环衰竭而死亡。

中毒后无特效解毒剂，应对症治疗。催吐、洗胃、导泻，加快毒物清除，尤其是在口服后 8 h 内要催吐、洗胃和导泻，因此应在发生抽搐前或通过积极的药物治疗使抽搐停止时再行洗胃。选用地西泮和苯巴比妥抗惊厥可有效控制抽搐，禁用吗啡类镇痛药物、尼可刹米等中枢兴奋剂及其他含乙醇的药物。如有紫绀、呼吸困难等缺氧症状时，应及时给予吸氧。对于心率减慢者，可用阿托品阻断心脏 M 型胆碱受体解除迷走神经对心脏的抑制。必要时血液灌流联合血液透析，快速清除毒物。

（三）检测方法

有关马桑内酯类的检测方法报道较少，早期报道的薄层层析扫描法主要适用于生药及注射液中有效成分的测定[123]，最近殷耀等采用超高效液相色谱-高分辨质谱联用法在电喷雾电离（ESI）负离子模式下测定蜂蜜中的马桑亭、马桑宁和羟基马桑内酯，检出限为 0.05mg/kg，定量限为 0.1mg/kg[124]。Fields 等采用丙酮-水溶液提取、二氯甲烷-正已烷萃取、硅胶固相萃取柱净化，通过超高效液相色谱-三重四极杆质谱联用法在大气压化学电离（APCI）正离子模式下测定人血清中羟基马桑内酯，采用大体积进样（100μl），检出限达 0.1ng/ml[125]。由于马桑内酯没有商品化的标准物质，虽然羟基马桑内酯的灵敏度比较低，可应用于马桑果和蜂蜜样品的测定，但并不适合于生物样品的测定。对于马桑果中毒，可选用马桑亭和马桑宁作为马桑中毒的标志物，采用固相支持液-液萃取法提取和净化样品，超高效反相液相色谱分离，三重四极杆质谱法检测，氟苯尼考内标法定量，方法快速、灵敏、准确[126]。

（四）检测实例[126]

本文提供了马桑果和蜂蜜中羟基马桑内酯、马桑亭和马桑宁的超高效液相色谱-串联质谱的测定方法。

1. 原理

马桑果和蜂蜜用甲醇提取，经固相支持液-液萃取法提取净化后，电喷雾负离子多反应监测方式检测；呕吐物、尿液和血浆中待测物经固相支持液-液萃取法净化，Cortecs C_{18} 色谱柱分离，以甲醇和水溶液作为流动相进行梯度洗脱，电喷雾负离子多反应监测方式检测，基质工作曲线内标法定量。

方法的检出限和定量限：马桑果和蜂蜜中羟基马桑内酯、马桑亭和马桑宁的检出限分别为 0.03mg/kg、0.0001mg/kg 和 0.0003mg/kg，定量限分别为 0.1mg/kg、0.0003mg/kg 和 0.001mg/kg；呕吐物、尿液和全血中马桑亭和马桑宁检出限分别为 0.03μg/L 和 0.3μg/L，定量限分别为 0.1μg/L 和 1μg/L；马桑亭和马桑宁的线性范围分别为 0.1～10μg/L、1～100μg/L。

2. 试剂和材料

除非另有说明，所用试剂均为分析纯，水为 GB/T 6682—2008 规定的一级水。

乙腈、叔丁基甲醚、甲醇（液相色谱溶剂级）；Cleanert SLE 萃取柱（200mg/3ml）；羟基马桑内酯、马桑亭和马桑宁标准物质；氟苯尼考内标物。标准物质和内标物溶于乙腈，配成 100μg/ml 标准储备溶液，再稀释成混合标准工作液（1.0μg/ml）和氟苯尼考内标工作液（1.0μg/ml）。

3. 仪器和设备

超高效液相色谱-串联四极杆质谱仪，配有电喷雾离子源。

4. 试样制备与处理

1）蜂蜜

称取 1.00g 样品加入 10μl 1.0μg/ml 氟苯尼考内标标准溶液和 2ml 1%（*V*/*V*）氨水溶液，混匀，用各 4.0ml 叔丁基甲醚萃取 2 次，合并萃取液 50℃氮气吹干，溶于 1.0ml 15%（*V*/*V*）甲醇水溶液，涡旋 15s，过 0.22μm 滤膜，待测。高浓度稀释后再测。

溶剂标准配制：使羟基马桑内酯的浓度分别为 30μg/L、50μg/L、100μg/L、150μg/L、200μg/L、400μg/L，马桑亭的浓度分别为 0.1μg/L、0.2μg/L、0.5μg/L、1.0μg/L、5.0μg/L、10.0μg/L，马桑宁的浓度分别为 1μg/L、2μg/L、5μg/L、10μg/L、50μg/L、100μg/L（各含有 1.0μg/L 氟苯尼考标准溶液）。

2）马桑果

称取 1.00g 样品加入 10μl 1.0μg/ml 氟苯尼考内标标准溶液和 10ml 甲醇，均质 30s，超声提取 10min，10 000r/min 离心 5min，吸取上清液，50℃氮气吹干，溶于 1.0ml 1%（*V*/*V*）氨水溶液，吸取 200μl 上述试液加至 Cleanert SLE 固相支持液-液萃取柱中，待试液进入填料后静置 5min 以上，用 4.0ml 叔丁基甲醚洗脱（流速 1～2ml/min），收集洗脱液于 50℃氮气吹干，加入 200μl15%（*V*/*V*）甲醇水溶液，涡旋 15s，过 0.22μm 滤膜，待测。高浓度稀释后再测，溶剂标准定量。

3）呕吐物（洗胃液）、血浆和尿液

吸取 1.00ml 呕吐物（洗胃液）或血浆或尿液于 2ml 的 Eppendroff 管中，加入 10μl 1.0μg/ml 氟苯尼考内标标准溶液和 200μl 1%（*V*/*V*）氨水溶液，混匀，按 2）马桑果进行前处理，待测。高浓度稀释后再测。

分别在 6 份空白血浆样品和 6 份空白尿液样品中加入适量马桑亭和马桑宁混合标准溶液使马桑亭的浓度分别为 0.1μg/L、0.2μg/L、0.5μg/L、1.0μg/L、5.0μg/L、10.0μg/L，马桑宁的浓度分别为 1μg/L、2μg/L、5μg/L、10μg/L、50μg/L、100μg/L（各含有 1.0μg/L 氟苯尼考标准溶液），与样品一同处理，待测。

5. 测定条件

1）色谱条件

分析柱为 Cortecs C_{18} 色谱柱和 Cortecs C_{18} 保护柱；流动相：A 为甲醇，B 为水；梯度洗脱程序：0～3.50min，15%～54%A；3.50～3.60min，54%～95%A；3.60～5.50min，95%A；5.50～5.60min，95%～15%A；5.60～7.50min，15%A；流速：0.250ml/min；柱温 45℃；进样体积 10μl；乙腈作为清洗溶剂，15%（*V*/*V*）甲醇作为消除溶剂。

2）质谱条件

电喷雾离子源负离子多反应监测（MRM）模式检测。离子化电压（IS）：−4500V；离子源温度（TEM）：350℃；气帘气（CUR）压强：277kPa（40psi）；喷雾气（GS1）压强：345kPa（50psi）；辅助加热气压强（GS2）：345kPa（50 psi）；碰撞器（CAD）：Medium。其他参数见表 10-11。

运行开始时，色谱柱流出液经六通切换阀切换至废液，2.40min 切换到质谱离子源直到 3.10min，又将柱流出液切换至废液中。

表 10-11　三种待测物的质谱参数

化合物	母离子（*m/z*）	子离子（*m/z*）	去簇电压/V	碰撞电压/eV
马桑亭	295.1	201.0*	−100	−17
		219.0	−100	−14
马桑宁	293.1	160.9*	−40	−29
		205.0	−40	−16
羟基马桑内酯	293.1	153.0*	−40	−13
		109.0	−40	−26
氟苯尼考	356.1	185.0*	−90	−25

*表示定量离子。

6. 注意事项

（1）采用本法样品前处理后，血浆中马桑亭和马桑宁的平均基质效应分别为 98.6%和 84.6%，尿液中平均基质效应分别为 78.1%和 76.4%，显示有一定的基质效应；血浆中马桑亭和马桑宁的平均提取回收率分别为 71.2%和 73.7%，尿液中分别为 68.7%和 78.0%。应采用基质工作曲线法进行定量，期望能够补偿马桑亭和马桑宁在样品处理时的损失和基质抑制效应。

（2）若无那可丁标准品，也可采用基质标准外标法定量。

7. 色谱图

血浆样品中马桑亭和马桑宁色谱图见图 10-22。

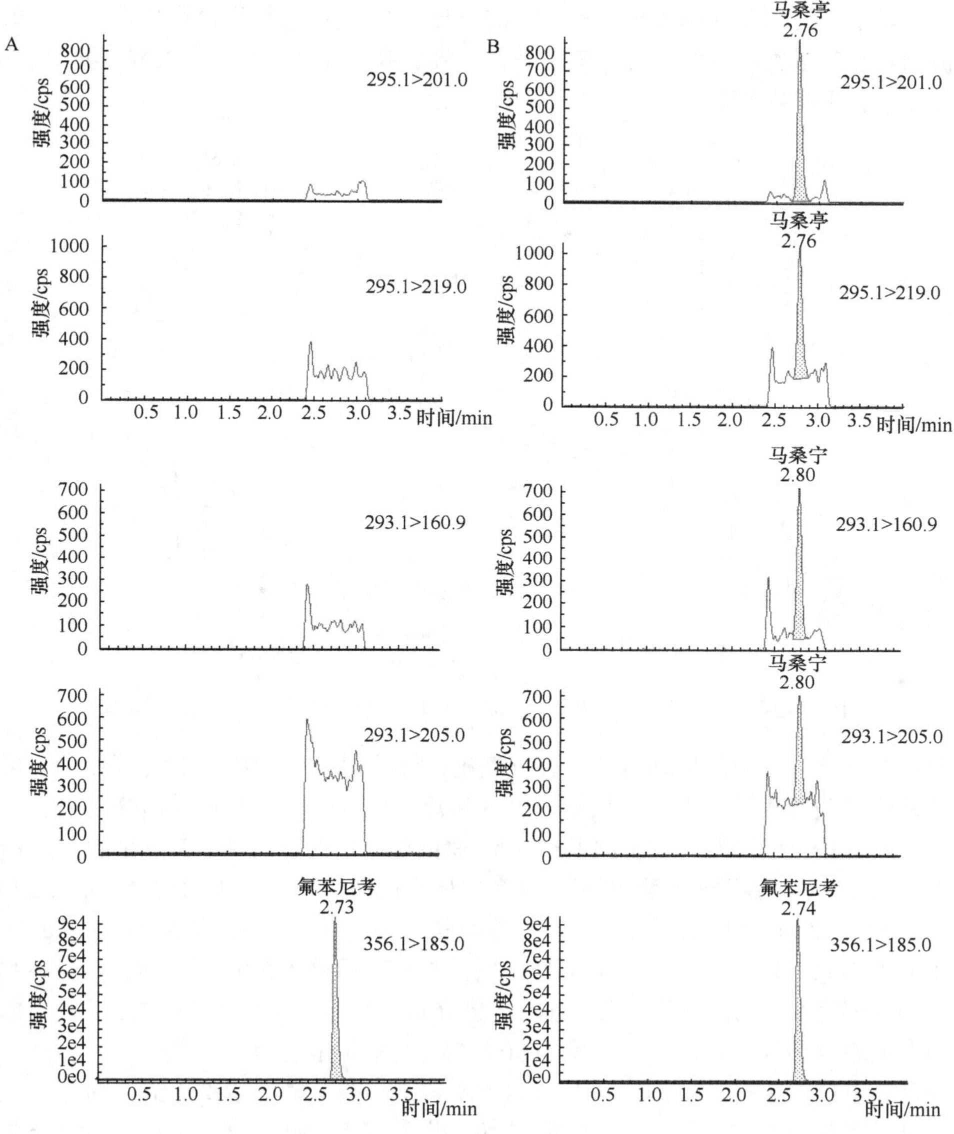

图 10-22　血浆样品中马桑亭和马桑宁 UPLC-MS/MS 色谱图

A. 空白血浆；B. 加标血浆（马桑亭 0.03μg/L，马桑宁 0.3μg/L）

三、葫芦素类检测技术

（一）概况

葫芦素类（cucurbitacins）属四环三萜类化合物，有葫芦素 B、葫芦素 E 和葫芦素 I 等，化学结构见图 10-23，主要分布于葫芦科南瓜属植物中，在十字花科、玄参科、秋海棠科、杜英科、四数木科等高等植物和一些大型真菌中也有发现。目前，已有 40 多个葫芦素成分及 200 种以上衍生物被分离出来，根据其结构特点划分为 12 类，其中葫芦素 B、葫芦素 E 是最广泛用于体内外抗肿瘤研究的成分[127]。葫芦素类化合物味苦，在植物化学中曾被归入苦味素类。它们均为无色结晶，不溶于水，可溶于甲醇和乙醇，易溶于氯仿、乙酸乙酯、叔丁基甲醚等。

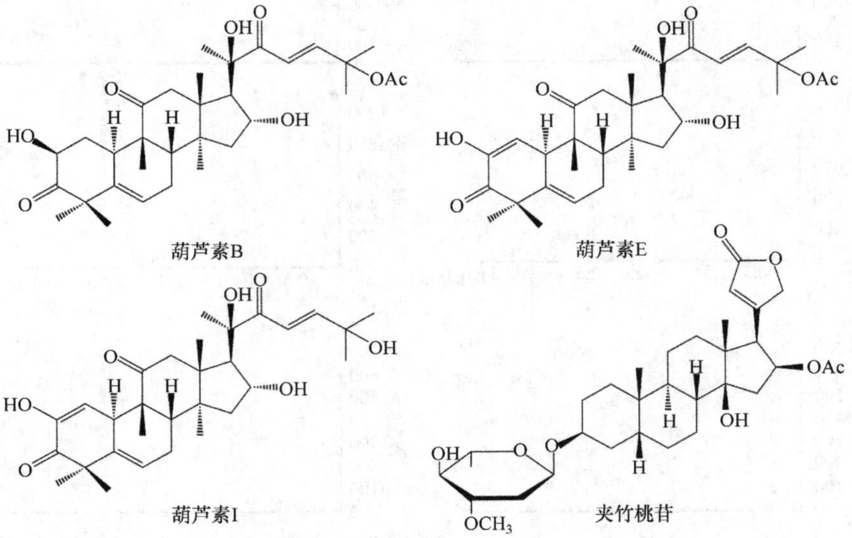

葫芦素B

葫芦素E

葫芦素I

夹竹桃苷

图 10-23 葫芦素 B、葫芦素 E、葫芦素 I 和内标物夹竹桃苷的化学结构

葫芦素类具有一定的生理活性，有抗氧化、抗肿瘤、抗 HIV、护肝等作用，目前已有葫芦素片和葫芦素胶囊上市，用于肝炎的治疗及原发性肝癌的辅助治疗，但有一定的毒性。葫芦素 E 可以抑制丝切蛋白（cofilin）磷酸化，丝切蛋白是一类分解肌动蛋白丝的肌动蛋白结合蛋白，显示细胞毒性[128]。葫芦素 B 小鼠灌胃 LD_{50} 为（14±3.0）mg/（kg · bw）；皮下给药为（1.0±0.07）mg/（kg · bw）；葫芦素 E 小鼠灌胃 LD_{50} 为 340mg/（kg · bw），腹腔注射为 2mg/（kg · bw）。^{3}H-葫芦素 B 灌胃 15min 后进入血液，4h 达到峰值，此时血浆蛋白结合率为 88.7%，在肝、胆、胃内优势分布，在肺中含量高且持久，24h 内尿液和粪便中未见原型药物，胆汁含给药量的 30.62%，并有肝肠循环[129,130]。

葫芦科有许多中药，如甜瓜蒂、雪胆、木鳖子、南瓜蒂、栝楼、天花粉等。人们喜爱的瓜果类蔬菜，如葫芦瓜、瓠瓜、丝瓜、南瓜、甜瓜、黄瓜、西瓜、香瓜、小胡瓜（zucchini）、冬南瓜（winter squash）等都属于葫芦科南瓜属植物的果实。中药材中葫芦素类含量较高，总葫芦素（以葫芦素 B 计）在 0.41%～3.92%范围内，其中葫芦素 B 为 0.04%～0.82%，葫芦素 E 为 0.03%～0.39%[131]；而正常瓜果类蔬菜味甜，不含葫芦素类成分，可正常食用，但有的瓜果有苦味，外形与正常瓜果无区别，只有在食用时才发现，这种苦味的瓜果含有葫芦素类成分，食用后会引起中毒。至于瓜果为什么会变苦，目前还没有公认的结论，猜测原因有以下几个：①种子遗传原因，也就是种子携带有苦味基因；②品种间杂交引起基因变异；③与地理环境及气侯条件有关，苦味瓜果多生长在通风状况不佳、阳光不够充足的地方，以及天气异常炎热的季节；④在结瓜过程中，瓜藤被踩踏或由于其他原因，结出的瓜果就会发苦[132]。最近有研究表明远古时代野生的南瓜属植物大小只有现在的 1/5，而且外壳坚硬，味苦涩，后来经过长期的进化、驯化和培育变成软壳甜味的瓜果，这些瓜果可能还含有苦味基因，在一定的条件下表达而呈苦味[133]。

我国报道苦葫芦瓜（瓠瓜，*Lagenaria siceraria*）和苦丝瓜（*Luffa cylindrica*）引起中毒的案例较多，法国则报道苦笋瓜（squash）引起中毒的案例较多。

崔鹏等报道一起农村敬老院食用苦葫芦瓜引起食物中毒的案例，共有 38 人发病，经对症治疗后，痊愈出院[134]。

王亚龙等报道了某小学发生的一起苦瓠子和苦葫芦引起的食物中毒事件：学校教师聚餐吃水饺，水饺所用原料为面粉、猪肉、瓠子、葫芦等。就餐时发现水饺味苦，有教师以为是苦瓜馅没在意，结果 8 位老师中有 7 位中毒，经调查，葫芦、瓠子均有很重的苦味，从而确定为这次中毒的原因[135]。

普学骞等报道一起苦葫芦中毒致多器官功能衰竭死亡的案例：1 位男性成年人因便秘服用苦葫芦汤 250ml，服后约 30min，出现恶心、呕吐症状，呕血少许，排鲜血便 2 次，全身出汗，四肢湿冷，烦躁不安，并出现意识恍惚，输液治疗无效，病情加重，出现无尿、呼吸急促、全身紫绀，意识不清，口唇及皮肤发绀，四肢厥冷，双肺呼吸音极粗，实验室检查肝功能、肾功能、心肌酶学、凝血功能等明显异常。随后患者逐渐昏迷、皮下出血，经抢救无效死亡[136]。

李艳梅等报道 2004 年 8 月至 2005 年 8 月，山东无棣县人民医院诊治 49 例苦丝瓜中毒患者，病程为 12～48h。一般病程短、恢复快、无死亡、无后遗症、预后良好[137]。

Roux 等对 2012 年 1 月 1 日至 2016 年 12 月 12 日期间法国毒物控制中心接到 353 人因食用笋瓜（squash）、小胡瓜（zucchini）、冬南瓜（winter squash）和南瓜类（pumpkin type）等苦味变种瓜果类蔬菜引起的中毒报告，并进行回顾性分析[138]。

Assouly 报道 2 例法国女子因食用有毒南瓜，直接引发了肠胃不适，几天之后，她们都开始大量脱发。其中一名女子喝了很苦的南瓜汤，出现恶心、呕吐、腹泻的症状，1 周后，她的头部和阴部毛发开始大块脱落；另一名女子吃了很苦的南瓜后，剧烈呕吐几个小时，3 周之后，她的头部、腋下及腹下区的毛发开始大块脱落。几个月之后，有些毛发重新长出来。但先前没有脱落的毛发有变坏、变弱的迹象[139]。

2017 年 3 月 24 日广西某小学有 14 名学生食用苦味的葫芦瓜后出现恶心、腹泻等症状，其中 2 名学生出现呕吐，12 名学生进行人工催吐，最终确定为学生食用苦味的葫芦瓜出现肠胃不适引发群体心因性反应，医学观察治疗 108 名学生。本实验室采用液-质联用法检测送检的苦味葫芦瓜片（熟）样品，葫芦素 B 的含量为 0.94mg/kg。

2019 年 6 月 21 日，浙江台州市某工厂职工在食堂晚餐时食用了苦味葫芦瓜炒肉片，有 30 多人发病，出现恶心、呕吐、腹泻及腹痛等症状，第 2 天上午采集血、尿样送检，从葫芦瓜片（熟）样品中检出葫芦素 B，含量为 2.15mg/kg，从瓜皮中也检出葫芦素 B，含量为 0.068mg/kg，24 份血浆样品中有 4 份检出葫芦素 B，浓度为 0.05～0.07μg/L，21 份尿液样品中有 20 份检出葫芦素 B，浓度为 0.15～1.20μg/L，中位数为 0.35 μg/L，所有样品均未检出葫芦素 E 和 I。血浆和尿液阳性样品的 MRM 色谱图见图 10-24。检测了 18 份市售瓜果类蔬菜样品，其中葫芦瓜 5 份、丝瓜 3 份、黄瓜 3 份、南瓜 3 份、冬瓜 3 份和苦瓜 1 份，有 1 份葫芦瓜样品检出葫芦素 B，含量为 0.10 mg/kg，其余均未检出[140]。

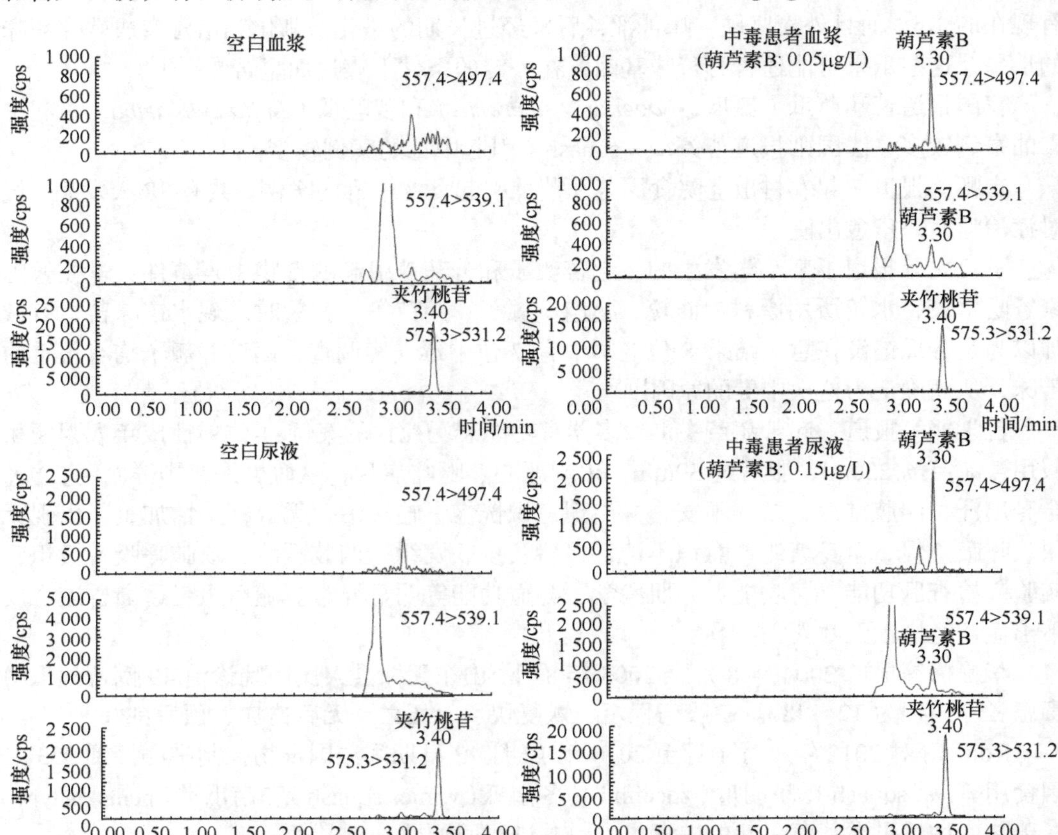

图 10-24　空白血浆和尿液、中毒患者血浆和尿液中葫芦素 B 的 UPLC-MS/MS 色谱图[140]

（二）中毒表现及处置措施

中毒临床表现：食后 10min 至 2h 出现恶心、呕吐、腹泻及腹痛等症状，有时会导致脱水、低血压、心跳加速、头痛及眩晕。如果食用量过多，可导致肺水肿，偶尔还会脱发，国外称之为毒性南瓜属综合征（toxic squash syndrome）。

中毒时间不久者，应催吐、洗胃、导泻、补液促排泄，对症治疗可采用阿托品肌肉或皮下注射，以对抗迷走神经的兴奋性，解除平滑肌痉挛，抑制腺体分泌，症状严重者可重复使用。

（三）检测方法

生物样品中葫芦素类成分的检测方法有液相色谱法[141]和液相色谱-质谱联用法[142,143]。液相色谱法灵敏度低，定性能力差，无法满足中毒检测的要求；液相色谱-质谱联用法灵敏度高，定性能力强，适合于生物样品的中毒检测。

李超英等人报道了液相色谱-紫外检测法测定小鼠血浆葫芦素 B 的检测方法：500μl 血浆经氯仿-乙腈（1：1）提取 2 次，氮气吹干后溶于 100μl 甲醇，进样 20μl，反相液相色谱分离，UV 228nm 下检测，该方法检出限为 50ng/ml[141]。

Bajcsik 等建立了 LC-MS/MS 测定人血清中葫芦素 B、葫芦素 E、葫芦素 E-葡萄糖苷、葫芦素 I 的检测方法：样品加入内标物（夹竹桃苷），经二氯甲烷萃取，萃取液氮气吹干，溶于流动相，浓缩了 5 倍，液-质联用法测定。由于 MRM 模式灵敏度很低，该方法采用选择离子监测方式进行检测，检出限为 0.02～0.12ng/ml。该方法准确、灵敏，已应用于实际中毒样品的测定[142]。

Fiori 等报道了采用 LC-MS/MS ESI-MRM 方式测定大鼠血浆中葫芦素 E、葫芦素 I 的含量，以异安定酮作为内标。该方法的定量限分别为 0.4ng/ml 和 1ng/ml，已应用于药代动力学的研究[143]。

（四）检测实例[140]

本文提供了中毒食物、血浆和尿液中葫芦素 B、葫芦素 E 和葫芦素 I 的超高效液相色谱-串联质谱的测定方法。

1. 原理

呕吐物、血浆和尿液样品经固相支持液-液萃取法提取净化，瓜果类蔬菜样品经乙腈提取后用水稀释，以 XBridge BEH C_{18} 色谱柱（100mm×3.0mm×2.5μm）作为分析柱进行分离，以甲醇–0.025%（*V*/*V*）氨水溶液作为流动相进行梯度洗脱。大气压化学电离负离子多反应监测（MRM）模式下检测，以夹竹桃苷作为内标物，基质工作曲线内标法定量血浆和尿液中 3 种葫芦素，溶剂标准曲线外标法定量瓜果类蔬菜中的待测物。

方法的检出限和定量限：中毒食物中葫芦素 B、葫芦素 E 和葫芦素 I 的检出限为 5～10μg/kg，定量限为 15～40μg/kg；血浆或尿液中葫芦素 B、葫芦素 E 和葫芦素 I 的检出限均为 0.03μg/L，定量限均为 0.1μg/L；线性范围均为 0.1～10μg/L。

2. 试剂和材料

除非另有说明，所用试剂均为分析纯，水为 GB/T 6682—2008 规定的一级水。

乙腈、甲醇、叔丁基甲醚（液相色谱溶剂级）；Cleanert SLE 固相支持液-液萃取柱；葫芦素 B、葫芦素 E 和葫芦素 I 标准物质、夹竹桃苷内标物。 溶于甲醇，配成 100μg/ml 标准储备溶液，再稀释成混合标准工作液（1.0μg/ml）和夹竹桃苷内标工作液（0.1μg/ml）。

3. 仪器和设备

超高效液相色谱-串联四极杆质谱仪，配有大气压化学电离离子源。

4. 试样制备与处理

1）血浆和尿液

在 1.00ml 血浆或尿液中加入 20μl 0.10μg/ml 内标物，混匀，上样于 SLE 柱上，放置 5min 以上，用 4.0ml 叔丁基甲醚洗脱，洗脱液于 50℃水浴中氮气吹干，残渣溶于 200μl 50%（*V*/*V*）甲醇水溶液，过 0.22μm 滤膜，滤液待测。

血浆或尿液中待测物用基质加标标准曲线内标法定量，分别在 6 份各含 1.00ml 空白血浆或尿液中加入适量混合标准工作溶液，使各待测物浓度分别为 0.1μg/L、0.3μg/L、1.0μg/L、2.0μg/L、5.0μg/L、10.0μg/L，加入 20μl 0.10μg/mL 内标物，混匀后与样品一同处理，制成基质加标标准曲线。以定量离子对与内标物的峰面积比值（*y*）对标准系列浓度（x，μg/L）进行线性回归（权重取 $1/x$）。

2）呕吐物

称取 2.00g 样品于 50ml 具塞离心管中，加入 10ml 乙腈，超声提取 10min，10 000r/min 离心 5min，吸取上清液，残渣再用 10ml 乙腈重复提取 1 次，合并提取液，混匀，取 0.1ml 提取液加入 20μl 0.10μg/ml 内标物和 0.9ml 水，混匀，按"1）血浆和尿液"进行前处理。

3）瓜果类蔬菜

先切碎，均质。称取 2.00g 样品于 50ml 具塞离心管中，加入 10ml 乙腈，均质 15s，刀头用 10ml 乙腈清洗，超声提取 10min，10 000r/min 离心 5min，吸取上清液，残渣再用刀头清洗液重复提取 1 次，合并提取液，混匀，吸取 500μl 提取液于 5ml 试管中，加入 500μl 甲醇和 1000μl 水，混匀，过 0.22μm 滤膜，滤液待测。高浓度样品再用 50%（V/V）甲醇水溶液稀释至合适浓度。

瓜果类蔬菜采用溶剂标准曲线外标法定量，用 50%（V/V）甲醇水溶液稀释混合标准工作溶液，使 3 种葫芦素浓度分别为 1.0μg/L、2.0μg/L、5.0μg/L、20.0μg/L、100μg/L、500 μg/L，进行检测，以定量离子对的峰面积（y）对标准系列浓度（x，μg/L）进行线性回归（权重取 $1/x$）。

5. 测定条件

1）色谱条件

分析柱为 XBridge BEH C_{18} 色谱柱（3.0mm×100mm×2.5μm），保护柱为 VanGuard BEH C_{18} 保护柱（5mm×2.1mm×1.7μm）；流动相：A 为甲醇，B 为 0.025%（V/V）氨水溶液；梯度洗脱程序：0～3.50min，40%～85%A；3.50～3.60min，85%～95%A；3.60～5.50min，95%A；5.50～5.60min，95%～40%A；5.60～7.50min，40%A；流速：0.6ml/min；柱温：45℃；进样体积：10μl。

2）质谱条件

大气压化学电离（APCI）离子源负离子模式多离子反应监测 （MRM）方式检测。离子化电压（IS）：−4500V；放电电流（NC）：5μA；离子源温度（TEM）：350℃；气帘气（CUR）：277kPa；喷雾气（GS1）：414kPa；碰撞气（CAD）：Medium。其他质谱参数详见表 10-12。

运行开始时，色谱柱流出液经六通切换阀切换至废液中直到 2.70min，质谱开始采集数据直到 3.60min 结束，同时六通切换阀又将柱流出液切换至废液中。

表 10-12 质谱参数

化合物	母离子（m/z）	子离子（m/z）	去簇电压/V	碰撞电压/eV
葫芦素 B	557.4	497.4*	−60	−13
		539.1		−25
葫芦素 E	555.4	495.2*	−60	−17
		537.3		−23
葫芦素 I	513.4	495.4*	−60	−22
		477.3		−30
夹竹桃苷（IS）	575.3	531.2*	−130	−40

*表示定量离子。

6. 注意事项

（1）葫芦素类在人体内存在肝肠循环，中毒发生时应尽早采样检测；若采样间隔时间长，毒物含量很低难以检出。

（2）血浆和尿液中 3 种葫芦素的基质效应分别为 147%～211%和 133%～174%，显示有一定的基质增强效应。瓜果类蔬菜以葫芦瓜为代表进行基质效应评估， 3 种葫芦素的基质效应在 92.4%～98.2%范围内，显示无明显的基质效应。

（3）如果没有夹竹桃苷内标物，可采用基质标准外标法定量。

7. 色谱图（图 10-25）

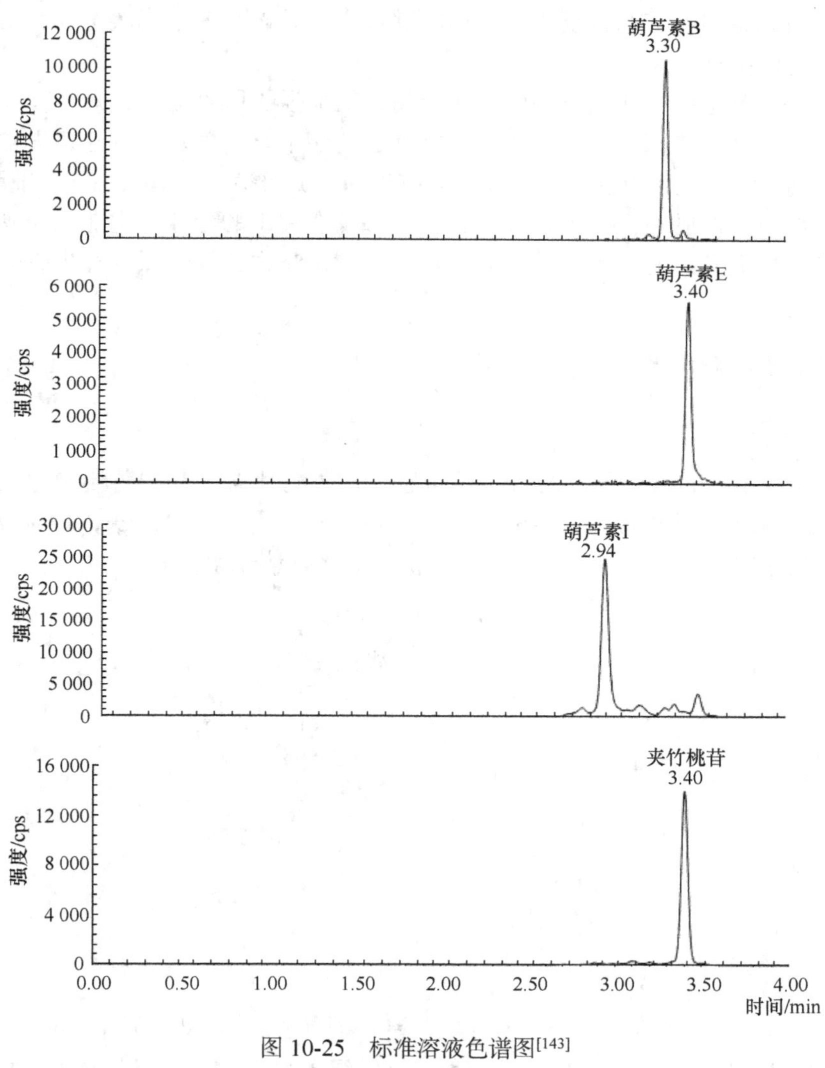

图 10-25　标准溶液色谱图[143]

第四节　强心苷类化合物检测技术

强心苷（cardiac glycosides）是生物界中存在的一类对心脏有显著生理活性的甾体苷

类，是由强心苷元（cardiac aglycones）与糖缩合的苷类。自 19 世纪初发现洋地黄类强心成分以来，已从自然界得到千余种强心苷类化合物。它们主要分布于夹竹桃科、玄参科、百合科、萝摩科、十字花科、毛茛科、卫矛科、桑科等十几个科的 100 多种植物中，常见的有毛花洋地黄（*Digitalis lanata*）、紫花洋地黄（*Digitalis purpurea*）、黄花夹竹桃（*Thevetia peruviana*）、毒毛旋花子（*Strophanthus hispidus*）、铃兰（*Convallaria majalis*）、海葱（*Ornithogalum caudatum*）、羊角拗（*Stropanthus divaricatus*）等。

强心苷可以存在于植物的叶、花、种子、鳞茎、树皮和木质部等不同部位。在同一植物体内往往含有几个或几十个结构类似、理化性质近似的强心苷，同时还有相应的水解酶存在。所以，强心苷结构复杂，性质不够稳定，易被水解生成次生苷，给提取分离工作带来一定的困难。

强心苷是一类选择性作用于心脏的化合物，能加强心肌收缩性，减慢窦性频率，影响心肌电生理特性。临床上主要用于治疗慢性心功能不全，以及一些心率失常如心房纤颤、心房扑动、阵发性室上性心动过速等心脏疾患。据报道，某些强心苷有细胞毒活性，动物试验表明可抑制肿瘤。此外，强心苷类化合物有一定的毒性，它能兴奋延髓极后区催吐化学感受区而致恶心、呕吐等胃肠道反应，能影响中枢神经系统产生眩晕、头痛等症状。

一、夹竹桃苷类检测技术

（一）概况

夹竹桃苷（oleandrin）属强心苷类化合物，由夹竹桃苷元和夹竹桃糖组成，其化学结构示于图 10-26。 夹竹桃苷 CAS 为 465-16-7，分子式为 $C_{32}H_{48}O_9$，相对分子质量为 576.72，白色晶体，可溶于甲醇、乙醇、氯仿，几乎不溶于水。

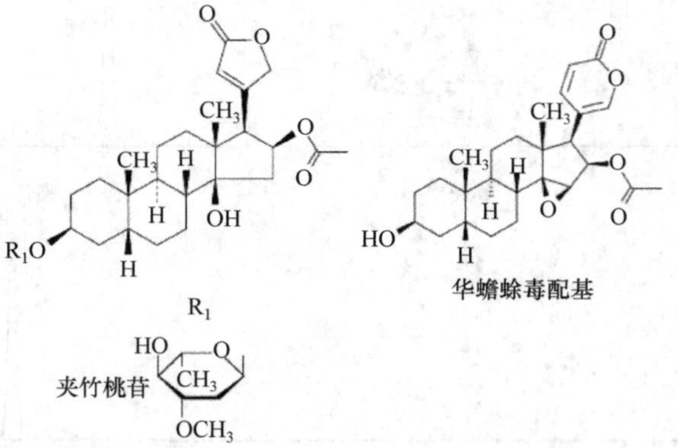

图 10-26　夹竹桃苷、夹竹桃苷元和华蟾蜍毒配基（内标物）的化学结构

夹竹桃（*Nerium oleander* L.）是一种栽培常绿灌木，常作为园艺花卉，在温带、亚热带和热带地区广泛分布。夹竹桃全株含有强心苷类活性物质，有一定的药用价值，但也有相当的毒性，主要有夹竹桃苷及其苷元，为强心利尿药，可以抑制 Na^+/K^+ ATP 酶活性，属迟效强心苷类，有较强的致吐作用[144]。牛按 50mg/（kg·bw）的剂量摄入夹竹桃

叶干粉可引起死亡[145]，家兔夹竹桃的中毒量为 5.03～5.49g/（kg·bw），致死量为 6.5～7.0g/（kg·bw）[146]。有报道采用 HPLC-MS 法从自杀死亡患者的血中检出 9.8μg/L 的夹竹桃苷[147]，从中毒非死亡患者血中检出 1.1μg/L 夹竹桃苷[148]。人口服干燥夹竹桃叶 3g 就可能导致死亡，口服夹竹桃苷 2mg 就有生命危险[149]。

国内家畜误食夹竹桃引起中毒的报道较多，如奶牛、牛、羊等，也有人类中毒的报道。

吴清明报道因人工野外割草过程中误将夹竹桃叶片混入杂草中，4 头奶牛误食而中毒发病。早期症状未明确，对症治疗，特征症状明朗后进行针对性治疗，调节心脏机能、解毒、肠道消炎止血等，最终奶牛痊愈[150]。

温定源等报道了 2 例成年人因服用夹竹桃叶煎剂引起中毒致死的案例[149]。

林永泉等报道 10 例住院患者因治疗精神病、腰部外伤、牙痛止痛、产后退奶、癫病及化痰等原因服用夹竹桃水煎剂发生中毒的案例，经抗心律失常及对症治疗等处理，全部患者在 3～7d 内痊愈[151]。

（二）中毒表现及处置措施

摄入夹竹桃后 10min 至数小时就会出现中毒症状，如恶心、呕吐和腹痛等胃肠症状，头痛、眩晕、视力模糊等感觉神经系统症状，心动过缓、心房颤动、传导阻滞、心律不齐、异位节律等心血管系统症状，严重者甚至死亡。

中毒时间不久者，应催吐、洗胃、导泻、补液促排泄，给予激素、抗心律失常及对症治疗。

（三）检测方法

夹竹桃苷类的测定，已报道的有薄层层析法、液相色谱-紫外检测法、液相色谱柱后衍生荧光检测法等方法，由于这些方法灵敏度不够或专一性不强，并不适用于生物体液中夹竹桃苷的测定；液相色谱-质谱联用法已应用于夹竹桃中毒检测工作，主要有单四极杆质谱[152]、离子阱质谱[147]、四极杆飞行时间质谱[153]和三重四极杆/线性离子阱质谱[154,155]，检出限为μg/L 级。

TOR 等报道了利用液相色谱-三重四极杆/线性离子阱的方法测定血清、尿液和生物组织中夹竹桃苷：1g 血清或尿液样品经 10ml 二氯甲烷萃取，萃取液氮气吹干，溶于 200μl 甲醇，滤膜过滤后进样测定。10g 组织样品中加入 100ml 乙腈，均质 1min，取 25ml 提取液浓缩至干，溶于正己烷，弗罗里硅土净化，最终溶于 250μl 甲醇，待测。分析柱为 Luna C_{18}（2）色谱柱（150mm×4.6mm，5μm），流动相为 0.1%甲酸水溶液和 0.1%甲酸乙腈溶液，梯度洗脱，电喷雾正离子多离子监测触发的增强子离子扫描（MRM-IDA-EPI）模式下检测，血清和尿的检出限为 1ng/ml，生物组织检出限为 5ng/ml[154]。

张秀尧等采用超高效液相色谱质谱联用法检测血浆、尿液中夹竹桃苷和苷元，样品经叔丁基甲醚萃取净化，萃取液转换溶剂，以 0.05%甲酸的 2mol/L 乙酸铵水溶液和甲醇作为流动相进行梯度洗脱，在 BEH C_{18} 色谱柱上实现分离，电喷雾正离子多反应监测模式检测，以华蟾蜍毒配基作为内标，基质内标法定量，血浆、尿液中夹竹桃苷和夹竹桃苷元的检出限均为 0.03μg/L，定量限均为 0.1μg/L[155]。

（四）检测实例[155]

本文提供了可疑中毒食物、呕吐物、血浆、尿液中夹竹桃苷和夹竹桃苷元的超高效液相色谱-串联质谱的测定方法。

1. 原理

可疑中毒食物、呕吐物、血浆、尿液经叔丁基甲醚萃取净化，萃取液氮气吹干，溶于流动相，高速离心后，上清液进样测定，以0.05%甲酸的2mol/L乙酸铵水溶液和甲醇作为流动相进行梯度洗脱，在BEH C_{18}色谱柱上实现分离，正离子电喷雾多反应监测（MRM）模式检测，基质内标法定量。

方法的检出限和定量限：中毒食物、呕吐物、血浆、尿液中夹竹桃苷和夹竹桃苷元的检出限均为0.03μg/L，定量限均为0.1μg/L；线性范围均为0.1～50μg/L。

2. 试剂和材料

除非另有说明，所用试剂均为分析纯，水为GB/T 6682—2008规定的一级水。

甲酸、乙腈和叔丁基甲醚（液相色谱溶剂级）；乙酸铵。夹竹桃苷、夹竹桃苷元标准物质、华蟾蜍毒配基内标物：溶于乙腈，配成100μg/ml标准储备溶液，再稀释成标准工作液（1.0μg/ml）和华蟾蜍毒配基内标工作液（0.1μg/ml）。

3. 仪器和设备

超高效液相色谱-串联四极杆质谱仪，配有电喷雾离子源。

4. 试样制备与处理

吸取1000μl血浆或尿液，或称取1.00g呕吐物或中毒可疑食物于15ml具塞离心管中，加入20μl 100μg/L 华蟾蜍毒配基（IS），涡旋混匀，放置10min，再加入5.0ml叔丁基甲醚，涡旋萃取2min后，3000r/min离心2min，吸取上清液于10ml试管中，45℃水浴氮气吹干，残渣加入500μl 50%甲醇水液，超声溶解，过0.2μm滤膜，待测。

同时在6只试管中分别加入适量标准溶液，加入空白血浆或尿液至1000μl，混匀，使夹竹桃苷、夹竹桃苷元的浓度分别为0.1μg/L、0.2μg/L、0.5μg/L、1.0μg/L、5.0μg/L、50μg/L，放置30min后与样品一起处理，制作基质工作曲线系列。呕吐物或中毒可疑食物采用溶剂标准定量。

5. 测定条件

1）色谱条件

ACQUITY UPLC BEH C_{18}色谱柱（50mm×2.1mm，1.7μm，Waters公司）；VanGuard BEH C_{18}保护柱（5mm×2.1mm，1.7μm，Waters公司）；流动相：A为含0.05%甲酸的2mol/L乙酸铵水液，B为甲醇；梯度洗脱程序：从50%B开始并保持1min，在3.0min内，由50%B线性梯度至76%B，然后在0.1min内梯度至95%B保持1.4min，在0.1min内流动相又回到50%B，再平衡1.4min；流速：0.25ml/min；柱温：45℃；进样体积：10μl。

2）质谱条件

电喷雾离子源正离子多反应监测模式。ESI+毛细管电压：3.5kV；离子源温度：100℃；锥孔反吹气流量：50L/h；脱溶剂温度：400℃；脱溶剂气流量：400L/h；碰撞室氩气压力：0.352Pa。其他质谱参数详见表10-13。

运行开始时，色谱柱流出液经六通切换阀切换至废液中直到 2.00min，质谱从 2.10min 开始采集数据直到 3.90min 结束，同时六通切换阀又将柱流出液切换至废液中。

表 10-13 质谱的 MRM 参数

化合物	保留时间/min	监测离子对（*m/z*）	锥孔电压/V	碰撞电压/eV
夹竹桃苷元	2.32	433.3>355.3*	25	15
		433.3>337.3		20
夹竹桃苷	3.77	577.4>373.3*	20	14
		577.4>355.3		20
华蟾蜍毒配基（内标）	3.77	443.4>365.3*	41	15

*表示定量离子对。

6. 注意事项

（1）采用液-液萃取法净化，选择乙酸乙酯作为萃取剂，进样分析发现夹竹桃苷元的峰强度抑制了 25%，而选择叔丁基甲醚作为萃取剂，血浆和尿液样品中夹竹桃苷元和夹竹桃苷的提取回收率为 92%～105.2%，基质效应为 92.4%～107.3%。

（2）如果没有华蟾蜍毒配基内标物，可采用基质加标工作曲线外标法定量。

7. 色谱图

血浆加标样品色谱图见图 10-27。

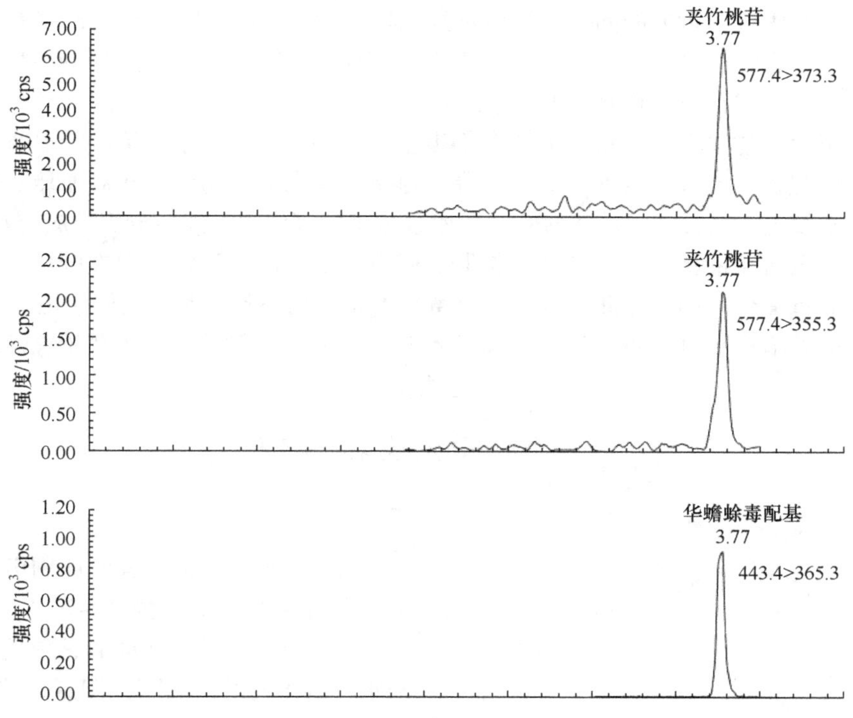

图 10-27 血浆加标样品的色谱图

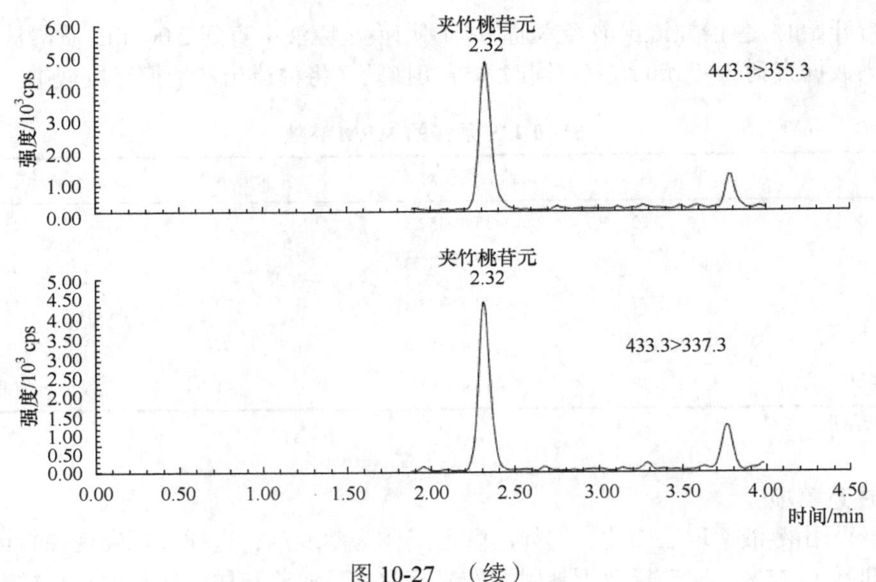

图 10-27　（续）

第五节　黄酮类化合物检测技术

黄酮类化合物广泛存在于植物中，是以黄酮（2-苯基色原酮）为母核而衍生的一类黄色色素，其中包括黄酮的同分异构体及其氢化和还原产物，以 C6—C3—C6 为基本碳架的一系列化合物。黄酮类化合物在植物界分布很广，在植物体内大部分与糖结合成苷类或碳糖基的形式存在，也有以游离形式存在。

黄酮类化合物中有药用价值的化合物很多，这些化合物用于防治心脑血管疾病，有降低血管的脆性、改善血管的通透性、降低血脂和胆固醇，防治老年高血压、脑溢血、冠心病、心绞痛，以及扩张冠状血管、增加冠脉流量等作用。许多黄酮类成分具有止咳、祛痰、平喘及抗菌的活性，同时具有护肝、解毒、抗真菌、治疗急慢性肝炎、肝硬化、抗自由基和抗氧化作用。除此之外，部分黄酮类化合物还具有雌激素样作用。

大部分黄酮类化合物毒性不大，通常不会引起中毒，但其中的鱼藤酮毒性较大，可引起人类中毒。

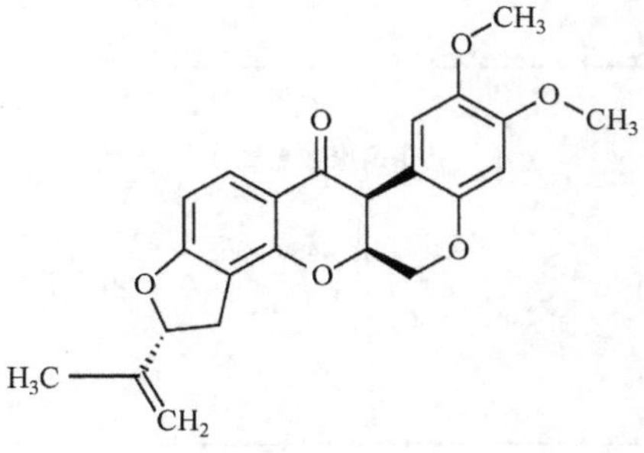

一、鱼藤酮检测技术

（一）概况

鱼藤酮（rotenone）属双氢异黄酮衍生物，化学结构示于图 10-28，CAS 为 83-79-4，分子式为 $C_{23}H_{22}O_6$，相对分子质量为 394.42，白色晶体，几乎不溶于水，溶于乙醇、丙酮、四氯化碳、氯仿、乙醚等，当暴露于光和空气时则易分解。其在有机溶剂中的溶液是无色的，当其暴露于空气中，易被

图 10-28　鱼藤酮的化学结构

氧化，逐渐变成黄色、橙色或深红色。

鱼藤酮存在于亚洲热带及亚热带地区豆科鱼藤属和豆薯属植物中，如地瓜籽、苦檀子、鱼藤（毒鱼藤）等，曾一度被认为是安全有效的农用杀虫剂，具有高效、低毒、广谱、杀虫快、残留期短等特点，广泛应用于农作物病虫害的防治和鱼塘清理。鱼藤酮还有很强的毒鱼作用。最近的研究表明鱼藤酮是线粒体复合体 I 的抑制剂，具有多巴胺神经元毒性，可以使大鼠产生与帕金森病（Parkinson's disease，PD）相似的症状，如运动迟缓、肌肉僵直、震颤等。中毒时先兴奋延髓中枢，引起呼吸中枢兴奋和惊厥，继而发生呼吸中枢及血管运动中枢麻痹，大剂量时可直接抑制心脏，使心跳减慢，最终导致死亡。大鼠口服 LD_{50} 为 60mg/（kg · bw），小鼠口服 LD_{50} 为 2.8mg/（kg · bw）。对于人类，鱼藤酮属中等毒性毒物，口服致死量约为 300～500mg/（kg · bw）[156-159]。

豆薯（*Pachyrhizus erosus*）为豆科豆薯属草质藤本植物，别名地瓜、凉薯、番葛、葛薯等，原产于美洲热带地区，现许多热带地区均有种植，我国长江以南普遍栽培，以贵州、四川、湖南、广东、广西、湖北等地种植较多。豆薯食用部分为肥大的块根，含丰富的碳水化合物、蛋白质、维生素等营养成分，其肉质洁白、嫩脆、香甜多汁，可生食、熟食，并能加工制成沙葛粉。老熟块根中淀粉含量较高，可提制淀粉。印度和东南亚各国也食其嫩荚。豆薯种子与黄豆近似，称为地瓜籽（米），含有鱼藤酮等有毒物质，食用 5～6 颗即可引起中毒，甚至可能导致死亡。除了种子，豆薯的茎、叶也有毒性。

大多数人不了解地瓜米是有毒的，由于其貌似黄豆，味甜，常被民众炒制成“瓜子”，误食就会引起中毒。国内报道的误食地瓜籽（米）引起中毒的案例较多。

张生理报道一起误食地瓜籽引起中毒的案例，一家 5 口人食用 2 两①炒熟的地瓜籽引起中毒，5 人均发病，经医院抢救 3 人痊愈、2 人死亡[160]。

骆和东等报道一起食用豆薯种子（地瓜籽）引起的鱼藤酮中毒案例，豆薯种子小炒后 2 人食用，1 小时后出现中毒症状，经抢救 1 人痊愈、1 人死亡[161]。

2015 年 5 月 30 日，温州市发生一起因误食地瓜籽引起的食物中毒事件，共有 6 人发病。中毒后出现头晕、呕吐、全身软弱无力、四肢发麻等症状，其中 1 例重症患者出现神志不清、呼吸困难，最终医治无效死亡，其余痊愈。我们收到 5 份全血、1 份尿液和 1 份地瓜籽样本，采用二维超高效液相色谱-质谱联用法测得 5 份全血中鱼藤酮的含量分别为 1.4ng/ml、2.7ng/ml、2.1ng/ml、9.2ng/ml 和 17.3ng/ml，尿液中含量为 0.41ng/ml，地瓜籽中毒样品中鱼藤酮的含量为 443mg/kg[162]。

（二）中毒表现及处置措施

潜伏期约为 10min 至数小时，中毒症状主要有头晕、恶心、呕吐、腹痛、全身软弱无力及四肢麻木等，严重者抽搐伴呼吸困难，昏迷、心跳骤停、死亡。

地瓜籽中毒无特效解毒药，中毒时间不久者，应催吐、洗胃、导泻、补液促排泄。临床上应对症支持治疗和对症治疗。对于病情发展迅速的患者，应提倡早期积极血液灌流治疗；对严重急性中毒患者，应考虑多次血液灌注治疗。

① 1 两=50g。

（三）检测方法

鱼藤酮的检测方法主要有液相色谱-串联质谱联用法[163,164]、液相色谱-紫外检测法[165]和气相色谱-质谱联用法[166]等，但以上方法的测定对象多为食物和植物。杨晓云等采用液相色谱-紫外检测法测定鱼藤根抽提物中鱼藤酮，将鱼藤根粉末样品经甲醇索氏提取24h，提取液再经石油醚脱脂，二氯甲烷萃取净化，取适量溶于丙酮，待测。液相色谱分离柱为 ODS Hypersil（250×4mm，5μm），流动相为乙腈-水（60∶40），流速 1.0ml/min，紫外检测波长 290nm，进样 10μl[165]。韩凤鸣等报道采用气质联用法检测鱼藤中鱼藤酮，毛鱼藤根干粉经氯仿提取，氯仿提取液进样分析；GC 检测条件：HP-5MS（30m × 0.25mm×0.25μm）；柱温：200℃保持 2min，以 40℃/min 速率升温至 280℃再保持 16min；进样口：280℃；载气：氦气，恒流 1.0ml/min，分流比 20∶1；MS 条件：EI 离子源；电离电压：70eV；质量扫描范围 40～450amu；离子源温度 220℃；传输线温度 280℃[166]。

有报道采用 LC-MS/MS 法测定人血清中鱼藤酮，样品经乙酸乙酯萃取，溶剂转换后，C_8 色谱柱分离，检出限达 2ng/ml[167]。

我们采用二维超高效液相色谱-三重四极杆/复合线性离子阱质谱技术，建立了全血和尿液中鱼藤酮的检测方法，能够显著降低复杂样品的基质效应，可以实现样品分析自动化，全血样品的检出限为 0.2ng/ml，定量限为 0.5ng/ml；尿液样品的检出限为 0.03ng/ml，定量限为 0.1ng/ml[168]。

（四）检测实例

本文提供了血清中鱼藤酮的液-质联用测定方法，以及全血和尿液中鱼藤酮的二维超高效液相色谱-三重四极杆/复合线性离子阱质谱的测定方法。

1. 液-质联用法测定血清中鱼藤酮[167]

1）原理

样品经乙酸乙酯萃取，溶剂转换后，C_8 色谱柱分离，电喷雾正离子多反应监测模式，基质标准外标法定量。

方法的检出限和定量限：检出限为 2ng/ml，定量限为 5ng/ml；线性范围为 5～1000ng/ml。

2）试剂和材料

除非另有说明，所用试剂均为分析纯，水为 GB/T 6682—2008 规定的一级水。

甲醇、乙酸乙酯（液相色谱溶剂级）。鱼藤酮标准物质：溶于乙腈，配成 100μg/ml 标准储备溶液，再稀释成混合标准工作液（1.0μg/ml）。

3）仪器和设备

高效液相色谱-串联四极杆质谱仪，配有电喷雾离子源。

4）试样制备与处理

吸取 500μl 血清于 2ml Eppendrof 管中，加入 500μl 乙酸乙酯，旋涡萃取 1min，15 000r/min 离心 5min，取 200μl 上清液氮气吹干，残渣溶于 200μl 流动相，待测。

同时在 5 只 2ml Eppendrof 管中加入适量标准溶液，再加入空白基质处理液至 200μl，混匀，使鱼藤酮的浓度为5μg/L、10μg/L、50μg/L、100μg/L、1000μg/L，为基质标准曲线。

5）测定条件

（1）色谱条件

分析柱为Zorbax Eclipse XDB C_8色谱柱（4.6mm×150mm，5μm）；流动相：甲醇-水（75∶25，*V*/*V*）流速：0.40ml/min；进样体积：20μl；分离时间：16min。

（2）质谱条件

电喷雾离子源正离子多反应监测（MRM）模式。离子化电压（IS）：5500V；离子源温度（TEM）：500℃；气帘气（CUR）：277kPa；喷雾气（GS1）：345kPa；辅助加热气（GS2）：345kPa；碰撞气（CAD）：Medium。定量离子对为 *m/z* 395.1>192.2，定性离子对为 *m/z* 395.1>213.2，去簇电压（DP）均为90V，碰撞电压（CE）分别为31eV和30eV。

6）注意事项

若要提高灵敏度，可取500μl乙酸乙酯萃取液氮气吹干。

7）色谱图（图10-29）

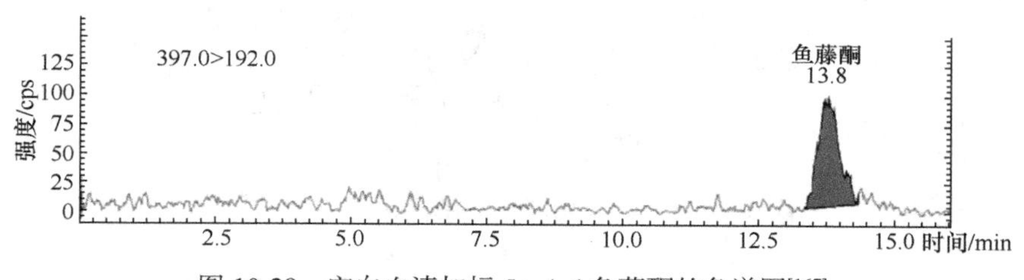

图10-29　空白血清加标5ng/ml鱼藤酮的色谱图[167]

2. 二维超高效液相色谱-三重四极杆/复合线性离子阱质谱联用法测定全血和尿液中鱼藤酮[169]

1）原理

可疑中毒食物、呕吐物、血浆经乙腈超声提取，提取液用水稀释，尿液稀释后，高速离心，上清液直接进样，二维液相色谱分离，正离子电喷雾多反应监测（MRM）模式检测，溶剂标准外标法定量。

方法的检出限和定量限：全血样品的检出限为0.2ng/ml，定量限为0.5ng/ml，尿液样品的检出限为0.03ng/ml，定量限为0.1ng/ml；线性范围为0.02～50ng/ml。

2）试剂和材料

除非另有说明，所用试剂均为分析纯，水为GB/T 6682—2008规定的一级水。

乙腈、甲酸、异丙醇和丙酮（液相色谱溶剂级）；鱼藤酮标准物质：溶于乙腈，配成100μg/ml标准储备溶液，再稀释成混合标准工作液（1.0μg/ml）。

3）仪器和设备

超高效液相色谱-串联四极杆质谱仪，配有电喷雾离子源。

4）试样制备与处理

（1）可疑食物或呕吐物或全血样品：

称取200mg可疑食物或呕吐物，或吸取200μl全血于2ml Eppendrof管中，加入400μl

乙腈，混匀，超声提取 5min，15 000r/min 离心 5min，再吸取 200μl 上清液加入 400μl 水，混匀，15 000r/min 离心 5min，上清液待测。

（2）尿液样品

吸取 200μl 尿液于 2ml Eppendrof 管中，加入 200μl 60%（*V*/*V*）乙腈水溶液，混匀，15 000r/min 离心 5min，上清液待测。

同时在 6 只 2ml Eppendrof 管中加入适量标准溶液，加入 30%（*V*/*V*）乙腈水溶液至 1000μl，混匀，使鱼藤酮的浓度为 0.02μg/L、0.05μg/L、0.1μg/L、0.5μg/L、2.0μg/L、50μg/L，为溶剂标准曲线。

5）测定条件

（1）色谱条件

中心切割二维超高效液相色谱流路图见图 10-30。

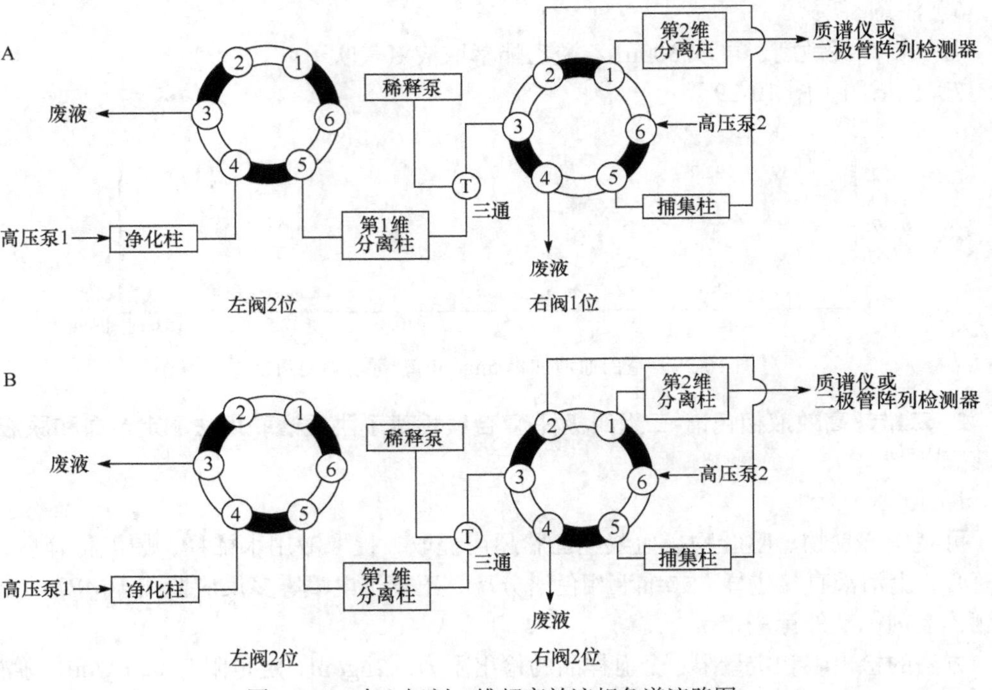

图 10-30　中心切割二维超高效液相色谱流路图

A. 第 1 维色谱柱分离鱼藤酮；B. 中心切割鱼藤酮流分至捕集柱

第 1 维：净化柱为 Cyclone（0.5mm×50mm，60μm，美国 ThermoFisher Scientific 公司），分离色谱柱为 Kinetex Biphenyl（4.6mm×50mm，2.6μm，美国 Phenomenex 公司）；柱温：45℃；流动相：A 为 0.1%甲酸水溶液，B 为 0.1%甲酸乙腈溶液，C 为乙腈-异丙醇-丙酮（45：45：10）；进样体积：20μl；梯度洗脱程序见表 10-14。

第 2 维：捕集柱为 XBridge C_8 Direct Connect HP（2.1mm×30mm，10μm，Column 3，美国 Waters 公司），分离柱为 Acquity BEH C_8（2.1mm×50mm，1.7μm，Column 4，美国 Waters 公司）；柱温：45℃；流动相：A 为乙腈，B 为 0.2%甲酸水溶液；梯度洗脱程序见表 10-14。

表 10-14　超高效液相色谱梯度洗脱条件及阀切换程序

高压泵 1							高压泵 2					阀位			稀释泵		
时间/min	流速/（ml/min）	%A	%B	%C	%D	曲线	时间/min	流速/（ml/min）	%A	%B	曲线	时间/min	阀	位置	时间/min	流速/（ml/min）	曲线
0	2.00	80	20	0	0		0	0.400	30	70		0	左	1	0	0	
2.00	2.00	80	20	0	0	6	4.00	0.400	30	70	6	0	右	1	3.90	1.00	1
2.30	1.00	80	20	0	0	1	4.50	0.400	30	70	6	2.30	左	2	4.50	1.00	1
2.40	1.00	40	60	0	0	1	7.50	0.400	90	10	6	4.00	右	2	4.60	0	1
4.50	1.00	16	84	0	0	6	9.50	0.400	95	5	1	4.50	右	1			
6.50	2.00	0	0	100	0	1	10.00	0.400	30	70	1	4.50	左	1			
9.00	1.00	40	60	0	0	1						5.50	左	2			
10.0	2.00	80	20	0	0	1						9.00	左	1			

（2）质谱条件

电喷雾离子源（ESI），正离子扫描方式，多离子监测-触发的增强子离子扫描方式（MRM-IDA-EPI）。离子化电压（IS）：5500V；离子源温度（TEM）：500℃；气帘气（CUR）：277kPa；喷雾气（GS1）：345kPa；辅助加热气（GS2）：345kPa；碰撞气（CAD）：High。定量离子对为 *m/z* 395.1>192.2，定性离子对为 *m/z* 395.1>213.2，去簇电压（DP）均为 90V，碰撞电压（CE）分别为 31eV 和 30eV，增强子离子扫描范围：50～450Da。

运行开始时，第 2 维色谱柱流出液经质谱仪的六通切换阀切换至废液中直到 6.00min，质谱开始采集数据直到 7.20min 结束，同时六通切换阀又将柱流出液切换至废液中。

6）注意事项

（1）采用 Cyclone 净化柱可以去除大分子杂质，如蛋白质等，净化效果更佳。

（2）全血和尿液样品采用该法处理后，基质效应分别为 95%和 93%，基本消除了基质抑制效应，可以采用溶剂标准外标法定量，无需基质匹配。

（3）如果没有二维超高效液相色谱仪，可采用普通的液相色谱-质谱联用法测定，也可采用 GC-MS 或 GC-MS/MS 法进行检测。

7）色谱图

尿液中鱼藤酮的色谱图见图 10-31。

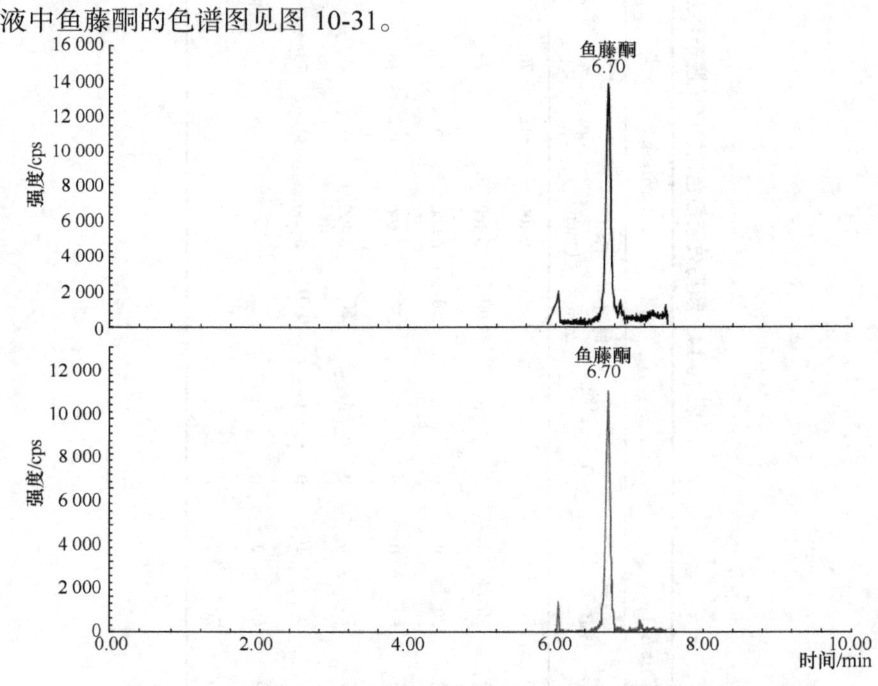

图 10-31　中毒患者尿液中鱼藤酮的 MRM 色谱图（0.41ng/ml）

第六节　植物多毒素检测技术

（一）概述

近年来，随着食品安全受到广泛关注，人们越来越崇尚采食野生植物，追求“无污染”、“纯天然”食品，由植物引起的食物中毒事件时有发生，引起中毒的植物种类也越来越多。

天然食品拥护者声称野蜂蜜比家养蜂蜜具有更大的营养价值，蜜蜂博采百花，若所采花蜜有毒，酿制的蜂蜜或由此加工制成的蜂蜜食品也是有毒的。最著名的例子就是土耳其黑海地区的“疯狂蜂蜜（Mad Honey）”，它的中毒记录可追溯到公元前401年：杜鹃花科的一些植物中含有木藜芦毒素（grayanotoxin）类成分，蜜蜂采集了这些植物的花蜜，酿制的蜂蜜也是有毒的，文献上有较多此类报道[169,170]。新西兰广泛分布的马桑属植物含有马桑内酯类有毒成分，若蜜蜂采集到以马桑汁液为生的澳洲广翅蜡蝉所分泌的蜜露，则蜂蜜也是有毒的，例如，2010年新西兰发生多起食用蜂蜜中毒事件，经调查，那批蜂蜜受到马桑毒素污染[171]。我国多地也曾报道过多起毒蜂蜜中毒案例，有毒植物花粉有钩吻、曼陀罗、醉鱼草、雷公藤、狼毒、乌头、羊踯躅、博落回、黎芦和七黄耆等[172]。

在过去几十年，植物源保健食品（草药膳食补充剂）的使用显著增加，造成这种趋势的主要原因是消费者认为植物源保健食品是传统医学治疗的安全和天然替代品。它们被宣传用于治疗糖尿病、高血压、肥胖/超重和勃起功能障碍等方面疾病。然而植物源保健食品并不总是安全的，存在一定的潜在健康风险。主要的安全问题是某些天然成分有一定的毒副作用，还有一些不良厂商在生产时有时会用另一些植物代替原来的植物，或故意使用更价廉、更容易获得的植物掺假，或原植物品种被有毒品种混淆，导致最终产品被多种天然植物毒素污染，给消费者带来严重的健康问题。使用这类保健食品引起中毒的案例很多，如食用了含有马兜铃酸的一些减肥产品，马兜铃酸具有肾毒性，已造成100多名比利时妇女出现肾衰竭或尿路上皮细胞癌变[173]。被标记为含有八角茴香的草药茶引起的一些中毒病例与神经毒素-莽草毒素的存在有关，是由于八角茴香与形态相似但有毒的日本莽草相混淆所致。另一个例子是使用含有麻黄的保健品，过量的麻黄生物碱类成分会产生严重的毒副作用，包括引起中风、癫痫发作，甚至死亡[174,175]。

欧洲食品安全局（EFSA）日益关注植物性毒素，已发表了一些科学意见，并汇编了一份植物学纲要，纲要中包含了900多种有毒、易成瘾、有精神作用或其他令人关注的物质[3,4]。

当植物源中毒事件发生时，有些患者的临床症状非常典型，有的引起中毒的植物能被追溯，再通过流行病学分析，能缩小可能引起中毒物质的范围，此时就可以采用针对性强的检测方法进行检测。而更多的是遇到一些不明原因的中毒事件，临床症状不具特征性，中毒的植物不能被明确追溯，如野蜂蜜中毒、植物源保健食品中毒等，对于这些中毒事件的检测非常具有挑战性，需要一种多毒素分析检测方法。

考虑到上述分析的挑战，建立适合于复杂基质条件下的多种植物毒素检测的通用方法是非常有益的。LC-MS/MS 检测方法在植物多毒素检测方面已取得较好的效果，特别是其具有超高的灵敏度，得到分析工作者的青睐。近年来高分辨率质谱技术发展迅速，如Q-Orbitrap MS、Q-TOF-MS技术已逐渐成熟，并得到较为广泛的应用，特别有意义的是高分辨率质谱技术在没有标准物质的情况下，可以对毒物的化学组成和结构进行剖析，给出毒物的定性信息，有时也能得出满意的结果。

（二）检测技术

张春华等建立了液相色谱-电喷雾串联质谱同时检测尿液和胃液中12种有毒生物碱的方法：尿液和预先调节至中性的胃液经硼砂-NaOH 缓冲液（pH 9.6）碱化，乙酸乙酯液-液萃取，采用电喷雾电离（ESI+ ）多反应监测（MRM）方式检测，检出限达0.1～0.5μg/L[176]。

立野幸治等采用 LC-MS/MS 测定尿中 11 种植物性毒素，尿液经甲醇和水稀释，HLB 反相固相萃取净化，方法定量限为 20μg/L[177]。

Sau 等采用 LC-MS/MS 法测定人尿中 22 种植物性生物碱，经 Toxi-Tube A 液-液萃取，电喷雾正离子 MRM 方式检测，方法检出限除了野靛碱为 50μg/L 外，其余均为 5μg/L。同时对 154 份尿样和 115 份植物样品进行方法验证[178]。

Mol 等建立了 HPLC-orbitrap MS 全扫描方式测定食品、饲料和植物药中 150 种植物性毒素的方法：样品采用 QuEChERS 法提取，提取液经水稀释，进样测定，已应用于实际样品的测定[179]。

Vaclavik 等采用 UPLC-Q-Orbitrap MS 建立了测定草药膳食补充剂中 96 种药物和植物毒素的分析方法，样品经 QuEChERS 法提取，Q-Orbitrap MS 采用全扫描质谱-数据触发串联质谱法（full MS-data dependent tandem mass spectrometry，full MS-dd-MS/MS）进行检测，方法检出限均≤10μg/kg[180]。

张秀尧等采用 UPLC-QTrap MS 同时测定血浆和尿液中 84 种有毒植物成分，血浆样品经乙腈沉淀去蛋白、尿液样品经甲醇稀释后直接进样，在 Acquity BEH C_{18} 色谱柱上实现分离、电喷雾正离子多离子监测触发的增强子离子扫描（MRM-IDA-EPI）模式下检测 84 种植物源毒物，血浆和尿液中检出限分别在 0.01～1μg/L 和 0.1～2μg/L 范围内，定量限分别为 0.03～3μg/L 和 0.3～6μg/L[181]。

（三）检测实例

本文提供了血浆和尿液中不同极性植物源毒素测定的超高效液相色谱-三重四极杆/线性离子阱复合质谱测定方法，以及食品、饲料和植物药等中 40 种有毒植物成分测定的液相色谱-高分辨质谱测定方法。

1. 血浆和尿液中 84 种有毒植物成分 UPLC-QTrap MS 同时测定方法[181]

1）原理

血浆样品经乙腈沉淀去蛋白、尿液样品经甲醇稀释后直接进样，以含有 0.1%（*V*/*V*）甲酸和 2mmol/L 甲酸铵的 97%（*V*/*V*）乙腈水溶液–含有 0.1%（*V*/*V*）甲酸和 2mmol/L 甲酸铵的水溶液作为流动相进行梯度洗脱，在 Acquity BEH C_{18} 色谱柱上实现分离，电喷雾正离子多离子监测触发的增强子离子扫描（MRM-IDA-EPI）模式下检测 84 种植物源毒物，选用吗啡-d_3、可待因-d_3、阿托品-d_5、秋水仙碱-d_6 和丁丙诺啡作为内标物，按色谱保留时间分区间进行校正，基质工作曲线内标法定量。

方法的检出限和定量限：血浆和尿液中检出限分别在 0.01～1μg/L 和 0.1～2μg/L 范围内，定量限均在 0.03～3μg/L 和 0.3～6μg/L 范围内。

2）试剂和材料

除非另有说明，所用试剂均为分析纯，水为 GB/T 6682—2008 规定的一级水。

乙腈，甲酸，甲醇（液相色谱溶剂级），甲酸铵。

84 种植物源成分标准物质：见表 10-15。分别将标准物质用适合的溶剂溶解，用乙腈定容制成 1.00mg/ml 的标准储备溶液，然后混合配制成 10μg/ml 的 84 种植物成分的混合标准溶液，–70℃保存。临用时再用 40%（*V*/*V*）甲醇水溶液稀释 1.0μg/ml 的混合标准工作溶液。

用 40%（*V*/*V*）甲醇水溶液稀释制成混合内标标准工作溶液，其中吗啡-d_3 浓度为

0.10μg/ml、可待因-d_3浓度为 0.10μg/ml、阿托品-d_5浓度为 0.10μg/ml、秋水仙碱-d_6浓度为 0.10μg/ml，丁丙诺啡浓度为 1.0μg/ml。

3）仪器和设备

超高效液相色谱-三重四极杆/线性离子阱复合质谱仪，配有电喷雾离子源。

4）试样制备与处理

（1）可疑食物或呕吐物

称取混合均匀的样品 1.00g 加入 10ml 乙腈，均质 30s，超声提取 10min，10 000r/min 离心 5min，移取上清液 1.0ml 至 5ml 玻璃试管中，50℃氮气吹干，加入 1000μl 40%（*V*/*V*）甲醇水溶液，涡旋 15s，转移至 2ml Eppendrof 管中 15 000r/min 离心 5min，移取上清液至微量自动进样瓶中，待测。高浓度稀释后再测。

（2）血浆

吸取 500μl 血浆于 5ml Eppendrof 管中，加入 50μl 混合内标标准工作溶液，混匀，再加入 2.0ml 乙腈，涡旋 30s，超声提取 5min，10 000r/min 离心 5min，移取上清液至 5ml 玻璃试管中，50℃氮气吹干，加入 100μl 40%（*V*/*V*）甲醇水溶液，涡旋 15s，转移至 1ml Eppendrof 管中 15 000r/min 离心 5min，移取上清液至微量自动进样瓶中，待测。

（3）尿液

吸取 1000μl 尿液于 2ml Eppendrof 管中，加入 50μl 混合内标标准工作溶液和 700μl 甲醇，混匀，15 000r/min 离心 5min，移取上清液至自动进样瓶中，待测。

5）测定条件

（1）色谱条件

分析柱为 Acquity BEH C_{18} 色谱柱（2.1mm×100mm，1.7μm），保护柱为 VanGuard BEH C_{18} 保护柱（5mm×2.1mm，1.7μm）；流动相：A 为 0.1%（*V*/*V*）甲酸和 2mmol/L 甲酸铵的 97%（*V*/*V*）乙腈水溶液，B 为 0.1%（*V*/*V*）甲酸和 2mmol/L 甲酸铵的水溶液。梯度洗脱程序：0～1.00min，2%A；1.00～3.00min，2%～10%A；3.00～6.00min，10%～12%A；6.00～9.50min，12%～40%A；9.50～13.00min，40%～93%A；13.00～13.10min，93%～98%A；13.10～15.00min，98%A；15.00～15.10min，98%～2%A；15.10～17.00min，2%A；流速：0.300ml/min；柱温：45℃；进样体积：1μl。

（2）质谱条件

电喷雾离子源（ESI），正离子扫描方式，多离子监测-触发的增强子离子扫描（MRM-IDA-EPI）模式检测。离子化电压（IS）：5500V；离子源温度（TEM）：300℃；气帘气（CUR）压力：277kPa（40psi）；喷雾气（GS1）压力：483 kPa（70psi）；辅助加热气压力（GS2）：483kPa（70psi）；碰撞器（CAD）：High。优化后各待测物的母离子、子离子、去簇电压和碰撞电压的多反应监测（MRM）模式相关参数见表 10-15；增强子离子扫描的触发（IDA）参数：触发阈值为 1000cps，采用动态背景扣除模式；增强子离子扫描（EPI）参数：扫描速度 20 000Da/s，扫描范围 *m*/*z* 50～900，动态阱集时间不大于 1ms；EPI 碰撞电压：50eV、90eV 和 130eV。

运行开始时，色谱柱流出液经六通切换阀切换至废液，1.30min 再切换到质谱离子源质谱进行测定采集数据直到 12.70min，又将柱流出液切换至废液中。

有关线性范围、检出限和定量限见表 10-16。

表 10-15　84 种有毒植物成分和 5 种内标物的保留时间、母离子、子离子、去簇电压和碰撞电压

序号	化合物	CAS 登记号	分子式	相对分子质量	保留时间/min	离子类型	母离子（m/z）	去簇电压/V	定量子离子（m/z）	碰撞电压/eV	定性子离子（m/z）	碰撞电压/eV
1	*N*-Methylcytisine（*N*-甲基野靛碱）	486-86-2	$C_{12}H_{16}N_2O$	204.27	1.60	$[M+H]^+$	205.1	70	58.0	53	146.2	27
2	Arecoline（槟榔碱）	63-75-2	$C_8H_{13}NO_2$	155.19	1.71	$[M+H]^+$	156.1	40	113.1	19	124.1	17
3	Cytisine（野靛碱）	485-35-8	$C_{11}H_{14}N_2O$	190.24	1.73	$[M+H]^+$	191.1	100	148.1	27	133.1	40
4	Toxoflavin（毒黄素）	84-82-2	$C_7H_7N_5O_2$	193.20	2.54	$[M+H]^+$	194.1	60	109.1	26	82	30
5	Morphine-d_3（吗啡-d_3）（IS）	67293-88-3	$C_{17}H_{16}D_3NO_3$	288.36	2.98	$[M+H]^+$	289.1	100	165.1	49	—	—
6	Morphine（吗啡）	57-27-2	$C_{17}H_{19}NO_3$	285.34	3.00	$[M+H]^+$	286.1	100	165.1	49	153.0	50
7	Lycorine （石蒜碱）	476-28-8	$C_{16}H_{17}NO_4$	287.32	3.06	$[M+H]^+$	288.1	100	147.0	36	119.0	47
8	Matrine （苦参碱）	519-02-8	$C_{15}H_{24}N_2O$	248.20	3.29	$[M+H]^+$	249.2	150	148.1	42	150.2	42
9	Monocrotaline（野百合碱）	315-22-0	$C_{16}H_{23}NO_6$	325.36	3.50	$[M+H]^+$	326.0	140	120.1	43	194.1	39
10	Pilocarpine（毛果芸香碱）	92-13-7	$C_{11}H_{16}N_2O_2$	208.26	3.50	$[M+H]^+$	209.1	110	95.0	38	163.1	27
11	Oxymatrine（氧化苦参碱）	16837-52-8	$C_{15}H_{24}N_2O_2$	264.36	3.83	$[M+H]^+$	265.2	120	205.1	37	148.2	39
12	Galanthamine（加兰他敏）	357-70-0	$C_{17}H_{21}NO_3$	287.35	3.90	$[M+H]^+$	288.2	110	213.1	30	231.1	23
13	Psilocin（光盖伞辛）	520-53-6	$C_{12}H_{16}N_2O$	204.27	3.91	$[M+H]^+$	205.1	40	57.9	18	160.1	14
14	Ricinine（蓖麻碱）	524-40-3	$C_8H_8N_2O_2$	164.16	4.17	$[M+H]^+$	165.0	90	138.1	24	82.0	33

续表

序号	化合物	CAS 登记号	分子式	相对分子质量	保留时间/min	离子类型	母离子（m/z）	去簇电压/V	定量子离子（m/z）	碰撞电压/eV	定性子离子（m/z）	碰撞电压/eV
15	Sparteine（金雀花碱）	90-39-1	$C_{15}H_{26}N_2$	234.38	4.17	$[M+H]^+$	235.2	120	98.1	46	70.1	75
16	L-abrine（相思豆毒素）	526-31-8	$C_{12}H_{14}N_2O_2$	218.20	4.22	$[M+H]^+$	219.1	40	188.0	14	132.1	17
17	Coniine（毒芹碱）	3238-60-6	$C_8H_{17}N$	127.23	4.54	$[M+H]^+$	128.1	70	69.0	21	55.0	27
18	Ephedrine（麻黄碱）	299-42-3	$C_{10}H_{15}NO$	165.23	4.54	$[M+H]^+$	166.1	35	148.1	16	133.1	27
19	Dihydrocodeine（双氢可待因）	125-28-0	$C_{18}H_{23}NO_3$	301.38	4.65	$[M+H]^+$	302.1	122	199.0	42	201.1	38
20	Codeine-d$_3$（可待因-d$_3$）（IS）	70420-71-2	$C_{18}H_{18}D_3NO_3$	302.38	4.78	$[M+H]^+$	303.2	120	165.2	52	—	—
21	Codeine（可待因）	64520-25-8	$C_{18}H_{21}NO_3$	299.36	4.79	$[M+H]^+$	300.2	120	165.2	52	199.0	38
22	Methylephedrine（甲基麻黄碱）	552-79-4	$C_{11}H_{17}NO$	179.26	4.90	$[M+H]^+$	180.1	45	162.1	18	147.1	27
23	Febrifugine（常山碱）	24159-07-7	$C_{16}H_{19}N_3O_3$	301.34	4.92	$[M+H]^+$	302.1	75	100.2	24	120.0	23
24	Raceanisodamine（消旋山莨菪碱）	134355-54-7	$C_{17}H_{23}NO_4$	305.40	5.36	$[M+H]^+$	306.1	110	140.1	32	122.1	35
25	Amygdalin（苦杏仁苷）	29883-15-6	$C_{20}H_{27}NO$	457.43	5.62	$[M+NH4]^+$	475.2	70	325.2	15	163.1	20
26	Isofebrifugin（异常山碱）	32434-44-9	$C_{16}H_{19}N_3O_3$	301.34	5.68	$[M+H]^+$	302.1	60	138.1	20	284.2	13
27	Scopolamine（东莨菪碱）	51-34-3	$C_{17}H_{21}NO_4$	303.35	5.75	$[M+H]^+$	304.2	100	138.1	28	156.1	22
28	*O*-6-Monoacetylmorphine（*O*-6-单乙酰吗啡）	59833-14-6	$C_{19}H_{21}NO_4$	327.37	5.86	$[M+H]^+$	328.1	128	165.1	49	211.0	34
29	Gelsemine（钩吻碱）	509-15-9	$C_{20}H_{22}N_2O_2$	322.40	6.09	$[M+H]^+$	323.1	140	236.2	34	195.0	50

续表

序号	化合物	CAS 登记号	分子式	相对分子质量	保留时间/min	离子类型	母离子（m/z）	去簇电压/V	定量子离子（m/z）	碰撞电压/eV	定性子离子（m/z）	碰撞电压/eV
30	*N,N*-dimethyltryptamine（*N*，*N*-二甲基色胺）	61-50-7	$C_{12}H_{16}N_2$	188.27	6.19	$[M+H]^+$	189.2	30	58.1	15	144.2	23
31	Retrorsine（倒千里光碱）	480-54-6	$C_{18}H_{25}NO_6$	351.44	6.45	$[M+H]^+$	352.2	130	138.1	38	120.1	37
32	Retrorsine-*N*-oxide（倒千里光碱-*N*-氧化物）	15503-86-3	$C_{18}H_{25}NO_7$	367.40	6.65	$[M+H]^+$	368.2	120	136.2	42	118.1	38
33	Physostigmine（毒扁豆碱）	57-47-6	$C_{15}H_{21}N_3O_2$	275.30	6.92	$[M+H]^+$	276.5	42	162.1	28	219.1	14
34	（*R*）-prunasin（野黑樱苷）	99-18-3	$C_{14}H_{17}NO_6$	295.29	6.98	$[M+NH4]^+$	313.2	20	180.1	12	163.1	14
35	Strychnine（士的宁）	57-24-9	$C_{21}H_{22}N_2O_2$	334.41	7.37	$[M+H]^+$	335.1	160	184.1	49	156.1	57
36	Benzoylecgonine（苯甲酰爱康宁）	519-09-5	$C_{16}H_{19}NO_4$	289.30	7.59	$[M+H]^+$	290.1	70	168.1	26	105.0	37
37	Brucine（马钱子碱）	357-57-3	$C_{23}H_{26}N_2O_4$	394.46	7.73	$[M+H]^+$	395.1	140	244.1	47	324.0	41
38	Koumine（钩吻素子）	1358-76-5	$C_{20}H_{22}N_2O$	306.40	7.79	$[M+H]^+$	307.0	130	180.1	56	204.1	61
39	Atropine-d_5（阿托品-d_5）（IS）	—	$C_{17}H_{18}D_5NO_3$	294.40	7.86	$[M+H]^+$	295.2	100	124.2	32	—	—
40	Atropine （阿托品）	51-55-8	$C_{17}H_{23}NO_3$	289.37	7.86	$[M+H]^+$	290.2	100	124.2	31	93.0	37
41	Rhodojaponin III（闹羊花毒素 III）	26342-66-5	$C_{20}H_{32}O_6$	368.46	7.94	$[M+NH4]^+$	386.4	40	297.3	18	315.3	16
42	Quinine （奎宁）	130-95-0	$C_{20}H_{24}N_2O_2$	324.40	8.13	$[M+H]^+$	325.2	120	172.1	45	184.1	34
43	Emetine （吐根碱）	483-18-1	$C_{29}H_{40}N_2O_4$	480.64	8.20	$[M+H]^+$	481.4	160	246.2	44	274.1	42
44	Senecionine（千里光碱）	130-01-8	$C_{18}H_{25}NO_5$	335.39	8.34	$[M+H]^+$	336.2	130	120.0	38	138.1	37
45	Dendrobine（石斛碱）	2115-91-5	$C_{16}H_{25}NO_2$	263.38	8.45	$[M+H]^+$	264.2	160	176.2	49	105.1	47

续表

序号	化合物	CAS 登记号	分子式	相对分子质量	保留时间/min	离子类型	母离子（*m/z*）	去簇电压/V	定量子离子（*m/z*）	碰撞电压/eV	定性子离子（*m/z*）	碰撞电压/eV
46	Senecionine-*N*-oxide（千里光碱-*N*-氧化物）	13268-67-2	$C_{18}H_{25}NO_6$	351.40	8.49	$[M+H]^+$	352.2	130	118.0	38	136.1	40
47	Rhodojaponin V（闹羊花毒素 V）	37720-86-8	$C_{22}H_{34}O_7$	410.50	8.51	$[M-H_2O+H]^+$	393.2	130	297.2	22	315.1	20
48	Humantenmine（钩吻素己）	82354-38-9	$C_{19}H_{22}N_2O_3$	326.39	8.59	$[M+H]^+$	327.2	60	296.3	24	265.2	37
49	Harmaline（骆驼蓬碱）	304-21-2	$C_{13}H_{14}N_2O$	214.26	8.67	$[M+H]^+$	215.1	80	200.0	32	174.1	31
50	Thebaine（蒂巴因）	115-37-7	$C_{19}H_{21}NO_3$	311.37	8.78	$[M+H]^+$	312.2	40	251.1	35	266.2	21
51	Monocrotaline-N-oxide（野百合碱-*N*-氧化物）	35337-98-5	$C_{16}H_{23}NO_7$	341.36	8.81	$[M+H]^+$	342.2	130	236.1	37	137.0	37
52	Acetylcodeine（乙酰可待因）	6703-27-1	$C_{20}H_{23}NO_4$	341.40	8.87	$[M+H]^+$	342.1	140	165.0	57	225.0	35
53	Veratrosine（藜芦托素）	475-00-3	$C_{33}H_4NO_7$	571.74	8.90	$[M+H]^+$	572.4	70	277.3	49	457.3	46
54	Agroclavine（田麦角碱）	548-42-5	$C_{16}H_{18}N_2$	238.33	8.96	$[M+H]^+$	239.2	80	208.1	23	183.2	22
55	Thevetin A（黄夹苷 A）	37933-66-7	$C_{42}H_{64}O_{19}$	872.95	9.08	$[M+NH_4]^+$	890.4	130	389.4	34	549.3	24
56	Yohimbine （育亨宾）	146-48-5	$C_{21}H_{26}N_2O_3$	354.44	9.08	$[M+H]^+$	355.2	150	144.1	37	212.1	31
57	Protopine （原阿片碱）	130-86-9	$C_{20}H_{19}NO_5$	353.30	9.19	$[M+H]^+$	354.1	95	189.1	40	149.1	33
58	Rhodojaponin II（闹羊花毒素 II）	26116-89-2	$C_{22}H_{34}O_7$	410.50	9.44	$[M+H]^+$	411.2	70	297.2	15	251.2	30
59	Papaverine （罂粟碱）	58-74-2	$C_{20}H_{21}NO_4$	339.39	9.44	$[M+H]^+$	340.2	115	202.1	34	324.1	40
60	Podophyllotoxin（鬼臼毒素）	518-28-5	$C_{22}H_{22}O_8$	414.41	9.57	$[M+H]^+$	415.2	110	221.1	29	353.9	31
61	Noscapine（那可丁）	128-62-1	$C_{22}H_{23}NO_7$	413.42	9.57	$[M+H]^+$	414.2	94	220.1	27	353.0	30

续表

序号	化合物	CAS 登记号	分子式	相对分子质量	保留时间/min	离子类型	母离子（m/z）	去簇电压/V	定量子离子（m/z）	碰撞电压/eV	定性子离子（m/z）	碰撞电压/eV
62	Lappaconitine（高乌甲素）	32854-75-4	$C_{32}H_{44}N_2O_8$	584.70	9.58	$[M+H]^+$	585.3	180	356.0	43	535.3	39
63	Colchicine-d_6（秋水仙碱-d_6）（IS）	1217651-73-4	$C_{22}H_{19}D_6NO_6$	405.47	9.73	$[M+H]^+$	406.2	120	361.9	30		
64	Colchicine（秋水仙碱）	64-86-8	$C_{22}H_{25}NO_6$	399.44	9.74	$[M+H]^+$	400.0	120	358.0	30	310.0	35
65	α-solanine（α-龙葵碱）	20562-02-1	$C_{45}H_{73}NO_{15}$	868.06	9.90	$[M+H]^+$	868.5	240	398.4	93	722.4	90
66	α-chaconine（α-卡茄碱）	20562-03-2	$C_{45}H_{73}NO_{14}$	852.07	9.94	$[M+H]^+$	852.4	240	706.5	90	398.3	95
67	Jervine（介藜芦胺）	469-59-0	$C_{27}H_{39}NO_3$	425.60	9.96	$[M+H]^+$	426.4	180	114.2	40	313.2	40
68	Benzoylaconine（苯甲酰乌头原碱）	466-24-0	$C_{32}H_{45}NO_{10}$	603.30	10.00	$[M+H]^+$	604.3	130	554.3	49	496.2	53
69	Camptothecine（喜树碱）	7689-03-4	$C_{20}H_{16}N_2O_4$	348.35	10.00	$[M+H]^+$	349.2	130	249.1	39	305.1	30
70	Veratramine （藜芦碱）	60-70-8	$C_{27}H_{39}NO_2$	409.60	10.14	$[M+H]^+$	410.3	170	295.3	36	171.2	50
71	Ergocornine （麦角柯宁碱）	564-36-3	$C_{31}H_{39}N_5O_5$	561.67	10.30	$[M+H]^+$	562.4	120	268.2	33	223.1	45
72	Aristolochic acid C（马兜铃酸 C）	4849-90-5	$C_{16}H_9NO_7$	327.25	10.40	$[M+NH_4]^+$	345.2	40	284.1	15	282.1	16
73	Chelerythrine（白屈菜红碱）	34316-15-9	$C_{21}H_{18}NO_4$	383.82	10.42	$[M+H]^+$	348.2	80	304.2	39	290.1	50
74	Veratridine （藜芦定）	71-62-5	$C_{36}H_{51}NO_{11}$	673.79	10.51	$[M+H]^+$	674.4	200	456.3	66	474.4	59
75	L-lobeline（L-山梗菜碱）	90-69-7	$C_{22}H_{27}NO_2$	337.46	10.50	$[M+H]^+$	338.3	130	200.1	31	216.1	24
76	Vindoline （文多灵）	2182-14-1	$C_{25}H_{32}N_2O_6$	456.54	10.52	$[M+H]^+$	457.2	120	397.3	28	188.0	37
77	Burpenorphine（丁丙诺啡）（IS）	52485-79-7	$C_{29}H_{41}NO_4$	467.64	10.56	$[M+H]^+$	468.3	170	395.9	52		

续表

序号	化合物	CAS 登记号	分子式	相对分子质量	保留时间/min	离子类型	母离子（m/z）	去簇电压/V	定量子离子（m/z）	碰撞电压/eV	定性子离子（m/z）	碰撞电压/eV
78	Esculentoside A（商陆皂苷甲）	65497-07-6	$C_{42}H_{66}O_{16}$	826.96	10.70	$[M+NH_4]^+$	844.5	80	515.2	28	665.4	19
79	Oleandrigenin（夹竹桃苷元）	465-15-6	$C_{25}H_{36}O_6$	432.55	10.80	$[M+H]^+$	433.3	110	373.2	14	355.2	19
80	Mesaconitine（新乌头碱）	2752-64-9	$C_{33}H_{45}NO_{11}$	631.30	10.80	$[M+H]^+$	632.3	160	572.3	44	354.1	56
81	Aconitine （乌头碱）	302-27-2	$C_{34}H_{47}NO_{11}$	645.31	11.09	$[M+H]^+$	646.3	160	586.2	46	526.3	51
82	Solanidine （茄啶）	80-78-4	$C_{27}H_{43}NO$	397.63	11.10	$[M+H]^+$	398.3	60	98.1	52	382.5	61
83	Hypaconitine（次乌头碱）	6900-87-4	$C_{33}H_{45}NO_{10}$	615.30	11.10	$[M+H]^+$	616.3	160	556.2	42	524.4	47
84	Oleandrin （夹竹桃甙）	465-16-7	$C_{32}H_{48}O_9$	576.72	11.66	$[M+H]^+$	577.3	150	373.3	18	433.2	10
85	Phytolaccagenin（商陆皂苷元）	1802-12-6	$C_{31}H_{48}O_7$	532.71	11.68	$[M+NH_4]^+$	550.3	100	515.4	16	497.3	18
86	Aristolochic acid I（马兜铃酸 I）	313-67-7	$C_{17}H_{11}NO_7$	341.27	11.86	$[M+NH_4]^+$	359.1	60	298.1	15	296.2	17
87	Wilforgine（雷公藤吉碱）	37239-47-7	$C_{41}H_{47}NO_{19}$	857.81	12.23	$[M+H]^+$	858.4	180	206.0	47	686.3	43
88	Wilforine(雷公藤次碱）	11088-09-8	$C_{43}H_{49}NO_{18}$	867.85	12.53	$[M+H]^+$	868.3	200	206.1	52	686.4	44
89	Rotenone （鱼藤酮）	83-79-4	$C_{23}H_{22}O_6$	394.42	12.56	$[M+H]^+$	395.3	90	213.2	31	192.2	30

表 10-16　84 种有毒植物成分的线性范围、回归方程、相关系数、检出限和定量限

化合物	内标物	尿液					血浆				
		线性范围 /（μg/L）	回归方程	相关系数（r）	检出限 /（μg/L）	定量限 /（μg/L）	线性范围 /（μg/L）	回归方程	相关系数（r）	检出限 /（μg/L）	定量限 /（μg/L）
N-Methylcytisine	Morphine-d_3	0～200	$y = 1.1164x - 0.0285$	0.9996	0.3	1	0～100	$y = 0.4903x - 0.0778$	0.9985	0.3	1
Arecoline	Morphine-d_3	0～200	$y = 0.0225x + 0.0312$	0.9995	2	5	0～100	$y = 0.0113x - 0.0003$	0.9965	0.3	1
Cytisine	Morphine-d_3	0～200	$y = 1.1945x + 0.2528$	0.9997	1	3	0～100	$y = 0.5069x - 0.0637$	0.9988	0.3	1
Toxoflavin	Morphine-d_3	0～200	$y = 0.0287x + 0.0408$	0.9992	1	3	0～100	$y = 0.0147x - 0.0028$	0.9957	0.3	1
Morphine	Morphine-d_3	0～200	$y = 0.2960x + 0.0195$	0.9997	0.3	1	0～100	$y = 0.1746x + 0.0022$	0.9999	0.01	0.03
Lycorine	Morphine-d_3	0～200	$y = 1.2757x + 0.0800$	0.9997	0.3	1	0～100	$y = 0.4905x - 0.0555$	0.9993	0.03	0.1
Matrine	Morphine-d_3	0～200	$y = 0.7220x - 0.0328$	0.9990	0.1	0.3	0～100	$y = 0.3737x - 0.0666$	0.9973	0.01	0.03
Monocrotaline	Morphine-d_3	0～200	$y = 0.5558x + 0.0319$	0.9998	0.1	0.3	0～100	$y = 0.3104x - 0.0002$	0.9999	0.01	0.03
Pilocarpine	Morphine-d_3	0～200	$y = 1.3573x + 0.0840$	0.9998	0.3	1	0～100	$y = 0.6939x - 0.0246$	0.9999	0.03	0.1
Oxymatrine	Morphine-d_3	0～200	$y = 0.2862x + 0.0075$	0.9994	0.1	0.3	0～100	$y = 0.4209x - 0.0652$	0.9987	0.01	0.03
Galanthamine	Morphine-d_3	0～200	$y = 0.7350x - 0.0808$	0.9997	0.1	0.3	0～100	$y = 0.8312x - 0.1025$	0.9992	0.01	0.03
Psilocin	Morphine-d_3	0～200	$y = 0.4467x - 0.0189$	0.9999	0.3	1	0～100	$y = 0.1193x - 0.0224$	0.9973	0.03	0.1
Ricinine	Codeine-d_3	0～200	$y = 2.2104x + 0.3652$	0.9996	0.1	0.3	0～100	$y = 1.1935x + 0.1534$	0.9980	0.01	0.03
Sparteine	Codeine-d_3	0～200	$y = 1.5313x - 0.4270$	0.9992	0.3	1	0～100	$y = 0.8641x - 0.1806$	0.9979	0.03	0.1
L-abrine	Codeine-d_3	0～200	$y = 0.2218x + 0.0896$	0.9994	1	3	0～100	$y = 0.0971x - 0.0099$	0.9997	0.03	0.1
Coniine	Codeine-d_3	0～200	$y = 0.4992x - 0.0482$	0.9995	2	5	0～100	$y = 0.3949x - 0.0423$	0.9994	0.3	1
Ephedrine	Codeine-d_3	0～200	$y = 1.5763x + 3.0930$	0.9996	0.3	1	0～100	$y = 1.5000x + 0.0835$	0.9982	0.03	0.1
Dihydrocodeine	Codeine-d_3	0～200	$y = 0.5018x + 0.0042$	0.9996	0.1	0.3	0～100	$y = 0.3313x - 0.0486$	0.9988	0.01	0.03
Codeine	Codeine-d_3	0～200	$y = 0.1617x + 0.0086$	0.9996	0.1	0.3	0～100	$y = 0.0999x - 0.0060$	0.9999	0.01	0.03
Methylephedrine	Codeine-d_3	0～200	$y = 2.5345x + 0.1158$	0.9996	0.1	0.3	0～100	$y = 1.2896x - 0.1307$	0.9994	0.01	0.03
Febrifugine	Codeine-d_3	0～200	$y = 0.2898x + 0.0697$	0.9995	0.1	0.3	0～50	$y = 0.2250x + 0.0009$	0.9999	0.01	0.03
Raceanisodamine	Codeine-d_3	0～200	$y = 1.0001x + 0.0965$	0.9998	0.3	1	0～100	$y = 0.5360x - 0.0453$	0.9995	0.03	0.1

续表

化合物	内标物	尿液					血浆				
		线性范围 /（μg/L）	回归方程	相关系数（r）	检出限 /（μg/L）	定量限 /（μg/L）	线性范围 /（μg/L）	回归方程	相关系数（r）	检出限 /（μg/L）	定量限 /（μg/L）
Amygdalin	Codeine-d_3	0～200	$y = 0.0083x - 0.0048$	0.9984	2	5	0～100	$y = 0.0035x - 0.0011$	0.9943	0.3	1
Isofebrifugin	Codeine-d_3	0～200	$y = 0.8507x + 0.0651$	0.9998	0.1	0.3	0～100	$y = 0.8894x + 0.0058$	0.9995	0.1	0.3
Scopolamine	Codeine-d_3	0～200	$y = 0.0948x + 0.0083$	0.9999	0.03	0.1	0～100	$y = 0.6484x - 0.1659$	0.9998	0.01	0.03
O-6-Monoacetylmorphine	Codeine-d_3	0～200	$y = 0.2093x + 0.0089$	0.9997	0.1	0.3	0～100	$y = 0.1299x - 0.0167$	0.9987	0.01	0.03
Gelsemine	Codeine-d_3	0～200	$y = 0.2507x + 0.0267$	0.9998	0.1	0.3	0～100	$y = 0.1422x - 0.0158$	0.9995	0.03	0.1
N,*N*-dimethyltryptamine	Codeine-d_3	0～200	$y = 1.042\,4x - 0.6047$	0.9991	0.1	0.3	0～100	$y = 0.5822x - 0.0939$	0.9985	0.01	0.03
Retrorsine	Atropine-d_5	0～200	$y = 0.0128x - 0.0008$	0.9999	1	3	0～100	$y = 0.0059x - 0.0005$	0.9997	0.03	0.1
Retrorsine-*N*-oxide	Atropine-d_5	0～200	$y = 0.0004x$	0.9995	2	5	0～100	$y = 0.0004x$	0.9993	0.3	1
Physostigmine	Atropine-d_5	0～200	$y = 0.0450x - 0.0039$	0.9981	0.1	0.3	0～100	$y = 0.0263x - 0.0035$	0.9978	0.03	0.1
(R)-prunasin	Atropine-d_5	0～200	$y = 0.0004x$	0.9981	2	5	0～100	$y = 0.0002x$	0.9990	0.3	1
Strychnine	Atropine-d_5	0～200	$y = 0.019\,2x - 0.0018$	0.9996	0.3	1	0～100	$y = 0.0113x - 0.0012$	0.9994	0.01	0.03
Benzoylecgonine	Atropine-d_5	0～200	$y = 0.2122x + 0.0085$	1.0000	0.1	0.3	0～100	$y = 0.1124x + 0.0042$	0.9993	0.01	0.03
Brucine	Atropine-d_5	0～200	$y = 0.0077x + 0.0006$	0.9998	0.1	0.3	0～100	$y = 0.0061x - 0.0005$	0.9997	0.01	0.03
Koumine	Atropine-d_5	0～200	$y = 0.0114x + 0.0004$	0.9971	0.1	0.3	0～100	$y = 0.0067x + 0.0002$	0.9964	0.01	0.03
Atropine	Atropine-d_5	0～200	$y = 0.1726x + 0.0086$	0.9997	0.3	1	0～100	$y = 0.0886x + 0.0086$	0.9998	0.03	0.1
Rhodojaponin III	Atropine-d_5	0～200	$y = 0.0015x + 0.0004$	0.9994	2	5	0～100	$y = 0.0006x$	0.9996	0.3	1
Quinine	Atropine-d_5	0～200	$y = 0.0111x - 0.0090$	0.9984	1	3	0～100	$y = 0.0064x - 0.0007$	0.9998	0.3	1
Emetine	Atropine-d_5	0～200	$y = 0.0281x - 0.0142$	0.9995	0.3	1	0～100	$y = 0.0169x - 0.0028$	0.9992	0.1	0.3
Senecionine	Atropine-d_5	0～200	$y = 0.0204x + 0.0008$	0.9998	0.1	3	0～100	$y = 0.0136x + 0.0014$	0.9975	0.01	0.03
Dendrobine	Atropine-d_5	0～200	$y = 0.0175x - 0.0042$	0.9999	1	3	0～100	$y = 0.0085x - 0.0001$	0.9999	0.1	0.3
Senecionine-*N*-oxide	Atropine-d_5	0～200	$y = 0.0010x + 0.0059$	0.9976	2	5	0～100	$y = 0.0006x$	0.9999	0.3	1
Rhodojaponin V	Atropine-d_5	0～200	$y = 0.0009x + 0.0004$	0.9976	2	5	0～100	$y = 0.0006x$	0.9997	0.3	1

续表

化合物	内标物	尿液					血浆				
		线性范围/（μg/L）	回归方程	相关系数（r）	检出限/（μg/L）	定量限/（μg/L）	线性范围/（μg/L）	回归方程	相关系数（r）	检出限/（μg/L）	定量限/（μg/L）
Humantenmine	Atropine-d_5	0～200	$y=0.2357x-0.0134$	0.9995	0.03	0.1	0～100	$y=0.1156x+0.0092$	0.9968	0.01	0.03
Harmaline	Atropine-d_5	0～200	$y=0.1258x-0.0051$	0.9996	0.03	0.1	0～100	$y=0.0679x+0.0046$	0.9990	0.01	0.03
Thebaine	Atropine-d_5	0～200	$y=0.0155x-0.0003$	0.9998	0.3	1	0～100	$y=0.0079x$	0.9989	0.1	0.3
Monocrotaline-*N*-oxide	Atropine-d_5	0～200	$y=0.0021x+0.0015$	0.9994	2	5	0～100	$y=0.0010x$	0.9992	0.3	1
Acetylcodeine	Atropine-d_5	0～200	$y=0.0415x-0.0014$	0.9998	0.3	1	0～100	$y=0.0245x+0.0030$	0.9972	0.03	0.1
Veratrosine	Atropine-d_5	0～200	$y=0.0619x+0.0193$	0.9993	0.1	0.3	0～100	$y=0.0016x-0.0001$	0.9995	0.01	0.03
Agroclavine	Atropine-d_5	0～200	$y=0.0491x-0.0035$	0.9999	0.1	0.3	0～100	$y=0.0239x-0.0012$	0.9996	0.03	0.1
Thevetin A	Colchicine-d_6	0～200	$y=0.0067x-0.0024$	0.9999	0.3	1	0～100	$y=0.0047x-0.0011$	0.9976	0.1	0.3
yohimbine	Colchicine-d_6	0～200	$y=0.4904x+0.1650$	0.9997	0.3	1	0～100	$y=0.2115x-0.0077$	0.9990	0.03	0.1
Protopine	Colchicine-d_6	0～200	$y=0.4881x+0.0170$	0.9994	0.1	0.3	0～100	$y=0.3287x+0.0028$	0.9997	0.03	0.1
Rhodojaponin II	Colchicine-d_6	0～200	$y=0.0127x+0.0024$	0.9994	2	5	0～100	$y=0.0047x+0.0002$	0.9958	0.3	1
Papaverine	Colchicine-d_6	0～200	$y=1.0123x+0.1045$	0.9992	0.1	0.3	0～100	$y=0.6242x+0.0016$	0.9999	0.01	0.03
Podophyllotoxin	Colchicine-d_6	0～200	$y=0.1553x+0.2932$	0.9987	0.3	1	0～100	$y=0.0861x+0.0065$	0.9993	0.03	0.1
Narcotine	Colchicine-d_6	0～200	$y=1.130x+0.1731$	0.9993	0.1	0.3	0～100	$y=0.6464x+0.0744$	0.9977	0.01	0.03
Lappaconitine	Colchicine-d_6	0～200	$y=1.0409x+0.0683$	0.9993	0.03	0.1	0～100	$y=0.6264x+0.0171$	0.9990	0.01	0.03
Colchicine	Colchicine-d_6	0～200	$y=0.1061x+0.0095$	0.9997	0.1	0.3	0～100	$y=0.0595x$	0.9998	0.01	0.03
α-solanine	Colchicine-d_6	0～200	$y=0.0112x+0.0049$	0.9962	0.3	1	0～100	$y=0.0083x-0.0021$	0.9942	0.01	0.03
α-chaconine	Colchicine-d_6	0～200	$y=0.0283x-0.0117$	0.9987	0.1	0.3	0～100	$y=0.0255x-0.0014$	0.9992	0.01	0.03
Jervine	Colchicine-d_6	0～200	$y=0.0440x+0.0005$	0.9993	0.3	1	0～100	$y=0.0700x-0.0038$	0.9950	0.03	0.1
Benzoylaconine	Colchicine-d_6	0～200	$y=0.1105x-0.0368$	0.9989	0.3	1	0～50	$y=0.0719x+0.0014$	0.9989	0.01	0.03
Camptothecine	Burpenorphine	0～200	$y=0.2123x+0.1319$	0.9973	0.3	1	0～100	$y=0.2403x+0.2484$	0.9978	0.03	0.1
Veratramine	Burpenorphine	0～200	$y=1.9863x-0.7814$	0.9955	0.3	1	0～100	$y=2.7595x-0.4059$	0.9949	0.03	0.1

续表

化合物	内标物	尿液					血浆				
		线性范围 /（μg/L）	回归方程	相关系数（r）	检出限 /（μg/L）	定量限 /（μg/L）	线性范围 /（μg/L）	回归方程	相关系数（r）	检出限 /（μg/L）	定量限 /（μg/L）
Ergocornine	Burpenorphine	0～200	$y = 0.9505x + 0.1491$	0.9975	0.1	0.3	0～100	$y = 0.8067x - 0.0915$	0.9937	0.03	0.1
Aristolochic acid C	Burpenorphine	0～200	$y = 0.0540x + 0.0237$	0.9958	2	5	0～100	$y = 0.0696x - 0.0117$	0.9955	0.3	1
Chelerythrine	Burpenorphine	0～200	$y = 0.8402x + 0.0692$	0.9979	0.3	1	0～100	$y = 0.7372x - 0.2158$	0.9923	0.1	0.3
Veratridine	Burpenorphine	0～200	$y = 0.2774x - 0.0012$	0.9985	0.1	0.3	0～100	$y = 0.2563x - 0.0195$	0.9995	0.03	0.1
L-lobeline	Burpenorphine	0～200	$y = 1.2751x + 0.0078$	0.9977	0.3	1	0～100	$y = 1.0684x - 0.2332$	0.9928	0.03	0.1
Vindoline	Burpenorphine	0～200	$y = 3.8039x + 0.2617$	0.9974	0.1	0.3	0～100	$y = 3.5677x - 0.0821$	0.9993	0.01	0.03
Esculentoside A	Burpenorphine	0～200	$y = 0.0994x - 0.0142$	0.9971	0.3	1	0～100	$y = 0.0699x - 0.0158$	0.9944	0.3	1
Oleandrigenin	Burpenorphine	0～200	$y = 0.6486x - 0.0069$	0.9984	0.1	0.3	0～100	$y = 0.6608x - 0.1464$	0.9972	0.1	0.3
Mesaconitine	Burpenorphine	0～200	$y = 2.4988x - 0.7336$	0.9970	0.1	0.3	0～100	$y = 2.5534x - 0.3650$	0.9988	0.01	0.03
Aconitine	Burpenorphine	0～200	$y = 0.2650x - 0.0807$	0.9965	0.3	1	0～100	$y = 0.2690x - 0.0370$	0.9981	0.1	0.3
Solanidine	Burpenorphine	0～200	$y = 0.7285x + 0.0092$	0.9980	0.1	0.3	0～100	$y = 0.5829x - 0.0451$	0.9973	0.1	0.3
Hypaconitine	Burpenorphine	0～200	$y = 1.7210x - 0.3097$	0.9986	0.1	0.3	0～100	$y = 1.5121x - 0.2013$	0.9979	0.01	0.03
Oleandrin	Burpenorphine	0～200	$y = 0.3570x - 0.0352$	0.9980	0.3	1	0～100	$y = 0.3467x - 0.0607$	0.9970	0.1	0.3
Phytolaccagenin	Burpenorphine	0～200	$y = 0.1644x + 0.1316$	0.9964	2	5	0～100	$y = 0.1509x - 0.0153$	0.9906	1	3
Aristolochic acid I	Burpenorphine	0～200	$y = 0.3407x - 0.0903$	0.9963	1	3	0～100	$y = 0.4042x - 0.0794$	0.9911	0.3	1
Wilforgine	Burpenorphine	0～200	$y = 0.2225x - 0.0433$	0.9976	0.1	0.3	0～100	$y = 0.3207x - 0.066$	0.9946	0.03	0.1
Wilforine	Burpenorphine	0～200	$y = 0.3359x - 0.0720$	0.9979	0.3	1	0～100	$y = 0.3530x - 0.0500$	0.9955	0.1	0.3
Rotenone	Burpenorphine	0～200	$y = 0.5029x - 0.1116$	0.9971	0.3	1	0～100	$y = 0.3254x - 0.0319$	0.9941	0.1	0.3

采用本法分别对乌头碱类和发芽马铃薯中毒的血浆和尿液的留样样品进行检测，检测结果见本章第二节相关内容，它们的色谱图分别见图 10-32 和图 10-33。

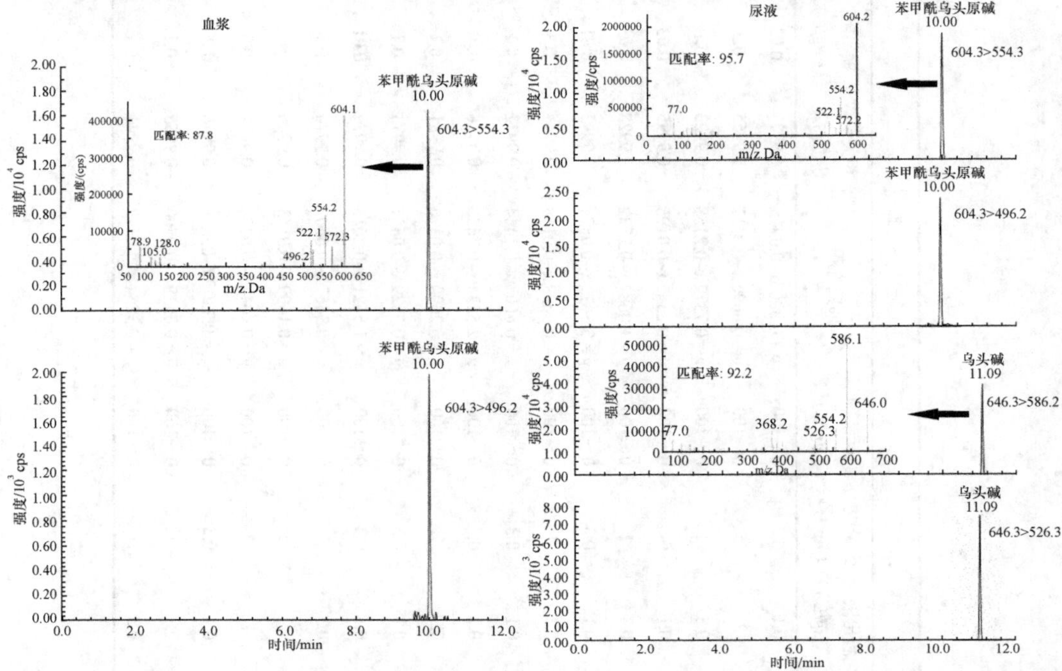

图 10-32　血浆和尿液样品检出苯甲酰乌头原碱和乌头碱的 MRM 总离子流色谱图和增强子离子扫描谱图

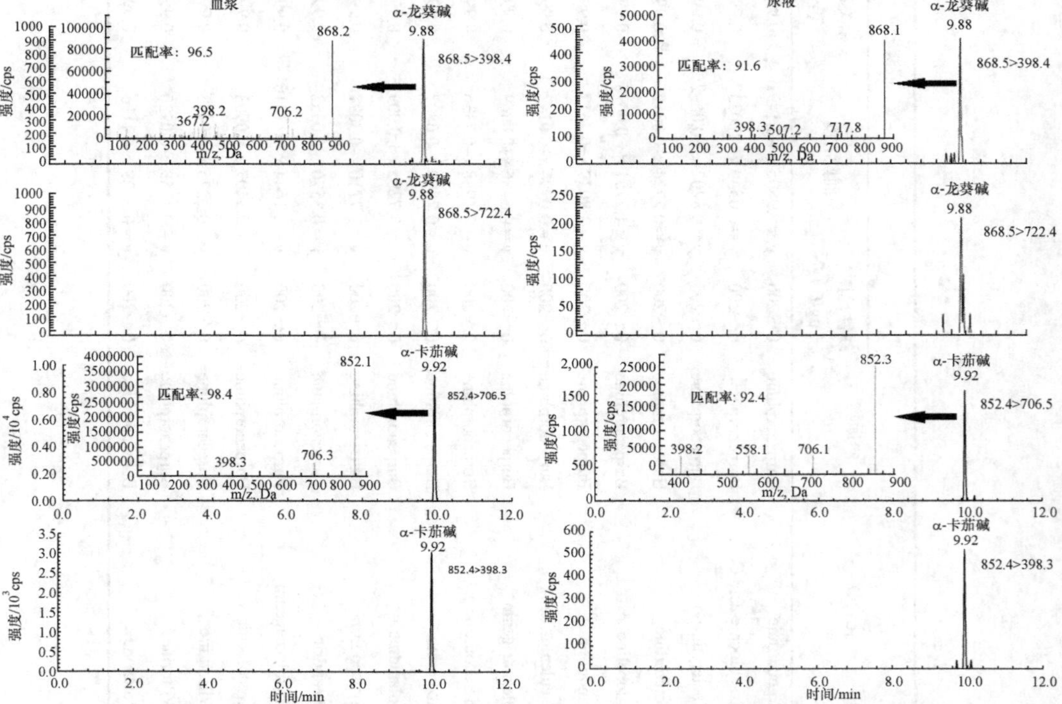

图 10-33　血浆和尿液样品检出α-龙葵碱和α-卡茄碱的 MRM 总离子流色谱图和增强子离子扫描谱图

6）注意事项

（1）本法采用超高效液相色谱-三重四极杆/线性离子阱复合质谱仪，进行多离子监测-触发的增强子离子扫描（MRM-IDA-EPI）模式检测，一次进样可以同时得到用于定量的 MRM 色谱图和用于定性的增强二级全扫描质谱图，更有利于复杂基质条件下的痕量目标化合物的准确定性分析。若没有 Qtrap 仪器，也可采用三重四极杆质谱仪以 MRM 模式检测。

（2）本法测定化合物比较多，化学性质各异，有碱性、酸性、中性和酸碱两性，极性分布范围广，不能采用液-液萃取法进行净化。考虑到中毒发生时，毒物在血浆中浓度比较低，通常比尿液中要低数倍乃至数十倍，而进样体积只有 1μl，因此需要对血浆样品进行浓缩。血浆样品最常用的样品前处理方法有蛋白沉淀法和除磷脂法，因此对二者进行比较。通过除磷脂柱除去的磷脂主要是色谱强洗脱剂洗出的磷脂（t_R>12.7min），蛋白沉淀法处理的样品液中大量的磷脂是在 84 种待测物中最后出峰的鱼藤酮之后才出峰，虽然不影响测定，若考虑到方法的稳健性和耐受性，可以采用过 Prime HLB SPE 柱的除磷脂法，将蛋白沉淀液再通过 Prime HLB SPE 柱（60mg/3ml），这样有助于仪器的良好状态能较长时间保持。同时，通过切换阀将 12.7 min 之后流出的磷脂切换至废液中，而不进入质谱污染系统。

（3）在 1000μl 尿液样品中加入 700μl 甲醇使甲醇的含量>40%（V/V），此时不能用滤膜过滤，因为滤膜会吸附部分弱极性化合物，可以通过 15 000r/min 高速离心 5min 去除沉淀，上清液进样分析。

7）色谱图

84 种有毒植物成分的总离子流色谱图见图 10-34。

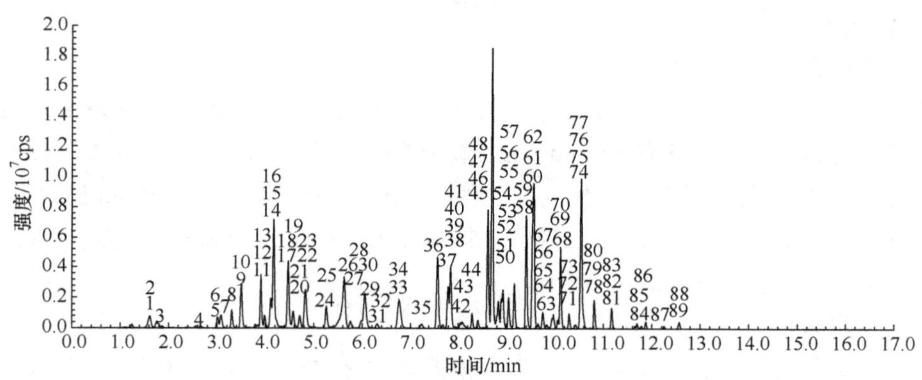

图 10-34　空白血浆加标 5ng/ml 84 种有毒植物成分的总离子流色谱图

色谱峰编号与表 10-15 中序号相同

2. 食品、饲料、草药膳食补充剂和植物药中 40 种有毒植物成分测定的液相色谱-高分辨质谱法[179,180]

1）原理

食品、饲料、草药膳食补充剂和植物药等样品经 QuEChERS 法提取后，超高效液相色谱分离，Q-orbitrap MS 全扫描质谱-数据触发串联质谱模式检测，采用标准加入法或稀释后的溶剂标准外标法定量。

方法的检出限和定量限：检出限为≤10μg/kg，定量限为≤50μg/kg。

2）试剂和材料

除非另有说明，所用试剂均为分析纯，水为 GB/T 6682—2008 规定的一级水。

甲酸、乙腈（液相色谱溶剂级），甲酸铵、无水硫酸镁、氯化钠。

标准物质：见表 10-17。溶于乙腈，配成 100μg/ml 标准储备溶液，再稀释成混合标准工作液（1.0μg/ml）。

3）仪器和设备

超高效液相色谱-Q-Orbitrap MS 质谱仪带 HESI-II 电喷雾离子源。

4）试样制备与处理

（1）干性样品

称取 1.00g 样品于 50ml 具塞离心管中，加入 10ml 2%甲酸水溶液，室温放置 30min，加入 10ml 乙腈。

（2）高脂样品

称取 1.00g 样品于 50ml 具塞离心管中，加入 4ml 正己烷脱脂，脱脂后样品加入 10ml 2%甲酸水溶液，室温放置 30min，加入 10ml 乙腈。

（3）液体样品

称取 10.0g 样品于 50ml 具塞离心管中，加入 10ml 2%甲酸的乙腈液。

在上述样品处理中加入 4g 无水硫酸镁和 1g 氯化钠，剧烈振摇 1min，4500r/min 离心 5min，上清液过 0.2μm 滤膜，滤液直接测定或稀释 10～10 000 倍后测定。

5）测定条件

（1）色谱条件

色谱柱：Acquity UPLC HSS T_3 色谱柱（100mm×2.1mm，1.8μm，Waters 公司），配在线过滤器；流动相：A 为含有 5.0mmol/L 甲酸铵的 0.1%甲酸水溶液，B 为含有 5.0mmol/L 甲酸铵和 0.1%甲酸的甲醇溶液；梯度洗脱程序：0～1min 5%B；1～10min 5%～100%B；10～12min，100%B；12～12.1min，100%～5%B；12.1～15min，5%B；流速：0.400ml/min；柱温：40℃；进样体积 1.0μl。

（2）质谱条件

电喷雾离子源 ESI full MS–dd-MS/MS 模式。喷雾电压 3.5kV；鞘气：35；辅助气：10；吹扫气：3；毛细管温度：350℃；S 透镜 RF：50；加热温度：400℃；全扫描分辨率 70 000FWHM，扫描范围：m/z75～1100；MS/MS 事件触发条件：t_R±0.25min，信号强度为 1×10^5，扫描范围：m/z50～母离子+10Da，分辨率 35 000FWHM；四极杆分离窗口为 4Da。其他参数详见表 10-17。

表 10-17　目标化合物及其 LC-HRMS 的参数

化合物名	分类	分子式	保留时间/min	离子类型	精确质量数	归一化碰撞能/%	碎片离子（精确质量数/组成）
乌头碱	毒素（乌头属）	$C_{34}H_{47}NO_{11}$	7.4	$[M+H]^+$	646.3222	35	586.3011/$C_{32}H_{44}NO_9$
							554.2748/$C_{31}H_{40}NO_8$
							526.2799/$C_{30}H_{40}NO_7$
							368.1856/$C_{22}H_{26}NO_4$
							105.0335/C_7H_5O
莽草毒素	毒素（日本莽草）	$C_{15}H_{20}O_8$	4.9	$[M+NH_4]^+$	346.1496	15	329.1231/$C_{15}H_{21}O_8$
							311.1125/$C_{15}H_{19}O_7$
							265.1071/$C_{14}H_{17}O_5$
							177.1121/$C_8H_{17}O_4$
							89.0597/$C_4H_9O_2$
马兜铃酸 I	毒素（马兜铃科）	$C_{17}H_{11}NO_7$	8.7	$[M+NH_4]^+$	359.0874	10	342.0608/$C_{17}H_{12}NO_7$
							324.0503/$C_{17}H_{10}NO_6$
							298.0710/$C_{16}H_{12}NO_5$
							296.0679/$C_{17}H_{12}O_5$
马兜铃酸 II	毒素（马兜铃科）	$C_{16}H_9NO_6$	8.4	$[M+NH_4]^+$	329.0768	10	294.0397/$C_{16}H_8NO_5$
							268.0604/$C_{15}H_{10}NO_4$
阿托品	颠茄生物碱	$C_{17}H_{23}NO_3$	5.0	$[M+H]^+$	290.1751	45	124.1121/$C_8H_{14}N$
							93.0699/C_7H_9
佛手内酯	呋喃香豆素	$C_{12}H_8O_4$	7.6	$[M+H]^+$	217.0495	55	202.0261/$C_{11}H_6O_4$
							174.0311/$C_{10}H_6O_3$
							115.0542/C_9H_7
秋水仙碱	毒素（秋水仙属）	$C_{22}H_{25}NO_6$	6.9	$[M+H]^+$	400.1755	35	382.1649/$C_{22}H_{24}NO_5$
							358.1649/$C_{20}H_{24}NO_5$
							310.1200/$C_{19}H_{18}O_4$
							282.1250/$C_{18}H_{18}O_3$
							341.1384/$C_{20}H_{21}O_5$
罗布麻苷	强心苷	$C_{30}H_{44}O_9$	7.7	$[M+H]^+$	549.3058	10	405.2272/$C_{23}H_{33}O_6$
							387.2166/$C_{23}H_{31}O_5$
							369.2060/$C_{23}H_{29}O_4$
							359.2217/$C_{22}H_{31}O_4$
							341.2111/$C_{22}H_{29}O_3$
洋地黄毒苷元	强心苷	$C_{23}H_{34}O_4$	8.1	$[M+H]^+$	375.2530	20	357.2424/$C_{23}H_{33}O_3$
							339.2319/$C_{23}H_{31}O_2$
							321.2213/$C_{23}H_{29}O$

续表

化合物名	分类	分子式	保留时间/min	离子类型	精确质量数	归一化碰撞能/%	碎片离子（精确质量数/组成）
麻黄碱	精神兴奋性生物碱	$C_{10}H_{15}NO$	4.0	$[M+H]^+$	166.1226	10	148.1121/$C_{10}H_{14}N$
吴茱萸碱	精神兴奋性生物碱	$C_{19}H_{17}N_3O$	8.6	$[M+H]^+$	304.1444	35	171.0917/$C_{11}H_{11}N_2$
							161.0709/$C_9H_9N_2O$
							144.0808/$C_{10}H_{10}N$
							134.0600/C_8H_8NO
天芥菜碱	吡咯里西啶生物碱	$C_{16}H_{27}NO_5$	4.9	$[M+H]^+$	314.1962	35	156.1019/$C_8H_{14}NO_2$
后马托品	颠茄生物碱	$C_{16}H_{21}NO_3$	4.3	$[M+H]^+$	276.1594	45	138.0913/$C_8H_{12}NO$
							120.0808/$C_8H_{10}N$
							142.1226/$C_8H_{16}NO$
							124.1121/$C_8H_{14}N$
							93.0699/C_7H_9
次乌头碱	毒素（乌头属）	$C_{33}H_{45}NO_{10}$	7.3	$[M+H]^+$	616.3116	35	556.2905/$C_{31}H_{42}NO_8$
							524.2643/$C_{30}H_{38}NO_7$
							496.2694/$C_{29}H_{38}NO_6$
							338.1751/$C_{21}H_{24}NO_3$
							105.0335/C_7H_5O
淫羊藿苷	PDE5 抑制剂的黄酮醇（淫羊藿科）	$C_{33}H_{40}O_{15}$	7.8	$[M+H]^+$	677.2440	10	531.1861/$C_{27}H_{31}O_{11}$
拉普乌头碱	毒素（乌头属）	$C_{32}H_{44}N_2O_8$	6.3	$[M+H]^+$	585.3170	35	369.1333/C21H21O6
							105.0335/C_7H_5O
							535.2803/$C_{31}H_{39}N_2O_6$
							388.2482/$C_{23}H_{34}NO_4$
							356.2220/$C_{22}H_{30}NO_3$
							324.1958/$C_{21}H_{26}NO_2$
							162.0550/$C_9H_8NO_2$
Lycopsamine	吡咯里西啶生物碱	$C_{15}H_{25}NO_5$	4.1	$[M+H]^+$	300.1805	40	156.1019/$C_8H_{14}NO_2$
石蒜碱	毒素（石蒜科）	$C_{16}H_{17}NO_4$	2.9	$[M+H]^+$	288.1230	45	138.0913/$C_8H_{12}NO$
							120.0808/$C_8H_{10}N$
							94.0651/C_6H_8N
							270.1125/$C_{16}H_{16}NO_3$
							177.0546/$C_{10}H_9O_3$
							147.0441/$C_9H_7O_2$
							119.0491/C_8H_7O
							112.0757/$C_6H_{10}NO$

续表

化合物名	分类	分子式	保留时间/min	离子类型	精确质量数	归一化碰撞能/%	碎片离子（精确质量数/组成）
中乌头碱	毒素（乌头属）	$C_{33}H_{45}NO_{11}$	7.2	$[M+H]^+$	632.3065	35	572.2854/$C_{31}H_{42}NO_9$
							540.2592/$C_{30}H_{38}NO_8$
							512.2643/$C_{29}H_{38}NO_7$
							354.1700/$C_{21}H_{24}NO_4$
							105.0335/C_7H_5O
野百合碱	吡咯里西啶生物碱	$C_{16}H_{23}NO_6$	3.2	$[M+H]^+$	326.1598	50	280.1543/$C_{15}H_{22}NO_4$
							237.1359/$C_{13}H_{19}NO_3$
							194.1176/$C_{11}H_{16}NO_2$
							121.0886/$C_8H_{11}N$
							120.0808/$C_8H_{10}N$
野百合碱 *N*-氧化物	吡咯里西啶生物碱	$C_{16}H_{23}NO_7$	3.9	$[M+H]^+$	342.1540	50	296.1492/$C_{15}H_{22}NO_5$
							236.1281/$C_{13}H_{18}NO_3$
							137.0835/$C_8H_{11}NO$
							120.0808/$C_8H_{10}N$
							119.0730/C_8H_9N
去甲麻黄碱	精神兴奋性药物	$C_9H_{13}NO$	3.6	$[M+H]^+$	152.1070	10	134.0964/$C_9H_{12}N$
							117.0699/C_9H_9
乌巴因	强心苷	$C_{29}H_{44}O_{12}$	5.3	$[M+H]^+$	585.2906	15	439.2326/$C_{23}H_{35}O_8$
							403.2115/$C_{23}H_{31}O_6$
							385.2010/$C_{23}H_{29}O_5$
							373.2010/$C_{22}H_{29}O_5$
							355.1904/$C_{22}H_{27}O_4$
印防己素	毒素（印防己）	$C_{15}H_{18}O_7$	5.3	$[M+NH_4]^+$	328.1391	30	311.1125/$C_{15}H_{19}O_7$
							293.1020/$C_{15}H_{17}O_6$
							265.1071/$C_{14}H_{17}O_5$
							247.0965/$C_{14}H_{15}O_4$
							203.1067/$C_{13}H_{15}O_2$
印防己毒内酯	毒素（印防己）	$C_{15}H_{16}O_6$	5.8	$[M+NH_4]^+$	310.1285	30	293.1020/$C_{15}H_{17}O_6$
							265.1071/$C_{14}H_{17}O_5$
							247.0965/$C_{14}H_{15}O_4$
							219.1016/$C_{13}H_{15}O_3$
							203.1067/$C_{13}H_{15}O_2$

续表

化合物名	分类	分子式	保留时间/min	离子类型	精确质量数	归一化碰撞能/%	碎片离子（精确质量数/组成）
补骨脂素	呋喃香豆素	$C_{11}H_6O_3$	7.0	$[M+H]^+$	187.0390	60	143.0491/$C_{10}H_7O$
							131.0491/C_9H_7O
							115.0542/C_9H_7
倒千里光碱	吡咯里西啶生物碱	$C_{18}H_{25}NO_6$	4.6	$[M+H]^+$	352.1755	55	324.1805/$C_{17}H_{26}NO_5$
							220.1332/$C_{13}H_{18}NO_2$
							138.0913/$C_8H_{12}NO$
							120.0808/$C_8H_{10}N$
							94.0651/C_6H_8N
倒千里光碱*N*-氧化物	吡咯里西啶生物碱	$C_{18}H_{25}NO_7$	4.7	$[M+H]^+$	368.1704	50	220.1332/$C_{13}H_{18}NO_2$
							136.0757/$C_8H_{10}NO$
							120.0808/$C_8H_{10}N$
							118.0651/C_8H_8N
							94.0651/C_6H_8N
篦麻碱	生物碱（篦麻毒素标志物）	$C_8H_8N_2O_2$	4.0	$[M+H]^+$	165.0659	70	138.0550/$C_7H_8NO_2$
							110.0600/C_6H_8NO
							108.0444/C_6H_6NO
							84.0444/C_4H_6NO
							82.028/C_4H_4NO
东莨菪碱	颠茄生物碱	$C_{17}H_{21}NO_4$	4.3	$[M+H]^+$	304.1543	40	156.1019/$C_8H_{14}NO_2$
							138.0913/$C_8H_{12}NO$
							121.0648/C_8H_9O
							110.0964/$C_7H_{12}N$
莨菪亭	香豆素	$C_{10}H_8O_4$	5.7	$[M+H]^+$	193.0495	60	178.0261/$C_9H_6O_4$
							150.0311/$C_8H_6O_3$
							137.0597/$C_8H_9O_2$
							133.0284/$C_8H_5O_2$
							122.0362/$C_7H_6O_2$
千里光碱	吡咯里西啶生物碱	$C_{18}H_{25}NO_5$	5.3	$[M+H]^+$	336.1805	55	308.1856/$C_{17}H_{26}NO_4$
							153.0910/$C_9H_{13}O_2$
							138.0913/$C_8H_{12}NO$
							120.0808/$C_8H_{10}N$
							94.0651/C_6H_8N

续表

化合物名	分类	分子式	保留时间/min	离子类型	精确质量数	归一化碰撞能/%	碎片离子（精确质量数/组成）
千里光碱 *N*-氧化物	吡咯里西啶生物碱	$C_{18}H_{25}NO_6$	5.4	$[M+H]^+$	352.1755	55	136.0757/$C_8H_{10}NO$
							120.0808/$C_8H_{10}N$
							118.0651/C_8H_8N
							106.0651/C_7H_8N
							94.0651/C_6H_8N
千里光菲灵碱	吡咯里西啶生物碱	$C_{18}H_{23}NO_5$	4.8	$[M+H]^+$	334.1649	55	306.1700/$C_{17}H_{24}NO_4$
							151.0754/$C_9H_{11}O_2$
							138.0913/$C_8H_{12}NO$
							120.0808/$C_8H_{10}N$
							94.0651/C_6H_8N
千里光菲灵碱 *N*-氧化物	吡咯里西啶生物碱	$C_{18}H_{23}NO_6$	5.0	$[M+H]^+$	350.1598	50	209.1172/$C_{12}H_{17}O_3$
							136.0757/$C_8H_{10}NO$
							120.0808/$C_8H_{10}N$
							106.0651/C_7H_8N
							94.0651/C_6H_8N
肾形千里光碱	吡咯里西啶生物碱	$C_{19}H_{27}NO_6$	5.9	$[M+H]^+$	366.1911	50	168.1019/$C_9H_{14}NO_2$
							150.0913/$C_9H_{12}NO$
							122.0600/C_7H_8NO
							107.0491/C_7H_7O
							70.0651/C_4H_8N
士的宁	毒素（马钱子属）	$C_{21}H_{22}N_2O_2$	4.9	$[M+H]^+$	335.1754	70	264.1019/$C_{17}H_{14}NO_2$
							222.0913/$C_{15}H_{12}NO$
							184.0757/$C_{12}H_{10}NO$
							156.0808/$C_{11}H_{10}N$
托品碱	颠茄生物碱	$C_8H_{15}NO$	0.7	$[M+H]^+$	142.1226	100	98.0964/$C_6H_{12}N$
							93.0699/C_7H_9
							91.0542/C_7H_7
							67.0542/C_5H_7
							58.0651/C_3H_8N
伞形花内酯	香豆素	$C_9H_6O_3$	5.6	$[M+H]^+$	163.0390	60	135.0441/$C_8H_7O_2$
							119.0491/C_8H_7O
							107.0491/C_7H_7O

续表

化合物名	分类	分子式	保留时间/min	离子类型	精确质量数	归一化碰撞能/%	碎片离子（精确质量数/组成）
育亨宾碱	壮阳生物碱	$C_{21}H_{26}N_2O_3$	5.8	$[M+H]^+$	355.2016	40	91.0542/C_7H_7
							294.1489/$C_{19}H_{20}NO_2$
							224.1281/$C_{12}H_{18}NO_3$
							212.1281/$C_{11}H_{18}NO_3$
							144.0808/$C_{10}H_{10}N$

6）注意事项

Q-TOF MS 也可以完成相关检测，但有关参数需优化和调整。

7）色谱图

草药膳食补充剂部分化合物的提取离子色谱图见图 10-35。

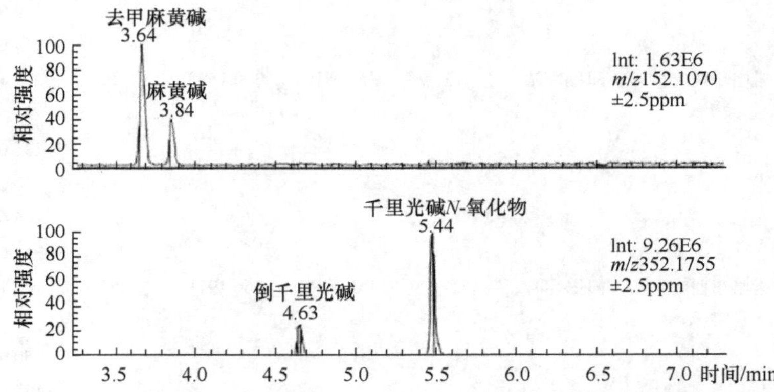

图 10-35　草药膳食补充剂加标 50μg/kg 部分化合物的提取离子色谱图

参 考 文 献

[1] GB 14938—1994 中华人民共和国国家标准 食物中毒诊断标准及技术处理总则[S].

[2] 王锐, 丁凡, 高永军, 等. 2004～2013 年全国植物性食物中毒事件流行病学分析[J]. 中国食品卫生杂志, 2016, 28(5)：580-584.

[3] European Food Safety Authority (EFSA). Scientific opinion of the panel on comtaiminats in the food chain on a request from the European commission on Tropane alkaloids(from *Datura* sp.)as undefirablesubstances in animal feed[J]. EFSA J, 2008, 691:1-55.

[4] European Food Safety Authority (EFSA). Compendium of botanicals reperted to contain naturally occurring substance of possible concern for human health when used in food and supplements[J] EFSA J, 2012, 10(5): 2663.

[5] 刘文龙, 刘志强, 宋凤瑞, 等. 乌头类双酯型生物碱组分转化为单酯水解型及脂型生物碱组分的研究[J]. 高等学校化学学报, 2011, 32(3): 717-720.

[6] Mizugaki M, Ito K. Aconite toxins. In: Drugs and poisons in humans: a handbook of practical analysis[M]. Berlin Heidelberg:Springer-Verlag Suzuki O, Watanabe K, 2005:455-467.

[7] 吴超, 赵翡翠. 我国乌头属植物研究进展[J]. 新疆医科大学学报, 2011, 34(10)：1153-1157.

[8] 张阳, 沈丽娟, 王长谦, 等. 急性乌头碱中毒 92 例治疗体会[J]. 疑难病杂志, 2011, 10(9)：714-715.

[9] Ito K, Tanaka S, Funayama M, et al. Distribution of aconitum alkaloids in body fluids and tissues in a suicidal Case of Aconite Ingestion[J]. J Anal Toxicol, 2000, 24: 348-353.

[10] 张双春, 李世忠, 高晓村, 等. 乌头类药物中毒 2604 例文献综述[J]. 北京中医杂志, 1993, (3) : 56.

[11] 林学尧, 陈端秀, 张秀尧, 等. 一起误服含乌头碱杨梅白酒引起的食物中毒调查分析[J]. 中国卫生检验杂志, 2014, 24(6): 879-881.

[12] 金鸣, 李红海, 汪升, 等. 高效液相色谱法快速分离测定血浆中的乌头碱[J]. 中国法医学杂志, 2005, 20 (4): 215-217.

[13] Ito K, Ohyama Y, Konishi Y, et al. Method for the simultaneous determination of *Aconitum alkaloids* and their hydrolysis products by gas chromatography-mass spectrometry in human serum[J]. Planta Med, 1997, 63: 75-79.

[14] Hattori H, Hirata Y, Hamajima M, et al. Simultaneous analysis of aconitine, mesaconitine, hypaconitine, and jesaconitine in whole blood by LC-MS-MS using a new polymer column[J]. Forensic Toxicol, 2009, 27: 7-11.

[15] Zhang F, Tang M H, Chen L J, et al. Simultaneous quantitation of aconitine, mesaconitine, hypaconitine, benzoylaconine, benzoylmesaconine and benzoylhypaconine in human plasma by liquid chromatography-tandem mass spectrometry and pharmacokinetics evaluation of "SHEN-FU" injectable powder[J]. J Chromatogr B, 2008, 873: 173-179.

[16] Usui K, Hayashizaki Y, Hashiyada M, et al. Simultaneous determination of 11 aconitum alkaloids in human serum and urine using liquid chromatography-tandem mass spectrometry[J]. Legal Med, 2012, 14: 126-133.

[17] Kaneko R, Hattori S, Furuta S, et al. Sensitive analysis of aconitine, hypaconitine, mesaconitine and jesaconitine in human body fluids and Aconitum tubers by LC/ESI-TOF-MS[J]. J Mass Spectrom, 2006, 41: 810-814.

[18] Tan G, Lou Z, Jing J, et al. Screening and analysis of aconitum alkaloids and their metabolites in rat urine after oral administration of aconite roots extract using LC-TOFMS-based metabolomics[J]. Biomed Chromatogr, 2011, 25: 1343-1351.

[19] 张秀尧, 蔡欣欣, 林学尧, 等. 超高压液相色谱-串联质谱法快速测定人尿液和全血中 3 种乌头生物碱[J]. 食品安全质量检测学报, 2013, 4(3): 715-721.

[20] Friedman M, McDonald G M. Potato glycoalkaloids: chemistry, analysis, safety, and plant physiology[J]. Crit Rev Plant Sci, 1997, 16(1): 55-132.

[21] 段光明, 冯彩萍. 马铃薯糖苷生物碱[J]. 植物生理学通讯, 1992, 28(6): 457-461.

[22] Smith D B, Roddick J G, Jones J L. Potato glycoalkaloids: some unanswered questions[J]. Trends Food Sci Tech, 1996, 7(4): 126-131.

[23] Bejarano L, Mignolet E, Devaux A, et al. Glycoalkaloids in potato tubers: the effect of variety and drought stress on the α-solanine and α-chaconine contents of potatoes[J]. J Sci Food Agric, 2000, 80(14): 2096-2100.

[24] Langkilde S, Schroder M, Stewart D, et al. Acute toxicity of high doses of the glycoalkaloids, *α*-solanine and α-chaconine, in the syrian golden hamster[J]. J Agric Food Chem, 2008, 56: 8753-8760.

[25] 王庆宜, 严建新, 赵雷桑, 等. 发芽马铃薯中毒致死一例报告[J]. 贵州医药, 1983, 1:53.

[26] 淮瑾, 吴永胜, 王芳健. 40 例发芽马铃薯中毒抢救[J]. 西北国防医学杂志, 2001: 22(3): 280.

[27] 李永华. 发芽马铃薯急性中毒致心肌损害 1 例[J]. 南京军医学院学报, 2003, 25(3): 171.

[28] 余晖, 钱小明, 聂时南, 等. 发芽马铃薯急性中毒致多器官损害一例[J]. 江苏医药, 2004, 30(2): 90.

[29] 宁工红. 常见毒物急性中毒的简易检验与急救[M]. 北京: 军事医学科学出版社, 2001: 332-333.

[30] 杨煜, 王学工, 王闯. 马铃薯生物碱的高效液相色谱分析[J]. 中国公共卫生, 1995, 11(3): 133-134.

[31] 肖文军，李勤，熊兴耀，等. 高效液相色谱法分析马铃薯中α-茄碱[J]. 分析化学，2011, 39(9): 1459-1460.

[32] Laurila J, Laakso I, Väänänen T, et al. Determination of solanidine- and tomatidine-type glycoalkaloid aglycons by gas chromatography/mass spectrometry[J]. Agri Food Chem, 1999, 47(7): 2738-2742.

[33] Abell D C, Sporns P. Immunoaffinity sample purification and MALDI-TOF MS analysis of α-solanine and α-chaconine in serum[J]. J Agric Food Chem, 2001, 49: 543-548.

[34] Friedman M, Bautista F F, Stanker L H, et al. Analysis of potato glycoalkaloids by a new ELISA kit[J]. J Agric Food Chem, 1998, 46(12): 5097-5102.

[35] Zywicki B, Catchpole G, Draper J, et al. Comparison of rapid liquid chromatography-electrospray ionization-tandem mass spectrometry methods for determination of glycoalkaloids in transgenic Weld-grown potatoes[J].Anal Biochem, 2005, 336: 178-186.

[36] Cataldi T R I, Lelario F, Bufo S A. Analysis of tomato glycoalkaloids by liquid chromatography coupled with electrospray ionization tandem mass spectrometry[J]. Rapid Commun Mass Spectrom, 2005, 19(21): 3103-3110.

[37] Shakya R, Navarre D A. LC-MS analysis of solanidane glycoalkaloid diversity among tubers of four wild potato species and three cultivars (*Solanum tuberosum*)[J]. J Agric Food Chem, 2008, 56(16): 6949-6958.

[38] Matsuda F, Morino K, Miyazawa H, et al. Determination of potato glycoalkaloids using high-pressure liquid chromatography-electrospray ionisation/mass spectrometry[J]. Phytoche nal, 2004, 15(2): 121-124.

[39] Sheridan R S, Kemnah J L. Glycoalkaloid content in pet food by uplc–tandem mass spectrometry[J]. J Chromatogr Sc, 2010, 48(10): 790-794.

[40] Hellenas K E, Nyman A, Slanina P, et al. Determination of potato glycoalkaloids and their aglycone in blood serum by high-performance liquid chromatography: application to pharmacokinetic studies in humans[J]. J Chromatogr Biomed Appl, 1992, 573(1): 69-78.

[41] 张秀尧，蔡欣欣，张晓艺. 超高效液相色谱-三重四极杆质谱联用方法测定血浆和尿液中的α-龙葵碱、α-卡茄碱和茄啶[J]. 色谱, 2014, 32(6): 586.

[42] Gaillard Y, Pepin G. Poisoning by plant material: review of human cases and analytical determination of main toxins by high-performance liquid chromatography–(tandem) mass spectrometry[J]. JChromatogr B, 1999, 733: 181-229.

[43] 孟品佳. 有毒生物碱性质与分析[J]. 化学通报, 2010, 6: 484-490.

[44] 王强，何朝霞. 中西医结合救治急性曼陀罗中毒[J]. 中西医结合实用临床急救， 1997, 4(8): 379-380.

[45] Amitai Y, Almog S, Singer R, et al. Atropine poisoning in children during the Persian Gulf crisis: a national survey in Israel[J]. JAMA, 1992, 268: 630-632.

[46] 李希珍，张浩，王翠竹，等. 曼陀罗化学成分及生物活性研究进展[J]. 特产研究, 2014, 2: 75-78.

[47] Peter O, Zedníková K, Valka I. Detection and determination of abused hallucinogens in biological material[J]. Neuro Endocrinol Lett, 2006, 27(S2): 125-129.

[48] Wagner R A, Keim S M. Plant Poisoning, Alkaloids-Tropane.2009 http://emedicine.medscape.com/article/816657[S].

[49] 张虎. 急性曼陀罗中毒患者的临床诊治(32 例)[J]. 医疗装备, 2017, 30(5): 106-107.

[50] 李敬伟，赵岩，管得宁，等. 表现为神经精神症状的曼陀罗中毒 21 例临床分析[J]. 临床神经病学杂志, 2013, 26(3):168.

[51] 黄海云，梁世山. 9 例儿童曼陀罗中毒临床分析[J]. 北方药学, 2017, 14(1): 120-121.

[52] 金鸣，张福荣，蔡向阳，等. 高效液相色谱法快速测定人血、尿中的阿托品[J]. 中国医院药学杂志, 2005, 25(5): 426-428.

[53] Rbeida O, Christiaens B, Hubert Ph, et al. Integrated on-line sample clean-up using cation exchange restricted access sorbent for the LC determination of atropine in human plasma coupled to UV detection[J]. J Pharm Biomed Anal, 2005, 36: 947-954.

[54] Namera A, Yashiki M, Hirose Y, et al. Quantitative analysis of tropane alkaloids in biological materials by gas chromatography–mass spectrometry[J]. Forensic Sci Int, 2002, 130 (1): 34-43.

[55] Bjoernstad K, Beck O, Helander A. A multi-component LC-MS/MS method for detection of ten plant-derived psychoactive substances in urine[J]. J Chromatogr B, 2009, 877: 1162-1168.

[56] Beyer J, Peters F T, Kraemer T, et al. Detection and validated quantification of toxic alkaloids in human blood plasma-comparison of LC-APCI-MS with LC-ESI-MS/MS[J]. J Mass Spectrom, 2007, 42: 621-633.

[57] 马小红，王新立，陈勇，等. 高效液相色谱串联电喷雾质谱法测定大鼠血浆中山莨菪碱[J]. 中草药, 2008, 39(9): 1312-1315.

[58] Chen H, Chen Y, Du P, et al. Sensitive and specific liquid chromatographic–tandem mass spectrometric assay for atropine and its eleven metabolites in rat urine. J Pharm Biomed Anal, 2006, 40: 142-150.

[59] Chen H, Chen Y, Wang H, et al. Analysis of scopolamine and its eighteen metabolites in rat urine by liquid chromatography-tandem mass spectrometry[J]. Talanta, 2005, 67: 984-991.

[60] Bjoernstad K, Hulten P, Beck O, et al. Bioanalytical and clinical evaluation of 103 suspected cases of intoxications with psychoactive plant materials[J]. Clin Toxicol, 2009, 47: 566-572.

[61] Finkelstein Y, Aks E, Hutson J, et al. Colchicine poisoning: the dark side of an ancient drug[J]. Clin Toxicol, 2010, 48: 407-414.

[62] 汤敏娜，刘秀斌，黄嘉璐，等. 食用黄花菜中含秋水仙碱的质证研究[J]. 中草药，2016，47(18): 3293-3300.

[63] 肖章武，马莉. 急性重症秋水仙碱中毒治疗分析[J]. 临床急诊杂志, 2018, 19(4): 258-260.

[64] 王琦玮，刘良，黄光照. 秋水仙碱中毒损伤程度鉴定 1 例[J]. 法医学杂志, 2006, 22(6): 466-467.

[65] Danel V C, Wiart J D, Hardy G A, et al. Self-poisoning with colchicum autumnale L flowers[J]. Clin Toxicol, 2001, 39(4): 409-411.

[66] Dehon B, Chagnon J L, Vinner E, et al. Colchicine poisoning: report of a fatal case with bodyfuid and post-mortem tissue analysis by high-performance liquid chromatography[J]. Biomed Chromatogr, 1999, 13: 235-238.

[67] Wehner F, Mußhoff F, Schulz M M, et al. Detection of colchicine by means of LC-MS/MS after mistaking meadow saffron for bear's garlic[J]. Forensic Sci Med Pathol, 2006, 2-3: 193-197.

[68] Lhermitte M, Bernier J L, Mathieu D, et al. Colchicine quantitation by high-performance liquid chromatography in human plasma and urine[J]. J Chromatogr B, 1985, 342: 416-423.

[69] 陈晓红，李小平，姚浔平. HPLC 法测定全血中秋水仙碱[J]. 中国卫生检验杂志，2006，16(4): 418-419.

[70] Jones G R, Singer P P, Bannach B. Application of LC-MS analysis to a fatal colchicine fatality[J]. J Anal Tox,2002, 26: 365-369.

[71] Jiang Y, Wang J, Wang Y, et al. Rapid and sensitive liquid chromatography–tandem mass spectrometry method for the quantitation of colchicine in human plasma[J]. J Chromatogr B, 2007, 850: 564-568.

[72] Kovvasu S P, Kunamaneni P, Yeung S, et al. Determination of colchicine in human plasma by a sensitive LC-MS/MS assay[J]. World Journal of Pharmacy and Pharmaceutical Sciences (WJPPS), 2018, 7(3): 35-44.

[73] 夏燚. 雷公藤有效成分的含量测定及色谱指纹图谱研究[D]. 天津：天津大学硕士学位论文, 2005.

[74] 吴春敏. 雷公藤化学成分与多组分含量测定研究[D]. 上海：第二军医大学博士学位论文, 2010.

[75] 薛璟, 贾晓斌, 谭晓斌, 等. 雷公藤化学成分及其毒性研究进展[J]. 中华中医药杂志, 2010, (5): 726-733.
[76] 丁虹, 吴建元, 童静, 等. 雷公藤甲素急性毒性及其机制研究[J]. 中药材, 2004, 27(2): 115-118.
[77] 许羚, 胡玥, 丁晓霜, 等. 雷公藤红素体内与体外急性毒性试验结果的比较[J]. 环境与职业医学, 2015, 32(6): 535-538, 548.
[78] 刘为萍, 刘素香, 唐慧珠, 等.雷公藤研究新进展[J]. 中草药, 2010, 41(7): 1215-1218.
[79] 闫玉洽, 杨永. 蜂蜜中毒现状分析及预防相关研究概述[J]. 食品工程, 2016, (3): 4-6.
[80] 陈宏标, 张永杰, 吴生根, 等. 2014 年福建省某村庄一起野蜂蜜食物中毒事件调查[J]. 中国食品卫生杂志, 2016, 28(3): 392-395.
[81] 张骏. 云南省兰坪县蜂蜜中毒流行病学特征分析及危险因素调查[D]. 昆明: 昆明医科大学硕士学位论文, 2016.
[82] 李熠, 陈兰珍, 王峻, 等.湖北省恩施州鹤峰县、利川市有毒蜜源蜂蜜中毒事件调查[J]. 蜜蜂杂志, 2017, (2): 15-17.
[83] 王芳. 雷公藤毒素检测方法和雷公藤蜜源蜂蜜毒性研究[D]. 福州: 福建农林大学硕士学位论文. 2018.
[84] 刘小红, 周妍, 李永刚, 等. 超高效液相色谱-串联质谱法检测蜂蜜中雷公藤甲素残留量[J]. 食品安全质量检测学报, 2016, 7(12): 4960-4965.
[85] 张元元, 杨术鹏, 周金慧, 等. QuEChERS-超高效液相色谱-串联质谱法测定蜂蜜中雷公藤甲素残留[J]. 农产品质量与安全, 2018, 93(3): 54-59.
[86] 郭艳红, 谭垦, 宋启示. HPLC 法测定昆明山海棠蜜中雷公藤甲素的含量[J]. 云南农业大学学报, 2007, 22(3):401-403.
[87] 姚海春, 姚京辉, 陈云. 蜂蜜中毒机理及防治原则[J]. 蜜蜂杂志, 2012, (12): 34-36.
[88] 高妍, 于婉婷, 佘东来, 等. 雷公藤毒性机制的研究进展[J]. 时珍国医国药, 2011, 22(9): 2265-2266.
[89] 雷美康, 彭芳, 丁涛, 等. 固相萃取净化-超高效液相色谱-串联质谱法测定蜂蜜中雷公藤次碱[J]. 色谱, 2015, 33(1): 65-67.
[90] Wang Z J, Yeung S, Chen S.Bioavailability of wilforlide A in mice and its concentration determination using an HPLC-APCI-MS/MS method[J]. J Chromatogr B, 2018, 1090: 65-72.
[91] 雷美康, 彭芳, 祝子铜, 等.超高效液相色谱-串联质谱法同时测定蜂蜜中雷公藤红素和雷公藤次碱[J]. 食品科学, 2015, 36(12): 218-220.
[92] 闫继红. 蜂产品深加工与配方技术[M]. 北京: 中国农业科学技术出版社, 2005.
[93] 金米聪, 马建明, 姚浔平, 等. 全血中痕量雷公藤红素的液相色谱/质谱联用法测定研究[J]. 中国卫生检验杂志, 2008, 18(7): 1242-1244.
[94] 翟金晓, 刘伟. LC-MS/MS 检测生物检材中雷公藤甲素和雷公藤酯甲[J]. 法医学杂志, 2015, 31(6): 445-449.
[95] 薛云云, 玛尔江•巴哈•提别克, 王彦, 等.大鼠血浆中雷公藤红素的 HPLC 法测定[J]. 中国医药工业杂志, 2011, 42(7): 532-535.
[96] Chen K B, Cai M Q, Chen X H, et al. Quantitative Analysis of Triptolide in Human Whole Blood by LC-APCI-IT-MS-MS[J]. Chromatographia, 2008, 67(3-4): 225-230.
[97] 施跃锦, 蔡美强, 金米聪. 高效液相色谱-质谱法测定尿液中痕量雷公藤春碱[J]. 理化检验(化学分册), 2011, 47(5): 517-519.
[98] Cai M, Shen C, Jin M. Sensitive analysis of wilforidine in human plasma by LC-APCI-MS/MS[J]. Chromatographia, 2013, 76(15-16): 985-991.
[99] 秦春雨, 周滔, 宫雯雯, 等.UPLC-MS/MS法测定大鼠血浆中雷公藤内酯醇及其药代动力学[J]. 首都医科大学学报, 2015, 36(1): 121-126.

[100] Sun J N, Shi Y P, Chen J. Ultrasound-assisted ionic liquid dispersive liquid-liquid microextraction coupled with high performance liquid chromatography for sensitive determination of trace celastrol in urine[J]. J Chromatogr B, 2011, 879(30): 3429-3433.

[101] Su M X, Song M, Di B, et al. Application of a sensitive and specific LC-MS/MS method for determination of wilforine from *Tripterygium wilfordii* Hook. F. in rat plasma for a bioavailability study[J]. Biomed Chromatogr, 2015, 29(7): 1042-1047.

[102] Yamada K, Takada S, Nakamura S, et al. The structure of anisatin[J]. Tetrahedron Lett, 1965, 6(52): 4797-4801.

[103] Ikeda T, Ozoe Y, Okuyama E, et al. Ansatim modulation of the r-aminobutyric acid recepter-chamnel in rat dorsal root gamglion neurons[J]. Br J Pharmacol, 1999, 127(7): 1567-1576.

[104] 林兆福. 八角茴香及其伪品的鉴别[J]. 中国中医药杂志, 2006, 4(4): 73-75.

[105] Ize-Ludlow D, Ragone S, Bruck I S, et al. Neurotoxicities in infants seen with the consumption of star anise tea[J]. Pediatrics, 2004, 114(5): 653-656.

[106] Egmond H P V. Natural toxins: risks, regulations and the analytical situation in Europe[J]. Anal Bioanal Chem, 2004, 378 : 1152-1160.

[107] 江树弟, 阮茂荣. 一起误食山大茴中毒 36 例的调查[J]. 人民军医, 1993, 9: 17-18.

[108] 罗土光, 肖志文, 李孟祥. 急性红茴香中毒 44 例救治体会[J]. 中国急救医学, 2003, 7: 465.

[109] 张秀尧, 蔡欣欣. 超高效液相色谱串联质谱联用法快速测定生物样品中莽草毒素[J]. 分析化学, 2011, 39(12): 1917-1920.

[110] Howes M J, Kite G C, Simmonds M S. Distinguishing chinese star anise from Japanese star anise using thermal desorption-gas chromatography-mass spectrometry[J]. J Agric Food Chem, 2009, 57(13): 5783-5789.

[111] Joshi V C, Srinivas P V, Khan I A. Rapid and easy identification of *Illicium verum* Hook f and its adulterant *Illicium anisatum* Linn. by fluorescent microscopy and gas chromatography[J]. J Aoac Int, 2005, 88(3): 703-706.

[112] Techen N, Pan Z Q, Scheffler B E, et al. Detection of Illicium anisatum as adulterant of *Illicium verum*[J]. Planta Med, 2009, 75(4): 392-395.

[113] Lederer I, Schulzki G, Gross J, et al. Combination of TLC and HPLC-MS/MS methods. Approach to a rational quality control of Chinese star anise[J]. J Agric Food Chem, 2006, 54(6): 1970-1974.

[114] Mathon C, Bongard B, Duret M, et al. Analysis of the neurotoxin anisatin in star anise by LCMS/MS[J]. Food Addit Contam: Part A, 2013, 30(9): 1598-1605.

[115] Schrage M, ShenY, Claassen F W, et al. Rapid and simple neurotoxin-based distinction of Chinese and Japanese star anise by direct plant spray mass spectrometry[J]. J Chromatogr A, 2013, 1317: 246-253.

[116] ShenY, Beek T A V, Claassen F W, et al. Rapid control of Chinese star anise fruits and teas for neurotoxic anisatin by direct analysis in real time high resolution mass spectrometry[J]. J Chromatogr A, 2012, 1259: 179-186.

[117] 谢立璟, 丁茂柏, 孙承业. 急性马桑中毒的临床表现及救治[J]. 药物不良反应杂志, 2008, 10(6): 429-431.

[118] 谢文闻. 蜂蜜中羟基马桑毒素的污染[J]. 中国蜂业, 2012, 63(7): 57.

[119] 康凯, 赵月然, 周凌. 马桑毒物分析及中毒症状[J]. 世界最新医学信息文摘, 2017, 17(12): 104-105.

[120] 王会礼. 马桑果中毒 60 例抢救临床体会[J]. 亚太传统医学, 2015, 11(4): 92-93.

[121] 刘绘清. 马桑果中毒 62 例临床分析[J]. 中国社区医师, 2010, 12(6): 44.

[122] Beasley M, Hood D, Anderson P, et al. Poisoning due to tutin in honey-a report of an outbreak in New Zealand[J]. N Z Med J, 2018, 131 (1473): 59-71.

[123] 伍朝筼，章观德. 马桑寄生及马桑子中内酯成分分析方法的研究[J]. 药学学报, 1984, 19(1): 56-62.

[124] 殷耀，陈惠兰，陈磊，等. 超高效液相色谱-高分辨质谱法测定蜂蜜中的 3 种马桑内酯[J]. 色谱, 2015, 33(7): 711-714.

[125] Fields B A, Reeve J, Bartholomaeus A, et al. Human pharmacokinetic study of tutin in honey; a plant-derived neurotoxin[J].Food Chem Toxicol, 2014, 72: 234-241.

[126] 张秀尧，蔡欣欣，张晓艺，等. 超高效液相色谱-三重四极杆质谱法测定血浆和尿液中马桑亭和马桑宁[J]. 色谱, 2019, 37 (2): 149-154.

[127] Chen J C, Chiu M H, Nie R L, et al. Cucurbitacins and cucurbitane glycosides: structures and biological activities[J]. Nat Prod Rep, 2005, 22(3):386.

[128] Nakashima S, Matsuda H, KurumeA, et al. Cucurbitacin E as a new inhibitor of cofilin phosphorylation in human leukemia U937 cells[J]. Bioorg Med Chem Lett, 2010, 20 (9): 2994-2997.

[129] 幺焕开，刘鲁，王菊，等. 葫芦素的研究概况[J]. 齐鲁药事, 2005, 12: 737-739.

[130] 关晏星，蔡锡林. [^{3}H]-葫芦素 B 在动物体内的吸收、分布、排泄[J]. 中国医药工业杂志, 1989, 20(3): 116-119.

[131] 郭梦鸿，孙玉琦，刘影，等. 葫芦科植物药材中葫芦素类成分的含量差异[J]. 中国医院药学杂志, 2015, 35(17): 1554-1558.

[132] 李秀敏，张星. 丝瓜发苦原因分析及防治措施[J]. 现代农村科技, 2015, 15: 23.

[133] Kistler L. 南瓜的奋斗史 祖先又苦又硬[S]. http://news. eastday. com/eastday/13news/auto/news/society/u7ai4932852.html.

[134] 崔鹏，郑国林，谢丹. 食用苦葫芦瓜致食物中毒流行病学分析[J]. 中国公共卫生管理, 2016, 32(6): 847-849.

[135] 王亚龙，刘秀平，邢建勇. 苦瓠子和苦葫芦引起的食物中毒的调查分析[J]. 现代预防医学, 2005, 32(8): 968.

[136] 普学骞，贺秀红. 苦葫芦中毒致多器官功能衰竭死亡一例[J]. 中国药物与临床, 2008, 8(7): 529.

[137] 李艳梅，刘月素，刘景昀. 49 例苦丝瓜中毒的防治体会[J]. 药学服务与研究, 2006, 6(5): 396-397.

[138] Roux G L, Leborgne I, Labadie M, et al. Poisoning by non-edible squash: retrospective series of 353 patients from French Poison Control Centers[J]. Clin Toxicol, 2018, 56(8):790-794.

[139] Assouly P. Hair loss associated with cucurbit poisoning[J]. JAMA Dermatol, 2018, 154 (5): 617-617.

[140] 张晓艺，张秀尧，蔡欣欣，等. 超高效液相色谱-大气压化学电离-三重四极杆质谱法同时测定血浆、尿液和瓜果类蔬菜中葫芦素 B、E 和 I[J]. 色谱, 2020, 38(5): 564-571.

[141] 李超英，侯世祥，杨凯，等. 血浆中葫芦素 B 的高效液相色谱测定方法研究[J]. 中国药学杂志, 2001, 36(8): 557-559.

[142] Bajcsik N, Pfab R, Pietsch J. Simultaneous determination of cucurbitacin B, E, I and E-glucoside inplant material and body fluids by HPLC-MS[J]. J Chromatogr B, 2017, 1052: 128-134.

[143] Fiori G M L, D'Agate S, Rocha A, et al. Development and validation of a quantification method forcucurbitacins E and I in rat plasma: application to population pharmacokinetic studies[J]. J Pharm Biomed Anal, 2017: 144(10): 99-105.

[144] 潘彬，陈锐群，潘德济，等. 夹竹桃苷对 Na^+、K^+-ATP 酶抑制的动力学研究[J]. 上海医科大学学报, 1990, 17(6):413-417.

[145] Hamada K, Iwamoto A, Miyazaki S , et al. Determination of bovine blood oleandrin by high-performance liquid chromatography and postcolumn derivatization[J]. J Chromatogr Sci, 2002, 40(9): 515-518.

[146] 韩盛兰，刘云鹤，韩永利，等. 家兔实验性夹竹桃中毒[J]. 中国兽医杂志, 1994, 2(7): 25-26.

[147] Arao T, Fuke C, Takaesu H, et al. Simultaneous determination of cardenolides by sonic spray ionization

liquid chromatography–ion trap mass spectrometry-a fatal case of oleander poisoning[J]. J Anal Toxicol, 2002, 26(7):222-227.

[148] Tracqui A, Kintz P, Branche F, et al. Confirmation of oleander poisoning by HPLC/MS[J]. Int J Legal Med, 1998, 111(1):32-34.

[149] 温定源, 张涵忱. 夹竹桃中毒致死二例[J]. 刑事技术, 1980, 5: 88.

[150] 吴清明. 奶牛夹竹桃中毒的救治[J]. 中国奶牛, 2008, 26(8): 62-64.

[151] 林永泉, 荣丽华. 10 例夹竹桃中毒报告[J]. 中国城乡企业卫生, 2007,(1): 33.

[152] Tracqui A, Kintz P, Ludes B, et al. High-performance liquid chromatography–ionspray mass spectrometry for the specific determination of digoxin and some related cardiac glycosides in human plasma[J]. J Chromatogr B, 1997, 692(1):101-109.

[153] Wang X, Plomley J B, Newman R A, et al. LC/MS/MS analyses of an oleander extract for cancer treatment[J]. Anal Chem, 2000, 72(15):3547-3552.

[154] Tor E R, Filigenzi M S, Puschner B. Determination of oleandrin in tissues and biological fluids by liquid chromatography-electrospray tandem mass spectrometry[J]. J Agric Food Chem, 2005, 53(11): 4322-4325.

[155] 张秀尧, 蔡欣欣. 超高效液相三重四极杆质谱法快速检测生物体液中夹竹桃苷和苷元[J]. 分析化学, 2011, 39(4): 599-600.

[156] 陈忻, 张楠, 厉春. 鱼藤酮帕金森大鼠呼吸链复合酶Ⅰ、Ⅳ 的改变[J]. 中国实验动物学报, 2009, 17(2):135.

[157] 戚辰, 刘振国, 范国华, 等. 鱼藤酮对多巴胺能神经元的神经毒性作用[J]. 中华神经科杂志, 2006, 37(6): 538.

[158] 程勇祥. 血液灌流治疗地瓜籽中毒报道 1 例[J]. 中国中医药现代远程教育, 2011, 9(20):100.

[159] 黄超培, 赵 鹏. 鱼藤酮原药的基础毒性研究[J]. 毒理学杂志, 2006, 20(3): 205.

[160] 张生理. 地瓜子(豆薯子) 中毒 5 例死亡 3 例报告[J]. 四川中医, 1984, 2(5): 41.

[161] 骆和东, 林健, 贾玉珠. 一起食用豆薯种子引起的鱼藤酮中毒[J]. 现代预防医学, 2005, 32(10): 1392.

[162] 林学尧, 张秀尧, 陈端秀, 等. 一起地瓜米引起的食源性疾病事件调查报告[J]. 预防医学, 2017, (5): 509-510.

[163] 杨方, 郑丹萍, 刘正才, 等. 液相色谱-串联质谱法同时检测水产品中苦参碱和鱼藤酮残留[J]. 分析化学, 2011, 39(4):556.

[164] 赵志远, 石志红, 康健, 等. 超高效液相色谱-四极杆-飞行时间质谱法快速筛查茶叶中的 204 种农药残留[J]. 色谱, 2013, 31(4): 372.

[165] Yang F, Liu Z C, Zhen D P, et al. Determination of botanical insecticides residues in fish by liquid chromatography–electrospray tandem mass spectrometry[J]. Food Anal Method, 2011, 4(4): 601-607.

[166] 韩凤鸣, 李晓东, 赖仕均, 等. 气/质联用法检测鱼藤中鱼藤酮[J]. 刑事技术, 2011,(3): 35.

[167] Caboni P, Sarais G, Vargiu S, et al. LC-MS-MS determination of rotenone, deguelin, and rotenolone in human serum[J]. Chromatographia, 2008, 68(9-10): 739-745.

[168] 张晓艺, 张秀尧, 蔡欣欣, 等. 二维超高效液相色谱-三重四极杆/复合线性离子阱质谱联用快速测定全血和尿液中鱼藤酮[J]. 色谱, 2017, 35(5): 482-486.

[169] Koca I, Koca A F. Poisoning by mad honey: a brief review[J]. Food ChemToxicol, 2007, 45 (8): 1315-1318.

[170] Jansen S A, Kleerekooper I, Hofman Z L M, et al. Grayanotoxin poisoning: ‘mad honey disease’ and beyond[J]. Cardiovasc Toxicol, 2012, 12:208-215.

[171] Belcher S F, Morton T R. Tutu toxicity: three case reports of Coriaria arborea ingestion, review of

literature and recommendations for management[J]. N Z Med J, 2013, 126 (1370): 1-7.

[172] 刘炳仑. 有毒花粉和防止蜂蜜食品中毒[J]. 蜂蜜杂志, 1994, 7: 33.

[173] Debelle F D, Vanherweghem J L, Nortier J L. Aristolochic acid nephropathy: a worldwide problem[J]. Kidney Int, 2008, 74(2): 158-169.

[174] Takeuschi S, Homma M, Inoue J, et al. Case of intractable ventricula fibrillation by a multicomponent dietary supplement containing ephedra and caffeine overdose[J]. The Japanese Journal of Toxicology, 2007, 20: 269-271.

[175] Arditti J, Bourdon J H, Spadari M, et al. Ma huang, from dietary supplement to abuse[J]. Acta Clin Belg, 2002, 57: 34-36.

[176] 张春华, 吴惠勤, 黄晓兰, 等. 液相色谱-电喷雾串联质谱同时检测尿液和胃液中 12 种有毒生物碱[J]. 分析化学, 2012, 40(6): 862-869.

[177] 立野幸治, 藤原美智子, 三浦泉. LC/MS/MS による尿中植物性自然毒一斉分析手法の検討. 山口県環境保健ｾﾝﾀｰ所報, 第 52 号(平成 21 年度).

[178] Sau Wah Ng, Chor Kwan Ching, Albert Yan Wo Chan, et al. Simultaneous detection of 22 toxic plant alkaloids (aconitumalkaloids, solanaceous tropane alkaloids, sophora alkaloids, strychnosalkaloids and colchicine) in human urine and herbal samples usingliquid chromatography–tandem mass spectrometry[J]. J Chromatogr B, 2013, 942-943:63-69.

[179] Mol H G J, Van Dam R C J, Zomer P, et al. Screening of plant toxins in food, feed and botanicals using full-scan high-resolution (orbitrap) mass spectrometry[J]. Food Addit and Contam: Part A, 2011, 28(10): 1405-1423.

[180] Vaclavik L, Krynitsky A J, Rader J I. Targeted analysis of multiple pharmaceuticals, plant toxins and other secondary metabolites in herbal dietary supplements by ultra-high performance liquid chromatography–quadrupole-orbital ion trap mass spectrometry[J]. Anal Chim Acta, 2014, 810: 45-60.

[181] 张秀尧, 蔡欣欣, 张晓艺, 等. 超高效液相色谱-三重四极杆/复合线性离子阱质谱法同时快速测定血浆和尿液中 84 种有毒植物成分[J]. 色谱, 2019, 37(11): 1142-1156.

（张晓艺　蔡欣欣　张秀尧　王　芳　傅武胜）

第十一章　重金属食物中毒检测技术

重金属中毒主要是指密度在 4.5g/cm^3 以上的金属元素或其化合物，通过环境、水和食物等途径进入人体并积蓄一定量时所引发的中毒现象。常见的重金属中毒有铅中毒、镉中毒、砷中毒、铬中毒、汞中毒、铊中毒和钡中毒等，这些重金属中毒在我国均有发生。近年来，随着环境污染，重金属在食物链中不断富集，重金属中毒事件时有发生。本章根据我国常见的重金属中毒事件，结合重金属理化特性、致毒机制等，介绍铅中毒、镉中毒、砷中毒、铬中毒、汞中毒、铊中毒和钡中毒检测技术。

第一节　概　　述

一、铅及其化合物

铅（lead，Pb）是元素周期表中ⅣA 族金属元素，原子序号 82，相对原子质量 207.2，是相对原子质量最大的非放射性元素。铅作为常用的有色金属，具有展性强、抗腐蚀性高和抗放射性穿透性能好等特点。铅、铅化合物及铅合金被广泛应用于建筑、焊接物料、蓄电池、电缆护套、机械制造、船舶制造、轻工等行业，其中四乙基铅（tetraethyl lead）一度曾是广泛使用的燃油添加剂。铅还是一种致癌物，世界卫生组织国际癌症研究机构（WHO IARC）公布的致癌物清单中，铅属于 2B 类致癌物。

二、镉及其化合物

镉（cadmium，Cd）是元素周期表中ⅡB 族金属元素，原子序号 48，相对原子质量 112.414。镉作为一种重金属和人体非必需元素，在环境中分布广泛且在工业和农业中都有应用，是已知的毒性持久的环境污染物，其造成的污染及危害已成为一个严重的环境和医疗问题。镉可以通过皮肤和呼吸道等方式进入并蓄积在生物体内，且具有显著的生物富集效应，其生物半衰期长达 10～30 年。慢性和急性镉中毒能够引起机体各种组织器官如肾、肺、肝、睾丸、脑、骨骼及血液系统功能的紊乱，特别是肝脏和肾脏。鉴于镉的毒性和危害，世界卫生组织将其列为重点研究的食品污染物；国际癌症研究机构在 1993 年将其列为第 1 类人类致癌物；美国疾病和毒物登记署（ATSDR）将镉列为第 6 位危害人体健康的物质。

三、砷及其化合物

砷（arsenic，As）是元素周期表中ⅤA 族非金属元素，原子序号 33，相对原子质量 74.9216。砷是一种非金属元素，单质有灰、黑和黄三种同素异形体，但只有灰砷在工业上具有重要的用途，并且灰砷也是最常见的单质形态，性脆而硬，具有金属般的光泽，导热、导电性能良好，易被捣成粉沫。砷的蒸汽具有一股难闻的大蒜臭味。金属砷很容易与氟、氧发生反应，在加热条件下能与大多数金属、非金属发生反应。砷不溶于水，但溶于硝酸、王水和强碱。砷（As）在大自然中普遍存在，其在地壳中的含量约为 2～5mg/kg。作为准金属，砷以各种形式存在于自然界中，在空气、土壤、沉积物和水中主要以 As_2S_3、As_2S_5、As_2O_3 或亚砷酸盐（As^{III}）、砷酸盐（As^{V}）、一甲基砷酸（MMA）和二甲基砷酸（DMA）的形式存在，在海产品中砷化物主要是砷甜菜碱（AsB）和砷胆碱（AsC）。此外，还有其他更复杂的砷化合物，如砷糖（arsenosugars）、砷脂类化合物等。

四、铬及其化合物

铬（chromium，Cr）是元素周期表中ⅥB 族金属元素，原子序号 24，相对原子质量 51.996。铬是一种银白色金属，质极硬而脆，耐腐蚀，属不活泼金属，常温下对氧气和湿气都稳定。自然界不存在游离状态的铬，主要含铬矿石是铬铁矿。铬被广泛应用于冶金、化工、铸铁、耐火及高精端科技等领域。铬是人体的一种必需微量元素，虽然需要量很少，正常人体内只含有 6～7mg，但对人体很重要，主要分布于骨骼、皮肤、肾上腺、大脑和肌肉之中。铬对人体的作用与其存在价态有关，Cr^{III}具有保护心血管、控制体重的功能，Cr^{III}还是正常生长发育和调节血糖的重要元素，但该机制仍有待进一步阐明。Cr^{III}对人体几乎不产生有害作用，暂未见引起工业中毒的报道，但最近研究者开始关注补充 Cr^{III}的潜在毒性。Cr^{VI}是明确的有害元素，Cr^{VI}比 Cr^{III}毒性高 100 倍，并易被人体吸收且在体内蓄积。Cr^{VI}可以通过消化道、呼吸道、皮肤和黏膜侵入人体，在体内主要积聚在肝、肾和内分泌腺中。通过呼吸道进入的铬则易积存在肺部。Cr^{VI}有强氧化作用，所以慢性中毒往往以局部损害开始，逐渐发展到不可救药。

五、汞及其化合物

汞（mercury，Hg）是元素周期表中ⅡB 族金属元素，原子序号 80，相对原子质量 200.59，是常温常压下唯一以液态存在的金属，主要有金属汞或汞蒸气、无机汞或汞盐、有机汞化合物 3 种形态。汞是一种很重的、银白色的液态过渡金属，具有良好的导电性。汞和汞的化合物在工业、农业、医药、日常生活中应用十分广泛，现在世界上约有 80 多种工业生产需要用汞作为原料或辅助材料，每年散失在环境中的汞估计达 5000t，与铅污染一样已遍及全球，造成了严重的环境污染和健康问题。金属汞主要以蒸气形式经呼吸道进入体内。由于汞蒸气具有脂溶性，可迅速弥散，透过肺泡壁被吸收，吸收率可达 70%以上。完整皮肤基本上不吸收汞。金属汞很难经消化道吸收，但汞盐及有机汞易被消化道吸收，吸收率取决于溶解度。汞化物可以通过呼吸道、消化道及皮肤侵入人体。汞及汞化合物对人体的损害与进入体内的汞量有关，可经呼吸道、消化道、皮肤接触或局部注射引起急慢性汞中毒，主要引起呼吸系统、神经系统、消化系统、泌尿生殖系统和局部注射部位的损伤。不同种类的汞及汞化物进入人体后，会蓄积在不同的部位，从而造成这些部位受损。例如，金属汞主要蓄积在肾脏和脑部，无机汞主要蓄积在肾脏，而有机汞主要蓄积在血液及中枢神经系统。

六、铊及其化合物

铊（thallium，Tl）是元素周期表中ⅢA 族元素，原子序号为 81，相对原子质量 204.4，外观呈银白色的金属。自然环境中铊含量很低，是一种伴生元素，其主要的化合物有氧化物、硫化物、卤化物、硫酸盐等。铊盐一般为无色、无味的结晶。具有工业价值的铊化合物有氧化铊、氧化亚铊、氢氧化亚铊、硫化亚铊、硫酸亚铊与氯化亚铊，被广泛用于电子、军工、航天、化工、冶金、通讯等各个方面，在光导纤维、辐射闪烁器、光学透位、辐射屏蔽材料、催化剂和超导材料等方面具有潜在应用价值。铊最初也用于医学领域，可治疗头癣等疾病，后发现其毒性大而作为杀鼠、杀虫和防霉的药剂，主要用于农业。随着对铊及其化合物毒性副作用的深入研究，自 1945 年起，世界各国为了避免铊化合物对环境造成污染，纷纷取消了铊在这些方面的使用。铊农药由于在使用过程中二次污染环境，在许多国家被限制或禁止使用，如美国环境保护局（EPA)将铊列为优先控制污染物名单，且规定人类健康水质标准中铊的含量不超过 0.24μg/L，欧盟第 67/548/EEC 号指令中已经将铊列为危险物质，我国为防止铊中毒出台了 GBZ 226—2010《职业性铊中毒诊断标准》，并将职业性铊中毒列为法定职业病。

七、钡及其化合物

钡（barium，Ba）是元素周期表中ⅡA 族元素，原子序号为 56，相对原子质量 137.327，是碱土金属中活泼的元素，为稍有光泽的银白色金属。钡的各种化合物在水中溶解度有很大差别。工业上常用的氯化钡、硝酸钡、硫化钡、氧化钡等属可溶性，氢氧化钡微溶于水，硫酸钡和碳酸钡为不溶性。钡可用作真空管和显像管的脱气剂，钡化合物广泛应用于陶瓷、玻璃工业、钢材淬火、医用造影剂、农药、化学试剂制作等领域。

第二节 重金属中毒和重金属中毒事件

一、铅中毒和铅中毒事件

铅是人类最早使用的金属之一，铅的开采、冶炼和应用已有 5500 多年历史，其广泛使用已经在世界很多地方造成了严重的环境污染和健康问题。人类因暴露于铅而导致死亡的人数每年约为 14.3 万例，占全球疾病负担的 0.6%。铅是一种蓄积性有毒物质，对人体多个系统（包括神经系统、血液系统、胃肠系统、心血管系统和肾脏系统）均有损伤，还可影响肝、肾、心血管等组织器官功能。长期暴露于铅通常会对血液系统造成影响，如贫血或神经系统紊乱，包括头痛、易怒、嗜睡、抽搐、肌肉无力、共济失调、震颤和麻痹。急性暴露可引起胃肠系统功能紊乱（厌食、恶心、呕吐、腹痛）、肝肾损伤、高血压和神经系统症状（抑郁、困倦、脑病），最终可能导致抽搐和死亡。儿童尤其容易受到铅的神经毒性影响，即使低水平暴露，也可能会导致严重后果，在某些情况下，可出现不可逆的神经损害。据估计，全球每年新增的智障儿童中，约有 60 万名系暴露于铅所致。儿童可通过玩具、墙壁、门框和家具等接触到含铅涂料，WHO 认定含铅涂料是造成儿童铅中毒的“主要触发点”。美国国家疾病预防控制中心（CDC）于 1975～2005 年期间，曾 4 次降低儿童铅中毒诊断标准，从最初的血铅水平≥300μg/L 降低至血铅水平≥100μg/L，最近一次修订时强调铅对儿童健康的损害无安全的临界水平，这进一步说明了即使血铅水平<100μg/L，也会对儿童生长发育产生不良影响，揭示了儿童无症状性铅中毒这一全球公共卫生问题。

最早的铅中毒事件可以追溯到公元 2 世纪的古罗马时期，20 世纪 50 年代以后 Gilfillan 和 Nriagu 在毒理学、生命统计学和考古学方面的研究揭示，古罗马人流行慢性铅中毒，并因此导致了古罗马帝国的灭亡。西方工业革命以来，由于铅及其制品的大量制造和使用，职业性铅中毒者急剧增多，铅作业工人经常出现脑病、瘫痪，甚至死亡。铅作业劳动的妇女，不孕、流产、早产现象普遍，更为严重的是儿童先天性铅中毒成了工业化的副产品。1890 年，澳大利亚内科医生 Turner 和眼科医生 Gibson 第一次观察到了通过直接接触铅而发生儿童中毒的事例。1904 年，Gibson 发现儿童铅中毒是由室内含铅油漆引起。随着含铅汽油的广泛使用，1979 年 Billick 发现儿童血铅水平与含铅汽油消费量呈正相关性。

我国在 20 世纪 60 年代出现先天性儿童铅中毒报道，80 年代以后开始研究无症状性儿童铅中毒问题。研究发现，20 世纪 80 年代，工业区内的儿童铅中毒（血铅水平≥100μg/L）流行率在 85%以上，在没有明显工业污染的城市，也约有半数儿童已经蒙受铅中毒的严重威胁。到 20 世纪末，我国儿童的平均血铅水平约为 110μg/L、铅中毒率在 50%左右；进入 21 世纪后逐渐降低，但仍明显高于同时期的美国、加拿大等发达国家。以上海为例，儿童血铅平均水平 1997 年为 83μg/L，2008 年为 38.08μg/L，2014 年进一步降至 19.5μg/L。随着我国在 2000 年强制实行汽油无铅化后，大气铅主要来源于燃煤排放，在后无铅汽油时代，控制和解决燃煤大气铅排放问题，将是我国控制人群铅中毒的关键所在。

二、镉污染和镉中毒事件

镉污染是一个严重危害人类健康的全球性环境问题。随着现代工业的快速发展和人类活动的不断加强，镉污染越来越严重，环境中的镉含量也逐年上升，镉污染危害人类健康的事件也时有发生。早在 1938 年，Bulmer 等就发现镉会对长期接触的工人健康产生影响。1942 年有研究人员发现人食用了镉污染的食物后，出现了呕吐、腹泻等明显的急性胃肠道效应。Friberg 在 1948 年发现一些长期在镉电池厂工作的工人中出现了骨软化、蛋白尿和肺气肿的症状。迄今为止，镉污染影响最为深远的事件当属发生在日本富山县神通川流域的痛痛病事件。1955～1977 年，日本出现了一种会产生病理性骨折和严重疼痛的疾病，称为痛痛病。到 1972 年 3 月，痛痛病患者已达到 230 人，死亡 34 人，研究发现，该病是由于当地居民长期食用含镉大米以及饮用被镉污染的水导致镉在人体内蓄积引起的。痛痛病与三井矿业公司炼锌厂的废水有关。该事件引起了世界范围内的极大关注，人们由此深刻意识到了镉的毒性和危害。

近些年来，我国的环境镉污染问题也日益严重。2003年湖南省浏阳市镇头镇引进了长沙湘和化工厂，由于其废渣、废水、粉尘、地表径流、原料产品运输与堆存，以及部分村民使用废旧包装材料和压滤布等，造成附近村民相继出现全身无力、头晕、胸闷、关节疼痛等症状。经检查，发现村民体内镉超标。有关机构对周边群众进行体检，截止到2009年7月31日，在2888人中发现尿镉超标509人。2012年1月，由于"金城江鸿泉立德粉材料厂"长期直接排放污水造成广西省河池市龙江河镉污染严重超标，镉浓度超标80倍，严重影响沿河居民和下游柳州市370万人的饮水安全。2013年5月，广州市食品药品监督管理局抽检结果显示，在对18个批次的大米及米制品抽检后，发现有8个批次镉含量超标，比例高达44.4%，镉的含量最高可达1.005 mg/kg，与日本"高镉"地区产的大米差不多。镉大米带来了很大的恐慌，其成因涉及多个方面：一方面，采矿企业没有采取环保设施，重金属排污流进土壤农田；另一方面，被重金属严重污染的土地种植大米，重金属超标的大米进入市场。

三、砷中毒和砷中毒事件

砷化合物都具有一定的毒性，其中无机砷的毒性最大，已于1980年被国际癌症研究机构确认为1类致癌物，甲基化砷的毒性较小，而砷甜菜碱、砷胆碱和砷糖常被认为是无毒的，无机砷中 As^{III}毒性强于 As^{V}。研究也证实，无机砷与多种身体器官、系统的并发症有关，包括皮肤、肝脏、肾脏，以及神经、呼吸、心血管、造血、免疫、内分泌、生殖和发育等系统。

砷污染中毒事件（急性砷中毒）或导致的公害病（慢性砷中毒）已屡见不鲜。例如，1900年，英国曼彻斯特因啤酒中添加含砷的糖，造成6000人中毒和71人死亡。1955年，日本发生的森永奶粉中毒事件，即森永位于德岛的工厂（德岛县名西郡石井町）所制造的罐装奶粉"森永ドライミルク"在制造过程中使用的磷酸一氢钠包含了大量的砷，导致约13 000名的婴幼儿食物中毒，并且造成130名婴幼儿因脑麻痹死亡。2005年，智利学者提出，在智利北部太平洋沿岸发现的距今7000余年的木乃伊生前很可能死于砷中毒。2009年11月报道，世界卫生组织将孟加拉国的地方性砷中毒称为"历史上一国人口遭遇到的最大的群体中毒事件"。

而在我国，2006年，河流上游3家化工厂的工业污水"日常性排放"造成湖南岳阳县饮用水源受到砷的污染，导致县城8万多居民饮水困难。2007年年底，贵州省独山县瑞丰矿业有限公司将1900t含砷废水直接排入都柳江，造成下游群众饮水危机，17人出现不同程度的砷中毒。2008年，广西河池市金城江区东江镇加辽社区下伦屯、江叶屯部分村民出现疑似砷中毒症状。这起砷污染事件是柳州华锡集团金海冶金化工分公司排放的废水砷含量超标、污染村民饮用水所致。广西河池砷污染事件累计致450人尿砷超标，4人轻度中毒。2008年，云南阳宗海出现砷含量超标，水体严重污染已经降为劣Ⅴ类水质，水质要恢复到Ⅲ类至少需要三年时间。经过调查后确定砷污染主要来源是云南澄江锦业工贸有限公司。2013年9月，贵州黔南布依族苗族自治州三都水族自治县发生一起村民干旱期间误饮废弃矿洞水引发砷中毒事件，有自述症状的76例村民中有8例诊断为亚急性砷中毒，此次事件未对环境造成影响。2013年11月，湖北黄石发生砷中毒事件，经查是由此处的一些选矿厂造成的。2014 年 2 月，云南罗平锌电股份有限公司下属锌厂综合车间锌氧粉工段发生砷化氢中毒安全事故，事故造成 5 人受伤、3 人死亡。2014 年 2 月，湖南石门县披露数据，60 余年来，雄黄矿区砷中毒者累计达 1200 余人。

四、铬中毒和铬中毒事件

人群铬中毒主要是源于环境的铬污染。铬污染来自于铬矿冶炼、耐火材料、电镀、制革、颜料和化工等工业生产，以及燃料燃烧排出的含铬废气、废水及废渣等。六价铬通过水、空气和食物进入人体，室内尘埃与土壤中也有六价铬，它们也会被摄入体内。

铬污染事件在世界范围内并不鲜见，特别是在 20 世纪 70 年代，日本、美国都曾发生过严重的铬污染事件。1993 年发生在美国加州的铬污染案引起轰动后被搬上银幕，片名为《永不妥协》。该片讲述一名女律师偶然发现美国最大的水电煤气公司非法排放含有 Cr^{VI}的有毒污水，她认为这很可能是当地居民所患致命疾病的根源，她凭借难以想象的意志力为当地居民赢得了 3.33 亿美元的巨额赔偿。2011 年 8 月，云南曲靖陆良化工实业有限公司将 5222.38t 工业废料铬渣非法倾倒导致污染，倾倒地附近农村 77 头牲畜死亡。云南曲靖市陆良县兴隆村，堆放铬渣附近的山坡几乎寸草不生。2002～2010 年，经县级及县级以上医院诊断的癌症病例有 14 人，其中 11 人已经死亡。14 人中，患肝癌的有 6 人，其他还包括淋巴癌、结肠癌、乳腺癌等；死亡时最小的为 9 岁，最大的 77 岁。

五、汞中毒和汞中毒事件

20 世纪 50 年代，因食用了被工业废水排入水俣湾的甲基汞污染的水产品，日本九州熊本市暴发了震惊全球的“水俣事件”；1964 年，因昭和电工排放含汞废水导致位于阿贺野川河下游的新潟地区又出现了汞中毒的暴发，之后的 40 多年时间里，日本水俣湾和阿贺野川河两地因“水俣病”导致 1700 多人死亡。伊拉克于 1956 年和 1960 年曾发生两次小麦的汞中毒事件，其中在 1956 年发病 100 例、死亡 14 例，1960 年发病的 221 例中有男性 106 例、女性 115 例，其主要原因是苯基乙酸汞（phenyl mercury acetate)、乙基磷酸汞（ethyl mercury phosphate）、甲基双氰胺（methyl mercury dicyandiamide）和乙基 P 甲苯磺酰替苯胺汞（ethyl mercury p-toluene sulphonanilide）等汞杀菌剂导致的。1971 年，伊拉克暴发麦粒汞中毒事件，导致约 6530 人入院治疗，459 人在医院死亡，其中约 1/3 的病例是 10 岁以下的儿童，此次中毒事件为误食甲基汞杀真菌处理过的小麦和大麦种子。20 世纪 70 年代，中国也发现了慢性汞中毒病例，其中吉林化学工业公司电石厂乙酸车间乙醛工段从 1958 年开始，向中国东北最大的河流——松花江排放甲基汞，导致该河流沿岸吃鱼较多的居民慢性甲基汞中毒。

在我国，汞中毒的原因大致分为 4 类。①职业性汞中毒：由于汞广泛应用于日光灯、温度计、贵重金属提炼及仪表制造等，如长期接触而防护措施不当，就可能导致急性或慢性职业性汞中毒，尤其是私人炼金小作坊，由于不懂金属汞的物理性质及毒性，操作不规范且无个人防护措施，易造成工作人员集体中毒。②非职业性汞中毒：多为服用或误用含汞制剂所致。中药朱砂和雄黄中均含有汞，多用于治疗皮肤病、类风湿性关节炎、系统性红斑狼疮等疾病，如过量使用可引起亚急性、慢性汞中毒。③美白祛斑化妆品：

汞能有效地抑制黑色素的生成，对皮肤有一定的增白作用。国外已有调查证实含汞化妆品的毒性作用，在我国相关的报道也越来越多。我国化妆品卫生标准规定，化妆品中汞含量不得超过 1mg/kg，有研究显示，2003 年对北京市商场、美容院美白化妆品卫生质量进行的分析表明，美容院的美白产品汞不合格率高达 43.8%，最高超标数十万倍。美白祛斑系列化妆品卫生质量调查显示，2003 年北京市小商品批发市场 20 种祛斑类化妆品中，金属汞超标率达 90%，最高超标倍数为 23 万倍。④人为投毒：以 2009 年年末至 2010 年年初在北京发生的“雪碧汞中毒门”造成的影响最大，经刑事侦查最终确定为投毒杀人未遂事件。

六、铊中毒和铊中毒事件

铊及铊盐属高毒类金属，为强烈的神经毒物，具有蓄积毒性，对人体的毒性超过了铅、砷和汞等。铊化合物对人的急性毒性剂量为 6～40mg/kg，儿童相对更为敏感，为 8.8～15mg/kg，成人最小致死量（MLD）为 12mg/kg。铊是人体非必需微量元素，可以通过饮水、食物和呼吸等途径进入人体，经胃肠道、呼吸道和皮肤吸收并富集起来。铊被吸收后，均匀分布在红细胞和血浆中，能通过血脑屏障和胎盘屏障，蓄积于全身各个组织和器官中，其中以肝、肾、骨骼及大脑中含量最高，皮肤和毛发也有分布。多年来，铊中毒事件时有报道，据文献统计，1990～2010 年的近 20 年中我国内地共发生铊中毒事件 37 起，中毒人数为 70 人，死亡 10 人；1960 年贵州兴仁县巴铃公社回龙村村民慢性铊中毒事件、云南省兰坪白族普米族自治县含铊的铅锌矿床造成的铊污染，以及德国 Lengerich 地区铊中毒事件，这些都是早期的人类活动造成环境中铊迁移引发的中毒。此外，还有人为投毒事件，如我国 1995 年震动国内的“朱令事件”中，受害人朱令便因为铊中毒而在几天内掉光头发，并呈现肌肉麻木、中枢性呼吸衰竭症状，一度昏迷长达 5 个月，智力、语言、视觉等功能都受到了不可逆转的损害。随后的 1997 年 5 月，北京大学发生铊投毒事件；2007 年 6 月，中国矿业大学发生 3 名大学生铊中毒事件。此外，职业暴露引发的铊中毒事件也时有发生。

七、钡中毒和钡中毒事件

可溶性钡化合物有毒，金属钡几乎无毒，硫酸钡、碳酸钡几乎不溶于水，但碳酸钡溶于盐酸形成氯化钡则具毒性，故钡中毒实际上是指可溶性钡化合物中毒。钡是一种肌肉毒，大量钡离子进入机体后，对骨骼肌、平滑肌、心肌等各种肌肉组织产生过度的刺激和兴奋作用。兴奋心肌使心肌应激性和传导增强，心跳加快，严重时可转而抑制，产生传导阻滞、严重的异位心率和心室颤动，以致心室停搏。兴奋血管平滑肌，使血管收缩，尤使小动脉痉挛性收缩，使血压明显升高，晚期可使血管麻痹而出现休克。兴奋胃的平滑肌，使其蠕动亢进。子宫平滑肌的收缩可引起流产。兴奋骨骼肌产生搐搦和颤动，最后导致麻痹性瘫痪。钡中毒时，可能由于钙的转移，使细胞膜的通透性增加，大量钾进入细胞内，导致血清钾降低，出现低钾血症。

钡及其化合物可由呼吸道、消化道及受损的皮肤进入体内，亦可经静脉用药致死。Tidy 于 1868 年首次报道钡中毒。国外报道的钡中毒呈散发，以个案为主，中毒原因多为误服。我国急性钡中毒事件时有发生，多为群体性发病，常作为突发公共卫生事件处置。据田仁云等统计，国内1973～1991年急性钡中毒657例中有26例为生产性中毒，其他多为误服。据徐昌盛等统计，1993～2006年我国发生钡中毒事件32起，75%达到突发公共卫生事件标准，累计中毒654例，死亡37例，总病死率为5.7%。90.6%的中毒事件为非职业性中毒。消化道中毒是中毒的主要途径，中毒原因主要为误服误用、食品和水被钡污染等，如将钡盐误当作碱面、食盐、面粉或发酵粉等混入食品造成食源性中毒，以氯化钡和碳酸钡中毒最常见。2006年发生一起咸鸭蛋导致的群体钡中毒事件，是由于不法厂商采用工业废盐制作咸鸭蛋并无证经销；2018年，福建宁德“光饼”钡元素中毒事件，是由于涉事光饼中的“葱肉饼”制作过程中误用钡盐；2017年，江苏盱眙县某矿业机械制造有限公司发生一起自来水被钡污染导致的食物中毒事件，是由于工业槽中的工业用水倒灌入自来水管道中，槽中工业用水中含钡，导致管道内水被钡污染。钡职业性中毒则主要因呼吸道吸入大量氯化钡或碳酸钡粉尘以及高温氯化钡灼伤皮肤使大量钡离子进入体内而引起中毒，例如，2007年湖南发生一起急性碳酸钡中毒事件，是由于化工厂工人在高浓度碳酸钡车间内吸入碳酸钡粉尘导致急性中毒。

第三节　重金属中毒诊断

2010年原卫生部办公厅印发了《重金属污染诊疗指南（试行）》，该指南明确了铅、镉、砷、汞、铬等重金属污染潜在高风险人群健康体检和筛查办法，具体见表11-1。重金属污染中毒诊断是一项技术要求很高、政策性很强的工作，诊断过程中，应当认真开展流行病学调查工作，认真筛查受污染区域的人群，结合环境监测指标，全面分析患者的症状、体征、辅助检查等实验室指标，并排除其他病因所致类似疾病后作出重金属中毒诊断。

表11-1　重金属污染潜在高风险人群健康体检项目

污染物	筛查	复查	专项体检（复查后仍异常者）		
			症状询问	体格检查	实验室检查
铅	血铅	静脉血铅：筛查血铅增高者[儿童血铅≥100μg/L；成人血铅≥1.9μmol/L（400μg/L）]予以复查	重点询问神经系统和贫血症状，如头痛、头晕、乏力、失眠、烦躁、多梦、记忆力减退、四肢麻木、腹痛、食欲减退、便秘等	①儿科/内科常规检查；②神经系统常规检查	①儿童：静脉血铅；②成人及经静脉血铅复查证实为中度以上儿童铅中毒者：血常规、尿常规、肝功能、血铅或尿铅；③成人：尿δ-ALA（尿δ-氨基-γ-酮戊酸）、血ZPP（红细胞锌原卟啉）、EP（血红细胞游离原卟啉）
镉	尿镉	尿镉：筛查尿镉增高者[尿镉≥5μmol/mol肌酐（5μg/g肌酐）]予以复查	重点询问有关肾脏疾病和骨质疏松症的病史及相关症状	内科常规检查	血常规、尿常规、尿镉、尿β_2-微球蛋白/尿视黄醇结合蛋白、肝功能、肾功能、X射线检查（骨盆、尺桡骨、胫腓骨）

续表

污染物	筛查	复查	专项体检（复查后仍异常者）		
			症状询问	体格检查	实验室检查
砷	尿砷	发砷或尿砷：筛查尿砷增高者（超过当地正常参考值）予以复查	重点询问乏力，头痛、头晕、失眠、四肢远端麻木、疼痛，双下肢沉重感、消化不良、肝区不适等症状	①内科常规检查：重点检查消化系统，如肝脏大小、硬度、肝区叩痛等；②神经系统检查：重点是周围神经系统，如感觉、肌力；③皮肤科检查：重点检查皮炎、皮肤过度角化、皮肤色素沉着，即重点检查躯干部及四肢有无弥漫的黑色或棕褐色的色素沉着和色素脱失斑，指、趾甲 Mees 纹，手、足掌皮肤过度角化及脱屑等	血常规、尿常规、肝功能、心肌酶谱、心电图、肝脾 B 超、发砷或尿砷、神经-肌电图
铬			重点询问呼吸系统、鼻咽部、皮肤疾病史症状	①内科常规检查；②鼻咽部常规检查；③皮肤科常规检查	血常规、尿常规、肝功能、胸部 X 射线片、心电图
汞	尿汞	尿汞：筛查尿汞增高者（尿汞 > 2.25μmol/mol 肌酐（4μg/g 肌酐）予以复查	重点询问神经精神症状，如头痛、头晕、乏力、失眠、烦躁、多梦、记忆力减退、易激动、多汗等及肾脏病史等	①内科常规检查；②口腔科常规检查：重点检查口腔黏膜、牙龈；③神经系统常规检查（注意眼睑、舌、手指震颤的检查）	血常规、尿常规、心电图、肝功能、尿β_2-微球蛋白/尿视黄醇结合蛋白、尿汞

一、铅中毒诊断

铅中毒诊断参考标准有 GBZ 37—2002《职业性慢性铅中毒诊断标准》、WS/T 112—1999《职业接触铅及其化合物的生物限值》和原卫生部《儿童高铅血症和铅中毒分级和处理原则（试行）》。

（一）成人慢性铅中毒诊断标准

有明确铅污染区域内生活接触史，出现以神经、消化、造血系统为主的临床表现，复查和专项体检中血铅≥600μg/L 或尿铅≥120μg/L 者，可诊断为慢性铅中毒。慢性铅中毒可以分为轻度中毒、中度中毒和重度中毒。

1. 轻度中毒

血铅≥600μg/L 或尿铅≥120μg/L，且尿 δ-氨基-γ-酮戊酸≥61.0μmol/L（8000μg/L）或血红细胞游离原卟啉（EP）≥3.56μmol/L（2000μg/L），或红细胞锌原卟啉（ZPP）≥2.91μmol/L（13.0μg/g Hb），或有腹部隐痛、腹胀、便秘等症状。如进行诊断性驱铅试验时，尿铅≥800μg/L 或 1000μg/24h，也可诊断为轻度铅中毒。

2. 中度中毒

在轻度中毒的基础上，具有腹绞痛，或贫血，或轻度中毒性周围神经病表现者。

3. 重度中毒

具有铅麻痹或中毒性脑病表现者。

（二）儿童铅中毒诊断标准

有明确铅污染区域内生活接触史，连续两次静脉血血铅≥200μg/L者，可诊断为儿童铅中毒，并依据血铅水平分为轻度铅中毒（血铅水平为200～249μg/L）、中度铅中毒（血铅水平为250～449μg/L）、重度铅中毒（血铅水平≥450μg/L）。

儿童铅中毒可伴有某些非特异的临床症状，如腹隐痛、便秘、贫血、多动、易冲动等；血铅≥700μg/L时，可伴有昏迷、惊厥等铅中毒脑病表现。

二、镉中毒诊断

镉中毒诊断参考标准有：GBZ17—2015《职业性镉中毒诊断标准》和WS/T 113—1999《职业接触镉及其化合物的生物限值》。

1. 慢性轻度中毒

有明确镉污染区域内生活接触史，复查和专项体检尿镉≥5μmol/mol 肌酐（5g/g 肌酐），并有头晕、乏力、嗅觉障碍、腰背及肢体痛等症状，实验室检查发现有尿 β_2-微球蛋白含量在 9.6μmol/mol 肌酐（1000μg/g 肌酐）以上或尿视黄醇结合蛋白含量在5.1μmol/mol 肌酐（1000μg/g 肌酐）以上时，可诊断为慢性镉中毒。

2. 慢性重度中毒

除慢性轻度中毒的表现外，出现慢性肾功能不全，可伴有骨质疏松症、骨质软化症。

三、砷中毒诊断

砷中毒诊断参考标准有 GBZ 8—2002《职业性慢性砷中毒诊断标准》、WS/T 211—2001《地方性砷中毒诊断标准》和WS 277—2007《地方性砷中毒病区和划分标准》。

（一）亚急性砷中毒

有明确砷污染区域内生活接触史，复查和专项体检发砷或尿砷超过当地正常参考值，出现以消化系统、周围神经系统损害为主的临床表现，排除其他原因引起的消化系统、周围神经系统疾病。

（二）慢性砷中毒

1. 慢性轻度中毒

有明确砷污染区域内生活接触史，具有头痛、头晕、失眠、多梦、乏力、消化不良、消瘦、肝区不适等症状，复查和专项体检发砷或尿砷超过当地正常参考值，并具有皮肤角化过度，尤在掌跖部位出现疣状过度角化，或非暴露部位如躯干部及四肢出现弥漫的黑色或棕褐色的色素沉着和色素脱失斑，或轻度肝脏损伤，或轻度周围神经病。

2. 慢性重度中毒

在慢性轻度中毒的基础上，具有肝硬化或周围神经病伴肢体运动障碍或肢体瘫痪、皮肤癌。

四、铬中毒诊断

重金属污染诊疗指南中没有铬中毒诊断标准，只有 GBZ 12—2002《职业性铬鼻病诊断标准》可以参考。

1. 皮肤损害

六价铬化合物对皮肤有刺激和致敏作用，皮肤出现红斑、水肿、水疱、溃疡，皮肤斑贴试验阳性。铬疮是一种小型较深的溃疡，发生在面部、手部、下肢等部位，溃疡边缘隆起而坚硬，中间凹陷，其上覆盖黄褐色结痂，外观呈“鸡眼状”，可深达内膜。

2. 呼吸系统损害

铬酸盐及铬酸的烟雾和粉尘对呼吸道有明显损害，可引起铬鼻病。铬鼻病患者可有流涕、鼻塞、鼻衄、鼻干燥、鼻灼痛、嗅觉减退等症状，及鼻粘膜充血、肿胀、干燥或萎缩等体征。凡有以下鼻部体征之一者，可以诊断为铬鼻病：鼻中隔粘膜糜烂，少数情况下为鼻黏膜糜烂，或鼻中隔黏膜溃疡，或鼻中隔软骨部穿孔。

3. 消化系统损害

长期接触铬酸盐，可出现胃痛、胃炎、胃肠道溃疡，伴有周身酸痛、乏力等，味觉和嗅觉可减退，甚至消失。

五、汞中毒诊断

汞中毒诊断参考标准有：GBZ 89—2007《职业性汞中毒诊断标准》和 WS/T 265—2006《职业接触汞的生物限值》。

（一）急性中毒

1. 轻度中毒

短期内接触大量汞蒸气，尿汞增高，出现发热、头晕、头痛、震颤等全身症状，并具有口腔-牙龈炎和（或）胃肠炎或急性支气管炎。

2. 中度中毒

在轻度中毒基础上，具有间质性肺炎或明显尿蛋白。

3. 重度重度

在中度中毒基础上，具有急性肾功能衰竭，或急性中毒，或重度中毒性脑病。

（二）慢性中毒

1. 慢性轻度中毒

有明确的汞污染区域内生活接触史，复查和专项体检尿汞>2.25μmol/mol 肌酐（4μg/g 肌酐），具有下列任何三项者，可诊断慢性汞中毒：神经衰弱综合征，或口腔-牙龈炎，或手指震颤，可伴有舌、眼睑震颤，或近端肾小管功能障碍如尿低分子蛋白含量增高，或尿汞增高[≥20μmol/mol 肌酐（35μg/g 肌酐）]。

2. 慢性中度中毒

在轻度中毒基础上，具有下列一项者，可诊断慢性中度中毒：性格情绪改变，或上肢粗大震颤，或明显肾脏损害。

3. 慢性重度中毒

慢性中毒性脑病。

六、铊中毒诊断

铊中毒诊断参考标准主要为 GBZ 226—2010《职业性铊中毒诊断标准》。铊中毒早期应与吉兰-巴雷综合征（Guillain-Barré syndrome，GBS）、砷中毒、卟啉病、糖尿病神经病变、一氧化碳中毒相鉴别，研究表明脱发是铊中毒的独特表现。

（一）急性中毒

1. 轻度急性中毒

除具有头晕、头痛、乏力、食欲减退、腹痛症状及尿铊明显增高外，同时应具备以下一项者：四肢远端特别是下肢麻木、痛觉过敏、痛觉、触觉减退呈手套、袜套分布或跟腱反射减弱；或明显脱发，指（趾）甲出现米氏纹，或神经肌电图显示有神经源性损害。

2. 中度急性中毒

在轻度中毒基础上，同时应具有以下一项者：四肢远端痛觉和触觉障碍达肘、膝以上，伴跟腱反射消失，或深感觉明显障碍伴感觉性共济失调，或四肢受累肌肉肌力减退至 4 级，或脑神经损害，或发生轻度心、肺、肝、肾、脑损害之一者。

3. 重度急性中毒

在中度中毒基础上，同时应具有以下一项者：四肢受累肌肉肌力减退至 3 级，或四肢远端肌肉明显萎缩，或发生中-重度心、肺、肝、肾、脑损害之一者。

（二）慢性中毒

1. 轻度慢性中毒

长期接触后出现乏力或下肢无力，连续两次检测尿铊增高，应同时具有以下一项者：双下肢疼痛、麻木，出现对称性袜套样分布的痛觉、触觉或音叉振动觉障碍，伴跟腱反射减弱，或明显脱发，或轻度视神经病或视网膜病，或神经肌电图显示有神经源性损害。

2. 重度慢性中毒

在轻度中毒基础上，应同时具有以下一项者：四肢远端感觉障碍、跟腱反射消失，伴四肢肌力减退至 3 级或四肢远端肌肉萎缩，或视神经萎缩。

七、钡中毒诊断

钡中毒诊断参考标准主要依据为 GBZ63—2017《职业性急性钡及其化合物中毒的诊断》，非职业性急性钡中毒根据钡的接触史，可参照该标准进行诊断。

1. 轻度中毒

头晕、头痛、咽干、恶心、乏力加重，出现呕吐、胸闷、心悸、腹痛、麻木等症状，3.0mmol/L≤血清钾<3.5mmol/L，并具有下列表现之一者：肌力 4 级，或低钾心电图改变，或阵发性室上性心动过速，单源频发室性期前收缩，莫式 I 型房室传导阻滞等心律失常表现之一者。

2. 中度中毒

轻度中毒症状加重，可出现肢体运动无力现象，并具有下列表现之一者：2.5mmol/L≤血清钾<3.0mmol/L，或肌力2～3级，或阵发性室性心动过速，多源频室性期前收缩，心房颤动、心房扑动，成对室性期前收缩、RonT型期前收缩、莫式Ⅱ型房室传导阻滞等心律失常表现之一者。

3. 重度中毒

中度中毒症状加深，可出现肢体瘫痪等表现，具有下列表现之一者：血钾<2.5mmol/L，或肌力0～1级，或呼吸肌麻痹，或心室颤动、心室停搏、Ⅲ度房室传导阻滞、尖端扭转型室性心动过速等心律失常表现之一者，或猝死。

第四节 重金属中毒处置原则和预防措施

一、铅中毒处置原则和预防措施

（一）铅中毒处置原则

1. 成人铅中毒处置原则

（1）驱铅治疗：可使用金属络合剂（如注射依地酸二钠钙、二巯丁二酸钠等，或口服二巯丁二酸）进行驱铅治疗。

（2）对症支持治疗，注意检测血中铁、锌、钙等微量元素并及时补充。

（3）健康教育，改变不良生活习惯及饮食习惯，合理膳食。

2. 儿童铅中毒处置原则

轻度铅中毒：脱离铅污染源，进行卫生指导和营养干预；中度和重度铅中毒：脱离铅污染源，进行卫生指导、营养干预、驱铅治疗。

（1）排查和脱离铅污染源是处理儿童铅中毒的根本办法。儿童脱离铅污染源后血铅水平可显著下降，应当积极帮助寻找特定的铅污染源，并尽快脱离。

（2）通过开展儿童铅中毒防治知识的健康教育与卫生指导，使广大群众知晓铅对健康的危害，避免和减少儿童接触铅污染源。同时，教育儿童养成良好的卫生习惯，纠正不良行为。

（3）对铅中毒的儿童应当及时进行营养干预，补充蛋白质、维生素和微量元素，纠正营养不良和铁、钙、锌的缺乏。

（4）驱铅治疗，以达到阻止铅对机体产生毒性作用。

（二）铅中毒预防措

（1）明确铅污染来源，脱离铅污染环境，降低铅接触水平。

（2）进行环境干预，制定和完善各类国家标准，有效控制环境、食品、水、包装材料等的铅污染水平，并加强执法力度，通过法律手段控制铅污染水平。

（3）定期开展预防保健工作（如定期体检），特别是高危人群，还需要定期开展血（尿）铅筛查工作。

（4）开展健康教育活动，宣传铅污染来源知识和预防铅中毒知识，提高公众自我保护意识。

（5）加强营养，适时治疗。

二、镉中毒处置原则和预防措施

（一）镉中毒处置原则

（1）对症支持治疗。

（2）健康教育，改变不良生活习惯及饮食习惯，合理膳食。

（3）由于依地酸钙钠驱镉效果不显著，在慢性中毒时可引起镉在体内重新分布后，使肾镉蓄积量增加、肾脏病变加重，因而目前不主张用依地酸钙钠等驱排药物。

（二）镉中毒预防措施

（1）使用镉及其化合物的场所，应具有良好的通风和密闭装置。焊接和电镀工艺除应有必要的排风设备外，操作时应戴个人防毒面具。

（2）治理镉污染土壤也是预防镉中毒的一个重要方面，必须做好环境保护工作，严格执行镉的环境卫生标准。

（3）镀镉器皿不能存放食品，特别是醋类等酸性食品。

三、砷中毒处置原则和预防措施

（一）砷中毒处置原则

（1）驱砷治疗，可口服二巯丁二酸，或用二巯丙磺钠或二巯丁二酸钠驱砷治疗。

（2）补硒、维生素 C 等对症支持治疗。

（3）健康教育，改变不良生活习惯及饮食习惯，合理膳食。

（二）砷中毒预防措施

（1）砷剂农药必须有醒目颜色，外包装也应有“有毒”标记，便于与其他食品识别。含砷药物需要严格管理，患者使用时需要严格按照说明或者遵循医嘱。

（2）使用砷化合物的工厂，需有健全管理制度和领用手续，并对工人进行安全生产培训，提高工人安全意识，防治污染事件发生。

（3）对于饮水型地砷病最有效的预防措施就是改饮低砷水，使其达到国家生活饮用水卫生标准。

四、铬中毒处置原则和预防措施

（一）铬中毒处置原则

如出现与铬危害相关疾病，按照相关临床处理原则进行处理。

（二）铬中毒防治措施

对于职业性暴露，预防铬的危害可采取下列措施。

（1）生产和使用铬酸及铬酸盐的工业，尽量采用密闭化和机械化操作，并注意车间内通风排毒。

（2）镀铬工业应在电镀槽旁安装局部抽风装置。

（3）注意个人防护，上班前皮肤可涂上防护油膏，穿工作服，戴手套、口罩，定期对工人进行体检。

五、汞中毒处置原则和预防措施

（一）汞中毒处置原则

（1）脱离汞接触。

（2）驱汞治疗，可用二巯丙磺钠进行驱汞治疗。

（3）对症支持治疗。

（4）健康教育，改变不良生活习惯及饮食习惯，合理膳食。

（二）汞中毒预防措施

（1）从根本上杜绝汞的危害。用无毒或低毒物质代替汞，如用硅整流器代替汞整流器、用电子仪表代替汞仪表等。

（2）加强通风排毒设施。

（3）采取措施防止汞的二次污染，如车间、地面、墙壁等采用光滑、不吸汞材料。

（4）加强个人防护，做好就业体检，发现口腔疾病、明显肝脏病、精神病、严重神经衰弱者，均不宜从事高汞作业。发现可疑中毒者及妊娠、哺乳期妇女，应暂时调离汞作业岗位。

六、铊中毒处置原则和预防措施

（一）铊中毒处置原则

（1）脱离铊接触。

（2）急性口服中毒患者，应立即给予催吐、洗胃、导泻。

（3）普鲁士蓝是一种无毒色素，对急慢性口服中毒有明显疗效。

（4）对严重中毒病例，可以使用血液净化疗法。

（5）对症与支持疗法很重要，维持呼吸、循环功能，保护肝、肾、心等脏器，给予足够的B族维生素。对重度中毒者可使用肾上腺糖皮质激素。

（二）铊中毒预防措施

（1）对含铊矿床的开采、选矿过程进行严格控制。降低可能产生含铊废石和废水的生产量。对矿山含铊废石进行处理，防止铊进入水体。

（2）对产生含铊烟尘的冶炼厂、发电厂的烟囱加装过滤网及铊回收装置，降低烟尘中铊的含量，阻隔含铊烟尘直接排入大气。

（3）减少直至停止严重铊污染区粮食和蔬菜等的种植，此外还应减少含铊化肥的生产量等。

（4）加强对接触含铊物质工作人员的劳动保护。因慢性铊中毒不易被发现，对工作场所进行职业防护，对工作人员应及时定期进行体检，降低职业接触水平，确保生命健康、安全。

（5）针对铊中毒流行状况，呼吁有关部门应加强对铊化合物销售、使用的监管力度，同时加强宣传，提高相关人员的安全意识。

七、钡中毒处置原则和预防措施

（一）钡中毒处置原则

（1）立即脱离中毒事故现场。经呼吸道吸入钡化合物粉尘者，粉尘沉积在咽部可吞咽入消化道，及时、反复漱口，并口服硫酸钠或硫酸镁 20～30g。

（2）及时、足量补钾，在心电图及血清钾严密的监护下进行，直至检测指标恢复正常，然后酌情减量，稳定后停药。

（3）出现呼吸肌麻痹，血气分析提示呼吸衰竭时，应及时行机械通气。

（4）中度、重度中毒患者，早期给予血液净化治疗。

（5）控制心律失常，维持血压正常水平。心跳呼吸骤停时，及时予以心肺复苏。

（二）钡中毒预防措施

（1）相关部门应加强对有毒钡盐的监管力度，包装上应有醒目的危险品标识，丢失钡盐应迅速报告和寻找，运输过程中也要有必要的防护措施，容器上要有明显的有毒警告标识，严禁有毒钡盐和普通食品混合存放，绝对不许与面粉、食用碱等食品放在一个仓库内保管，以杜绝误食。

（2）非职业性钡中毒，多因误服所致，因此应加强卫生科普知识宣教，减少误服导致的钡中毒事件发生。

（3）职业性钡中毒，应在卫生宣教基础上，进一步加强劳动防护，制定安全生产技术规范，减少职业中毒的发生。

（4）加强水源保护措施和供水系统监控，严禁一切影响生活饮用水的生产活动，严禁私拉乱接水管行为，防止生活饮用水被钡污染事件的发生。

第五节 重金属中毒检测方法

目前，国内外重金属中毒的检测对象主要围绕环境、食品、水，以及患者血、尿和胃内容物等样本进行，主要检测方法有现场快检法、电化学法、分光光度法、氢化物发生-原子荧光法、原子吸收光谱法、电感耦合等离子体发射光谱法/质谱法和色谱联用法等。

一、现场快检法

现场快检法利用特性试剂与被测物发生反应，迅速产生明显颜色变化，从而进行定性或定量分析。现场快检法具有携带方便、快速、操作简便、成本低的特点，多用于食品、水质等样品中重金属的快速检测，适用于应急初筛定性。其代表性检测方式有试纸法、比浊法和斑点比较法等。

二、电化学法

（一）阳极溶出伏安法

阳极溶出伏安法（anodic stripping voltammetry，ASV）是将被测金属离子在阴极上还原为金属，再向电极施加相反的电压，使电极上的金属氧化为金属离子而产生氧化电流，根据氧化过程的电流-电位曲线进行分析的电化学分析法。ASV 是检测铅、镉、铊等重金属最灵敏的方法之一，具有待测物消耗量少、测定仪器相对简单等特点，常结合标准加入法应用。由于该方法需要严格控制实验条件（如富集时间、搅拌速度、富集电位、溶出时间、扫描电压、扫描速度等），因此测定过程中影响因素较多，需要实验人员具备丰富的操作经验，近年来已较少应用于重金属的实验室研究。但基于 ASV 技术发展出来的便携式 ASV 分析仪，可在数分钟内完成重金属的测定，广泛应用于诊所、学校、流动医疗卫生机构和流行病学研究现场等非传统实验室场所。

（二）微分电位溶出法

微分电位溶出法（differential potentiomtric stripping analysis，DPSA）是在 ASV 基础上发展起来的，将金属离子电沉积在工作电极（预镀有汞膜的玻碳电极）上形成金属汞齐，加一定的恒电流或靠溶液中的溶解氧使沉积在工作电极上的金属汞齐中的金属重新氧化溶脱下来，根据溶出峰电位定性，溶出峰高定量，通常采用标准加入法。该方法具有样品用量少、样品预处理简单、干扰因素少、灵敏度高等优点，适用于尿、血样及环境样品中重金属的测定。该方法需要对玻碳电极预镀汞膜，汞膜厚度的均匀性直接影响实验结果的准确性，对实验仪器和耗材要求较高，而且该方法还需要用到剧毒试剂氯化汞，目前已较少应用于重金属的实验室研究。

三、分光光度法

分光光度法（spectrophotometric）是重金属测定的经典方法，试样经过消解后，消解液中的重金属离子与显色剂发生络合反应，形成稳定的显色络合物，此络合物会吸收特定波长的光而产生光谱，根据一定区间内重金属离子的浓度与吸光度成正比进行定量分析，该方法应用最为广泛的为双硫腙分光光度法。该方法适用于空气、食品、水和生物材料等样品中铅、镉、汞等重金属含量的测定，具有所需设备简单、成本较低和稳定性好等优点，但该方法操作过程比较繁琐，方法选择性和灵敏度受显色剂及显色体系的影响，且显色剂有毒有害，目前该方法已较少应用于重金属的实验室研究。但是随着便携式分光光度计技术的开发和应用，该方法会在现场实验中得到应用，其准确度优于试纸法等现场试验方法。

二乙氨基二硫代甲酸银分光光度法（银盐法）测定砷含量时，碘化钾和氯化亚锡将样品消化液中砷酸还原为亚砷酸，亚砷酸再由锌和盐酸作用所产生的氢还原为气态砷化氢，砷化氢被导入吸收液与银作用，游离出的胶状银呈红色，其色泽的深浅与砷含量在一定浓度范围内成正比。该方法灵敏度高、特异性和稳定性较好，广泛应用于食品、水和生物材料等样品中砷含量的测定。

四、氢化物发生-原子荧光法

氢化物发生-原子荧光法（hydride generation-atomic fluorescence spectrometry，HG-AFS）是利用金属与初生态氢形成挥发性的金属氢化物，以氩气作载气，导入石英炉原子化器中原子化，在金属空心阴极灯辐射激发下产生荧光，荧光强度与待测金属元素含量成正比。该方法适用于空气、食品、水和生物材料等样品中铅、镉、砷、镉、汞等重金属含量的测定。原子荧光法是在分子荧光、原子吸收、原子发射光谱法的基础上发展起来的一种仪器分析法，具有灵敏度高、干扰少、可多元素同时测定等优点。由于产生金属氢化物过程中变化复杂，实验条件难以一致，常有荧光猝灭和物理及化学干扰等现象，目前该方法仅在测定砷、硒和汞时能获得较为满意的结果。

五、原子吸收光谱法

原子吸收光谱法（atomic absorption spectroscopy，AAS）是基于被测元素基态原子在蒸气状态对其原子共振辐射的吸收进行元素定量分析的一种方法。根据原子化的技术不同，该法分为火焰原子吸收光谱法、无火焰原子吸收光谱法、氢化物-原子吸收光谱法。

（一）火焰原子吸收光谱法

火焰原子吸收光谱法（flame atomic absorption spectroscopy，FAAS）是重金属测定最常用的分析方法之一，采用样品直接喷入火焰中原子化，原子态金属元素能吸收其空心阴极灯发射的共振谱线，吸收强度在一定范围内与金属元素浓度成正比，根据测得的吸收值与标准系列比较进行定量分析。该方法适用于空气、食品、水和生物材料等样品中铅、镉、砷、镉、汞、铊、钡等重金属含量的测定。由于受雾化效率和火焰组分与被测组分相互作用的影响，其原子化效率较低，导致检测灵敏度低，而且非特异分子吸收的干扰比较复杂，因此目前普遍采用络合萃取-火焰原子吸收法来降低检出限，其主要方法有螯合物吸附活性炭富集法、巯基棉或黄原脂棉分离富集法和共沉淀分离富集法等。例如，美国国立职业安全与卫生研究所推荐的血铅和尿铅检测方法采用二硫代氨基甲酸铵（APDC）络合和4-甲基-2-戊酮溶液（MIBK）萃取的火焰原子吸收法。

（二）无火焰原子吸收光谱法

1. 石墨炉原子吸收光谱法

石墨炉原子吸收光谱法（graphite furnace atomic absorption spectroscopy，GFASS）是

将金属离子置于石墨管内，高温解离成原子态蒸气，原子态金属元素能吸收其空心阴极灯发射的共振谱线，吸收强度在一定范围内与金属元素浓度成正比，根据测得的吸收值与标准系列比较进行定量分析。与 FAAS 相比，GFASS 具有原子化效率高、灵敏度高、样品消耗量少且不受样品形态限制、分析速度快和操作方便等优点，广泛应用于空气、食品、水和生物材料等样品中微量和痕量铅、镉、砷、镉、汞、铊、钡等重金属的测定。GFASS 是目前国内外各类标准中铅的主流检测方法之一，由于不同的样品类型会干扰测定，特别是生物材料的组分复杂，基体效应明显，而且金属元素在灰化过程中易挥发，应采用基体改进剂来消除基体效应、提高金属元素的灰化温度和原子化温度、减少挥发损失或增加基体的挥发性，从而达到消除干扰、提高灵敏度的效果。常用的基体改进剂有 4%磷酸二氢铵-6%抗坏血酸溶液、0.06%氯化钯-0.06%硝酸镁溶液等。该方法的原子化操作是在封闭的石墨管内进行，背景吸收干扰相对较大，可采用氘灯背景校正法或塞曼效应背景校正法来消除背景干扰。

2. 钨舟原子吸收光谱法

钨舟原子吸收光谱法（tungsten ship atomic absorption spectroscopy，TSAAS）也是一种非火焰原子吸收法，该方法将铅离子置于钨舟片中，高温解离成原子态蒸气，原子态铅能吸收铅空心阴极灯发射的共振谱线，吸收强度在一定范围内与铅浓度成正比，根据测得的吸收值与标准系列比较进行铅定量分析。TSAAS 具备与 GFASS 相似的原子化效率和灵敏度，且具有样品消耗量少、分析速度快和操作简便等优点，多在临床医疗卫生机构中应用于血铅的测定。该方法中钨舟片的质量直接影响检验结果，由于钨舟使用次数增多后会逐渐变薄，需及时调整设定温度或更换钨舟片，同时重新测定标准曲线来确保结果准确性。该仪器原子化器的石英透镜会因原子化烟雾吸附而影响透光度，在大批量连续检测时应及时清理污染，特别是大批量测定铅含量高的样本后，以避免测定结果严重偏高。

3. 直接测汞仪法

直接测汞仪的原理是样品中的汞被转化为氧化汞蒸气，随氧气流进入金质汞齐化器，氧化汞被汞齐化管捕集进行金汞齐反应，随后迅速高温解析，释放出汞，于 253.7 nm 波长处测定吸光度值。样品从干燥热解到分析测定的全过程均在仪器中完成，不需要对样品进行前处理，所以挥发掉的汞含量相较其他实验方法要少许多，不仅减少了汞蒸气对环境及实验人员的危害，对实验结果的精确度也有很大提高。该实验不需样品前处理，故操作简便，因而很大程度上缩短了分析时间，且准确度、精密度和灵敏度等指标都达到了较高水平，其环保设计也值得借鉴。该方法的缺点是因仪器的部分配件为消耗品，所以市场价格偏高，检测大批量样品或者长时间检测时需更换消耗性配件，但仍不失为一种先进的分析方法。

（三）氢化物-原子吸收光谱法

氢化物-原子吸收光谱法（hydride generation-atomic absorption spectroscopy，HG-AAS）是利用金属元素与初生态氢形成挥发性的金属氢化物，再由载气经石英管导入火焰或电加热环境中原子化，用原子吸收法进行测定。由于该方法可以大量富集金属元素，灵敏度有显著提高且干扰少。HG-AAS 测定金属元素条件苛刻，挥发性金属氢化物对 pH、氧化剂浓度和硼氢化钾浓度要求很高，样品预处理步骤较多，实验操作比较复杂，目前在实验室中已很少采用该法进行重金属的测定。

（四）冷原子吸收光谱法（cold-vapor atomic absorption spectroscopy，CVAAS）

样品经过酸消化或催化消解使汞转为离子状态，在强酸性介质中以氯化亚锡还原成元素汞，载气将元素汞导入汞测定仪，进行冷原子吸收测定，在一定浓度范围其吸收值与汞含量成正比。因为汞在常温下即容易挥发成原子蒸气，它的原子化条件就是常温，因此称为冷原子吸收。与一般原子吸收法相比，冷原子吸收法的原子化温度较低，使待测元素原子化不再需要用火焰或电加热。该方法主要用于空气、食品、水、生物样本等样品中汞含量的测定，是众多汞分析方法中成熟与稳定的分析方法。该方法灵敏度高、选择性好，但样品需经消解等前处理和湿法化学预处理，消解过程中易造成汞损失，消解条件比较难控制。

六、电感耦合等离子体发射光谱法/质谱法

（一）电感耦合等离子体发射光谱法

电感耦合等离子体发射光谱法（inductively coupled plasma-optical emission spectrometry，ICP-OES）是以高频电感耦合等离子体（ICP）为激发源，利用不同元素的原子或离子在一定能量的激发下发射的特征谱线及谱线强度进行定性和定量的分析方法。ICP-OES 具有多种元素同时分析能力，是一种高通量检测方法，广泛应用于卫生、农业、环保等各微量元素分析领域。ICP-OES 一般选择干扰少、灵敏度高、背景值低的灵敏线和次灵敏线作为特征谱线。但 ICP-OES 存在基体干扰问题，采用基体匹配或标准加入法是减轻基体效应行之有效的方法。长时间测试基体复杂、元素含量较低的样品时，可采用内标校正法来保证测量的稳定性。ICP-OES 还可用于非金属元素（如硫、磷、碘等）定量分析。但该仪器结构复杂，对测试环境温湿度要求较高，氩气消耗量较大，运行成本较高。

（二）电感耦合等离子体质谱法

电感耦合等离子体质谱法（inductively coupled plasma-mass spectrometry，ICP-MS）以电感耦合等离子体（ICP）作为质谱仪（MS）的高温离子源，待测元素在高温离子源中原子化，并进一步电离，MS 对来自 ICP 的电离离子进行高速扫描，利用离子质荷比（m/z）和离子丰度对元素进行定性与定量分析，同时还可以测出样品的同位素组成信息，ICP-MS 是目前元素分析的最佳方法之一。ICP-MS 具有应用范围广（可用于元素周期表中几乎所有元素的定性和定量分析）、灵敏度高、线性范围宽、选择性好、精密度和准确度高、分析速度快等优点。ICP-MS 采用的定量分析方法主要有外标法、标准加入法和同位素稀释法。外标法是应用最为广泛的定量分析法，在分析过程中为了校正信号漂移和一般的基体效应，需使用内标校正法，可采取直接在样品中加入或仪器在线加入两种方式；对于基体复杂干扰严重的样品，需采用标准加入法；对于存在至少两种稳定同位

素或者有长半衰期放射性同位素的待测元素，则采用同位素稀释法，同位素稀释法具有绝对分析法的特征，是一种高灵敏度、高准确度的元素定量分析方法。

ICP-MS 具备的多元素定量筛查方法，特别适合金属中毒的筛查。多元素半定量筛查方法，用各种已知的同位素的相对计数绘制出未知样品的指纹图谱，可以用来计算出样品中未知元素的大概浓度。应用 ICP-MS 的全谱图快速半定量分析模式，可在 1min 内快速筛查 70 多种元素，分析模式选择“半定量”，其余工作参数同全定量分析，操作简单、方便，适用于中毒样品的快速筛查，并具有较高的准确度，为重金属中毒的突发应急事件处置提供高效的分析方案。

七、色谱联用法

重金属不同形态化合物的毒性差异较大，如铅、砷、汞、铬等重金属总量并不能直接反映重金属对人体健康的影响，重金属的形态分析能够提供各种形态重金属的含量水平。重金属各形态化合物主要通过气相色谱、液相色谱、毛细管电泳等色谱进行分离，原子吸收、原子荧光或质谱仪进行定性定量分析。目前常用的色谱联用技术为液相色谱-原子荧光光谱法（HPLC-AFS）和液相色谱-电感耦合等离子体质谱法（HPLC-ICP-MS）。

（一）液相色谱-原子荧光光谱法

液相色谱-原子荧光光谱法（high performance liquid chromatography-atomic fluorescence spectrometry，HPLC-AFS）是我国拥有自主知识产权的分析仪器，检测原理是样品中重金属各形态化合物提取后，通过液相色谱柱分离，色谱流出液经消解后与硼氢化钾在线反应生成金属蒸气，由原子荧光光谱仪测定，通过保留时间定性，外标法峰面积定量。该仪器操作简便，分析成本低，选择性好，且分析灵敏度可以满足分析需求。

（二）液相色谱-电感耦合等离子体质谱法

液相色谱-电感耦合等离子体质谱法（high performance liquid chromatography-inductively coupled plasma-mass spectrometry，HPLC-ICP-MS）具有接口简单、应用范围广泛、前处理过程简便而有利于保持待测样品中金属原始形态不变等优点，在重金属各形态化合物分析中已有不少应用。HPLC-ICP-MS 法灵敏度高，各形态分离效果好，是分析各形态重金属最有效的方案之一。但由于其价格昂贵，运行和维护成本高，且液相色谱的流动相中的有机溶剂所产生的碳可造成 ICP-MS 的进样管、采样锥和截取锥的堵塞，从而导致 ICP-MS 的信号不稳定，需要在实验过程中特别关注。

第六节 重金属中毒检测实例

一、中毒样品中多元素半定量快速筛查方法

（一）原理

食物、呕吐物、粪便、洗胃液、血液、尿液、唾液等中毒样品经消解或酸稀释处理，

电感耦合等离子体质谱法测定，完成质荷比从 1～240 的全质量范围的快速扫描，结合元素的半定量响应因子，实现元素的半定量分析。

（二）试剂和材料

硝酸（优级纯），Triton X-100，硝酸溶液（1∶99），硝酸溶液（5∶95），硝酸（0.1%，*V/V*）+ Triton X-100 溶液（0.01%，*V/V*）溶液，高纯氩气，高纯氦气，超纯水（大于 18.2MΩ/cm），混合标准溶液：用硝酸溶液（5+95）配制含有已知浓度的低、中、高质量数混合标准溶液，浓度一般为 10μg/L。

（三）仪器和设备

电感耦合等离子体质谱仪（具有半定量功能），微波消解仪，涡旋振荡器，离心机（转速大于 4000r/min），控温电热板。

（四）样品前处理

血液：用硝酸（0.1%，*V/V*）+ Triton X-100 溶液（0.01%，*V/V*）溶液稀释 20 倍；尿液、唾液：用硝酸溶液（1∶99）稀释 10 倍；可疑食物、呕吐物等其他样品：先将样品混匀，取适量样品（液态样品取 2g 左右，固态样品取 0.5～1.0g）于聚乙烯管或者消解罐中，固态样品或半固态样品加入 4～5ml 的浓硝酸，采用微波消解或 120℃控温电热板酸溶 0.5h，0.45μm 过滤定容至 25ml 或 50ml 待用。

（五）测定条件

射频功率：1550W；等离子体气流量：15L/min；载气流速：0.80～0.90L/min；辅助气流速：0.30～0.40L/min；分析时泵速：0.10r/min；采样深度：8～10mm；雾化器为高盐/同心雾化器；半导体制冷雾室，控温在 2.0℃；石英炬管；碰撞池气体：He；气流速：4～5ml/min。

（六）样品测定

使用调谐液调试仪器至最佳状态，设置半定量分析数据采集参数，分别将混合标准溶液及样品溶液注入电感耦合等离子体质谱仪中，测定所有元素的响应值，调出标准溶液的数据，编辑标准溶液中元素的信息及浓度，更新所有元素半定量校正因子，然后调出样品溶液数据文件，生成半定量分析报告。

（七）注意事项

（1）要获得更为准确的半定量结果，将最新元素测定响应值替代原始出厂元素响应值，注意经常更新半定量响应因子。

（2）尽量减小基体效应，或者在配制标样时考虑样品的基体匹配，使用氦气模式调谐，以减少质量型干扰。

（3）半定量分析给出的是筛查结果，有很好的参考价值。如需准确的定量分析结果，还需要用 ICP-MS 或其他定量分析方法进行进一步分析和确认。

二、电感耦合等离子体质谱法测定食品及呕吐物中铅、镉、铬、砷、汞、钡、铊含量

（一）原理

样品经酸消解后，由电感耦合等离子体质谱仪测定，以待测元素特定质荷比（*m/z*）定性，待测元素质谱信号强度与内标元素质谱信号强度的比值和待测元素浓度成正比进行定量分析。

（二）试剂和材料

硝酸（优级纯），硝酸溶液（5%，*V/V*），汞标准溶液稳定剂（2μg/ml 金元素硝酸溶液），高纯氩气，高纯氦气，超纯水（大于 18.2 MΩ/cm），钪（Sc）、锗（Ge）、铟（In）、铑（Rh）、铼（Re）、铋（Bi）混合内标元素应用液（50ng/ml），铅、镉、铬、砷、铊标准系列（0.0～50.0ng/ml），汞标准系列（0.0～5.0ng/ml），钡标准系列（0.0～500ng/ml）。

（三）仪器和设备

电感耦合等离子体质谱仪（ICP-MS），涡旋振荡器，压力消解罐（配聚四氟乙烯消解内罐），微波消解仪（配聚四氟乙烯消解罐），恒温烘箱，超声水浴锅，样品粉碎机和均质机。

（四）样品前处理

1. 压力消解罐法

称取固体试样 0.2～1.0g（精确至 0.001g）或移取液体试样 1.00～5.00ml 于消解内罐中（含乙醇或二氧化碳的试样应先在超声水浴锅中超声除去乙醇或二氧化碳），加入 5ml 硝酸，浸泡 1h 或浸泡过夜，装入不锈钢外套，放入恒温烘箱消解（消解条件见表 11-2）。消解完毕后冷却至室温，将消解内罐从不锈钢外套中取出，置于超声水浴锅中超声脱气 10min，用水定容至 50ml，混匀。同时做空白试验。

表 11-2　试样消解参考条件

消解方式	步骤	温度/℃	升温时间/min	恒温时间/min
压力罐消解	1	80	—	120
	2	120	—	120
	3	170	—	240
微波消解	1	120	10	10
	2	150	10	10
	3	180	10	20

2. 微波消解法

称取固体试样 0.2～0.5g（精确至 0.001g）或移取液体试样 1.00～2.50ml 于微波消解

罐中(含乙醇或二氧化碳的试样应先在超声水浴锅中超声除去乙醇或二氧化碳),加入 5～8ml 硝酸，浸泡 1h 或浸泡过夜，微波消解仪中消解（消解条件见表 11-2）。消解完毕后冷却至室温，缓缓打开消解罐盖排气，用少量水冲洗消解罐内盖至消解罐中，将消解罐置于置于超声水浴锅中超声脱气 10min，用水定容至 50ml，混匀。同时做空白试验。

（五）测定条件

1. 仪器操作条件

射频功率：1500W；等离子体气流量：18L/min；雾化气流量：1.0L/min；辅助气流量：1.1L/min；氦气流量：4.0L/min；雾化室温度：2℃；样品进样量：350μl/min；采集模式：跳峰（Spectrum）；重复次数：3 次；分析模式：普通/碰撞反应池（其中 Cd、Cr、As 建议采用碰撞反应池模式）。

注：仪器操作条件应按不同品牌、型号的仪器进行调谐优化，并对操作条件进行适当调整。

2. 测定参考条件

在调谐仪器达到测定要求后，编辑测定方法，待测元素同位素和内标元素的选择见表 11-3。

表 11-3　待测元素同位素和内标元素

序号	元素	质荷比（*m/z*）	内标
1	Pb	206、207、208	^{185}Re 或 ^{209}Bi
2	Cd	111	^{103}Rh 或 ^{115}In
3	Cr	52、53	^{45}Sc 或 ^{72}Ge
4	As	75	^{72}Ge 或 ^{103}Rh 或 ^{115}In
5	Tl	205	^{185}Re 或 ^{209}Bi
6	Hg	200、202	^{185}Re 或 ^{209}Bi
7	Ba	137	^{103}Rh 或 ^{115}In

（六）样品测定

将多元素标准系列溶液注入电感耦合等离子体质谱仪中，内标采用在线加入方式，测定多元素和内标元素的信号响应值，以多元素的浓度为横坐标、多元素与所选内标元素响应信号值的比值为纵坐标，绘制标准曲线。将空白溶液和试样溶液分别注入电感耦合等离子体质谱仪中，测定多元素和所选内标元素的信号响应值，根据标准曲线得到消解液中多元素的浓度。

（七）技术参数

当称样量为 0.5g（或 2.5ml）、定容体积为 50ml 时，铅、镉、铬、砷、铊、汞、钡的检出限（LOD）和定量限（LOQ）见表 11-4。

表 11-4　铅、镉、铬、砷、铊、汞、钡的检出限和为定量限

序号	元素	检出限（LOD）		定量限（LOQ）	
		固体试样/（mg/kg）	液体试样/（mg/L）	固体试样/（mg/kg）	液体试样/（mg/L）
1	Pb	0.02	0.005	0.06	0.015
2	Cd	0.002	0.0005	0.06	0.0015
3	Cr	0.05	0.02	0.15	0.06
4	As	0.002	0.0005	0.06	0.0015
5	Tl	0.0001	0.00003	0.0003	0.0001
6	Hg	0.001	0.0003	0.003	0.001
7	Ba	0.02	0.005	0.06	0.015

（八）注意事项

（1）涉及该实验的所有玻璃和塑料器皿均需用 1：1 硝酸浸泡过夜，用水冲洗干净，晾干后备用。

（2）每批次的一次性耗材（如一次性吸管、离心管等）在使用前需要抽样检测重金属本底值。

（3）检测过程中，应使用有证标准物质作为质量控制样品。每批次样品检测 15～20 个样品，用同一份标准溶液或质量控制样品检查仪器的稳定性。

（4）当样品溶液测定值超出线性范围最高点的浓度值时，应将该样品消解液进行适当的稀释后进样分析。

（5）对没有合适消除干扰模式的仪器，需采用干扰校正方程对测定结果进行校正。

① 铅元素干扰校正方程为：$[^{208}Pb]=[206]+[207]+[208]$。

② 砷元素干扰校正方程为：$[^{75}As]=[75]-3.1278\times[77]+1.0177\times[78]$。

③ 镉元素干扰校正方程为：$[^{114}Cd]=[114]-1.6285\times[108]-0.0149\times[118]$。

④ 干扰校正方程中[X]为质量数 X 处的质谱信号强度——离子每秒计数值（CPS）。

三、电感耦合等离子体质谱法测定生物材料中铅、镉、铬、砷、汞、钡、铊含量

（一）原理

样品经提取液提取后，由电感耦合等离子体质谱仪测定，以元素特定质量数（质荷比，m/z）定性，以待测元素质谱信号与内标元素质谱信号的强度比与待测元素的浓度成正比进行定量分析。

（二）试剂和材料

硝酸（优级纯），Triton X-100 溶液，半胱氨酸，高纯氩气，高纯氦气，超纯水（大于 18.2 MΩ/cm），血液、血清、血浆基质样品提取液（0.1%硝酸和 0.01% Triton X-100 溶液，*V/V*），尿液、唾液基质样品提取液（1%硝酸溶液，*V/V*），全血、血清、血浆基质汞元素标准配制稀释液[0.1%硝酸和 0.01% Triton X-100 溶液：0.2%半胱氨酸（*V/V*）]、尿样基质汞元素标准配制稀释液[0.1%硝酸和：0.2%半胱氨酸（*V/V*）]，内标使用液（钪、

锗、铟、铑、铼、铋等），铅、镉、铬、砷、钡、铊多元素标准溶液系列（0～20μg/L），汞标准工作溶液（0～2.0μg/L）。

（三）仪器和设备

电感耦合等离子体质谱仪（ICP-MS），移液器（100～1000μl），分液器（10ml），涡旋振荡器，离心机（转速大于 4000r/min）。

（四）样品前处理

1. 全血、血清、血浆

将样品振摇混匀，准确吸取 0.50 至 15 ml 聚乙烯离心管内，加入 9.5 ml 血液、血清、血浆基质样品提取液[0.1%硝酸：0.01% Triton X-100 溶液（*V/V*）]，振摇后，4500r/min 离心 5～10min 待测，同时做试剂空白。

2. 尿样、唾液

将样品振摇混匀，准确吸取 1.0 至 15ml 聚乙烯离心管内，加入 9.0ml 尿液、唾液基质样品提取液（1%硝酸溶液，*V/V*），振摇待测，同时做试剂空白。

（五）测定条件

射频功率：1550W；等离子气流速：15L/min；载气流速：0.80～0.90L/min；辅助气流速：0.30～0.40L/min；分析时泵速：0.10r/s；采样深度 8～10mm；雾化器：高盐/同心雾化器；半导体制冷雾室，控温在 2.0℃；石英炬管；碰撞池气体：He；气流速：4～5ml/min。

（六）样品测定

将混合标准溶液注入电感耦合等离子体质谱仪中，测定待测元素和内标元素的信号响应值，以待测元素的浓度为横坐标、待测元素与所选内标元素响应信号值的比值为纵坐标，绘制标准曲线。将空白溶液和试样溶液分别注入电感耦合等离子体质谱仪中，测定多元素和所选内标元素的信号响应值，根据标准曲线得到消解液中多元素的浓度。

（七）技术参数

血液样品取样量为 0.5ml，定容至 10ml 时，血液中铅、镉、铬、砷、汞、钡、铊的检出限分别为：0.04μg/L、0.02μg/L、1.0μg/L、0.39μg/L、0.06μg/L、0.8μg/L、0.003μg/L；定量限分别为：0.12μg/L、0.06μg/L、3.0μg/L、1.2μg/L、0.20μg/L、0.25μg/L、0.01μg/L。尿液样品取样量为 1.0ml，定容至 10ml 时，尿液中铅、镉、铬、砷、汞、钡、铊的检出限分别为：0.05μg/L、0.02μg/L、0.2μg/L、0.3μg/L、0.02μg/L、0.4μg/L、0.002μg/L；定量限分别为：0.15μg/L、0.06μg/L、0.6μg/L、1.0μg/L、0.06μg/L、0.12μg/L、0.006μg/L。

（八）注意事项

同“二、电感耦合等离子体质谱法测定食品及呕吐物中铅、镉、铬、砷、汞、钡、铊含量”中“（八）注意事项”。

四、石墨炉原子吸收分光光度法测定食品中铅含量

（一）原理

样品经酸消解后，与基体改进剂一同进样，在 283.3nm 波长条件下，石墨炉原子吸收光谱法测定铅含量，外标法定量。

（二）试剂和材料

硝酸（优级纯），硝酸溶液（1%，*V/V*），硝酸溶液（5%，*V/V*），磷酸二氢铵/硝酸钯溶液（2%/0.02%），超纯水（大于 18.2 MΩ/cm），铅标准系列（0.00～40.0ng/ml）。

（三）仪器和设备

石墨炉原子吸收光谱仪（配自动进样器和铅空心阴极灯），分析天平，涡旋振荡器，移液器，压力消解罐（配聚四氟乙烯消解内罐），微波消解仪（配聚四氟乙烯消解罐），恒温烘箱，电热板，样品粉碎机和均质机。

（四）样品前处理（试样消解）

1. 压力消解罐法

同“二、电感耦合等离子体质谱法测定食品中铅、镉、铬、砷、汞、钡、铊含量”中“1．压力消解罐法”。

2. 微波消解法

同“二、电感耦合等离子体质谱法测定食品中铅、镉、铬、砷、汞、钡、铊含量”中“2．微波消解法”。

（五）测定条件

1. 仪器参考条件

测定波长：283.3nm；灯电流：10mA；狭缝：0.7nm；保护气：氩气（≥99.999%）；背景校正方式：塞曼背景校正；石墨炉工作条件：梯度升温程序见表 11-5。

表 11-5　石墨炉工作条件

程序	温度/℃	升温时间/s	保持时间/s	氩气流量/（ml/min）
干燥	120	30	30	200
灰化	800	20	20	200
原子化	2000	0	5	—
清洗	2400	2	3	200

注：以上测定条件可按不同仪器进行适当优化，以确保检测灵敏度。

2. 测定

铅标准系列测定时，自动进样针先吸取 5μl 磷酸二氢铵/硝酸钯溶液，再吸取 10μl 铅

标准系列溶液，全部注入石墨管平台上，按测定条件进行测定，以测定的吸光度值与对应的浓度值绘制标准曲线。

试样测定时，自动进样针先吸取 5μl 磷酸二氢铵/硝酸钯溶液，再吸取 10μl 空白溶液或试样溶液，全部注入石墨管平台上，按测定条件进行测定，得出样品溶液中铅的吸光度值，根据标准曲线得到消解液中铅含量。

（六）技术参数

当称样量为 0.5g（或 2.5ml）、定容体积为 10ml 时，食品中铅的检出限（LOD）为 0.02mg/kg（固体试样）或 0.004mg/L（液体试样），定量限（LOQ）为 0.05mg/kg（固体试样）或 0.01mg/L（液体试样）。

（七）注意事项

（1）涉及该实验的所有玻璃和塑料器皿均需用 1∶1 硝酸浸泡过夜，用水冲洗干净，晾干后备用。

（2） 每批次的一次性耗材（如一次性吸管、离心管等）在使用前需要抽样检测铅本底值。

（3）检测过程中，应使用有证标准物质作为质量控制样品。每批次样品检测 15～20 个样品，用同一份标准溶液或质量控制样品检查仪器的稳定性。

（4）所用的仪器和石墨管的性能及其使用次数都对测定有影响，应将仪器操作条件调整到最佳测定状态。由于每只石墨管的阻值不同，更换石墨管后需重新制作标准曲线。

（5）当样品溶液测定值超出线性范围最高点的浓度值时，应将该样品消解液进行适当的稀释后进样分析。

（6）测定过程中，干燥、灰化温度和时间的选择很重要，要选择合适的温度和升温时间，以防止样品溶液飞溅。

（7）试样溶液中高盐分对本方法有干扰，可采用试样溶液适当稀释或采用标准加入法来消除高盐分的基体干扰。

五、石墨炉原子吸收分光光度法测定血（尿）中铅含量

（一）原理

用酸脱去血液中蛋白，离心后上清液（或酸化后的尿样）与基体改进剂一同进样，在 283.3nm 波长条件下，石墨炉原子吸收光谱法测定铅含量，基质匹配外标法定量。

（二）试剂和材料

硝酸（优级纯），硝酸溶液（1%，*V/V*），硝酸溶液（5%，*V/V*），超纯水（大于 18.2 MΩ/cm），空白牛血（肝素抗凝），空白人尿，肝素钠溶液（5g/L），曲拉通 X-100-硝酸溶液（0.1%，*V/V*），血铅基体改进剂（4%磷酸二氢铵），尿铅基体改进剂（4%磷酸二氢铵/6%抗坏血酸），铅标准应用液[1.0μg/ml，用曲拉通 X-100-硝酸溶液（0.1%，*V/V*）稀释]，冻干牛血铅、镉成分分析标准物质（GBW09139 和 GBW09140），冻干人尿铅成分分析标准物质（GBW09104 和 GBW09105）。

（三）基质匹配标准系列

1. 血样基质匹配标准系列

血样基质匹配标准系列见表 11-6。

表 11-6　血样基质匹配标准系列

标准管号	B-S0	B-S1	B-S2	B-S3	B-S4	B-S5	B-S6
铅浓度/（μg/L）	0.0	5.0	10	20	30	40	50
铅标准应用液（1.0μg/ml）/ml	0.00	0.025	0.05	0.10	0.15	0.20	0.25
牛血/ml	1.0	1.0	1.0	1.0	1.0	1.0	1.0
曲拉通 X-100 硝酸溶液（0.1%，*V*/*V*）/ml	4.0	3.975	3.95	3.9	3.85	3.8	3.75

2. 尿样基质匹配标准系列

尿样基质匹配标准系列见表 11-7。

表 11-7　尿样基质匹配标准系列

标准管号	U-S0	U-S1	U-S2	U-S3	U-S4	U-S5	U-S6
铅浓度/（μg/L）	0.0	5.0	10	20	30	40	50
铅标准应用液（1.0μg/ml）/ml	0.00	0.025	0.05	0.10	0.15	0.20	0.25
人尿/ml	1.0	1.0	1.0	1.0	1.0	1.0	1.0
硝酸溶液（5%，*V*/*V*）/ml	4.0	3.975	3.95	3.9	3.85	3.8	3.75

（四）仪器和设备

石墨炉原子吸收光谱仪（配在线稀释功能自动进样器），铅空心阴极灯，分析天平，涡旋振荡器，尿比重计，离心机（>15 000r/min），移液器，肝素钠抗凝采血管（5ml，肝素钠≥75IU，需检测铅本底值），离心管（5ml，聚乙烯材质）。

（五）样品采集、运输和保存

1. 血样采集、运输和保存

采集静脉血 5ml 于肝素钠抗凝采血管中或预先加入肝素钠溶液的离心管中[用量为每毫升血加 20～40μl 肝素钠溶液（5g/L）]，充分振摇混匀，2～8℃冷藏运输。实验室 2～8℃冰箱保存，应在一个月内检测，超过一个月需-20℃以下冷冻保存。分析前要将血样恢复至室温并充分混匀。

2. 尿样采集、运输和保存

收集一次尿样约 100ml 于广口聚乙烯塑料瓶中，使用尿比重计测量比重值并记录。取 5ml 尿液于离心管中，加 0.05ml 硝酸，充分振摇混匀，2～8℃冷藏运输。实验室 2～8℃冰箱保存，应在两周内检测，超过两周需-20℃以下冷冻保存。分析前要将尿样恢复至室温并充分混匀。

（六）基质匹配标准和样品前处理

1. 基质匹配标准前处理

取血样基质匹配标准系列或尿样基质匹配标准系列，高速涡旋混匀 30s，静置 15min，10 000r/min 离心 5min，上清液待测定。

2. 血样前处理

准确移取 1.0ml 肝素钠抗凝血样于离心管中，加入 4.0ml 曲拉通 X-100 硝酸溶液（0.1%，*V*/*V*），高速涡旋混匀 30s，静置 15min，15 000r/min 离心 5min，上清液待测定。

3. 尿样前处理

准确移取 1.0ml 尿样于离心管中，加入硝酸溶液（5%，*V*/*V*），高速涡旋混匀 30s，静置 15min，15 000r/min 离心 5min，上清液待测定。

4. 质控样前处理

质控样需按说明书进行复溶，复溶后按“血样前处理”或“尿样前处理”进行前处理。

（七）测定条件

测定波长：283.3nm；灯电流：10mA；狭缝：0.7nm；保护气：氩气（≥99.999%）；背景校正方式：塞曼背景校正；石墨炉工作条件：梯度升温程序见表 11-5。

（八）测定

1. 标准曲线测定

血铅或尿铅各标准浓度点测定时，自动进样针先吸取 5μl 血铅基体改进剂或 3μl 尿铅基体改进剂，再吸取 10μl 血样或尿样基质匹配标准上清液，全部注入石墨管平台上，按测定条件进行测定，以测定的吸光度值与对应的浓度值绘制基质匹配标准曲线（含试剂空白点 B-S0 或 U-S0）。

2. 样品测定

（1）血铅样品测定时，自动进样针先吸取 5μl 血铅基体改进剂，再吸取 10μl 血样上清液，全部注入石墨管平台上，按测定条件进行测定，得出血铅样品溶液的吸光度值，根据标准曲线得到消解液中铅含量。

（2）尿铅样品测定时，自动进样针先吸取 3μl 尿铅基体改进剂，再吸取 10μl 尿样上清液，全部注入石墨管平台上，按测定条件进行测定，得出尿铅样品溶液的吸光度值，根据标准曲线得到消解液中铅含量。

（九）技术参数

血（尿）铅的检出限（LOD）为 0.001mg/L，定量限（LOQ）为 0.003mg/L。

（十）注意事项

（1）涉及该实验的所有玻璃和塑料器皿均需用 1∶1 硝酸浸泡过夜，用水冲洗干净，晾干后备用。每批次的肝素钠抗凝采血管在使用前需要抽样检测铅本底值。

（2）检测过程中，应使用有证标准物质作为质量控制样品。每批次样品检测 15～20

个样品用同一份标准溶液或质量控制样品检查仪器的稳定性。

（3）所用的仪器和石墨管的性能及其使用次数都对测定有影响，应将仪器操作条件调整到最佳测定状态。由于每只石墨管的阻值不同，更换石墨管后需重新制作基质匹配标准曲线。

（4）当样品溶液测定值超出线性范围最高点的浓度值时，应将该样品以牛血（人尿）进行适当的稀释，并重新前处理后进样分析。

（5）测定过程中，干燥、灰化温度和时间的选择很重要，要选择合适的温度和升温时间，以防止样品溶液飞溅。

（6）血样和尿样中正常含量的电解质（Na^+、Cl^-、Ca^{2+}、Mg^{2+}、K^+等）对本方法无干扰。可采用标准加入法来消除基体的干扰。

（7）尿铅基体改进剂中含有抗坏血酸，避光冷藏保存条件下可使用一个月。

（8）血样和尿样采集时间不限，采集时要脱离现场环境。血样采样前对采集部位进行清洗，用酒精消毒；尿样采样应采集中段尿液。

六、石墨炉原子吸收分光光度法测定生物材料中镉含量

（一）原理

样品经提取后，在 228.8nm 波长下，用石墨炉原子吸收光谱法测定镉的浓度，基质匹配外标法定量。

（二）试剂和材料

硝酸（优级纯），硝酸溶液（1%，*V*/*V*），硝酸溶液（0.1%，*V*/*V*），Triton X-100/硝酸溶液（0.01%/0.1%，*V*/*V*），超纯水（大于 18.2 MΩ/cm），空白血样，空白尿样。

（三）标准配制

（1）血样镉工作曲线溶液系列的配制：取 0.10ml 的镉标准中间液系列（0.0～300.0 μg/L），加入 1.9ml 空白血样，充分摇匀，配制成镉浓度为 0.0～15μg/L 血样镉工作曲线溶液系列。

（2）尿样镉工作曲线溶液系列的配制：取适量镉元素标准中间液（100μg/L），用空白尿样配制成镉浓度为 0.0～15μg/L 尿样镉工作曲线溶液系列。

（四）仪器和设备

原子吸收光谱仪，具石墨炉、镉空心阴极灯和背景校正装置，移液器，分液器，涡旋振荡器，离心机。

（五）样品前处理

1. 全血

将样品振摇混匀，准确吸取 0.15ml 于 1.5ml 具塞聚乙烯离心管，加入 0.60ml Triton X-100/硝酸溶液（0.01%/0.1%，*V*/*V*），振摇后，10 000r/min 离心 5min 待测，取上清液测

试，同时做试剂空白。

2. 尿样

将样品振摇混匀，准确吸取 0.20ml，加入 0.80ml 硝酸溶液（1%，*V*/*V*），振摇待测，同时做试剂空白。

3. 血清、血浆、唾液

将样品振摇混匀，准确吸取 0.20ml，加入 0.80ml 硝酸溶液（0.1%，*V*/*V*），振摇待测，同时做试剂空白。

（六）操作步骤

1. 标准曲线溶液系列

（1）血镉标准曲线溶液系列：血样镉工作曲线溶液系列，加入 0.60ml Triton X-100/硝酸溶液（0.01%/0.1%，*V*/*V*），充分混匀后，该标准系列的镉元素浓度为 0.0μg/L、1.0μg/L、2.0μg/L、5.0μg/L、10μg/L、15μg/L。

（2）尿镉标准曲线溶液系列：尿镉工作曲线溶液系列，加入 0.80ml 硝酸溶液（0.1%，*V*/*V*），充分混匀后，该标准系列的镉元素浓度为 0.0μg/L、1.0μg/L、2.0μg/L、5.0μg/L、10μg/L、15μg/L。

2. 仪器参考条件

吸收波长 228.8nm，灰化温度 500℃，原子化温度 1800℃，载气流量 250ml/min，仪器在线加氯化钯基改剂。

3. 标准系列的测定

测定各标准系列的吸光度值后，将对相应的镉浓度（μg/L）绘制工作曲线或计算回归方程。

4. 样品测定

测定样品及样品空白，测得的吸光度值减去试剂空白吸光度值后，由工作曲线或回归方程计算镉的浓度（μg/L）。

（七）技术参数

当全血取样量为 0.15ml，血清、血浆、唾液取样量为 0.20ml，尿液取样量为 0.20ml 时，镉的检出限为 0.3μg/L，定量限为 1.0μg/L。

（八）注意事项

同“五、石墨炉原子吸收分光光度法测定血（尿）中铅含量”中“（十）注意事项”。

七、氢化物发生-原子荧光光谱法测定食品中总砷含量

（一）原理

试样经消解后，加入硫脲和维生素 C 混合试剂使五价砷预还原为三价砷，再加入硼氢化钠溶液使其还原生成砷化氢，由载气带入原子化器中进行原子化，发射出特征波长的荧光，其荧光强度与锡含量成正比，与标准系列溶液比较定量。

（二）试剂和材料

硝酸（优级纯），高氯酸（优级纯），硫酸（优级纯），氢氧化钠溶液（100g/L），氢氧化钠溶液（2g/L），碱性硼氢化钠溶液（10g/L），硫脲/维生素 C 混合溶液（1%/1%），盐酸溶液（5∶95），超纯水（大于 18.2MΩ/cm），砷标准系列溶液：分别吸取砷标准中间液（100ng/ml）：0ml、0.100ml、0.200ml、0.400ml、0.600ml、0.800ml、1.00ml 于 10.0ml 容量瓶中，加入适量水后，缓慢加入 0.25ml 硫酸，放冷后加入 1.0ml 硫脲/维生素 C 混合溶液（1%/1%），加水稀释至刻度，混匀，放置 30 min 后上机测定。此系列溶液每毫升分别含砷 0ng、1.00ng、2.00ng、4.00ng、6.00ng、8.00ng、10.0ng。

（三）仪器与设备

原子荧光光谱仪，附砷空心阴极灯，可调式电热炉，天平。

（四）样品前处理

湿法消解

称取试样 0.5～3g（精确至 0.001 g）或准确移取液体试样 1.00～5.00ml 于带刻度消化管中，加入 10 ml 硝酸、0.50 ml 高氯酸和 0.5 ml 硫酸，在可调式电热炉上消解（参考条件：120℃/0.5～1h，升至 180℃/2～4h，升至 200～250℃）。若消化液呈棕褐色，再加少量硝酸，消解至高氯酸白烟散尽，硫酸冒白烟，消化液呈无色透明或略带黄色，取出消化管，冷却后用水定容至 10ml，混匀备用。同时做试剂空白试验。亦可采用锥形瓶，于可调式电热板上，按上述操作方法进行湿法消解。

（五）仪器测试条件

光电倍增管电压：270V；砷空心阴极灯电流：80mA；原子化器高度：8～9mm；载气流量：300ml/min；屏蔽气流量：600ml/min；读数延迟时间：0.5s；读数方式：峰面积。

（六）测定

1. 标准曲线的制作

按浓度由低到高的顺序分别测定标准系列溶液（可根据使用仪器选择最佳进样量），原子化后测其荧光强度，以浓度为横坐标、荧光强度为纵坐标，绘制标准曲线。

2. 试样测定

在与测定标准溶液相同的实验条件下，分别吸取 5.00ml 试剂空白液和样品消解液于 10.0ml 比色管中，加入 1.0ml 硫脲/维生素 C 混合溶液（1%/1%），加水稀释至刻度，混匀，放置 30 min 后上机测定，与标准系列比较定量。

（七）技术参数

当称样量 0.5 g，定容至 10ml 时，食品中砷检出限（LOD）为 10μg/kg，定量限（LOQ）为 30μg/kg。

（八）注意事项

（1）尽可能使用有证标准物质作为质量控制样品，也可采用加标试验进行质量控制。应尽量选择与被测样品基质相同或相似的标准物质进行测定，标准物质的测定值应在标准物质证书给定的范围内。每批样品至少分析 1 个质量控制样品。

（2）配制硼氢化钠溶液时要先把氢氧化钠溶于水中，然后再将硼氢化钠加入该碱性溶液中，且应现用现配。配制好的硼氢化钠溶液应避免阳光照射，以免还原剂分解产生较多的气泡，影响测定精度。

（3）消化过程中应注意防止炭化造成损失。

八、氢化物发生-原子荧光光谱法测定尿样中总砷含量

（一）原理

尿样用混合酸消化，以破坏有机物。在氢化物发生器中，尿样中的砷化物被硼氢化钾在酸性溶液（盐酸）中产生的新生态氢还原成气态的砷化氢，以氢气作载气，将砷化氢从母液中分离，并导入石英炉原子化器中原子化，以砷空心阴极灯作激发光源，使砷原子发出荧光，荧光强度与砷含量在一定范围内成正比，据此可测定尿中砷含量。

（二）试剂和材料

硝酸（优级纯），高氯酸（优级纯），硫酸（优级纯），氢氧化钠溶液（100g/L），氢氧化钠溶液（2g/L），碱性硼氢化钠溶液（10g/L），硫脲/维生素 C 混合溶液（1%/1%），盐酸溶液（5∶95），超纯水（大于 18.2MΩ/cm）。

砷标准中间液（1.00mg/L）：吸取铅标准储备液（100μg/mL）1.0ml 于 100ml 容量瓶中，加入适量水后，缓慢加入 0.25ml 硫酸，放冷后加水稀释至刻度，混匀。此溶液每升含砷 1.00mg。

（三）仪器与设备

原子荧光光谱仪（附砷空心阴极灯），可调式电热炉，天平。

（四）样品采集、运输和保存

尿样的采集、运输和保存：用聚乙烯塑料瓶收集尿液，混匀后，尽快测定相对密度。取 25ml 尿液，放入 50ml 聚乙烯塑料瓶中，可在室温下（或放于 4℃冰盒中保存）尽快运输，于−18℃下保存。分析前需将尿样复融后彻底摇匀。

（五）标准曲线的制备及样品处理

1. 标准曲线的制备

取锥形烧瓶 6 支，依次准确加入砷标准中间液（1.00mg/L）0ml、0.100ml、0.250ml、0.500ml、0.750ml、1.00ml，各加正常人混合尿 5 ml，加入 15 ml 混合酸（硝酸、硫酸和高氯酸的体积比为 3∶1∶1），置电热板上，在较低温度下加热消化至冒白烟、溶液无色透明为止，不得蒸干。冷却后，用纯水定量转移至 25ml 容量瓶中，加纯水至刻度，混匀。

取出 10ml 置于另一具塞刻度试管中，加入 2.0ml 硫脲抗坏血酸溶液，混匀，供测定。

2. 样品处理

取 5ml 尿样置于锥形烧瓶中，加入 15ml 混合酸（硝酸、硫酸和高氯酸的体积比为 3∶1∶1），置电热板上，在较低温度下加热消化至冒白烟，溶液无色透明为止，不得蒸干。冷却后，用纯水定量转移至 25ml 容量瓶中，加纯水至刻度，混匀。取出 10ml 置于另一具塞刻度试管中，加入 2.0ml 硫脲抗坏血酸溶液，混匀，供测定。若样品溶液砷含量超过测定范围，可用纯水稀释后测定，计算时乘以稀释倍数。

（六）仪器测试条件

光电倍增管电压：270V；砷空心阴极灯电流：80mA；原子化器高度：8～9mm；载气流量：300ml/min；屏蔽气流量：600ml/min；读数延迟时间：0.5s；读数方式：峰面积。

（七）标准曲线及试样测定

将试剂空白、标准系列溶液依次引入仪器进行原子荧光强度的测定。以原子荧光强度为纵坐标、砷浓度为横坐标绘制标准曲线，得到回归方程。用测定标准系列的操作条件测定样品和空白对照溶液。测得的样品荧光强度减去空白对照荧光强度值后，由标准曲线回归方程法计算砷含量。

（八）技术参数

当称样量为 5mL、定容体积为 25mL、进样量为 1mL 时，砷的检出限（LOD）为 0.003mg/L，定量限（LOQ）为 0.010mg/L。

（九）注意事项

同“五、石墨炉原子吸收分光光度法测定血（尿）中铅含量”中“（十）注意事项”。

九、石墨炉原子吸收光谱法测定食品中铬含量

（一）原理

试样经消解处理，经石墨炉原子化后，测定的吸收值在一定浓度范围内与铬含量成正比，与标准系列比较定量。

（二）试剂和材料

硝酸（优级纯），高氯酸（优级纯），硫酸（优级纯），超纯水（大于 18.2 MΩ/cm），硝酸溶液（5∶95），硝酸溶液（1∶9），磷酸二氢铵溶液（20.0g/L），铬标准系列溶液：用硝酸溶液（5∶95）稀释成每毫升含 0ng、2.00ng、4.00ng、8.00ng、12.0ng、16.0ng 铬元素。

（三）仪器与设备

原子吸收光谱仪（配石墨炉原子化器，附铬空心阴极灯），微波消解系统（配有聚四氟乙烯消解内罐），可调式电热炉，可调式电热板，压力消解罐（配有聚四氟乙烯消解内罐）恒温干燥箱，天平。

（四）样品前处理

1. 微波消解法

称取试样 0.2～0.8g（精确至 0.001g）或准确移取液体试样 1.00～3.00ml 于微波消解罐中，加入 5ml 硝酸，按照微波消解的操作步骤消解试样，消解条件参考表 11-2。冷却后取出消解罐，在电热板上于 140～160℃赶酸至 1.0ml 左右。消解罐放冷后，将消化液转移至 10ml 容量瓶中，用少量水洗涤消解罐 2～3 次，合并洗涤液，用水定容至刻度，混匀备用。同时做试剂空白试验。

2. 湿法消解法

称取试样 0.5～3g（精确至 0.001g）或准确移取液体试样 1.00～5.00ml 于带刻度消化管中，加入 10ml 硝酸、0.5ml 高氯酸，在可调式电热炉上消解（参考条件：120℃/0.5～1h，升至 180℃/2～4h，升至 200～220℃）。若消化液呈棕褐色，再加少量硝酸，消解至冒白烟，消化液呈无色透明或略带黄色，取出消化管，冷却后用水定容至 10ml，混匀备用。同时做试剂空白试验。亦可采用锥形瓶，于可调式电热板上，按上述操作方法进行湿法消解。

3. 压力罐消解法

称取试样 0.3～1g（精确至 0.001g）或准确移取液体试样 2.00～10.0ml 于消解内罐中，加入 5ml 硝酸。盖好内盖，旋紧不锈钢外套，放入恒温干燥箱，于 140～160℃下保持 4～5h。在箱内自然冷却至室温，缓慢旋松外罐，取出消解内罐，放在可调式电热板上于 140～160℃赶酸至 1.0ml 左右。冷却后将消化液转移至 10ml 容量瓶中，用少量水洗涤内罐和内盖 2～3 次，合并洗涤液于容量瓶中并用水定容至刻度，混匀备用。同时做试剂空白试验。

（五）测定条件

测定波长：357.9nm；灯电流：5～7mA；狭缝：0.2nm；保护气：氩气（≥99.999%）；背景校正方式：塞曼背景校正；石墨炉工作条件：梯度升温程序见表 11-8。

表 11-8　石墨炉工作条件

程序	温度/℃	升温时间/s	保持时间/s	氩气流量/（ml/min）
干燥	85～120	30	30	200
灰化	900	20	20	200
原子化	2700	0	5	—
清洗	2750	2	3	200

注：以上测定条件可按不同仪器进行适当优化，以确保检测灵敏度。

（六）测定

1. 标准曲线的制作

按浓度由低到高的顺序分别取 10μl 标准系列溶液、5μl 磷酸二氢铵溶液（可根据使用仪器选择最佳进样量），注入石墨管，原子化后测其吸光度值，以浓度为横坐标、吸光度值为纵坐标，绘制标准曲线。

2. 试样测定

在与测定标准溶液相同的实验条件下，分别取 10μl 空白溶液和样品溶液、5μl 磷酸二氢铵溶液（可根据使用仪器选择最佳进样量），注入石墨管，原子化后测其吸光度值，与标准系列比较定量。

（七）技术参数

当称样量 0.5g、定容量 10ml 时，铬的检出限（LOD）为 3.0μg/kg，定量限（LOQ）为 10μg/kg。

（八）注意事项

同“四、石墨炉原子吸收分光光度法测定食品中铅含量”中“（九）注意事项”。

十、石墨炉原子吸收光谱法测定尿中铬

（一）原理

尿样加稀硝酸稀释后，在 357. 9nm 波长下，直接用石墨炉原子吸收光谱法测定铬的浓度，标准加入法定量。

（二）试剂和材料

硝酸（优级纯），超纯水（大于 18.2MΩ/cm），硝酸溶液（5：95），硝酸溶液（1：9），磷酸二氢铵溶液（20.0g/L），铬标准溶液液（1000ng/ml）。

（三）仪器与设备

原子吸收光谱仪（配石墨炉原子化器，附铬空心阴极灯），天平。

（四）样品采集、运输和保存

尿样的采集、运输和保存：用聚乙烯瓶收集一次晨尿，尽快测量比重，按 9：1 的比例加入硝酸，混匀。可在常温下运输，于 2～8℃冰箱中至少可保存 14 天。测定前将尿样由冰箱中取出，放至室温，彻底振荡混匀。

（五）测定条件

同“九、石墨炉原子吸收光谱法测定食品中铬含量”。

（六）测定

分别移取尿样 5.00ml 于 10ml 容量瓶中，加入铬标准使用液（50.0μg/L）0ml、0.50ml、1.00ml、1.50ml、2.00ml、3.00ml 用硝酸溶液（5：95）定容至刻度，混匀备用。分别取上述溶液 10μl，磷酸二氢铵溶液（20.0g/L）5μl（可根据使用仪器选择最佳进样量），注入石墨管，原子化后测其吸光度值，得出样品中铬的含量。同时以取用水代替尿样按 9：

1 的比例加入硝酸做试剂空白试验。

（七）技术参数

当称样量为 5mL、定容体积为 10mL，铬的检出限（LOD）为 0.002mg/L，定量限（LOQ）为 0.005mg/L。

（八）注意事项

同“五、石墨炉原子吸收分光光度法测定血（尿）中铅含量”中“（十）注意事项”。

十一、冷原子吸收法测定食品中总汞含量

（一）原理

样品经酸消解后，在酸性条件下，汞离子被还原剂还原成原子态汞，由载气带入测汞仪检测管内，253.7nm 波长下测定吸光度值，其吸光度值与汞含量成正比，外标法定量。

（二）试剂和材料

硝酸（优级纯），超纯水（大于 18.2 MΩ/cm），硝酸溶液（10%，*V/V*），硝酸溶液（5%，*V/V*），高锰酸钾溶液（50g/L），酸性氯化亚锡溶液（100g/L），重铬酸钾-硝酸溶液（0.5g/L），汞标准系列：0ng/ml、0.20ng/ml、0.50ng/ml、1.00ng/ml、2.00ng/ml、5.00ng/ml。

（三）仪器和设备

冷原子测汞仪，分析天平，涡旋振荡器，移液器，压力消解罐（配聚四氟乙烯消解内罐），微波消解仪（配聚四氟乙烯消解罐），恒温烘箱（50～300℃），电热板（50～200℃），样品粉碎机和均质机，超声水浴锅。

（四）样品前处理（试样消解）

1. 压力消解罐法

称取固体试样 0.2～1.0g（精确至 0.001g）或移取液体试样 1.00～5.00ml 于消解内罐中（含乙醇或二氧化碳的试样应先在超声水浴锅中超声除去乙醇或二氧化碳），加入 5ml 硝酸，浸泡 1h 或浸泡过夜，装入不锈钢外套，放入恒温烘箱消解（消解条件见表 11-9）。消解完毕后冷却至室温，将消解内罐从不锈钢外套中取出，将消解罐置于电热板上或赶酸器中加热至 80℃左右（或超声水浴锅中超声 5min）赶去棕色气体，冷却后用水定容至 25ml，混匀。同时做空白试验。

2. 微波消解法

称取固体试样 0.2～0.5g（精确至 0.001g）或移取液体试样 1.00～2.50ml 于微波消解罐中（含乙醇或二氧化碳的试样应先在超声水浴锅中超声除去乙醇或二氧化碳），加入 5～8ml 硝酸，浸泡 1h 或浸泡过夜，微波消解仪中消解（消解条件见表 11-9）。消解完毕后冷却至室温，缓缓打开消解罐盖排气，用少量水冲洗消解罐内盖至消解罐中，将消解罐置于电热板上或赶酸器中加热至 80℃左右（或超声水浴锅中超声 5min）赶去棕色气体，

冷却后用水定容至 25ml，混匀。同时做空白试验。

表 11-9　试样消解参考条件

消解方式	步骤	温度/℃	升温时间/min	恒温时间/min
压力罐消解	1	80	—	120
	2	120	—	120
	3	170	—	240
微波消解	1	120	10	10
	2	150	10	10
	3	180	10	20

（五）测定条件

打开冷原子测汞仪，开启载气，使还原瓶内有气泡产生，预热 1h。

（六）测定

1. 标准曲线测定

取 5.0ml 汞标准系列分别置于汞还原瓶中，加入 3.0ml 氯化亚锡溶液（100g/L），迅速盖上带喷管的瓶塞，使瓶内有气泡产生，观察仪器读数至最大值时记录吸光度值，然后打开吸收瓶上三角阀，使产生的汞蒸气吸收于高锰酸钾溶液（50g/L）中，待测汞仪读数降为零时进行下一个测量，用标准系列的吸光度值与对应的浓度值绘制标准曲线。

2. 样品测定

分别吸取样品空白和样品消解液各 5.0ml 置于汞还原瓶中，按“1. 标准曲线测定”的步骤进行操作，测得样品空白和样品消解液的吸光度值。根据标准曲线得到消解液中汞含量。

（七）技术参数

当称样量为 0.5g（或 2.5ml）、定容体积为 25ml 时，食品中汞的检出限（LOD）为 0.005mg/kg（或 0.001mg/L），定量限（LOQ）为 0.02mg/kg（或 0.01mg/L）。

（八）注意事项

（1）涉及该实验的所有玻璃和塑料器皿均需用 1∶1 硝酸浸泡过夜，用水冲洗干净，晾干后备用。

（2）每批次的一次性耗材（如一次性吸管、离心管等）在使用前需要抽样检测汞本底值。

（3）高锰酸钾作为汞蒸气吸收液，每次实验前后应注意观察颜色变化；若颜色明显变浅时，应及时配制高锰酸钾溶液替换。

（4）检测过程中，应使用有证标准物质作为质量控制样品。每批次样品检测 15～20 个样品，用同一份标准溶液或质量控制样品检查仪器的稳定性。

（5）当样品溶液测定值超出线性范围最高点的浓度值时，应将该样品消解液进行适当的稀释后进样分析。

（6）应特别注意因汞的管路记忆效应引起的假阳性结果，特别是当某一样品的测量值较高时，应在该样品测量结束后用 0.2%半胱氨酸硝酸溶液、5%硝酸溶液或含金的溶液清洗管路，以去除汞的记忆效应。

（7）测量过程应保持测汞仪吸收池和所有管路的干燥，可在管路系统中加装氯化钙干燥管来保持管路干燥。若不慎将液体由管路带入吸收池中，应停止测量，将管路和吸收池用无水乙醇清洗，待晾干后重新连接仪器检测。

十二、直接测汞仪法测定食品中总汞含量

（一）原理

样品（或样品溶液）在干燥热分解炉中被干燥和高温热分解，产物由氧气带入催化管中催化分解和吸附净化，样品中的汞被转化为氧化汞蒸气，随氧气流进入金质汞齐化器，氧化汞被汞齐化管捕集进行金汞齐反应，随后迅速高温解析，释放出汞，于 253.7nm 波长处测定吸光度值，其吸光度值与汞含量成正比，外标法定量。

（二）试剂和材料

硝酸（优级纯），超纯水（大于 18.2MΩ/cm），硝酸溶液（10%，*V*/*V*），硝酸溶液（5%，*V*/*V*），重铬酸钾-硝酸溶液（0.5g/L），汞标准系列：0ng/ml、0.20ng/ml、0.50ng/ml、1.00ng/ml、2.00ng/ml、5.00ng/ml。

（三）仪器和设备

直接测汞仪，分析天平，涡旋振荡器，移液器，样品粉碎机和均质机。

（四）样品前处理

均质后的固体试样或半固体试样和液体试样，无需样品前处理，直接取样上机检测。也可按“十一、冷原子吸收法测定食品中总汞含量”的样品前处理法处理后上机检测。

（五）测定条件

干燥温度：350℃；干燥时间：60s；催化温度：800℃；催化时间：60s；分解温度：800℃；分解时间：110s；汞齐化温度：850℃；齐化时间：12s；信号采集时间：30s；清洗时间：60s；氧气压力：0.4MPa；氧气流量：200ml/min；检测波长：253. 7nm。

（六）测定

1. 标准曲线测定

取 100μl 汞标准系列分别置于石英管（或镍舟）内，点击测量，仪器自动测量并得出吸光度值（或峰面积），仪器自动绘制标准曲线。

2. 样品测定

取 0.1g 或 100μl 试样（或 100μl 样品消解液）置于石英管（或镍舟）内，按“1. 标准曲线测定”的步骤进行操作，仪器自动得出空白或样品的汞含量值。

（七）技术参数

当取样量为 0.1g（或 100μl）时，食品中汞的检出限（LOD）为 0.001mg/kg（或 0.001mg/L），定量限（LOQ）为 0.003mg/kg（或 0.003mg/L）。

（八）注意事项

（1）涉及该实验的石英管或镍舟需要在马弗炉中进行灼烧，去除可能的汞污染。所有可能使用的玻璃和塑料器皿均需用 1：1 硝酸浸泡过夜，用水冲洗干净，晾干后备用。

（2）每批次的一次性耗材（如移液器吸头、一次性取样勺等）在使用前需要抽样检测汞本底值。

（3）金汞齐与还原管的性能决定了测量的准确性，当仪器测定的线性不好或测量平行性差时，应考虑更换新配件。

（4）检测过程中，应使用有证标准物质作为质量控制样品。每批次样品检测 10 个样品或检测异常高值样品后用同一份标准溶液或质量控制样品检查仪器的稳定性。

（5）当样品测定值超出线性范围最高点的浓度值时，应减少取样量（固体或半固体试样）、适当稀释样品（液体试样），或将该样品消解液进行适当的稀释后进样分析。

（6）应特别注意因汞的记忆效应引起的假阳性结果，特别是当某一样品的测量值较高时，应在该样品测量结束后，在空白石英管（或镍舟）内反复进行空白测量，以去除汞的记忆效应，待空白值正常后继续检测。

十三、原子荧光光谱法测定食品中总汞含量

（一）原理

样品经酸消解后，在酸性条件下，汞离子被还原剂还原成原子态汞，由载气带入原子化器中，汞空心阴极灯使基态汞原子被激发至激发态，当激发态汞回到基态汞时，发射出特征波长的荧光，其荧光强度与汞含量成正比，外标法定量。

（二）试剂和材料

硝酸（优级纯），超纯水（大于 18.2 MΩ/cm），硝酸溶液（10%，*V*/*V*），硝酸溶液（5%，*V*/*V*），氢氧化钾溶液（5g/L），硼氢化钾溶液（5g/L），重铬酸钾-硝酸溶液（0.5g/L），汞标准系列：0ng/ml、0.20ng/ml、0.50ng/ml、1.00ng/ml、2.00ng/ml、5.00ng/ml。

（三）仪器和设备

原子荧光光谱仪，分析天平，涡旋振荡器，移液器，压力消解罐（配聚四氟乙烯消解内罐），微波消解仪（配聚四氟乙烯消解罐），恒温烘箱（50～300℃），电热板（50～200℃），样品粉碎机和均质机，超声水浴锅。

（四）样品前处理（试样消解）

同“十一、冷原子吸收法测定食品中总汞含量”中“（四）样品前处理（试样消解）”。

（五）测定条件

光电倍增管负高压：300V；汞空心阴极灯电流：30mA；原子化器温度：300℃；载气（氩气）流速：500ml/min；屏蔽气（氩气）流速：1000ml/min；还原剂[硼氢化钾溶液（5g/L）] 进样量：0.8ml；读数时间：13s；延迟时间：4s。

注：以上测定条件可按不同仪器进行适当优化，以确保检测灵敏度。

（六）测定

1. 标准曲线测定

汞标准系列测定前，用硝酸溶液（10%，*V*/*V*）连续进样，按测定条件进行空白本底测定，待此空白本底数值稳定，进行汞标准系列测定，以标准系列的读数值与对应的浓度值绘制标准曲线。

2. 样品测定

试样测定时，用硝酸溶液（10%，*V*/*V*）连续进样，按测定条件进行空白本底测定，待此空白本底数值稳定，再分别测定样品空白和样品消解液。根据标准曲线得到消解液中汞含量。

（七）技术参数

当称样量为 0.5g（或 2.5ml）、定容体积为 25ml 时，食品中汞的检出限（LOD）为 0.005mg/kg（或 0.001mg/L），定量限（LOQ）为 0.02mg/kg（或 0.01mg/L）。

（八）注意事项

（1）涉及该实验的所有玻璃和塑料器皿均需用 1∶1 硝酸浸泡过夜，用水冲洗干净，晾干后备用。

（2）每批次的一次性耗材（如一次性吸管、离心管等）在使用前需要抽样检测汞本底值。

（3）硼氢化钾是强还原剂，使用时注意勿接触皮肤和溅入眼睛。

（4）检测过程中，应使用有证标准物质作为质量控制样品。每批次样品检测 10 个样品或检测异常高值样品后用同一份标准溶液或质量控制样品检查仪器的稳定性。

（5）当样品溶液测定值超出线性范围最高点的浓度值时，应将该样品消解液进行适当稀释后进样分析。

（6）应特别注意因汞的管路记忆效应引起的假阳性结果，特别是当某一样品的测量值较高时，应在该样品测量结束后用 0.2%半胱氨酸硝酸溶液、5%硝酸溶液或含金的溶液清洗管路，以去除汞的记忆效应。

十四、液相色谱-原子荧光光谱联用法测定食品中甲基汞含量

（一）原理

样品经盐酸溶液超声提取后，反相色谱柱分离，在紫外消解系统中与强氧化剂过硫

酸钾反应，甲基汞转化成无机汞，由原子荧光光谱仪测定。液相保留时间定性，外标法定量。

（二）试剂和材料

甲醇（色谱纯），盐酸（优级纯），硝酸（优级纯），超纯水（大于 18.2 MΩ/cm），盐酸溶液（5mol/L），盐酸溶液（10%，*V*/*V*），氢氧化钠溶液（6mol/L），氢氧化钾溶液（5g/L），碱性硼氢化钾溶液（5g/L），过硫酸钾溶液（2g/L），L-半胱氨酸溶液（10g/L），甲醇溶液（50%，*V*/*V*），硝酸溶液（5%，*V*/*V*），重铬酸钾-硝酸溶液（0.5g/L）。

液相色谱流动相：4.4g 乙酸铵和 1.0g L-半胱氨酸溶于 200ml 水中，加 50ml 甲醇，用水定容至 1000ml，混匀，过 0.45μm 有机系滤膜，超声脱气 30min，现配现用。

混合标准系列：用液相色谱流动相稀释成汞和甲基汞含量均为 0.0ng/ml、1.0ng/ml、2.0ng/ml、4.0ng/ml、8.0ng/ml、10.0ng/ml 的标准系列。

（三）仪器和设备

液相色谱-原子荧光光谱联用仪，分析天平，涡旋振荡器，移液器，均质机，样品粉碎机，离心机（≥10 000r/min），超声水浴锅。

（四）样品前处理

称取试样 0.5～2.0g（精确至 0.001g）于 15ml 离心管中，加入 10ml 盐酸溶液（5mol/L），浸泡过夜。超声提取 60min（每隔 10～15min 振摇 1 次），4℃下 10 000r/min 离心 10min。准确移取 2.0ml 上清液至 15ml 离心管中，逐滴加入氢氧化钠溶液（6mol/L）调 pH 为 2～7。再加入 0.1ml L-半胱氨酸溶液（10g/L），最后用水定容至刻度。过 0.45μm 有机系滤膜，待上机分析。同时做空白试验。

（五）测定条件

1. 液相色谱测定条件

色谱柱：C_{18} 色谱柱（4.6mm×150mm，5μm），保护柱：C_{18} 预柱（4.6mm×10mm，5μm）；流速：1.0ml/min；柱温：30℃；进样体积：100μl。

2. 原子荧光测定条件

光电倍增管负高压：300V；汞空心阴极灯电流：30mA；原子化器温度：300℃；载气（氩气）流速：500ml/min；屏蔽气（氩气）流速：1000ml/min；载液：盐酸溶液（10%，*V*/*V*），载液流速：4.0ml/min；氧化剂：过硫酸钾溶液（2g/L）；氧化剂流速：1.6ml/min；还原剂[硼氢化钾溶液（5g/L）]；流速：4.0ml/min。

注：以上测定条件可按不同仪器进行适当优化，以确保检测灵敏度。

（六）测定

1. 标准曲线测定

分别吸取 100μl 混合标准系列溶液进样分析，以标准系列中甲基汞的峰面积与对应的浓度值绘制标准曲线。

2. 样品测定

吸取 100μl 样品溶液进样分析，以保留时间定性，峰面积带入标准曲线得到汞含量。

（七）技术参数

当称样量为 1.0g、定容体积为 10ml 时，食品中甲基汞的检出限（LOD）为 0.01mg/kg，定量限（LOQ）为 0.03mg/kg。

（八）注意事项

（1）涉及该实验的所有玻璃和塑料器皿均需用 1∶1 硝酸浸泡过夜，用水冲洗干净，晾干后备用。

（2）每批次的一次性耗材（如一次性吸管、离心管等）在使用前需要抽样检测汞本底值。

（3）硼氢化钾是强还原剂，使用时注意勿接触皮肤和溅入眼睛。

（4）检测过程中，应使用有证标准物质作为质量控制样品。每批次样品检测 15～20 个样品，用同一份标准溶液或质量控制样品检查仪器的稳定性。

（5）当样品溶液测定值超出线性范围最高点的浓度值时，应将该样品消解液进行适当的稀释后进样分析。

（6）应特别注意因汞的管路记忆效应引起的假阳性结果，特别是当某一样品的测量值较高时，应在该样品测量结束后用 0.2%半胱氨酸硝酸溶液、5%硝酸溶液或含金的溶液清洗原子荧光光谱仪的管路，以去除汞的记忆效应。

（九）色谱图

无机汞和甲基汞的色谱图见图 11-1。

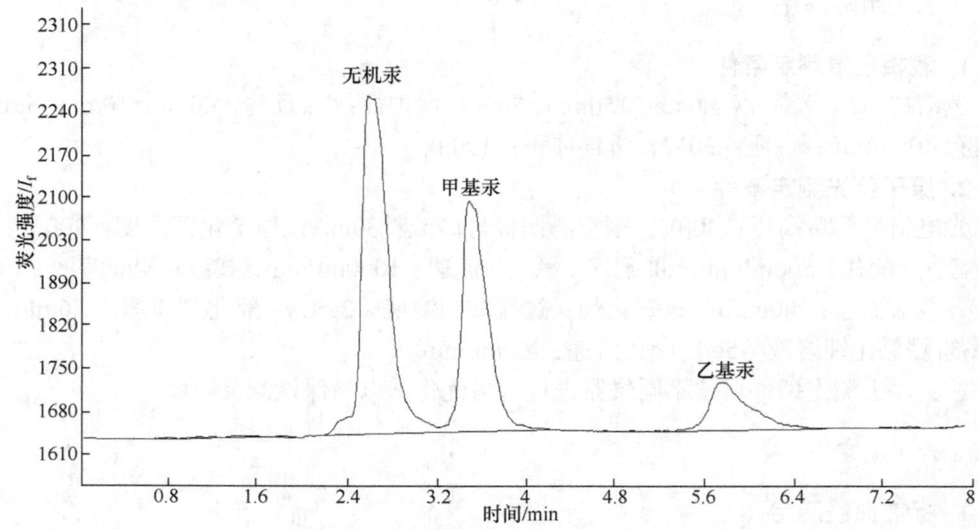

图 11-1 无机汞和甲基汞的液相色谱-原子荧光光谱联用色谱图

十五、冷原子吸收法测定尿中总汞含量（酸性氯化亚锡还原法）

（一）原理

尿样经酸性高锰酸钾消解后，结合态汞转化成汞离子，汞离子被还原剂还原成原子态汞，由载气带入测汞仪检测管内，253.7nm 波长下测定吸光度值，其吸光度值与汞含量成正比，外标法定量。

（二）试剂和材料

硝酸（优级纯），硫酸（优级纯），盐酸（优级纯），硝酸溶液（5%，*V*/*V*），高锰酸钾溶液（50g/L），酸性氯化亚锡溶液（100g/L），重铬酸钾-硝酸溶液（0.5g/L），盐酸羟胺溶液（200g/L），汞标准应用液（0.1μg/ml）。

（三）仪器和设备

冷原子测汞仪，分析天平，涡旋振荡器，移液器，恒温水浴锅，恒温干燥箱，尿比重计。

（四）样品采集

收集一次尿样约 100ml 于广口聚乙烯塑料瓶中，使用尿比重计测量比重值并记录。取 10ml 尿液于离心管中，加 0.1ml 硝酸，充分振摇混匀，2～8℃冷藏运输。实验室 2～8℃冰箱保存，应在两周内检测，超过两周需−20℃以下冷冻保存。分析前要将尿样恢复至室温并充分混匀。

（五）样品前处理（试样消解）

准确移取 2.5ml 尿液于 15ml 刻度离心管中，加入 2.0ml 高锰酸钾溶液（50g/L）和 1.0ml 硫酸，涡旋混匀，置于 50℃水浴锅（或恒温干燥箱）中消解 2.0h，取出冷却至室温，逐滴加入盐酸羟胺溶液（200g/L），同时不断振摇离心管使溶液褪色，敞口放置 20min。同时做空白试验。

（六）工作曲线

准确移取 0ml、0.1ml、0.2ml、0.5ml、1.0ml、2.0ml 汞标准应用液（0.1μg/ml）于 15ml 刻度离心管中，用水补齐至 2.5ml，再按“（五）样品前处理（试样消解）”进行消解。得到工作曲线系列消解液中汞含量为：0ng、10ng、20ng、50ng、100ng、200ng。

（七）测定条件

打开冷原子测汞仪，开启载气，使还原瓶内有气泡产生，预热 1h。

（八）测定

1. 工作曲线测定

将工作曲线系列消解液全部倒入汞还原瓶中，加入 3.0ml 氯化亚锡溶液（100g/L），迅速盖上带喷管的瓶塞，使瓶内有气泡产生，观察仪器读数至最大值时记录吸光度值，然后打开吸收瓶上三角阀，使产生的汞蒸气吸收于高锰酸钾溶液（50g/L）中，待测汞仪读数降为零时进行下一个测量，标准系列的吸光度值与对应的浓度值绘制标准曲线。

2. 样品测定

分别将样品空白和样品消解液全部倒入汞还原瓶中，按“1. 工作曲线测定”的步骤进行操作，测得样品空白和样品消解液的吸光度值。根据标准曲线得到消解液中汞含量。

（九）技术参数

当取样量为 2.5ml 时，尿中汞的检出限（LOD）为 0.001mg/L，定量限（LOQ）为 0.003mg/L。

（十）注意事项

（1）涉及该实验的所有玻璃和塑料器皿均需用 1∶1 硝酸浸泡过夜，用水冲洗干净，晾干后备用。

（2）职业接触者的尿样采集时间不限，应脱离现场环境，换下工作服并洗手，以免污染。

（3）每批次的一次性耗材（如一次性吸管、离心管等）在使用前需要抽样检测汞本底值。

（4）尿液消解时，应时刻观察溶液颜色，若溶液颜色褪去（高锰酸钾耗尽）时，应及时补加高锰酸钾溶液，使消解环境维持强氧化状态。也可减少尿样取样量进行消解。

（5）高锰酸钾作为汞蒸气吸收液，每次实验前后应注意观察颜色变化，若颜色明显变浅时，应及时新配制高锰酸钾溶液替换。

（6）检测过程中，应使用有证标准物质作为质量控制样品。每批次样品检测 15～20 个样品，用同一份标准溶液或质量控制样品检查仪器的稳定性。

（7）当样品溶液测定值超出线性范围最高点的浓度值时，应将该样品消解液进行适当的稀释后进样分析。

（8）应特别注意因汞的管路记忆效应引起的假阳性结果，特别是当某一样品的测量值较高时，应在该样品测量结束后用 0.2%半胱氨酸硝酸溶液、5%硝酸溶液或含金的溶液清洗管路，以去除汞的记忆效应。

（9）测量过程应保持测汞仪吸收池和所有管路的干燥，可在管路系统中加装氯化钙干燥管来保持管路干燥。若不慎将液体由管路带入吸收池中，应停止测量，将管路和吸收池用无水乙醇清洗，待晾干后重新连接仪器检测。

十六、直接测汞仪法测定尿中总汞含量

（一）原理

尿样在干燥热分解炉中被干燥和高温热分解，产物由氧气带入催化管中催化分解和吸附净化，样品中的汞被转化为氧化汞蒸气，随氧气流进入金质汞齐化器，氧化汞被汞

齐化管捕集进行金汞齐反应，随后迅速高温解析，释放出汞，于 253.7nm 波长处测定吸光度值，其吸光度值与汞含量成正比，外标法定量。

（二）试剂和材料

同“十二、直接测汞仪法测定食品中总汞含量”中“（二）试剂和材料”。

（三）仪器和设备

同“十二、直接测汞仪法测定食品中总汞含量”中“（三）仪器和设备”。

（四）样品采集

同“十五、冷原子吸收法测定尿中总汞含量（酸性氯化亚锡还原法）”中“（四）样品采集”。

（五）基质匹配标准曲线

取适量汞标准应用液（0.1μg/ml），空白尿样稀释成 0.00ng/ml、0.20ng/ml、0.50ng/ml、1.00ng/ml、2.00ng/ml、5.00ng/ml 的基质匹配标准系列。

（六）测定条件

同“十二、直接测汞仪法测定食品中总汞含量”中“（五）测定条件”。

（七）测定

1. 基质匹配标准曲线测定

取 100μl 基质匹配标准系列分别置于石英管（或镍舟）内，点击测量，仪器自动测量并得出吸光度值（或峰面积），仪器自动绘制基质匹配标准曲线。

2. 样品测定

取 100μl 尿样置于石英管（或镍舟）内，按“1. 基质匹配标准曲线测定”的步骤进行操作，仪器自动得出空白或样品的汞含量值。

（八）技术参数

当取样量为 100μl 时，尿中汞的检出限（LOD）为 0.001mg/L，定量限（LOQ）为 0.003mg/L。

（九）注意事项

（1）涉及该实验的石英管或镍舟需要在马弗炉中进行灼烧，去除可能的汞污染。所有可能使用的玻璃和塑料器皿均需用 1∶1 硝酸浸泡过夜，用水冲洗干净，晾干后备用。

（2）每批次的一次性耗材（如移液器吸头、一次性取样勺等）在使用前需要抽样检测汞本底值。

（3）金汞齐与还原管的性能决定了测量的准确性，当仪器测定的线性不好或测量平行性差时，应考虑更换新配件。

（4）检测过程中，应使用有证标准物质作为质量控制样品。每批次样品检测15～20个样品用同一份标准溶液或质量控制样品检查仪器的稳定性。

（5）当样品溶液测定值超出线性范围最高点的浓度值时，应将该样品消解液进行适当的稀释后进样分析。

（6）应特别注意因汞的记忆效应引起的假阳性结果，特别是当某一样品的测量值较高时，应在该样品测量结束后，用空白石英管（或镍舟）反复进行空白测量，以去除汞的记忆效应，待空白值正常后继续检测。

十七、石墨炉原子吸收分光光度法测定生物样品中铊含量

（一）原理

试样经酸消解或灰化后，注入原子吸收分光光度计石墨炉中，在石墨管内经原子化高温蒸发解离为原子蒸汽，铊原子吸收来自铊元素空心阴极灯发出的共振线，其吸收强度在一定范围内与铊浓度成正比，与标准系列比较定量。

（二）试剂与材料

硝酸（优级纯），硫酸，（优级纯）盐酸（优级纯），硝酸溶液（1%），硝酸（5%），铊标准应用液（100.0ng/ml），氯化钯（660mg/L）。

（三）仪器和设备

石墨炉原子吸收光谱仪，铊空心阴极灯，天平，恒温干燥箱（烘箱）。

（四）分析步骤

1. 仪器操作条件

测定波长276.8nm，灯电流6mA，光谱通带0.7nm，进样体积20μl，5μl改进剂，高纯氩气流速为250ml/min。石墨炉升温程序见表11-10。

表11-10　石墨炉升温程序

步骤	温度	升温时间/s	保持时间/s
干燥	100	15	25
干燥	130	5	25
灰化	800	15	40
原子化	1500	0	5
清洗	2450	1	3

2. 生物样本的直接测定法

1）尿液工作准曲线的绘制

取10ml正常人尿液，加0.1ml浓硝酸酸化，备用。取6支洁净塑料管，分别加入0、

10μl、50μl、100μl、200μl、500μl 铊标准应用液（100.0ng/ml），各加体积分数为 1%硝酸至 0.5ml，再分别加 0.5ml 上述酸化处理的正常人尿液，混匀，配制成 0.0、1.0ng/ml、5.0ng/ml、10.0ng/ml、20.0ng/ml、50.0ng/ml 的铊标准系列，按设置的仪器工作条件测定吸光度。

2）尿样的测定

取 10ml 尿样于塑料管中，用加 0.1 ml 浓硝酸酸化，备用。取 0.5ml 上述酸化处理的尿样于进样杯中，加入 0.5ml 1%硝酸溶液，混匀；同时做试剂空白，0.5ml 离子水中加入 1%硝酸溶液，混匀，与样品同时测定。按照设置的仪器工作条件，测定试剂空白和样品溶液的吸光度，由样品的吸光度减去试剂空白的吸光度，由尿液工作曲线计算样品中铊的含量。

3）血样工作曲线的绘制

取 6 支洁净塑料管，分别加入 0.0、10μl、50μl、100μl、200μl、500μl 铊标准应用液，用 5%硝酸（0.2%氯化钠）溶液定容至 1ml，混匀，配制成 0.0、1.0ng/ml、5.0ng/ml、10.0ng/ml、20.0ng/ml、50.0ng/ml 的铊标准系列，按设置的仪器工作条件测定吸光度。

4）血样的测定

用肝素钠抗凝管采集人肘静脉血 3.0ml，准确吸取 1.0ml 全血于塑料离心管中，加入 5%硝酸溶液 1.0ml，混匀后静置 15min，以 10 000r/min 离心 10 min，上清液供测定用，同时取 1.0ml 去离子水于塑料离心管，加入 5%硝酸溶液 1.0ml，制作试剂空白，混匀后供测定。用样品的吸光度减去试剂空白的吸光度，由血液工作工作曲线计算样品中铊的含量。

3. 微波消解法

人发样品：采集的人头发先用洗洁精洗干净，丙酮浸泡，再用蒸馏水洗净吹干，备用。血样：静脉采血 2ml 左右放入真空采血管内（预置抗凝剂），冷藏或尽快送试验室。尿样：一般取 20 mL 尿液冷藏或尽快送试验室。样品两周内测定完成。

取血样 0.50～1.0ml、头发 0.10～0.50g、尿样 5.0ml 加入 2.0～3.0ml 硝酸和 1.0～2.0ml 过氧化氢，将消解管晃动几次，于沸水浴上加热 20min 取下，盖上内盖，将消解管放入消解罐中，选择试样设置微波炉消解系统的最佳条件，至消解完全冷却后用水将消解液转入 10ml 容量瓶或比色管中（高含量试样可定容至 25ml），混匀待测。

（五）技术参数

1. 直接测定法

尿中铊的检出限（LOD）为 0.7μg/L，定量限（LOQ）为 2.0μg/L；血中铊的检出限（LOD）为 0.3μg/L，定量限（LOQ）为 1.0μg/L。

2. 微波消解法

血样取样量为 1.0ml、头发取样量为 0.5g、尿样取样量为 3.0ml，定容体积均为 10ml 时，血中铊的检出限（LOD）为 1.0μg/L，定量限（LOQ）为 3.0μg/L；头发中铊的检出限（LOD）为 2.0μg/kg，定量限（LOQ）为 5.0μg/kg；尿中铊的检出限（LOD）为 1.0μg/L，定量限（LOQ）为 3.0μg/L。

（六）注意事项

（1）尿样中铊的测定，样品无需酸化处理，可直接进样分析，如果出峰杂乱或含量较低时，可考虑加入硝酸酸化处理，其浓度控制在 0.5%～1.0%。

（2）铊是易挥发的元素，灰化温度较低，在 300℃时铊就开始灰化，此温度下，尿中复杂基底还没有除尽，背景吸收值很高，原子化阶段基体组分干扰待测元素。在灰化阶段除去这些大量的干扰元素就必须提高铊的灰化温度，加入基体改进剂来提高铊的灰化温度和灵敏度。

参 考 文 献

[1] International agency for research on cancer. List of carcinogens,IARC, 2018.

[2] World health organization. Brief guide to analytical methods for measuring lead in blood,WHO Library Cataloguing-in-Publication Pata, 2011.

[3] Centers for disease control and prevention. Preventing lead poisoning in young children,US Department of Health and Human Services, 2005.

[4] 中华人民共和国卫生部. 重金属污染诊疗指南（试行）[S]. 北京:中华人民共和国卫生部,2010.

[5] 中华人民共和国卫生部. 儿童高铅血症和铅中毒预防指南[S]. 北京：中华人民共和国卫生部,2006.

[6] 中华人民共和国卫生部.儿童高铅血症和铅中毒分级和处理原则（试行）[S]. 北京：中华人民共和国卫生部,2006.

[7] 中华人民共和国卫生部.GBZ 37－2002 职业性慢性铅中毒诊断标准[S].北京：法律出版社, 2004.

[8] 中华人民共和国卫生部.WS/T 112－1999 职业接触铅及其化合物的生物限值[S].北京：中国标准出版社, 1999.

[9] 中华人民共和国国家卫生和计划生育委员会. GBZ17－2015 职业性镉中毒诊断标准[S].北京：中国标准出版社, 2016.

[10] 中华人民共和国卫生部.WS/T 113－1999 职业接触镉及其化合物的生物限值[S].北京：中国标准出版社, 1999.

[11] 中华人民共和国国家卫生和计划生育委员会. GBZ 12－2014 职业性铬鼻病的诊断[S].北京：中国标准出版社, 2015.

[12] 中华人民共和国卫生部.GBZ 83－2013 职业性慢性砷中毒诊断标准[S].北京：中国标准出版社, 2013.

[13] 中华人民共和国卫生部.WS/T 211－2001 地方性砷中毒诊断标准[S].北京：中国标准出版社, 2004.

[14] 中华人民共和国卫生部.WS 277－2007 地方性砷中毒病区和划分标准[S].北京：人民卫生出版社, 2007.

[15] 中华人民共和国卫生部.GBZ 89－2007 职业性汞中毒诊断标准[S].北京：人民卫生出版社, 2007.

[16] 中华人民共和国卫生部.WS/T 265－2006 职业接触汞的生物限值[S].北京：人民卫生出版社, 2007.

[17] 中华人民共和国卫生部.GBZ226－2010 职业性铊中毒诊断标准[S].北京：人民卫生出版社, 2010.

[18] 中华人民共和国国家卫生和计划生育委员会，GBZ63－2017 职业性急性钡及其化合物中毒的诊断[S].北京：中国标准出版社, 2017.

[19] 中华人民共和国国家卫生和计划生育委员会，国家食品药品监督管理总局. GB 5009.12－2017 食品安全国家标准食品中铅的测定[S].北京：中国标准出版社, 2017.

[20] 中华人民共和国国家卫生和计划生育委员会. GB 5009.15－2014 食品安全国家标准食品中镉的测定[S].北京：中国标准出版社, 2015.

[21] 中华人民共和国国家卫生和计划生育委员会. GB 5009.11—2014 食品安全国家标准食品中总砷及无机砷的测定[S].北京：中国标准出版社, 2016.

[22] 中华人民共和国国家卫生和计划生育委员会, 国家食品药品监督管理总局. GB 5009.268—2016 食品安全国家标准食品中多元素的测定[S].北京：中国标准出版社, 2017.

[23] 中华人民共和国国家卫生和计划生育委员会. GB 5009.42—2016 食品安全国家标准食盐指标的测定[S].北京：中国标准出版社, 2017.

[24] 中华人民共和国卫生部, 中国国家标准化管理委员会. GB/T 5750.6—2006 生活饮用水标准检验方法金属指标[S].北京：中国标准出版社, 2007.

[25] 中华人民共和国国家卫生和计划生育委员会, 国家食品药品监督管理总局. GB 8538—2016 食品安全国家标准饮用天然矿泉水检验方法[S].北京：中国标准出版社, 2017.

[26] 中华人民共和国国家卫生和计划生育委员会. WS/T 443—2013 血中铅、镉的测定钨舟原子吸收光谱法[S].北京：中国标准出版社, 2014.

[27] 中华人民共和国卫生部. WS/T 174—1999 血中铅、镉的石墨炉原子吸收光谱测定方法[S].北京：中国标准出版社, 2000.

[28] 中华人民共和国卫生部. WS/T 20—1996 血中铅的石墨炉原子吸收光谱测定方法[S].北京：中国标准出版社, 1997.

[29] 中华人民共和国卫生部. WS/T 18—1996 尿中铅的石墨炉原子吸收光谱测定方法[S].北京：中国标准出版社, 1997.

[30] 中华人民共和国卫生部. WS/T 38—1996 血中铬的石墨炉原子吸收光谱测定方法[S].北京：中国标准出版社, 1997.

[31] 中华人民共和国卫生部. WS/T 37—1996 尿中铬的石墨炉原子吸收光谱测定方法[S].北京：中国标准出版社, 1997.

[32] 中华人民共和国卫生部. WS/T 28—1996 尿中砷的二乙基二硫代氨基甲酸银三乙醇胺分光光度测定方法[S].北京：中国标准出版社, 1997.

[33] 中华人民共和国卫生部. WS/T 29—1996, 尿中砷的氢化物发生-火焰原子吸收光谱测定方法[S].北京：中国标准出版社, 1997.

[34] 中华人民共和国国家卫生和计划生育委员会. WS/T 474—2015 尿中砷的测定氢化物发生原子荧光法[S].北京：中国标准出版社, 2015.

[35] 中华人民共和国卫生健康委员会. GBZ/T 317.1—2018 中华人民共和国国家职业卫生标准血中镉的测定第 1 部分：石墨炉原子吸收光谱法[S].北京：中国标准出版社, 2019.

[36] 中华人民共和国卫生健康委员会. GBZ/T 317.2—2018, 中华人民共和国国家职业卫生标准血中镉的测定第 2 部分：电感耦合等离子体质谱法[S].北京：中国标准出版社, 2019.

[37] 中华人民共和国环境保护局. GB/T 7466—1987 水质总铬的测定二苯碳酰二肼分光光度法[S].北京：中国标准出版社, 1987.

[38] Rafati Rahimzadeh M, Rafati Rahimzadeh M, Kazemi S, et al. Cadmium toxicity and treatment: an update [J]. Caspian J Intern Med, 2017, 8(3): 135-145.

[39] IARC In. IARC Monographs on evaluat ion of carcinogenic risks to humans Lyon. France: International Agency for Research on Cancer, 1993.

[40] Staessen J A, Roels H A, Emelianov D, et al. Evironmental exposure to cadmium, forearm bonedensity, and risk of fractures: prospective population study [J]. Lancet, 1999, 353: 1140-1144.

[41] 罗亚男, 余跃生, 陶晨, 等. 环境镉污染的生物危害效应及机制研究进展[J]. 黔南民族医专学报, 2011, 24(4): 306-308.

[42] Jarup L. Cadmium overload and toxicity [J]. Nephrol Dial Transplant, 2002, 17:35-39.

[43] Gonick H C. Nephrotoxicity of cadmium & lead [J]. Indian J Med Res, 2008, 128: 335-352.
[44] 金慧英, 胡惠民, 周雍, 等. 急性镉中毒的肝脏损伤机制及金属硫蛋白的保护作用[J]. 中华劳动卫生职业病杂志, 1998, 16(1):43-46.
[45] Everett C J, Frithsen I L. Association of urinary cadmium and myocardial infarction [J]. Environ Res, 2008, 106: 284-286.
[46] Eum K D, Lee M S, Paek D. Cadmium in blood and hypertension [J]. Sci Total Environ, 2008, 407: 147-153.
[47] Massadeh A, Gharibeh A, Omari K, et al. Simultaneous determination of Cd, Pb, Cu, Zn, and Se in human blood of jordanian smokers by ICP-OES [J]. Biol Trace Elem Res, 2010, 133:1-11.
[48] 林巧丽, 姚永峰. 水中铜、锌、铅、镉检测方法的研究进展[J]. 山东化工, 2018, 47(16) : 50-52.
[49] 骆倩, 赵美凤, 宁晖,等. 几种镉快速测定方法在稻谷样品测定中的应用研究[J]. 粮油食品科技, 2015, 23（6) : 80-83.
[50] 吴超. 便携式痕量金属分析仪快速测定水质中镉方法研究[J]. 农业与技术, 2015, 35(22) : 26-227.
[51] 王民, 糜漫天, 高志贤. 食品中镉的快速检测方法研究[J]. 第三军医大学学报, 2004, 26(7) : 640-642.
[52] 杜庆鹏, 陈安珍, 田金改,等, 中药材中重金属镉的快速检测方法研究[J]. 中国药事, 2011, 25(8) : 776-779.
[53] 韩冷, 王遂. 痕量镉快速检测方法的研究[J]. 哈尔滨商业大学学报（自然科学版）, 2009, 25(6) : 698-706.
[54] 邓泽英, 姚永峰. 蔬菜中砷、铅、汞、镉快速检测的方法研究[J]. 食品科学, 2018, 29(6) : 368-371.
[55] 郭健, 路宏博, 赵小旭,等. 重金属离子镉快速检测及监测分析系统的评价[J]. 检测与标准, 2018, 43(2) : 46-48.
[56] Morley J E, Thomas D R. Geriatric nutrition [M]. Boca Raton: CRC Press, 2007.
[57] Shi H L, Hudson L G, Liu K J. Oxidative stress and apoptosis in metal ion-induced carcinogenesis[J] .Free Radical Biology and Medicine, 2004,(37): 582-593.
[58] 王青, 王娜. 铬对人体与环境的影响及防治[J]. 微量元素与健康研究, 2011, (5): 64-66.
[59] 易超, 于素芳. 六价铬化合物致肺癌机制的研究进展[J]. 中国公共卫生, 2006, (4): 497-498.
[60] 廖雍玲, 周旭, 何春兰. 233 名铬作业工人皮肤、鼻咽部职业性疾患的调查研究[J]. 职业与健康, 2001, (2): 2-4.
[61] 陈泰才. 铬中毒的防治[J]. 创业者, 1998, (10): 45.
[62] 吴继明, 程胜高. 探讨六价铬对人体健康的影响及防治措施[J]. 现代预防医学, 2009, (24): 4610-4611.
[63] 赵小颖, 何继亮. 铬生物标志物的研究进展[J]. 浙江预防医学, 2010, 22(8): 19-21.
[64] 许洁瑜, 麦丽碧, 陈晓东. 微波消解-硫酸亚铁铵滴定法测定钴铬烤瓷合金中铬[J]. 冶金分析, 2018, (4): 74-78.
[65] 孙艳华. 铬酸溶液中铬含量测定的方法改进[J]. 中国石油和化工标准与质量, 2018, (6): 46-47.
[66] 赵桦萍. 催化动力学光度法测定工业废水中的 Cr(Ⅵ)[J]. 化工环保, 2016, (3): 345-349.
[67] Kiran K, Suresh Kumar K, Prasad B, et al . Speciation determination of chromium (III) and (VI) using preconcentration cloud point extraction with flame atomic absorption spectrometry (FAAS) [J]. Journal of Hazardous Materials, 2008,(150): 582-586.
[68] Myriam El Ati-Hellal, Faycal Hellal, Mohamed Dachraoui,et al. Plackett-Burman designs in the pretreatment of macroalgae for Pb, Cr and Al determination by GF-AAS[J]. Comptes Rendus Chimie, 2007, (10): 839-849.
[69] Vahter M. Health effects of early life exposure to arsenic [J]. Basic Clin Pharmacol, 2008, 102:204-211.

[70] Henke K R. Arsenic in natural environments [M]. US:John Wiley & Sons Ltd., 2009:69-235.

[71] Liu J, Zheng B S, Aposhian H V, et al. Chronic arsenic poisoning from burning high-arsenic-containing coal in Guizhou, China [J]. J Peripher Nerv Syst, 2002,110(2):119-122.

[72] Ratnaike R N. Acute and chronic arsenic toxicity [J] Postgrad Med J, 2003, 79 (933):391-396.

[73] Madden E F, Fowler B A. Mechanisms of nephrotoxicity from metal combinations: a review [J]. Drug Chem Toxicol, 2000, 23 (1) :1-12.

[74] Mathew L, Vale A, Adcock J E. Arsenical peripheral neuropathy [J]. Pract Neurol, 2010, 10 (1) :34-38.

[75] Parvez F, Chen Y, Brandt-Rauf PW, et al. A prospective study of respiratory symptoms associated with chronic arsenic exposure in Bangladesh: findings from the Health Effects of Arsenic Longitudinal Study (HEALS) [J]. Thorax, 2010 , 65 (6) :528.

[76] Chen Y, Graziano J H, Parvez F, et al. Arsenic exposure from drinking water and mortality from cardiovascular disease in Bangladesh: prospective cohort study [J]. Br Med J, 2011, 342 (7806) :1067-1067.

[77] Zhang J, Mu X, Xu W, et al. Exposure to arsenic via drinking water induces 5-hydroxymethylcytosine alteration in rat [J]. Sci Total Environ, 2014, 497-498 :618-625.

[78] Srivastava R K, Li C, Chaudhary S C, et al. Unfolded protein response (UPR) signaling regulates arsenic trioxide-mediated macrophage innate immune function disruption [J]. Toxicol Appl Pharmacol, 2013, 272 (3) :879.

[79] Davey J C, Nomikos A P, Wungjiranirun M, et al. Arsenic as an endocrine disruptor: arsenic disrupts retinoic acid receptor-and thyroid hormone receptor-mediated gene regulation and thyroid hormone-mediated amphibian tail metamorphosis [J].Environ Health Perspect, 2008, 116 (2) :165-172.

[80] Davila-Esqueda M E, Jimenez-Capdeville M E, Delgado J M, et al. Effects of arsenic exposure during the pre- and postnatal development on the puberty of female offspring [J]. Exp Toxicol Pathol, 2012 , 64 (1) :25-30.

[81] Sigel A, Sigel H, Sigel R K O. Interrelations between Essential Ions and Human Diseases [J]. Met Ions Life sci. 2013,13: 1-573.

[82] Elke Dopp, Andrew D. Kligerman and Roland A. Diaz-Bone Organoarsenicals. Uptake, Metabolism, and Toxicity 2010, Royal Society of Chemistry[M]. ISBN 978-1-84973-082-2. doi:10.1039/9781849730822-00231.

[83] Francesconi Kevin A, Edmonds John S, Stick Robert V. Arsenic compounds from the kidney of the giant clam Tridacna maxima: Isolation and identification of an arsenic-containing nucleoside [J]. Journal of the Chemical Society, 1992, (11): 1349-1357.

[84] Bentley Ronald; Chasteen T G. Microbial methylation of metalloids: arsenic, antimony, and Bismuth[J]. Microbiology and Molecular Biology Reviews, 2002, 66 (2): 250-271.

[85] Cullen William R, Reimer Kenneth J. Arsenic speciation in the environment. Chemical Reviews, 1989, 89 (4): 713-764.

[86] Jones F T. A broad view of arsenic [J]. Poultry Science, 2007, 86: 2-14.

[87] States J C, Barchowsky A, Cartwright I L, et al. Arsenic toxicology: translating between experimental models and human pathology [J]. Environ Health Perspect. 2011,119(10):1356-1363.

[88] Ongley L K, Sherman L, Armienta A, et al. Arsenic in the soils of Zimapa'n Mexico[J]. Environmental Pollution, 2007, 145: 793-799.

[89] Lee J S, Lee S W, Chon H T, et al. Evaluation of human exposure to arsenic due to rice ingestion in the vicinity of abandoned Myungbong Au-Ag mine site Korea [J]. Journal of Geochemical Exploration, 2008, 96, 231-235.

[90] Ma J F, Yamaji N, Mitani N, et al. Transporters of arsenite in rice and their role in arsenic accumulation

in rice grain [J]. Proc Natl Acad Sci U S A, 2008, 105: 9931-9935.

[91] Meharg A A, Lombi E, Williams P N, et al. Speciation and localization of arsenic in white and brown rice grains [J] Environ Sci Technol, 2008, 42:1051-1057.

[92] Li G, Sun G X, Williams P N,et al. Inorganic arsenic in Chinese food and its cancer risk [J]. Environment International, 2011, 37: 1219-1225.

[93] 陶柏文, 易小红. 急性砷中毒的临床表现及其诊断[J]. 职业与健康, 2002, （4): 26-27.

[94] 李轶姝, 苏毅然, 张杰. 亚急性砷中毒性周围神经病 58 例临床分析[J]. 中国煤炭工业医学杂志, 2007, (8): 922-923.

[95] 王雪峰, 黄景荣. 职业性慢性砷中毒患者几项损伤指标观察[J]. 工业卫生与职业病, 204, (6): 455-456.

[96] 覃利, 梅苏旭. 尿砷检测方法的应用进展[J]. 中国临床新医学, 2013, (4): 387-390.

[97] 许俊翠, 卫艳新. 砷的光度分析方法进展[J].安徽教育学院学报, 2007,25(6): 70-72.

[98] 沈惠麒, 顾祖维. 吴宜群, 等. 生物监测和生物标志物[M]. 北京: 北京大学医学出版社, 2006: 132.

[99] Camerol R M, Sturgeon R E. Hydride generation-electrostatic deposition-graphite furnace atomic absorption spectrometric determination of arsenic, selenium and antimony[J].Spectrochimica Acta B, 1999, 54: 753-762.

[100] Tiny Agustini Koesmawati, Buchari B, Aminudin Sulaeman, et al. Sample preparation methods for organic arsenic species (arsenobetain, $(CH_3)_3As^+CH_2COO^-$) in tuna fish samples followed by HG-QFAAS, GF-AAS, and ICP-MS Measurements [J]. Procedia Chemistry, 2015, 7:200-206.

[101] Delafiori J, Ring Gvi, Furey A. Clinical applications of HPLC–ICP-MS element speciation: a review [J]. Talanta, 2016, 153:306-331.

[102] 黄强, 潘鼎, 黄永秋. 活性炭纤维在治理水和大气污染中的应用[J]. 化工新型材料, 2002, 30 (8) :68.

[103] Asadollahzadeh M, Tavakoli H, Torab-Mostaedi M, et al. Response surface methodology based on central composite design as a chemometric tool for optimization of dispersive-solidification liquid–liquid microextraction for speciation of inorganic arsenic in environmental water samples [J]. Talanta, 2014 , 123 (3) :25-31.

[104] 洪煌深, 王秋泉,严华,等, 高效液相色谱-原子荧光光谱联用中的连续数字信号采集和处理[J]. 光谱学与光谱分析, 2003,23(2):354-357.

[105] Richter J, Lischka S, Piechotta C. Analysis of arsenic species in fish after derivatization by GC-MS [J]. Talanta, 2012 , 101 (1) :524-529.

[106] 张景红, 李红玉. 高效毛细管电泳法测定雄黄微生物炮制液中砷的形态成分[J]. 时珍国医国药, 2011 , 22 (2) :409-411.

[107] Francesconi K A, Kuehnelt D. Determination of arsenic species: a critical review of methods and applications 2000-2003 [J].Analyst, 2004,129(5): 373-395.

[108] 沈伟, 邱泽武, 彭晓波. 汞中毒的现状及诊治研究进展[J]. 中国临床医生, 2012, 40(8)： 24-26.

[109] 张浩. 汞中毒的危害及预防[J]. 现代职业安全, 2009,(2)：106-107.

[110] 石笑晴, 何玺玉, 吴虹林. 儿童金属汞中毒的毒理及诊疗研究进展[J]. 中国儿童保健杂志, 2018, 26(8)：865-868.

[111] 郑兆龄. 有机汞中毒(国外文献综述)[J]. 江西医药, 1965,(1) : 596-600.

[112] 潘云舟, 姜熙罗, 王书海. 中国松花江畔甲基汞中毒问题[J]. 中国环境管理, 1989,(1) : 24-26.

[113] 赵雪梅, 宋长平, 校广录. 汞齐炼金家庭作坊导致汞中毒[J]. 工业卫生与职业病, 2011, 37(2)：110-111.

[114] 毕津洲. 中药偏方致亚急性汞中毒 8 例临床分析[J]. 职业医学, 1998, 25(6)：37.

[115] 吴大南，柳玉红，王平，等．美白化妆品卫生质量分析[J]．中国卫生检验杂志，2005,15(3)：344-345.
[116] 王萍，李洁，杨丽华. 美白祛斑系列化妆品卫生质量调查[J]. 中国卫生工程学, 2004,3(3) : 141-143.
[117] 杨杰，王竹天，杨大进．食品中总汞检测方法的研究进展[J]．中国食品卫生杂志，2008,20(4)：346-351.
[118] 李公海，沈崇钰，吴斌，等．原子荧光法同时测定水产品中砷和汞[J]．现代科学仪器，2007,(2)：100-102.
[119] 刘明. 氢化物发生原子荧光法测定大米中砷和汞含量[J]. 安徽工程科技学学报, 2004, 19(2) : 64-66.
[120] 莫洁芳，韩英．水环境中汞离子检测技术研究进展[J]．现代仪器, 2010,(3) : 14-17.
[121] 高宇，颜崇淮，沈晓明．生物样品中汞含量检测方法的研究进展[J]．国际检验医学杂志，2003, 24(3)：146-147.
[122] 章红，易路遥，李杰，等．高效液相色谱-原子荧光光谱法分析水产品中汞的形态[J]．农产品质量与安全, 2017,(1)：68-72.
[123] 戴礼洪，刘潇威，王迪，等．固相萃取-高效液相色谱-原子荧光光谱法联用测定水中无机汞(Ⅱ)及有机汞[J]．理化检验-化学分册, 2015, 51 (8)：1178-1182.
[124] 王萌，丰伟悦，张芳，等．高效液相色谱-电感耦合等离子体质谱联用测定生物样品中无机汞和甲基汞[J]．分析化学, 2005, 33(12)：1671-1674.
[125] 刘娜，张兰英，杜连柱，等．高效液相色谱-电感耦合等离子体质谱法测定汞的 3 种形态[J]．分析化学, 2005, 33(8)：1116-1118.
[126] 王晓雯，王炜，李玉璞. 高效液相色谱-电感耦合等离子体质谱联用测定生物样品中的有机汞[J]. 环境与可持续发展, 2015,(4)：211-213.
[127] 朱延河，牛小麟．铊的生态健康效应及其对人体危害[J]. 国外医学(医学地理分册), 2008,29(1):14-16.
[128] 李德先，高振敏，朱咏喧．环境介质中铊的分布及其分析测试方法[J]．地质通报，2002，21(10): 682-688.
[129] Anton L, Antonia M, Somoano D, et al. Thallium in coal: analysis and environmental implications Fuel, 2013, 105(7):13-18.
[130] 邱泽武，彭晓波．急性铊中毒的诊断与治疗[J]．中国临床医生, 2012,40(8):15-17.
[131] 闫兆凤，姜兆刚，李作宁．1990～2010 年我国铊中毒的流行特征[J]. 中国城乡企业卫生，2012 ,(6):109-110.
[132] 苏慧，李梅芳，于生元，等．以胰腺炎为首发症状的二次铊中毒 1 例[J]．解放军医学院学报，2016, 37(2):178-181.
[133] 刘杨，吉钟山，朱醇，等．电感耦合等离子体质谱法测定铊中毒事件中铊含量[J]．中国卫生检验杂志, 2008, 28(1):49-50.
[134] 邱泽武，王喆，孙成文. 铊中毒的现状与诊治新进展[J]. 中国急救医学, 2008, 28(9): 822-823.
[135] 刘日兰，黎达平．铊中毒的现状与研究进展[J]．中国职业医学, 1994,(5):43-45.
[136] 中华人民共和国卫生部. GBZ226-2010 职业性铊中毒诊断标准.2010.
[137] 周清平，胡劲，姚顺忠．铊的应用以及对人体的危害[J]．有色金属加工, 2009, 38(1):10-12.
[138] 吴惠明，李锦文，陈永亨，等．桑色素荧光光度法测定铊[J]．理化检验(化学分册), 2007, 43 (8):653-654.
[139] 郑国祥，郭忠先，邵勇,等．2-羟基-3-羧基-5-磺酸基苯基重氮氨基偶氮苯与铊反应的分光光度法研究[J]．分析试验室, 1997, 2:21-24.
[140] 吴颖娟，崔明超，柯穗龙，等．活动态铊的极谱法测定[J]．环境科学与技术, 2008, 31(4):48-50.
[141] 艾军，汤志勇，金泽祥.流动注射在线萃取-火焰原子吸收法测定化探样品中痕量铊[J].分析化学，1997, (8):988.

[142] 吕鹂. 水体中铊的分析方法探讨[J]. 湖南工业大学学报, 2014, 28(4):22-24.
[143] 王耐芬, 解清, 刘雅琼,等. ICP -MS 检测铊中毒事件中的痕量铊[J]. 质谱学报, 2001, 22(3):43-46.
[144] 中华人民共和国国家卫生与计划生育委员会.GB 5009.268—2016 食品安全国家标准食品中多元素的测定[S].北京:中国标准出版社, 2016.
[145] 张聪, 罗晓芳, 秦文华, 等. 石墨炉原子吸收法测定尿中的铊[J]. 中国卫生检验杂, 2008, 18(7):1284-1285.
[146] 杨福成, 裴雯. 尿中铊石墨炉原子吸收光谱法直接测定[J]. 中华劳动卫生职业病杂志, 2008, 26(8):486-487.
[147] 张钦龙, 高舸. 血中铊测定的石墨炉原子吸收光谱法[J]. 中华劳动卫生职业病杂志, 2016, 34(4)):302-304.
[148] 方亚敏, 茅建人, 朱圆圆. 石墨炉原子吸收法测定生物样品中的铊[J]. 广东微量元素科学, 2011, 18(4):50-54.
[149] 严蓉, 万伟国, 黄简抒. 急性钡中毒的临床进展[J]. 中国工业医学杂志, 2015, 28(5)：347-349.
[150] 田仁云, 麻日升,穆进军,等. 急性钡中毒 657 例临床分析[J]. 中华劳动卫生职业病杂志, 1992, 10(6)：341.
[151] 徐昌盛, 刘文革. 我国钡中毒的流行病学特征[J]. 中华劳动卫生职业病杂志, 2008, 26(12)：745-746.
[152] 谢付静, 李轲, 董胜英. 12 例儿童急性碳酸钡中毒临床分析[J]. 中国小儿急救医学, 2017, 24(5)：383-384.
[153] 黄亮, 曹春水, 李增攀.一起咸鸭蛋导致的群体钡中毒的应急救治[J]. 中华急诊医学杂志, 2008, 17(1)：87-88.
[154] 柏秀兰,朱金兰,张荣勤. 大剂量超常规补钾抢救钡盐中毒病人的护理[J]. 护理研究, 2006, 20(8)：2109-2110.
[155] 田英平, 李星海, 石汉文, 等.急性钡盐中毒 10 例临床分析[J]. 临床荟萃, 1997, 12(14)：647-648.
[156] 宋志红, 刘卫国, 姜汝辉. 急性钡中毒的临床救治[J]. 中国急救复苏与灾害医学杂志, 2013, 8(1)：79-80.
[157] 张九成, 张智明, 张社教. 急性氯化钡中毒致低钾麻痹 112 例临床分析[J]. 河南实用神经疾病杂志, 2000, 3(4)：25-27.
[158] 吴刚, 毕玉红, 叶小平.急性碳酸钡集体中毒的抢救与护理[J]. 基层医学论坛, 2004, 8(1)：50.
[159] 童飙, 朱琳, 罗琳, 等.可溶性钡盐污染引起的一起食物中毒调查[J]. 现代预防医学, 2007, 34(20)：3882,3886.
[160] 王胜武, 李保军, 李莎. 氯化钡中毒抢救 61 例临床分析[J]. 中华全科医师杂志, 2007, 6(11)：703-704.
[161] 江萍. 碳酸钡集体中毒的抢救与护理[J]. 解放军护理杂志, 2000, 17(6)：49-50.
[162] 杨晓红, 刘晓阳. 一起钡盐引起的食物中毒调查分析[J]. 江苏预防医学, 2008, 19(3)：86.
[163] 洪顺钦.一起急性氯化钡中毒事件调查[J]. 海峡预防医学杂志, 2011, 17(2)：58-59.
[164] 陶柏文. 40 例职业性急性钡盐中毒临床分析[J]. 实用预防医学, 1999, 6(1)：63.
[165] 吴萍, 史晶. 一起碳酸钡急性中毒事故调查分析[J]. 劳动医学杂志, 2000, 2：97.
[166] 陈长清, 鲁锡荣, 石佳贵, 等.职业性急性钡中毒 4 例[J]. 中华劳动卫生职业病杂志, 1998, 16(4)：241-242.
[167] 孟胜君, 卢清龙, 马增香, 等.慢性钡中毒 40 例临床分析[J]. 中华劳动卫生职业病杂志, 2009, 6：370-371.
[168] 唐红花. 职业性碳酸钡中毒的抢救与护理[J]. 南华大学学报·医学版, 2009, 37(4)：482-483.
[169] 李胜建, 穆进军, 王红宇, 等. 210 例急性钡中毒心律失常分析[J]. 中华心律失常学杂志, 1999, 3(4)：284-285.

[170] 郭瑞娣，吉钟山，朱醇．钡中毒事件相关样品中钡的检测[J]．环境与健康杂志，2008，25(12)：1104-1105．

[171] 朱永明．经皮吸收急性氯化钡中毒死亡一例报告[J]．劳动医学, 1993, 12 (3)：31-32．

[172] 赵金垣．急性中毒的抢救处理[J]．中国临床医生, 1999, 27(1)：16-18．

[173] 周聪，范云，高丽花，等.食盐中矿物元素的分析干扰及校正[J]．光谱学与光谱分析, 1999, 19 (5): 729.

[174] 秦文化，张聪，樊宁韩，等.尿中微量钡的涂镧石墨管-石墨炉原子吸收光谱测定法[J].中华劳动卫生职业病杂志, 2010, 28(11)：851-852.

[175] 孙昕．石墨管涂覆-塞曼效应原子吸收法测定生物样品中微量钡[J]．微量元素与健康研究，2000，17(4)：70-71.

[176] Gabor M , Jozsef B, Zsuzsanna B V．Micro-wave digestion of thermo luminescent aluminum-oxide powders and determination of trace impurities by inductively coupled plasma optical emission spectroscopy[J]．Mikrochim Acta, 2000, 134：193-197.

[177] 丁宇，颜怡菁，曹云．电感耦合等离子体发射光谱法测定人血清中数种致病元素[J]．中国卫生检验杂志, 2014, 24(13):1845-1847.

[178] 丁春光，潘亚娟，张爱华，等.我国一般人群血液和尿液中铷、铯、铍、锶和钡元素水平分布[J]．中华劳动卫生职业病杂志, 2015, 33(12)：894-899.

[179] 孙忠清，岳兵，杨振宇，等. 微博消解-电感耦合等离子体质谱法测定人乳中 24 种矿物质含量[J]．卫生研究, 2013, 42(3): 504-509.

（胡曙光　苏祖俭　张慧敏　王　超　刘柏林　赵紫微　王晓玮　刘桂华　黄伟雄　姜　杰　龙朝阳　谢继安）

第十二章　细菌毒素食物中毒检测技术

第一节　概　　述

细菌毒素（bacterial toxin）是一类可以对宿主细胞造成损害的细菌代谢产物，是引起毒素型中毒的直接原因。细菌性食物中毒按发病机制可分为三种类型。①感染型中毒：细菌在食品中大量繁殖，人类如果摄取了这种带有大量活菌的食品，可因肠道黏膜受感染而发病，如沙门氏菌、副溶血性弧菌、变形杆菌、致病性大肠杆菌等。②毒素型中毒：细菌在食品中繁殖时产生毒素从而引起中毒，摄入的食品中可以没有原来产毒的活菌，如肉毒中毒、金黄色葡萄球菌肠毒素中毒等。③混合型中毒：由致病菌的侵入和肠毒素的协同作用所致。

毒素型中毒的最初症状常表现为胃肠道紊乱，如恶心、呕吐、腹痛、腹泻等。引起这类中毒的细菌主要有肉毒杆菌、金黄色葡萄球菌、蜡样芽孢杆菌和椰毒假单胞菌等。这类毒素毒性极强，极微量就可使人致病或死亡。由于导致中毒的食品中可以没有原来产毒的活菌，所以传统的微生物细菌培养法有时会失效，即使从中毒食物中培养分离出某些细菌，这些细菌也并不一定是引起中毒的细菌。PCR 法检测的是细菌是否具有产毒基因，而具有产毒基因的细菌并不一定会表达产生毒素。此类情况下应该检测细菌表达的最终产物——细菌毒素，这是中毒的最直接证据[1,2]。

肉毒杆菌毒素、金黄色葡萄球菌肠毒素和蜡样芽孢杆菌腹泻毒素均为大分子蛋白，具备种类多、毒性强、极微量即可引起中毒的特性，检测常采用生物学方法，如放射免疫技术、酶联免疫技术等，质谱检测技术虽有报道，但由于标准物质、方法灵敏度等诸多因素的影响，目前还不具备实用价值。

本章以蜡样芽孢杆菌呕吐毒素（emetic toxin of *Bacillus cereus*）和椰毒假单胞菌米酵菌酸（bongkrekic acid）等小分子细菌毒素的检测技术为例进行介绍。

第二节　蜡样芽孢杆菌呕吐毒素检测技术

一、概述

（一）蜡样芽孢杆菌

蜡样芽孢杆菌（*Bacillus cereus*）是一种好气、中温、产芽孢的革兰氏阳性杆菌，是食品中常见的污染菌，广泛分布于自然界，如土壤、空气、水和尘埃等，也常见于植物和许多食品中，可引起食物中毒，据报道，几乎在所有种类的食品中，都发生过蜡样芽孢杆菌污染的情况，继而引发食物中毒，最主要的有乳品、米、蒸煮的米饭和炒饭、调料、干制品（面粉、奶粉等）、豆类和豆芽、肉制品、焙烤食品等。

蜡样芽孢杆菌能导致两种不同症状的食物中毒：呕吐型和腹泻型。腹泻型主要是由不耐热的多种肠毒素引起的，潜伏期一般为6～15h，主要症状为腹泻、腹痛、腹痉挛，病程约 24h。呕吐型则由耐热的呕吐毒素（cereulide）造成，潜伏期为 0.5～5h，症状以恶心、呕吐为主，病程不超过 24h。

由蜡样芽孢杆菌引起的食物中毒症状通常较温和，而且病程不超过 24h，加上检测的难度大，所以相当多的由蜡样芽胞杆菌引起的食物中毒事件并未被报道，导致其引起中毒事件的数量被大大低估。

（二）蜡样芽孢杆菌呕吐毒素

蜡样芽孢杆菌呕吐毒素的主要成分为 cereulide。cereulide 为十二环肽，分子式为 $C_{57}H_{96}N_6O_{18}$，相对分子质量 1152.7，化学结构见图 12-1，由日本大阪大学 Norio Agata 等于 1994 年首次报道，不溶于水，脂溶性大，易溶于正己烷，可溶于乙醇、甲醇和乙腈等，对酸、碱、热稳定，pH2～11 稳定，高温 121℃持续 30min 不被破坏。无抗原性。

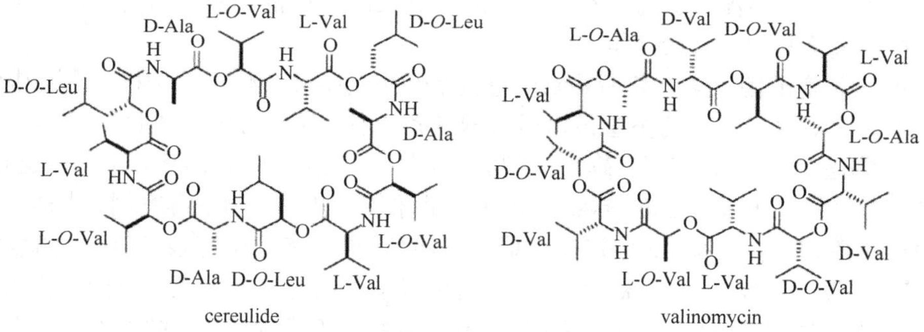

D-Ala L-*O*-Val L-Val D-*O*-Leu D-*O*-Leu D-Ala L-Val L-*O*-Val L-*O*-Val D-Ala D-*O*-Leu L-Val

cereulide

D-Val L-*O*-Ala D-*O*-Val L-Val L-Val L-*O*-Ala D-*O*-Val D-Val D-Val L-*O*-Val L-Val D-*O*-Val

valinomycin

图 12-1　cereulide 和缬氨霉素（valinomycin）的化学结构

cereulide 致人发病的剂量至今未知，所以安全剂量无法确定。引起臭鼩鼠（*Suncus murinus*）呕吐的半数有效剂量（ED_{50}）口服为 12.9μg/（kg · bw），静脉注射为 9.8μg/（kg · bw）。Cereulide 具有空泡结构，能与存在于肠胃道周围神经系统中的 5-羟色胺受体结合，刺激迷走神经的传输，从而引起急性中毒。同时它对细胞还有损伤作用，尤其是对人的肝脏细胞，曾报道其肝毒性已引起 1 名瑞士少年死亡。它还有抑制人的自然杀伤细胞的功能，从而影响免疫力。由于 cereulide 与抗生素缬氨霉素（valinomycin）有相似的化学结构和特性（见图 12-1），所以二者均可引起 HEp-2 细胞线粒体肿胀。K^+是这两种化合物的载体离子，cereulide 对 K^+的亲和性更强，决定了其毒性比缬氨霉素更强。

cereulide 在一般食品加工过程中不会被破坏，活性不受胃蛋白酶影响，在活菌被消除的情况下仍能引起食物中毒。由 cereulide 引起食物中毒的食品通常都是经过热加工处理，在食品加工过程如巴氏消毒及烹饪后，蜡样芽孢杆菌菌体可被杀灭，但耐热的芽孢往往能生存下来，后经热处理诱发芽孢的萌发，在没有其他微生物与之竞争的条件下，大量生长繁殖，产生毒素。被蜡样芽胞杆菌污染而产生 cereulide 的食品不会发生腐败变质，也无异味，是食品安全问题中不易发觉的隐患，随着即食型食品大量进入市场成为常用食品，这种隐患问题越来越突出。研究发现食品中淀粉含量越高，产生的 cereulide 越多，同时食品中的 L-缬氨酸和 L-亮氨酸能使 cereulide 的含量（相较于不加 L-缬氨酸和 L-亮氨酸）增大 10～20 倍。这与添加氨基酸的淀粉类婴幼儿即食食品易引起呕吐的情况相符。我国人群的饮食结构通常以米饭和面食等淀粉类食物为主食，并会经过一些特殊加工方法再食用，比如（蛋）炒饭，其往往使用隔夜剩饭进行烹饪，热干面、凉面和米粉等早点也常是隔夜制作的。然而夏秋季气温适合蜡样芽孢杆菌生长，如果烹饪或食用前食品保存不当，并且放置时间较长或受其他因素影响，食品易被蜡样芽孢杆菌污染，所以在我国由蜡样芽孢杆菌引起的食物中毒事件比较常见，且夏秋季多发，其中呕吐型食物中毒尤为突出[3-6]。

对于食物中毒，无论是否在食品中检测出蜡样芽孢杆菌活菌，均需进一步检测 cereulide，方可推断蜡样芽孢杆菌是否为致病源。即使检测不出活菌，如果没有进行 cereulide 的检测，也不能排除蜡样芽孢杆菌为致病源；即使检测出活菌，如果没有进行 cereulide 的检测，也不能确定蜡样芽孢杆菌为致病源。在此种情况下，传统的微生物培养分析方法无效，检测人员需要直接测定标本中 cereulide 的含量，这是蜡样芽孢杆菌呕吐型食物中毒诊断的最直接证据。

1973 年报道的南京某托儿所儿童因进食泡饭引起呕吐型蜡样芽孢杆菌食物中毒的案例为我国首次对这类中毒的报道，之后全国各省均有报道，在有些地区甚至占细菌性食物中毒的首位。国际上，英国、荷兰、德国、意大利、比利时、韩国和日本等国也有报道。

有文献分析了 1986～2007 年我国 299 起蜡样芽孢杆菌食物中毒案例，蜡样芽孢杆菌食物中毒在各省均有分布，其中以南方地区发病案例数较多。中毒表型以呕吐型为主（占 75.9 %），腹泻型仅占 11.4 %，其中呕吐型中毒事件中包括 6 起死亡案例。食物中毒的高发期为夏秋季，9 月尤为突出。在引发呕吐型食物中毒的食品中，粮食加工品占非常高的比例（69.6%）[6]。

2010 年 8 月，浙江省温州市某企业发生了一起食物中毒，12 名工人食用蛋炒饭等食物后出现了轻微的呕吐症状，从剩余的蛋炒饭、炒面和豆奶中均检出 cereulide，含量分别为 9.3μg/kg、0.25μg/kg 和 0.01μg/kg[7]。

2005 年 10 月 4 日，韩国坡州某小型自助餐厅有 27 人食用炒饭后 1～2h 出现呕吐、头痛和腹痛等症状，所有患者在出现急性症状后 12～18h 恢复，最后确定为蜡样芽孢杆菌呕吐毒素（cereulide）中毒所致[8]。

2007 年 12 月 3 日，德国柏林市三所幼儿园在郊游时食用食物后暴发食物中毒（呕吐综合征），155 名参加者有 30%发病。最后通过微生物分离、液-质联用技术和 PCR 技术确定为蜡样芽胞杆菌呕吐毒素（cereulide）中毒[9]。

有报道某 11 岁男孩吃了炒饭后先出现胃肠道症状，后发展成惊厥和严重意识障碍，进而造成急性脑病和肝功能衰竭，在中毒样品（炒饭）和患者的呕吐物、粪便中检出蜡样芽孢杆菌呕吐毒素 cereulide，经过治疗，患者在入院 41d 后痊愈出院，只是轻度智力受损[10]。

二、中毒表现及处置措施[11]

蜡样芽孢杆菌呕吐毒素 cereulide 的临床表现以恶心、呕吐为主，并伴有头晕、四肢无力等症状。潜伏期较短，一般为 0.5～5h，病程一般不超过 24h。无特效解毒药，一般进行抗炎、补液、止痛等对症治疗。

三、呕吐毒素 cereulide 检测技术

目前检测 cereulide 的方法主要有动物试验法、生物检测法、PCR 法和液相色谱-质谱联用法。动物试验法属半定性的方法，不够准确，而且费用昂贵[12]。生物检测法有细胞空泡应答检验法[13]和体外精子活力试验法[14]，检测结果只能半定量，并且一般的实验室很难进行。PCR 法[15,16]检测的是产毒基因，而非毒素。液相色谱-质谱联用法可以直接测定 cereulide，但由于目前还没有商品化的 cereulide 标准物质，需要实验室自行制备，再用缬氨霉素来标定，最好还要同时制备 $^{13}C_6$-cereulide 同位素内标物，但有一定难度。

（一）动物试验法

通过喂养猴子来检测毒素的试验。该方法不够准确，费时费力。2007 年 6 月 1 日生效的欧盟委员会 REACH 中规定所有动物不准用于喂养试验，所以此法不能继续使用。

（二）细胞空泡应答检验法

cereulide 可以引起 Hep-2 细胞产生空泡，利用此现象对 cereulide 进行检测。

（三）体外精子活力试验法

cereulide 可以破坏线粒体的活性从而抑制精子的活力，利用此机制对 cereulide 进行检测，常采用猪的精子进行试验。

（四）PCR 法

针对蜡样芽孢杆菌呕吐毒素相关的 *ces* 基因序列进行扩增，实现对呕吐型蜡样芽孢杆菌的快速检测，有较强的灵敏性及特异性，且省时省力，具有一定的实际应用价值。

（五）液-质联用法

据报道，通过液相色谱-离子阱质谱法测量蜡样芽孢杆菌产毒株在不同生长和培养条件下 cereulide 的生成量，检出限可达 10μg/L[17]；在液相色谱单四极杆质谱 SIM 模式下测定干无花果中 cereulide 生成量，采用硅胶固相萃取法净化，检出限可达 1μg/kg[18]。Bauer 等人采用了稳定同位素稀释法测定米饭、含油米饭、牛奶布丁和肝泥香肠（liver sausage）中 cereulide 生成量，C_{18} 固相萃取法进行样品净化，定量限为 30～50μg/kg[19]。Biesta-Peters 等采用人工全合成的 cereulide 作为标准品建立了 LC-MS 法，测定了米饭、面条和炸薯条中的 cereulide，定量限为 4.1μg/kg[20]。本实验室曾建立了稳定同位素稀释法测定食品中 cereulide 含量，定量限为 10ng/kg。此法成功应用于中毒事件的检测，在中毒样品蛋炒饭、炒面和豆奶中均检出 cereulide，含量分别为 9.3μg/kg、0.25μg/kg 和 0.01μg/kg[7]；还应用

于 39 份婴幼儿奶粉和米粉中蜡样芽孢杆菌呕吐毒素检测，其中 1 份奶粉和 1 份米粉中检出呕吐毒素，浓度分别为 0.01μg/kg、0.03μg/kg[21]。

米饭样品提取溶剂有乙醇、甲醇和乙腈等；菌团可用 98%甲醇提取，液体培养液用等体积正戊烷（正己烷）萃取。提取液经溶剂转换过滤膜后直接测定，此方法仅适用于米饭、菌团和培养液等基质简单的样品；对于基质复杂的样品，像含油量比较高的（蛋）炒饭等，采用硅胶或 C_{18} 固相萃取法进行净化，净化效果不理想，存在较大的基质效应，而提取物经过硅胶柱和 Carb 柱两次固相萃取，可以取得良好的净化效果[7]。

四、呕吐毒素 cereulide 检测实例

本文采用超高效液相色谱-三重四极杆质谱法进行呕吐毒素 cereulide 检测，适合于对可疑食物和呕吐物测定。

（一）原理

样品经甲醇或正己烷提取，对于基质简单的样品提取液溶剂转换后可直接进样，而基质复杂样品则需经硅胶和 Carb 固相萃取柱净化，应用超高效液相色谱-三重四极杆质谱法测定，以 $^{13}C_6$-cereulide 作为内标的稳定同位素稀释法定量或以缬氨霉素作为内标进行定量。

方法的检出限和定量限：中毒食物和呕吐物中呕吐毒素 cereulide 检出限为 3ng/kg，定量限为 10ng/kg，线性范围为 0.010～30μg/L。

（二）试剂和材料

除非另有说明，所用试剂均为分析纯，水为 GB/T6682—2008 规定的一级水。

乙腈、甲酸、正己烷、甲醇、丙酮、四氢呋喃（液相色谱溶剂级），乙酸铵、无水硫酸钠、缬氨霉素和 $^{13}C_1$-L-缬氨酸；硅胶固相萃取柱（500mg/3ml），ENVI-Carb 固相萃取柱（250mg/3ml）；目前尚无商品化标准物质，需要自行制备。

1. 标准物质的制备

cereulide：由中毒样品中分离得到的蜡样芽孢杆菌产毒株，经培养后制备提纯。蜡样芽孢杆菌产毒株经胰胨大豆琼脂培养基培养后，收集菌体于具塞离心管中，加入 1.0ml 水，混合，置–20℃冷冻 2h，取出恢复至室温，用适量丙酮-四氢呋喃（6：4）涡旋提取数分钟，10 000r/min 离心 5min，取上清液，残渣再用适量丙酮-四氢呋喃（6：4）提取数次，合并提取液，50℃氮气吹至约 5ml，加入 5ml 氯仿萃取，弃去上层水液，氯仿液用氮气吹干，残渣溶于正己烷，过 0.22μm 滤膜，滤液用氮气吹干，溶于适量乙腈制成标准储备溶液，用液相色谱-紫外检测法（UV 210nm）与缬氨霉素比较确定浓度[15]。应对其结构进行确认，可以采用高分辨质谱、子离子扫描质谱、一维核磁共振氢谱和碳谱、二维磁共振氢谱和碳谱及它们的相关谱等方法[19]。cereulide 子离子扫描谱图和可能的主要裂解碎片的解析见图 12-2。cereulide 用乙腈配制成 5μg/ml 的标准物质储备溶液，保存于–35℃冰箱中。

2. 同位素内标（$^{13}C_6$-cereulide）的制备

$^{13}C_6$-cereulide 按 Bauer 等提出的方法进行生物合成[19]，提纯后用液相色谱-紫外检测

法（UV 210nm）与 cereulide 比较定量，再用质谱子离子扫描得到质谱图与未标记的 cereulide 质谱图比较定性，见图 12-2。$^{13}C_6$-cereulide 用乙腈配制成 5μg/ml 的标准同位素内标储备溶液，保存于–35℃冰箱中。

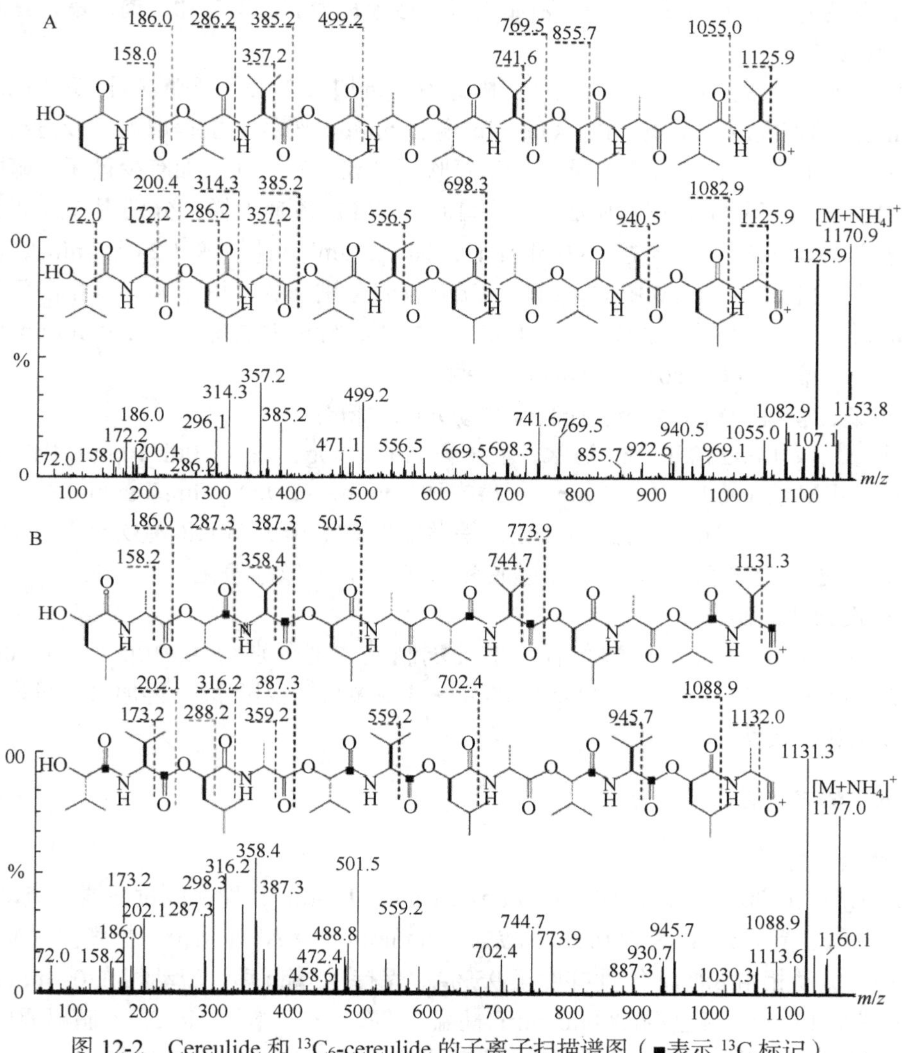

图 12-2　Cereulide 和 $^{13}C_6$-cereulide 的子离子扫描谱图（■表示 ^{13}C 标记）
A.cereulide；B.$^{13}C_6$-cereulide

（三）仪器和设备

超高效液相色谱-串联四极杆质谱仪，超高效液相色谱仪带二极管阵列检测器，高速离心机，氮吹仪，多管旋涡混合器，固相萃取装置。

（四）试样制备与处理

1. 米饭及米面等低脂肪制品和基质简单样品

1.00g 样品中加入 40μl 10μg/L 内标液，放置 10min，加入 2g 无水硫酸钠和 5.0ml 甲醇，超声提取 10min，离心，移取上清液，残渣再用 5.0ml 甲醇提取 1 次，合并提取液，定容至 10ml，吸取 4.0ml 提取液于 60℃氮气吹干，溶于 400μl 80%甲醇水液，过 0.2μm 滤膜，待测。

2. 基质复杂、脂肪含量高的样品[如（蛋）炒饭、炒面、呕吐物、肉制品、蛋糕和饼干等焙烤食品]

称取 1.00g 样品，加入 20μl 10μg/L 内标液，再加入 2g 无水硫酸钠和 5ml 正己烷，涡旋 1min，超声提取 10min，12 000r/min 离心 5min，吸取上层提取液，残渣再用 5ml 正己烷重复提取 1 次，合并提取液，60℃氮吹至 1ml；硅胶柱（加有少量无水硫酸钠）先分别用 3ml 丙酮和 3ml 正己烷活化，以 1.0ml/min 的流速上样，分别用 3ml 正己烷和 6ml 正己烷-丙酮（9：1）淋洗（3.0ml/min），抽干，5ml 丙酮洗脱（2.0ml/min），洗脱液于 60℃氮气吹干，溶于 1ml 甲醇；ENVI-Carb 柱先分别用 3ml 丙酮和 3ml 甲醇活化，上样（1.0ml/min），3ml 甲醇淋洗（3.0ml/min），抽干，5ml 丙酮洗脱 （2.0ml/min），洗脱液氮气吹干，溶于 500μl 80%甲醇水液，待测。

3. 豆奶、含乳饮料、牛奶、奶粉和婴幼儿配方粉等

固体样品取 1.00g 溶于 2ml 温水，液体样品取 2.00g，加入 40μl 10μg/L 内标液，混匀，再加入甲醇至 10ml，涡旋 1min，超声提取 10min，12 000r/min 离心 5min，吸取 5ml 上清液，60℃氮吹至 1ml，用各 5ml 正己烷萃取 2 次，合并萃取液氮吹至干，加入 1ml 正己烷溶解残渣，按第 2 项处理，上硅胶和 Carb 固相萃取柱净化。

4. 标准曲线的制作

取标准储备液用 80%甲醇稀释，准确配制成浓度分别为 0.010μg/L、0.10μg/L、0.50μg/L、1.0μg/L、5.0μg/L 和 30μg/L 的 cereulide 标准系列溶液，再加入适量内标物，使内标物的终浓度为 0.4μg/L。

（五）测定条件

1. 色谱条件

Acquity BEH 300 C_{18} 色谱柱（100mm×2.1mm，1.7μm），配在线过滤器；流动相：A 为 0.1%甲酸乙腈溶液，B 为含 0.1%甲酸的 0.2mmol/L 乙酸铵水溶液；梯度洗脱程序：在 3.5min 内，流动相由 88%A 线性梯度至 95%A，保持 1.5min 后，流动相在 0.1min 内回到 88%A 并平衡 1.9min; 流速：0.300ml/min; 柱温：40℃；进样体积：10μl。乙腈-丙酮（1：1）用作强洗针液，洗针体积 1.0ml，50%甲醇为弱洗针液，洗针体积 0.5ml。

2. 质谱条件

电喷雾离子源正离子多反应监测（MRM）模式。ESI+毛细管电压：3.5kV；离子源温度：120℃；锥孔反吹气流量：50L/h，脱溶剂温度：350℃，脱溶剂气流量：400L/h，碰撞室氩气压力：0.352Pa。其他质谱参数详见表 12-1。

运行开始时，色谱柱流出液经六通切换阀切换至废液中直到 2.85min，质谱开始采集数据直到 3.55min 结束，同时六通切换阀又将柱流出液切换至废液中。

表 12-1　质谱的 MRM 参数

化合物	保留时间/min	监测离子对（*m/z*）	锥孔电压/V	碰撞电压/eV
蜡样芽孢杆菌呕吐毒素	3.20	1170.9>1125.9*	67	40
		1170.9>357.0	67⁺	65
$^{13}C_6$-蜡样芽孢杆菌呕吐毒素	3.20	1177.0>1131.8	67	40
缬氨霉素	2.99	1129.1>1084.1	60	37

*定量离子对

（六）注意事项

（1）cereulide 脂溶性大，进样易残留，需用乙腈-丙酮（1:1）作为强洗针液，方可消除进样系统的残留。

（2）以 $^{13}C_6$-cereulide 作为内标，按同位素内标稀释法定量最为准确；若无 $^{13}C_6$-cereulide，可以缬氨霉素作为内标，但不能有效校正复杂样品基质中的基质效应，最好能制备基质工作曲线进行定量，但相比同位素内标法，准确度和精密度要差一些。

（3）不同厂家的固相萃取柱会有差异，使用前需要测试洗脱曲线和回收率。

（七）蛋炒饭中毒样品的 MRM 色谱图

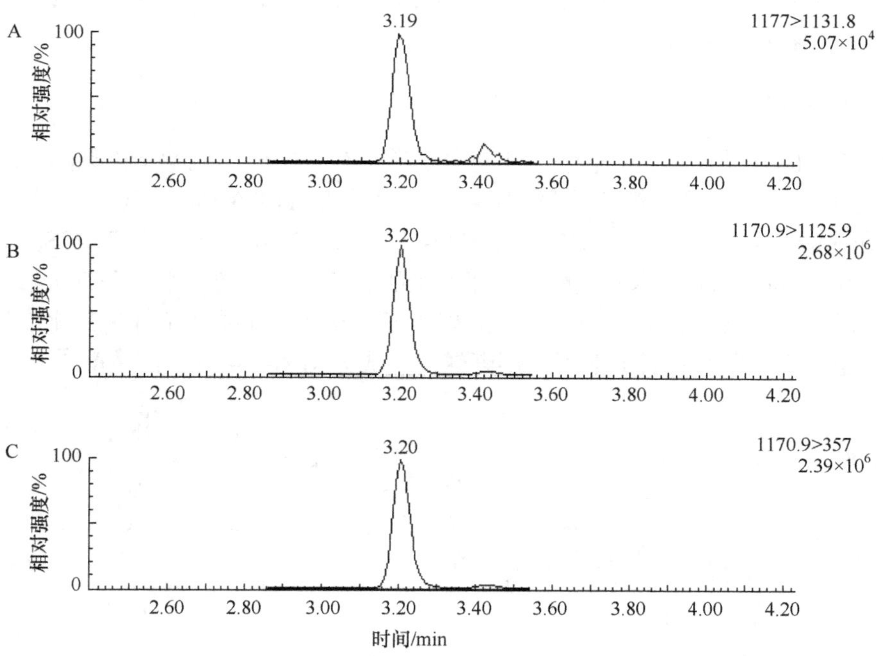

图 12-3　蛋炒饭中毒样品的 MRM 色谱图

A：$^{13}C_6$- cereulide （IS）；B、C：cereulide（9.3μg/kg）

第三节 椰毒假单胞菌米酵菌酸检测技术

一、概述

（一）椰毒假单胞菌

椰毒假单胞菌（*Burkholderia gladioli* pv. *cocovenenans*）是20世纪30年代从印度尼西亚椰子发酵食物 Tempe Bongkrek 中毒样品中分离出的一种革兰氏阴性杆菌，它主要产生两种毒素：米酵菌酸（bongkrekic acid， BA ）和毒黄素（toxoflavin，TF）[22]。我国学者1977年于东北酵米面中毒食品中发现的一种新的食物中毒菌，暂命名为酵米面黄杆菌（*Flavobaterium farinoformentans* nov. sp.）；1984年刘秀梅等首次报道了变质银耳中毒也是由该产毒菌引起的。1987年，孟昭赫等将此种毒菌与从英国引进的椰毒假单胞菌进行对比研究，证明这两种菌除生态学及侧金盏花醇分解不同外，其他特性基本相同，故建议命名为椰毒假单胞菌酵米面亚种（*Pseudomonas cocovenenans* subsp. *farinofermentans*），简称椰酵假单胞菌[23,24]。

椰毒假单胞菌中毒地域主要分布在印度尼西亚和中国，2015年在莫桑比克发生了非洲地区首起因食用玉米粉发酵的非洲传统饮料（pombe）引起的中毒事件[25,26]。

椰毒假单胞菌主要产生两种毒素：米酵菌酸和毒黄素，前者毒性强，为引起中毒的主要毒素，后者毒性较低。

（二）米酵菌酸

米酵菌酸的分子式为 $C_{28}H_{38}O_7$，相对分子质量为486.61，化学结构见图12-4，它是一种取代的乌头酸戊烯二酸衍生物，CAS 登记号为 11076-19-0，IUPAC 命名为 20-（carboxymethyl）-6-methoxy-2,5,17-tri-methyl-2E, 4Z, 6R, 8Z, 10E, 14E, 17S, 18E, 20Z-docosaheptaenedioic acid。米酵菌酸易溶于石油醚、乙醚、氯仿、甲醇等有机溶剂和碱性水溶液，碱性条件稳定，对热稳定，一般烹调不易破坏，在酸性条件、氧化剂和日光条件下不稳定。米酵菌酸受日光照射可逐渐转变生成异构体——异米酵菌酸[27-29]。

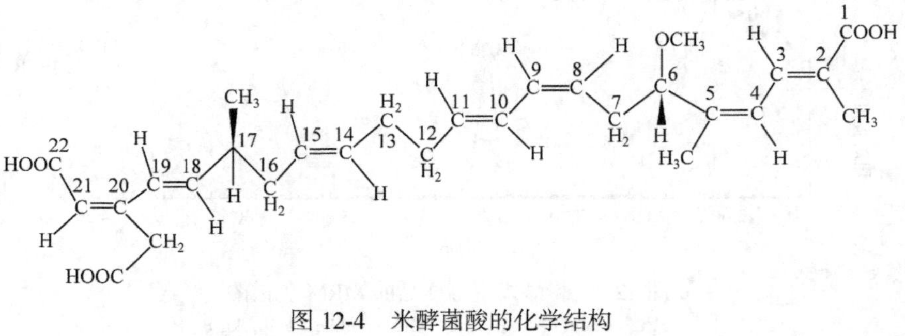

图 12-4 米酵菌酸的化学结构

小鼠静脉注射米酵菌酸半数致死量（LD_{50}）为1.14mg/（kg·bw），口服半数致死量（LD_{50}）

为 3.16mg/（kg·bw）；成年人致死量为 1～1.5mg/（kg·bw）。米酵菌酸中毒机制主要是作用于细胞内线粒体内膜，与腺嘌呤核苷酸移位酶（ANT）形成复合物，抑制了 ANT 的活性，从而阻断了线粒体内合成的三磷酸腺苷（ATP）与细胞质中二磷酸腺苷（ADP）之间的转运，最终导致细胞、机体的死亡。

米酵菌酸的产生取决于椰毒假单胞菌生长繁殖条件和有利于米酵菌酸生成的条件，米酵菌酸只在脂肪酸的存在下产生，如甘油、油酸、月桂酸、肉豆蔻酸和棕榈酸等，最适的产毒条件为中性 pH（6.5～8.0）、22～30℃、小于 2%的氯化钠，其产毒能力还与糖分有关，3%～5%葡萄糖能提高菌株的产毒能力。椰子中易产生米酵菌酸，而豆粕和花生饼中不产生米酵菌酸。pH 降低至 5.5 以下可以防止毒素产生。引起米酵菌酸中毒的食品大致有 4 类，即椰子发酵制品、玉米等谷类发酵制品、变质银耳及薯类制品等。

1895 年首次报道了与印度尼西亚椰子发酵食物 Tempe Bongkrek 有关的中毒死亡病例。1951～1990 年，印尼爪哇中部约有 1000 人因食用椰毒假单胞菌污染的发酵食品而死亡；1975 年以来，因食用受污染的 Tempe Bongkrek 而发生的中毒事件已近 3000 例，包括至少 150 例死亡。在印度尼西亚，由于食用 Tempe Bongkrek 而中毒死亡的平均病死率高达 60%，在 1988 年 1 次 Tempe Bongkrek 中毒事件大规模暴发之后，印度尼西亚政府全面禁止生产制作 Tempe Bongkrek。

酵米面食物中毒在我国东北已有较长的发生历史，截至 1993 年，我国有 16 个省份发生因椰酵假单胞菌污染酵米面、变质银耳、醋凉粉、糯米团、汤元、玉米淀粉等不同类食品引起的食物中毒事件 480 多起， 中毒人数约 3000 人， 死亡约 1200 人， 平均病死率高达 40%。

2015 年在莫桑比克发生了非洲地区首起因食用玉米粉发酵的传统非洲饮料（pombe）引起的中毒事件，共有 200 多人发病，其中 75 人死亡。

二、中毒表现及处置措施

中毒时米酵菌酸通过消化道吸收并分布到全身，潜伏期短，多数为 2～24h，出现上腹部不适、恶心、呕吐、头痛、头晕、全身无力、意识不清、抽搐、昏迷等症状，严重者会因肝、脑、肾等多器官衰竭而死亡，中毒病死率高。

对酵米面中毒的患者，早期应催吐、洗肠、将腹内食物排光，并用保肝、保肾、降低颅压药物治疗，必要时进行血浆透析或血浆置换。

制作酵米面时，可将米在加入 0.5%～1%的亚硫酸氢钠的水中浸泡 24～48h，一方面可杀死椰毒假单胞菌，另一方面可以起到膨化淀粉的作用，之后用自来水反复冲洗，除去亚硫酸氢钠后再磨粉；所有用具必须用 1%亚硫酸氢钠浸泡过。制作好的酵米面必须喷雾干燥成粉，含水量高的酵米面仍易受环境细菌二次污染。

三、米酵菌酸检测技术

米酵菌酸的检测方法主要有薄层层析法、高效液相色谱法和高效液相色谱-三重四极杆质谱联用法。薄层层析法为早期测定米酵菌酸的方法，但灵敏度低、样品前处理复杂，只适合于高含量样品的测定；高效液相色谱法常采用二极管阵列检测器检测（267nm），主要测定银耳及其制品、酵米面及其制品等食品中的米酵菌酸，灵敏度不高，样品前处理复杂，测定低含量样品时可能会有基质干扰。液相色谱质谱联用法是目前测定米酵菌酸较为理想的检测方法，选择性好、灵敏度高。

（一）薄层层析法

薄层层析法最早建立于 1977 年，主要用于测定食品和培养物中的米酵菌酸。GB/T 5009.189—2003《银耳中米酵菌酸的测定》中就有薄层层析法，试样中米酵菌酸经提取、净化及浓缩后，在 GF_{254} 薄层层析板上展开，展开剂为石油醚-无水乙醚-乙酸（60∶40∶1.5），挥干展开剂后在 254nm 紫外灯下观察，米酵菌酸显示为黑色斑点，试样展开后的斑点与标准物质 R_f 值比较进行定性，与标准物质黑色斑点的强度比较进行定量。

（二）高效液相色谱法

1982 年建立了通过液相色谱法测定食品和培养物中米酵菌酸的方法。采用 C_{18} 反相色谱柱分离，流动相多为酸性流动相，常见有含 1%乙酸的 75%甲醇水溶液，在米酵菌酸最大吸收波长 267nm 处检测。样品前处理采用含 1%氨水的 80%甲醇水溶液或 80%乙腈水溶液超声提取，提取后再用阴离子交换固相萃取柱净化[30]，也有利用米酵菌酸为有机酸的性质进行净化，米酵菌酸可溶于碱性水溶液（碳酸氢钠，40g/L），在酸性条件下（pH 2.5）又可被石油醚萃取。GB 5009.189—2016《食品安全国家标准　食品中米酵菌酸的测定》就采用此法。

（三）液相色谱-质谱联用法（HPLC-MS/MS）

液相色谱-质谱联用法是测定米酵菌酸的最有效方法，已应用于银耳、玉米粉和 pombe 中毒样品的测定[31,32]。试样经甲醇或 50%乙腈水溶液超声提取，提取液稀释后直接进样分析，也可用阴离子交换固相萃取柱净化后再进样分析，米酵菌酸等经反相高效液相色谱分离后，负离子电喷雾（ESI）离子化，应用三重四极杆质谱多反应监测（MRM）模式检测，基质标准外标法定量。

四、米酵菌酸检测实例

本文采用超高效液相色谱-三重四极杆质谱法进行米酵菌酸检测，适合于可疑食物、呕吐物、血浆和尿液中的测定。

（一）原理

中毒食物、呕吐物经 50%乙腈水溶液提取，提取液稀释后直接进样分析；血浆样品先经 0.5%（*V*/*V*）氨水的乙腈-甲醇（9∶1）沉淀去除蛋白质，之后在酸性条件下用正己烷萃取净化；尿液样品直接在酸性条件下用正己烷萃取净化。以 Acquity BEH C_{18} 色谱柱作为分析柱，0.05%甲酸的乙腈溶液（*V*/*V*）-0.05%（*V*/*V*）甲酸水溶液为流动相进行分离，应用电喷雾负离子多反应监测模式（MRM）检测，基质工作曲线外标法定量。

方法的检出限和定量限：血浆和尿液中米酵菌酸检出限为 0.02μg/L，定量限为 0.05μg/L，线性范围为 0.05～10.0μg/L。

（二）试剂和材料

除非另有说明，所用试剂均为分析纯，水为 GB/T 6682—2008 规定的一级水。乙腈、甲酸、正己烷（液相色谱溶剂级），氨水（浓度 25%～28%）（优级纯），高氯酸。

米酵菌酸标准物质溶于 50%乙腈水溶液配制成 10.0μg/ml 标准储备液和 1.00μg/ml 标准工作液。

（三）仪器和设备

超高效液相色谱-串联四极杆质谱仪，高速离心机，多管旋涡混合器，组织捣碎机。

（四）试样制备与处理

1. 试样制备

取有代表性样品的可食部分 250～500g，剪成小块，放入组织捣碎机粉碎，装入清洁容器内，并标明标记，于−18℃以下保存。

2. 试样前处理

1）中毒食物、呕吐物

称取 1.00g 试样于 15ml 具塞塑料离心管中，加入 10.0ml 50%乙腈水溶液，超声提取 30min，12 000r/min 离心 5 min，取上层清液过 0.2μm 滤膜，待测。高浓度样品稀释后再测定。

2）尿液

吸取 1.00ml 尿液于 15ml 具塞塑料离心管中，加入 2.0ml 3%（*V*/*V*）高氯酸溶液和 4.0ml 正己烷，置于多管旋涡混合器上，以最大速度旋涡 8min，12 000r/min 离心 2min，取上层清液于 10ml 离心管中于 50℃氮气吹干，溶于 1.00ml 初始流动相，涡旋 10s，过 0.2μm 滤膜，待测。

3）血浆

吸取 1.00ml 血浆于 5ml Eppendroff 管中，加入 2.0ml 含 0.5%（*V*/*V*）氨水的乙腈-甲醇（9∶1，*V*/*V*）溶液，涡旋 10s，超声提取 5min，12 000r/min 离心 5min（6℃），移取上清液置于 15ml 具塞塑料离心管中，50℃氮气吹至约 0.5ml，加入 2.0ml 3%（*V*/*V*）高氯酸溶液和 4.0ml 正己烷，置于多管旋涡混合器上，以最大速度涡旋 8min，12 000r/min 下离心 2min，取上层清液于 10ml 离心管中于 50℃氮气吹干，溶于 1.00ml 初始流动相，涡旋 10s，过 0.2μm 滤膜，待测。

4）基质工作曲线的制作

分别在 6 份空白尿液或血浆试样中加入适量米酵菌酸标准溶液使待测物的浓度分别为 0.05μg/L、0.1μg/L、0.5μg/L、1.0μg/L、5.0μg/L、10.0μg/L，与样品一同前处理后再测定。

（五）测定条件

1. 色谱条件

分析柱为 Acquity BEH C_{18} 色谱柱（2.1mm×100mm，1.7μm），相应的保护柱（2.1mm×5mm，1.7μm）；流动相：A 为 0.05%甲酸的乙腈溶液（V/V），B 为 0.05%（V/V）甲酸水溶液；梯度洗脱程序：0～3.50min，50%～75%A；3.50～3.60min，75%～98%A；3.60～5.50min，98%A；5.50～5.60min，98%～50%A；5.60～7.50min，50%A；流速：0.300ml/min；柱温：45℃；进样体积：10μl；0.2%（V/V）氨水的乙腈溶液作为清洗溶剂（wash solvent），50%乙腈水溶液作为消除溶剂（purge solvent）。

2. 质谱条件

电喷雾离子源负离子多反应监测（MRM）模式检测。离子化电压（IS）：–4500V；离子源温度（TEM）：300℃；气帘气（CUR）压力：277kPa（40psi）；喷雾气（GS1）压力：345kPa（50psi）；辅助加热气压力（GS2）：414kPa（60psi）；碰撞器（CAD）：Medium。米酵菌酸的定量离子对为 m/z453.0>m/z441.3，去簇电压（DP）为–50V，碰撞电压（CE）为–16eV，定性离子对为 m/z 453.0 > m/z397.5，去簇电压（DP）为–50V，碰撞电压（CE）为–23eV。

运行开始时，色谱柱流出液经六通切换阀流至废液，2.40min 切换到质谱离子源直到 3.40min，六通切换阀又将柱流出液切换至废液中。

（六）注意事项

（1）血浆经 0.5%（V/V）氨水的乙腈-甲醇（9∶1，V/V）溶液超声提取、离心去沉淀后，上清液 50℃氮吹时要完全去除有机溶剂，否则会影响正己烷萃取，使得米酵菌酸的测定结果偏低。

（2）按本法操作，尿液和血浆样品加入 3%（V/V）高氯酸溶液后，溶液的 pH 在 1.5～2 范围内，适合米酵菌酸的萃取。

（七）血浆和尿液空白试样和定量限浓度加标试样的 MRM 色谱图（图 12-5）

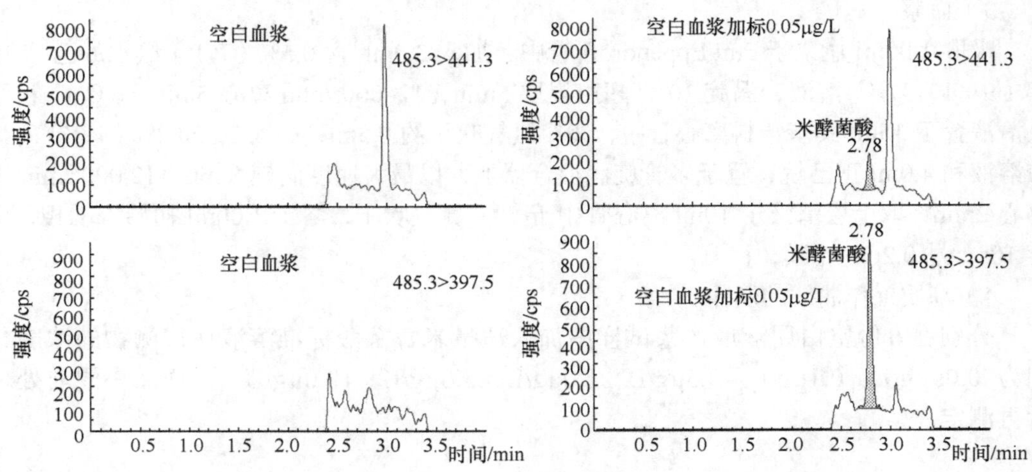

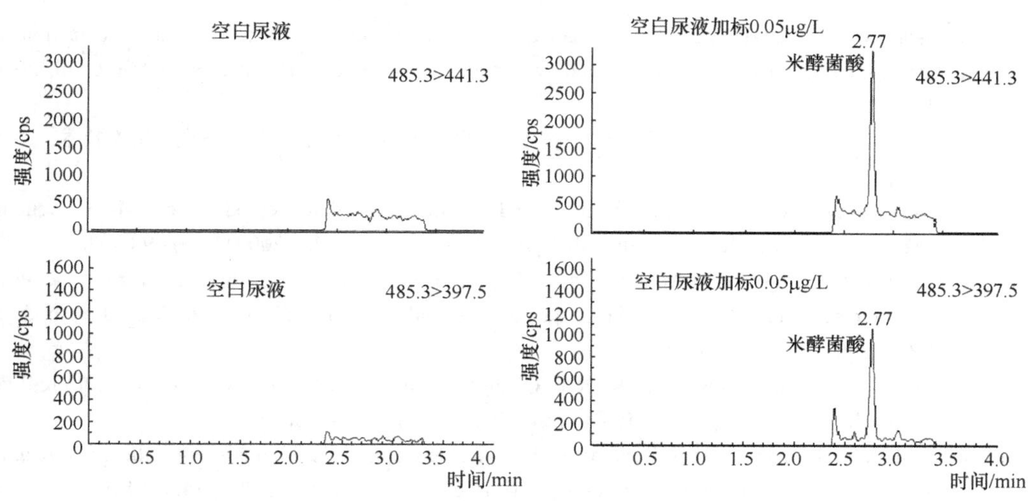

图 12-5　血浆和尿液中米酵菌酸色谱图

参 考 文 献

[1] Deshpande S. Handbook of Food Toxicology[M]. New York: Marcel Dekker, 2002：583-686.

[2] Rajkovic A. Microbial toxins and low level of foodborne exposure[J]. Trends Food Sci. Technol, 2014, 38：149-157.

[3] European Food Safety Authority (EFSA).Opinion of the scientific panel on biological hazards on bacillus cereus and other bacillus spp. in foodstuffs[J]. The EFSA Journal，2005, 175: 1-48.

[4] Shaheen R. Bacillus cereus spores and cereulide in food-borne illness[D].Ph D thesis University of Helsinki, 2009.

[5] 李敏，李东光，王美菡，等. 食物中呕吐毒素 Cereulide 特性及检测研究进展[J]. 中国公共卫生, 2007, 23(9):1116-1117.

[6] 周帼萍，梁天光，丁淑娟. 1986—2007 年中国 299 起蜡样芽胞杆菌食物中毒案例分析[J]. 中国食品卫生杂志, 2009, 21(5):450-454.

[7] 张秀尧，蔡欣欣，李毅. 超高效液相色谱串联质谱法检测食品中蜡样芽孢杆菌呕吐毒素 Cereulide[J]. 分析化学, 2012, 40(8):1267-1273.

[8] Kim J B, Jeong H R, Park Y B, et al. Food poisoning associated with emetic-type of *bacillus cereus* in Korea[J]. Foodborne Pathogens and Disease, 2010, 7(5):555-563.

[9] Kamga Wambo G O, Burckhardt F, Frank C, et al. The proof of the pudding is in the eating: an outbreak of emetic syndrome after a kindergarten excursion Berlin Germany December 2007[J]. Euro Surveill, 2011,16(15): 19839.

[10] Ichikawak, Gakumazawa M, Inabu A , et al. Acute encephalopathy of bacillus cereus mimicking reye syndrome[J]. Brain & Development, 2010, 32 : 688-690.

[11] WS/T 82—1996 蜡样芽胞杆菌食物中毒诊断标准及处理原则[S].

[12] Jääskeläinen E L, Teplova V V, Andersson M A, et al. In vitro assay for human toxicity of cereulide, the emetic mitochondrial toxin produced by food poisoning *Bacillus cereus*[J]. Toxicol In Vitro, 2003, 17(5-6):737-744.

[13] Häggblom M M, Apetroaie C, Andersson M A, et al. Quantitative analysis of cereulide, the emetic toxin of *Bacillus cereus* produced under various conditions[J]. Appl Environ Microbiol,2002, 68(5): 2479-2483.

[14] Andersson M A, Jääskeläinen E L, Shaheen R, et al. Sperm bioassay for rapid detection of cereulide-producing *bacillus cereus* in food and related environments[J]. Int J Food Microbiol, 2004, 94(2):175-183.

[15] 王振国, 刘金华, 肖成蕊, 等. 利用 PCR 技术检测致病性蜡样芽孢杆菌的研究. 生物技术, 2005, 15(5):45-47.

[16] Yabutani M, Agata N, Ohta M. A new rapid and sensitive detection method for cereulide-producing *Bacillus cereus* using a cycleave real-time PCR[J]. Lett Appl Microbiol, 2009, 48(6):698-704.

[17] Jääskeläinen E L, Häggblom M M, Andersson M A, et al. Potential of *bacillus cereus* for producing an emetic toxin, cereulide, in bakery products: quantitative analysis by chemical and biological methods[J]. J Food Prot, 2003, 66(6):1047-1054.

[18]Hormazabal V, Ostensvik O, Osullivan K, et al. Quantification of *bacillus cereus* emetic toxin (Cereulide) in figs using LC/MS[J]. J Liq Chrom Relat Tech, 2004, 27(16): 2531-2538.

[19] Bauer T, Stark T, Hofmann T, et al. Development of a stable isotope dilution analysis for the quantification of the *bacillus cereus* toxin cereulide in foods[J]. J Agric Food Chem, 2010, 58(3):1420-1428.

[20] Biesta-Peters E G, Reij M W, Blaauw R H, et al. Quantification of the emetic toxin cereulide in food products by liquid chromatography-mass spectrometry using synthetic cereulide as a standard[J]. Appl Environ, Microbiol, 2010, 76(22):7466-7472.

[21] 章乐怡, 张秀尧, 李毅, 等. 婴幼儿奶粉和米粉中蜡样芽胞杆菌及其毒素、毒力基因的调查研究[J]. 中国食品卫生杂志, 2014, 26(6): 600-604.

[22] Anwar M, Kasper A, Steck A R,et al. Bongkrekic acid—a review of a lesser-known mitochondrial Toxin[J]. J Med Toxicol, 2017, 13:173-179.

[23] 刘秀梅. 我国椰毒假单胞菌酵米面亚种食物中毒流行趋势浅析[J]. 中华预防医学杂志, 1996, 30(6):372-374.

[24] 王静, 刘秀梅. 椰毒假单胞菌酵米面亚种及米酵菌酸的研究进展(综述)[J]. 中国食品卫生杂志, 1996, 8(2): 41-45.

[25] Falconer T M, Kern S E, Brzezinski J L, et al. Identification of the potent toxin bongkrekic acid in a traditional African beverage linked to a fatal outbreak[J]. Forensic Sci Int, 2017, 270: 5-11.

[26] Gudo E S, Cook K, Kasper A M, et al.Description of a mass poisoning in a rural district in Mozambigue: the first documenteel bongkrekic acid poisoning in Africa. Clinical Infectious Diseases. 2018,66(9):1400-1406.

[27] Deshpande S. Handbook of Food Toxicology[M]. New York: Marcel Dekker, 2002:661-662.

[28] 刘莹, 金立鹏, 王尊哲. 米酵菌酸的研究进展[J]. 潍坊医学院学报, 2003, 25(2):153-155.

[29] Hu W J, Chen X M, Meng H D, et al. Fermented corn flour poisoning in rural areas of China: III. isolation and identification of main toxin produced by causal microorganisms[J]. Biomed. Environ Sci, 1989, 1: 65–71.

[30] 李红艳, 金燕飞, 黄海智, 等. 高效液相色谱-二极管阵列检测器结合固相萃取法快速测定食品中米酵菌酸残留[J].食品科学, 2016, 37(24): 247-251.

[31] 苏肯明, 梁达清. 液相色谱-串联质谱法测定银耳中的米酵菌酸[J].广州化工. 2014, 41(16): 168-169.

[32] 周鹏. 超高效液相色谱串联质谱法测定银耳中米酵菌酸[J].食品研究与开发, 2015, 36(22): 123-126.

（蔡欣欣　张晓艺　张秀尧）

第十三章　亚硝酸盐及其他化学性食物中毒检测技术

根据2018年全国食物中毒事件的报告，我国的食物中毒事件中化学性中毒事件占中毒总事件数的11%，主要中毒因素为亚硝酸盐、农药、甲醇等；尤其是亚硝酸盐引起的食物中毒事件报告起数、中毒人数、死亡人数分别占该类事件总起数、中毒总人数及死亡总人数的35.3%、66.1%和15.0%。常见的急性甲醇中毒事件多为误服甲醇代替乙醇作为饮料所致，也有服用甲醇自杀者，他杀少见，偶有陷害致盲报道。常见的其他化学性食物中毒还包括氰化物中毒，而食品中氰化物的来源非常复杂，除某些食用植物中天然存在的情况以外，还有多种人为等因素。这三类化合物的中毒事件，在我国经常发生，因此本章围绕亚硝酸盐、甲醇和氰化物等三类化合物的理化特性、致毒机制、主要中毒表现及处置措施、限值标准等内容进行介绍，重点结合食品和人体样品中检测技术及实际案例进行阐述。

第一节　亚硝酸盐食物中毒检测技术

一、概述

（一）亚硝酸盐

亚硝酸盐是一类无机化合物的总称，为白色粉末，味微咸，易溶于水，除了工业用途外，在食品生产中作为食品添加剂使用。亚硝酸盐除化工合成产品外，在自然界存留量较少，在特定的条件下主要由硝酸盐转化而来，主要的亚硝酸盐包括亚硝酸钠、亚硝酸钾等[1]。由亚硝酸盐引起食物中毒的概率较高，食入0.2～0.5g的亚硝酸盐即可引起中毒甚至死亡[2]。我国亚硝酸盐中毒事件发生频繁，近年来几起较大食物中毒事件包括：2013年5月，浙江宁波一面馆发生了一起28人染病的亚硝酸盐中毒事件；2016年8月，在重庆璧山区大兴镇长隆村发生一起20人食物中毒事件；2018年1月，江西省安源区某村李某某因生日宴请亲友共21人发生聚餐食物中毒事件。因此，控制食品中亚硝酸盐的含量就成为食品加工中一个至关重要的关键点，也是食品质量安全的重要指标。

亚硝酸盐来源于[3, 4]：①储存过久的新鲜蔬菜、腐烂蔬菜及放置过久的煮熟蔬菜，此时原来菜内的硝酸盐在硝酸盐还原菌的作用下转化为亚硝酸盐；②刚腌不久的蔬菜（暴腌菜）含有大量亚硝酸盐，一般于腌后20d 消失；③有些地区饮用水中含有较多的硝酸盐，当用该水煮粥或食物，再在不洁的锅内放置过夜后，则硝酸盐在细菌作用下还原为亚硝酸盐；④食用蔬菜（特别是叶菜）过多时，大量硝酸盐进入肠道，若肠道消化功能欠佳，则肠道内的细菌可将硝酸盐还原为亚硝酸盐；⑤腌肉制品加入过量硝酸盐和亚硝酸盐；⑥误将亚硝酸盐当食盐加入食品；⑦奶制品中含有枯草杆菌，可使硝酸盐还原为亚硝酸；⑧亚硝酸盐也可在人体内合成。

为了控制亚硝酸盐的用量，许多国家都制定了限量卫生标准以限制其使用范围和使用量。GB 2760—2014《食品安全国家标准　食品添加剂使用标准》规定了肉类制品中亚硝酸盐（亚硝酸钠和亚硝酸钾）的最大使用量和残留量（以亚硝酸钠计），具体见表 13-1 所示[5]。GB 2762—2017《食品安全国家标准　食品中污染物限量》也对食品中亚硝酸盐（以亚硝酸钠计）的限量进行了规定，具体见表 13-2 所示[6]。

表 13-1　GB 2760—2014 中规定的食品中亚硝酸盐的残留量

食品类别（名称）	残留量（以亚硝酸钠计）/（mg/kg）
腌腊肉制品类（如咸肉、腊肉、板鸭、中式火腿、腊肠）	≤30
卤肉制品类	≤30
熏、烧、烤肉类	≤30
油炸肉类	≤30
西式火腿（熏烤、烟熏、蒸煮火腿）类	≤70（其中使用硝酸盐，≤30）
肉灌肠类	≤30
发酵肉制品类	≤30
肉罐头类	≤50

表 13-2　GB 2762—2017 中规定的食品中亚硝酸盐的限量

食品类别（名称）	限量/（mg/kg）
蔬菜及其制品	
腌渍蔬菜	20
乳及乳制品	
生乳	0.4
乳粉	2.0
饮料类	
包装饮用水（矿泉水除外）	0.005 mg/L
矿泉水	0.1 mg/L
特殊膳食用食品	
婴幼儿配方食品	
婴儿配方食品	2.0[a]（以粉状产品计）
较大婴儿和幼儿配方食品	2.0[a]（以粉状产品计）
特殊医学用途婴儿配方食品	2.0（以粉状产品计）
婴幼儿辅助食品	
婴幼儿谷类辅助食品	2.0[b]
婴幼儿罐装辅助食品	4.0[b]
特殊医学用途配方食品（特殊医学用途婴儿配方食品涉及的品种除外）	2[c]（以固态产品计）
辅助营养补充品	2[a]
孕妇及乳母营养补充食品	2[b]

a 仅适用于乳基产品；b 不适合于添加豆类的产品；c 仅适用于乳基产品（不含豆类成分）。

（二）主要中毒表现及处置措施

亚硝酸盐在众多食品添加剂中是急性且毒性较强的物质之一，毒理学分类属“剧毒”类物质[7]。亚硝酸盐的急性毒性较强，小鼠经口 LD_{50} 为 200mg/（kg·bw），人中毒剂量为 0.3～0.5g，儿童由于自身解毒能力差，脏器对毒物的耐受性差，所以只需成人的 1/5～1/3 的量就可以导致中毒或死亡。FAO/WHO 中规定了亚硝酸盐中 ADI 值为 0～0.2 mg/（kg·bw）[8]。亚硝酸盐中毒是常见的食物中毒，中毒潜伏期较短，食入过量后 0.5～3h 突然发病，潜伏期长者可达 20h。食纯亚硝酸盐中毒，一般为 10～15min 发病，病程一般为 1～3d[9]。

亚硝酸盐中毒根据患者临床表现的严重程度可分为轻、中、重和极重四种类型：轻型仅有恶心、呕吐，无或轻度发绀；中型有明显的紫绀和头痛、头晕、乏力等症状；重型有气促、心悸、晕厥等或轻微意识障碍；极重型出现神志不清、抽搐、昏迷等症状[10]。

亚硝酸盐中毒一经确诊，临床医生应迅速应用足量亚甲蓝对患者进行救治，使机体的缺氧状态从根本上得以纠正，并使重要器官的生理功能可以在最短的时间内得以恢复；同时给予大剂量的维生素 C，使其产生强烈的还原作用，将高铁血红蛋白直接还原成正常的低铁血红蛋白，并使血红蛋白保持原有的氧化还原状态。维生素 C 与亚甲蓝联合应用对本类中毒患者的治疗可以起到明显的协同作用，且维生素 C 属于水溶性物质，不会在患者体内储存，过量服用也不会产生毒性反应，必要时应用纳洛酮。现代医学研究表明人体在休克等多种应激状态下，血浆 P-内啡肽的浓度会明显升高，应激是促进 P-内啡肽分泌及释放的一个重要因素。血浆 P-内啡肽的作用较为广泛，不仅可以对神经、循环、呼吸及微循环系统的生理功能产生直接或间接的抑制作用，还可使机体原有疾病加重。纳洛酮透过血脑屏障的能力较强，能对机体因血浆 P-内啡肽导致的多种病理效应产生有效的抑制作用，使机体的血压水平升高，明显改善呼吸功能和缺氧状态，还有一定的催醒、保护重要脏器功能的作用。

二、亚硝酸盐检测技术

为了应对亚硝酸盐中毒事件，保护环境和公共安全，目前国内外已有多种分析检测方法，以下主要介绍实验室内常用分析方法，如离子色谱法、分光光度法、示波极谱法、荧光分析法等[11-14]。

（一）离子色谱法

离子色谱法是实验室常用的检测方法，主要原理是将试样经沉淀蛋白质、除去脂肪后，采用相应的方法提取和净化，以氢氧化钾溶液为淋洗液，阴离子交换柱分离，电导检测器检测。以保留时间定性，外标法定量。我国标准 GB5009.33—2016《食品安全国家标准　食品中亚硝酸盐与硝酸盐的测定》规定的第一法为离子色谱法[15]。

（二）分光光度法

分光光度法也是实验室常用的检测方法，主要原理是采用盐酸萘乙二胺法测定亚硝酸盐。试样经沉淀蛋白质、除去脂肪后，在弱酸条件下亚硝酸盐与对氨基苯磺酸重氮化后，再与盐酸萘乙二胺偶合形成紫红色染料，外标法测得亚硝酸盐含量。采用镉柱将硝酸盐还原成亚硝酸盐，测得亚硝酸盐总量，由此总量减去亚硝酸盐含量，即得试样中硝酸盐含量。该检测方法的操作快捷、简便，而且适用于对大批量样品的检测。

（三）示波极谱法

示波极谱法的原理是去除样品的脂肪、沉淀蛋白质等，然后把亚硝酸盐和对氨基苯磺酸在弱酸环境下重氮化后，再加入 8-羟基喹啉在弱碱性环境下发生偶合反应，生成染料。再利用还原反应将染料在汞电极上生成电流，该电流强度和亚硝酸盐浓度具有特定线性关系，利用该线性关系即可与标准曲线做定量分析。该法利用特定环境下的电解分析，通过在电解过程中测定得到电流-电压曲线，然后用该曲线数据来做定量定性分析。测定时需要注意，示波极谱仪上工作电极是滴汞电极，辅助电极是铂电极，参比电极是饱和甘汞电极。需要做好样品的前处理和 8-羟基喹啉溶液的配制，严格控制显色条件。香肠中的亚硝酸盐含量使用单扫描示波极谱法得到的检测限为 3×10^{-9}g/ml，该结果和使用分光光度法的结果极其相近。

（四）荧光分析法

该法是先将亚硝酸盐和对氨基苯磺酸进行重氮化反应，然后将剩下的对氨基苯磺酸和荧光胺反应，得到水解的无荧光产物和稳定的荧光团。通过测定，在荧光波长 495nm、激发波长 436nm 的条件下，对氨基苯磺酸量和荧光强度成正比。为了得到亚硝酸盐发生重氮化反应的对氨基苯磺酸的量，可以将氨基苯磺酸原始量减去重氮化后剩下的对氨基苯磺酸的量，这样就可以计算出亚硝酸盐的含量。此法试样用量小、选择性好、灵敏度高；缺点是适用范围有限，操作步骤复杂，易被环境因素干扰。

除了以上方法，食品中亚硝酸盐检测方法还有气相色谱法、高效液相色谱法、催化动力学法、导数伏安法等[16-19]。

三、亚硝酸盐检测实例

GB5009.33—2016《食品安全国家标准　食品中亚硝酸盐与硝酸盐的测定》规定了食品中亚硝酸盐检测的离子色谱法和分光光度法[15]。亚硝酸盐中毒样品的检测需要达到准确、快速且灵敏度高的要求，尤其是人体中毒后的生物样本的检测，需要经衍生化处理。

（一）食品中亚硝酸盐检测

1. 原理

试样经沉淀蛋白质、除去脂肪后，采用相应的方法提取和净化，以氢氧化钾溶液为淋洗液，阴离子交换柱分离，电导检测器检测。以保留时间定性，外标法定量。

2. 试剂和材料

除非另有说明，所用试剂均为分析纯，水为 GB/T6682—2008 规定的一级水。

乙酸、氢氧化钾（分析纯），3%乙酸溶液，亚硝酸盐标准溶液（100mg/L，水基体）。

3. 仪器和设备

离子色谱仪，食物粉碎机，超声波清洗器，天平（感量为 0.1g 和 1mg），离心机（转速≥10 000r/min，配 5ml 或 10ml 离心管），0.22μm 水性滤膜针头滤器，净化柱（包括 C_{18}柱、Ag 柱和 Na 柱或等效柱），注射器（1.0ml 和 2.5ml）。

注：所有玻璃器皿使用前均需依次用 2 mol/L 氢氧化钾和水分别浸泡 4h，然后用水冲洗 3～5 次，晾干备用。

4. 试样的制备与处理

1）试样制备

新鲜蔬菜、水果：将试样用去离子水洗净，晾干后，取可食部切碎混匀。将切碎的样品用四分法取适量，用食物粉碎机制成匀浆备用。如需加水，应记录加水量。肉类、蛋、水产及其制品：用四分法取适量或取全部，用食物粉碎机制成匀浆备用。乳粉、豆奶粉、婴儿配方粉等固态乳制品（不包括干酪）：将试样装入能够容纳 2 倍试样体积的带盖容器中，通过反复摇晃和颠倒容器使样品充分混匀直到使试样均一化。发酵乳、乳、炼乳及其他液体乳制品：通过搅拌或反复摇晃和颠倒容器使试样充分混匀。干酪：取适量的样品研磨成均匀的泥浆状。为避免水分损失，研磨过程中应避免产生过多的热量。

2）提取

水果、蔬菜、鱼类、肉类、蛋类及其制品等：称取试样匀浆 5g（精确至 0.01g，可适当调整试样的取样量，以下相同），以 80ml 水洗入 100ml 容量瓶中，超声提取 30 min，每隔 5min 振摇一次，保持固相完全分散。于 75℃水浴中放置 5min，取出放置至室温，加水稀释至刻度。溶液经滤纸过滤后，取部分溶液于 10 000r/min 离心 15min，上清液备用。腌鱼类、腌肉类及其他腌制品：称取试样匀浆 2g（精确至 0.01g），以 80ml 水洗入 100ml 容量瓶中，超声提取 30min，每 5min 振摇一次，保持固相完全分散。于 75℃水浴中放置 5min，取出放置至室温，加水稀释至刻度。溶液经滤纸过滤后，取部分溶液于 10 000r/min 离心 15min，上清液备用。乳：称取试样 10g（精确至 0.01g），置于 100ml 容量瓶中，加水 80ml，摇匀，超声 30 min，加入 3%乙酸溶液 2 ml，于 4℃放置 20 min，取出放置至室温，加水稀释至刻度。溶液经滤纸过滤，取上清液备用。乳粉：称取试样 2.5g（精确至 0.01g），置于 100ml 容量瓶中，加水 80ml，摇匀，超声 30min，加入 3%乙酸溶液 2ml，于 4℃放置 20 min，取出放置至室温，加水稀释至刻度。溶液经滤纸过滤，取上清液备用。

3）净化

取步骤 2）所得的上清液约 15ml，通过 0.22μm 水性滤膜针头滤器、C_{18}柱，弃去前面 3ml（如果氯离子大于 100mg/L，则需要依次通过针头滤器、C_{18}柱、Ag 柱和 Na 柱，弃去前面 7ml），收集后面洗脱液待测。固相萃取柱使用前需进行活化，如使用 OnGuard II RP 柱（1.0ml）、OnGuard II Ag 柱（1.0ml）和 OnGuard II Na 柱（1.0ml）1，其活化过程为：OnGuard II RP 柱（1.0ml）使用前依次用 10ml 甲醇、15ml 水通过，静置活化 30min；OnGuard II Ag 柱（1.0ml）和 OnGuard II Na 柱（1.0ml）用 10ml 水通过，静置活化 30min。

5. 测定条件

色谱柱：Dionex IonPac AS11-HC，4mm×250 mm，或相当的离子色谱柱。淋洗液：一般试样用氢氧化钾溶液，浓度为 6～70mmol/L；洗脱梯度：6mmol/L、30 min，70mmol/L、5min，6mmol/L、5 min；流速：1.0ml/min。粉状婴幼儿配方食品：氢氧化钾溶液，浓度为 5～50mmol/L；洗脱梯度：5mmol/L、33min，50mmol/L、5min，5mmol/L、5min；流速 1.3ml/min。抑制器：连续自动再生膜阴离子抑制器，或等效抑制装置。检测器：电导检测器；检测池温度：35℃；进样体积：25μl。

6. 注意事项

（1）制样过程中必须防止样品受到污染。

（2）受填料规格、装柱工艺等影响，净化柱使用前需要测试洗脱曲线和回收率。

（3）检测过程中应同时做空白和加标试验，空白应为未检出。

（4）在重复性条件下获得的两次独立测定结果的绝对差值不得超过算术平均值的 10%。

（5）结果超过线性范围时，应用定容溶剂适当稀释进样溶液。必要时，可根据第一次测定值，适当减少称样量后测定。

7. 色谱图

亚硝酸盐标准品离子色谱图见图 13-1，猪肉中亚硝酸盐离子色谱图见图 13-2。

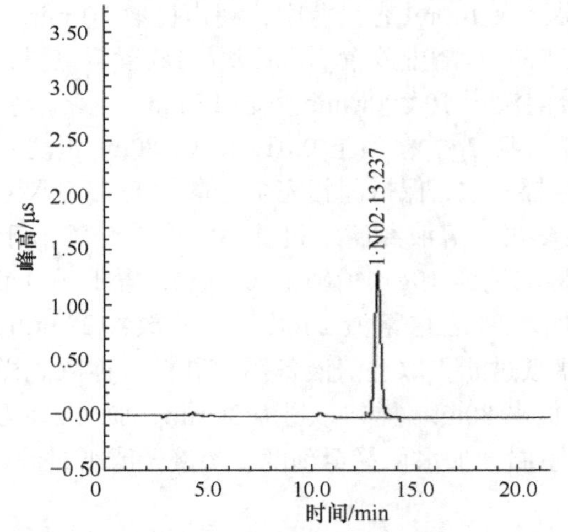

图 13-1　亚硝酸盐标准品离子色谱图（2.0mg/L）

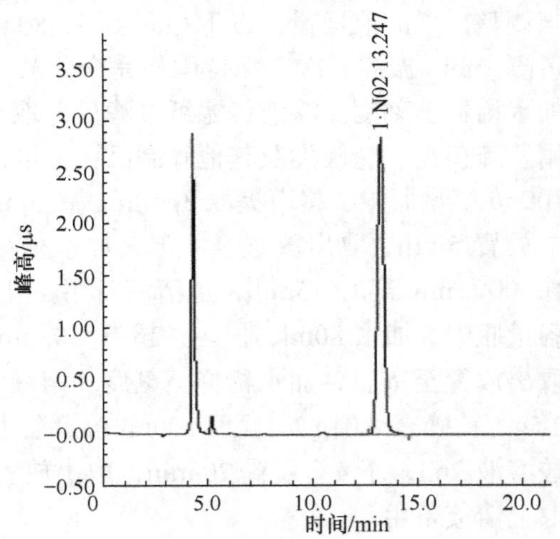

图 13-2　猪肉中亚硝酸盐离子色谱图（4.6mg/L）

（二）生物样品中亚硝酸盐检测

生物样本的机体较为复杂，人体内亚硝酸根离子的含量极低，发生亚硝酸盐中毒事件后，需要采用高灵敏度的方法进行检测。本文介绍了气相色谱-质谱衍生化法测定生物样本中亚硝酸盐的含量[20]。

1. 原理

采用二氨基萘与亚硝酸盐发生重氮化反应，分子内缩合成环，利用气相色谱-质谱衍生化法测定生物样本中亚硝酸盐的含量。

2. 试剂与材料

除非另有说明，所用试剂均为分析纯，水为GB/T6682—2008规定的一级水。

甲醇、丙酮、乙酸乙酯（分析纯），磷酸氢钠、磷酸二氢钠、氢氧化钠、碳酸铵（分析纯），亚硝酸钠、2,3-二氨基萘（2,3-DAN）、1,8-二氨基萘（标准品），SKF525A（内标）。

亚硝酸盐储备液、工作液配制：精密称取亚硝酸钠标准品（使用前于110℃烘箱中干燥1h），溶于0.01mol/L的NaOH溶液中，制备亚硝酸根离子浓度为20mg/ml的储备液，置于棕色具塞瓶中，4℃下保存。将储备液稀释10倍，配制成2mg/ml的工作液。

内标溶液配制：取适量的SKF525A，溶于甲醇中，配制成浓度为0.1mg/ml的内标溶液，置于4℃下保存。衍生化试剂配制：取10mg 2,3-DAN固体溶于2ml丙酮中，置于棕色具塞小瓶中，超声溶解，浓度为5mg/ml，于4℃暗处保存。

1,8-DAN溶液同样配制成5mg/ml，密封保存于暗处。

3. 仪器与设备

气相色谱-质谱联用仪，涡旋振荡仪，电子天平，离心机，pH 测定仪，自动微量恒温器。

4. 试样制备与处理

1）试样制备

准确移取0.5ml血液（或尿液）于试管中，保存备用。

2）提取

向步骤1）的试管中加入10μg 亚硝酸盐储备液和500ng内标溶液、1ml磷酸缓冲溶液（pH3）、50μg 2,3-DAN，密封，涡旋振荡30s，于60℃自动微量恒温器加热15min，取出后迅速冷却。然后加入0.5g碳酸铵，调节pH至3.0，涡旋振荡30s，直至二氧化碳气体释放完全。再加入2ml乙酸乙酯，振荡1min，3500 r/min离心5min。取上清液氮气下浓缩至近干，微量进样器吸取1μl进样分析。

5. 测定条件

1）气相色谱参考条件

色谱柱：Rtx-5柱，0.2μm, 0.18mm×10m，或者相当；升温程序：初始温度为60℃，保持1 min，以15℃/min升温至270℃，保持8min；载气：氦气（含量≥99.999%）；柱前压：76.5kPa；不分流进样：1μl。

2）质谱条件

离子源：EI离子源；电子能量：70eV；进样口温度：250℃；接口温度：270℃；离子源温度：200℃；检测器温度：200℃。

6. 注意事项

（1）制样过程中必须防止样品受到污染。

（2）检测过程中应同时做空白和加标试验，空白应为未检出。

（3）检测过程中严格控制反应液的pH范围为2.0～3.0。

（4）在进行衍生化反应时，反应时间应保持在5～10min。

（5）结果超过线性范围时应用定容溶剂适当稀释进样溶液。必要时可根据第一次测定值，适当减少取样量后测定。

7. 色谱图

血液中亚硝酸盐经 2,3-DNA 和 1,8-DNA 衍生化的色谱图见图 13-3 和图 13-4。

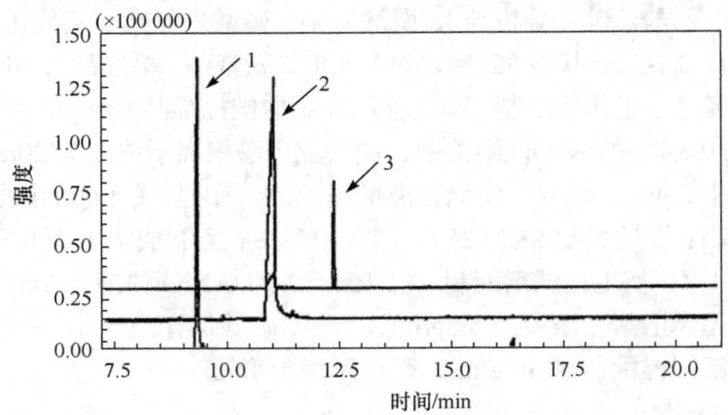

图 13-3　血液中亚硝酸盐（10μg）经 2,3-DAN（50μg）衍生化的色谱图

1. 2,3-DAN，2. 2,3-NAT，3. 内标

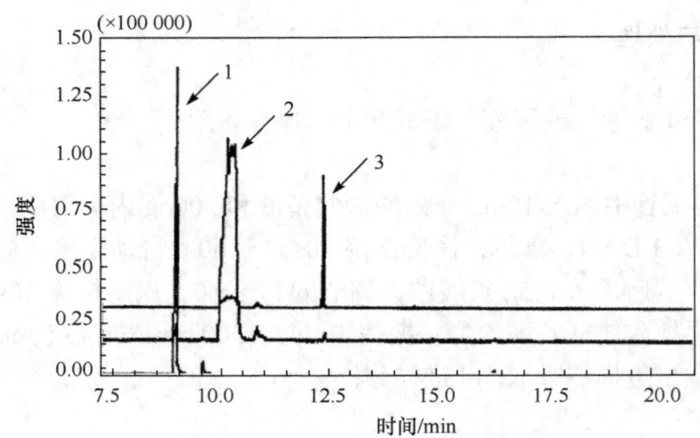

图 13-4　血液中亚硝酸盐（10μg）经 1,8-DAN（50μg）衍生化的色谱图

1. 1,8-DAN，2. 1,8-NAT，3. 内标

第二节　甲醇食物中毒检测技术

一、概述

（一）甲醇

甲醇（methanol，CH_3OH）是结构最为简单的饱和一元醇，相对分子质量为 32.04，沸点为 64.7℃。因在干馏木材中首次发现，故又称“木醇”或“木精”。甲醇为一种无色、透明、易挥发的液体，可与水、乙醇、苯、酮、醚和卤代烃类等溶剂混溶，被广泛用于制造甲醛和农药等，也用作有机物的萃取剂和乙醇的变性剂等。

常见的急性甲醇中毒事件多为误服甲醇代替酒精作为饮料所致，也有服用甲醇自杀者，他杀少见，偶有陷害致盲报道。职业接触[21]、长期少量吸入甲醇蒸气亦可致慢性中毒，也有外敷酒精泡棉引起甲醇中毒的个案[22]。甲醇中毒危害大，致残和致死率高达9.15%～25.00%，失明率达4.1%～86.0%[23]。甲醇可经消化道、呼吸道或皮肤等途径被人体摄入，都会产生毒性反应。一般成人口服纯甲醇5～10ml可致严重中毒；一次口服15ml，或2天内分次口服累计124～164ml，可致失明；一次口服30ml可致死亡。吸入甲醇浓度达32.75g/m^{3}时可危及生命。

甲醇作为酒类检测的重要指标之一，其产生与酿造过程中所用原料、糖化发酵工艺、蒸馏技术等有关。也有一些不法分子，用工业甲醇直接勾兑成“假酒/毒酒”，以牟取暴利。国内外关于“假酒/毒酒”引发的甲醇中毒事件屡见不鲜。年人均酒类消费量居世界之首的东非国家乌干达在2006～2007年发生多起因饮用掺有甲醇的假酒引起的中毒和死亡事件。2010年4月，印尼中爪哇省发生假酒中毒事件，造成逾300人中毒，其中22人死亡。2011年12月14日，印度东部桑格朗普尔村发生群体性假酒中毒事件，造成逾200人中毒，其中143人死亡。2018年，伊朗因饮用含有甲醇的非正式酒精导致76人死亡。我国1998年的山西朔州毒假酒案，以数百人中毒、30人死亡而震惊全国。此后，重庆、广东、云南、湖北、河南等地曾发生多起饮用工业酒精勾兑的白酒引起中毒和死亡事件。“假酒/毒酒”使广大饮酒消费者的健康和安全受到严重威胁。

GB2757—2012《食品安全国家标准蒸馏酒及其配制酒》规定以粮谷类为原料的蒸馏酒或其配制酒中甲醇限量指标为≤0.6g/L（以100% vol酒精度计），即0.036g/100ml（以60%vol 酒精度计）；以其他为原料生产的蒸馏酒或其配制酒中甲醇限量指标为≤2.0 g/L（以100%vol酒精度计），即0.12g/100ml（60%vol 酒精度计）[24]。欧盟[25]、美国[26]、澳大利亚、新西兰[27]和韩国[28]等对酒精饮料中甲醇的限量要求见表13-3。

表13-3　世界各国对酒精饮料中甲醇限量指标要求

国家法规	名称	甲醇限量/（g/L）
中国 GB2757-2012	蒸馏酒（粮谷类为原料）	0.6
	蒸馏酒（其他类原料）	2.0
欧盟 EC110/2008	葡萄蒸馏酒	2.0
	白兰地	2.0
	水果蒸馏酒	10.0
美国 CPG 510.200	白兰地	约2.8（体积分数0.35%）
澳新食品法典	白兰地	3.0
韩国食品法典	韩国清米酒	0.5
	韩国烧酒	0.5
	白兰地	1.0
	水果发酵酒	1.0
	配制酒	1.0

甲醇对机体的毒作用是由甲醇本身及其代谢产物甲醛和甲酸引起的。甲醇有明显的麻醉作用，对神经细胞有直接毒作用，产生精神神经症状，对肝、肾、肺均有损害。甲醇在眼房水和玻璃体内的代谢物甲醛，可抑制视网膜氧化磷酸化过程，使视网膜和视神经发生病变，导致视神经萎缩；此外，还可抑制视神经内的细胞色素氧化酶，造成视觉

障碍。甲醇对体内某些氧化酶系统的抑制，影响了正常代谢，使乳酸和其他有机酸蓄积，同时甲醇代谢物甲酸的产生，导致代谢性酸中毒[29]。

（二）典型中毒表现和处置措施

1. 典型中毒表现

甲醇中毒的潜伏期较长，一般为12～24h，少数可长达2～3d，但口服纯甲醇中毒较快，最短者仅 40min，同时摄入乙醇则潜伏期延长。中毒早期呈酒醉状态，出现头昏、头痛、乏力、视力模糊和失眠。严重时谵妄、意识模糊、昏迷等，甚至死亡。双眼可有疼痛、复视，甚至失明。眼底检查视网膜充血、出血、视神经乳头苍白及视神经萎缩等。慢性中毒可出现视力减退、视野缺损、视神经萎缩，伴有神经衰弱综合征和植物神经功能紊乱等。

实验室检查可见血液和尿液中甲醇、甲酸增高，潜伏期内血甲醇超过 1.6mmol/L（5mg/dl），血甲酸超过7.6mg/dl，尿甲酸超过200mg/dl，对诊断有价值；二氧化碳结合力降低，血气分析可见pH降低、SB（标准碳酸氢根）减少及BE（剩余碱）负值增加等指标的改变。严重中毒者颅脑 CT 检查可见白质和基底节密度减低及豆状核病变。心电图可见ST-T改变、室性期前收缩等。另外可见白细胞计数增高，肝、肾功能异常，个别患者可见肌红蛋白尿。

2. 处置措施

甲醇中毒的治疗包括清除毒物、呼吸循环支持治疗、对症治疗、纠正代谢性酸中毒、特效解毒剂和血液透析治疗。代谢性酸中毒的程度决定甲醇中毒的严重性和预后，纠正代谢性酸中毒可减少甲酸/甲酸盐的比例；促进甲酸的排泄（酸中毒时甲酸经肾排泄减少）；减轻甲酸毒性、改善预后。纠正代谢性酸中毒措施包括应用碳酸氢钠和血液透析。口服中毒者以3%碳酸氢钠小船洗胃，静滴2%～5%碳酸氢钠液纠正酸中毒。眼底病变适用甘露醇及地塞米松静滴。严重中毒可用腹膜透析或人工肾[30]。

二、甲醇检测技术

当发生甲醇中毒事件时，需要对可能导致中毒的饮料，以及酒类、中毒患者血液和尿液中甲醇浓度进行测定。目前检测甲醇含量的方法有比色法[31-33]、气相色谱法[34-37]、固定化酶流动注射分析法[38,39]、电极法[40]、激光拉曼光谱法[41]、傅里叶变换红外光谱法[42]、折射法[43]、蒸馏法[44]等。

（一）比色法

比色法是以生成有色化合物的显色反应为基础，通过比较或测量有色物质溶液颜色深度来确定待测组分含量的方法；使用的仪器简单，方法精度可以满足酒中甲醇卫生标准要求，常见的方法包括品红-亚硫酸比色法、变色酸比色法和2，4-二硝基苯肼比色法。但是由于比色法存在着操作繁琐、稳定性差的缺点，特别是受乙醛、酚、葡萄糖等成分的影响较大，故在应用上出现了吸光度不稳定、偏差大和重现性差等问题。

1. 品红-亚硫酸比色法

原理是甲醇被氧化（10min）成甲醛后，与品红亚硫酸反应（30min），生成蓝紫色化合物,显色温度要大于20℃,最后与标准系列比较来定量甲醇的浓度。GB/T5009.48—2003《蒸馏酒及配制酒卫生标准的规定方法》采用该法对蒸馏酒与配制酒中甲醇进行测定，检出限为200 mg/L[45]。

2. 变色酸比色法

又称铬变酸法，甲醇在酸性条件下被高锰酸钾氧化，生成甲醛，甲醛在浓硫酸溶液中与变色酸反应形成紫色化合物（580nm），其吸光度与甲醇含量成正比。过剩的高锰酸钾，在与变色酸反应之前，用偏重亚硫酸钠除去。该法与酒中其他醇类、醛类（除甲醛）、酸类不产生反应，专一性较好，操作简单、快速、灵敏、显色稳定，具有较大的实用价值；缺点是在浓硫酸介质中进行，不易控制，且醛类、烯类化合物及 NO_2 等对测定有干扰。变色酸比色法适用于80°以下蒸馏酒或配制酒中甲醇的测定。测定结果可作为初步判断事件性质的重要参考，不能作为确定事件性质的依据。陆纯明等[31]用2，4-二硝基苯肼作为显色剂代替变色酸测定酒中甲醇。甲醇经高锰酸钾氧化为甲醛，甲醛在pH12条件下与2，4-二硝基苯肼反应生成稳定的酒红色腙类物质（390nm）。该方法的回收率为94%～105%，RSD<0.6%，检出限为2.7mg/L。王红勇[32]等通过改用固体试剂、混合试剂及微型光电比色计，将原来的水浴加热反应30min，缩短为室温反应10min；此法检出限为40mg/L，回收率为94%～105%，适用于现场白酒中甲醇测定。

（二）气相色谱法

Caggiano 和 Beck[46]最早提出用气相色谱（gas chromatography，GC）法进行甲醇含量测定。GC法在我国各种样品测定中应用广泛。GC色谱法原理是待测样品被气化后，随同载气进入色谱柱，利用被测定的各组分在气液两相中具有不同的分配系数，在柱内形成迁移速度的差异而得到分离。分离后的组分先后流出色谱柱，进入氢火焰离子化检测器，根据色谱图上各组分峰的保留值与标样相对照进行定性；利用峰面积（或峰高），以内标法定量。常见的色谱法有毛细管柱GC法、静态顶空GC法和顶空固相微萃取GC法。

毛细管GC法能一次直接进样，快速测定乙醛、甲醇、正丙醇、异丁醇、异戊醇及有关酯类组分的含量，干扰小，测定下限可达1mg/L；但复杂的测定程序，如升温、分流、尾吹、基线补偿等，用一般的中低档色谱仪不能满足。

静态顶空GC法是将密闭容器中的样品在一定的温度下与其上方的蒸汽达到平衡，然后抽取上方蒸汽以供GC分析。该法用于酒中甲醇测定，比直接进样法有更高的精密度和准确度，不受非挥发组分的干扰；缺点是如果样品中甲醇含量很低，必须进行大体积进样，使得挥发性物质色谱峰的初始展宽较大，影响色谱的分离效能。李琴等[34]建立了顶空气相色谱法测定白酒中甲醇残留量的方法，相关系数 r=0.9999，RSD为0.48%，检出限为1.0μg/mL，适用于白酒中甲醇的定性定量测定。

顶空固相微萃取GC法，在20世纪90年代由Pawliszyn等首次提出固相微萃取（solid-phase microextraction，SPME），其显著优点是将萃取、浓缩合二为一，操作简单，实现了样品的在线浓集与捕集，最大程度上避免了离线溶剂提取和浓缩的烦琐。顶空/固相微萃取装置由手柄和涂有不同固定相或吸附剂的纤维萃取头组成；通过萃取头的涂层对顶空中的有机挥发性物质的吸附和随后的解脱吸附分析来完成分析的过程。刘红河等[37]采用环氧树脂作为固相涂层制作SPME装置，建立了HS-SPME-GC测定酒中甲醇的方法，该方法的甲醇检出限为0.02mg/L，RSD为1.4%～4.1%，加标回收率为80.8%～110.3%。同一条件下，同一平行样品进行检测，顶空固相微萃取气相色谱法比顶空气相色谱法的灵敏度高20～300倍。邹薇等[47]采用顶空固相微萃取技术对人体尿中甲醇进行测定，检出限为0.1mg/L，精密度为4.38%～8.84%，加标回收率为88.3%～96.5%。

（三）固定化酶流动注射分析法

固定化酶流动注射分析法采用流动注射分析（FIA）结合固定化酶来测定甲醇。其多酶催化反应原理见图13-5。甲醇被醇氧化酶（AOD）催化氧化生成甲醛，甲醛再在甲醛脱氢酶（FDH）催化作用下进一步被NAD^+氧化为甲酸，同时生成荧光物质NADH，最后用荧光检测NADH的荧光强度定量甲醇含量。

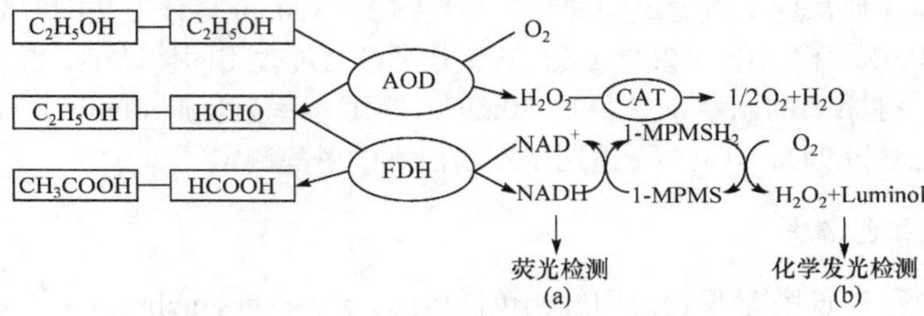

图13-5 多酶催化反应原理

Maria等[38]在流动注射固定化酶分析系统中，连接了一个AOD/CAT固定化酶反应器和一个FAD固定化酶反应器。甲醇的测定范围为0.13～2.5mg/L，检出限为0.04mg/L，RSD<1.8%。Sekine等[39]添加了1-MPMS，用FIA化学发光法测定了甲醇。该方法的检测范围为0.1～100mg/L，检出限为0.1mg/L，响应时间≤2min，相对标准偏差≤3%。

（四）酶电极法

酶电极法的原理是将酶活性物质覆盖在电极表面，这层酶活性物质与被测的有机物或无机物（底物）反应，形成一种能被电极响应的物质。Gulce等[40]将AOD固定在Pt电极表面，在0.7V直流电作用下，由于AOD的催化，样品中醇类物质发生电解反应，生成H_2O_2，引起电流变化，通过测定电流变化间接检测出对应甲醇的物质含量。电解液pH为8.0，反应温度为30℃。甲醇测定范围为0～118mg/L。

（五）激光拉曼光谱法

用激光拉曼光谱法测定乙醇和甲醇的混合液，甲醇含量增加会引起拉曼光谱形貌的变化[48]。当甲醇和乙醇混合使两种成分的光谱叠加在一起时，需要找到表征甲醇存在的光谱特征。乙醇最明显的 3 个拉曼带特征为 880cm^{-1}、1078cm^{-1} 和 1254cm^{-1}。当乙醇中混有甲醇时，2823cm^{-1} 有拉曼带存在，其强度可用于判断甲醇的存在、定量甲醇的含量。激光拉曼光谱方法速度快、用样量少，可用于酒质量的鉴定；但由于其曲线复杂，难以识别，仅适合于科研。谭红琳[41]等采用 MKI-1000 型拉曼光谱仪，测定了乙醇、工业酒精及食用白酒中的甲醇，甲醇检测限可达到 1.0mg/L。

（六）傅里叶变换红外光谱法

傅里叶变换红外光谱仪（FT-IR）出现于 20 世纪 70 年代，由于其能量高、扫描速度快、光学结构简单，故 FT-IR 技术发展非常迅速。其原理如下：将试样导入 80℃的耐热玻璃反应器，挥发的甲醇和乙醇蒸汽被载流代入样品池，红外光谱呈现甲醇特征谱带（1030cm^{-1}），通过测定谱带的面积，进行定量分析。Garrigues 等[42]利用该方法同时测定了酒中及其他酒精饮料中的甲醇和乙醇。甲醇检出限为 316mg/L，RSD<1.4%。

（七）折射法

液体在一定温度下有固定折射率。20℃时水的折射率为 1.3330，随着水中乙醇浓度的增加，折射率有规律的上升；加入甲醇后，折射率随着甲醇浓度增加而降低。酒精折射率反映酒精中甲醇的含量。该方法适用于 80°以下配制酒中的甲醇含量（>2%）的快速测定，尤其适用于甲醇急性中毒酒样的现场快读鉴别与测定。但该法准确度不高，不能用于微量甲醇的测定。姚庆伟[43]采用德国产的折光仪快速鉴别了乙醇和甲醇。

（八）蒸馏法

根据甲醇（64.7℃）和乙醇（78.3℃）沸点不同，在 64.7℃和 78.3℃之间进行蒸馏，蒸馏出来的是甲醇，剩下的是乙醇和水。该法可以用于定量乙醇中的甲醇含量。该法操作简单，但是甲醇和乙醇同时加热蒸馏时会产生共沸，使测定结果偏高，不适宜作为质量监督部门对酒精考核的检验依据[44]。

（九）总结

测定乙醇中甲醇含量的方法主要有比色法、气相色谱法、固定化酶流动注射分析法、电极法、激光拉曼光谱法、傅里叶变换红外光谱法、折射法、蒸馏法等。光谱法所需仪器都较昂贵，不适合现场的快速监测；折射法和蒸馏法利用了甲醇和乙醇物理性质的差异，但其精度不高；与比色法相比，固定化酶流动注射分析法、酶电极法具有使用仪器简便、操作简单、分析速度快、选择性好、灵敏度高的特点；固定化酶流动注射分析法能实现自动分析。国家标准中甲醇的检测方法为气相色谱法。

三、甲醇检测实例

GB 5009.266—2016《食品安全国家标准食品中甲醇的测定》规定了酒精、蒸馏酒、配制酒及发酵酒中甲醇的测定方法，该方法检出限为 7.5mg/L，定量限为 25mg/L。

（一）食品中甲醇含量的检测——气相色谱法[49]

1. 方法原理

蒸馏除去发酵酒及其配制酒中不挥发性物质，加入内标（酒精、蒸馏酒及其配制酒直接加入内标），经气相色谱分离，氢火焰离子化检测器检测，以保留时间定性，外标法定量。

2. 试剂和耗材

除非另有说明，本方法所用试剂均为分析纯，水为GB/T6682—2008规定的二级水。

乙醇（色谱纯，纯度≥99%）。乙醇溶液（40%，*V*/*V*）：量取40ml乙醇，用水定容至100ml，混匀。甲醇（CH_4O，CAS号：67-56-1）：纯度≥99%，或经国家认证并授予标准物质证书的标准物质。叔戊醇（$C_5H_{12}O$，CAS号:75-85-4）：纯度≥99%。

甲醇标准储备液（5000mg/L）：准确称取0.5g（精确至0.001g）甲醇至100ml容量瓶中，用乙醇溶液定容至刻度，混匀，0～4℃低温冰箱密封保存。

叔戊醇标准溶液（20 000mg/L）：准确称取2.0g（精确至0.001g）叔戊醇至100ml容量瓶中，用乙醇溶液定容至100ml，混匀，0～4℃低温冰箱密封保存。

甲醇系列标准工作液：分别吸取0.5ml、1.0ml、2.0ml、4.0ml、5.0ml甲醇标准储备液，于5个25ml容量瓶中，用乙醇溶液定容至刻度，依次配制成甲醇含量为100mg/L、200mg/L、400mg/L、800mg/L、1000mg/L系列标准溶液，现配现用。

分别吸取10ml甲醇系列标准工作液于5个试管中，然后加入0.10ml叔戊醇标准溶液，混匀，测定甲醇和内标叔戊醇色谱峰面积，以甲醇系列标准工作液的浓度为横坐标、以甲醇和叔戊醇色谱峰面积的比值为纵坐标，绘制标准曲线。

3. 主要仪器和设备

气相色谱仪[配氢火焰离子化检测器（FID）]，分析天平（感量为0.1mg）。

4. 试样制备与处理

1）发酵酒及其配制酒

吸取100ml试样于500ml蒸馏瓶中，并加入100ml水，加几颗沸石（或玻璃珠），连接冷凝管，用100ml容量瓶作为接收器（外加冰浴），并开启冷却水，缓慢加热蒸馏，收集馏出液，当接近刻度时，取下容量瓶，待溶液冷却到室温后，用水定容至刻度，混匀。吸取10ml蒸馏后的溶液于试管中，加入0.10ml叔戊醇标准溶液，混匀，备用。

2）酒精、蒸馏酒及其配制酒

吸取试样10.0ml于试管中，加入0.10ml叔戊醇标准溶液，混匀，备用。

5. 测定条件

色谱柱：聚乙二醇石英毛细管柱（60m×0.25mm×0.25μm），或等效柱；色谱柱温度：初温40℃，保持1min，以4.0℃/min升到130℃，以20℃/min升到200℃，保持5min；检测器温度：250℃；进样口温度：250℃；载气流量：1.0ml/min；进样量：1.0μl；分流比：20∶1。

6. 试样溶液的测定

将制备的试样溶液注入气相色谱仪中，以保留时间定性，同时记录甲醇和叔戊醇色谱峰面积的比值，根据标准曲线得到待测液中甲醇的浓度（图 13-6，图 13-7）。

在重复性测定条件下获得的两次独立测定结果的绝对差值不超过其算术平均值的 10%。

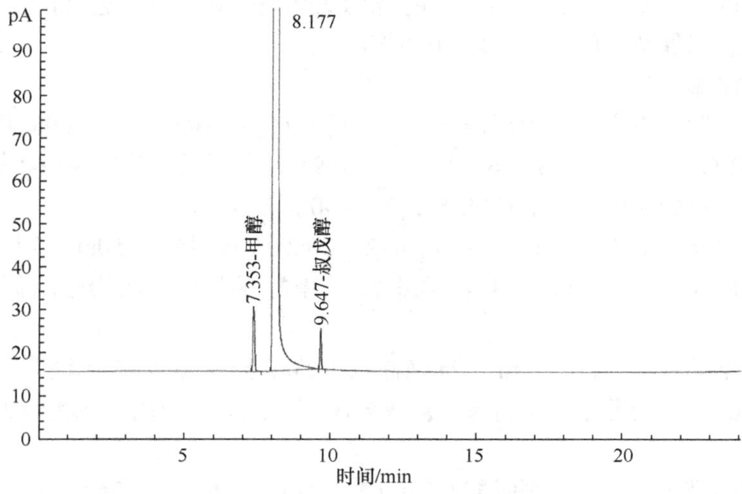

图 13-6　甲醇及内标叔戊醇标准品的气相色谱图

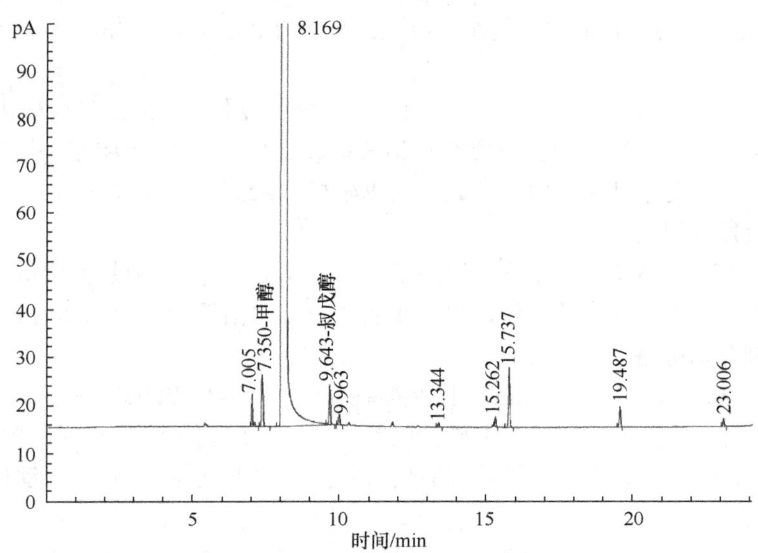

图 13-7　白酒中甲醇及内标叔戊醇的气相色谱图

（二）生物样本中（血液）甲醇含量的检测——顶空气相色谱法[50]

甲醇进入胃后，可于 30～90min 内在胃及肠道内被完全吸收入血。发生甲醇急性中毒时，可对患者血液甲醇进行测定。中国政法大学郝红霞等[50]采用气相色谱-氢火焰离子化检测器对血清中甲醇直接进行检测。该方法检出限为 0.05mg/ml。中国公共安全行业标准 GA/T1073—2013《生物样品血液、尿液中乙醇、甲醇、正丙醇、乙醛、丙酮、异丙醇和正丁醇的顶空——气相色谱检验方法》规定了顶空气相色谱法来检测血液和尿液中甲醇含量[51]。该方法甲醇的检出限为 0.01mg/ml。

1. 方法原理

利用甲醇的易挥发性，用顶空-气相色谱/氢火焰离子化检测器进行检测，与平行操作的对照品比较，以保留时间定性，以内标法定量。

2. 试剂和耗材

除非另有说明，本方法所用试剂均为分析纯，水为 GB/T6682—2008 规定的二级水。

甲醇（CH_4O，CAS 号：67-56-1）：纯度≥99%，或经国家认证并授予标准物质证书的标准物质；异戊醇（$C_4H_{10}O$，CAS 号：75-65-0），纯度≥99%。

甲醇标准储备液（20.0mg/ml）：准确量取 1.26ml 无水甲醇至 50ml 容量瓶中，用纯水定容至刻度，混匀。0～4℃低温冰箱密封保存。将甲醇标准储备液用纯水稀释为 4.0mg/ml 的单标液。

异戊醇标准储备液（4.0mg/ml）：准确称取 1.23ml 异戊醇至 250ml 容量瓶中，用纯水定容，混匀，0～4℃低温冰箱密封保存。将异戊醇标准储备液用纯水稀释为 0.4mg/ml 异戊醇内标液。

甲醇系列标准工作液：分别吸取 0.25ml、0.75ml、1.25ml、1.75ml、2.25ml 和 2.50ml 甲醇单标液（4.0mg/ml），于 6 个 5ml 容量瓶中，用纯水定容至刻度，依次配制成甲醇含量为 0.20mg/ml、0.60mg/ml、1.0mg/ml、1.4mg/ml、1.8mg/ml、2.0mg/ml 系列标准溶液，现配现用。

分别吸取 200μl 甲醇系列标准工作液于 6 个试管中，加入 800μl 异戊醇内标溶液（0.4 mg/ml），混匀，测定甲醇和内标异戊醇色谱峰面积，以甲醇系列标准工作液的浓度为横坐标、以甲醇和异戊醇色谱峰面积的比值为纵坐标，绘制标准曲线。

3. 主要仪器和设备

气相色谱仪[配氢火焰离子化检测器（FID）]，分析天平（感量为 0.1mg），顶空自动进样器，精密移液器，自动稀释仪，顶空小瓶，恒温水浴锅，注射器（1ml）。

4. 样品制备与处理

血样于 3000r/min 下离心 5min，上清液备用。取上清样 200μl，和 0.4mg/ml 异戊醇内标液 800μl 置于顶空小瓶中，盖上硅橡胶垫，加封，混匀待测。将样品置于 65℃恒温水浴中加热 10min，用 1ml 注射器吸取加热后瓶内液面上气体 0.4ml，手动进样。

5. 测定条件

色谱柱：DM-WAX（30m×0.25mm×0.25μm），或等效柱；色谱柱温度：程序升温，初始温度 95℃，保持 5min 后，以 5℃/min 升温至 110℃，以 3℃/min 升温至 220℃，保持 1min；检测器温度：220℃；进样口温度：200℃；柱流量：1ml/min，恒压，分流比 10∶1。

6. 试样溶液的测定

将制备的试样溶液注入气相色谱仪中，以保留时间定性，同时记录甲醇和异戊醇色谱峰面积的比值，根据标准曲线得到待测液中甲醇的浓度（图 13-8）。

在重复性测定条件下获得的两次独立测定结果的绝对差值不超过其算术平均值的 10%（有凝血块的血样不得超过 15%）。

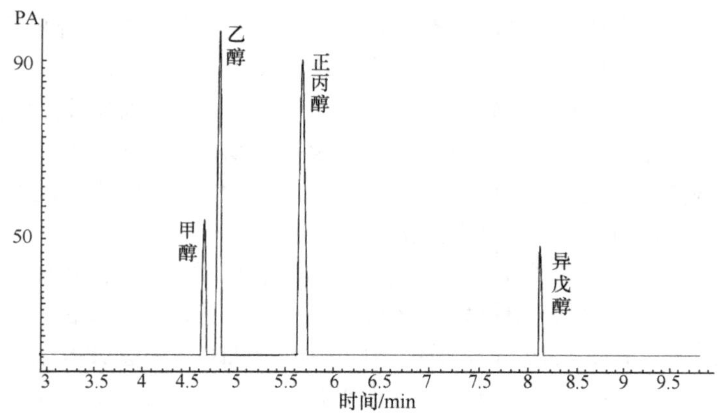

图 13-8　4 种醇类标准品及内标异戊醇的气相色谱图

第三节　氰化物食物中毒检测技术

一、概述

（一）氰化物

氰化物是对含有氰离子或氰基（—CN）的一类化合物的统称，属于剧毒物，是危险化学品之一。氰化物可分为有机氰化物和无机氰化物，通常所说的氰化物是指无机氰化物，依其组成及性质又可分为简单氰化物和络合氰化物[52]。简单氰化物包括氢氰酸（氰化氢）及其碱金属、碱土金属、铵的盐类等，其毒性大、反应快。络合氰化物包括锌氰络合物、镉氰络合物、铁氰络合物、镍氰络合物、钴氰络合物等，其毒性虽比简单氰化物小，但由于在水体中受 pH、水温、日光照射等影响，易分解成为简单氰化物，潜在毒性较大。

用作工业生产的氰化物，除氯化氰（CNCl）和氰化氢（HCN）外还有很多，如 NaCN、KCN 等，其主要应用领域为矿业、金属制造业、聚合物、化肥等化工行业。工业生产过程中大量使用氰化物导致废水不合格排放、因管理不当等原因导致的泄露等工业事故、火灾的烟雾吸入和食物摄入等是造成环境污染及其中毒的主要途径[53]。人体对氰化物的耐受性不同，口服氢氰酸致死量为 0.7～3.5mg/kg；吸入的空气中氢氰酸浓度达 0.5mg/L 即可致死；口服氰化钠、氰化钾的致死量为 1～2mg/kg。成人一次服用苦杏仁 40～60 粒、小儿 10～20 粒可发生中毒乃至死亡。未经处理的木薯致死量为 150～300g。人体血液中氢氰离子浓度上限为 23～26mmol/L。

食品中氰化物的来源非常复杂，除某些食用植物中天然存在的情况以外，还有多种人为因素。含有氰化物的植物性食物在自然界广泛存在，现已查明的含有氰苷配糖体的植物至少有 2000 多种，如木薯、高粱、玉米、豆类、小米、甘蓝、亚麻籽、竹子等，其中果核类约 1000 多种，如苦杏仁、杨梅、葡萄、苹果、桃、李子、樱桃等。食用植物中的氰化物多以氰苷配糖体形式存在，其种类有苦杏仁苷、蜀黍氰苷、亚麻苷、棉豆苷、李苷、百脉根苦苷、紫杉氰糖苷等[54]。但有些植物以游离态氰化物形式存在，如食用菌类蘑菇及木耳曾检出高浓度氰化物。食用植物中氰甙配糖体的含量高低可能与植物遗传基因、环境、生长地、气候、土壤因素有关[55]。除植物以外，经过加工的食品也含有氰化物，例如，市售的牛奶、蒸馏酒、果酒类产品中也常被检测出微量氰化物。推断其来源，除可能与产品储存的温度、时间及微生物的作用有关外，可能还有以下影响因素：一是饲料中含有较高的氰苷配糖体；二是由类似产品中所含硫氰酸（SCN^-）的氧化产生，但究竟硫氰酸如何转化为氰化氢尚不清楚。

2000年日本的一起中毒案件调查中，在咖啡饮料中检出了氰化物，用离子色谱法和毛细管电泳法证实了咖啡饮料中氰化物来自于外来物质亚硝酸异丁酯（isobutyl nitrite，IBN）与聚多酚（polyphennol）发生了化学反应[56]，见图13-9。IBN是一种易燃的有机合成的溶剂，对人的主要毒性是可以使血管扩张，引起血压下降及心动过速。该试验表明，当咖啡饮料中遇到违禁添加的IBN时，IBN可迅速分解成亚硝酸和异丁醇。一部分亚硝酸经空气氧化成硝酸，一部分与咖啡中聚多酚反应生成氰化物。

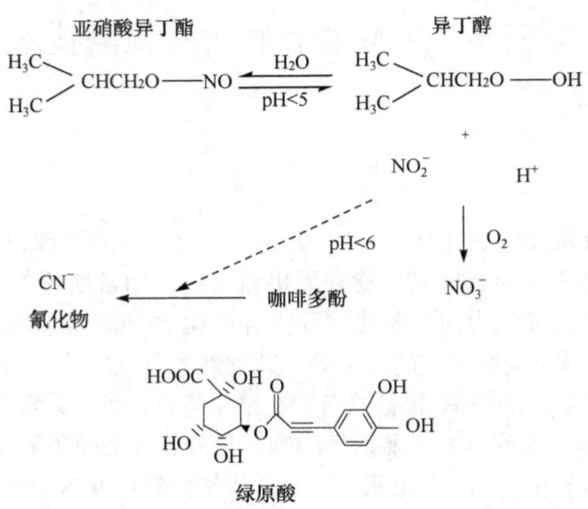

图13-9　亚硝酸异丁酯在咖啡饮料中生成氰化物的过程

职业性氰化物中毒也是氰化物中案例多发场景，主要是通过呼吸道吸入和皮肤吸收引起的。生活性中毒以口服为主，口腔黏膜和胃肠道均能充分吸收。当前常见的生活性氰化物中毒原因是误食含氰果仁，如生桃仁、杏仁等，发病迅速且后果严重。以木薯、野生植物酿制的酒，氰化物含量也比较高。此外很多含氰化合物（如氰化钾、氰化钠和电镀、照相染料中常含氰化物）都可引起急性中毒。其毒性与氰离子和重金属离子的超强络合能力有关，氰离子主要与细胞色素P450中的金属离子结合，氰化物进入人体后析出氰离子，氰离子能抑制组织细胞内42种酶的活性，如细胞色素氧化酶、过氧化物酶、脱羧酶、琥珀酸脱氢酶及乳酸脱氢酶等。其中，细胞色素氧化酶对氰化物最为敏感。氰离子能迅速与细胞线粒体内氧化型细胞色素氧化酶的三价铁结合，阻止氧化酶中三价铁的还原，从而使其失去在呼吸链氧化过程中传递电子的能力，使组织细胞不能利用氧，形成细胞内窒息。中枢神经系统对缺氧最敏感，故大脑首先受损，导致中枢性呼吸衰竭而死亡。此外，氰化物在消化道中释放出的氢氧离子具有腐蚀作用。吸入高浓度氰化氢或吞服大量氰化物者，可在2～3min内呼吸停止，呈“电击样”死亡。

2006年11月13日21:00,义乌市某电镀厂数名工人例行进入地下污水调节池井口清理污水。工人张某（男，32岁）未戴防护面罩，进入井口后突然尖叫一声，随即沉入污水内。工人花某（男，33岁）、花某某（男，50岁）、周某（男，32岁）情急之下未戴防护面罩，相继进入井口救人，但均在污水调节池内失去知觉。约5min内4人被打捞上来，发现3人已死亡，最后进入井口的周某在送医院抢救途中死亡。事故发生后调查检验配制的电镀液，发现含氰化钠成分。尸检得4例尸体全身尸表均黏附大量灰白色粉末，尸斑呈樱红色；双瞳孔散大，眼球结膜均未见出血点，口鼻腔周围黏附较多灰白色粉末，其中1例牙龈呈暗灰色改变，2例唇黏膜部分坏死脱落，1例腰背部皮肤散在小片状不规则白色糜烂。解剖见2例硬脑膜充血，1例轻度蛛网膜下腔出血，2例小脑扁桃体疝形成，4例均有脑水肿。打开胸腹腔后可闻及苦杏仁味，喉头黏膜充血、糜烂，1例有出血；食道、气管均有不同程度黏膜糜烂、坏死脱落、灰褐色改变等。心血鲜红色，心脏浆膜及心内膜均未见出血斑点；双肺淤血、水肿，浆膜均可见散在斑点状出血。2例胃黏膜充血、糜烂。双肾肉眼均未见异常。总体来说，这4例死者均系生前通过消化道、呼吸道双重途径摄入氰化物致急性中毒死亡。通过病理组织学检验及取调节池内污水样本、死者体表灰白色粉末与死者心血样本进行理化检验，均检出氰化物成分[57]。

（二）主要中毒表现及处置措施

氰化物中毒的基本生化效应是抑制细胞色素氧化酶aa3（线粒体电子传递链终端酶）活性，阻滞细胞色素氧化酶传递电子功能致ATP生成中断。急性氰化物中毒后的潜伏期与接触氰化物的浓度及暴露时间有直接关系。高浓度氰化物（$>30mg/m^3$）暴露可立即引起死亡，低浓度氰化氢（$<40mg/m^3$）暴露患者可在接触后几小时出现轻微症状。

中毒者早期以头晕、头痛、胸闷、气短、心悸等为主要表现，病情重者可立即出现恶心、呕吐、皮肤黏膜出现鲜红色改变、不同程度的呼吸困难等，若病情未得到及时控制，很快出现意识障碍、强制性抽搐、青紫等表现。中枢神经系统是氰化物中毒的主要靶器官，其中毒表现为心律失常、呼吸抑制、心衰、脑电图改变、癫痫发作、震颤和其他中枢神经效应，以及类帕金森病症状后遗症、共济失调、Leber视神经萎缩、烟草性弱视、肌萎缩性侧索硬化症。Baud等[58]对氰化物中毒患者进行临床对照研究发现，动态检测血浆乳酸水平可作为及时诊断氰化物中毒的生物指标。

氰化物中毒诊断明确后，可使用特效解毒药，其特效解毒剂首选高铁血红蛋白形成剂及供硫剂，前者常用药物有亚硝酸异戊酯、亚硝酸钠、4-DMAP（4-二甲基氨基苯酚）及PAP（对氨基苯丙酮），后者为硫代硫酸钠。根据中毒程度的不同，选择解毒剂种类及用量，轻度中毒者可单独应用硫代硫酸钠。对中、重度中毒者，推荐亚硝酸盐或4-DMAP与硫代硫酸钠联合应用。国外多推荐使用羟钴胺素为特效解毒剂。无亚硝酸盐时可应用大剂量亚甲蓝替代，但由于大剂量亚甲蓝不良反应大，应慎用[59]。

（三）氰化物限量标准

世界卫生组织（WHO）规定饮用水中氰化物的限量值为0.07mg/L。目前，对于氰苷配糖体摄入量方面的安全限量值，因毒理学和免疫学的数据不足，尚无定论。1993 年世界粮农组织（FAO） 联合食品添加剂专家委员会（JECFA）仅对木薯粉中氰化物浓度规定最高限量为 10mg/kg，但其急性毒性没有结论。2011 年，FAO 召开的 JECFA 第 74 次会议规定氰苷配糖体 （以氰化物计）急性中毒参考剂量（ARFD）为 0.09mg/（kg·bw）、暂定每日最大耐受摄入量（PMTDI）为 0.02mg/（kg·bw），国际组织及部分国家规定的食品和饮水中氰化物限量标准[60]见表 13-4。

我国对氰化物排放有严格的限制：GB 8978—1996《污水综合排放标准》规定氰化物的最高允许排放浓度的一级标准为 0.5μg/ml；GB 11067—89《国家渔业水质标准》规定氰化物的浓度不能超过 0.005μg/ml；此外，国家对食品中氰化物的含量也有控制，GB 2757—2012《食品安全国家标准》规定氰化物含量应≤8mg/L（按 HCN 算）。

表 13-4　食品和饮水中氰化物限量标准

组织/国家	食物（以 HCN 计）		饮用水（以 HCN 计）	
	名称	限量值/（mg/kg）	名称	限量值/（mg/kg）
世界法典委员会（CAC）	—	—	天然矿泉水	0.07
欧盟（EU）	饮料、食品	1	饮用水	0.05
	灌装果核饮料	5		
	牛轧糖、果仁糖浆及其相似替代物	50		
美国	—	—	瓶装水	0.2
日本	水果、蔬菜	5	矿泉水	0.01
	油豆、黄豆、白豆、萨尔塔豆、利马豆等	500		
	谷物	75		
	小麦粉	6		
	其他豆类、豆糊、豆酱、杏仁和李子提取物	不得检出	饮用水	0.01
	软饮料	0.01		
俄罗斯	—	—	饮用水	0.035
英国	饮料	0.05	饮用水	0.05
加拿大	—	—	饮用水	0.2
中国	植物蛋白饮料	0.05	瓶装纯净水	0.002
	蒸馏酒和配制酒（以木薯为原料）	≤5		
	蒸馏酒和配制酒（以代用品为原料）	≤2	天然矿泉水	0.01
	NY432—2000 绿色食品白酒	≤1.0		
	原粮	5	生活饮用水	0.05

二、氰化物检测技术

为了应对氰化物污染、保护环境和公共安全，建立简便快捷、准确经济的氰化物检测方法很必要。目前国内外已有多种分析检测方法，以下主要总结实验室内常用分析方法，如化学滴定法、分光光度法、色谱法、波谱法等；以及现场快速检测方法，如目视比色法、分光光度计法等。

按照原理不同，实验室常用检测方法可分为化学滴定法、分光光度法、色谱法、波谱法等。

（一）化学滴定法

氰化物的化学滴定法——硝酸银滴定法，其基本原理是使用硝酸银标准溶液滴定氰化物溶液，以试银灵试液作为指示剂；当氰根离子与银离子反应完全生成氰化银络合离子后，再滴加硝酸银溶液；过量的银离子会与试银灵试液反应，生成有色化合物，从而导致溶液颜色发生变化。根据颜色的突变可以判断滴定终点，如罗丹宁试银灵试液，其颜色变化由黄色变为橙红色，即为滴定终点。其反应为 $AgNO_3+2CN^-\rightarrow Ag(CN)_2^-+NO_3^-$，根据此反应可计算出氰化物的含量。此方法检测限为 1mg/L，适用于地表水、生活污水和工业废水中氰化物含量的检测[61]。

（二）分光光度法

分光光度法的原理是在一定条件下 CN^-与某些试剂发生反应生成有色物质，反应后溶液在一定浓度范围内与最大吸收波长处的吸光度成正比，符合朗伯-比尔定律，且适合低浓度（1mg/L 以下）的氰离子的定量分析。分光光度法有紫外、可见、荧光等多种方法。利用可见分光光度法分析氰化物最重要的方法是柯宁反应，其原理为 CN^-先与卤化试剂反应生成卤化氰，卤化氰再与生醛试剂反应生成戊烯二醛或取代的戊烯二醛，生成的醛再与含有 α-活泼氢的缩合试剂反应生成有色物质。常用的卤化试剂有 Br_2、氯胺 T、次氯酸等；生醛试剂有异烟酸、4-甲基吡啶等；缩合剂有对苯二胺、丙二腈、3-甲基-1-苯基-5-吡唑酮、巴比妥酸等[62]。

常用的的分光光度法包括以下 6 种。

1. 异烟酸-吡唑酮分光光度法

异烟酸-吡唑酮分光光度法的基本原理是在中性条件下，样品中的 CN^-与氯胺 T 反应生成 ClCN；ClCN 再与异烟酸作用，水解后生成戊烯二醛；最后与吡唑酮缩合生成蓝色染料。根据朗伯-比尔定律 $A=Kbc$，其色度与 CN^-的含量成正比，在 638nm 波长处进行光度测定。韩康芹等[63]将土壤样品用氢氧化钠、酒石酸、乙酸锌等处理后，利用异烟酸–吡唑酮分光光度法检测其中的氰化物，方法的检出限为 0.05mg/kg。

2. 异烟酸-巴比妥酸分光光度法

该方法与异烟酸-吡唑酮分光光度法的基本原理相同，不同之处在于反应在酸性条件下发生，缩合剂采用巴比妥酸，生成紫蓝色化合物，在 600nm 波长处测其吸光度。其前几步反应与异烟酸-吡唑酮分光光度法相同，反应最后与巴比妥酸作用生成蓝色化合物。祝旭初等[64]采用异烟酸-巴比妥酸分光光度法分析水中氰化物，并对该方法做了一些改进，使得水中氰化物与氯胺 T 在中性条件下能够生成氯化氰，方法的检出限可以达到 0.3μg/L。

3. 紫外分光光度法

基于 CN^-和某些金属离子络合，在紫外光区能产生最大吸收波长，可根据朗伯-比尔定律得氰化物浓度。李惠兰等[65]用 CN^-与镍离子在氨溶液中生成 $Ni(CN)_4^{2-}$（λ_{max}=267nm），检测了水中的氰化物，检出限达 7.8μg/mL；刘大银等[66]用 CN^-与 Ca^{2+}形成无色络合物 $Ca(CN)_2$（λ_{max}=202nm），检测了水中的氰化物，检出限达 4.6μg/L。

4. 荧光分光光度法。

基于 CN^-与醌类化合物或邻苯二醛等生成荧光物质，通过检测荧光物质的浓度可间接测定氰化物的含量。该方法快速，灵敏度高，可直接进行水样测试。武建军[67]等利用该方法测定了空气、饮用水和酒类中痕量的氰化物，方法的检出限可达到 0.5μg/L。

5. 原子吸收分光光度法。

CN^-可与过渡金属离子形成稳定络合物，分离后可用原子吸收分光光度法测定络合物或溶液中剩余的金属离子浓度，进而得到氰化物的浓度。向双全[68]等利用氰化物与铜离子、CTAB（十六烷基三甲基溴化铵） 生成稳定的 Cu^{2+}-CN-CTAB 三元络合物，然后用石墨炉原子吸收法测定络合物中铜的含量，间接测定了氰化物的含量，该方法的检测限为 0.24μg/L。

6. 流动注射分析分光光度法

流动注射分析分光光度法 （FIA）是在非平衡的动态条件下进行化学分析，用气体间隔连续流动的样品溶液，然后按比例和顺序加入试剂，并在通过混合圈的过程中完成反应，最后去除气泡进行分光光度检测。该方法具有分析速度快、准确度高、试剂用量少等系列优点。刘晓铮[69]采用在线蒸馏-流动注射分析法检测了油田化工污水中总氰化物含量，采用的参数为：载流流速 1.8ml/min，显色剂流速 1.3ml/min，缓冲液流速 1.6ml/min，显色反应在 60℃下进行，方法检出限为 1μg/L。

（三）色谱法

1. 气相色谱法

气相色谱主要用于测定简单氰化物和部分金属氰化络合物，通过将简单氰化物及部分金属氰化络合物转化为氰化氢或某种特定氰化物（如氯化氰）后直接或间接测定，在测定废水、空气和血液等领域有较广泛应用。其中自动顶空-气相色谱法与离子色谱法、分光光度法相比更稳定，线性相关性较好，操作简单，成本低廉，结果精准，在国内外有大量研究。

气相色谱常与质谱联用测定血液和尿中氰化物。Paul 等[70]建立了 PFB-Br 衍生化气相色谱-质谱法（GC-MS）测定人唾液中氰化物，以 2，5-二溴甲苯为内标，唾液中氰化物线性范围为 0.026～2.60mg/L，相关系数为 0.9978，检验的 10 个样本浓度范围为 0.13～0.75mg/L。Liu 等[71]以固载液-液萃取（solid-supported liquid-liquid extraction，SLE）技术为基础，采用气相色谱-质谱联用法，分离测定血浆和尿中的氰化物，其回收率分别为90.6%～115.6%和93.0%～114.6%，最低检测限分别为0.04mg/L和0.01mg/L；每个样品分析总时间为25min，方法简便、准确，适于临床及法医方面血液和尿中氰化物测定。

2. 高效液相色谱法

高效液相色谱法不仅可以检测氰化物，还能检测氰化物络合物，即通过梯度洗脱或衍生，使不同形态的氰化物通过色谱柱后，利用不同的检测器予以检测。孟梁等[72]以金属配位剂镍氨溶液作为衍生剂，与游离的 CN^- 生成强紫外吸收的四氰合镍 $Ni(CN)_4^{2-}$，利用紫外器检测，间接求得氰化物浓度，此法检出限为4.0μg/L。

3. 离子色谱法

离子色谱法测定氰化物有直接法和间接法，主要区别在于检测器不同，直接法多使用安培检测器，间接法多使用紫外检测器。龙素群等[73]利用离子色谱-安培检测法测定了水中氰化物，以0.1mol/L的氢氧化钠和体积分数10%的丙酮为淋洗液，离子色谱分离后利用安培检测器检测，检出限为0.05μg/L。Wu等[74]报道了利用离子色谱-安培脉冲电流检测器检测氰化物，通过优化洗脱液浓度，消除了干扰影响，检测限达1μg/L。此方法广泛应用于酒中氰化物的分析。

4. 毛细管电泳法

毛细管电泳（capillary electrophoresis，CE）又称高效毛细管电泳（high performance capillary electrophoresis，HPCE），是一类以毛细管为分离通道，以高压直流电场为驱动力的新型液相分离技术。吸光光度法是毛细管电泳法中最常用的检测手段，但是氰化物吸收能力不强的现实一直困扰着研究者们。Glatz等[75]基于毛细管电泳法，设计了一个在硫代硫酸盐电解质中测定氰化物含量的方法，并设计了在毛细管柱内与硫氰酸酶的一个反应（$S_2O_3^{2-}+CN^- \rightarrow SCN^-+SO_3^{2-}$）。这种线粒体酶在200nm测定条件下能有效地将氰化物生成具有更强吸收的硫氰酸盐。该方法检测限为78μg/L，线性定量范围为0.39～13mg/L。

（四）波谱法

核磁分析技术是一种无损检测技术，是有机化学中化合物分子结构鉴定、纯度分析的最有力的技术，该技术可通过对某一元素如 ^{31}P、^{19}F 等实现化合物的专属性检测，通过衍生的方式将氰化物定量转化为含有 ^{31}P、^{19}F 核的化合物，可以利用核磁实现高灵敏度、高分辨的原位反应检测。Mazumder等[73]利用 ^{19}F-NMR和 ^{1}H-NMR检测了水样中氰化物的含量，利用三氟苯乙酮将氰化物衍生为含氟化合物1-氰基-2, 2, 2-三氟-1-乙酸苯乙基酯（CTPA），衍生粗产物直接通过 ^{19}F-NMR实验检测。此方法检测限达2.14μg/ml。

三、氰化物检测实例

GB 5009.36—2016《食品安全国家标准　食品中氰化物的测定》规定了蒸馏酒及其配制酒、粮食、木薯、包装饮用水、矿泉水中氰化物检测的分光光度法、气相色谱法和定性法。氰化物中毒样品的检测需要达到准确、快速且灵敏度高的要求，尤其是人体中毒后的生物样本的检测，需要经衍生化处理。

（一）食品中氰化物含量的检测——气相色谱法[74]

1. 原理

在密闭容器和一定温度下，食品中的氰化物在酸性条件下用氯胺 T 将其衍生为氯化氰，氯化氰在气相和液相中达到平衡，将气相部分导入气相色谱法进行分离，电子捕获检测器检测，以外标法定量。

2. 试剂和材料

除非另有说明，本方法所用试剂均为分析纯，水为 GB/T6682—2008 规定的二级水。

氯胺 T（$C_7H_7ClNNaO_2S·3H_2O$）：保存于干燥器中；磷酸（H_3PO_4）：≥85%；氢氧化钠（NaOH）。10g/L 氯胺 T 溶液：称取 0.1g 氯胺 T，用水溶解定容至 10ml（现用现配）。

磷酸溶液（1∶5）：量取 10ml 浓磷酸，加入到 50ml 水中，混合均匀。0.1%氢氧化钠溶液：称取 1.0g 氢氧化钠，用水溶解定容至 1L。

水中氰成分分析标准物质（50μg/ml）；标准物质编号为 GBW（E）080115。

氰离子（以 CN^-计）标准中间溶液：准确移取 2.00ml 的水中氰成分分析标准物质于 10ml 的容量瓶，用 0.1%氢氧化钠溶液定容，此溶液浓度为 10mg/L，在 0～4℃冰箱中保存，可使用 3 个月。

氰离子（以 CN^-计）标准工作溶液：移取适量氰离子（以 CN^-计）标准中间溶液用水稀释配制成浓度为 0mg/L、0.001mg/L、0.002mg/L、0.010mg/L、0.050mg/L、0.100mg/L 的工作溶液。

3. 仪器与设备

气相色谱:配有电子捕获检测器（ECD），顶空进样器，顶空瓶：20ml，涡旋振荡器，分析天平（感量为 0.0001g），离心机（转速≥4000r/min），超声波清洗器。

4. 试样的制备与处理

1）试样的制备和保存

根据样品的性状分别进行取样和保存，取固体试样约 500g，用样品粉碎装置将其制成粉末，装入洁净容器，密封，于 0～4℃条件下保存。取液体试样约 500ml，充分混匀，装入洁净容器中，密封，于 0～4℃条件下保存。

2）不同试样溶液的提取

（1）蒸馏酒及其配制酒

准确移取 0.2ml 试样于顶空瓶中，加入蒸馏水 9.8ml 和 0.2ml 磷酸溶液，涡旋混合，然后加入 0.2ml 氯胺 T 溶液，立即加盖密封，涡旋混合，待测。

（2）粮食

准确称取试样 1g（精确至 0.0001g），用蒸馏水定容至 100ml，超声提取 20min，4000r/min 离心 5min，然后准确移取 10ml 提取液于顶空瓶中，加入 0.2ml 磷酸溶液，涡旋混合，然后加入 0.2ml 氯胺 T 溶液，立即加盖密封，涡旋混合，待测。

（3）包装饮用水、矿泉水

准确移取 10ml 试样于顶空瓶中，加入 0.2ml 磷酸溶液，涡旋混合，然后加入 0.2ml 氯胺 T 溶液，立即加盖密封，涡旋混合，待测。

5. 测定条件

1）顶空进样参考条件

顶空平衡温度：50℃；取样针温度：55℃；传输线温度：100℃；顶空加热时间：30min；进样时间：0.03min；加压时间：1min；载气：25.5psi。

2）气相色谱参考条件

色谱柱：WAX 毛细管柱，30m×0.25mm（内径）×0.25μm（膜厚），或性能相当者；色谱柱温度：40℃保持 5min，以 50℃/min 速率升至 200℃保持 2min；载气：氮气，纯度≥99.999%；进样口温度：200℃；检测器温度：260℃；分流比：5∶1；柱流速：2.0ml/min。

6. 注意事项

（1）制样操作过程中必须防止样品受到污染。

（2）当配制氯胺 T 溶液浑浊时，需更换新的氯胺 T。

（3）检测过程中应同时做样品空白试验：按照国标检测步骤到加入 0.2ml 磷酸溶液，涡旋混合后，通入氮气在 50℃水浴中吹扫 15min，然后加入 0.2ml 氯胺 T 溶液，立即加盖密封，涡旋混合，待测，测定结果即为样品空白。

（4）样品溶液中氰化物衍生物的响应值应在标准线性范围内，若超出范围，在加磷酸溶液前用水稀释至范围内。在上述色谱条件下，氰化物的保留时间约为 1.77min。

（5）重复性条件下获得的两次独立测定结果的绝对差值不超过算术平均值的 15%。

本方法酒的检出限为 0.02mg/L，粮食的检出限为 0.03mg/kg，包装饮用水和矿泉水的检出限为 0.001mg/L，酒的定量限为 0.05mg/L，粮食的定量限为 0.10mg/kg，包装饮用水和矿泉水的定量限为 0.002mg/L。

7. 色谱图

氰化物标准气相色谱图见图 13-10（来自 GB5009.36—2016）。

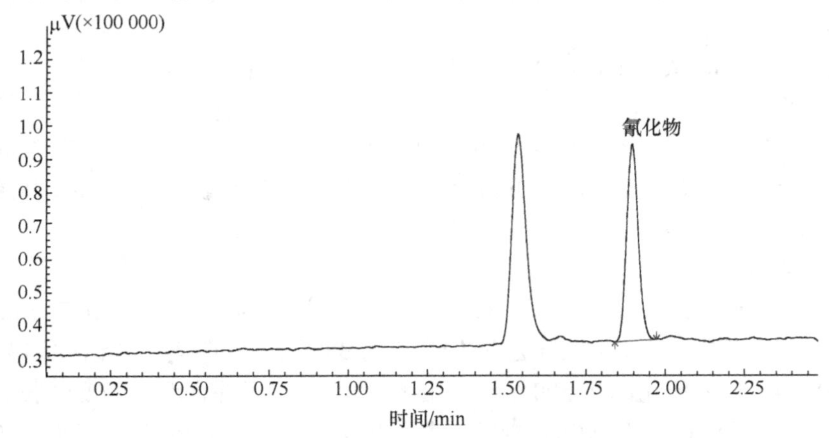

图 13-10　氰化物标准气相色谱图

（二）氰化物检测的离子色谱法

1. 原理

样品在碱性淋洗液的携带下流经阴离子分离柱，由于样品中各种阴离子对分离柱中阴离子交换树脂的亲和力不同，移动速度亦不同，从而使氰化物与其他离子得以分离。

分离出来的氰根离子流经脉冲安培检测器，在一定的电极电位下，与银电极发生反应，所产生的电流强度在一定浓度范围内与氰根离子含量成正比。

2. 试剂和材料

除非另有说明，本方法所用试剂均为分析纯，水为GB/T 6682—2008规定的二级水。

醋酸钠（$C_2H_3O_2Na$）：≥99.0%。

氢氧化钠（NaOH）水溶液：50%（*m*/*m*）。

淋洗液：称取20.5g醋酸钠溶解于1L水中，过0.22μm的尼龙微孔滤膜，加入5.2ml氢氧化钠水溶液，混匀。

水中氰成分分析标准物质（50μg/ml）：标准物质编号为GBW（E）080115。

氰化物（以CN-计）标准中间液：吸取水中氰成分分析标准物质0.2mL于10mL容量瓶中，加水定容至刻度，混匀，现用现配。

氰化物（以CN-计）标准系列工作液：分别吸取氰化物（以CN-计）标准中间液0.10ml、0.20ml、0.50ml、1.0ml和2.0ml于10ml容量瓶中，加水定容至刻度，混匀。氰化物（以CN-计）标准系列工作液的浓度分别为0.010mg/L、0.020mg/L、0.050mg/L、0.10mg/L和0.20mg/L，现用现配。

3. 仪器与设备

离子色谱仪：配脉冲安培检测器（附银工作电极），分析天平：感量0.0001 g，移液器和移液管：0.1～1ml，1～10 ml。

4. 试样的制备与处理

1）试样的制备和保存

取样品约500ml，充分混匀，装入洁净容器中，密封，于0～4℃条件下保存。

2）试样溶液的提取

（1）饮用水

准确移取10.0ml试样于比色管中，待测。

（2）酒类

准确移取1.0ml试样于10.0ml比色管中，用水定容至刻度，混匀；当样品颜色较深或含糖量较高时，将待测液先通过IC-RP固相萃取柱，弃去最初的3 mL，再经0.22μm尼龙微孔滤膜过滤，待测。

5. 测定条件

色谱柱：Dionex IonPac AS7，2mm×250mm；保护柱：Dionex IonPac AG7，2mm×50mm，或填料为具有烷基季铵基团的聚苯乙烯二乙烯基苯共聚物的阴离子色谱柱和保护柱。淋洗液为100mmol/L氢氧化钠与500mmol/L醋酸钠的等体积混合液。等度洗脱。检测器：安培检测器。电极材料：银电极（AG）。参比电极：Ag/AgCl模式。流速：1.0ml/min。进样体积：25μl。柱温：30℃。检测池温度：30℃。

6. 注意事项

（1）制样操作过程必须防止样品受到污染，尤其是金属离子污染。

（2）氰化物水溶液不稳定，标准溶液应尽快使用，避免长期储存；标准曲线现用现配；样品提取后尽快测定。必要时可在10ml标准系列工作液或试样提取液中加入0.10ml

500mmol/L 氢氧化钠溶液以使测定结果更稳定。

（3）在重复性条件下获得的两次独立测定结果的绝对差值不得超过算术平均值的15 %。

本方法包装饮用水、矿泉水的检出限为 0.0015mg/L，定量限为 0.005mg/L；当稀释倍数为 10 时，蒸馏酒及其配制酒的检出限为 0.015mg/L，定量限为 0.05mg/L。

7. 色谱图

氰化物标准离子色谱图见图 13-11。

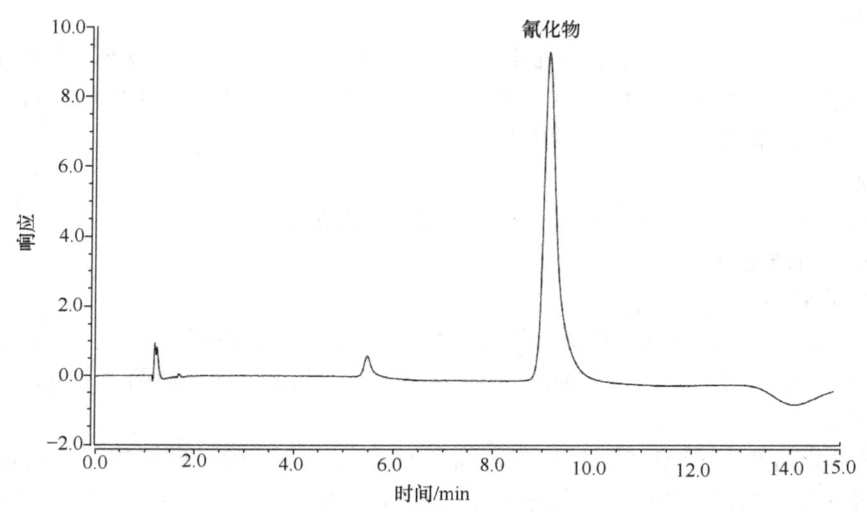

图 13-11　氰化物标准离子色谱图（浓度 0.05 mg/L）

（三）生物样品中氰化物的检测[78]

GA/T 930—2011《中华人民共和国公共安全行业标准　生物样品中氰离子的气相色谱法和化学检验方法》规定了生物样品（血液、组织脏器、胃内容等）中氰化物的气相色谱分析方法。氰化物可通过呼吸道、消化道及皮肤进入人体内，由于正常人血液中也含有微量的氰化物，故在应急检测中需要参比正常人血液的氰化物含量。

1. 原理

生物体内的氰化物在酸性条件下形成氰氢酸，氰氢酸在加热或自然条件下产生氰化氢气体，氰化氢气体与氯气结合可生成气体衍生物氯化氢（CNCl）。用气相色谱方法分析氯化氢气体，以保留时间进行定性，用检材与平行操作的添加标准样品响应值比较，根据峰面积之比进行定量分析。

2. 试剂

（1）除非另有说明，本方法所用试剂均为分析纯，试验用水为蒸馏水。

（2）氯胺 T 衍生化试剂，配制成 1%的氯胺 T 水溶液。

（3）浓磷酸。

（4）浓盐酸或酒石酸，配制成 6mol/L 溶液。

（5）氢氧化钠，配制成 10%水溶液。

（6）硫酸亚铁，配制成10%水溶液（临用时配制）。

（7）氰化钠（氰化钾）标准溶液：

① 氰化钠（氰化钾）标准储备溶液：准确称取氰化钠（氰化钾）100mg，用5ml蒸馏水溶解后，转移到10ml容量瓶，添加蒸馏水到刻度，混匀，得10.0mg/ml的储备液。置4℃冰箱中保存，保存期12个月。

② 氰化钠（氰化钾）标准使用液：将氰化钠（氰化钾）储备液用蒸馏水稀释100倍，得0.1mg/ml的氰化钠（氰化钾）标准使用液。4℃冰箱中保存，保存期3个月。

3. 材料

空白检材为健康人全血或正常猪肝，12ml和20ml容积的顶空玻璃瓶，2ml容积的自动进样玻璃瓶，硅橡胶密封垫，封口膜或金属盖，带孔橡胶垫和金属垫片，封口钳，小镊子，取样器或微量注射器，定性滤纸。

4. 仪器与设备

气相色谱：配电子捕获检测器（ECD），温控加热器。

5. 试样制备与处理

1）样品制备

取液体检材1.0ml或固体检材（铰碎）1.0g，各两份。取两份空白检材1.0ml（1.0g）做空白对照。取两份空白检材1.0ml（1.0g）分别添加氰化物标准使用液0.5μg。

2）样品处理

各样品分别置于12ml顶空玻璃瓶，加2.0ml水、0.5ml浓磷酸混匀，取0.8ml 1%氯胺T水溶液置于内衬小瓶中，用镊子夹取小瓶放入顶空瓶中，盖上橡胶垫，用封口膜密封，在65℃条件下加热2h衍生化。

3）进样

分别吸取检材、空白对照样品和空白添加样品中上层气体各100μl，注入气相色谱仪中分析，每个样品各进样2～3次。

6. 检测与计算

1）气相色谱参考条件

色谱柱：RT-Q-PLOT毛细管柱（30m×0.53mm×0.25μm），或相当者；柱温：初始温度100℃保持5min，以30℃/min速率升至200℃保持5min；载气：高纯氮气（含量≥99.999%）；载气气流：5.0ml/min；进样口温度：250℃；ECD检测器温度：250℃。

2）结果计算

记录和计算检材和空白添加中氰化物峰面积平均值。按下式计算检材中氰化物的含量W（μg/ml或μg/g）：

$$W = \frac{M_{标} \times A_{检}}{M \times A_{标}}$$

式中，

W——检材中氰化物含量，单位为微克每毫升（μg/ml）或微克每克（μg/g）；

M——检材用量，单位为毫升（ml）或克（g）；

$M_{标}$——空白添加样品中氰化物添加量，单位为微克（μg）；

$A_{标}$——空白添加样品中氰化物峰面积；

$M_{检}$——检材提取液中氰化物峰面积。

7. 注意事项

（1）氰化物在全血中不稳定，保存时间和温度对于血液中氰离子浓度的稳定很重要，应注意血液样本的同步处理和保存，且采集血液标本后应尽快分析。

（2）该方法需要进行平行试验，若两份检材测定结果的相对相差不超过 20%，结果按两份检材含量的平均值计算，若相对相差超过 20%，需要重新进行测定。

8. 色谱图

氰化物衍生物气相色谱图见图 13-12（来自 GA/T 930—2011）。

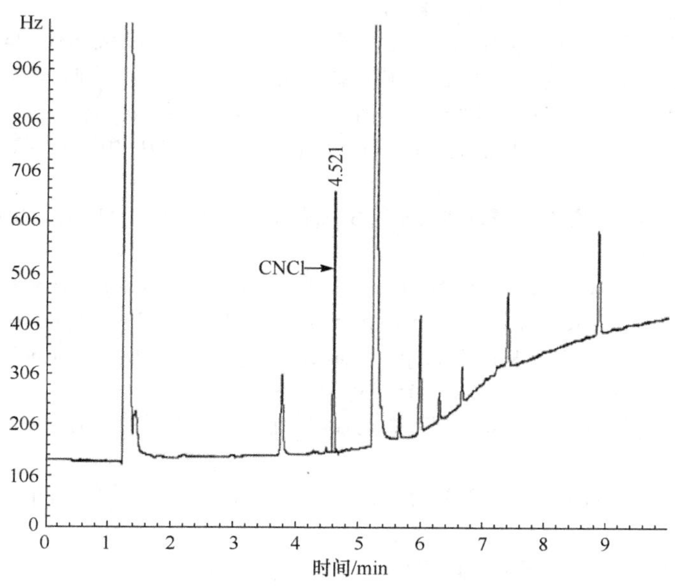

图 13-12　氰化物衍生物的气相色谱图

参 考 文 献

[1] 李润萍，罗清华，冯秀，等. 一起误食亚硝酸盐引起食物中毒的调查分析[J]. 应用预防医学，2018, 24(6): 468-469.

[2] 彭浩. 一起亚硝酸盐引起的食物中毒情况调查[J]. 职业卫生与病伤，2017, 32(2)：80-82.

[3] 吴雪雁. 一起亚硝酸盐引起的食物中毒事件调查[J]. 医学信息, 2014, 27(24)：633.

[4] 聂国，张文敏. 人体亚硝酸盐、硝酸盐的来源、代谢及体内亚硝化作用[J]. 国外医学(卫生学分册), 1987,(2)：72-76.

[5] 中华人民共和国国家卫生和计划生育委员会 GB 2760—2014 食品安全国家标准 食品添加剂使用标准[S]. 北京：中国标准出版社, 2014.

[6] 中华人民共和国国家卫生和计划生育委员会 GB 2762—2017 食品安全国家标准 食品中污染物限量[S]. 北京：中国标准出版社, 2017.

[7] 张致新. 我国食品中亚硝酸盐含量的监测及其毒性[J]. 中国热带医学, 2001,(2)：138-139.

[8] 周家华, 崔英德, 曾颢. 食品添加剂[M]. 北京：化学工业出版社, 2008.
[9] 吴永宁. 重要有机污染物痕量与超痕量检测技术[M]. 北京：化学工业出版社, 2007.
[10] 宋奎国, 宋奎香. 食品中亚硝酸盐中毒及治疗[J]. 医学信息(上旬刊), 2011, 24(8)：5160-5161.
[11] 王硕, 刘广福, 孙蕊, 等. 离子色谱法测定肉制品中的硝酸盐和亚硝酸盐[J]. 食品科技, 2014, 39(2): 302-305.
[12] 王秋花. 荧光光度法测定食品中亚硝酸盐的研究与应用[D]. 北京：中国食品药品检定研究院硕士学位论文, 2015.
[13] 李琼, 奚旦立, 陆光汉, 等. 单扫描示波极谱法测定香肠中的亚硝酸盐[J]. 食品研究与开发, 2006, (2): 106-108.
[14] 孔祥威, 汤明河, 庄春蕉. 分光光度法快速测定食品中亚硝酸盐的含量[J]. 理化检验(化学分册), 2014, 52(7): 872-874.
[15] 中华人民共和国国家卫生和计划生育委员会 GB 5009. 33-2016 食品安全国家标准 食品中亚硝酸盐与硝酸盐的测定[S]. 北京：中国标准出版社, 2016.
[16] 郭昌山, 展海军. 导数伏安法测定肉类食品中的亚硝酸盐[J]. 肉类研究, 2007, 34(3): 41-43.
[17] 尹华. 高效液相色谱法同时测定蔬菜中的硝酸盐和亚硝酸盐[J]. 健康天地: 学术版, 2010, 4(2):93.
[18] 程辉. 气相色谱法测定食品中亚硝酸盐[J]. 河南预防医学杂志, 2010, 21(4): 262-263.
[19] 冯枫, 邹丽丽, 郑娇, 等. 催化动力学光度法测定痕量亚硝酸盐[J]. 中国公共卫生, 2002, 18(11)：1327-1328.
[20] 王姝姗. GC-MS 衍生化法检测亚硝酸盐及其在菌尿筛查中的应用[D].沈阳：中国医科大学硕士学位论文, 2012.
[21] Choi J H, Lee S K, Gil Y E, et al. Neurological complications resulting from non-oral occupational methanol poisoning [J]. Journal of Korean Medical Science, 2017, 32(2)： 371-376 .
[22] Dogan H, Karakus B Y, Cabuk K S, et al. Transdermal spirit (methanol) poisoning: a case report [J]. Iranian Red Crescent Medical Journal, 2016, 18(11): e23767.
[23] 周润海, 高明宏, 刘福英, 等. 急性甲醇中毒致视力损害临床研究[J]. 临床军医杂志, 2017, 45(7): 685-687.
[24] 中华人民共和国卫生部 GB 2757-2012 食品安全国家标准蒸馏酒及其配制酒[S]. 北京：中国标准出版社, 2012.
[25] 欧盟理事会, EC 110-2008 关于蒸馏酒的定义、描述、介绍、标签和地理标示的保护以及废除理事会第 1576／89 规则[S] 荷兰阿姆斯特丹：欧盟官方杂志. 2008.
[26] 美国食品和药物管理局, CPG 510.200 Brandy Containing Methyl Alcohol－Food Additive[S]. 2018. https://www.fda.gov/regulatory-information/search-fda-guidance-documents/cpg-sec-510200-brandy-containing-methyl-alcohol-food-additive
[27] 澳大利亚新西兰食品标准局, 澳新食品标准法典 4.5.1- 葡萄酒生产要求[S]. 2004. https://www.legislation.gov.au/Details/F2020C00202
[28] 韩国食品药品管理局,韩国食品法典[S]. 2019. https://www.mfds.go.kr/eng/brd/m_15/view.do?seq=69982
[29] 陈捷敏, 王立新, 夏文涛. 甲醇中毒机制的研究进展[J]. 法医学杂志, 2010, 26(4): 294-296.
[30] 周卫敏, 童宗武, 吴春云. 急性甲醇中毒治疗进展[J]. 中国血液净化,2011, 10(7): 385-388.
[31] 路纯明, 赵二伟, 李沛青. 2,4-二硝基苯肼法测定白酒中甲醇的研究[J]. 郑州工程学院学报, 2004, 25(1):29-32.
[32] 王红勇, 高志贤, 陶桂全. 白酒中甲醇的简易检测法研究[J]. 中国公共卫生, 2002, 18(6): 740.
[33] 徐道连, 钟先信, 肖沙里, 等. 酒中甲醇含量检测方法[J]. 重庆大学学报, 2000, 23(2): 109-111.
[34] 李琴, 鞠志刚. 顶空毛细管气相色谱法测定白酒中甲醇的含量[J]. 食品工程, 2018, 148(3): 58-61.

[35] 李志鲲, 彭清涛, 胡文祥. 毛细管柱气相色谱法测定酒中甲醇的含量[J]. 现代仪器与医疗. 2003, (2): 33-34.

[36] 李中贤, 赵灿方, 刘小培, 等. 气相色谱内标法测定葡萄酒中的甲醇含量[J]. 河南科学, 2018, 36(11): 57-62.

[37] 刘红河, 黎源倩, 孙成均. 顶空固相微萃取-气相色谱法测定酒中的甲醇和杂醇油[J]. 色谱, 2002(1): 90-93.

[38] María C G D, Manzano T, Duarte R, et al. Selective flow-injection determination of methanol using immobilized enzyme reactors[J]. Analytica Chimica Acta, 1995, 309(1-3): 241-250.

[39] Sekine Y, Suzuki M, Takeuchi T, et al. Selective flow-injection determination of methanol in the presence of ethanol based on a multi-enzyme system with chemiluminescence detection[J]. Analytica Chimica Acta, 1993, 280(2): 179-184.

[40] Gülce H, Gülce A, Kavanoz M, et al. A new amperometric enzyme electrode for alcohol determination [J]. Biosensors & Bioelectronics, 2002, 17(6-7): 517-521.

[41] 谭红琳, 李智东. 乙醇,甲醇,食用酒用工业酒精的拉曼光谱测定[J]. 云南工业大学学报, 1999, 15(2): 1-3, 6.

[42] Garrigues J M, Pérez-Ponce A, Garrigues S, et al. Direct determination of ethanol and methanol in liquid samples by means of vapor phase fourier transform infrared spectrometry [J]. Vibrational Spectroscopy,1997, 15(2): 219-228.

[43] 姚庆伟. 利用折光率快速鉴别乙醇和甲醇[J]. 中国标准化, 1998,(8): 16-26.

[44] 胡建国. 怎样鉴别掺甲醇的酒精[J]. 产品可靠性报告, 1991, (9): 28-29.

[45] 中华人民共和国卫生部 GB/T 5009 48—2003 蒸馏酒与配制酒卫生标准的分析方法[S]. 北京：中国标准出版社, 2003.

[46] Wang M L, Wang J T, Choong Y M. A rapid and accurate method for determination of methanol in alcoholic beverage by direct injection capillary gas chromatography[J]. Journal of Food Composition & Analysis,2004, 17(2): 187-196.

[47] 邹薇, 张梦萍, 卫海燕. 固相微萃取法测定尿中甲醇[J]. 中国卫生检验杂志, 2013, 23(13): 2722-2723.

[48] 刘文涵, 杨未, 吴小琼, 等. 激光拉曼光谱内标法直接测定甲醇浓度[J]. 分析化学, 2007, 35(10): 1503-1505.

[49] 中华人民共和国国家卫生和计划生育委员会. GB 5009 266-2016 食品安全国家标准食品中甲醇的测定[S]. 北京：中国标准出版社, 2016.

[50] 郝红霞, 杜然, 陈新明, 等. 气相色谱法同时测定血清中甲醇、乙醇、正丙醇[J]. 刑事技术, 2012(6): 8-12.

[51] 中华人民共和国公安部 GA/T1073-2013 生物样品血液、尿液中乙醇、甲醇、正丙醇、乙醛、丙酮、异丙醇和正丁醇的顶空-气相色谱检验方法[S]. 北京：中国标准出版社,2013.

[52] 李腾, 黄桂兰, 袁铃, 等. 氰化物分析研究进展[J]. 化学分析计量, 2017,26(2):115-119.

[53] Moriya F, Hashimoto Y. Potential for error when assessing blood cyanide concentrations in fire victims[J]. Journal of Forensic Sciences, 2001,46(6):1421.

[54] 郭忠, 张文德. 食品中的氰化物来源及其安全性的研究进展[J]. 中国食品卫生杂志, 2014,26(4)：404-408.

[55] Ermans A M M N. Role of cassava in the etiology of endemic goitre and cretinism[M]. Ottawa Ontario: International Development Research Centre, 1980.

[56] Seto Y, Kataoka M, Tsuge K, et al. Pitfalls in the toxicological analysis of an isobutyl nitrite-adulterated coffee drink [J]. Analytical Chemistry, 2000, 72(21)：5187-5192.

[57] 陈勇, 陈贻荣. 氰化物中毒致死 1 例[J]. 法医学杂志, 2007(5):316.

[58] Baud F, Lapostolle F, Borron S. Plasma lactate concentrations correlate with physiological responses in cyanide poisoning but not other types of acute poisoning[C]. Research Forum of the American-College-of-Emergency-Physicians, 2006.

[59] 王汉斌, 刘晓玲. 急性氰化物中毒的诊断与救治[J]. 中国医刊, 2009,44(2):73-74.

[60] JECFA. Seventy fourth report of the Joint FAO/WHO Export Committee on Food Additives [C]. Rome, 2011.

[61] 王云昌, 董黎红, 王惠亭. 水质中“有毒”与“无毒”氰化物的检测方法探讨[J]. 河南科学, 2009,27(10):1216-1218.

[62] 刘清华,黄森乐. 氰化物的检测方法[J]. 广东化工, 2014,41(17)：183-185.

[63] 韩康芹, 张云肖, 冯敏英. 土壤中有害氰化物的检测方法[J]. 安徽农业科学, 2014,42(3):729-730.

[64] 祝旭初, 程军蕊. 异烟酸——巴比妥酸分光光度法测定水中氰化物的改进[J]. 中国给水排水, 2014, 30(18)：136-139.

[65] 李惠兰, 李左丹, 邵恩裕. 紫外分光光度法测定水中氰化物[J]. 南京师大学报(自然科学版), 1980, (1):24-29.

[66] 刘大银, 陈贤猛. 钙离子络合——紫外分光光度法测定水中氰化物[J]. 环境工程, 1994,(1):37-40.

[67] 武建军, 池新民. 荧光分光光度法测定痕量氰化物的研究及其应用[J]. 中国公共卫生学报, 1989,(3):174-176.

[68] 向双全, 张志刚. 原子吸收石墨炉法测定白酒中的氰化物[J]. 酿酒科技, 2015,(3):127-129.

[69] 刘晓铮. 油田化工污水中总氰化物的检测[J]. 油气田环境保护, 2013,23(2):58-59.

[70] Paul B D, Smith M L. Cyanide and thiocyanate in human saliva by gas chromatography-mass spectrometry [J]. Journal of Analytical Toxicology, 2006,30(8):511-515.

[71] Liu G, Liu J, Hara K, et al. Rapid determination of cyanide in human plasma and urine by gas chromatography-mass spectrometry with two-step derivatization[J]. J Chromatogr B Analyt Technol Biomed Life Sci, 2009,877(27):3054-3058.

[72] 孟梁, 申贵隽, 张强. 金属配位剂衍生-高效液相色谱法测定粮食及白酒中的游离氰化物[J]. 分析科学学报, 2009,25(5)：587-589.

[73] 龙素群, 钟志京, 辉永庆, 等. 水中氰化物的安培检测-离子色谱测定法[J]. 环境与健康杂志, 2009,26(8): 719-720.

[74] Wu W, Xiao Q, Zhang P, et al. Rapid measurement of free cyanide in liquor by ion chromatography with pulsed amperometric detection[J]. Food Chem, 2015,172:681-684.

[75] Papežová K, Glatz Z. Determination of cyanide in microliter samples by capillary electrophoresis and in-capillary enzymatic reaction with rhodanese[J]. J Chromatography A, 2006, 1120(1-2): 268-272.

[76] Mazumder A, Kumar A, Dubey D K. High resolution 19F(1H) nuclear magnetic resonance spectroscopy and liquid chromatography-solid phase extraction-offline (1)H nuclear magnetic resonance spectroscopy for conclusive detection and identification of cyanide in water samples[J]. J Chromatogr A, 2013,1284:88-99.

[77] 中华人民共和国. GB5009.36—2016 食品安全国家标准-食品中氰化物的测定[S]. 北京: 中国标准出版社,2017.

[78] 中华人民共和国. GA/T 930—2011 生物样品中氰离子的气相色谱法和化学检验方法[S]: 北京: 中国标准出版社, 2011.

（刘小方　曹文成　张晓甜　鲍　彦　闻　胜）